生命科学名著

骨生物学基础与应用

（原书第二版）

Basic and Applied Bone Biology

（Second Edition）

〔美〕 D.B. 伯尔（David B. Burr）
M.R. 艾伦（Matthew R. Allen） 主编

续惠云　任　丽　王东恩 等　译

科学出版社

北京

图字：01-2021-7239

内 容 简 介

骨生物学是一门交叉学科，本书以分级方式组织编写，系统介绍了骨基础生物学、临床骨科的知识和经典的骨研究技术，并涵盖了骨与其他器官系统（肌肉、免疫系统、神经系统、肠道菌群和肾）之间的关系，以及骨与癌症、糖尿病等疾病的相互作用。

本书可供基础医学、普通生物学、牙科学、工程学、食品与营养学、运动科学和康复科学等专业的本科生、研究生及教学科研人员阅读。

图书在版编目 (CIP) 数据

骨生物学基础与应用: 原书第二版 / (美) D.B.伯尔(David B. Burr), (美) M.R.艾伦(Matthew R. Allen)主编; 续惠云等译. —北京: 科学出版社, 2023.3
书名原文: Basic and Applied Bone Biology (Second Edition)
ISBN 978-7-03-073961-2

Ⅰ.①骨⋯　Ⅱ.①D⋯ ②M⋯ ③续⋯　Ⅲ. ①骨科学–生物学　Ⅳ. ①R68

中国版本图书馆 CIP 数据核字(2022)第 226927 号

责任编辑：李　悦　田明霞 / 责任校对：郑金红
责任印制：赵　博 / 封面设计：刘新新

科学出版社 出版
北京东黄城根北街 16 号
邮政编码：100717
http://www.sciencep.com
天津市新科印刷有限公司印刷
科学出版社发行　　各地新华书店经销
*
2023 年 3 月第 一 版　　开本：889×1194 1/16
2024 年 1 月第二次印刷　　印张：27
字数：796 000
定价：298.00 元
(如有印装质量问题, 我社负责调换)

原书作者简介

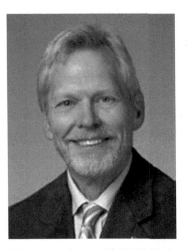

伯尔（Burr）博士是印第安纳大学医学院（ISUM）解剖学和细胞生物学系的讲席教授，也是印第安纳大学与普渡大学印第安纳波利斯联合分校（IUPUI）生物医学工程系教授。他于1990年加入印第安纳大学医学院，担任解剖学系主任（1990～2010年），之后在堪萨斯大学和西弗吉尼亚大学医学院担任教职。他是美国解剖学学会（AAA）和美国骨科研究学会（ORS）的会员，并曾担任 AAA（2007～2009年）和 ORS（2008～2009年）的主席。他还曾担任太阳谷肌肉骨骼生物学研讨会的主任近15年（2004～2017年）。他曾获得美国生物力学学会的博雷利（Borelli）奖（2008年）、美国骨骼与矿物质研究学会（ASBMR）的吉迪恩·A. 罗丹（Gideon A. Rodan）卓越指导奖和 AAA 的亨利·格雷（Henry Gray）科学成就奖。目前，他是 *Current Osteoporosis Reports* 的主编、*Bone* 的编委，以及 *Journal of Musculoskeletal and Neuronal Interaction* 的副主编。他发表了250多篇同行评议的研究文章，撰写了56篇书籍章节和评论，以及5本关于骨结构、功能和力学的书籍。

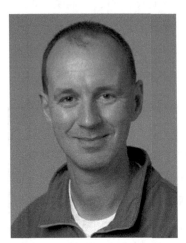

艾伦（Allen）博士是印第安纳大学医学院解剖学和细胞生物学系、整形外科和医学肾脏病学系的教授，还是印第安纳大学与普渡大学印第安纳波利斯联合分校生物医学工程系教授及鲁德布什退伍军人管理局医疗中心的非临床科学家。他还担任印第安纳大学医学院负责教职工日常事务和多元职业发展的副院长。他对骨生物学的兴趣开始于阿尔玛学院的暑期研究奖学金，这也是他研究生涯的开端，此后，他在得克萨斯农工大学攻读运动科学博士学位，在印第安纳大学医学院做博士后，一直在继续进行这方面的研究。他的研究重点是了解如何最大限度地进行干预以加强骨骼性能。他是 *Clinical Reviews in Bone and Mineral Metabolism* 的主编，还是 *Journal of Bone and Mineral Research*、*Bone*、*Osteoporosis International*、*Journal of Orthopaedic Research*、*JBMR-Plus* 及 *Bone Reports* 的编委。他还撰写了130多篇原创研究文章和25篇书籍章节与评论。

译 者 的 话

骨是机体内执行多种功能且不断变化的组织。人们对骨生物学的研究近年来取得了长足的进展，对骨的结构和功能都有了全新的认识，这些知识推动了临床骨相关疾病的防护和治疗。

Elsevier 出版社出版的《骨生物学基础与应用》（*Basic and Applied Bone Biology*）一书由全球 120 余位骨领域的资深研究者共同编写而成。本书的特点在于以一种分级结构递进式地进行了章节组织，便于读者进行阅读和学习。同时书中几乎涵盖了骨相关研究的各个方面，既系统地介绍了骨的基础生物学知识，又深入阐述了临床骨相关疾病的机制与治疗策略，并且包括了近年来新兴且进展迅速的研究领域——骨与其他器官系统间的相互作用。

我们从 2015 年开始面向西北工业大学研究生开设"骨基础生物学"课程，2017年开始面向本科生开设专业选修课"骨基础生物学"和综合素养课"骨骼健康科学"，均选用该书作为教学参考书。2019 年《骨生物学基础与应用》正式出版第二版，我们随即开始计划将该书翻译成中文，期望能够方便国内骨生物学研究相关领域的学者和相关专业的学生参考阅读。终于历时三年多，中文版在科学出版社得以出版。

本书出版获得西北工业大学教材建设项目、核心课程建设项目、"课程思政"示范课程项目等的资助。参与本书翻译的还有李国斌博士、赵德志博士、陈檬、宁凯婷、杨保强等，王瑞、谭曜奇、崔凤琪、赵蓉、霍文静等研究生参与了校稿工作。

在翻译过程中，我们希望尽可能做到不悖原文，译文准确，不偏离，不遗漏，通顺明白且词语得体，通俗易懂。但限于译者水平有限，疏漏之处在所难免，恳请读者批评指正。

续惠云　任　丽　王东恩
西北工业大学
2023 年 2 月

原书第二版前言

我们对肌肉骨骼系统的了解一直在深入。《骨生物学基础与应用》（*Basic and Applied Bone Biology*）第一版出版以来，人们对于骨与其他器官系统相互作用的认识增长迅速。2017年我们开始修订这本书，在修订过程中有得以将印第安纳大学医学院印第安纳肌肉骨骼健康中心同事和其他同行在这些新兴领域的研究成果充实在本书中。

《骨生物学基础与应用》第二版的基本组织方法与第一版相同，内容从基础细胞生物学到临床重点关注的问题。新版除了更新所有章节、重新组织部分章节的内容外，亮点是新增了7章内容。在开篇骨生物学和生理学这一部分，我们增加了1章关于骨髓和干细胞生态位的内容，阐述在骨中这些细胞之间的复杂相互作用。骨与其他器官系统的相互作用是一个全新的部分，涵盖了骨与肌肉、免疫系统、神经系统、肠道菌群组和肾之间的关系。在涉及骨骼疾病与治疗的部分，增加了骨与癌症及糖尿病相互作用的内容。

我们此次修订的指导原则与第一版一样，即为下一代肌骨研究人员提供参考资源。无论您是将本书作为课程的一部分，还是自行阅读，我们都希望本书能够为您提供肌骨骼生物学的框架，并为您取得下一次创新性研究进展奠定基础。

戴维·B.伯尔（David B. Burr）博士

马修·R.艾伦（Matthew R. Allen）博士

2018年7月10日

原书第一版前言

十多年前，我们开始在印第安纳大学（IU）教授研究生的骨基础生物学课程，当时已有几本优秀的参考书可供骨生物学研究人员使用，如由约翰·比利兹垦（John Bilezikian）、劳伦斯·雷斯（Lawrence Raisz）和约翰·马丁（John Martin）撰写的《骨生物学原理》（*Principles of Bone Biology*），该书之后扩展成了两卷，其中一卷是《骨质疏松症》（*Osteoporosis*），由鲍勃·马库斯（Bob Marcus）、戴维·费尔德曼（David Feldman）和珍妮弗·凯尔茜（Jennifer Kelsey）撰写，这是一本出色且非常全面的参考书；另一卷是《代谢性骨疾病初级读本》（*Primer of Metabolic Bone Diseases*），内容更加简明，每隔几年由美国骨与矿物质研究学会更新书中内容并再版。这些参考书目前仍然有很好的参考价值，但由于这些书籍的内容太广、价格太贵，相关主题阐述不够深入，因此并不适于作为骨生物学课程的教科书。多年来我们一直将同行评议的文献作为课程的主要教学资料。从教学的角度来看，该方法尚可接受，特别是对于以指导学生如何阅读和评估文献为教学目的的研究生课程来说。但我们逐渐发现，这些文献显然不足以代替一本真正的教科书。

随着印第安纳大学骨生物学组多年的发展，我们邀请了不同专业领域的专家开展主题讲座。我们很快意识到，该课程和专家的讲座内容为撰写《骨生物学基础与应用》教科书奠定了基础。当我们与印第安纳大学和普渡大学的同行讨论这个想法时，也得到了大家热情的支持。显然，学术界都需要并且渴望拥有这样的书籍。编写该教科书一开始是为了满足我们自己课程的需求，但我们真的希望本书能得到其他人的欢迎和使用，能适用于他们自己的课程，也能比现有的骨生物学书籍更具参考价值。

《骨生物学基础与应用》（*Basic and Applied Bone Biology*）涵盖了我们想到的与现代骨生物学课程相关的所有主题。这本书像骨骼一样，以某种分级的方式组织起来。第一部分从骨的基本构成开始，包括细胞的结构和动态变化，以及生命骨期中骨生长和适应的基本生理过程。随后几章是评估骨健康和疾病的相关技术，包括各种成像技术、评估骨特性的生物力学技术、评估骨塑建与骨重建动力学的骨组织形态计量学技术，以及研究影响骨代谢功能的特定基因、蛋白质和表观遗传学的遗传学方法。前几章为接下来的关于骨适应性的几章内容奠定了基础，重点介绍了骨的力学适应、骨折愈合及与正畸和种植体相关的口腔适应。之后本书内容过渡（我们希望是缓慢过渡）至与临床、应用更相关的领域，如章节标题所示。这些章节阐述了生长和发育、代谢和激素，以及它们与健康和疾病的关系。本书最后一章是骨质疏松症的药物治疗，我们希望包括骨质疏松症的临床治疗要素、治疗的生物学原因与治疗效果等。

骨生物学是一门交叉学科。我们在印第安纳大学教授的课程面向很多专业的学生，包括基础医学、普通生物学、牙科学、几个工程学专业、食品与营养学、运动科学和康复科学。我们编写的这本教科书包括了这些相关主题，并试图用一种易于理解的方式进行编写，便于学生阅读专业之外的内容。我们还尝试使章节内容适合不同水平的学生，包括大学生、大学毕业生，甚至研究生。这种编写方式也存在风险，有的学生对某些章节涵盖的领域更专业，这些章节的内容对这些学生来说会过于浅显。因此，本书在每章的末尾列出了10～15篇推荐阅读文献目录，供希望专攻该领域的学生进行补充阅读和讨论。此外，我们在每章的末尾列出了练习题，但没有提供答案。这些练习题旨在用于讨论（也可以用于测试），可能没有一个绝对"正确"的答案。我们希望这些练习题能够帮助学生进一步深入研究本章的内容。

最后，我们在撰写这本书时不仅获得了很多乐趣，而且学到了很多自己专业领域之外的知识。我们真诚地希望本书能为您带来同样的收获。

戴维·B.伯尔（David B. Burr）博士

马修·R.艾伦（Matthew R. Allen）博士

2013 年 2 月 16 日

目　　录

第1章 骨的形态与组织

戴维·B. 伯尔（David B. Burr）[1, 2]

1 印第安纳大学医学院解剖学和细胞生物学系，美国印第安纳波利斯；
2 印第安纳大学与普渡大学印第安纳波利斯联合分校生物医学工程系，美国印第安纳波利斯

1.1 骨 的 功 能

骨具有多种功能，在机体的力学支持与保护、矿物质稳态维持和造血等方面发挥着重要作用。近年来，人们也已经清楚地认识到骨还具有内分泌功能。

迄今为止，骨的力学功能得到了广泛的认识和研究，松质骨和皮质骨都对该功能起作用，但有部分特征不同。致密的皮质骨占据大部分骨量，承担大多数的力学载荷，疏松多孔的松质骨也支持载荷，但其重要功能是将应力重新定向到更坚硬的皮质骨上。骨的力学功能不只是需要一定硬度和刚度的简单载荷，而且由于骨是一种多尺度材料，所以非常适应生理水平上的反复力学加载，从而避免骨折，如疲劳性骨折。

骨还对生物体起到保护作用，特别是容易受到致命伤害的重要部位，如躯干和头部等处的骨。这些部位的骨，其微观结构与其他部位的骨没有什么不同，但其组织方式有差异——能在对自身创伤最小的情况下，吸收最大能量。例如，颅骨穹隆部是三明治结构，由两块致密的薄骨板中间夹着多孔的松质骨组成（由于松质骨具有多孔外观，有时也被称为海绵骨）。肋骨的组织方式也差不多，但其松质骨密度较小，肋骨固有的弯曲能增加其抵抗撞击的能力。在发育过程中，具有保护功能的骨（如颅骨和肋骨）至少部分是通过膜内成骨，而不是软骨内成骨形成的（见第5章）。

人们还没有广泛认识到骨也是一种造血器官，其实大多数海绵骨，如髂嵴、椎骨和股骨近端，一生都是红细胞的来源。骨髓腔是红骨髓存在的主要场所，在人体生长发育过程中起造血作用，但成人的骨髓主要由黄色脂肪组成。人体内还存在白色脂肪和棕色脂肪，这两种脂肪受成骨细胞所产生的骨钙素调控，在骨髓中没有发现这两种脂肪。其中，白色脂肪可以存储能量并分泌脂肪因子，过多脂肪的积累与糖尿病和其他骨代谢疾病相关。棕色脂肪含有大量可产生能量、储存铁的线粒体，负责消耗脂肪产生热量。儿童体内存在大量的棕色脂肪，尤其是在脊椎周围和肩胛骨两侧的部位。这些棕色脂肪不仅可以使机体保持温度，还为机体提供了一个巨大的铁库，对机体快速的新陈代谢和骨骼发育至关重要。同时，成人体内也存在棕色脂肪，其数量会随着年龄的增长而减少，在肥胖人群中，可能会减少得更多。黄骨髓的脂肪细胞与成骨细胞起源于同一种前体细胞，它不仅为生物体提供了储能库，还可以通过调控甘油三酯来调节脂质代谢。另外，由于松质骨表面积大，其也负责骨组织的快速转换过程，对生物体内钙的稳态平衡起重要作用。

骨转换对衰老、激素缺乏或骨骼激素的生成等引起的能量代谢变化很敏感，这使钙和磷酸盐（以及铁和镁等其他矿物质）能维持更新。钙不仅可以增加骨骼的硬度和强度，也对酶反应、凝血、肌肉收缩和神经冲动的传递起作用。皮质骨和松质骨都是离子长期储存和快速交换的场所。通过骨重建释放矿物质是一个相对漫长的过程，需要几天到几周的时间，而完全更换这些矿物质则需要更长的时间。但是，由于骨陷窝和骨小管的表面积较大，所以可实现矿物质的短期交换和即时需求。据统计，骨小管的表面积大约是体内所有松质骨表面积的120倍。发生在这些表面的矿物质交换是有时在骨陷窝周围观察到环

形区的原因，这种环形区可能是高度矿化的，也可能是低度矿化的，取决于该表面的游离钙含量。

　　骨也被认为是一种内分泌器官，通过分泌成纤维细胞生长因子 23（FGF-23）和骨钙素来调节磷酸盐代谢和能量代谢。人体大部分的 FGF-23 是由骨细胞产生的，骨细胞也是骨含量最为丰富的细胞。FGF-23能降低肾脏对磷酸盐的重吸收，并降低血清 1,25-二羟维生素 D_3 的水平。FGF-23 与其他激素一起，协调肾脏和肠道代谢及骨自身的矿化过程。现在也有一些证据表明，在骨吸收过程中从骨基质中能释放出未羧化的骨钙素，骨钙素可以调节胰岛 β 细胞的增殖并增加胰岛素的分泌。另外，骨钙素还作用于脂肪细胞使其产生脂联素，从而降低胰岛素抵抗，来增加葡萄糖利用率和减少脂肪。骨对生物体能量储存的调节也可以通过瘦素介导自主神经系统和下丘脑来发挥作用。因此，骨通过多种激素，协调骨髓、大脑、肾脏和胰腺，影响骨组织矿化、脂肪沉积和糖代谢等过程。

1.2　骨是一种多尺度材料

　　为了实现上述生物学功能，骨从纳米到毫米尺度，以一种分层、分形模式组织在一起（图 1.1），这使其同时具有高刚度和高韧性（这两者通常是相反的，参见第 7 章），也有助于其力学支持和运动功能。在纳米水平上，骨由有机物和矿物质组成，主要包括交联的 I 型胶原和碳酸磷灰石纳米晶体。胶原和矿物质结合形成复合材料，矿物质可赋予骨组织刚度，胶原赋予骨组织弹性和延展性。这种复合物不仅可以避免脆性矿物质（羟基磷灰石）断裂，而且分散了骨受到的不连续性应力，降低骨基质应力的同时，使其力学负载能力提高了一倍。在微观［微米（10^{-6}m）］水平上，镶嵌着矿物质的单根胶原纤维以不同的方式进行组织，具体取决于胶原组织的形成速率、所处的位置和底物（如果有的话）。在微观结构水平上，骨的组织与其功能需求密切相关：在骨折愈合或发育过程中需要快速成骨来保持稳定；在适应变化的力学载荷或修复受损伤区域来维持其力学性能时需要缓慢成骨。骨可以是致密的（皮质骨或密质骨）或多孔的（松质骨、小梁骨或海绵骨），取决于特定的力学或生物需要及其所处的位置。

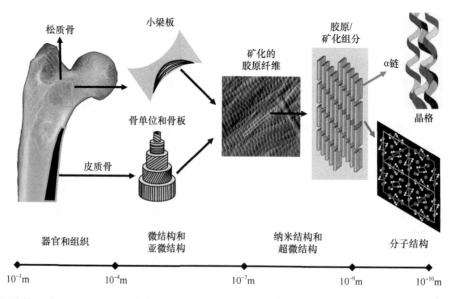

图 1.1　骨的分级结构。在宏观层面上，骨被视为一种具有多级结构的复合物，致密的皮质骨形成外层，松质骨（海绵骨、小梁骨）位于骨髓腔内。松质骨用于减轻载荷，并将力导向更坚硬的皮质骨以分散应力载荷。在微观层面上，皮质骨由许多骨单位组成，它们是骨吸收和新骨替代的产物。骨单位由中央管（包含血管、神经、组织液）和周围多层同心圆排列的骨板组成。松质骨也是层状的，主要由层状结构大致平行排列于松质骨表面和更早的已重建的骨的残余物表面，某些情况下可能出现骨单位。在纳米水平上，骨是由胶原纤维与散布在胶原纤维内和胶原纤维之间的矿物质所组成的复合物。最终形成的交联纤维结构中，矿物结晶可以超出单根胶原纤维的尺寸。胶原纤维是由两条 α_1 链和一条 α_2 链组成的三螺旋结构。部分图由 Beck, et al. J. Struct. Biol. 1998; 122: 17-29 提供

1.3　骨　成　分

按重量计算，大约 65% 的骨是矿物质（主要是碳酸磷灰石），但作为活的组织，其有机成分占 25%，主要是 I 型胶原（图 1.2）。其余（约 10%）成分为结合在胶原–矿物质复合体上的水和流经骨小管和血管的游离水。当骨承受力学载荷时，游离水可以被重新分配，作为一种信号使细胞接收到力学载荷（见第 11 章）。水与矿物质的交换比例接近 1∶1，随着骨矿化程度的提高，水分含量会下降，反之亦然，这对于骨的力学行为很重要。矿化程度越高的骨越坚硬，因为其含有更多的矿物质和更少的水分。此外，尽管更干的骨骼更硬，但也会更脆，从而更容易骨折。

骨的有机物大约 90% 是 I 型胶原，在骨细胞周围区域也有少量的Ⅲ型胶原和 V 型胶原。剩下 10% 的有机物为非胶原蛋白（NCP），它们在调节胶原形成和纤维尺寸、矿化、细胞附着和抵抗微断裂方面起着重要的作用。其中，约 85% 的非胶原蛋白位于细胞外，其余在细胞内。

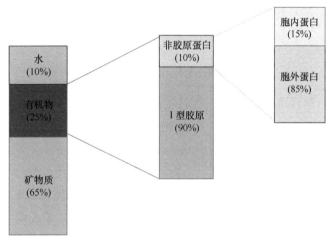

图 1.2　骨由有机物、矿物质和水组成。大多数有机物是 I 型胶原，但也有促进矿化和黏附的非胶原蛋白（NCP），非胶原蛋白绝大多数在细胞外，小部分在细胞内

1.4　骨的纳米结构

1.4.1　胶原

从根本上说，骨由胶原纤维及纤维内和纤维间镶嵌的矿物质组成。单个胶原分子是由两条 α_1 链和一条 α_2 链构成的三螺旋结构（图 1.3A）。每条链的长度约为 1000 个氨基酸，胶原分子的螺旋中心由 Gly-X-Y 三联体重复序列组成。甘氨酸残基的周期性重复对于三螺旋结构的形成是必不可少的。虽然胶原中几乎包含所有的氨基酸，但 X 和 Y 经常是脯氨酸和羟脯氨酸残基。这两种氨基酸均与三螺旋主链形成环状，提高了螺旋的刚性（专栏 1.1）。

羟脯氨酸对于胶原尤为重要，其羟基是与水分子之间形成氢键的关键。羟脯氨酸吸引的水分子组成一个保护层维持三螺旋的稳定性。在细胞内胶原产生的时候，分子两端的非螺旋肽段（N-前肽和 C-前肽）通过硫交联稳定主链结构。带有末端前肽结构的三螺旋胶原分子称为前胶原分子。这些分子被胞吐到细胞外后，前肽区被酶裂解，留下的分子两端的非螺旋结构域称为 N 端肽或 C 端肽（分别在 N 端或 C 端），形成的成熟胶原分子由三螺旋区和两端的非螺旋区 N 端肽或 C 端肽组成。

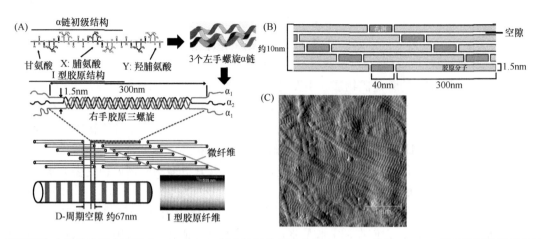

图 1.3　胶原纤维由许多胶原分子组成。（A 和 B）每个胶原分子大约长 300nm，直径 1.5nm。相邻的两个胶原分子之间有约 1/4 分子长度的错位，两个分子之间有 67nm 的孔洞，横向胶原纤维之间形成空隙。（C）这些孔洞和空隙及分子间重叠使胶原纤维在原子力显微镜下呈现出其特有的带型。在初级和次级矿化过程中，孔洞和空隙都能沉积矿物质。胶原纤维的直径受非胶原蛋白（如核心蛋白聚糖）的调控而表现出不一样。部分图由 Beck, et al. J. Struct. Biol. 1998; 122: 17-29 提供

专栏 1.1　成骨不全

　　成骨不全（OI）是一组可遗传的疾病，通常由Ⅰ型胶原基因突变引起，但在某些类型中，也涉及其他基因，如 CRTAP 或 P3H1。研究表明，已有 200 多种突变影响胶原的形成和交联。有些重病患者是由于赖氨酸羟化的增加引起了胶原三螺旋形成减慢。成骨不全会导致骨骼脆性增加，引起多发性骨折（有时在出生前），故也被称为"脆骨病"。已知的成骨不全有 8 种类型，其中Ⅰ型最温和，Ⅱ型最严重。成骨不全发病率为每 10 万人中有 5~7 例，其中 2/3 的病例是较轻的Ⅰ型和Ⅳ型。成骨不全也是一种骨质疏松症，因为其也有低骨量、皮质骨变薄和骨小梁结构退化等表现，但胶原基因突变引起的骨基质改变加剧了低骨量和骨结构缺陷引起的脆性增加。由于成骨不全是胶原基因的突变，因此其还会影响表达 COL1A1 或 COL1A2 基因的非矿化组织（如眼睛和皮肤），并与身材矮小、听力减退、呼吸问题和牙齿发育异常有关。

　　成骨不全有几种小鼠模型，每种模型的基因型和表型略有不同。其中最常见的是 oim 和 BrittleⅣ（Brtl）小鼠。oim 小鼠是 COL1A2 基因发生了突变，可能引起 α_1（Ⅰ）同型三聚体或 proα₂（Ⅰ）链失去功能。这导致胶原含量降低、纤维直径减小，以及二聚体胶原交联减少，可能与胶原更快地转化为更成熟的三聚体交联物有关。Brtl 小鼠是一种Ⅳ型成骨不全模型，其特点是在 Col1α1 链的三螺旋中半胱氨酸取代了甘氨酸。与 oim 小鼠一样，它引起胶原纤维直径减小，不同的是，它还能影响矿物结晶组织，不影响胶原交联。即使考虑了骨量，oim 和 Brtl 小鼠的力学性能也都明显降低，说明胶原在力学特性中起作用。由于成骨不全病因的异质性，任何动物模型都不太可能完全代表人类疾病状况。因此动物模型的选择应该依据所研究的成骨不全类型来决定。

　　胶原分子的横向和纵向延伸对于从纳米到微米结构是必要的。在这种组装中，5 个分子以半六边形排列形成微纤丝。微纤丝再横向和纵向延伸，最终形成直径约 150nm、长约 10μm 的纤维。胶原纤维的电镜图像呈大约 67nm 的带状，称为 D-带，能显示相邻胶原分子之间的空隙，以及相邻胶原分子末端的重叠区域（图 1.3B）。骨质疏松性骨中胶原纤维的平均直径和间距均小于健康骨，这可能增加了骨的脆性。

　　胶原纤维不同的交联方式对骨组织的材料特性产生了很大的影响，进而影响整个骨的力学行为（图 1.4）。这种交联可由酶促和非酶促糖基化作用两种方式形成，最终形成晚期糖基化终末产物（AGE）。

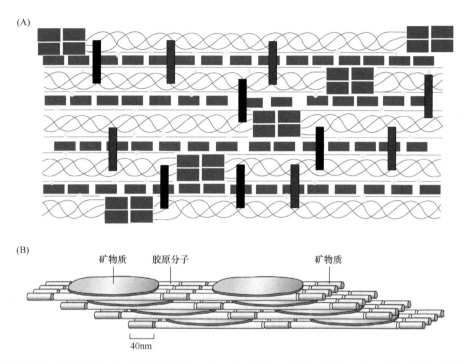

图 1.4　（A）胶原分子（绿色螺旋）通过酶促和非酶促反应形成的键在纤维内进行交联。酶促反应形成的交联（黑杆），如吡啶啉或脱氧吡啶啉，在分子 C 端和 N 端附近形成。非酶促反应形成的交联（红杆），如戊糖苷，则随机分布在胶原分子之间。矿物质（灰色方块）沉积在胶原纤维之间的孔洞和空隙区。水（蓝线）和氢键有助于纤维内矿物质和胶原的结合。（B）胶原分子之间的孔洞和空隙区含有板状的骨矿物质（羟基磷灰石）。水在这些区域与胶原结合，能够将力学载荷在胶原与骨矿物质之间进行分散

1.4.1.1　酶促反应介导的胶原交联

吡啶啉和脱氧吡啶啉是两种成熟的胶原交联物，由赖氨酰氧化酶引发的酶促途径衍生而来。吡啶啉是从 α-螺旋区含有一个羟基赖氨酸（Hyl）残基的端肽形成的有两个 Hyl 残基的产物，而脱氧吡啶啉在 α-螺旋区含有一个赖氨酸残基。这些三价交联物非常稳定。在人类骨胶原中，成熟交联物的含量急剧增加，在 10～15 岁到达峰值，此后保持不变或略有下降。吡啶啉和脱氧吡啶啉交联的量会受到一些治疗方式的影响，如能改变骨转换的一些治疗。吡啶啉与脱氧吡啶啉比值的增加与骨强度和刚度的增加有关，但对骨韧性或延展性没有影响。

1.4.1.2　非酶促反应介导的胶原交联

精氨酸、赖氨酸和核糖发生非酶促反应也能引起胶原交联。戊糖苷，一种荧光 AGE，是组成非酶促糖基化交联的最小片段，由于其是唯一能准确定量的 AGE，所以常作为表征 AGE 总量的标志物。其他 AGE 还包括 Nε-羧甲基赖氨酸（CML）、糠氨酸、咪唑酮和胱氨酸。目前已经证实非荧光性的 CML 也存在于骨骼中，其含量是戊糖苷的 40～100 倍。因为 AGE 形成需要几年的时间，胶原蛋白等半衰期长的蛋白质会随着年龄增长而大量积累 AGE；在 30 年中，戊糖苷的积累能增加 3 倍，同样的时间里 CML 的积累可能增加 5～10 倍。此外，AGE 已被证明可以减小胶原纤维直径。因为 AGE 要在糖类（如葡萄糖或核糖）存在下形成，所以糖尿病患者会积累 AGE（见第 23 章），这也是糖尿病患者骨骼脆性增加的原因之一。

在骨细胞外基质中积累的 AGE 通过与 AGE 特异性受体（RAGE）相互作用，来调节成骨细胞的增殖和分化。AGE 与 RAGE 结合可激活成骨细胞中的核因子 κB（NF-κB），刺激细胞因子的产生。AGE-RAGE 的相互作用还可上调活性氧的产生，从而引发炎症反应，导致骨质流失。胶原中 AGE 的积累会损害成骨细胞的增殖和分化，减少骨钙素的分泌，从而抑制细胞与基质相互作用和细胞黏附，最终影响骨形成。

AGE 还可以调节破骨细胞的生成和活性。在 AGE 存在时，破骨细胞的骨吸收会减慢，部分原因可能是胶原的溶解性降低。AGE 在 2 型糖尿病患者骨中含量较高，AGE 可以通过对破骨细胞分化和活性的调节，以及对基质溶解度的影响，使 2 型糖尿病患者骨量保持正常，甚至骨量增加。但 AGE 的存在会使骨材料（组织）变脆，因此即使有更多的骨量，也还是更容易骨折。

1.4.1.3 胶原纤维取向

骨组织中的胶原纤维呈规则排列，胶原纤维束在相邻片层中相互平行，或彼此垂直或交替排列，这引起了偏振光下骨微观形态的不同（图 1.5）。这可能部分是光学和截面平面的影响，而不只是由于胶原纤维束的排列方式。在交叉偏振光下，垂直于视平面的胶原纤维束显得较亮或呈双折射，而平行于视平面（即纵向）的胶原纤维束则较暗。这是因为横向取向的胶原纤维束能相对于视平面旋转偏振光的平面，而纵向取向的胶原纤维束不能。交替排列或中间排列是连续片层中胶原纤维束的一种组合排列。实际上，胶原纤维束的排列有很多变化，即使在一个片层内的胶原纤维束也可能以许多不同的方式排列，通过显微镜或 X 射线衍射可观察到的是胶原纤维束的主要取向。

片层中的胶原纤维束优先沿骨主要应力方向排列。纵向排列的纤维束主要存在于受拉力（即被拉得更开）的部分，而横向纤维束通常处于受压（即被推得更近）的区域。这一点可以通过计数已知加力方向的骨截面上亮或暗的骨单位数量来显示。在实验中，也可以通过改变加力方向，观察新形成的骨中胶原纤维束的排列方向。这两种方法都表明胶原纤维束的取向与力学加载的主要方向有关。

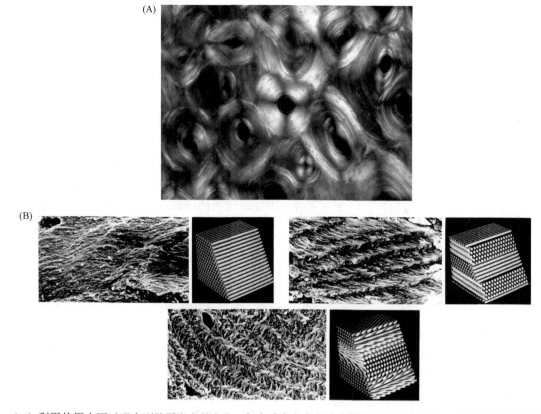

图 1.5 （A）利用偏振光可以观察到胶原取向的变化。与光垂直方向的胶原纤维看起来是亮的，而沿着光排列的胶原纤维看起来是暗的。在皮质骨的横截面上，暗的骨单位由纵向的胶原纤维组成。这张图片右侧的一些骨单位胶原纤维呈交替状排列。（B）电子显微镜图像显示的是骨中平行和交替排列的胶原纤维形成的胶原纤维束（第 1 幅和第 3 幅图），并附有示意图（第 2 幅和第 4 幅图）。事实上，骨中的胶原可能是以螺旋状排列的，胶原纤维的排列方向从片层到片层只有轻微的改变。（B）图授权自 Ruggeri et al. In: Motta PM, editor. Recent advances in microscopy of cells, tissue, and organs. Rome: Antonio Delfino Editore, 1997

由于光的透射，只在偏振光方向上能看到骨胶原。但实际上，骨胶原可以形成扭曲胶合板样结构，连续旋转 180°（图 1.5B）。胶原纤维从一个片层到另一个片层逐渐改变方向，而不是突然改变。在偏振光下，这会使骨骼看起来是片状的，有不同的亮区和暗区。这就好像一块胶合板，其中连续片层中的胶原纤维彼此垂直，扭曲它，然后观察每一片层中胶原纤维的方向，纤维会呈现为拱形，而不是离散的、定向的。因为在这个模型中胶原纤维重复排列，所以组织层面上骨结构在显微镜下表现为片层状。

胶原是不是扭曲的，它是如何定向的，仍是一个谜。有人认为，成骨细胞沉积的方向决定了胶原的方向，而矿物质只是镶嵌在胶原纤维的空隙中。另一种说法是，胶原的沉积没有偏好，带电荷的矿物质的沉积导致胶原和矿物质都朝着力学作用的方向排列。哪一种说法是对的，目前仍有争议。

1.4.2　骨矿物质

骨矿物质由高度可替换的、结晶度较低的碳酸磷灰石矿物质组成，它们在胶原纤维末端之间的间隙区域（也称为孔洞区）以及胶原纤维之间的空隙成核（图 1.4）。矿物质最初以非晶态的磷酸钙形式与大量碳酸钙一起沉积。随着骨组织的成熟，碳酸盐含量减少，矿物质晶体横向延伸，变成板状结构，并彼此平行且与胶原纤维平行。矿物板的长轴，或称为 c 轴，沿骨的纵轴排列。骨中矿物质晶体的平均厚度差距很大，但是大多数（98%）小于 10nm。最终，这些矿物板与其他晶体聚合成为更大的多晶聚集体，可能比胶原纤维更宽。随着骨老化，由于离子替换和矿物量的变化，矿物质晶体也会变大。因此，矿物质晶体的平均尺寸在很大程度上取决于组织的年龄。但是，很难区分缺陷多的小晶体和缺陷少的大晶体，因为两者可能表现出相似的晶体特性。

更多的可溶性碳酸盐以不稳定的形式存在于晶体表面，也可替代碳酸磷灰石中的磷酸盐和羟基。这种替代使其更容易被吸收，还改变了晶体的形状和大小，降低了矿物质晶体的稳定性。在酸负荷时，碳酸氢盐（HCO_3^-）会被消耗来缓冲血液酸碱度。HCO_3^-的缺乏能被骨矿物质中的碳酸盐和磷酸盐离子补充。因此，在慢性酸化中，骨矿物质储存库有助于维持酸碱平衡，但也会导致骨质流失。此外，晶体中的钙离子可以被不同的阳离子（如镁离子、钠离子、锶离子）替代，羟基可以被氟化物替代，这种情况下，骨的力学性能会发生改变，成骨细胞和破骨细胞的活性也会受到影响。氟化钠（NaF）被认为是一种很有前景的治疗骨质疏松症的药物。研究表明，氟化钠能刺激骨祖细胞和成骨前体细胞，能在没有先导骨吸收的情况下促进骨生成。此外，氟化磷灰石（羟基被氟化物取代的矿物质）比碳酸磷灰石更能抵抗骨吸收。然而，氟化物替代会增加骨的脆性，可能会加速而非延缓骨折。不管矿物质晶体会不会有离子替代发生，磷灰石都显示出能更好地满足骨特定的力学需求。

矿物质在骨中的沉积有两个连续的阶段。先是初级矿化，由于非均质成核，矿物质晶体的数量先迅速增加，然后缓慢生长和成熟，最终形成约 40nm×3nm×7.5nm 的晶体。在初级矿化过程中，矿物质在胶原骨架内迅速沉积，在初次沉积后约 3 周内达到总矿化量的 65%~70%。在矿化的第二阶段也就是次级矿化阶段，骨基质继续以一种更循序渐进的较慢的速度积累矿物质，直到矿物质数量达到生理限制（图 1.6）。据统计，次级矿化的时间从几个月到多年不等。

1.4.3　非胶原细胞外基质蛋白

骨中有大量的非胶原蛋白（NCP），可调节细胞外基质的构建和稳态平衡。虽然这些蛋白只占骨重量的 2%左右，但它们在以下过程中起着至关重要的作用：胚胎发生和发育，胶原纤维形成和大小的调节，矿化过程的控制，以及为细胞信号和黏附提供位点。NCP 可以分为以下几大类（表 1.1）：①蛋白聚糖和糖胺聚糖[硫酸乙酰肝素、透明质酸、富含亮氨酸的小蛋白聚糖（SLRP）和多能蛋白聚糖等]；②糖蛋白[碱性磷酸酶（ALP）、纤连蛋白、血小板应答蛋白（TSP1 和 TSP2）和玻连蛋白]；③小的整合素结合配体 N-连接糖蛋白（SIBLING）家族成员[牙本质基质蛋白 1（DMP-1）、细胞外基质磷酸糖蛋白（MEPE）、骨桥蛋白、骨涎蛋白]，这些蛋白与骨矿化有关；④骨钙素[也称为骨 Gla 蛋白（BGP）]；⑤骨粘连蛋白[也称为酸性分泌蛋白和富含半胱氨酸酸性分泌糖蛋白（SPARC）]。

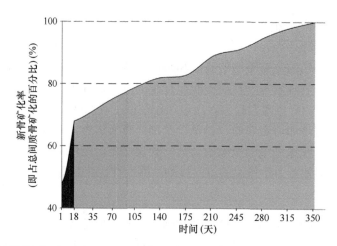

图 1.6 骨的初级矿化发生在类骨质沉积后的 3 周内（黑色区域）。次级矿化时晶体表现出更慢的生长和成熟，可能需要一年或更长时间才能完成（灰色区域）

表 1.1 骨骼中的非胶原蛋白

蛋白聚糖和糖胺聚糖	
硫酸乙酰肝素	由破骨细胞和成骨细胞产生 在细胞与细胞的相互作用中起着重要的作用
透明质酸	非硫酸化糖胺聚糖 透明质酸位于骨外膜、骨内膜和细胞周围 CD44 是细胞表面透明质酸受体，在发育中起作用
富含亮氨酸的小蛋白聚糖	提供组织骨结构
双糖链蛋白聚糖	位于细胞周围 在成骨细胞中表达上调，在骨细胞中可作为剪切力感受器 结合胶原蛋白和转化生长因子 β（TGF-β）
核心蛋白聚糖	起初出现在前成骨细胞中，在终末成骨细胞中表达下调 与胶原蛋白和 TGF-β 结合，可调节胶原纤维直径 抑制细胞与纤连蛋白的黏附
纤调蛋白聚糖	结合到胶原纤维的不同区域 结合 TGF-β
骨黏附蛋白聚糖	包含 RGD 序列 功能未知
多能蛋白聚糖	含硫酸软骨素的蛋白聚糖和糖胺聚糖 分布在会变成骨的区域
糖蛋白	
碱性磷酸酶	Ca^{2+}载体 水解矿物质沉积的抑制剂，如焦磷酸盐 功能丧失导致低磷酸酯酶症 骨形成标志物 非特异性和骨特异性形式[骨特异性碱性磷酸酶（BSAP）]
纤连蛋白	在骨形成的早期产生 以 RGD 非依赖方式结合细胞 可能参与细胞增殖
血小板应答蛋白	在发育中起作用——发现于骨形成的早期阶段（间充质干细胞和软骨发育中的软骨细胞） 抗血管生成
玻连蛋白	参与细胞黏附和铺展；对骨桥蛋白有特异性
SIBLING 家族	
骨涎蛋白	表达模式有限 标志着分化晚期和矿化早期

续表

SIBLING 家族	
牙本质基质蛋白 1（DMP-1）	由骨细胞和成骨细胞表达 对羟基磷灰石和 I 型胶原的 N 端有亲和力 调节矿化
细胞外基质磷酸糖蛋白	由骨细胞和成骨细胞表达 调节矿化 成骨细胞活性的负调节因子
骨桥蛋白	在成骨早期由骨组织细胞分泌 促进不同组织（黏合线和牙周韧带）的黏附 抑制矿物质形成和晶体生长
其他重要的非胶原蛋白	
骨钙素	增强钙结合，控制矿物质沉积 由成骨细胞和骨细胞表达 骨重建标志物 在癌症和某些自身免疫性疾病中过表达
骨粘连蛋白	与胶原、透明质酸和玻连蛋白结合 位于矿物质沉积部位（可能与成核有关） 可能在成骨细胞增殖中发挥作用

注：RGD，Arg-Gly-Asp（精氨酸-甘氨酸-天冬氨酸）

1.4.4 蛋白聚糖和糖胺聚糖

蛋白聚糖是由一个核心蛋白和与其共价结合的硫酸糖胺聚糖侧链组成的一大类分子。蛋白聚糖的大小不一，但骨的这类分子往往尺寸较小。骨中的蛋白聚糖通过影响磷灰石的成核和生长来调节矿化过程。透明质酸与其受体 CD44 共同调节骨发育。透明质酸是一种非硫酸化糖胺聚糖，在骨中主要存在于骨外膜和骨内膜表面，以及所有的骨组织细胞周围，包括骨基质内的骨细胞。多能蛋白聚糖是一种含硫酸盐的蛋白聚糖，存在于发育中的骨中，对软骨形成很重要。同时，多能蛋白聚糖也存在于成年骨骼的类骨质中，起抑制或调节矿化的作用。硫酸乙酰肝素由成骨细胞和破骨细胞产生，在细胞通信中发挥作用。硫酸乙酰肝素能与 FGF 结合，作为其辅助受体。同时，它还可调节转化生长因子 β（TGF-β）和骨保护素/肿瘤坏死因子受体超家族成员 11B（OPG）的活性，TGF-β 和 OPG 这两个信号分子在骨重建和骨愈合过程中起着重要作用。

SLRP 是一种小的蛋白聚糖分子，参与组成胶原基质，调节胶原纤维的聚集和大小，可能参与胶原和矿物质的相互作用。最重要的 SLRP 是核心蛋白聚糖和双糖链蛋白聚糖，两者都能维持成骨细胞的数量，但分别在成骨细胞发育的不同阶段起作用。核心蛋白聚糖由前成骨细胞在细胞分化早期表达，在分化末期表达下调。而双糖链蛋白聚糖可以诱导成骨前体细胞凋亡，在成熟的成骨细胞中表达上调。它还存在于骨细胞和其周围基质区域，可能作为剪切力感受器存在。核心蛋白聚糖和双糖链蛋白聚糖以一种互补的方式维持成骨细胞的数量。此外，两者都能与胶原蛋白和 TGF-β 结合，调节生长因子的活性。

1.4.4.1 糖蛋白

骨中有许多糖蛋白，它们的一些功能还不完全清楚。但是有几种糖蛋白对骨矿化至关重要。碱性磷酸酶（ALP）是骨形成的生物标志物，它可水解焦磷酸盐，而焦磷酸盐能与矿物质晶体结合抑制其沉积。中和骨中的焦磷酸盐可以使晶体正常生长、正常矿化。除骨外，许多其他器官（如肾脏和肝脏）也可以产生 ALP，因此，ALP 的变化并不一定准确反映了骨矿化活性。但是，骨特异性 ALP 已是一种被广泛认可的骨形成和矿化标志物。ALP 表达水平低或功能丧失会导致低磷酸酯酶症的发生，同时会引发高钙血症，并可能导致儿童死亡。TSP1 和 TSP2 是抗血管生成的 NCP，在骨形成的早期阶段很重要，在软骨发育过程中存在于间充质干细胞和软骨细胞中。TSP2 能促进矿化过程，在矿化的类骨质中表达增加。纤连蛋白和玻连蛋白是另外两种与细胞结合的糖蛋白。前者可能在骨形成早期阶段和细胞增殖中起作用。后者可调节细胞的黏附和铺展，存在于破骨细胞质膜上，可能与骨桥蛋白协同作用，使破骨细胞附着到矿化基质上。

1.4.4.2 SIBLING 家族

SIBLING 家族包括骨涎蛋白（BSP）、DMP-1、MEPE 和骨桥蛋白。这些磷蛋白在骨矿化中均起一定的作用。骨桥蛋白在成骨的早期由成骨细胞分泌，可抑制矿物质的形成和晶体的生长，骨桥蛋白常见于矿化程度较低的区域，如骨黏合线和牙周韧带。同时，它也作为一种支架，将含不同基质成分的组织拉到一起。它也可作为一种骨胶水黏合纤维基质，在微裂纹形成时起到连接的作用。另外，骨桥蛋白还可与破骨细胞结合，并在骨吸收过程中促进破骨细胞与矿物质的黏附。DMP-1 由骨细胞和成骨细胞表达。它对羟基磷灰石和 I 型胶原的 N 端有很高的亲和力，有局部调节矿化过程的功能。DMP-1 与转录因子和 DNA 的结合、基因表达调控及整合素和配体的结合有关。缺乏 DMP-1 会导致 FGF-23 水平升高，并导致低磷酸盐血症性佝偻病。目前尚不清楚 DMP-1 是否在成骨细胞向骨细胞分化中起作用。MEPE 是 SIBLING 家族的另一种蛋白，局部调节骨矿化。MEPE 主要存在于成牙本质细胞和骨细胞中，在矿化过程中高表达。MEPE 在快速矿化的组织中高表达，如骨折骨痂处形成的编织骨，或软骨内成骨和膜内成骨过程中。动物研究表明，它是成骨细胞活性的负调节因子；缺乏 MEPE 会导致高骨量，并能抵抗骨质流失。

1.4.4.3 骨钙素

骨钙素由成骨细胞和骨细胞表达，能增强钙结合，调控矿物质沉积，因此，其可以作为骨形成的标志物。骨钙素可能也参与调节破骨细胞及其前体的形成。缺乏骨钙素的小鼠有严重的骨硬化症。因此，更准确地说，骨钙素是骨重建的标志物，在绝经后骨质疏松症等骨形成和骨吸收严重失衡的情况下，骨钙素的水平也会随着重建率的增大而升高。

1.4.4.4 骨粘连蛋白

骨粘连蛋白位于矿物质沉积部位，与胶原、透明质酸和玻连蛋白结合，可促进新矿物质晶体的成核。骨粘连蛋白也可能在成骨细胞增殖中起作用，它的缺失会导致骨量减少。其能与几种不同的生长因子[FGF-2、血小板衍生生长因子（PDGF）和血管内皮生长因子（VEGF）]结合，并且能调节它们的活性。

1.5 骨的微组织

在微观结构水平上，骨以多种不同的方式进行组织，这取决于其功能和矿物质沉积方式。虽然不是全部，但大多数骨在某种程度上是层状结构，这意味着胶原和矿物质以离散的薄层形式存在，可以在显微镜下观察到。片层形成骨的圆周带状结构，每个带厚 3～7μm，和树的年轮类似，每个年轮由大约 1μm 厚的中间层分开。薄层可以围绕骨的皮质骨内膜（骨髓腔壁）或骨外膜（骨的外膜）圆周状（圆周片层）排列，也可以在单个骨小梁内，或围绕单根血管呈同心圆排列（同心圆片层，图 1.7）。

1.5.1 编织骨

编织骨形成迅速且高度无序，因此不以层状模式排列（图 1.8）。这种快速形成来自比较大的细胞与骨体积比率。通常（但不总是）编织骨在没有任何硬组织或软骨的情况下重新沉积，由小而随机排列的 I 型胶原纤维组成，这些纤维迅速矿化，可能比板层骨矿化程度更高。因为它形成得很快，所以最初呈现为有较大孔洞的矿化晶格结构。这主要是一种修复组织，在骨折愈合过程中形成骨痂连接骨折间隙，稳定愈合过程中的骨。编织骨也发生在骨髓炎等炎症反应中。另外，在非病理情况下，当力学载荷比通常高得多时，或者骨不能完全适应力学载荷时，或者在正常骨发育期间软骨内成骨的生长板区域也会形成编织骨。

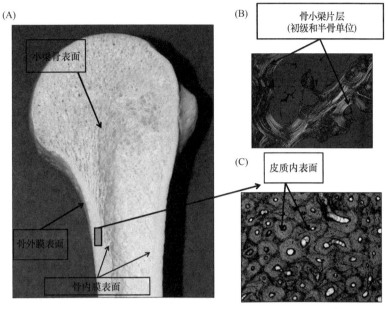

图 1.7　（A）从宏观上看，骨表现为多孔松质骨或致密皮质骨。这种结构创造了 4 种不同的表面。（B）松质骨中的骨小梁主要由初级板层骨组成。但骨重建区域能形成半骨单位样的结构。（C）人皮质内表面充满了次级骨单位

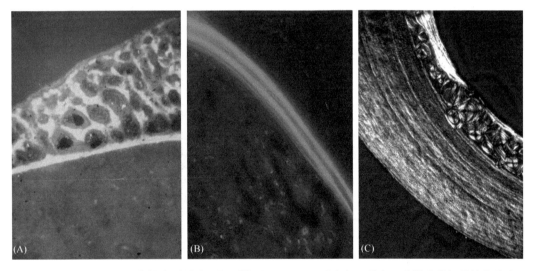

图 1.8　（A）编织骨沉积迅速，其中的胶原纤维不规则排列。可见四环素标记（黄色）弥散在编织骨的空隙中。（B）板层骨以片层状整齐排列。（C）用偏振光显微镜可见层状结构

1.5.2　初级骨

初级骨有三种类型，根据其微组织，可分为初级板层骨、丛状（或层状）骨和初级骨单位。它们在形态上是不同的，并有不同的力学和生理特性来满足其不同的功能需求。它们的共同点是直接沉积在骨或软骨（或钙化软骨）基质上，不需要先吸收已存在的骨。

1.5.2.1　初级板层骨

初级板层骨（图 1.8）是骨外膜表面骨的主要类型。其特点是有一系列平行的薄层。它可以变得非常

致密，几乎没有血管。因此，它非常坚固，主要起力学支持作用。然而，初级板层骨也沉积在骨髓腔表面和骨小梁上，这些区域的板层骨不太稳定，可能会迅速被替换，因此有助于钙代谢。

1.5.2.2 丛状骨

丛状骨（图1.9）有时也被称为纤层骨，主要存在于许多动物骨中，特别是那些生长迅速的动物（如牛和羊），人类只在生长突增期前后出现。丛状骨是非板层骨，先组成核心基质，初级板层骨沉积在该基质表面。非板层骨在纤维骨外膜内重新形成由随机定向的小胶原纤维组成的骨芽（图1.10）。这些骨芽与相邻的骨芽结合在一起，形成一个骨桥，将已有的骨和与其有间隙的骨连接起来，这些间隙可能是血管等造成的。丛状骨即得名于将血管丛相互连接起来。这种骨桥能使骨强度快速增加，因为在外表面沉积少量的骨就能显著增大骨强度（见第7章）。骨桥提供了板层骨可以沉积的表面，这也是骨迅速形成的原因之一。随着板层骨在非板层骨桥表面形成，它们逐渐填充这些血管空间，只留下直径25～50μm的空间允许血管通过。

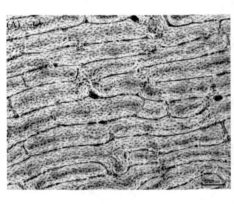
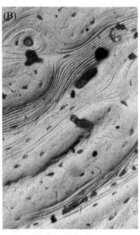

图1.9 丛状骨由沉积在编织骨核心基质上的板层骨组成。(A)反射光显微镜可以观察到砖块和水泥样的外观。(B)背散射电子显微镜观察到的丛状骨。米切尔·沙夫勒（Mitchell Schaffler）博士授权

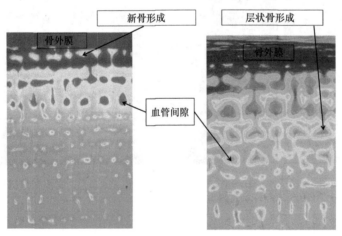

图1.10 丛状骨的形成。骨形成始于骨外膜处的膜内成骨。这些核心基质周围的血管间隙被板层骨填充

1.5.2.3 初级骨单位

初级骨单位是通过血管通道增大填充形成的，通常在组织良好的板层骨中被发现。骨质片层集中沉积在血管的表面上，直到只有一个小血管残留。骨细胞围绕血管排列成几个圆形片层（类似太阳系）。初级骨单位的直径只有50～100μm或更小，通常具有少于10个的片层，并且没有明确的界限将它们与现有基质的其余部分分开。有人认为，初级骨单位的存在与身体体型大小和快速生长有关。初级骨单位在快速生长的鹿茸中得到了证实。

1.5.3 次级骨

初级骨是新形成的骨，也可能在已有骨表面上继续形成。如果是先吸收原有的骨，在原有骨的位置沉积的新骨，就是次级骨。这种区别很重要，因为初级骨只需要形成，次级骨则需要先吸收再替换。这是修复不断产生的微损伤的一种方法。这种吸收和替换的结果是形成次级骨单位（图 1.11）。次级骨单位形成纵向排列的纤维，嵌入中间板层骨组成的基质中，通过韧性的骨黏合线界面与基质分离开。次级骨单位比初级骨单位更大（直径为 100~250μm），有更多的同心片层（20~25 层），并且有一条骨黏合线与外界分离开来。骨单位的数量和大小随着年龄的增长而变化，先随年龄的增长而增加，当机体衰老后骨单位减少。与初级骨单位一样，骨板围绕着一个有神经血管束穿过的哈弗斯管（也称中央管，直径约 50μm）。次级骨单位长 1~10mm，与骨长轴呈 11°~17°角。然而，骨单位的方向可能差异很大，因为中间的血管可能有多个方向的分支。此外，哈弗斯管之间可能有横向的血管进行连接，组成血管丛。这些横向管道称为福尔克曼管（也称穿通管）。这些管将哈弗斯管、骨髓腔和骨外膜的血管丛联系到了一起。

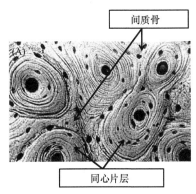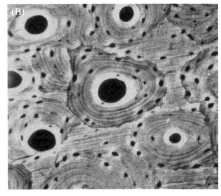

图 1.11　次级骨靠移除原有的骨并用新骨替代而形成。（A）在皮质中，这种替代引起次级骨单位的形成，中间有血管和神经的管腔。（B）骨单位与间质骨之间被骨黏合线分开。米切尔·沙夫勒（Mitchell Schaffler）博士授权

黏合线或反折线是骨重建反转阶段的残留结构，表示破骨细胞吸收停止和骨形成的开始。它清楚地将次级骨单位与其周围的基质区分开来（图 1.11）。黏合线是力学上很重要的结构，可以为骨组织进行纤维加固。使用组织学、双折射显微镜和电子显微镜技术都能观察到黏合线缺乏胶原。关于黏合线是高度矿化还是矿物质缺乏，存在一些争议，但它们在阻止裂纹扩大方面的力学功能是公认的。除了矿物质和胶原蛋白，黏合线还含有高表达的 NCP，如糖胺聚糖和骨桥蛋白。这很有意义，因为骨桥蛋白在破骨细胞黏附中起作用，而黏合线位于破骨细胞停止吸收的地方。两种 NCP 都能抑制矿化，从这点来看黏合线可能是缺乏矿物质的。

骨单位黏合线处的抗剪切能力较差，纤维和基质界面的结合力也比较弱。黏合线的重要性在于它们能够调节骨疲劳引起的断裂过程，通过阻止裂纹扩大来吸收能量，在密质骨中提供了一种黏性的衰减结构，从而在骨中产生明显的位点特异性的刚度变化，并通过防止有害的裂纹扩大来增加骨的静态韧性，从而改善骨的疲劳性能。黏合线可通过允许界面变形来降低局部高剪切应力，而降低的剪切强度就难以将能量传递给正在生长的裂纹了。

1.5.4 间质骨

被重建的骨不可避免地会留有原来未被重建的旧骨的痕迹。这种骨可能看起来是层状的，但排列无序，因为这种骨板在横截面上是不完整的。这种间质骨可能是初级或次级板层骨的遗留，填充了相邻次级骨单位之间的间隙（图 1.11）。因为没有被重建，间质骨的平均组织年龄比骨单位骨（其以前可能是一

个完整的骨单位）更老，矿化程度更高，更易受微裂纹积累的影响。

1.6　骨的宏观组织结构

在宏观层面上，骨可分为致密的皮质骨（或密质骨）和多孔的松质骨，松质骨由小梁骨组成。两类骨除了孔隙率不同，位置和功能也不同。

1.6.1　皮质骨

皮质骨是四肢长骨和短骨的骨干的主要部分（图 1.7）。哈弗斯管使皮质骨有 3%～5% 的孔隙率，且其随着年龄增长和骨质疏松症等的进展而增加。在椎体的松质骨周围、长骨的末端（或干骺端）、髂嵴和颅骨中也有皮质骨，主要提供支持和保护。

1.6.2　松质骨①

松质骨主要存在于长骨的干骺端，以及椎骨、肋骨和髂嵴中。它由骨小板和骨小杆组成，厚约 200μm，仅占总组织体积的 25%～30%，其余为骨髓腔（图 1.7）。在松质骨中，片层或多或少地平行排列于小梁表面，以半骨单位形式存在，表示有骨吸收和随后的骨形成（即骨重建）（图 1.7）。半骨单位的一个表面与骨髓腔交界，并通过黏合线与小梁的其余部分分开。这些半骨单位与皮质骨中的骨重建产物一样，但是，因为它们始于比哈弗斯管更长的表面，所以不具有同心圆的结构。由于它们邻近骨髓腔，可以方便血液供应，因此不需要也不含中央通道。在骨小梁中偶尔也可以发现完整的骨单位，但比较罕见，其直径与骨小梁的厚度相似或更大（150～180μm）。在骨小梁中发现的骨单位往往比皮质骨中的骨单位要小。小梁骨如果变厚，则会在平行于骨小梁的主要方向开始骨吸收，一直到其中心处。这在骨小梁中产生了一条通道（骨小梁隧道），本质上是将整个骨重建单元纵向切开，最终将单个骨小梁分成两个骨小板（图8.21）。

松质骨的力学支持作用来自其结构，其可以在不增加重量的情况下提供结构支撑。因为它位于骨髓腔，所以其本身不是一个有效的承重结构。它的一个重要力学功能是将受力转移到更坚固的皮质骨上。因为松质骨结构高度联结，所以其提供了一系列小梁柱来强化骨骼，类似于埃菲尔铁塔中的支架结构（图1.12）。联结结构的重要性可以通过一个简单实验来验证，如一个在主要力学载荷支柱之间有交叉小梁柱的凳子（图 1.13），当这些小梁柱连接在一起时，凳子能有效承重，但是当这些小梁柱没有联结或联结不好时，凳子就起不到承重的作用。

松质骨的结构可以通过骨小梁数量（Tb.N）、骨小梁厚度（Tb.Th）和分离度（Tb.Sp）来表征。每一个因素都对松质骨总量有影响，但是相同的骨量可能包括不同方式组织的骨小梁，如可能是多而细的，或者是少而粗的。Tb.Th 和 Tb.N 之间可能存在最合适的相互关系，取决于力学载荷的位置和主要方向。但已经有很多证据表明，如果失去相同的骨量，那么完整骨小梁的丧失（Tb.N 减少）比骨小梁变细对骨强度和刚度的影响要大 2～3 倍（图 1.14）。其原因是整根骨小梁的丧失会减少结构的联结，使其承受力和将应力传导到皮质的能力都大大降低。在健康人的骨骼中，骨小梁往往是骨小板，而不是圆形或椭圆形的骨小杆（骨小梁的板状或杆状比例有时称为结构模型指数），使其能有更高的强度承担力学载荷。弯曲骨小板会比弯曲骨小杆更难一些。当人们遭受骨量丢失时，如发生骨质疏松症等，骨小板变成杆状，并失去联结（图 1.15）。在椎骨等部位，离主要受力方向较远的地方，骨小梁会消失，剩余的小梁结构会沿受力方向重新排列。这种各向异性（方向依赖性）维持住了主要受力方向上的强度，但当受力方向改变时骨结构会不稳定。

---

① 松质骨有时也称为海绵骨或小梁骨，当指骨的结构时，一般称松质骨，强调其多孔性。当指单根柱结构时，称小梁骨。海绵骨用得不多，因为这种骨尽管外表看起来像海绵，但从力学上看不是海绵样的。

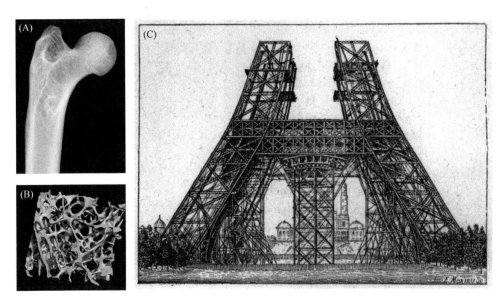

图 1.12 松质骨在结构上由不同方向的骨小板和骨小杆组成，可以反映骨受到的主要应力的方向（A 和 B）。这些骨小梁充当支撑外部皮质结构的支柱，就像埃菲尔铁塔中间柱子支撑其外部框架一样（C）。授权自 Östberg G. Mater. Des. 2002; 23(7): 633-640

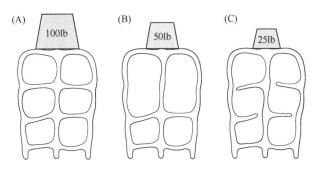

图 1.13 骨结构与材料的量（如重量）无关。对于小梁柱不联结的松质骨（C）来说，即使骨量与（A）一样，也不能很好地支撑力学载荷。骨量小但联结好的骨（B）可能比骨量大但联结不好的骨能承载更大的力学载荷。图中数字表示最大载荷，1lb=0.453 592kg

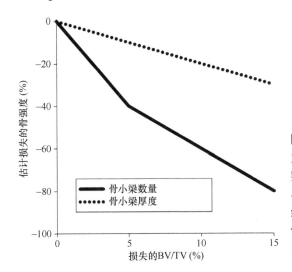

图 1.14 骨小板的厚度及数量对其结构的力学强度贡献不同。损失同样的骨量，骨小梁数量的减少对骨强度的负面影响远比骨小梁变薄要大。这再次证明了联结在松质骨结构中的重要性。BV/TV =骨体积分数，或骨（而不是骨髓或其他空隙）占组织体积的比例。BV，骨体积；TV，组织总体积

　　关节软骨下的松质骨可通过减小运动中产生的力来起到缓冲的作用。在关节下方，松质骨形成一个致密的薄板，称为软骨下骨板（图 1.16）。软骨下骨板和下面的松质骨合在一起，在与年龄相关的关节炎

或骨关节炎的进程中起作用，但其到底起什么样的作用，目前还存在争议。

骨小梁之间的空间是形成血细胞的区域（即红骨髓）。骨系细胞的分化可以部分转向形成脂肪细胞，然后骨干内的骨髓会随着年龄的增长而变得更加脂肪化（即黄骨髓）。然而，一些红骨髓一生都存在于骨的两端，以及椎骨、髂骨和肋骨中，因此骨也是主要的造血器官。

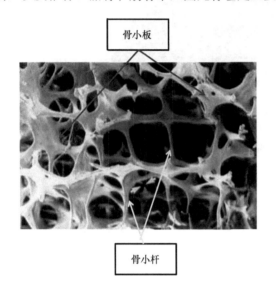

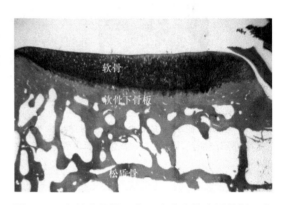

图 1.15　松质骨由较粗的骨小板和较细的骨小杆组成。当骨质疏松症等骨质流失发生时，更多的骨小板变为杆状结构。授权自 Mosekilde L. Bone Mineral. 1990: 13-35

图 1.16　在关节软骨下有一块致密的皮质骨板，称为软骨下骨板，起到支撑关节和调节应力的作用。再向下是越往骨干处越疏松多孔的松质骨

1.6.3　骨表面

在宏观水平上，根据骨所处的位置，将其分成 4 个不同的表面：骨外膜表面、骨内膜表面、小梁骨表面和皮质内表面（图 1.7）。这些表面对骨的健康起着不同的作用，对力学载荷的反应方式也不同（见第 11 章）。尽管它们中的一些是连通、能够相互交流的，但它们在形态上是不同的。

骨干的外表面称为骨外膜表面，它被一层薄的纤维细胞膜（骨外膜）覆盖，有助于沿该表面形成骨。它由两部分组成：外层纤维层部分，是一些成纤维样细胞；内层是由高度成骨性细胞组成的形成层细胞（图 1.17）。形成层是负责骨骼生长、发育、塑建/重建和骨折愈合的细胞来源，这是由于骨外膜对力学刺激、感染、肿瘤或轻度损伤都高度敏感。生理条件下骨外膜细胞能增殖，形成高度组织的板层骨，在病理情况下会形成杂乱的编织骨。骨外膜血管丰富，由交感神经纤维和痛觉神经纤维共同支配。骨外膜也有间充质干细胞，因此也可以分化成软骨细胞并形成软骨，尤其是在成人骨折愈合过程中。

骨髓腔周围的表面是骨内膜（或皮质内）表面。这个表面没有被膜覆盖，而是线状不连续排列的（有孔的）骨祖细胞层（骨衬细胞；图 1.18）。这层细胞和骨基质表面之间的空隙包含细胞外液，能在骨陷窝小管系统的液体和骨髓腔与血管内的细胞外液之间形成屏障。这些骨衬细胞与骨表面附近的毛细血管和骨髓中的窦道有关。因为扩散是血管外流体和骨毛细血管内皮层之间交换的主要机制，所以这层有孔的骨衬细胞可以作为一层膜，控制血管和血管外流体之间亲水离子的流量。这层膜对于调节骨和细胞外液之间快速的钙交换很重要。

小梁骨表面在形态和功能上类似于骨内膜表面：表面都有细胞排列，都暴露于骨髓腔。骨小梁内的血管不太常见，这种有孔的细胞层可以调节进出骨小管系统的营养物质。小梁骨表面能响应力学和生物信号，进行骨形成和骨吸收，这与骨内膜表面类似。

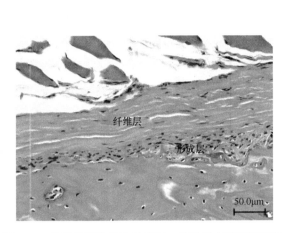

图 1.17　骨外膜覆盖骨的外表面。骨外膜由两层细胞组成：外面的纤维层和高度细胞化的形成层。这些细胞能形成活跃的成骨细胞，有助于沿该表面骨的沉积

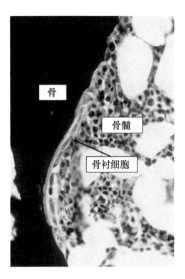

图 1.18　静止的成骨细胞或骨衬细胞覆盖在骨的骨内膜表面。细胞和骨表面之间有一个空隙，这个空隙包含液体，作为骨髓腔和骨之间的屏障

哈弗斯管的表面代表第四种骨表面——皮质内表面。这个表面被一层有孔的静息态骨祖细胞覆盖，并且因为在哈弗斯管中有包含一根或两根血管的神经血管束，所以它们同样可以用于调节血管系统和细胞外液之间的营养物质交换，为致密的皮质骨提供营养。

1.7　骨的血液供应和神经支配

1.7.1　血液供应

钙化组织由于材料致密，因此物质不能很快地在组织内扩散来给细胞提供营养。因此，骨组织细胞必须在其血液供应的 250μm 以内。这也是人类骨骼（以及其他较大的哺乳动物，如兔子、狗和马的骨骼）内部由初级和次级骨单位组成的一个原因，否则皮质厚度大于 0.5mm 的骨将不能支持皮质中心的骨细胞保持健康。这也可能是骨小梁平均直径约为 200μm 的原因。密质骨中细胞围绕哈弗斯管以同心圆形式排列，这种形态非常有效，可以用最少量的血管供应最大量的骨组织。单位体积次级骨的血管表面积比初级骨要小，血管之间的连接（即福尔克曼管）也离得更远。

骨中的血管主要通过血管生成形成，是血管系统的一部分，可能通过内皮细胞生理过程（出芽、迁移、增殖）形成，或血管接合后再"修剪"发生。血管生成与成骨，包括骨形成、骨折愈合和基于骨多细胞单位的重建等直接相关，部分是由于两个过程由共同的分子信号驱动，并且有证据表明成骨分化过程本身会招募血管。众所周知，成骨细胞分泌血管内皮生长因子（VEGF），刺激血管生成并触发内皮细胞其他信号反应。此外，Notch 对内皮细胞的调节也很重要。VEGF 和 Notch 一起调控血管接合的进程，该进程是骨这类代谢活跃组织所需丰富血供的关键组成部分。Notch 的过表达减少了血管出芽，但增加了血管灌注，FGF-1/2 也能起到类似的作用，减少的 Notch 信号促进了血管出芽，但限制了血管灌注。Notch 能调节 Noggin 的表达，其是一种血管分泌因子（在内皮细胞中发现，可刺激受损骨或其他器官修复的分子），同时也是一种成骨因子，可刺激骨祖细胞的分化。VEGF-Notch-Noggin 信号通路强化了成骨作用和血管生成之间的相互关系。可以想象这不仅在正常的骨重建，而且在骨折愈合中也显得非常重要（见第 12 章）。

骨中有两种类型的毛细血管：H 型和 L 型。H 型毛细血管分布在干骺端附近，它们通过其他血管与主要在骨干中发现的 L 型毛细血管相连，后者被静止的造血干细胞包围。骨内膜处的 H 型毛细血管存在

血液-骨髓屏障,而 L 型毛细血管有孔道,能使血液进入静脉窦,然后从骨髓腔流出。这两种类型毛细血管之间的差异对调节造血干细胞(H 型)和白细胞(L 型)很重要。作为参与成骨作用和血管生成之间密切关系的另一个分子,Notch 能刺激 H 型毛细血管的生长,并增加血管相关骨祖细胞数量。随着年龄的增长,H 型毛细血管减少,这与骨祖细胞减少有关。

哈弗斯管中的血管具有毛细血管的结构特征,通常在管内成对出现。与骨髓腔不同,哈弗斯管中没有静脉窦和淋巴管,但可能存在前淋巴管。没有静脉窦是毛细血管床的特征之一。血管直径为 $10\sim15\mu m$,但靠近骨内膜的血管比骨外膜处的更粗一些。血管壁不含平滑肌,但有一层不完整的内皮细胞,因此有孔洞。在这方面,它们与脾脏和骨髓等其他造血器官中的血管相似。骨血管的内皮细胞含有大量的胞饮小泡,能加速水和营养物质通过毛细血管壁。一层连续的厚 $40\sim60nm$ 的基膜包围着血管,限制了离子穿过毛细血管壁的速率。内皮细胞可以进入毛细血管腔,这提供了更大的交换表面积。

在长骨中,血液通过含营养物质的动脉进入骨髓腔,动脉穿过皮质,在骨髓腔内分为纵向延伸的升支和降支动脉。这些升降支供应营养给骨髓中的髓窦,与指向骨内膜的皮质动脉一起进入中央静脉窦。这些皮质动脉穿过骨内膜管,向骨单位中皮质内毛细血管输送动脉血。皮质内毛细血管与邻近结缔组织形成的骨外膜处的动脉丛连接。因此,长骨中皮质骨的血管是离心向的,起源于骨髓腔中的升支和降支动脉,并与骨外膜动脉丛连接。髓窦的血液向心流入中央窦,中央窦的血液通常从与营养动脉成对存在的静脉流出,但也可以从独立的导静脉流出皮质骨。皮质骨和骨髓中的血管对骨髓血压的增加很敏感,压力的变化会导致骨的疼痛。髓腔中的血流由交感神经调节。一些代谢改变,如酸代谢物、低 pH、高二氧化碳浓度或低的氧张力等都会增加骨血流量。

骨血供对骨健康很重要,在骨骼生长、骨折愈合和稳态维持中起着关键作用。血供障碍已被证明对骨健康和功能不利。血供减少与衰老、炎症、感染、骨折、去负荷、肿瘤、糖尿病、吸烟和糖皮质激素处理等许多情况下的骨质流失有关。血供受损也被证明会抑制骨生长和骨折愈合。此外,能改变骨重建的一些情况(糖尿病、废用、衰老、雌激素水平下降、合成代谢药物治疗)也与骨血流变化有关,骨血流改变是由主要动脉的扩张和收缩变化引起的,这调节了长骨中的流体阻力。

1.7.2 骨的神经支配

关于骨的神经支配,或者神经所表达的受体和神经递质,我们知之甚少。虽然 度认为骨本身不含感觉神经,但现在发现骨髓、骨外膜甚至矿化骨都是由初级传入神经和交感神经系统的节后自主神经控制的(见第 18 章)。骨外膜中的神经最丰富,骨髓中的神经较少,矿化骨中的神经则非常少。骨外膜中感觉神经很多,可能与其要检测骨损伤的功能相一致。虽然骨量随年龄增长而下降,但感觉神经没有减少,这可能是肌肉骨骼疼痛随年龄增长而增加的原因之一。

初级感觉神经很细(尽管它们可以聚集形成束),髓鞘少或无,传导慢。在富含 C 神经或 Aδ 神经中表达降钙素基因相关肽(CGRP)和 P 物质,这些物质在骨外膜中的表达量最高,这也是骨外膜对疼痛如此敏感的原因。在细的有髓初级传入神经(Aδ 神经)表达的神经丝重链多肽(NF200 或 NF-H),浓度约等于骨内 CGRP 和 P 物质的浓度。无髓鞘的 C 神经传导速度<2m/s,薄髓鞘的 Aδ 神经传导速度为 $2\sim30m/s$,因为这些神经类型髓鞘少或无,所以传导速度很低。在骨中没有发现有较高传导速度的厚髓鞘神经纤维(典型的 Aβ 神经)。

有趣的是,骨中的大多数传入神经表达神经调节蛋白/生长相关蛋白(GAP)-43,这是一种与轴突生长和再生相关的蛋白质。这种蛋白质对于连续发生的骨重建是必要的,骨重建需要血管生长和新形成骨的神经再支配。该蛋白也能在骨受损伤的情况下提供保护,因为这种情况下神经再支配很关键。已观察到骨折后或进展的关节炎中,在神经再支配后,CGRP$^+$的神经会出芽。在恶性和非恶性骨病中都发现了可能由神经生长因子(NGF)驱动的高水平的神经再生。骨中大多数(约 80%)神经表达高亲和力的神经生长因子受体/酪氨酸激酶受体 A(Trk-A),这些受体在骨外膜中表达量最高。因为基质细胞和免疫细胞产生的 NGF 使伤害感受器更敏感，所以 Trk-A 与神经生长因子的相互作用使骨对疼痛敏感。

交感神经主要支配骨内的血管，为骨髓腔供血并控制血流，主要包括肾上腺素能神经和胆碱能神经。肾上腺素能神经与血管伴行，与高速重建的骨骼区域相关。血管活性肠肽和神经肽 Y 的表达已被证明能影响破骨细胞和成骨细胞的功能，并在调节骨重建中起作用。肌肉中交感神经活性的降低与骨转换增加有关，这种相关性在绝经后妇女中变得更强。这可能通过 β-肾上腺素受体发挥作用，同时说明不仅是骨中的，邻近肌肉中的神经也可能影响骨的动力学过程。

1.8　骨内部液体

尽管经常被忽视，但其实水占皮质骨体积的 10%～20%，并对其力学性能产生深远影响。骨有两类液体，允许骨在不同区域之间及细胞之间进行代谢物交换和离子转运。第一类是孔隙水，存在于血管和陷窝小管系统。当骨受到力学加载时，这些水可以自由流动。理论上，孔隙水的量与骨矿物质的比例为 1∶1（即骨越多，孔隙水和游离水越多）。骨组织自身之外，在骨髓和哈弗斯管内的液体也可以被认为是孔隙水的一部分。这部分液体与细胞周围的骨内液体自由连通，但细胞和骨髓腔（或哈弗斯管内成分）之间的交换受到骨表面细胞膜的调节。这种细胞外液体可能不仅能为细胞提供营养，还能将信号从一个细胞传递到另一个细胞。它也为血管和骨之间的物质交换提供了场所，并且在钙交换或钙信号向骨细胞的传递中也起重要作用。细胞外液体空间很大，因为有大量连接骨组织细胞的骨小管，所有这些空间都可用来进行离子交换。因此，这很可能是离子快速交换的主要场所，以应对矿物质需求的短期增长。

第二类主要是与胶原或矿物质结合的水，这部分水占骨中水总量的 40%。基质结合水有三种亚型，每种亚型有不同的作用。在胶原–矿物质界面发现了松散结合水，其对于在胶原和矿物质之间传递力学载荷很重要，水允许骨胶原和矿物质之间的相对滑动，减小了界面处的剪切应力并增加了骨的延展性。紧密结合水存在于胶原三螺旋中，有助于稳定胶原。结构水存在于骨矿物质本身的磷灰石层的晶格内部和晶格之间，被认为在矿物质聚合中起作用。

1.9　骨量和骨质量

骨强度来源于骨量[即骨的数量，通常表示为骨矿物质含量（BMC）]和其他有助于骨强度的因素，现在称为骨质量。骨质量可以定义为包括骨矿物质密度（简称骨密度）在内的，和骨强度有关的骨结构所有性质的总和。骨质量包括 4 个主要的生理和结构方面：①骨转换率；②骨小梁结构；③胶原–矿物质的性质（组织材料固有的特性）；④微损伤的积累。这些都不是独立的，因为骨转换率对其他方面都有很大的影响。骨细胞密度有时也作为骨密度之外的另一个独立的质量因素。

1.9.1　骨转换率

骨处于不断的吸收和改造中（见第 5 章）。每当这种情况发生时，骨中的骨量就会暂时不足；转换率越大，亏损越多。骨转换除了影响骨量，对有部分吸收的骨小梁的测量结果也表明，即使是非损伤 BMC 测量方法都检测不到的极少量骨质流失，也可能会对骨小梁强度产生深远影响（图 1.19）。除了组织量的微小损失之外，吸收陷窝还会引起应力集中，为新的微裂纹形成提供位点，从而进一步降低骨小梁强度。在有相同的骨量丢失的情况下，吸收陷窝比小梁变薄能引起更大的刚度下降（图 1.19）。因此，用 BMC 测量来代替骨强度，必须更谨慎对待。

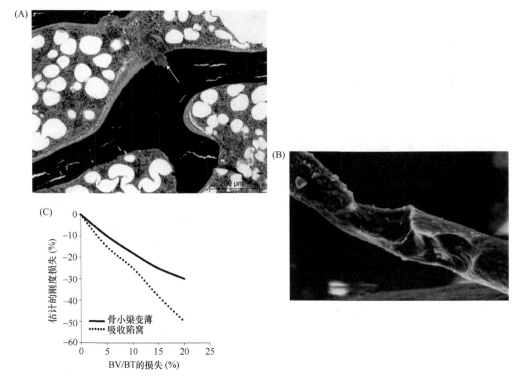

图 1.19 （A）骨吸收产生应力集中（箭头尖端），能够起始微裂纹。（B）过度吸收也会使骨小梁强度降低，导致骨连接性丧失。（C）骨转换率的小幅增加会导致骨强度的大幅下降，因为骨小梁上穿孔的数量随骨重建的增加而呈指数级增加。同样，即使没有完全丧失骨小梁，且骨体积损失相当，与骨小梁变薄相比，吸收陷窝造成的刚度损失也仍然约为其两倍。（B）图授权自 Mosekilde L. Bone Mineral. 1990: 13-35

1.9.2 骨小梁结构

　　骨吸收陷窝使骨脆性增加，而不只是引起骨质流失，其原因之一是，更多的吸收部位增加了骨小梁上的孔，引起骨小板之间的连接减少，导致不依赖于 BMC 的骨脆性增加。支持元件之间的连接减少造成了与组成结构的材料量无关的骨脆性增加。骨小梁上孔的数量取决于骨转换率（图 1.20），骨转换率小幅增加可导致骨小梁上孔的数量指数增长。这意味着与重建率的增加相比，骨小梁强度下降速度更快。如上所述，与损失相同骨量引起的强度改变相比，骨转换率引起的强度下降更多。

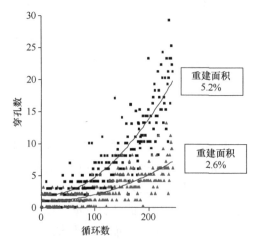

图 1.20 重建率与重建面积有关，重建率和重建产生的小梁骨上孔的数量之间存在指数关系。在多年的重建以后，骨转换率（图中以重建面积表示）翻倍会导致小梁上孔的数量增加 4 倍。数据来自哈里·韦南（Harrie Weinans）博士

1.9.3　组织材料（固有的）特性

增加的骨矿化对骨强度和硬度有益，对骨质量也会产生积极的影响。然而，矿化度过高的骨骼，如发生某些骨骼疾病（如骨硬化症）时，骨会变脆并增加骨折风险。即使在正常的生理范围内，如撞击（如臀部着地的摔跤）或者不引起创伤的过载等，矿化的增加也减少了骨折所需的能量。如果骨的许多区域变得高度矿化或矿化不良，组织的异质性就会降低，从而影响其力学完整性。点对点之间的矿物质含量变化具有重要的力学效应，会延迟骨折，就像其他异质性复合材料一样，这也是复合材料要异质化的原因。

骨中 I 型胶原的量和成熟度，以及交联方式，会对骨强度、硬度和骨折所需的能量产生很大的影响。较低的胶原含量降低了骨折所需的能量，而增加三价交联可以增加骨的抗压强度和刚度。非酶促交联形成 AGE 可使胶原纤维直径减小，使骨更脆，这与骨量无关。70 岁以上老年人的骨比 50 岁以下人的骨多三倍的非酶促交联。

胶原和矿物质的相互作用增加了另一层复杂性。尽管胶原对绝大多数基质拉伸应变起作用，但胶原和矿物质之间的耦合变形能允许胶原将负荷转移到矿物质，这样可以使力均匀分布并减小整个基质的应力。较小的胶原纤维能围绕骨细胞分布，在纳米和微米水平上改变局部应变，从而避免了微裂纹，保护了活细胞。矿物质晶体的取向也在纳米尺度上改变了应变环境。这些影响都与骨量没有关系，但也都是骨质量的组成部分。

1.9.4　微损伤积累

骨的微损伤是由日常活动对骨产生的反复力学加载造成的（图 1.21）。骨中存在的损伤量是产生的损伤量和通过正常生理过程修复的损伤量的差值。无论是损伤产生的增加还是损伤修复的抑制都增加了骨

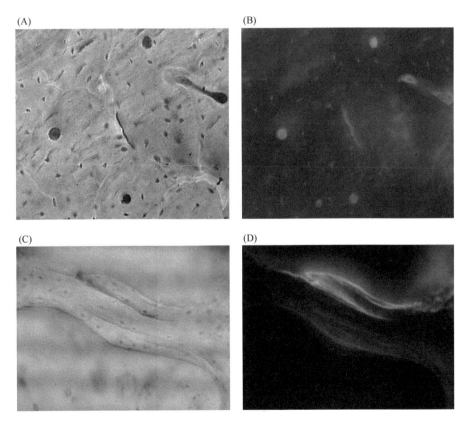

图 1.21　骨微损伤通常用碱性品红染色后在显微镜下观察。微裂纹可以用明场显微镜（A）或紫外荧光显微镜（B）观察，后者利用了品红的天然荧光特性。微裂纹也可以用荧光染料如钙黄绿素或茜素红等染色。这些染色结果不能在明场下（C）观察，但可以设置滤光片或在紫外荧光显微镜下（D）观察

中的微损伤水平。微损伤的积累可能会增加骨脆性，但在大多数情况下，组织中积累的微损伤不足以导致可测量的性能上的改变。然而，随着年龄的增长，骨量的减少，损伤的积累会导致绝经后妇女骨脆性的增加。骨中的微损伤积累虽然降低了组织的刚度和强度，但对释放能量和延缓骨折有积极的作用。

练 习 题

1. 列举三种主要的非胶原细胞外基质蛋白，并说明其功能。
2. 解释如何在纳米尺度和微观结构水平上防止微裂纹变大。
3. 解释松质骨和皮质骨如何协同为骨骼提供力学支撑和保护。
4. 比较编织骨、板层骨、初级骨、次级骨和间质骨。
5. 比较 4 种骨表面：骨外膜表面、骨内膜表面、皮质内表面和小梁骨表面。
6. 简述骨中液体的类型及其作用。
7. 简述骨的自主神经支配。
8. 简述骨质量的 4 个特点。

推荐阅读文献目录

1. Bonnucci E, Motta PM. Ultrastructure of Skeletal Tissues. Bone and Cartilage in Health and Disease. Boston: Kluwer Academic Publishers; 1990.
2. Brookes M, Revell WJ. Blood Supply of Bone: Scientific Aspects. London: Springer-Verlag; 1998.
3. Burr DB, Allen MR. Calcified tissue international, special issue: bone material properties and and skeletal fragility. Calcif. Tissue Int. 2015; 97: 199-241.
4. Castañeda-Corral G, Jimenez-Andrade JM, Blook AP, et al. The majority of myelinated and unmyelinated sensory nerve fibers that innervate bone express the tropomyosin receptor kinase A. Neuroscience. 2011; 178: 196-207.
5. Dempster D, Felsednberg D, van der Geest S. The Bone Quality Book. Amsterdam: Elsevier; 2006.
6. Enlow DH, Brown SO. A comparative histological study of fossil and recent bone tissues. Part III. Mammalian bone tissues. Tex. J. Sci. 1957; 10: 187-230.
7. Fonseca H, Moreira-Gonçalves D, Appell Coriolano HJ, et al. Bone quality: the determinants of bone strength and fragility. Sports Med. 2014; 44: 37-53.
8. Foote JS. A contribution to the comparative histology of the femur. Smithsonian Contrib. Knowl. 1916; 35: 1-242.
9. Fuchs RK, Allen MR, Ruppel ME, et al. *In situ* examination of the time-course for secondary mineralization of Haversian bone using synchrotron Fourier transform infrared microspectroscopy . Matrix Biol. 2008; 27: 34-41.
10. Fukumoto TJ. Bone as an endocrine organ. Trends Endocrinol. Metab. 2009; 20: 230-236.
11. Gurkan UA, Akkus O. The mechanical environment of bone marrow: a review. Ann. Biomed. Eng. 2008; 36: 1978-1991.
12. Jee WSS, Weiss L. The skeletal tissues. In: Weiss L, ed. Histology: Cell and Tissue Biology. New York: Elsevier Biomedical; 1983.
13. Kaplan FS, Hayes WC, Keaveny TM, et al. Form and function of bone. In: Simon SR, ed. Orthopaedic Basic Science. Chicago: American Academy of Orthopaedic Surgeons; 1994.
14. Karsenty G, MacDougald O, Rosen CJ. Interactions between bone, adipose tissue and metabolism. Bone. 2012; 50(Special Issue): 429-579.
15. Martin RB, Burr DB, Sharkey NA, et al. Skeletal Tissue Mechanics (Second ed). New York: Springer-Verlag; 2015.
16. Reznikov N, Bilton M, Lari L, et al. Fractual-like hierarchical organization of bone begins at the nanoscale. Science. 2018; 360: 507-517.
17. Ruppel ME, Miller LM, Burr DB. The effect of the micro-scopic and nanoscale structure on bone fragility. Osteoporos. Int. 2008; 19: 1251-1265.
18. Sivaraj KK, Adams RH. Blood vessel formation and function in bone. Development. 2016; 143: 2706-2715.

第2章 骨髓和干细胞生态位

劳拉·M. 卡尔维（Laura M. Calvi）

罗切斯特大学医学中心医学内分泌学系，美国纽约州罗切斯特市

造血功能在机体整个生命过程中都是必需的，维持每日血液成分，对于氧合作用（红细胞生成）、凝血（巨核细胞/血小板生成）、维持先天性（骨髓生成）和适应性免疫（淋巴生成）是必需的。造血系统是一个高度等级化的系统，细胞具有大量精确的细胞表面标志物[多数被鉴定为分化群（cluster of differentiation，CD）]，这些标志物已被广泛用于流式细胞术定量和分离特定的细胞类型。分化的细胞寿命长短不同，从几小时（中性粒细胞）到几年[记忆性 T 细胞和造血干细胞（hematopoietic stem cell，HSC）]不等，因此造血系统的很大一部分组分需要不断生成和更新以维持自稳态，该过程主要依赖于定向分化的前体细胞来完成。这些定向分化的前体细胞可能来自具有多种分化潜能的祖细胞。祖细胞和前体细胞来源于造血干细胞，具有有限的自我更新能力，这些组织特异性的造血干细胞在机体的整个生命过程中持续存在，对于补充前体细胞群起着关键作用，特别是在血液成分需求量增加或者骨髓损伤的情况下。临床上，通常将造血干细胞用于干细胞移植治疗血液系统恶性肿瘤及其他疾病。干细胞移植需要采用条件疗法（化疗和/ 或放疗）破坏受体自身的骨髓，为供体干细胞移植做好准备。干细胞移植过程受以下多种因素限制：可用的供体干细胞、条件疗法的效率、供体干细胞再生成完整造血系统的速率（该速率依赖于不同时期对感染的易感性和对输血产品的依赖），以及在供体骨髓与受体不同的情况下，供体骨髓免疫细胞攻击受体导致的移植物抗宿主病。因此，大量研究集中于在扩增造血干细胞数量的同时保持其多能性和良好的自我更新能力。

19 世纪末 20 世纪初，科学家首次假设骨髓中可能存在非造血干细胞群，这些细胞可能参与损伤修复。随着实验室及之后临床骨髓移植的出现，观察到可能存在骨的来源细胞，支持了存在间充质干细胞（mesenchymal stem cell，MSC）群的观点。与此同时，研究人员注意到，富含造血干细胞的细胞群具有不同的干细胞潜能，这取决于它们是在体外生长的，还是在特定的微环境（骨髓或脾脏）中。此外，早期研究表明，造血干细胞的分布遵循等级化组织特点，最原始的细胞群位于骨内膜表面。此外，早期发现将造血干细胞输入外周血后，造血干细胞会自发归巢至骨髓，骨髓是造血细胞天然存在的器官，提示骨髓中存在支持造血的条件。基于上述观察，Schofield 率先提出生态位的概念，指支持特定干细胞群的微环境条件，与生态学中的生态位类似。Schofield 提出生态位细胞可能紧邻干细胞，通过信号分子支持干细胞，并影响干细胞的命运抉择（图 2.1），包括赋予干细胞分化为子细胞的潜能。虽然生态位这一创新性想法源自对造血作用的观察，但其存在最初是在果蝇性腺中被证实的，研究表明，占据生态位可改变干细胞的命运，并诱导祖细胞群中生成干细胞。自此，已在果蝇、斑马鱼和鼠科动物模型中确定了许多组织特异性的干细胞生态位，包括最近的造血系统。然而，骨髓微环境的独特性包括难以直接可视化观察骨髓、骨髓细胞群明显的无组织性、间充质干细胞和造血干细胞数量稀少，并且这些细胞群缺乏组织学特征，限制了对骨髓内生态位和关键细胞群的鉴定。如果充分了解了生态位，那么生态位可为间接调控干细胞提供潜能，并可成为非常有效的治疗靶点。基于上述原因，造血干细胞生态位成为过去20 年研究的焦点。

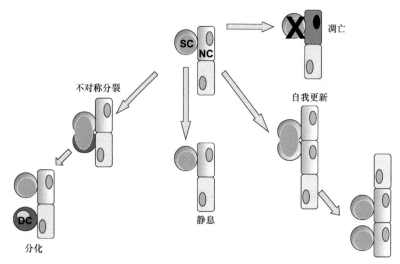

图 2.1　干细胞生态位的概念模型。在生态位中，干细胞（stem cell，SC）会接收来自生态位细胞（niche cell，NC）的指示信号，驱动干细胞的命运抉择，包括干细胞静息、自我更新（促进细胞对称分裂）、凋亡和细胞非对称分裂，细胞非对称分裂促进干细胞分化为子细胞（daughter cell，DC）

2.1　发育中的生态位

造血干细胞起源于胚胎的中胚层，在其中占据大量不同的生态位，然后永久地驻留在骨髓中（图 2.2）。最初，造血干细胞起源于主动脉–性腺–中肾（aorta-gonad- mesonephros，AGM）的生血内皮，AGM 源自中胚层胚嵴，将形成背主动脉、性腺和肾脏。来自 AGM 的细胞经历内皮细胞向造血细胞的转变。最初小鼠模型研究表明，在早期胚胎发育过程中，造血干细胞不仅来源于 AGM，也来源于胎盘。仍然不清楚胎盘是不是 AGM 来源造血干细胞的支持生态位，或者是不是也存在胎盘来源的造血干细胞。然而，已清楚的是，人类胎盘是造血祖细胞的丰富来源，并已展示出巨大的转化潜能。造血干细胞从 AGM 和胎盘迁移至胎儿肝脏，并且快速增殖。在鼠胚胎晚期（胚胎 15.5～17.5 天），造血干细胞到达脾脏。骨髓造血起始于胚胎16.5 天，与血管化和骨化同步。出生后第一周继续进行骨髓定植，此时胎儿肝脏和骨髓都发生了血管重塑。值得注意的是，缺乏骨祖细胞及其子细胞的小鼠，骨髓血管系统完好，但完全缺乏成骨分化和骨化，其骨

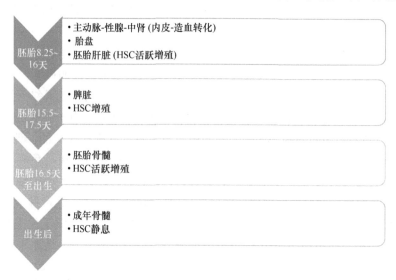

图 2.2　发育中的生态位。发育过程中，造血干细胞（HSC）和祖细胞受到不同微环境的支持。在胚胎期和出生早期，造血干细胞在多种生态位中大量扩增，成年骨髓中 HSC 处于静息状态

髓细胞无法正确定位和植入，这突显了围产期成骨细胞生态位对建立造血干细胞的支持生态位的重要性。在出生后前 3 周，造血干细胞一旦进入骨髓，就随着骨骼和骨髓的生长而快速增殖。随后，造血干细胞进入静息状态，除了补充祖细胞和前体细胞，几乎不参与日常造血。

2.2　生态位成像

提高造血干细胞鉴定能力、改善成像技术、开发标记细胞群的遗传工具，在一定程度上解决了骨髓微环境带来的挑战问题，便于在体内或活体内进行生态位成像。细胞表面标志物可实现造血干细胞的高度预期富集，因此易于在相对最小干扰下进行原位检测。例如，双光子显微成像技术可实现小鼠整个颅骨骨髓腔光学成像，并利用其二次谐波的产生来识别胶原沉积。这可以通过仪器来实现，动物在仪器上被麻醉，进而实现活体生态位可视化（图 2.3）。在组织学上，已经开发出组织样本处理过程中清除骨组织的技术，以解决透过硬骨组织观察骨髓细胞的关键问题。将上述技术与荧光对比剂和遗传标记细胞群相结合，极大地提高了对生态位细胞群的分辨力，并有利于理解生态位细胞与造血干细胞之间的相互作用。

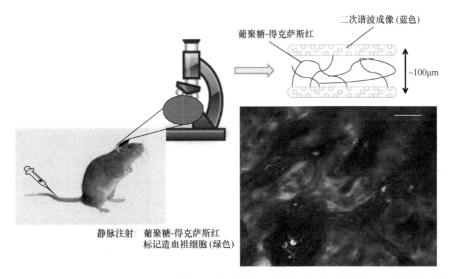

图 2.3　利用活体双光子显微镜对颅骨造血干细胞生态位进行成像。颅骨间隙可视化的准备示意图。成年小鼠颅骨骨髓中移植的标记造血祖细胞（绿色）二维图（25×）。静脉注射葡聚糖–得克萨斯红使血管可视化。胶原蛋白产生的二次谐波显示为蓝色。血管中标记的细胞呈黄色。标尺为 50μm

2.3　骨髓生态位细胞

生态位假说提出后，由于硬骨组织邻近半流体骨髓，造血干细胞缺乏可识别的组织学特征，加之骨髓解剖结构的组织性相对较差，以及造血细胞和间充质细胞数量稀少，因此在骨髓中发现造血干细胞生态位具有挑战性，直至遗传模型、独特的成像技术和更精确的造血干细胞表面特征的发展，才使其成为可能。现在，多种类型的实验室致力于研究骨髓中多种细胞群（而不是单一的细胞类型）在提供特定信号调控造血干细胞命运抉择中的作用（图 2.4），如下文所述。

2.3.1　非造血细胞

2.3.1.1　成骨性细胞

由于骨是成年个体造血所必需的部位，因此，成骨性细胞是造血干细胞支持生态位的第一候选细胞。

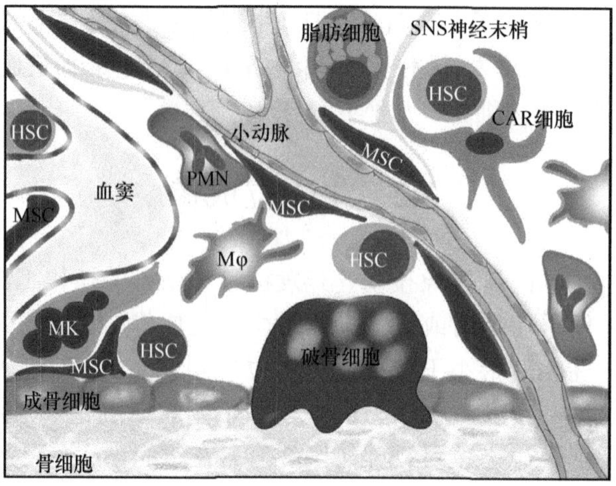

图 2.4　骨髓微环境的异质性。骨髓中造血干细胞（HSC）紧密邻近多种调节性细胞群。成骨细胞和骨细胞参与了正常造血功能和恶性造血的调节。通过遗传学研究证实间充质细胞群是造血干细胞的调节性生态位细胞，其中包括位于骨内膜和更多地位于血管周围的间充质干细胞（mesenchymal stem cell，MSC）亚群（如图中棕色所示）、位于窦周隙的富含 CXCL12 的网状（CXCL12-abundant reticular，CAR）细胞和瘦素受体阳性细胞，以及主要分布于动脉周围的巢蛋白-GFP 阳性细胞。造血系统的多种分化细胞参与 HSC 的调节，包括巨噬细胞（macrophage，Mφ）、中性粒细胞（neutrophil，PMN）、巨核细胞（megakaryocyte，MK）和破骨细胞。交感神经系统（sympathetic nervous system，SNS）通过作用于生态位，调节循环系统中 HSC 的昼夜节律性动员

最初的体外研究表明，小鼠和人的成骨性细胞可以为造血干细胞提供支持。随后，一些实验室报道，对成骨性细胞群的遗传操作可以调节造血干细胞群体，第一次证实了造血的调节微环境的存在。另有实验表明，具有造血干细胞的成年个体，在成骨性细胞群消融后，也失去了造血干细胞。此外，使用患者骨髓样本的研究表明，造血干细胞分布于邻近骨内膜表面的区域。然而，成骨性细胞群在支持造血干细胞方面的重要性受到了质疑，因为有研究选择性地从成骨性细胞群中去除了两个关键的前造血干细胞信号，即趋化因子 CXCL2[也称为基质衍生因子 1（stroma-derived factor 1，SDF1）]和生长因子干细胞因子（stem cell factor，SCF），但造血干细胞的数量和功能并未受到显著影响。然而，上述模型主要反映了这两个因子对造血干细胞数量和功能的影响，并未从生态位的视角进行评估。有趣的是，这些研究提供的证据表明，成骨性细胞群特异性地支持骨髓中淋巴祖细胞和/或淋巴谱系细胞，这表明骨髓中可能存在多种特殊的生态位，不仅支持造血干细胞，还支持其他特化的祖细胞群，无论这些祖细胞群是否具有自我更新能力。已有研究数据证实了上述特殊生态位的存在，即操纵骨细胞可调节淋巴细胞和髓系细胞群，但其机制尚不清楚。

2.3.1.2　间充质基质/干细胞群

骨髓中的间充质细胞群已经成为支持造血干细胞（HSC）的关键细胞群。定义和鉴定间充质干细胞（MSC）仍然是骨骼领域具有争议的话题，然而，关于生态位的研究强调了 MSC 的特定亚群能够支持和调节造血干细胞。上述研究主要是利用小鼠开展的，对于人类骨髓中 MSC 的定义及其作为造血干细胞生态位的作用仍然知之甚少。利用敲除 CXCL12 或 SCF 编码基因的不同间充质细胞亚群，研究其对造血干细胞的影响，证实大量骨髓中的 MSC 群参与支持造血干细胞。根据 CXCL12 的表达程度，支持 HSC 的细胞被描述为富含 CXCL12 的网状（CAR）细胞。到目前为止，利用遗传标记或流式细胞仪已证明多种细胞群支持造血干细胞：巢蛋白-绿色荧光蛋白（green fluorescent protein，GFP）阳性细胞、瘦素受体阳性细胞、Prx 靶向细胞，以及表达整合素 αV（ITGAV 或 CD51）、血小板衍生生长因子受体 α（platelet-derived growth factor receptor α，PDGFRα）或 CD51 和细胞表面标志物 Sca1 的细胞。

最近的数据表明，上述间充质细胞群的存在位置也可能会影响其对造血干细胞功能调控的能力。研

究表明，血管周细胞群表达的 CXCL12 水平最高。一些研究表明，巢蛋白-GFP 阳性生态位细胞沿骨髓小动脉和窦状结构分布，不同位置的细胞对造血干细胞提供不同的支持作用。动脉周围的巢蛋白-GFP 阳性细胞表达周细胞标志物 NG2/CSPG4，具有维持造血干细胞的作用。上述发现存在争议，因为其他研究表明，窦状结构周围的生态位为造血干细胞提供了静息生态位。利用鼠科动物模型发现血管周细胞群可能产生不同的造血干细胞支持信号，会导致不同的造血干细胞表型。这些研究强调了通过生态位调节造血干细胞的复杂性。

2.3.1.3　脂肪细胞

脂肪细胞由间充质干细胞分化而来，对造血干细胞的支持作用还不是很清楚。利用转基因小鼠模型和药理学工具对此进行了初步研究，结果表明，脂肪细胞群可能对造血干细胞具有抑制作用。年龄增长和高脂饮食导致骨髓中脂肪细胞聚积已被广泛接受，但其对造血功能的影响存在争议，因为有数据不仅证明了脂肪细胞增多与造血功能障碍相关，还证明了饮食诱导的肥胖增强了造血功能和淋巴细胞生成，至少在小鼠中是这样的。许多研究表明，骨髓脂肪细胞可能对造血干细胞再生和造血具有重要作用。事实上，已有研究表明脂肪细胞可以分泌干细胞因子（SCF）。因此，关于脂肪细胞在支持造血细胞中的作用仍存在争议。

2.3.1.4　内皮细胞

鉴于胚胎造血干细胞对内皮细胞（endothelial cell，EC）群具有依赖性，早期研究推测内皮细胞可能在支持造血干细胞中起关键作用。造血干细胞沿血管分布，而血管是所有骨髓细胞营养和氧气的来源，因此不能简单地通过基因敲除或药物消融的方法研究血管对造血功能的影响，当前研究的核心方法是靶向敲除内皮细胞表达的造血干细胞支持信号基因。该研究依赖于所使用的启动子，而在许多情况下考虑到造血干细胞起源于胚胎期的内皮细胞，内皮细胞和造血干细胞表达相同的基因（如 *Tie2*），这使研究复杂化。基于上述背景，*Tie2* 依赖性敲除 *Scf* 导致造血干细胞数量减少，表明内皮细胞产生的 Scf 对造血干细胞具有重要的调节作用。

精细的解剖学研究表明骨髓内皮细胞库具有异质性，至少存在三类细胞群，分别形成血窦、小动脉和 H 型血管。血窦含量丰富，结构薄且具有有孔基底层；小动脉的管腔较小，基底层连续；H 型血管是一种特殊的小血管，基底层连续，分布于紧邻生长板和骨内膜的区域，幼鼠体内尤为如此（图 2.5）。值得注意的是，研究发现 H 型血管通过 Notch 依赖性方式与骨形成有关。也可以通过表达的血管生成因子受体鉴定骨髓内皮细胞群。例如，敲除血管内皮生长因子受体 2（vascular endothelial growth factor receptor 2，VEGFR2）基因或利用药物抑制 VEGFR2 的功能，会抑制造血功能的恢复和辐射损伤与移植后内皮结构的修复。体内外研究证实，内皮细胞通过表达 Notch 配体等方式促进造血干细胞增殖。最近的研究集中于阐明通透性不同的骨髓内皮细胞对造血干细胞的影响，结果表明，通透性较低的小动脉减少了造血干细胞暴露于血液中活性氧的机会，支持静息态造血干细胞群。人们对骨髓内皮细胞亚群对造血干细胞的作用仍知之甚少，目前缺乏选择性靶向内皮细胞异质性的遗传工具。

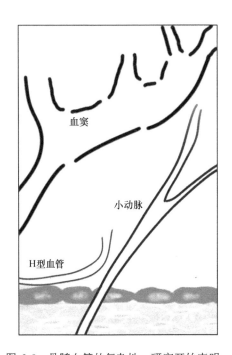

血窦

小动脉

H型血管

图 2.5　骨髓血管的复杂性。研究开始表明，骨髓血管结构高度复杂，不仅包括血窦和小动脉，还包括 H 型血管，该类型血管主要分布于紧邻生长板和骨内膜的区域

2.3.2 造血细胞

造血干细胞的后代也具有调节造血干细胞的能力。特别是巨核细胞、骨髓巨噬细胞、衰老的中性粒细胞和破骨细胞这 4 种细胞，已被证明可直接调节造血干细胞，或者通过调控其他生态位细胞的行为来发挥调节功能。

2.3.2.1 巨核细胞

巨核细胞（megakaryocyte，MK）是血液中的祖细胞，当与血管内皮细胞结构关联后会在骨髓中产生血小板。一些研究团队近期的研究表明，巨核细胞是造血干细胞静息的直接调节者。骨髓中造血干细胞和巨核细胞的分布位置密切相关。此外，来自巨核细胞的趋化因子 CXCL4 和转化生长因子 β1（transforming growth factor β1，TGF-β1）等信号能够介导造血干细胞静息，至少在机体内环境稳态时具有此功能。之前体外研究表明巨核细胞能够促进造血干细胞的增殖并增强其功能。上述研究结果截然不同，可能是由体外实验中某种细胞介质的存在或缺失导致的，而这些介质尚未被发现。

2.3.2.2 巨噬细胞

巨噬细胞（macrophage，Mφ）通过多种机制调控造血干细胞从生态位中释放，也称为干细胞动员。巨噬细胞通过粒细胞集落刺激因子（granulocyte colony stimulating factor，G-CSF）调控造血干细胞动员。事实上，CD169⁺巨噬细胞的一个亚群可通过一种未知因子调节间充质基质细胞产生 CXCL12，从而维持骨髓中的造血干细胞。近期研究表明该未知因子可能是抑瘤素 M。此外，骨髓巨噬细胞一个类群的标志物是平滑肌肌动蛋白，该类群细胞能够表达环氧合酶 2 和前列腺素 E2。辐射可促进该巨噬细胞类群增殖并支持造血干细胞。对一些血液系统恶性肿瘤和骨髓增生性疾病的研究发现，巨噬细胞可能向间充质细胞群发送指令，并间接降低骨髓微环境对正常造血功能的支持能力，同时提高对恶性增殖的支持能力（图 2.6）。

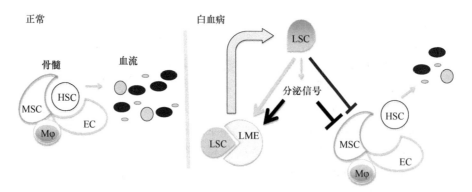

图 2.6　骨髓微环境与血液系统恶性肿瘤的相互作用。正常条件下，调节性微环境[图中简化为间充质基质细胞（mesenchymal stromal cell，MSC）、内皮细胞（endothelial cell，EC）和巨噬细胞（Mφ）]支持造血干细胞，使其产生子细胞进入血液循环。白血病微环境中，白血病干细胞（leukemic stem cell，LSC）或白血病克隆通过直接作用或通过分泌信号扰乱正常生态位，减少正常造血，增强白血病微环境（leukemic microenvironment，LME），为恶性克隆提供额外支持

2.3.2.3 中性粒细胞

中性粒细胞（neutrophil，PMN）是一类寿命非常短的造血细胞，在骨髓中产生后进入循环系统和组织中，并迅速衰老。大量衰老的中性粒细胞（表达 CXCL12 受体 CXCR4）随着昼夜节律变化每天归巢至骨髓。骨髓中衰老的中性粒细胞被骨髓巨噬细胞吞噬，间接调节微环境中 CXCL12 的水平，进而影响引导衰老中性粒细胞和支持造血干细胞的信号。

2.3.2.4　破骨细胞

破骨细胞来源于造血细胞系，是骨中吸收骨质的关键特化细胞，在维持骨骼内稳态中起着至关重要的作用（见第 3 章）。破骨细胞是吸收骨质的关键细胞，对于胚胎期骨髓腔的形成必不可少。此外，破骨细胞可能通过吸收骨质释放骨中的基质成分和矿物质，从而调节造血干细胞。对基于缺乏钙传感器的小鼠造血干细胞研究表明，该造血干细胞优先归巢至骨髓中的高钙区域。同样，TGF-β 是一种骨基质成分，可通过破骨细胞骨吸收释放出来，也被证明能够诱导干细胞群进入静息状态。

2.4　造血干细胞生态位的神经调节

随着分离造血干细胞的技术水平提高，实验者观察到骨髓造血干细胞（HSC）比例受昼夜节律调控。研究揭示了交感神经系统（sympathetic nervous system，SNS）对骨髓的神经支配是如何通过 β-肾上腺素能信号实现 HSC 的昼夜动员的。SNS 也有助于动员骨髓造血干细胞对 G-CSF 做出响应。SNS 受衰老、化疗和骨髓增生异常综合征调控，但人们对其机制仍知之甚少。换言之，SNS 显然是调控生态位及其所支持的造血干细胞的重要靶标。

2.5　造血干细胞生态位的激素调节

许多影响骨骼的激素也会影响造血干细胞生态位。已有研究证实了成骨性细胞的甲状旁腺激素（parathyroid hormone，PTH）受体 1 的组成型激活如何促进造血干细胞增殖，以及促同化代谢剂量的 PTH 药物治疗如何促进造血干细胞增殖。然而，人们对 PTH 对生态位的生理性作用知之甚少。

众所周知，妊娠期间造血功能增强，相关研究检测了雌激素及其受体在造血干细胞调节中的作用。雌激素通过雌激素受体 α 促进造血干细胞和其他造血细胞增殖。这些影响有的是直接作用于造血干细胞，有的是作用于微环境。

胰岛素样生长因子 1（insulin-like growth factor 1，IGF-1）由肝脏和成骨细胞产生，辐射损伤后成骨细胞表达 IGF-1 增多，有利于造血系统的恢复。由于 PTH 处理后 IGF-1 的表达增加，因此 PTH 对生态位的一些影响可能是由 IGF-1 介导的。

上述远距离信号对生态位的影响表明生态位是一个生理调节的动态系统，也是一种调节和保持造血干细胞的稳态调节机制。这可能是关于许多系统性信号通过生态位调节造血干细胞的简单例证。

2.6　生态位和恶性肿瘤

骨髓生态位支持造血干细胞，而许多累及骨髓的血液系统恶性肿瘤会破坏正常的造血功能，因此人们对支持正常造血功能的生态位信号是否也支持恶性造血干细胞产生了浓厚的兴趣。正如正常干细胞和恶性干细胞都具有自我更新能力和相对静息状态，正常干细胞和恶性干细胞也有可能具有相同的特性。然而，早期研究已明确源自一个克隆的恶性血液病扰乱了正常生态位，降低了其支持正常造血的能力（图 2.6），该机制仍不完全清楚。现在已经明确的是多发性骨髓瘤可以改变骨骼和骨髓，减少成骨细胞的成熟，同时增加破骨细胞的生成。众多白血病模型研究已表明白血病能够扰乱成骨功能，导致患者骨量减少。在某些情况下，激活正常生态位能够减少白血病的前期克隆向白血病转化，表明正常生态位具有潜在的保护作用。在骨髓增生性疾病模型中，巨噬细胞可能向间充质细胞群提供指令，破坏骨髓微环境。

2.7　衰老与骨髓微环境

衰老对骨骼系统的影响已很明确，与骨骼老化、骨折增加和骨折愈合减缓有关。骨质疏松症在老年人群中非常普遍，是老年人发病和死亡的重要原因（见第 21 章）。骨骼衰老机制很复杂，除了女性雌激素缺乏的激素效应外，间充质细胞群枯竭和衰老也起作用，并且影响骨髓微环境。同时，衰老对造血系统有重要影响，如贫血、免疫缺陷、骨髓衰竭、骨髓增生异常综合征和白血病。造血系统缺陷在一定程度上是不是由微环境异常引起的，或存在相反的作用，现在才刚刚开始研究。当前研究逐步发现了局部炎症的作用，可能继发于间充质细胞衰老和造血干细胞的神经调节丧失（图 2.7）。上述作用的机制仍不清楚。当前人们的研究兴趣可能是调节增龄人群的恶性转变。

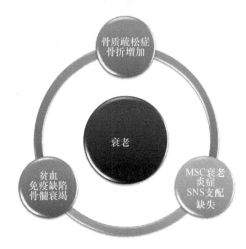

图 2.7　衰老和骨髓微环境。衰老与骨骼和造血系统的发病率增加有关。骨髓微环境随年龄增长出现缺陷的机制可能会成为抗衰老治疗的潜在靶点

2.8　展　望

随着鉴定小鼠和人体中造血细胞和间充质细胞群能力的提高，对造血干细胞和祖细胞微环境的了解将会增加，有助于获得促进造血功能恢复和改善骨骼疾病的靶点，特别是当骨骼干细胞和造血干细胞及其子细胞之间存在相互作用时。此外，鉴于微环境对支持正常或恶性造血具有潜在贡献，调节骨微环境细胞群与癌细胞之间相互作用的信号有望为治疗骨和骨髓转移性恶性肿瘤或原发性恶性肿瘤提供新靶点。

练　习　题

1. 描述理论性生态位的主要特征。

2. 骨髓微环境的独特性挑战延缓了人们对其的研究。你能描述其中的两个挑战吗？哪些科学工具和发现有助于克服它们？

3. 骨髓微环境的细胞类群异质性并不被认为是其典型特征。调控造血干细胞的主要类群是什么？

4. 造血干细胞不仅受到基质细胞群的调控，还受到分化的造血细胞子细胞的调控。举出两个例子说明造血谱系细胞调节造血干细胞。

5. 交感神经系统如何调节骨髓微环境？

6. 请描述骨髓微环境与血液系统恶性肿瘤的相互作用。

推荐阅读文献目录

1. Calvi LM, Adams GB, Weibrecht KW, et al. Osteoblastic cells regulate the haematopoietic stem cell niche. Nature. 2003; 425: 841-846.

2. Crane GM, Jeffery E, Morrison SJ. Adult haematopoietic stem cell niches. Nat. Rev. Immunol. 2017; 17: 573-590.

3. Ding L, Morrison SJ. Haematopoietic stem cells and early lymphoid progenitors occupy distinct bone marrow niches. Nature. 2013; 495: 231-235.

4. Divieti Pajevic P, Krause DS. Osteocyte regulation of bone and blood. Bone. 2018; 119: 13-18.

5. Gao X, Xu C, Asada N, Frenette PS. The hematopoietic stem cell niche: from embryo to adult. Development. 2018; 145(2): dev 139691.

6. Hoffman CM, Han J, Calvi LM. Impact of aging on bone, marrow and their interactions. Bone. 2019; 119: 1-7.

7. Katayama Y, Battista M, Kao WM, et al. Signals from the sympathetic nervous system regulate hematopoietic stem cell egress from bone marrow. Cell. 2006; 124: 407-421.

8. Kfoury Y, Scadden DT. Mesenchymal cell contributions to the stem cell niche. Cell Stem Cell. 2015; 16: 239-253.

9. Li AJ, Calvi LM. The microenvironment in myelodysplastic syndromes: niche-mediated disease initiation and progression. Exp. Hematol. 2017; 55: 3-18.

10. Lo Celso C, Fleming HE, Wu JW, et al. Live-animal tracking of individual haematopoietic stem/progenitor cells in their niche. Nature. 2009; 457: 92-96.

11. Mendez-Ferrer S, Lucas D, Battista M, Frenette PS. Haematopoietic stem cell release is regulated by circadian oscillations. Nature. 2008; 452: 442-447.

12. Taichman RS, Reilly MJ, Emerson SG. Human osteoblasts support human hematopoietic progenitor cells in vitro bone marrow cultures. Blood. 1996; 87: 518-524.

13. Wei Q, Frenette PS. Niches for hematopoietic stem cells and their progeny. Immunity. 2018; 48: 632-648.

14. Xu M, Pirtskhalava T, Farr JN, et al. Senolytics improve physical function and increase lifespan in old age. Nat. Med. 2018; 24: 1246-1256.

15. Zhang J, Niu C, Ye L, et al. Identification of the haematopoietic stem cell niche and control of the niche size. Nature. 2003; 425: 836-841.

第 3 章　骨组织细胞

特蕾西塔·贝利多（Teresita Bellido）[1,2]，莉莲·I. 普洛特金
（Lilian I. Plotkin）[2]，安杰拉·布鲁扎尼蒂（Angela Bruzzaniti）[3]

1 鲁德布什退伍军人管理局医疗中心，美国印第安纳州印第安纳波利斯；
2 印第安纳大学医学院解剖学与细胞生物学系，美国印第安纳州印第安纳波利斯；
3 印第安纳大学医学院口腔医学系，印第安纳大学医学院解剖学与细胞生物学系，美国印第安纳州印第安纳波利斯

3.1　破 骨 细 胞

破骨细胞是骨吸收的主要细胞。破骨细胞的活性对于骨塑建（图 3.1）和骨重建（图 3.2）至关重要，前者参与了生长过程中骨形态的改变，后者维持了成人骨的完整性。重建骨的基本多细胞单位（BMU）由吸收骨的破骨细胞和形成骨的成骨细胞共同组成。破骨细胞活性失调导致骨量增加（如果破骨细胞产生减少或功能降低）或骨量减少（如果破骨细胞产生增加或功能增加）。

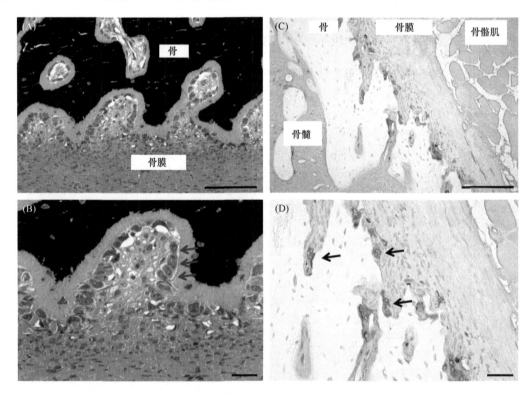

图 3.1　骨塑建中的骨组织细胞。在骨外膜一侧的皮质骨表面的骨塑建过程中，骨组织细胞行使功能。（A 和 B）红色箭头显示的是狒狒胎儿骨组织切片中的一排成骨细胞。von Kossa 染色将矿化骨染成黑色，成骨细胞在类骨质（浅蓝色）上，骨细胞用 McNeal 染色。标尺为 100μm。（C 和 D）黑色箭头表示用抗酒石酸酸性磷酸酶和甲苯胺蓝染色的大鼠骨组织切片中的破骨细胞。标尺为 50μm

骨重建发生伊始，破骨细胞前体细胞被招募到骨组织表面（发生骨重建的部位，如骨折或创伤处），随即进行增殖和分化，最终多个前体细胞融合成一个多核的、成熟的破骨细胞。破骨细胞极化形成了特

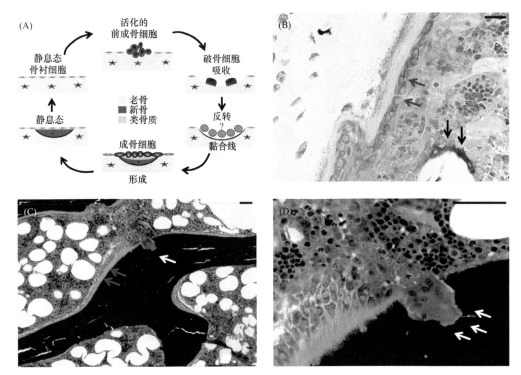

图 3.2　骨重建期间的骨组织细胞。在骨重建过程中，骨组织细胞之间协同工作。（A）骨重建周期。骨衬细胞覆盖在骨骼表面，处于静息状态。在接收到来自凋亡骨细胞的信号时，破骨细胞前体被募集到骨表面的特定部位，进而形成成熟的破骨细胞，并吸收矿化的骨。在骨吸收后，成骨细胞分泌基质蛋白并沉积矿物质。骨吸收和骨形成期间的每一个步骤都受到骨细胞分泌的特异性分子和蛋白质的调节。（B）抗酒石酸酸性磷酸酶（红色）和甲苯胺蓝染色的大鼠骨表面的破骨细胞（黑色箭头）和成骨细胞（红色箭头）。（C 和 D）一个多核破骨细胞吸骨（白色箭头）和一排成骨细胞在基本多细胞单位中沉积类骨质（红色箭头）；von Kossa 和 McNeal 染色。标尺为 50μm

殊功能区，使破骨细胞能附着到骨组织表面，酸化和降解矿化基质，并在骨组织表面迁移。完成以上骨吸收的基本过程后，几乎所有的破骨细胞都会发生程序性死亡（凋亡）。

3.1.1　破骨细胞的形态和功能

　　成熟的破骨细胞存在一些重要的结构域和功能域，这些结构和功能域使破骨细胞发挥骨吸收功能。
　　破骨细胞成熟的特点之一是多核的形成，这是多个单核前体细胞融合的结果。成熟破骨细胞活化的关键步骤是细胞骨架和膜的重组,这导致细胞极化并形成一个与骨表面接触的顶端膜结构域和另一端的基底膜结构域。在破骨细胞与骨的黏附中起重要作用的膜结构域是封闭区，在骨–细胞界面处成熟破骨细胞中被发现。封闭区界定出破骨细胞下面的骨吸收空间，限定了另一个称为皱褶缘的膜结构域。皱褶缘的膜和皱褶缘与封闭区之间的过渡区是分泌水解酶和降解骨基质的主要场所（图 3.3，图 3.4）。

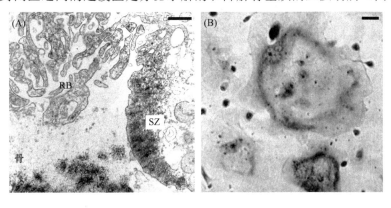

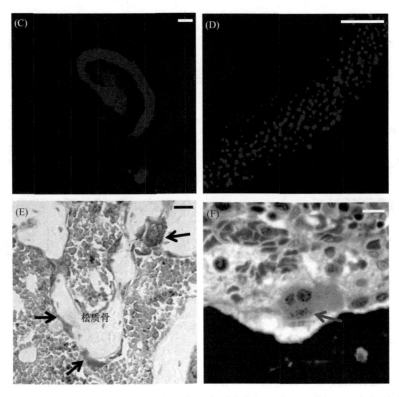

图 3.3　破骨细胞形态。（A）电子显微镜显示了成熟的正在牙本质上进行吸收的破骨细胞。标记的皮层肌动蛋白（F-肌动蛋白结合蛋白）在封闭区富集，图中显示了封闭区（SZ）、皱褶缘（RB）膜和骨。（B）抗酒石酸酸性磷酸酶染色的多核破骨细胞。（C 和 D）牙本质破骨细胞的共聚焦显微镜图像，用罗丹明–鬼笔环肽染色显示富含肌动蛋白的 SZ/伪足小体带。（D）放大的单个伪足小体。（E）小鼠股骨远端小梁骨表面用抗酒石酸酸性磷酸酶染色的破骨细胞（箭头）。（F）吸收陷窝的破骨细胞，可见细胞质中含有 von Kossa 染色的颗粒，如红色箭头所示。标尺为 10μm（A～D、F）或 50μm（E）

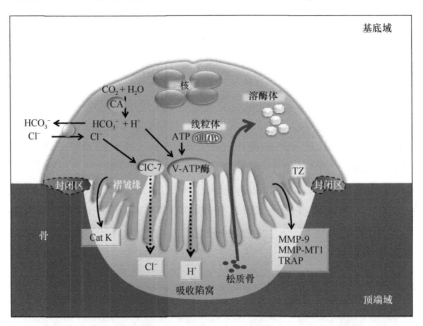

图 3.4　破骨细胞的形态和功能。正在骨吸收的破骨细胞示意图，显示封闭区（SZ）、皱褶缘（RB）、过渡区（TZ）、核和吸收陷窝。成熟破骨细胞随顶端域指向骨表面发生极化。由碳酸酐酶产生的质子通过 V-ATP 酶转运至皱褶缘膜，并从那里分泌。通过氯离子通道 7 分泌的 Cl⁻ 也可以引起吸收陷窝的酸化。基底外侧偶联的碳酸氢盐/氯化物转运子来保持电中性，从而避免了 pH 的改变和/或细胞膜的极化。线粒体产生必需的 ATP。通过分泌组织蛋白酶 K（Cat K）、基质金属蛋白酶（MMP）和抗酒石酸酸性磷酸酶（TRAP），发生了骨溶解。骨降解产物释放到骨微环境，并内化进入破骨细胞被溶酶体降解

在体外实验中，封闭区是一个纤维状肌动蛋白环（F-肌动蛋白，又称为肌动蛋白环或伪足小体带），由动态的、密集排列的肌动蛋白点状结构（伪足小体，又称足体）组成（图 3.3）。当破骨细胞附着到骨组织表面时，伪足小体是离散杂乱的肌动蛋白单体状态。在随后几分钟之内，它们被组织成小环，并在数小时后被组织形成环状的伪足小体带/封闭区。伪足小体是高度动态的黏附结构，其转换速度非常快，半衰期为 2～11min。这种转换依赖于 F-肌动蛋白核心的聚合和解聚。虽然伪足小体是破骨细胞封闭区的一个重要特征，但它们同样也存在于能高度迁移的细胞，如癌细胞、内皮细胞、巨噬细胞和转化的成纤维细胞中。伪足小体也存在于细胞外基质（ECM）降解的区域，这些区域也同时表达 MMP-14（或 MT1-MMP）和 MMP-9，进一步说明了伪足小体在 ECM 降解和细胞黏附中的作用。

破骨细胞极化成不同的膜结构域，部分是由封闭区内的整合素受体与骨组织中含有 Arg-Gly-Asp（RGD）肽的基质蛋白、骨桥蛋白和骨涎蛋白的结合决定的。整合素属于跨膜蛋白家族，以 α 和 β 亚基组成的 $\alpha_v\beta_3$、$\alpha_v\beta_5$ 和 $\alpha_2\beta_1$ 等异二聚体行使功能。破骨细胞分化过程中整合素 α_v 和 β_3 的表达受 RANK 配体（RANKL）[肿瘤坏死因子（TNF）配体超家族成员 11/NF-κB 受体激活蛋白配体]和巨噬细胞集落刺激因子（M-CSF）的调控。缺乏整合素 β_3 的小鼠会有破骨细胞功能障碍，导致骨量持续性地增加。竞争结合 RGD 的配体能阻止破骨细胞黏附和骨吸收，说明整合素 $\alpha_v\beta_3$ 在骨吸收中有重要作用。

除整合素外，在封闭区还发现了许多其他受体和信号蛋白，这些蛋白质在破骨细胞信号传递和行使功能中发挥重要作用。例如，整合素的胞质结构域能作为信号蛋白的支架，如原癌基因酪氨酸蛋白激酶 Src，其对破骨细胞的附着和骨吸收至关重要。Src 可能通过富含脯氨酸的酪氨酸激酶 2/黏着斑激酶 2（Pyk2）和 E3 泛素–蛋白质连接酶（CBL）的相互作用来调节伪足小体带的解聚与皱褶缘的形成。GTP 酶（GTPase）Rho、与 Ras 相关的 C3 肉毒杆菌毒素底物（Rac）和激活它们的鸟嘌呤核苷酸交换因子也都可以通过调节肌动蛋白骨架重组来改变破骨细胞的吸收能力。

皱褶缘是由运输囊泡与顶端膜融合形成的高度卷曲的膜结构域。囊泡往返皱褶缘受到微管、微丝和小 GTP 酶如 Rab-7、Rab-3D 和 Rac1 等的控制。囊泡内的质子泵（H^+/ATP 酶）对于囊泡向皱褶缘的定向运动很重要，对于吸收陷窝中的基质酸化及细胞内配体–受体解离和受体再循环也很重要。细胞外成分的酸化需要由碳酸酐酶生成的质子（H^+）分泌通过皱褶缘。为了防止细胞内极化，质子分泌的同时需要 Cl^- 外排来平衡，该过程由氯离子通道、H^+/Cl^- 交换转运蛋白 7（CIC-7）介导完成。细胞内电中性则通过位于基底外侧膜上碳酸氢盐 HCO_3^-/Cl^- 转换子的偶联活性来维持，该转换子又受碳酸酐调节。在吸收陷窝中形成的 HCl 溶解骨基质的羟基磷灰石成分，随之暴露出的主要由 I 型胶原蛋白组成的有机基质，会被组织蛋白酶 K 和基质金属蛋白酶（如 MMP-14）降解。破骨细胞还表达和分泌抗酒石酸酸性磷酸酶（TRAP），TRAP 通常用作破骨细胞的组织学标志物（图 3.3）。目前尚不清楚 TRAP 的确切生理作用，但有学者认为它与骨桥蛋白和骨涎蛋白的去磷酸化有关，这些对于整合素与基质的结合和参与基质降解的活性氧生成是必需的。

皱褶缘和封闭区（肌动蛋白环）是破骨细胞发生骨吸收的基本特征，任何一个结构的异常都会影响骨吸收。例如，小鼠破骨细胞缺乏整合素 β_3、富含脯氨酸的酪氨酸激酶 2/黏着斑激酶 2（Pyk2）或 Src 都会产生异常的肌动蛋白环，导致破骨细胞无法铺展，与正常小鼠相比，这种小鼠牙本质上产生的骨吸收陷窝更少、更浅。此外，酸化过程中各种成分的异常，如 H^+/ATP 酶或氯离子通道 7 的突变会导致骨硬化症，这是一种非常罕见的遗传病，其原因是破骨细胞活性缺失，使骨骼变得非常致密。编码质子泵 a3 亚基的 TCIRG1 基因突变占人类骨硬化症原因的 50% 以上。此外，人 CTSK 基因（编码组织蛋白酶 K）失活会导致致密性成骨不全，表现为骨量增加过度、侏儒和面部畸形。因此，破骨细胞极化、酸化和酶降解对破骨细胞发挥功能都很重要。

一旦发生骨溶解，吸收产物就会被破骨细胞内化，并通过囊泡运输方式进入溶酶体最终降解（图 3.3）。另外，破骨细胞从吸收陷窝中收缩后，降解的骨产物也可以直接释放到骨微环境中。

3.1.2 破骨细胞的分化和融合

破骨细胞来源于造血单核巨噬细胞，其前体位于骨髓的粒细胞–巨噬细胞集落形成单位（CFU-GM）内，CFU-GM 也产生粒细胞和单核细胞。造血来源的单核前体融合形成成熟的多核破骨细胞（图 3.5）。多核化是破骨细胞的基本形态特征，三个或更多核的存在及 TRAP 的表达将成熟与未成熟的破骨细胞区分开。尽管成熟的破骨细胞可以有 20 个以上的核，但并非所有核都具有活性，导致核选择性激活/失活的机制目前尚不清楚。然而，细胞核的数量和破骨细胞的总体大小对骨吸收都很重要，也有些很大的破骨细胞反而表现出较低的骨吸收活性。

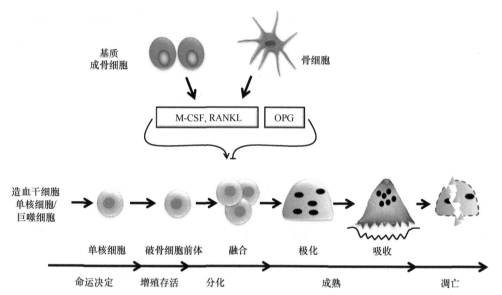

图 3.5　破骨细胞的产生和命运决定。破骨细胞的分化受 RANK 配体[肿瘤坏死因子配体超家族成员 11/NF-κB 受体激活蛋白配体（RANKL）]、巨噬细胞集落刺激因子（M-CSF）及成骨细胞分泌的其他细胞因子的控制。骨细胞参与调控破骨细胞分化过程的每个步骤，包括破骨细胞前体增殖、分化和成熟。成骨细胞和骨细胞分泌的骨保护素（OPG）作为 RANKL 的诱饵受体抑制破骨细胞分化

在骨重建的起始阶段，血液或骨髓中的造血前体细胞被募集到 BMU 中，随后生成破骨细胞（图 3.5）。破骨细胞前体被募集到骨塑建/重建位点受多种因素控制，包括钙离子梯度、骨细胞和成骨细胞衍生的细胞因子及基质金属蛋白酶等。破骨细胞前体在生长因子（如 IL-3）和粒细胞–巨噬细胞集落刺激因子（GM-CSF）、M-CSF 等刺激下增殖，形成稳定的破骨细胞前体。这些定向的单核破骨细胞在 RANKL（TNF 配体家族的成员）的作用下分化并融合形成多核破骨细胞（图 3.4，图 3.5）。破骨细胞单核前体融合形成成熟的多核体也需要跨膜蛋白协助，如树突状细胞–特异性跨膜蛋白（DC-STAMP）、V-ATP 酶亚基 D2（小泡 ATP 酶的一个亚基）和 DAP[信号接头蛋白的受体，也称 TYRO 蛋白酪氨酸激酶结合蛋白/DNAX 激活蛋白 12（DAP12）]等。

M-CSF 和 RANKL 对破骨细胞形成至关重要，M-CSF、RANKL 或 TNF 受体超家族成员 11A（RANK）（破骨细胞及其前体表达的 RANKL 的受体）基因缺失会抑制破骨细胞分化，从而导致小鼠骨硬化症。M-CSF 和 RANKL 均由骨髓基质细胞（BMSC）和成骨细胞表达。现已确定在体内骨细胞是 M-CSF、RANKL 及 RANKL 诱饵受体骨保护素/TNF 受体超家族成员 11B（OPG）的主要来源，这表明骨细胞是调节破骨细胞活性的核心细胞（图 3.5）。M-CSF 通过与破骨细胞前体上的巨噬细胞集落刺激因子 1 受体（CSF1R/c-Fms）结合而促进破骨细胞的分化、迁移和存活，而 RANKL 通过直接与 TNF 受体超家族成员 11A（RANK）受体结合促进破骨细胞的形成。RANKL 在成骨细胞和骨细胞的表面表达，也能以可溶形式分泌。在血液中发现了可溶的 RANKL，其在体外可以诱导破骨细胞前体分化，但在体内，可溶的 RANKL

在破骨细胞形成中的实际作用仍未得到证实。

　　c-Fms 是一种酪氨酸激酶受体，与 M-CSF 结合可诱导多种信号分子，包括 Src、E3 泛素-蛋白质连接酶（CBL）、磷脂酰肌醇 3-激酶（PI3K）、胞外信号调节激酶（ERK）、1-磷脂酰肌醇 4,5-双磷酸磷酸二酯酶-γ/磷脂酶 C-γ（PLC-γ）、信号转导和转录因子（STAT1），以及生长因子受体结合蛋白 2（GRB2）被募集到活化的受体磷酸化酪氨酸残基上（图 3.6）。此外，M-CSF 刺激破骨细胞发生 Src 酪氨酸激酶依赖性的细胞骨架重组、铺展和迁移，导致骨吸收暂时减少，同时破骨细胞重新附着到邻近的骨吸收区域。激活的 c-Fms 下游的信号级联反应受到 CBL 的影响，CBL 充当支架蛋白将 c-Fms 与其他分子如 PI3K、RAC-α 丝氨酸/苏氨酸蛋白激酶（Akt/PKB）或 ERK 连接。此外，CBL 还是 E3 泛素连接酶，可靶向降解 c-Fms，从而减弱信号转导和抑制巨噬细胞增殖。高剂量的 M-CSF 还可以重新激活破骨细胞因整合素 β₃ 基因敲除而被抑制的信号转导、细胞铺展和分化，但不能激活破骨细胞的骨吸收功能，表明仅 c-Fms 自身不能完全通过破骨细胞调控骨吸收过程。此外，M-CSF 基因敲除会降低小鼠破骨细胞的数量和活性，但随着时间的推移会逐渐恢复，而 RANKL 基因敲除的小鼠却不能恢复，这表明在破骨细胞生成方面，RANKL 比 M-CSF 更为重要。进一步研究表明，即使在 M-CSF 失活的情况下，RANKL 也能诱导破骨细胞的形成和吸收。此外，M-CSF 还可以通过诱导破骨细胞前体中 RANK（RANKL 的受体）的表达来增强破骨细胞对 RANKL 的响应，从而启动破骨细胞分化。

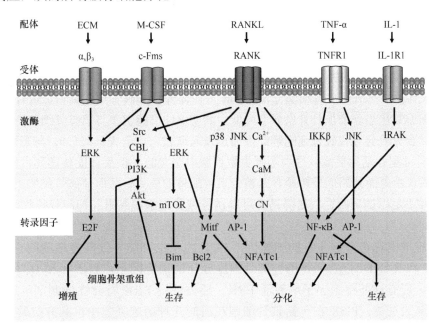

图 3.6　破骨细胞增殖、分化和生存的信号调节通路。破骨细胞前体或成熟破骨细胞基底外侧膜上的受体可调节破骨细胞的形成或功能。巨噬细胞集落刺激因子（M-CSF）与 c-Fms 受体结合并导致多种信号蛋白的磷酸化，包括 Src、ERK、JAK/STAT 和 Akt。c-Fms 能被 CBL 泛素化降解，并被内化与 PI3K 相互作用，从而激活 Akt 促进破骨细胞存活。Src 激活还促进细胞骨架重组、迁移和细胞伸展。M-CSF/c-Fms 也激活哺乳动物雷帕霉素靶蛋白（mTOR），从而抑制 Bim 的促凋亡作用。细胞外基质（ECM）与整合素 αᵥβ₃ 的结合，TNF-α 和 IL-1 分别和其受体的结合，都促进破骨细胞的增殖和分化。RANK 配体[肿瘤坏死因子配体超家族成员 11/NF-κB 受体激活蛋白配体（RANKL）]与破骨细胞前体上的受体 RANK 结合并活化 NFATc1，促进破骨细胞分化。此外，RANKL 也可以通过激活 p38、Mitf 和 Bcl2 来诱导破骨细胞存活

　　RANKL 从多个方面介导破骨细胞分化，包括将单核前体融合成多核细胞，产生破骨细胞特异性标记蛋白，将破骨细胞附着于骨表面，诱导吸收并促进破骨细胞存活。一些激素和细胞因子，如维生素 D、甲状旁腺激素（PTH）、IL-1、IL-6 和 IL-11，都能通过上调成骨细胞的 RANKL 表达和分泌，从而促进破骨生成。RANKL 与破骨细胞前体中表达的三聚体 RANK 受体复合物结合，激活多种信号转导途径，包括将适配蛋白 TNF 受体相关因子 6（TRAF6）募集到 RANK 的细胞内结构域，TRAF6 可激活激酶依赖的

信号转导和转录因子。其中，核因子κB（NF-κB）发生核转位，导致转录因子 c-Fos/AP-1 表达上调。反过来，c-Fos 与活化的 T 细胞的核因子（NFATc1）结合并上调破骨细胞分化和功能相关基因的表达（图3.6）。虽然 RANKL 在破骨细胞中能激活好几种信号通路，但 NF-κB、c-Fos/AP-1 或 NFATc1 基因缺失会导致破骨细胞功能障碍，从而证明了这些蛋白质在破骨细胞中的重要性。

成骨细胞和骨细胞也分泌 OPG，它是 TNF 受体家族的成员，与 RANK 类似。但不同的是 OPG 缺乏跨膜结构域，被细胞分泌后与其天然配体 RANKL 结合，从而阻碍了 RANKL 与破骨细胞上 RANK 受体的相互作用，进而抑制了破骨细胞的分化。因此，RANKL 和 OPG 的比值是体内破骨细胞数量的重要决定因素。成骨细胞分泌的 OPG 受许多因素调节。转基因小鼠研究表明，淋巴增强子结合因子 1（LEF-1/TCF1）转录因子相关信号会促进 OPG 的分泌，抑制破骨细胞分化，从而增加骨量。

也有文章报道 β-联蛋白（β-catenin）可直接调控破骨生成和骨吸收。β-catenin 基因缺失会抑制破骨细胞前体增殖。若持续激活破骨细胞中 β-catenin 的表达，那么尽管破骨细胞的增殖正常，但破骨细胞分化阻断，使小鼠发生骨质疏松症。

因此，破骨细胞通过激活 RANKL-RANK、M-CSF-c-Fms 和 β-catenin-Wnt 通路，从而进一步调节破骨细胞分化和发挥功能所需基因的表达。这些通路的关键信号蛋白基因突变或缺失会导致破骨细胞无法形成或发挥正常功能，从而导致骨质疏松症或骨量过高。

3.1.3 破骨细胞的凋亡

完成骨吸收后，破骨细胞会经历程序性细胞死亡或凋亡。体内破骨细胞凋亡的机制还不清楚。与骨吸收陷窝中钙离子浓度相似，细胞外高浓度的钙离子在体外能诱导破骨细胞凋亡，这可能是破骨细胞发生凋亡的一个触发因素。另外，成骨细胞分泌的 Fas 可在体外诱导破骨细胞凋亡，也有研究表明，Fas 缺陷的小鼠其破骨细胞数量显著增加且骨量显著降低，表明 Fas 可能也参与了破骨细胞寿命的调节。另外，整合素与配体的结合失败会导致破骨细胞解黏附而诱发其凋亡（称为失巢凋亡）。与野生型细胞相比，缺乏 β₃ 整合素的破骨细胞存活率更高，这表明野生型细胞中空置的 $\alpha_v\beta_3$ 受体能传递死亡信号。因此，有可能在骨吸收完成后，由内而外的信号转导导致整合素与配体的脱离，从而使破骨细胞更容易凋亡。然而，破骨细胞解黏附并不足以诱导凋亡，如降钙素可以诱导破骨细胞解黏附并抑制骨吸收，但不改变破骨细胞的生存能力。

减少破骨细胞周围环境中促生存的细胞因子/生长因子也可能导致破骨细胞凋亡。潜在的抗凋亡因子包括 M-CSF 和 RANKL，它们是诱导破骨细胞分化的细胞因子。TNF-α 和 IL-1 也能延迟破骨细胞凋亡（图 3.6）。所有这些细胞因子均激活 ERK，通过使用 ERK 特异性抑制剂可证明激活 ERK 对于破骨细胞存活至关重要。PI3K 在包括破骨细胞在内的几种细胞类型中也具有抗凋亡作用。PI3K 可能通过激活下游激酶 Akt 来促进破骨细胞生存（图 3.6）。出乎意料的是，短发夹 RNA 敲除实验表明Akt 是破骨细胞分化所必需的，而不是其生存所需的，这可能部分由于 Akt 是 ERK 信号的负调节剂。哺乳动物雷帕霉素靶蛋白（mTOR）是 M-CSF、RANKL 和 TNF-α 抗凋亡作用所必需的另一个 PI3K-Akt靶点，并且通过抑制促凋亡蛋白 Bim 的表达而起作用。ERK 也能调节促生存蛋白、小眼畸形相关转录因子（Mitf）和 Bcl2 的表达。由于 mTOR 也能被 ERK 激活，因此这些蛋白质可能是破骨细胞发挥促生存作用的一个聚合点。

RANKL、TNF-α 和 IL-1 也会激活破骨细胞中的 NF-κB，该转录因子已被证明可抑制各种类型的细胞凋亡（图 3.6）。在破骨细胞中，NF-κB mRNA 表达的下调抑制了 IL-1 依赖的细胞存活，而用特定的寡核苷酸抑制 NF-κB 与 DNA 的结合，可诱导细胞凋亡。然而，缺乏 NF-κB 亚基的破骨细胞前体表现出正常的存活率，同时通过显性负调控 NF-κB 激酶亚基 β（IKKβ）抑制 NF-κB 活化，结果并不会抑制 IL-1 促进破骨细胞存活的能力。因此，NF-κB 信号在破骨细胞生存中的作用还存在争议。

3.1.4 破骨细胞产生和存活的调节

破骨细胞的数量和寿命影响 BMU 中骨吸收的程度。延长破骨细胞的寿命很可能会增加骨组织吸收陷窝的深度，这对于调控骨重建率非常重要。

已知的几种类固醇激素可调节破骨细胞的生存、形成和活性。雌激素和雄激素都通过减少由基质细胞或成骨细胞产生的前破骨细胞生成因子（如 IL-1 和 IL-6）来抑制破骨细胞的产生。此外，雌激素也能诱导破骨细胞凋亡。性激素对破骨细胞及成骨细胞的抑制作用会降低骨吸收的速率。

相比之下，给小鼠注射过量的糖皮质激素，尽管破骨细胞祖细胞的数量减少了，但小梁骨表面的破骨细胞数量却没有减少，这是因为糖皮质激素延长了破骨细胞的寿命。糖皮质激素的这种促生存效应可能是外源性或内源性高糖皮质激素患者早期暂时性的骨吸收增加造成的。此外，糖皮质激素的抗凋亡作用在过表达 11β-羟基类固醇脱氢酶 2（11β-HSD2）的转基因小鼠中缺失，该酶负责失活糖皮质激素，特别是在破骨细胞中，从而证实了这些激素直接作用于破骨细胞以延长其寿命。与糖皮质激素对成熟破骨细胞的快速促生存作用不同，糖皮质激素能减少破骨细胞的生成，这可能是由于减少了支持破骨细胞生成的成骨细胞库，因此长期暴露于过量糖皮质激素中会出现典型的低的骨重建率。

3.2 成 骨 细 胞

成骨细胞是负责骨形成的细胞。它们源于间充质干细胞，间充质干细胞也能分化为软骨细胞、肌肉细胞和脂肪细胞。间充质干细胞分化为成骨细胞，依赖于形态发生和发育蛋白诱导的转录因子的特异性激活。成骨细胞具有分泌骨基质蛋白和骨矿化的功能（图 3.7）。骨基质形成完成后，一些成熟的成骨细胞以骨细胞的形式被包裹在骨中，一些以骨衬细胞的形式覆盖在静止的骨表面，其余的则因细胞凋亡而死亡。

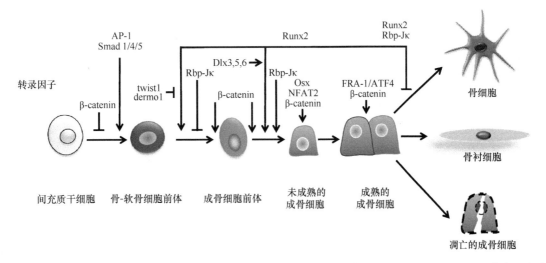

图 3.7 成骨细胞的产生和命运。该细胞发育图谱说明了成骨细胞形成的各个阶段和影响成骨前体细胞增殖和分化的主要转录因子。成熟的成骨细胞可以被骨基质包裹而形成骨细胞，或变平覆盖在静止的骨表面成为骨衬细胞，或凋亡后死亡

成骨细胞祖细胞称为骨骼干祖细胞（SSC），存在于骨髓和骨外膜中。骨髓和骨外膜中的 SSC 来自相同的祖细胞，并表达相似的基因。然而，它们的生长和分化方式不同，骨外膜源性比骨髓源性 SSC 对生长因子更敏感，在骨损伤后再生的作用也更为显著。人们认为，骨外膜环境赋予了 SSC 独特的特性，使其具有更显著的再生功能。

3.2.1 成骨细胞的形态和功能

成骨细胞的主要功能是合成骨基质。成熟的成骨细胞位于骨表面,同时其形态特征是在近细胞基底膜具有大细胞核的立方体细胞,细胞核顶面有增大的高尔基体,同时有分布广泛的内质网(图 3.8,图 3.9),这些都是分泌高水平蛋白质的典型形态。成骨细胞表达高水平的碱性磷酸酶(ALP)和骨钙素,这些蛋白质的含量反映了成骨细胞数量和骨形成的速率。成骨细胞分泌大量的 I 型胶原和其他特异性的基质蛋白形成类骨质。这个有机阶段为随后以羟基磷灰石形式沉积的骨矿物质提供了基底。

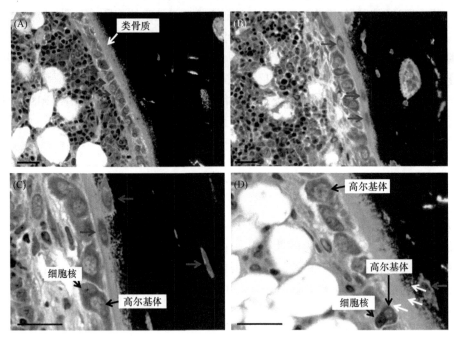

图 3.8 光学显微镜观察成骨细胞和骨细胞的形态。在 von Kossa 和 McNeal 染色的大鼠骨切片中,成骨细胞出现在被类骨质覆盖的骨表面。(A)类骨质黏合线上成排的成骨细胞(红色箭头)。(B)新近包埋的骨细胞(上箭头)和两个完全包埋到类骨质中的骨细胞(下箭头)。(C 和 D)放大显示的成骨细胞形态,其顶膜上的高尔基体突出于骨表面,而细胞核远离骨表面。图像还显示了类骨质中的骨细胞(C,左红色箭头)、部分包埋入矿化骨中的骨细胞(C,顶部红色箭头)、部分被矿物质包围的骨细胞(D,红色箭头)和完全包埋入矿化骨中的骨细胞(C,右红色箭头)。标尺为 40μm

成骨细胞之间及其与骨衬细胞和骨髓细胞之间的相互作用是通过黏附连接、紧密连接和间隙连接来建立的。黏附连接主要由钙黏着蛋白介导,与紧密连接一起连接细胞,并通过细胞骨架促进细胞与细胞外基质的结合。成骨细胞中主要的钙黏着蛋白,如钙黏着蛋白 2(N-钙黏着蛋白)和钙黏着蛋白 11 表达的改变均会影响成骨细胞的分化和存活。成骨细胞与邻近细胞间的通信通过间隙连接进行。间隙连接通道的开放有助于细胞群体内反应的耦合和协调。在骨组织细胞,特别是成骨细胞谱系中表达的间隙连接蛋白主要是间隙连接 α-1 蛋白/间隙连接蛋白 43(Cx43)。间隙连接蛋白缺乏或功能障碍会导致成骨细胞分化受损、细胞凋亡过早,以及对激素和药物治疗敏感性下降。此外,间隙连接是维持矿化基质的骨细胞、骨表面细胞(成骨细胞和破骨细胞)、骨髓细胞和血管内皮细胞之间进行通信的基础。这种功能上的细胞群可能对骨组织协调响应物理和化学刺激变化有利(请参阅下面的"3.3 骨细胞"部分)。

通过整合素与骨基质的相互作用也可以调节成骨细胞的分化、功能和存活。特别是 ECM 提供的抗凋亡信号的缺失会导致细胞与基质的解离诱导细胞死亡或凋亡。此外,中和基质纤连蛋白的抗体也能诱导成骨细胞凋亡。与野生型对照相比,表达抵抗胶原酶的 I 型胶原会促进转基因小鼠成骨细胞和骨细胞的凋亡。总的来说,细胞整合素与蛋白酶处理暴露出的基质蛋白结构域之间的相互作用对于维持细胞从外向内的信号并保持活性是必要的。

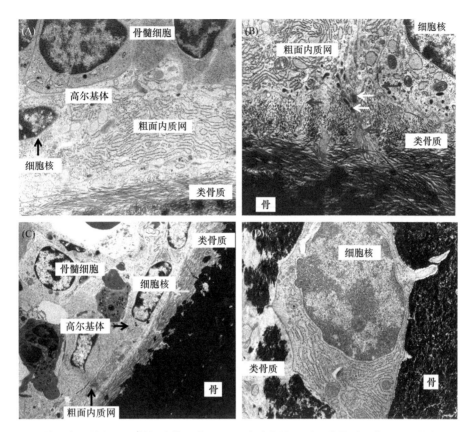

图 3.9　透射电子显微镜观察成骨细胞和骨细胞的形态。（A）未矿化骨基质（类骨质）表面有活性的成骨细胞。高尔基体位于细胞核附近，在整个细胞质中有丰富的粗面内质网，放大率 8000×。（B）分泌骨基质的成骨细胞（红色箭头），含有前胶原蛋白的致密的分泌颗粒（白色箭头）被释放到新的胶原沉积区域，放大率 8000×。（C）骨表面的成骨细胞（黄色箭头）似乎已经完成了形成过程，具有骨衬细胞的形态特征，包括少量的粗面内质网和小的混乱的高尔基体，放大率 3000×。（D）部分（左）和完全（右）矿化的大鼠骨基质中包埋的早期骨细胞，放大率 10 000×

3.2.2　成骨细胞的形成和分化

　　成骨细胞的生长和分化受一系列转录因子的调控，因此骨基质生成和基质矿化相关蛋白的表达是瞬时的（图 3.7）。整个过程可分为增殖、细胞外基质形成和成熟、矿化和细胞凋亡。每个阶段都由特定转录因子和基因激活产生成骨细胞表型标志物。螺旋-环-螺旋家族的转录因子[DNA 结合蛋白抑制剂 ID（Id），扭曲相关蛋白 1（twist1）和扭曲相关蛋白 2（twist2/dermo1）]在成骨细胞祖细胞增殖时表达，并通过抑制成熟成骨细胞特异性表型的基因表达来维持骨祖细胞群。AP-1 超家族成员如 c-Fos、c-jun 和 jun-D，在成骨细胞增殖和后期分化过程中均有表达，并可能激活或抑制基因转录。RUNX2 和转录因子 Sp7/osterix 对于建立成骨细胞表型至关重要，在小鼠中，缺少 *Runx2* 或 *Sp7* 基因（或双敲除）会抑制矿化而无法形成骨骼。RUNX2 比 osterix 表达时期早，但是这两种蛋白均能调控骨形成和骨重建基因，包括 *BGLAP*（编码骨钙素）、*SSP1*（编码骨桥蛋白）、*MMP13*（编码基质金属蛋白酶 13/胶原酶 3）、*OPG* 和 *RANKL* 等的表达。RUNX2 通过多种信号通路，包括 Wnt 和骨形态发生蛋白（BMP）及其下游信号通路调节成骨细胞的分化和功能，以及由整合素和 PTH 受体诱导的成骨细胞分化和存活。

3.2.3　成骨细胞的凋亡

　　在骨形成完成后，60%～80%的成骨细胞以凋亡的形式死亡（图 3.7）。

　　很多方法可以检测培养的成骨细胞的凋亡，包括检测起始和效应 caspase（含半胱氨酸的天冬氨酸蛋白水解酶）的活性，通过末端脱氧核苷酸转移酶介导的 dUTP 缺口末端标记（TUNEL）或原位末端标记检测基因组 DNA 的断裂，或用荧光染料与 DNA 的结合检测核断裂和染色质凝缩。用包含核定位序列的荧光蛋白与目的基因共转染来观察细胞核形态也是一种研究细胞凋亡的很有用的方法。细胞与基底的脱离、质膜组成的变化，以及细胞的皱缩也可用来检测和量化凋亡细胞。

细胞凋亡似乎起始于成骨细胞分化的早期，并贯穿成骨细胞生命的所有阶段。因此，在鸡和家兔发育中的长骨松质骨，以及小鼠颅骨骨折愈合部位和牵张骨形成中都发现了凋亡的前体间充质干细胞。

3.2.4　成骨细胞产生和存活的调节

维持骨骼稳态主要的调节因子大多数会影响成骨细胞的生成和存活。促进成骨细胞分化的两个主要信号通路是 BMP 和 Wnt（详细信息请参见"4.5.3 骨形态发生蛋白"和"4.4.1 Wnt"）。BMP 不仅参与成骨细胞分化，还诱导了手足发育过程中指间组织间充质成骨祖细胞和成熟成骨细胞的凋亡。低密度脂蛋白受体相关蛋白 5（LRP5）与卷曲蛋白都是 Wnt 的受体，激活 LRP5 可以提高小鼠和人的骨量，影响骨骼发育。Wnt 也诱导未分化的间充质干细胞向成骨细胞及前成骨细胞的分化。值得注意的是，成骨细胞（和骨细胞）中的 Wnt 信号也影响破骨细胞。成骨细胞中的 Wnt 信号转导促进了 RANKL 竞争性受体 OPG 的表达，从而抑制了破骨细胞的发育。另外，Wnt 信号也能抑制成熟成骨细胞和骨细胞的凋亡。缺少 Wnt 拮抗剂[分泌型卷曲相关蛋白 1（sFRP-1）]的小鼠表现出成骨细胞和骨细胞凋亡减少，骨形成增加。同样，在 *Lrp5*（G171V）突变的高骨量小鼠中，成骨细胞和骨细胞凋亡减少。突变的 LRP5 蛋白与硬骨素（由 *SOST* 基因编码）结合能力下降，硬骨素是骨细胞特异性分泌的 Wnt 拮抗剂。与此相一致，在体外实验中，硬骨素能诱导成骨细胞凋亡。此外，PTH 和力学负荷能促进成骨细胞分化和延长成骨细胞寿命，可能与硬骨素合成减少有关。体外 Wnt 信号的激活还可以阻止未定向分化的 C2C12 成骨细胞祖细胞和分化程度更高的 MC3T3-E1 和 OB-6 等细胞凋亡。已知 Wnt 配体可激活经典途径（由 β-catenin 介导的基因转录）及非经典途径（独立于 β-catenin 介导的基因转录），通过激活 Src/ERK 和 PI3K/AKT 生存相关激酶信号通路来阻止成骨细胞凋亡。

糖皮质激素诱导骨的快速丢失，这是由延缓破骨细胞凋亡引起的一种短暂的吸收增加。但在这个初始阶段之后，由于成骨细胞和破骨细胞生成减少，而成骨细胞凋亡增加（以及骨细胞死亡，看下一段），骨形成和骨转换持续显著降低。

慢性甲状旁腺功能亢进症引起的长期过量表达 PTH，以及间歇性注射 PTH 都会增加成骨细胞数量，然而，前者会引起骨分解代谢，而间歇性施用 PTH 会引起骨合成代谢。在这两种情况下，破骨细胞和成骨细胞的数量都会增加，但成骨细胞凋亡被抑制，最终都引起骨转换率增加。但是，间歇性注射 PTH 会引起不与骨吸收偶联的新骨形成，这个过程发生得较早，创造了一个"合成窗口"。此外，PTH 会引起吸收陷窝的过度骨填充，从而增加了净骨形成。

成骨细胞数量的增加可通过提高其祖细胞的产生速率、降低成骨细胞凋亡速率或两者结合来实现。研究表明，慢性和间歇性的 PTH 增加通过不同的机制增加了小鼠成骨细胞数量。成骨细胞数量的增加和间歇性 PTH 的合成代谢作用可能是通过抑制成骨细胞凋亡和促进成骨细胞祖细胞定向分化来实现的。饮食中钙缺乏或持续增加外源 PTH 引起的内源性激素的缓慢升高对成骨细胞的存活没有影响，但抑制了骨形成抑制因子硬骨素（骨细胞分泌）的表达而加速了成骨细胞生成（如第 15 章所述）。

3.2.5　骨衬细胞

骨基质合成完成后，一些成骨细胞转变为骨衬细胞。骨衬细胞静止覆盖在骨表面，其扁平形态被认为表示其基质合成的活性低。骨衬细胞的功能尚不清楚，但它们可能是成骨前体细胞的来源。最新研究表明，PTH 或抗硬骨素抗体可刺激骨衬细胞转化为有活性的成骨细胞。这可能有利于这些合成代谢药物引起的快速增加的骨形成。

有研究表明骨衬细胞参与调节矿化骨和骨髓细胞外液之间钙离子的交换。该机制尚不清楚，可能是骨衬细胞通过间隙连接与骨基质中的骨细胞连接，进而参与了骨内部与骨表面或骨髓细胞之间的矿物质和其他代谢物交换。大量证据支持骨衬细胞可能在骨重建中发挥重要作用，它们从骨表面收缩，一层骨衬细胞组成一个穹顶样结构，覆盖在 BMU 的破骨细胞和成骨细胞上方，并在其间形成一个腔室。形成穹顶的细胞仍然存在争议。最初认为是骨衬细胞本身，但随着研究的深入，发现该层细胞携带不同于骨衬细胞的标记，表明它们可能有不同的来源。该层细胞包裹骨髓的成骨前体细胞，并被提供破骨细胞前体的造血祖细胞的血管穿过。因此，穹顶层细胞、毛细血管、骨细胞、破骨细胞和成骨细胞形成了一个与部分骨髓分开的隔室，称为骨重建室（BRC，图 3.10）。触发骨衬细胞收缩并在骨表面特定区域形成 BRC 的信号还不明确。研究表明，破骨细胞聚集和吸收之前，有骨细胞的过早凋亡。因此，凋亡的骨细胞可能释放诱导骨衬细胞收缩的分子，从而促进破骨细胞前体进入骨表面。骨细胞既表达刺激破骨细胞增殖的 M-CSF，又表达促进破骨细胞分化的主要细胞因子诱导剂 RANKL，这些因子都可以调节 BRC。尚不确定是骨细胞树突中与膜结合的 RANKL，还是骨小管中骨细胞释放的可溶性 RANKL，诱导了 BRC 中破骨细胞的分化。随后，被吸收的骨基质释放的因子刺激前成骨细胞增殖和分化为成熟的成骨细胞。因此，BRC 为破骨细胞和成骨前体细胞的分化提供了支持环境，并且受激素和力学刺激的调节，从而对骨重建进行精确调节。

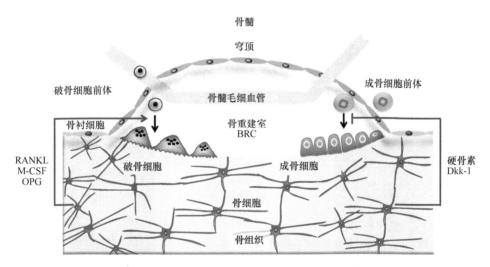

图 3.10　骨重建室。当骨细胞感知骨吸收的需求时，会将信号发送到骨衬细胞，骨衬细胞从骨表面收缩并形成称为骨重建室（BRC）的结构。破骨细胞前体通过骨髓毛细血管被运输到 BRC，受到促进和抵抗破骨生成的因子[肿瘤坏死因子配体超家族成员 11/NF-κB 受体激活蛋白配体（RANKL）]、巨噬细胞集落刺激因子（M-CSF）和源自骨细胞的骨保护素（OPG）等的调控，分化为成熟的破骨细胞，并起始骨重建。来自骨髓或循环系统的成骨细胞前体响应被吸收的骨基质释放的因子而分化为成熟的成骨细胞。成骨细胞的分化和功能受到骨细胞来源分子（包括硬骨素和 Dkk-1）的调节

3.3　骨 细 胞

骨细胞是成骨细胞分化来的，在骨沉积过程中被包埋，并规则地分布在整个矿化骨基质中（图 3.7）。骨细胞是骨骼中最丰富的细胞，占基质和骨表面细胞的 90% 以上。骨细胞能响应力学和激素刺激调节成骨细胞和破骨细胞的功能。

3.3.1　骨细胞的形态和功能

骨细胞被包埋在陷窝中，并沿矿化基质内的狭窄小管伸出树突状突起（图 3.11）。骨细胞的形态受到编码细胞突触形成和分支的一些基因影响，如 *E11/PDPN/GP38*（编码平足蛋白）、*CD44* 和 *PLS3*（编码丝束蛋白），它们也在神经元中表达，使骨细胞在体内和体外培养中都维持特有的形态。使用显微镜进行定量分析显示，

每个骨细胞平均有 50 个突触，相邻骨细胞的突触相互接触，并通过小管内的间隙连接进行通信交流。在皮质骨中，小管可到达骨外膜和皮质骨内表面，在松质骨中也可到达毗邻骨髓的表面。陷窝–小管系统也能运输由骨细胞产生和分泌的蛋白质，使其在细胞、骨表面或骨髓中发挥作用。例如，硬骨素 SOST 由骨细胞而不是骨中其他细胞分泌，在小管中能检测到高水平的 SOST（图 3.11）。SOST 能有效拮抗 BMP 家族的一些蛋白质，并与 LRP5/6 结合，阻止 Wnt 信号的激活。BMP 和 Wnt 对于成骨细胞形成是至关重要的，因为它们为多能间充质干细胞向成骨细胞系的分化提供了初始的、必要的刺激。它们还调节成骨细胞的活性。最近的研究表明，LRP4 作为一种伴侣分子与硬骨素结合，促进硬骨素与 LRP5/6 的结合，从而拮抗 Wnt 信号。

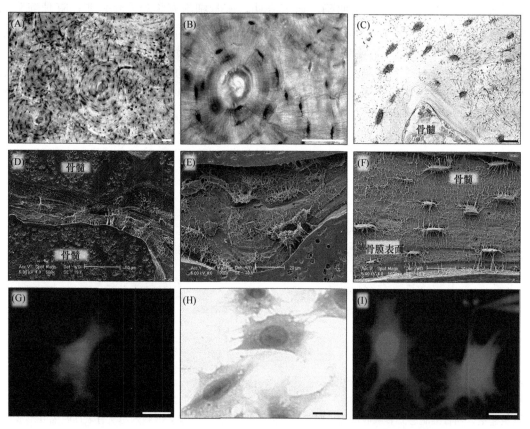

图 3.11　骨细胞形态。（A 和 B）人皮质骨中骨细胞的空间定位，显示有组织的骨片层围绕着哈弗斯管、骨细胞陷窝和小管。（C）用抗体标记的小鼠椎骨骨细胞中硬骨素的表达及分布。（D～F）酸蚀刻扫描电镜显示小鼠椎骨分布广泛的骨细胞网络，将骨细胞和其他骨细胞、松质骨骨髓（D 和 E），以及骨髓和皮质骨的骨外膜表面（F）连接到一起。（G）8kb 的 DMP-1-绿色荧光蛋白（GFP）标记的新生小鼠颅骨中的骨细胞。（H 和 I）苏木精–伊红染色（H）或稳定转染 GFP（靶向细胞核但也在细胞质中表达）的 MLO-Y4 骨细胞系（I）。标尺：A～D 为 50μm；E～I 为 20μm

　　如今，已经公认骨细胞是力感受细胞。成骨细胞和破骨细胞在骨中仅短暂表达，数量少且位置多变。而骨细胞分布在整个骨中，并且寿命长。骨细胞是一个功能细胞复合体的核心成员，该复合体从矿化的骨基质延伸到骨表面和骨髓，并能到达血管。骨细胞的特殊位置使其能够感受到力学信号（应变或流体）及血液中因子（离子或激素）水平的变化，并放大信号使骨能适应性地响应外界环境。

　　骨细胞能调节成骨细胞和破骨细胞的功能。骨细胞响应力学和激素刺激，产生和分泌因子（如 OPG、RANKL 和硬骨素），通过旁分泌或自分泌机制影响其他骨组织细胞，也分泌激素[如成纤维细胞生长因子 23（FGF-23）]通过内分泌机制影响其他组织。

　　当骨细胞检测到疲劳引起的微损伤时，能向破骨细胞发出信号，通过骨重建来诱导受损骨修复。它们还通过骨塑建来调节骨量和几何形状的局部变化，从而对力学负荷做出响应。此外，骨细胞还能检测到血液中激素（如 PTH）水平的变化，并通过改变骨形成和吸收的速率做出响应。

3.3.2　骨细胞的生成和成熟

5%～20% 的成熟成骨细胞被埋在其生成的基质中，随后矿化形成骨细胞（图 3.11）。骨细胞的形成过程一直被认为是随机的。然而，现在认识到一些成骨细胞可能会延伸出突起并与已经包埋的骨细胞相接触，从而导致其分化为骨细胞。特别是膜相关蛋白包括 E11/平足蛋白/gp38 和 MMP-14 的表达对于骨细胞突触和小管形成是必需的。这一证据支持骨细胞形成是一种由基因表达驱动的活跃过程。然而，决定哪些成骨细胞能成为骨细胞的机制仍然不清楚。

骨细胞的形成是成熟成骨细胞的三种命运之一，另外两种是成为骨衬细胞和发生凋亡。因此，可以预期的是改变成骨细胞命运会影响骨细胞的形成。与该观点一致的是，间歇性施用 PTH 抑制成骨细胞凋亡会导致骨细胞密度增加。然而，这种激素的作用是否伴随着成骨细胞–骨细胞转化所需基因表达的变化，仍然是未知的。

骨细胞表达成骨细胞表达的大部分基因，包括编码成骨细胞特异性转录因子和蛋白质等的基因，但是它们的表达水平可能不同。例如，骨细胞中 ALP 和 Ⅰ 型胶原的表达相对较低，而骨钙素和 PTH 受体的表达较高。角蛋白聚糖是属于富含亮氨酸的蛋白聚糖家族的 ECM 蛋白，由于其在骨细胞中的表达大大降低，因此可作为成骨细胞的标志物。

与矿化和磷酸盐代谢有关的蛋白质（表 3.1），在骨细胞中比成骨细胞中丰富，包括磷酸盐调节中性内肽酶、牙本质基质蛋白 1（DMP-1）、细胞外基质磷酸糖蛋白（MEPE）和 FGF-23。骨细胞还表达高水平的骨形成抑制剂 Dickkopf-1（Dkk-1），而 *SOST* 基因（编码 Wnt 拮抗剂和骨形成抑制剂硬骨素）在骨细胞中表达，在成骨细胞中不表达（图 3.11，表 3.1）。

表 3.1　骨细胞基因表达

分组	蛋白质	表达部位	功能
1	E11/平足蛋白/gp38	早期，正在包埋的骨细胞	参与突触的形成
	CD44	与成骨细胞相比，骨细胞含量高	作为透明质酸受体，与 E11 相关并与细胞骨架相连
	丝束蛋白	所有骨细胞	参与突触分支
	MMP-14	骨细胞基质降解	参与骨小管形成
2	PHEX	早期和晚期骨细胞	参与磷酸盐代谢
	MEPE/OF45	晚期成骨细胞直到骨细胞	作为骨形成的抑制剂参与磷酸盐代谢
	DMP-1	早期和成熟骨细胞	参与磷酸盐代谢与矿化
	FGF-23	早期和成熟骨细胞	参与磷酸盐代谢
3	Dkk-1	成骨细胞，早期和成熟骨细胞	作为骨形成抑制剂
	硬骨素	晚期骨细胞	作为骨形成抑制剂
4	RANKL	骨细胞	促进破骨细胞分化与存活
	M-CSF	骨细胞	作为前破骨细胞和破骨细胞的增殖和存活因子
	OPG	骨细胞	作为破骨细胞分化抑制剂

注：骨细胞表型与形态和功能相关蛋白质的表达有关，可能在骨细胞发育和成熟的不同阶段发生变化。主要分为四类：①突触形态和骨小管形成有关的蛋白质，可促进骨细胞埋入骨基质；②磷酸盐代谢和基质矿化有关的蛋白质；③调节骨形成的蛋白质；④调节骨吸收的蛋白质。DMP-1. 牙本质基质蛋白 1；FGF-23. 成纤维细胞生长因子 23；M-CSF. 巨噬细胞集落刺激因子；MEPE. 细胞外基质磷酸糖蛋白；OPG. 骨保护素；PHEX. 磷酸盐调节中性内肽酶；RANKL. 肿瘤坏死因子配体超家族成员 11/NF-κB 受体激活蛋白配体

3.3.3　骨细胞凋亡：结果和调节

骨细胞的寿命很长。然而，像成骨细胞和破骨细胞一样，骨细胞最终也死于凋亡。糖皮质激素过量、雌激素撤退和力学废用会引起骨脆性综合征，包括骨细胞活力的下降。双膦酸盐的抗骨折作用可能部分

是由于维持了骨细胞的活力，而不能完全归功于骨矿物质密度的增加。

3.3.4 通过力学刺激维持骨细胞活力

骨细胞通过细胞膜上的一些富含整合素和黏着斑蛋白的位点，以及骨细胞与骨小管壁上的横向系带与 ECM 相互作用。由力学加载引起的小管中液体流动可能会引起 ECM 变形、剪应力和/或系带张力。骨细胞膜上的这种周向应变改变，通过整合素丛集、整合素与黏着斑处细胞骨架和酶的相互作用，转化为细胞内信号。拉伸或脉动流体所产生的生理水平的应变可阻止体外培养的骨细胞凋亡。研究表明，力转导为细胞内信号，需要在质膜的小窝蛋白富集区域组装成一个包含整合素、细胞骨架蛋白、Src 和 FAK 等激酶在内的分子复合物，随后激活 ERK 通路，促进骨细胞存活。力诱导成骨细胞和骨细胞中 ERK 的激活离不开雌激素受体（ER）的非配体功能。因此，缺乏 ERα 和 ERβ 的小鼠对力的成骨响应较差。

力也能调节体内骨细胞的寿命。在不受力的骨或暴露于高水平力学应变的骨中都发现了凋亡的骨细胞。在这两种情况下，在破骨细胞吸收增加之前，都观察到骨细胞凋亡的增加，并且凋亡的骨细胞聚集在即将被破骨细胞消化的区域。这些发现表明，死亡的骨细胞反过来成为破骨细胞招募和导致骨吸收增加的信号。为了验证这一观点，在转基因小鼠中靶向去除骨细胞能够诱导破骨细胞的募集和吸收，导致骨质流失。有待确定的是，活的骨细胞是否持续产生抑制破骨细胞募集的分子，或者在经历凋亡的过程中骨细胞是否产生了破骨细胞生成信号。雌激素和双膦酸盐能抑制骨细胞凋亡，提示骨细胞活力的维持可能是这些药物导致骨重建缺失的原因。

3.3.5 骨细胞的衰老和凋亡

骨细胞的功能之一是检测微损伤并触发其修复。在骨衰老过程中，会有微损伤的积累和骨细胞密度的下降，同时伴有空陷窝的增加，这是骨细胞过早死亡的一个指标。骨细胞密度下降也可能是增加的成骨细胞凋亡引起的。而骨细胞凋亡的增加可能是由于老年人的体力活动下降，从而导致骨骼负荷降低，骨中活性氧积累和/或内源性糖皮质激素水平增加（见下文）。骨细胞在微损伤修复中的作用比较明确，与年龄相关的骨细胞丢失可能是随年龄增长而出现的骨量和骨质量不匹配的原因之一。

3.3.6 激素调节骨细胞寿命

雌激素和雄激素的缺乏会促进骨细胞的凋亡。雌激素和雄激素可抑制骨细胞和成骨细胞的凋亡。雌激素和雄激素的这种抗凋亡作用是由于经典的性激素受体通过非基因组作用机制迅速激活了 Src/Shc/ERK 信号通路。这种效应只需要激活受体的配体结合区域，而不像经典的受体蛋白的基因调控，需要受体的核转位。

增强糖皮质激素的作用也能诱导骨细胞凋亡。这可能是由于类固醇有免疫抑制作用，或者是由于年龄增长引起了内源性激素的增加，或者是由于雌二醇 17β-脱氢酶 1/11β-羟基类固醇脱氢酶 1（11β-HSD1）表达增加，该酶将激素从非活性形式转化为活性形式，放大了糖皮质激素的作用。糖皮质激素的骨细胞凋亡作用依赖于糖皮质激素受体。糖皮质激素诱导骨细胞和成骨细胞凋亡的原因是激素对这些细胞的直接作用，因为 11β-HSD2 的过表达会特异性地抑制成骨细胞中糖皮质激素的生成，从而抑制细胞凋亡。向体外培养的骨细胞中添加糖皮质激素会干扰整合素通过 FAK 介导的细胞存活信号而使细胞脱离基质，进而促进细胞凋亡。在这种机制中，Pyk2 被磷酸化，随后激活促凋亡的丝裂原活化蛋白激酶/c-Jun 氨基端激酶信号。此外，糖皮质激素的促凋亡作用也可能是抑制了局部产生的抗凋亡因子，包括胰岛素样生长因子 1（IGF-1）和 IL-6 型细胞因子，以及 MMP，或者是通过刺激 Wnt 拮抗剂 sFRP-1 而促进细胞凋亡。

3.3.7 骨细胞调节骨形成：硬骨素

骨细胞表达硬骨素，硬骨素拮抗 BMP 蛋白家族的几个成员，还与 LRP4 和 LRP5/6 结合，阻止了经典的 Wnt 信号。BMP 和 Wnt 提供了最初的和关键的刺激，促使多能间充质干细胞分化为成骨细胞，因此它们对骨形成是至关重要的。人类缺失硬骨素会导致高骨量疾病如全身性骨皮质增厚症（又称 van Buchem 综合征）和骨硬化症。此外，使用硬骨素抗体会促进骨形成，恢复啮齿动物卵巢切除术中丢失的骨。相反，硬骨素过表达的转基因小鼠骨量降低。综上所述，这些证据表明，源自骨细胞的硬骨素对间充质干细胞向成骨细胞分化的早期阶段具有负反馈调节作用（图 3.12）。

3.3.8　骨细胞调节骨吸收：RANKL 和 OPG

骨吸收的机制尚未完全明确。调节骨重建的一个重要因素是局部骨损伤或微损伤后的骨细胞凋亡，它向骨衬细胞发出信号，形成 BRC（图 3.10）。凋亡的骨细胞可能通过两种方式调节破骨细胞前体的募集和分化。首先，骨细胞凋亡可能通过诱导基质细胞或成骨细胞分泌 RANKL 来间接刺激破骨生成。其次，骨细胞通过表达和分泌 RANKL，可以直接诱导破骨生成。在体外，骨细胞表达的 RANKL 水平比成骨细胞和 BMSC 高。在体内，小鼠骨细胞缺失 RANKL 可导致严重的骨硬化，并可以抵抗尾悬吊（模拟失重）引起的骨质流失，这验证了骨细胞是体内 RANKL 的主要来源。此外，骨细胞分泌 OPG，OPG 与 RANKL 竞争破骨细胞上的受体。与成骨细胞一样，骨细胞中 OPG 的分泌受到 Wnt-β-catenin 通路调节，骨细胞缺乏 β-catenin 的小鼠由于破骨细胞数量增加而出现骨质疏松，而成骨细胞功能正常。此外，新的实验证据也指出骨细胞是骨分泌 M-CSF 的另一个来源。总之，这些新发现表明骨细胞通过直接和间接调节破骨细胞和成骨细胞的分化与功能来调节骨重建（图 3.12）。

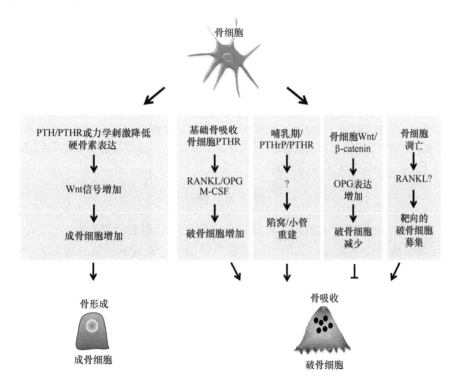

图 3.12　骨细胞对成骨细胞和破骨细胞产生和功能的调节。骨细胞通过硬骨素调节骨形成。甲状旁腺激素（PTH）升高或局部力学加载引起的骨形成与硬骨素表达的降低有关。骨细胞通过促破骨生成和抗破骨生成的细胞因子来调节骨吸收。在基础条件下，受 RANK 配体[肿瘤坏死因子配体超家族成员 11/NF-κB 受体激活蛋白配体（RANKL）]调控，由 PTH 升高或哺乳期的甲状旁腺激素相关蛋白（PTHrP）的增加引起，通过与骨细胞表达的 PTH 受体（PTHR）相互作用来诱导骨吸收。骨细胞中 Wnt 信号的激活促进了 OPG 的表达，抑制骨吸收。制动、疲劳载荷、性激素缺乏或白喉毒素受体信号激活等都能诱导骨细胞凋亡，骨细胞凋亡可能是通过促进 RANKL 的表达，将破骨细胞募集到特定区域并促进骨吸收

3.3.9 骨细胞对骨矿化的调节

50%～70%的骨基质是矿物质。当成熟的成骨细胞被胶原基质包围并分化为骨细胞时，矿物质沉积将类骨质转变为矿化的骨。转基因小鼠研究表明，骨细胞积极地参与了骨矿化的调节。晚期成骨细胞和骨细胞表达 DMP-1 和 MEPE，它们是小的整合素结合配体 N-连接糖蛋白（SIBLING）家族的成员，可以在陷窝和小管壁被检测到。DMP-1 在发育过程中对于骨矿化不是必需的，但成年 DMP-1 缺陷小鼠表现出骨细胞形态异常和矿化改变（图 3.13）。相比之下，MEPE 是一种矿化抑制剂，MEPE 缺乏的小鼠骨密度增加，而作为 MEPE 裂解产物的 ASARM 可以在体内和体外阻断矿化过程。DMP-1 和 MEPE 均由力响应基因编码，其表达的改变降低了力学刺激诱导的骨细胞周围基质的矿化。

骨细胞表达和分泌的 FGF-23 是一种调节肾脏磷酸盐重吸收并通过改变磷酸盐的循环水平而影响骨矿化的激素。FGF-23 通过与成纤维细胞生长因子受体 1（FGFR-1）/ Klotho 受体复合物结合直接激活骨细胞和成骨细胞内信号，并在体外抑制成骨细胞分化和基质矿化，提示 FGF-23 不仅可以调节全身性磷酸盐水平，还可以调节局部骨矿化。

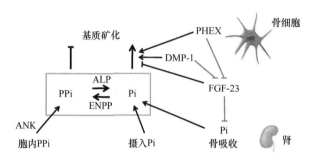

图 3.13　骨细胞对矿化和磷酸盐代谢的调控。骨基质矿化受无机磷酸盐（Pi）和无机焦磷酸盐（PPi）之间的平衡控制。过量的 Pi 会诱导矿化，过量的 PPi 则会抑制矿化。细胞外基质中的 Pi 水平取决于膳食摄入量及其在碱性磷酸酶（ALP）催化时从 PPi 合成的速率。PPi 的水平依赖于 Pi 在外核苷酸焦磷酸酶/磷酸二酯酶（ENPP）作用下的转化，以及渐进性强直蛋白（ANK）将其从细胞内向外的转运。骨细胞表达的蛋白质调节矿化作用。例如，成纤维细胞生长因子 23（FGF-23）能抑制矿化，可能是由于抑制了 Pi 在肾脏中的重吸收，从而降低了 Pi 的水平。而磷酸盐调节中性内肽酶（PHEX）和 DMP-1 诱导矿化，可能是由于抑制了 FGF-23 从而增加了循环中的 Pi

练 习 题

1. 简述两种调控破骨细胞凋亡的机制，以及它们在衰老时会不会受到影响。

2. Wnt 信号可调节成骨细胞数量，其如何促进因力学加载后骨细胞密度的增加？

3. 从形态、生命周期和基因表达这几个方面考虑，骨细胞有哪些特点被认为与其力学响应功能相关？

4. 骨细胞 β-catenin 信号对于骨稳态维持是必需的。骨细胞产生的硬骨素如何影响成骨细胞和破骨细胞？

5. 破骨生成在很大程度上受 RANKL-OPG 系统的调节。简述该调节作用，并讨论 RANKL 和 OPG 的来源。

6. 简述破骨细胞如何产生骨吸收的酸性环境，有哪些疾病是由这一过程的破坏引起的？

推荐阅读文献目录

1. Aubin JE. Mesenchymal stem cells and osteoblast differentiation. In: Bilezikian JP, Raisz LG, Martin TJ, eds. Principles of Bone Biology. San Diego, San Francisco, New York, London, Sydney, Tokyo: Academic Press; 2008: 85-107.
2. Balemans W, Van Hul W. Human genetics of SOST. J. Musculoskelet. Neuronal Interact. 2006; 6(4): 355-356.
3. Bellido T. Downregulation of SOST/sclerostin by PTH: a novel mechanism of hormonal control of bone formation mediated by osteocytes. J. Musculoskelet. Neuronal Interact. 2006; 6(4): 358-359.

4.　Bellido T. Osteocyte apoptosis induces bone resorption and impairs the skeletal response to weightlessness. BoneKEy-Osteovision. 2007; 4(9): 252-256.

5.　Bellido T. Osteocyte-driven bone remodeling. Calcif. Tissue Int. 2014; 94(1): 25-34.

6.　Bonewald LF. The amazing osteocyte. J. Bone Miner. Res. 2011; 26(2): 229-238.

7.　Bruzzaniti A, Baron R. Molecular regulation of osteoclast activity. Rev. Endocr. Metab. Disord. 2006; 7(1-2): 123-139.

8.　Delgado-Calle J, Sato AY, Bellido T. Role and mechanism of action of sclerostin in bone. Bone. 2017: 9629-9637.

9.　Eriksen EF. Cellular mechanisms of bone remodeling. Rev. Endocr. Metab. Disord. 2010; 11(4): 219-227.

10.　Feng JQ, Ye L, Schiavi S. Do osteocytes contribute to phosphate homeostasis? Curr. Opin. Nephrol. Hypertens. 2009; 18(4): 285-291.

11.　Jilka RL, Bellido T, Almeida M, et al. Apoptosis in bone cells. In: Bilezikian JP, Raisz LG, Martin TJ, eds. Principles of Bone Biology. San Diego, San Francisco, New York, London, Sydney, Tokyo: Academic Press; 2008: 237-261.

12.　Kramer I, Halleux C, Keller H, et al. Osteocyte Wnt/beta-catenin signaling is required for normal bone homeostasis. Mol. Cell. Biol. 2010; 30(12): 3071-3085.

13.　Lian JB, Stein GS, Javed A, et al. Networks and hubs for the transcriptional control of osteoblastogenesis. Rev. Endocr. Metab. Disord. 2006; 7(1-2): 1-16.

14.　Marotti G, Ferretti M, Muglia MA, Palumbo C, Palazzini S. A quantitative evaluation of osteoblast- osteocyte relationships on growing endosteal surface of rabbit tibiae. Bone. 1992: 13363-13368.

15.　Paszty C, Turner CH, Robinson MK. Sclerostin: a gem from the genome leads to bone-building antibodies. J. Bone Miner. Res. 2010; 25(9): 1897-1904.

16.　Plotkin LI, Bellido T. Osteocytic signalling pathways as therapeutic targets for bone fragility. Nat. Rev. Endocrinol. 2016; 12(10): 593-605.

17.　Quarles LD. Skeletal secretion of FGF-23 regulates phosphate and vitamin D metabolism. Nat. Rev. Endocrinol. 2012; 8(5): 276-286.

18.　Rowe PS. Regulation of bone-renal mineral and energy metabolism: the PHEX, FGF23, DMP1, MEPE ASARM pathway. Crit. Rev. Eukaryot. Gene Expr. 2012; 22(1): 61-86.

19.　Teitelbaum SL, Ross FP. Genetic regulation of osteoclast development and function. Nat. Rev. Genet. 2003; 4(8): 638-649.

20.　Xiong J, O'Brien CA. Osteocyte RANKL: new insights into the control of bone remodeling. J. Bone Miner. Res. 2012; 27(3): 499-505.

第4章　骨组织细胞功能的局部调节

莉莲·I. 普洛特金（Lilian I. Plotkin）[1]，亚历山德拉·阿吉拉尔-佩雷斯
（Alexandra Aguilar-Pérez）[1]，尼科莱塔·比维（Nicoletta Bivi）[2]

1 印第安纳大学医学院解剖学和细胞生物学系，美国印第安纳州印第安纳波利斯；
2 礼来公司实验医学实验室分析开发部，美国印第安纳州印第安纳波利斯

4.1　细胞因子和生长因子及其受体

在整个生命过程中，骨量是通过成骨细胞和破骨细胞的协同活动来维持的。为了达到平衡，骨组织细胞和骨髓细胞产生细胞因子来触发细胞间信号转导并调节骨吸收和骨形成。除了这些局部因子，激素也参与骨骼稳态的调节。激素与细胞因子/生长因子的主要区别在于激素是由腺体产生并释放到循环系统的，具有广泛的影响范围，而细胞因子/ 生长因子在体内许多不同的部位产生，具有局部效应。另一个重要区别是激素的生物冗余度很低，缺乏一种激素会对机体产生严重影响。而细胞因子和生长因子的作用通常有重合，一种因子的不足可以由其他的因子部分补偿。

4.1.1　定义：细胞因子与生长因子

局部产生的分子称为细胞因子或生长因子，这两个术语的区别是不明确的。最初，创造这些术语是为了区分影响免疫细胞（细胞因子）的因子和影响非免疫细胞的因子（生长因子）。但是，这种区别已经不存在了。根据定义，细胞因子是一种低分子量调节蛋白，由细胞产生并参与受体介导的细胞间通信。细胞因子通常通过自分泌（作用于产生该因子的同一细胞）或旁分泌（作用于产生该因子的细胞附近的细胞）机制影响细胞发育和功能，并以非常低的浓度（纳摩尔至皮摩尔）起作用。生长因子最初被描述为通过局部作用来诱导细胞增殖的分子。因此，诱导细胞增殖的细胞因子可以称为生长因子。在本章中，将细胞因子和生长因子一起考虑，称为局部产生的因子。

4.1.2　可溶性配体

骨组织细胞和骨髓中的细胞产生的分子会被释放出来，并以自分泌或旁分泌的方式起作用（图 4.1A）。一些细胞因子产生并释放到细胞外环境，在那里它们与基质结合。表达相应受体的细胞能够与这些基质结合的细胞因子相结合。其他细胞因子与可溶性受体结合，形成的细胞因子–可溶性受体复合物在缺乏受体的细胞中触发信号级联反应。可溶性受体可以通过蛋白酶[如肿瘤坏死因子受体（TNFR）和生长激素受体（GHR）]或磷脂酶[如睫状神经营养因子受体（CNTFR）]的作用由膜结合型受体酶切产生，也可以由受体[如白细胞介素-6 Rα（IL-6 Rα）和糖蛋白 130（gp130）]的 mRNA 通过选择性剪接生成。这些可溶性受体可能是：①配体的载体，使它们接近细胞膜受体；②细胞因子激动剂，与细胞膜上的共受体结合来进行信号转导；③拮抗剂，阻断细胞因子与其膜结合受体的相互作用（图 4.1B）。

4.1.3　膜结合配体

骨组织细胞的局部调节也可以通过膜结合配体来实现。在这种情况下，需要细胞之间的接触，因此，配体的作用仅限于邻近细胞（旁分泌信号转导）。这些受体–配体系统的激活可以是单向的，在这种情况下，表达配体的细胞在携带受体的细胞中诱导信号转导，如 TNF 受体超家族成员 11A[NF-κB 受体激活蛋

白（RANK）]-RANK 配体[肿瘤坏死因子配体超家族成员 11/NF-κB 受体激活蛋白配体（RANKL）]系统和 Notch 系统。膜结合信号也可以是双向的，细胞内的信号在表达配体和受体的细胞中均被激活，如肝配蛋白–肝配蛋白受体[ephrin-ephrin 受体（Eph）]系统。

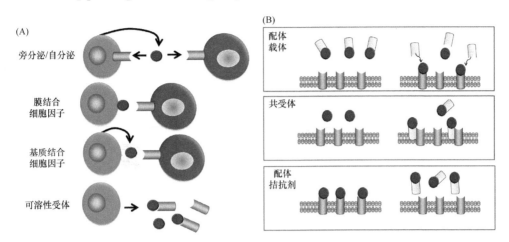

图 4.1　细胞信号的局部调节。（A）图示意了细胞产生的分子在同一细胞或其他细胞中诱导信号转导的几种模式。这些分子除了与膜结合受体结合外，还可与可溶性受体结合。（B）图展示了可溶性受体是如何调节细胞信号的，其可能通过携带配体接近表达相应受体的细胞，或在缺乏受体的细胞中作为辅助受体来激活信号（激动剂），或阻断配体与靶细胞受体的相互作用（拮抗剂）

4.1.4　受体分类

局部因子可以与 4 种常规细胞受体之一结合，这些受体是根据其结构和信号通路分类的。

1）具有内在蛋白激酶活性的受体：这些受体具有酪氨酸激酶活性[如胰岛素、表皮生长因子（EGF）、血小板衍生生长因子（PDGF）和巨噬细胞集落刺激因子（M-CSF）的受体]或丝氨酸激酶活性[如转化生长因子 β（TGF-β）、激活素、抑制素和骨形态发生蛋白（BMP）的受体]。

2）TNF/FasL 受体：该受体家族共享细胞外和细胞内结构域。细胞内结构域包含死亡结构域，这是诱导细胞凋亡所必需的，如 TNF 和 RANK 受体。

3）G 蛋白偶联受体：是含有七次跨膜结构域的受体。配体结合导致下游激酶的激活和离子通道的调节，如白介素-8（IL-8）和内皮素受体。

4）红细胞生成素/干扰素受体：一个庞大的家族，称为细胞因子受体超家族，本身缺乏激酶活性。这些受体能与细胞质激酶结合，如干扰素和 IL-6 型细胞因子受体。

4.1.5　信号转导级联反应

可溶性因子或膜结合分子与其细胞表面受体的结合触发受体细胞的生化转变，这种转变是细胞类型特异性的，并决定了靶细胞的反应。配体与受体的结合可导致酶活性增加、构象变化（允许分子间相互作用）或亚细胞定位发生变化。除此以外，这些信号通路还受到细胞内抑制剂的调控，这些抑制剂可以使酶失活或隔离级联反应的活性成分。配体-受体相互作用引起的一系列分子变化构成了信号转导的级联反应。这些信号级联反应的最终结果是激活或抑制转录因子及调控基因转录，从而导致细胞增殖、分化和/或细胞死亡。信号级联反应的激活也可能导致转录非依赖性事件的发生，包括 Ca^{2+}、活性氧、环腺苷酸（cAMP）和肌醇-3-磷酸等第二信使的产生和动员。

4.2　调节破骨细胞和成骨细胞分化与功能的局部因子

成骨细胞和破骨细胞分化与活性的时空调节是通过局部产生的因子诱导膜受体的激活来实现的。

尽管一些因子只影响一种特定的细胞类型,但绝大多数因子可以同时调节成骨细胞和破骨细胞的活性(表 4.1)。

表 4.1 局部因子对骨组织细胞的作用

因子	成骨细胞/骨细胞			破骨细胞		
	分化	功能(骨形成)	增殖或生存	分化形成	功能(吸收)	生存
BMP（BMP-2、BMP-4 和 BMP-6）	↑	↑	↓	↑（BMP-2）	↑	未知
ephrin-Eph	↑	未知	未知	↓	未知	未知
FGF-2	↓	↑	↑	↑, ↓	↑, ↓	未知
IGF	↑	↑	↑	↑	↑	
IL-1	↑	↓	↓	↑	↑	↑
IL-6	↑（通过 IL-6R 和 gp130,下调 Sox-2）	未知	↓	↑（通过↑RANKL 和↓OPG）	未知	未知
IL-8	未知	未知	未知	↑	↑	
IL-11	↑（通过 IL-11R 和 gp130）	↓	↓	↑（通过↑RANKL 和↓OPG）	未知	
IL-15	↑	↑（通过 IL-15RA）	未知	↑	未知	未知
IL-17	未知	未知	未知	↑（通过↑RANKL）	↑（通过↑RANKL）	↑（通过↑RANKL）
IL-18	未知	未知	↑	↓（通过↓OPG 和↑GM-CSF）	未知	未知
IL-33	未知	↑无影响	未知	↓	未知	未知
IL-32γ	未知	未知	未知	↑	↑（通过 TNF-α、IL-1β 和 IL-8 产生）	未知
M-CSF	未知	未知	未知	↑	↑	↑
Notch	↓	↓, ↑	未知	↓	↑	↑
PDGF	↓	↑	↑	未知	未知	未知
前列腺素	↑	↑, ↑（间歇性）, ↓（连续地）, ↑	↑	↑（通过↑RANKL）	↑（通过↑RANKL）	↑（通过↑RANKL）
PTHrP	↑	↑	↑	↑（通过↑RANKL 和↓OPG）	↑（通过↑RANKL 和↓OPG）	↑（通过↑RANKL 和↓OPG）
RANK-RANKL	未知	未知	未知	↑	↑	↑
TGF-β	↑	↑	↓, ↑	↑（通过↑RANKL） ↓（通过↓RANKL,↑OPG）	↑（通过↑RANKL） ↓（通过↓RANKL,↑OPG）	↑（通过↑RANKL） ↓（通过↓RANKL,↑OPG）
TNF-α	↓	↓	↓	↑	↑	↑
VEGF	↑	↑	↑	↑	↑	未知
Wnt	↑	↑	↑	↓（通过↑OPG,↓RANKL）	↓（通过↑OPG,↓RANKL）	↓（通过↑OPG,↓RANKL）

注:BMP. 骨形态发生蛋白;Eph. ephrin 受体;FGF. 成纤维细胞生长因子;IGF. 胰岛素样生长因子;IL. 白介素;M-CSF. 巨噬细胞集落刺激因子 1;OPG. 骨保护素;PDGF. 血小板衍生生长因子;PTHrP. 甲状旁腺激素相关蛋白;RANK. NF-κB/肿瘤坏死因子受体超家族成员 11A 的受体激活剂;RANKL. RANK 配体/肿瘤坏死因子配体超家族成员 11;VEGF. 血管内皮生长因子;↓. 减少;↑. 增加

4.3 调节破骨细胞分化和功能的因子

4.3.1 RANKL-RANK-OPG 系统

RANKL-RANK-OPG 系统对于破骨细胞形成和骨吸收至关重要。它由配体 RANKL 及其两个受体 RANK 和骨保护素/肿瘤坏死因子受体超家族成员 11B（OPG）组成。RANKL 和 OPG 由基质细胞、成骨细胞和骨细胞表达。在金属蛋白酶进行蛋白水解切割之后，RANKL 以跨膜蛋白和分泌蛋白的形式存在。RANK 作为跨膜蛋白由破骨细胞前体表达，而 OPG 是一种可溶性的分泌分子。RANK 和 OPG 的 N 端区域具有相似的结构，这使得 OPG 可以作为 RANKL 的诱饵受体。因为 RANKL 和 OPG 是可溶性分子，所以可以在血浆中定量其水平以检测骨吸收。

RANKL 和 RANK 之间的结合导致转录因子 NF-κB、c-Fos[活化蛋白 1（AP-1）的亚基]和活化的 T 细胞的核因子（NFATc1）激活，进而促使单核前体细胞分化为具有活性的多核破骨细胞。这些转录因子在破骨细胞形成中发挥关键作用，有以下一些实验结果的支持：缺乏 p50 和 p52（NF-κB 的亚基）、c-Fos 或 NFATc1 的小鼠完全缺乏成熟的破骨细胞。除了促进破骨细胞分化外，RANKL-RANK 信号还通过原癌基因酪氨酸蛋白激酶 Src 调控破骨细胞的活化和存活。RANKL 的促分化活性受 OPG 控制，OPG 通过中和 RANKL 保护骨骼以免过度吸收。RANKL 和 OPG 的比值被认为是骨吸收的关键决定因素。一些研究提出，可以通过增加 RANKL 和降低 OPG 来增加 RANKL 与 OPG 的比值以促进破骨生成。

全身性 RANK 和 RANKL 缺陷的小鼠及高水平表达 OPG 的转基因小鼠具有非常相似的表型，即由于缺乏破骨细胞而导致的严重骨硬化症。另外，OPG 缺乏的小鼠由于破骨细胞数量和活性的增加而骨量减少。但外源给予非常高剂量的 OPG 可抑制小鼠的骨吸收。通过将 OPG 与人免疫球蛋白 G1（IgG1）的 Fc 片段融合，可以生成更有效的 OPG 衍生物，从而将 OPG 的活性提高约 200 倍。但是，当对患者给药时，这种化合物也产生免疫反应，由于担心引发针对 OPG 的自身免疫反应，它的生产被停止了。同样地，也有一种 RANK-Fc 融合蛋白可用来治疗低骨量。然而，这种化合物用于人类也会产生高滴度活化的抗内源性 RANK 的抗体和高钙血症，因此也被停止生产了。一种完全人源化的抗 RANKL 抗体已被批准用于治疗骨质疏松症、双膦酸盐难以治愈的恶性高钙血症及与癌症相关的骨质流失。

自 20 世纪 90 年代初以来，甚至在发现和克隆 RANKL 与 OPG 基因之前，人们已普遍认为基质细胞和成骨细胞是破骨细胞活化因子的主要来源，认为它们是骨吸收协调的主要参与者。两篇同时发表的报道质疑了这一观点，认为 RANKL 在骨细胞中的含量比成骨细胞中的高出 10 倍以上，而且 RANKL 的骨细胞特异性缺失足以引起骨表型。这些发现证明了骨细胞衍生的 RANKL 在体内对基础骨重建的重要性。目前尚不清楚骨细胞 RANKL 是主要作为跨膜蛋白起作用，还是作为一种可溶性分子发挥作用，即是否需要细胞与表达 RANK 的细胞接触以促进破骨生成。

富含亮氨酸重复序列的 G 蛋白偶联受体（LGR4，也称为 GPR48）已被确定是 RANKL 的第二受体。LGR4 在破骨细胞中表达，可以通过 RANK-TRAF6 和 Gαq-NFATC1 信号负调控其分化和功能。LGR4$^{-/-}$ 小鼠的破骨细胞活性增加，骨量减少。添加可溶性 LGR4 胞外结构域可以逆转 RANKL 介导的骨质流失。

与 RANKL 相似，OPG 长期以来被认为主要由成骨细胞产生。但是研究表明，与成骨细胞中检测到的 OPG 相比，骨细胞也表达高水平的 OPG。此外，OPG 的表达可以通过骨细胞中 Wnt 信号的激活或 GJA1[编码间隙连接 α-1 蛋白/间隙连接蛋白 43（Cx43）]的特异性缺失来调节。重要的是，小分子的 OPG（60kDa）可以通过陷窝-小管系统扩散，从而影响存在于骨髓中的破骨细胞前体。已发现低水平的 OPG 与高水平的循环 RANKL 相关，因此 OPG 除了充当 RANKL 的诱饵受体外，还能够抑制 RANKL 的脱落（从细胞膜上的切割）。

4.3.2 巨噬细胞集落刺激因子

巨噬细胞集落刺激因子（M-CSF）（由 *CSF1* 基因编码）是一种分泌型分子，可促进单核巨噬细胞的增殖、存活和分化，以及成熟破骨细胞的细胞骨架重组、细胞铺展和迁移。M-CSF 由成骨细胞和其前体产生，但骨细胞也产生大量的 M-CSF。M-CSF 以膜结合和分泌两种不同的生物活性形式存在，这是 *CSF1* 基因的选择性剪接所致。骨细胞、成骨细胞和基质细胞都可以表达这两种形式。可溶性的 M-CSF 也可以通过膜结合型的胞外域切割产生，这种机制需要金属蛋白酶解聚素和含金属蛋白酶结构域的蛋白质 17/TNF-α 转换酶（ADAM 17/TACE）的参与。在 *CSF1* 基因编码区突变的小鼠中，也称为 op/op 小鼠，破骨细胞的数量明显减少，导致严重的骨硬化症。但是，随着动物年龄的增长，这种表型消失了，这表明其他细胞因子，如粒细胞-巨噬细胞集落刺激因子（GM-CSF），可以弥补 M-CSF 的缺失。

M-CSF 的受体是 CSF-1R/c-Fms。c-Fms 由多能造血细胞、单核巨噬细胞祖细胞、单核细胞、组织巨噬细胞和破骨细胞表达。通过金属蛋白酶的作用降低细胞表面受体 c-Fms 的水平，可以抑制 M-CSF 依赖的破骨细胞生成。M-CSF 与其受体的结合可诱导 Src 和磷脂酰肌醇 3-激酶（PI3K）与 c-Fms 的结合，进而通过激活与 Ras 相关的 C3 肉毒杆菌霉素底物（Rac-Rho）来触发丝裂原活化蛋白激酶（MAPK）和 Akt 的激活，以及肌动蛋白骨架重组。另外，RANK 的转录被促进，促使前体细胞向破骨细胞分化。在成熟的破骨细胞中，M-CSF 通过与整合素 $\alpha_v\beta_3$ 的协同作用来重塑肌动蛋白骨架，形成肌动蛋白环，这是破骨细胞活性的关键结构。

胚胎早期 *CSF1* 基因全部敲除的小鼠模型重现了骨硬化表型，表明缺乏 M-CSF 会损害成骨细胞和骨细胞的功能。在缺乏 M-CSF 的小鼠中，成骨细胞缺乏基质沉积所需的极性，胶原纤维排列紊乱；骨矿化呈斑片状，陷窝–小管系统发育不良；骨细胞凋亡率增加，促进矿化的牙本质基质蛋白 1（DMP-1）在骨细胞中的表达明显减少。这些有趣的发现表明，M-CSF 可能通过调节 DMP-1 的产生，以自分泌或旁分泌的方式影响骨细胞的功能。

4.4 影响成骨细胞分化和功能的因子

4.4.1 Wnt

Wnt 是一个分泌蛋白家族，参与细胞分化、增殖和凋亡的调控，并通过这些机制在整个生物体的发育和稳态中发挥关键作用。Wnt 首先在果蝇和小鼠中被分别鉴定，在果蝇中被鉴定为参与翅膀发育的无翼（*Wg*）基因，在小鼠中被鉴定为参与乳腺癌发展的 *Int-1* 基因。Wnt 的名称是通过两个同源基因 *Wg* 和 *Int* 组合而成的。Wnt 是一种脂质修饰的糖蛋白，人类 Wnt 配体家族中有 19 个成员，它们具有大约 35% 的同源性，有一些相互重叠和一些不同的功能。所有 Wnt 均包含 23～24 个保守的半胱氨酸残基和一个棕榈酸酯残基，该残基与第一个保守的半胱氨酸结合，接近分子的 N 端。Wnt 在骨中的作用已通过遗传研究阐明，在成骨细胞或生殖系细胞中其信号转导通路的不同组分被修饰。

Wnt 通过结合卷曲蛋白（FZD）受体家族 10 个成员中的一个或多个来诱导细胞内信号转导（图 4.2A）。FZD 是七次跨膜蛋白，其结构类似于 G 蛋白偶联受体。该家族的所有成员在 N 端均含有一个富含半胱氨酸的结构域构成配体结合位点和一个与细胞内分子相互作用的细胞质尾部。

Wnt 还与作为 Wnt 共受体的低密度脂蛋白受体相关蛋白 5（LRP5）和 LRP6 单次跨膜蛋白相互作用，它们包含与 Wnt 结合的大的胞外结构域和激活信号所需的细胞内结构域。在人类和动物中，功能获得和功能丧失突变已揭示了 LRP 在控制骨量方面的重要作用。*LRP5* 基因突变使蛋白质失活并导致骨质疏松症和失明，引起骨质疏松–神经胶质瘤综合征。此外，在许多研究中，*LRP5* 基因的多态性与骨量减少和骨折风险增加有关。相反，在 LRP5 突变的个体中，其特征是 Wnt 抑制剂 Dickkopf（Dkk-1）和硬骨素的结合受损（图 4.2B），受体内化降低，显示出高骨量和抗骨折能力。人类 *LRP5* 基因获得和失去功能对骨的影响都已在生殖细胞敲除 *Lrp5* 和成骨细胞 LRP5 过表达的小鼠模型中被研究。

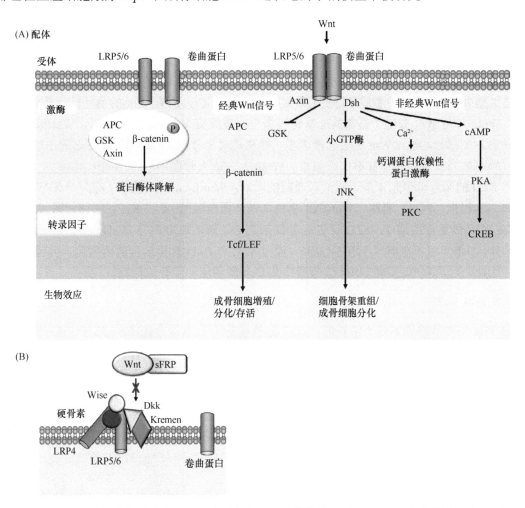

图 4.2　Wnt 激活的经典和非经典信号通路。（A）在不存在 Wnt 配体的情况下，β-catenin 与抑制分子结合，被磷酸化并被蛋白酶体降解。当 Wnt 结合到 LRP5/6 和卷曲蛋白受体时，GSK 失活，经典的 Wnt 信号通路被激活，β-catenin 转位至细胞核，启动 Tcf/LEF 诱导的转录引起成骨细胞的增殖、分化和存活。某些 Wnt 与卷曲蛋白受体结合引起 β-catenin 非依赖性的非经典信号通路激活，从而引起细胞骨架重组并诱导成骨细胞分化。（B）Wnt 信号受到与其结合的抑制剂调控，从而抑制了它们与 LRP5/6-卷曲蛋白的相互作用。抑制剂还可以通过与 LRP5/6 结合而使 Wnt 信号不能传递下去，LRP4（硬骨素和 Wise）或 Kremen（Dkk）促进了这种相互作用

　　LRP6 与 LRP5 有大概 70% 的同源性。人 *LRP6* 突变和多态性均与骨量减少有关。小鼠模型表明，*Lrp6* 的完全缺失是致命的，而 LRP6$^{+/-}$ 和 LRP5$^{-/-}$/LRP6$^{+/-}$ 可以成活，但表现出低的骨矿物质密度。同样，携带自发性 *Lrp6* 等位基因突变的小鼠由于骨吸收增加而显示出降低的骨矿物质密度，但成骨细胞数量和矿化正常。LRP5 缺失和 LRP6 缺失小鼠之间的表型差异表明 LRP5/6 参与了经典 Wnt 信号转导对骨形成的影响（见下文），而 LRP6 是正常骨吸收所必需的。

　　成骨细胞中 LRP5 的表达是否直接控制骨量，支持和反对都有一些证据。一些研究发现，骨细胞中 LRP5 的缺失会导致骨量减少，而过表达会导致骨量增加。另一组研究表明，LRP5 通过肠道中 5-羟色胺增加所介导的骨骼外的功能来影响骨量。两项研究结果不一致可能是由于小鼠的遗传背景、药物抑制剂的性质或用于评估骨表型的方法不同。

　　LRP4 是 LRP 蛋白家族的另一个成员，也在骨稳态中起作用。LRP4 与 Wnt 拮抗剂硬骨素和 Wise 结合（见下文）并促进其功能。因此，与 LRP5 和 LRP6 不同，LRP4 是 Wnt 信号的抑制因子。LRP4 基因

多态性与骨矿物质密度和骨折发生率的改变有关。*Lrp4* 缺失小鼠和 LRP4 等位基因突变的小鼠表现出肢体发育不良和多指并指畸形,而表达截短型 LRP4 从而缺乏跨膜结构域的小鼠表现出骨量减少和骨转换增加。成骨细胞缺乏 LRP4 的小鼠,通过调节硬骨素、Wnt/β-catenin 和腺苷 A2A 受体/RANK 信号相关通路促进了骨形成,抑制了破骨细胞分化和活性。在高骨量患者中发现有 LRP4 细胞外区域的突变,这减弱了 LRP4 与硬骨素的结合。

Wnt 是细胞外蛋白,但由于脂质修饰的存在,其穿膜活性很差。所有 Wnt 的胞外转运都是通过 Wntless 来实现的,Wntless 是 Wnt 分泌所必需的七次跨膜蛋白。在没有 Wntless 的情况下,Wnt 被保留在细胞内部分泌途径的各个部分,导致 Wnt 失去功能表型。特别是对于骨骼,用 Wnt-1-Cre 敲除小鼠 Wntless 同源基因会导致颅面缺陷和前后轴发育不良。但是,Wntless 在成人骨骼中的作用尚未阐明。

Wnt 与 FZD 的结合可引起 4 条不同信号通路的激活:Wnt-β-catenin 通路(称为经典 Wnt 信号通路)、非经典平面细胞极性(PCP)通路、Wnt-Ca^{2+}途径,以及蛋白激酶 A(PKA)途径(图 4.2A)。Wnt 与 FZD-LRP5/6 共受体复合物结合,FZD 通过一种尚未完全了解的机制诱导 Disheveled(Dsh)的磷酸化使其激活。另外,Dsh 可以不依赖于 LPR5-LRP6,通过 Wnt 与 FZD 直接结合被磷酸化,引起非经典信号通路的激活。因此,经典和非经典的 Wnt 信号通路从 Dsh 激活这一步分成两路。

4.4.1.1 经典 Wnt 信号

经典的 Wnt 信号通路通常是不活跃的。在缺乏 Wnt 但存在糖原合酶激酶-3β(GSK-3β)的情况下,β-catenin 通过与酪蛋白激酶 I(CKI)、腺瘤性结肠息肉病(APC)肿瘤抑制因子和支架蛋白毒素的结合而保持在较低水平。在 GSK-3β 和 CKI 磷酸化后,β-catenin 被 26S 蛋白酶体复合物降解。β-catenin 的核内水平较低,淋巴增强子结合因子(LEF)转录因子与 GROUCHO 形成复合物,从而抑制 Wnt 靶基因的转录。当经典的 Wnt(如 Wnt-1、Wnt3、Wnt-3a、Wnt-7a 和 Wnt-7b)与 FZD-LRP5/6 结合时,Dsh 被激活,导致 GSK-3β 磷酸化和失活。同时,LRP5/6 的胞质结构域被磷酸化并结合 Axin,这导致 APC-Axin-β-catenin 复合物的解体和 β-catenin 的释放,β-catenin 转位到细胞核中,与转录因子 LEF 结合并促进 Axin、Cx43、细胞周期蛋白(cyclin)D1 和 Smad6 等 Wnt 靶基因的转录。

有趣的是,成骨细胞和骨细胞中缺失 β-catenin 基因引起的骨量减少是由于低水平 OPG 引起的骨吸收增强,但缺乏 LRP5 受体小鼠的低骨量是由骨形成减少所致。这使得一些研究者得出结论,LRP5 不会介导成骨细胞中的 Wnt 信号转导。然而,去除 β-catenin 不仅会导致 Wnt 信号缺失,而且 β-catenin 在紧密连接和细胞骨架中的功能也丧失,这可能解释了两种模型的表型差异。但 β-catenin 是否确实介导了 LRP5 在骨骼中的作用尚存争议。

小鼠中经典 Wnt 的突变能引起人类骨骼疾病相关的骨表型变化。例如,手/脚畸形分裂是由 Wnt10b 的突变引起的,而小鼠中 Wnt10b 缺失导致骨体积减小和血清骨钙素的减少。此外,与 Wnt16 功能丧失相关的单核苷酸多态性与低骨矿物质密度和骨质疏松性骨折有关。Wnt16 可以增加 MTC3-E1 细胞的 OPG 水平,其 mRNA 在皮质骨中也高表达。此外,Wnt1 突变会导致骨骼脆性增加和成骨不全。

4.4.1.2 非经典 Wnt 信号

平面细胞极性(planner cell polarity,PCP)通路的激活是由某些 Wnt 与特定的 FZD 受体结合,然后激活 Dsh、小 GTP 酶 Rho 和 Rac,以及 MAPK/c-Jun 氨基端激酶(JNK)引起的。这导致细胞骨架重组、细胞迁移、细胞不对称建立,并最终起始组织形态发生。该通路与胚胎发生有关,在骨骼中与控制肢体形状和大小有关。用 PCP 基因 *Vangl2* 功能失去突变的小鼠模型证明了 Wnt-5a 下游的 PCP 激活是肢芽向远端延伸并限制肢体在宽度和厚度上扩展所必需的,这与患有 B 型短指和胎儿面容综合征(Robinow syndrome)的个体表型一致,后者是由 *ROR2* 基因(编码 Wnt-5a 共受体 ROR2)突变引起的骨骼疾病。Wnt-Ca^{2+}通路是激活特定的 Wnt 配体-FZD 受体对,导致细胞内 Ca^{2+}释放及 Ca^{2+}/钙调蛋白依赖性 PKA 和蛋白激酶 C（PKC）的激活。Wnt 还可以激活胚胎肌肉中的 cAMP-PKA 途径，导致转录因子 cAMP 反应元件结合蛋白（CREB）磷酸化，以及框蛋白 3（Pax3）和成肌因子 5（Myf-5）的转录。

非经典 Wnt 信号的激活与成骨细胞分化有关。非经典的 Wnt-4、Wnt-5a、Wnt-7b 和 Wnt-11 可促进间充质干细胞（MSC）向成骨细胞方向分化。尤其是由 Wnt-5a 诱导的信号转导可刺激人脂肪组织来源的间充质细胞向成骨方向分化并抑制脂肪生成。这种成骨作用是由 Rho 相关蛋白激酶 ROCK 所介导的。同样，力学刺激促进了 Wnt-5a 及其共受体 ROR2 的表达，从而导致 RhoA 激活，这是力学信号诱导 RUNX2 表达上调和间充质细胞向成骨细胞方向分化所必需的。

4.4.1.3 Wnt 信号抑制剂

Wnt 信号通路受几种蛋白质调节，包括抑制剂 Dkk、Kremen、硬骨素（SOST 基因的产物）、分泌型卷曲相关蛋白 4（sFRP-4）和 Wise。

4.4.2 Dickkopf

Dickkopf（Dkk）蛋白家族的 4 个成员（Dkk-1～Dkk-4），均包含两个富含半胱氨酸的结构域和一个 N 端信号肽，但蛋白水解过程和 N-连接的糖基化模式不同。Dkk-1 和 Dkk-2 通过同时结合一次跨膜蛋白 LRP5/6 和 Kremen 抑制 Wnt 信号转导。Dkk-1 是研究得最多的 Wnt 抑制剂之一，它的表达受到激素、生长因子[BMP、甲状旁腺激素（PTH）、TNFR-1 和糖皮质激素]和力学刺激的调节。Dkk-1 敲除小鼠头部形成受损，肢体形态异常。在 Dkk-1$^{+/-}$ 小鼠中敲除单个 Dkk1 等位基因并不致命，由于成骨细胞数量和骨形成增加，而骨吸收没有变化，小鼠的骨量增加。相反，成骨细胞过表达 Dkk-1 的小鼠由于成骨细胞数量和骨形成减少而导致骨量减少。一些导致高骨量的 LRP5 突变已被证明会削弱 Dkk-1 对 Wnt 信号的抑制。人源化抗 Dkk-1 抗体在体外可阻止 Dkk-1 对成骨细胞分化的抑制作用并增加成年雌性小鼠的骨量。

尽管已有结果表明 Dkk-2 在 Kremen 的存在下可抑制 Wnt 信号转导，但 Dkk2 缺失的小鼠出乎意料地表现为骨量减少、矿化缺陷、类骨质增加，以及成骨细胞基因 Bglap（编码骨钙素）和 OPG 表达减少。Dkk-2 缺失还导致 RANKL 表达上调和破骨生成增加。尽管在没有 Kremen 的情况下 Dkk-2 可以起到非常弱的 Wnt-β-catenin 激活剂的作用，但这不能解释 Dkk-2 缺失导致的骨量减少。Dkk-2$^{-/-}$ 小鼠的表型是由于缺乏对 Wnt 信号转导的抑制还是由于其他的 Dkk-2 功能尚待确定。Dkk-4 在骨中的功能尚未被研究，但在 Kremen 存在的情况下，Dkk-4 也能与 LRP5/6 结合并抑制经典 Wnt 信号通路。

4.4.2.1 Kremen

Kremen 蛋白 1 和 Kremen 蛋白 2 作为 Dkk-1 的共受体，可增强 Dkk-1 引起的 Wnt 信号的抑制。最初有报道说，单独的 Kremen 1 或 Kremen 2 基因敲除小鼠没有表现出骨表型的改变，这表明这两种 Kremen 是冗余的。后来的一份报告显示，Kremen 2 缺陷小鼠随年龄增长出现高骨量表型，在 24 周龄时骨形成和骨量增加。该研究还表明，Kremen 1 在多种组织中广泛表达，而 Kremen 2 主要在骨骼中表达。成骨细胞表达 Kremen 2 的转基因小鼠显示出 Wnt 信号活性的降低，并且成骨细胞成熟、骨形成减少和骨吸收增加导致骨量降低，这可能是由 OPG 表达降低引起的。Kremen 1 和 Kremen 2 双基因敲除（Kremen 1/2$^{-/-}$）小鼠表现出 Wnt 信号转导、骨量和骨形成的增加，其表型与 Dkk-1$^{+/-}$ 小鼠相似。此外，在 Kremen 1/2$^{-/-}$ 小鼠中去除一个 Dkk1 等位基因不会进一步增加骨量，这表明 Dkk-1 通过 Kremen 抑制骨形成。然而，Dkk1 的完全缺失是致死的，而缺少这两种 Kremen 蛋白的小鼠是可存活的，表明 Dkk-1 有一些不依赖于 Kremen 的功能。另外，已经表明在不存在 Dkk-1 的情况下，Kremen 1 和 Kremen 2 可以通过结合 LRP6 并增加其在质膜中的水平而发挥 Wnt 激动剂的作用。

4.4.2.2 硬骨素

硬骨素是 *SOST* 基因表达的分泌蛋白。2001 年研究证实了骨硬化症患者的 *SOST* 基因发生了突变，这种疾病是一种以并指、骨骼过度生长和硬化为特征的疾病，主要是颅骨。另一种与骨硬化症相似特征的遗传性疾病范·巴克病（van Buchem disease）也与 *SOST* 基因突变有关，是增强子而不是编码序列发生了突变导致硬骨素的表达减少。在常染色体显性遗传性颅骨骨干发育异常的患者中也发现了硬骨素分泌信号的突变，导致分泌的硬骨素减少。这些 *SOST* 基因突变几乎只导致骨骼表型变化，表明硬骨素仅在骨中表达。尽管逆转录聚合酶链反应表明 *SOST* mRNA 在不同组织中表达，但是硬骨素仅在骨骼中表达，特别是在骨细胞中表达（参见第 3 章）。

硬骨素最初被认为是 BMP 抑制剂，因为它与 BMP 拮抗剂同源。但是后来发现硬骨素与 BMP 的结合亲和力很低。相反，现在认为硬骨素通过一种需要 LRP4 的机制与 LRP5/6 结合而抑制 Wnt 信号。组织学分析显示 *SOST* 基因敲除小鼠表现出骨形成和骨量增加。相反，体内硬骨素的获得功能引起基因启动子的过度表达，减少了骨内膜或骨外膜的骨形成。同时，硬骨素已被证明是骨细胞介导的力学负荷响应的关键调节因子。另外，已经显示硬骨素通过在体外促进 RANKL 表达和在体内增加 RANKL 与 OPG 的比值来刺激骨细胞的破骨生成。这种作用是否由 LRP5/6 介导，以及它是否依赖于经典的或非经典的 Wnt 信号转导尚待确定。

4.4.3 分泌型卷曲相关蛋白

分泌型卷曲相关蛋白（sFRP）与 FZD 共受体在结构上类似。sFRP 与 Wnt 结合能阻止其与细胞表面 FZD 结合，从而阻断 Wnt 信号转导。该蛋白家族有 5 个成员（sFRP-1～sFRP-5）。已显示 sFRP-1 能抑制 MSC 向成骨细胞分化并诱导成骨细胞和骨细胞凋亡。与此相一致，在转基因小鼠中，*Sfrp1* 的靶向敲除导致骨量增加，而 sFRP-1 的过表达会降低骨量。除与 Wnt 结合外，sFRP-1 还可与 RANKL 结合并在体外阻断破骨生成。与 Dkk-1 相似，抑制 sFRP-1 一直是治疗骨质流失的靶标。一种能在体外结合并抑制 sFRP-1 的小分子被认为可以中和 sFRP-1 抗体，防止骨吸收。

sFRP-4 还通过抑制成骨细胞增殖来负向调节骨形成。sFRP-4 在骨或肝脏的过表达导致血液中蛋白表达水平增加，引起骨量减少。在人类中，*SFRP4* 多态性与髋部和脊椎的骨量变化有关。

sFRP 的表观遗传修饰也与某些癌症的骨表型有关。例如，sFRP-2 和 sFRP-3，与 Dkk-1 一样参与了骨髓瘤细胞的骨形成抑制。sFRP-2 也参与成釉细胞瘤的骨形成减少。

4.4.3.1 Wise

Wise（也称为 Sostdc1）与 LRP5/6 结合阻止其与 Wnt 结合，从而阻止 Wnt 信号转导。Wise 也与 LRP4 相互作用，编码这些蛋白质的基因突变导致小鼠出现相似的牙齿表型。正常牙齿发育需要 Wise，而在小鼠中去除 Wise 会导致 Wnt 信号激活，并引起成纤维细胞生长因子（FGF）和 Shh 通路改变。Wise 缺失对皮质骨和松质骨具有不同的影响，在体内骨折中，缺失 Wise 的小鼠显示出骨折时骨痂的骨形成和骨重建的增加。

4.4.4 胰岛素样生长因子

胰岛素样生长因子（IGF）最初被认为是生长激素诱导的可溶性因子，能够增加软骨外植体中的硫酸盐。多年来，这些生长因子曾被命名为硫化因子、胸苷因子、不被抑制胰岛素样活性多肽、生长调节素 C、生长调节素 A、碱性生长调节素和多效刺激活性多肽。由于它们与胰岛素的结构特性相似，所以最终采用了胰岛素样生长因子这个名称。

IGF 系统由两个配体（IGF-1 和 IGF-2）及两个主要受体（IGF-1R 和 IGF-2R）组成。IGF 是主要由肝脏产生的单链多肽（肝脏产生的 IGF 占血液中 IGF 总量的 75%），也在骨骼和脂肪组织中合成，这三个组织共产生了 95% 的血液 IGF。IGF-1 和 IGF-2 有约 70% 的同源序列，与胰岛素具有 47% 的同源性。IGF-1 在胚胎中表达，对出生后的生长也起主要作用。食物摄入量、甲状腺激素、PTH、糖皮质激素和 1,25-二羟维生素 D_3 都影响血清和组织中的 IGF-1 水平。IGF-2 在胚胎生长过程中也很重要，其表达在出生后会下调，但在成人大脑中表达量仍然很高。

IGF 的两个主要受体是 IGF-1R 和 IGF-2R，IGF 也与胰岛素受体有弱的结合。IGF-1R 是由两个相同的细胞外 α 亚基（与配体结合）和两个相同的跨膜 β 亚基（具有酪氨酸激酶活性）组成的四聚体。IGF-1R 的激活导致胰岛素受体底物（IRS）家族的接头蛋白或 Shc 的磷酸化激活，然后通过生长因子受体结合蛋白 2（GRB2）-Sos-Ras-Raf-MAPK-胞外信号调节激酶激酶（MEK）通路（图 4.3）激活 MAPK 级联的胞外信号调节激酶（ERK）1 和 2。IRS 蛋白还与 PI3K 的 p110 亚基结合，导致磷脂酰肌醇 3,4,5-三磷酸（PIP3）的产生和 3-磷酸肌醇依赖性激酶 1（PDK1）对 Akt 的磷酸化。Akt 磷酸化可导致 mTOR、真核细胞翻译起始因子 4E（eIF4E）和 p70S6 激酶（S6K）的激活，这些下游信号通路的激活促进了癌细胞的增殖、存活和转移潜能。

IGF-2R，也称为阳离子非依赖型甘露糖-6-磷酸受体，没有内源性激酶活性，以高亲和力与 IGF-2 结合，诱导 IGF-2 的溶酶体降解。相反，IGF-2R 以非常低的亲和力结合 IGF-1。缺失 IGF-2R 的小鼠表现出高水平的循环 IGF-2、胚胎过度生长和由心脏异常引起的围产期致死率上升。敲除 IGF-2 可挽救 IGF-2R 缺失小鼠的致死性，这表明在不存在 IGF-2R 的情况下，过量的 IGF-2 可以激活 IGF-1R。因此，去除 IGF-1R 也可以挽救 IGF-2R 缺陷型小鼠的表型。

血液中大多数 IGF 与 IGF 结合蛋白（IGFBP）相结合，IGFBP 调节 IGF 的生物利用度。已经鉴定出该蛋白家族的 6 个成员，它们既有共同特征，也有不同点。IGFBP 可以与 IGF 结合并阻止其与受体的相互作用，因为它们对 IGF 的亲和力高于 IGF 受体，从而抑制了 IGF 的作用。但是，它们反过来也可以阻止这些生长因子的蛋白质降解，促进 IGF 向细胞表面受体的传递，从而提高其局部生物利用度。另外，一些 IGFBP 具有 IGF 非依赖的作用，可以直接调节细胞功能。IGF-IGFR 系统可以通过不同蛋白酶（包括金属蛋白酶和组织蛋白酶）对 IGFBP 的降解进行调节。IGF 也能调节这些降解 IGFBP 的蛋白酶的活性。例如，IGF-2 增强了靶向 IGFBP-4（一种抑制 IGF 活性的结合蛋白）的蛋白酶活性。IGFBP 的合成和 IGFBP 蛋白酶的活性也受激素和细胞因子（如 GH、糖皮质激素和IL-6）的影响。

IGF-IGFR 系统的另一个组成部分是酸不稳定亚基（ALS），它与血液中的 IGF-1 和 IGFBP 形成三元复合物，是 IGF-IGFBP 周转和 IGF 功能所必需的。血清中低水平的 IGF 和 IGFBP-3，以及在 ALS 缺陷症患者中观察到的生长迟缓证实了这一点。ALS 缺陷小鼠的血清 IGF-1 水平降低，皮质骨体积减小，生长发育减缓。

除了循环中的 IGF-1 和 IGF-2，这些生长因子还由成骨细胞在骨局部产生，并以不活跃的形式存储在骨基质中，与多个 IGFBP 结合。在骨吸收过程中，IGF 通过骨表面酸化得以释放。吸收骨中存在的 IGF 被认为是一种将成骨前体细胞募集到骨表面的信号。IGFBP

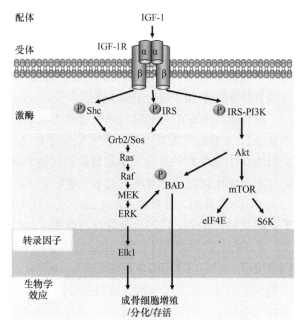

图 4.3　胰岛素样生长因子 1（IGF-1）激活的信号通路。IGF-1 与由两个 IGF 受体 1α（IGF-1Rα）和两个 IGF-1Rβ 亚基组成的四聚体受体的结合导致胞外信号调节激酶（ERK）/丝裂原活化蛋白激酶（MAPK）和磷脂酰肌醇 3-激酶（PI3K）-Akt 通路的激活，最终导致成骨细胞的增殖、分化和存活增加

也由成骨细胞产生，其表达取决于成骨细胞分化的阶段。IGFBP-2 和 IGFBP-5 在成骨细胞增殖期高表达，而 IGFBP-3、IGFBP-4 和 IGFBP-6 在培养的成骨细胞成熟期高表达。IGF 能促进成骨细胞的增殖和分化并抑制其凋亡。

人体循环中的 IGF-1 水平与骨量呈正相关关系，这表明了骨骼中生长因子的重要作用。此外，随着年龄的增长，GH/IGF-1 信号和骨骼反应性降低，从而影响了软骨形成、骨骼发育和成纤维细胞增殖。已经用 IGF-1 和 IGFBP 基因修饰的几种动物模型证实了 IGF-1 在骨骼中的作用。整体缺失 *Igf1* 的小鼠表现出生长迟缓，而 IGF-1 杂合缺陷小鼠表现出皮质骨骨量的减少。有趣的是，*Igf1* 缺失导致松质骨密度和连接性增加，这可能是由于 M-CSF、RANKL 和 RANK 表达降低导致破骨细胞功能缺陷。*Igf1r* 的整体缺失导致骨骼钙化和生长迟缓，表现为围产期致死。IGF-1/IGF-1R 双敲除小鼠的表型类似于 *Igf1r* 缺失小鼠的表型，表明 IGF-1 仅通过 IGF-1R 起作用。

Igf1r 缺失的小鼠死于呼吸衰竭，可能是肌肉发育不全所致，IGF-1R 缺失的胚胎生长严重受损，骨化延迟。在缺乏 Akt1 和 Akt2 的小鼠中重现了严重的生长不足和骨化延迟，从而证明了该信号转导途径对骨骼生长的重要性。*Igf1r*$^{+/-}$ 小鼠体型更小，在股骨中有较低的骨形成、BMD 和成骨细胞活性。成骨细胞 *Igf1r* 特异性缺失的小鼠没有围产期死亡，其松质骨骨量减少，松质骨体积、数量和厚度减小，骨表面的成骨细胞数量减少。这些 IGF-1R 缺陷型小鼠还显示出类骨质增加，表明在缺乏 IGF-1R 的情况下，成骨细胞可以正常沉积骨基质，但矿化受损。具有 *Igf1r* 突变的人类有 IGF-1 抵抗并具有生长障碍，但肌骨表型尚不明确。

组织特异性地基因修饰小鼠可以更好地理解局部与全身 IGF-1 的作用。肝脏缺乏 IGF-1 的小鼠血清 IGF-1 总量减少 75%，游离 IGF-1 水平没有变化，皮质骨体积减小了 26%。但其松质骨不受影响。这与成骨细胞缺乏 IGF-1R 的小鼠松质骨表型形成对比。然而，当肝脏缺乏 IGF-1 的小鼠与缺乏 ALS 的小鼠杂交时，循环中的 IGF-1 水平降低了 90%，松质骨和皮质骨的骨量都减少了，这进一步明确了 IGF 通过循环系统进行运输的重要性。全身性 IGF-1 基因敲除小鼠的骨表型更明显，表明局部产生的 IGF-1 对成骨细胞的分化和功能非常重要。与此相一致，成骨细胞缺失 IGF-1 的小鼠，其骨中 IGF-1 的表达量减少了 70%，肝脏中 IGF-1 的表达量仅减少了 20%，松质骨和皮质骨的骨形成都减少。此外，在表达 DMP-1 的细胞中缺失 GHR、IGF-1R 和 IGF-1 的小鼠皮质骨面积和厚度减小。同样，成骨细胞中 IGFBP-4 的过表达导致骨体积减小和皮质骨 BMD 降低。

整体缺乏 IGF-1 的小鼠肝脏中过表达 IGF-1 不能挽救年轻小鼠（1 月龄）的骨表型，但可以改变成年小鼠（2～4 月龄）的骨表型，表明即使在有高循环 IGF-1 水平的情况下，局部 IGF-1 的产生对于新生鼠和出生后小鼠早期的身体大小和骨量获得也是必不可少的。另外，*Mt*（金属硫蛋白）启动子控制下过表达 IGF-1 的小鼠循环中 IGF-1 的水平增加了 1.5 倍，但没有表现出骨骼异常。成骨细胞特异性（启动子来自人 *BGLAP* 基因）过表达 IGF-1 的小鼠，在幼龄期（6 周龄）成骨细胞数量没有改变，但骨形成增加，矿化滞后时间缩短，同时皮质骨没有改变，而松质骨骨量增加，但在老年小鼠（24 周龄）中没有这些表型。与 IGF-1 的局部作用一致，在这些转基因小鼠中生长因子的循环水平没有改变。另外，在 2.3kb *Col1a1* [Ⅰ型胶原 α-1（Ⅰ）]启动子的控制下，IGF-1 的过表达导致成骨细胞数量和皮质骨厚度增加，但松质骨体积减小，这可能是由高的骨转换率所致。贝-维综合征（Beckwith-Wiedemann syndrome）导致巨大儿（出生体重增加）和肿瘤发生率增加，也与血清中 IGF-2 水平的升高有关。

4.4.5 甲状旁腺激素相关蛋白

甲状旁腺激素相关蛋白（PTHrP）最初被认为会导致恶性肿瘤高钙血症。后来发现，PTHrP 除了在癌症并发症中发挥作用，还参与多种组织的生理调节，包括乳腺、肾脏、胰腺、皮肤、血管平滑肌和骨骼。在骨中，PTHrP 在成骨细胞、骨衬细胞和骨细胞中表达，也在培养的前成骨细胞中表达。如其名称所示，PTHrP 与 PTH 相关：这两种蛋白质前 13 个氨基酸中的 8 个相同，而前 34 个氨基酸负责其生物活性。虽然 PTHrP 和 PTH 都激活甲状旁腺激素/甲状旁腺激素相关蛋白受体（PTH1-R），但这两种蛋白质是不同基因的产物，它们在产生部位（一个由甲状旁腺产生，一个由正常细胞和转化细胞普遍产生）、序列（两个分子仅在 N 端区域有短的序列相似性）和功能上都存在差异。

在骨中，PTHrP 激活在成骨细胞和骨细胞中表达的 PTH1-R。PTHrP 是正常骨骼发育所必需的，在 PTHrP 全身敲除小鼠中观察到的多种缺陷证明了这一点，这些小鼠出生时胸腔形成缺陷导致呼吸衰竭而死。而去除 PTH 会产生较轻微的表型，这也为这两种蛋白质具有不同功能提供了又一支持。PTHrP$^{+/-}$ 小鼠是可存活的，但骨量减少、骨髓祖细胞的募集改变，以及成骨细胞凋亡增加。成骨细胞特异性敲除 Pthlh （编码 PTHrP）的小鼠具有类似的表型。此外，骨细胞 PTHrP 缺失的小鼠其松质骨体积减小、成骨细胞数量减少，皮质骨的强度受损。这些体内研究及体外实验表明，PTHrP 是成骨前体细胞向成骨细胞分化和随后成熟所必需的。另外，PTHrP 通过促进成骨细胞分化并抑制这些细胞凋亡来刺激骨形成。破骨细胞及其祖细胞缺乏 PTH1-R，但 PTHrP 可通过促进成骨细胞中 RANKL 的表达来间接控制破骨细胞分化。与此相一致，成骨细胞特异性 Pthlh 缺失导致破骨细胞形成减少。骨细胞 Pthlh 缺失的小鼠成骨细胞减少，松质骨减少，但破骨细胞数量不变。

PTHrP 与 PTH1-R 结合会导致 PTH1-R 磷酸化，从而引起构象变化，激活三聚体 GTP 结合蛋白（G 蛋白）。PTHrP 对成骨细胞的影响大多是由 G 蛋白的 Gs-α 亚基下游 cAMP-PKA 通路的激活引起的，随后转录因子如 CREB、AP-1 转录因子家族成员（c-Fos 和 c-jun）和 RUNX2 等激活来调控基因转录。研究表明基质金属蛋白酶是 PTHrP 的重要调节因子。PTHrP$_{1-36}$ 被快速剪切成 PTHrP$_{1-17}$ 肽，PTHrP$_{1-17}$ 肽可刺激钙信号，但不能激活 cAMP。但是，PTHrP$_{1-17}$ 仍可促进成骨细胞活性和细胞定向分化，而不影响破骨细胞。PTHrP$_{12-48}$ 是一种骨髓微环境调节因子和破骨细胞生成抑制剂。

PTHrP 激活 PTH1-R 还可以导致 Gq 亚基的激活，从而导致 1-磷脂酰肌醇 4,5-双磷酸磷酸二酯酶[磷脂酶 C（PLC）]和 PI3K-二酰甘油途径的激活，导致细胞内 Ca^{2+} 升高和 PKC 的激活。PTHrP 还可激活或抑制 MAPK ERK1/2 信号通路，这取决于细胞是在增殖还是在分化。

由 PTH1-R 激活触发的信号是短暂的。受体与配体结合后，受体被磷酸化并与支架蛋白 β-拘留蛋白（β-arrestin）-1 和 β-arrestin-2 结合。β-arrestin 降低了 PTH1-R 对 Gs-α 的亲和力，从而抑制了 cAMP 的响应。PTH1-R-β-arrestin 复合物被内化，导致细胞对 PTH 和 PTHrP 作用脱敏，随后，受体再循环到细胞表面或被降解。除在受体脱敏中的作用外，β-arrestin 还通过不依赖于三聚体 G 蛋白的方式介导了 PTH 的其他一些作用，导致 MAPK 活化，或将活化的酶隔离在细胞质中。该途径是否也被 PTHrP 激活尚待确定。

除了激活 PTH1-R 外，PTHrP 还能发挥核内作用。PTHrP 具有核定位信号，通过转位至细胞核，能够通过所谓的胞内分泌机制调节细胞凋亡和细胞增殖。此外，已发现 PTHrP 的 C 端结构域在体内可促进骨形成并抑制骨吸收，也可与细胞质中的 β-arrestin 相互作用。然而，PTHrP 的 C 端结构域受体尚未被发现。

4.4.6　成纤维细胞生长因子

成纤维细胞生长因子（FGF）蛋白家族包含 22 个成员，这些成员根据序列同源性分为不同的亚家族。FGF 控制着多种细胞过程，包括细胞增殖、迁移和分化。大多数 FGF 以旁分泌方式发挥作用，其中只有 FGF-19、FGF-21 和 FGF-23 三个成员充当内分泌因子发挥作用。FGF 与细胞外基质结合，直到它们被蛋白酶激活并被细胞外伴侣 FGF 结合蛋白携带到各自的受体上发挥作用。

FGF 通过与酪氨酸激酶受体家族（FGFR-1～FGFR-4）结合来发挥作用，这个家族以几种不同的剪接异构体形式存在。其中 FGFR-1～FGFR-3 在成骨细胞表达。受体激活后，主要的信号转导途径由 PLC-γ1、MAPK 和 PI3K-Akt 介导（图 4.4）。FGF 也与细胞表面蛋白聚糖结合，如骨组织细胞中的多配体聚糖。除了通过其受体的直接作用外，这些生长因子还通过上调其他局部因子如 TGF-β、IGF-1 和血管内皮生长因子（VEGF）的表达来间接影响骨组织细胞。

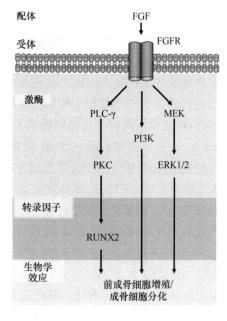

图 4.4　成骨细胞中成纤维细胞生长因子（FGF）受体信号的激活。FGF 与 FGF 受体（FGFR）家族的酪氨酸激酶受体（FGFR-1 ～ FGFR-4）结合，导致细胞内激酶蛋白激酶 C（PKC）、磷脂酰肌醇 3-激酶（PI3K）和细胞外激酶胞外信号调节激酶（ERK）的激活。这些激酶刺激前成骨细胞增殖和成骨细胞分化

　　FGFR-2 通常由骨祖细胞及成熟的成骨细胞表达。骨–软骨祖细胞中 *Fgfr2* 的缺失导致骨骼异常，包括中轴骨和附肢骨变短，矿物质沉积率显著降低。但是，成骨细胞分化不受影响，只是增殖减少。另外，在骨祖细胞或分化的成骨细胞中缺乏 FGFR-1 的小鼠表现出骨量增加，表明 FGFR-1 介导的信号转导对骨形成具有抑制作用。

　　已经证明 FGF-2 介导的信号转导对于骨形成很重要。因此，由于骨髓基质细胞（BMSC）向脂肪细胞分化的增加，*Fgf2* 缺失小鼠的松质骨体积、骨矿物质沉积率和骨形成速率降低。值得注意的是，FGF-2 主要以两种形式存在：高分子量（HMW）核异构体形式和细胞外低分子量（LMW）蛋白。成骨细胞中这两种亚型的过表达都会引起明显的骨表型：LMW 形式过表达通过激活 Wnt/β-catenin 信号通路使骨形成增加，而 HMW 形式过表达则通过 FGF-23/FGFR/MAPK 信号通路导致骨量减少。

　　Cx43 增强了 FGF-2 对成骨细胞分化的促进作用。在存在 FGF-2 的情况下，Cx43 通过其 C 端尾巴与 PKC-δ 相互作用，这与 ERK 激活一起，增加了 RUNX2 的活性，并最终促进了 *BGLAP* 的转录和成骨细胞分化。已经表明 FGF-2 能通过激活 PI3K 介导的信号转导促进成骨细胞存活。

　　FGF-18 在间充质细胞和分化的成骨细胞中表达，并诱导 BMSC 向成骨细胞分化，这可以通过激活 FGFR-1 和 FGFR-2，然后激活 MAPK 和 PI3K 信号来实现。

　　FGF-21 在胰腺、肝脏和脂肪组织中产生，在饥饿时会增加。它可以逆转代谢疾病的负面影响，通过激活 PPAR-γ 来提高胰岛素敏感性，同时降低骨骼质量。高脂饮食和外源性 FGF-21 治疗的大鼠，松质骨密度降低，成骨细胞表面减小，屈服位移下降。

　　FGF-23 由成熟的成骨细胞和骨细胞产生，并释放到血液中，调节维生素 D 和磷酸盐的动态平衡。FGF-23 的总体作用是降低磷酸盐水平，这是通过多种机制实现的。FGF-23 下调肾近端小管上皮细胞上的钠依赖性磷酸盐转运蛋白 2A 和 2C（NaPi-2a 和 NaPi-2c），从而抑制肾脏对磷酸盐的重吸收并促进尿中磷酸盐的排泄。FGF-23 还通过抑制 25(OH)D1α-羟基化，增加使钙三醇失活的 24-羟基酶的表达来降低活化的 1,25-二羟维生素 D[1,25(OH)$_2$D，也称为钙三醇]水平。FGF-23 还可以调节骨桥蛋白的产生，从而抑制 ALP 的转录、焦磷酸盐的降解，降低通过 FGFR-3/组织非特异性碱性磷酸酶（TNAP）产生的无机磷酸盐的水平。FGF-23 的产生又受 1,25(OH)$_2$D 和磷酸盐水平的反馈调节。迄今为止，骨细胞感知磷酸盐水平从而调节 FGF-23 产生的机制尚不清楚。FGF-23 水平随着 PTH 升高而升高。*Fgf23* 缺失的小鼠表现出高磷血症和升高的 1,25(OH)$_2$D 水平，而过表达 FGF-23 的转基因小鼠则具有低磷血症。

　　FGF-23 与共受体 Klotho 结合，能增加其对 FGF 受体（特别是 FGFR-1）和硫酸肝素的亲和力。Klotho

在 FGF-23$^{-/-}$ 和 Klotho$^{-/-}$ 双敲除小鼠中的表型，类似于 *Fgf23* 或 *Klotho* 单独缺失小鼠的表型，证明了 Klotho 在 FGF-23 活性中的重要性。Klotho 在肾脏（远曲小管）、甲状旁腺、脑和骨骼肌中表达。在骨细胞中通过免疫组织化学也检测到了 Klotho 的表达，表明 FGF-23 可在骨中发挥自分泌和/或旁分泌信号转导作用。活化的 FGF-23 是全长分子，被一种未知的酶诱导蛋白水解性降解而失活。已经证明抗 FGF-23 的抗体在高水平 FGF-23 的小鼠中有效地改善了低磷酸盐血症性佝偻病。

4.5　影响破骨细胞和成骨细胞的局部因素

4.5.1　白介素

白介素（IL）最初是从白细胞中分离出来的一类蛋白家族，也由此得名。现在已知白介素几乎可以由所有类型细胞（包括破骨细胞、成骨细胞和骨细胞）产生。白介素是一类具有辅助折叠和拮抗作用的可溶性蛋白或多肽，作为一个蛋白家族，能够参与细胞活化、分化、增殖、存活及细胞间通信的调节。白介素对骨的作用详见表 4.1。

IL-1 是由造血和间充质谱系细胞在骨中产生的一种促炎性细胞因子，但人们对这些细胞确切的特性尚不了解。IL-1 有 α 和 β 两种亚型，分别由两个独立基因编码，但具有相同的功能。IL-1 部分通过促进 RANKL 基因的转录来促进骨吸收。IL-1α 和 IL-1β 通过作用于早期的祖细胞诱导破骨细胞分化并通过激活 NF-κB 增强成熟破骨细胞的吸收活性。有趣的是，破骨细胞前体必须通过 RANKL 激活 RANK 才能响应 IL-1 的促分化作用。此外，虽然 IL-1 能够促进成骨细胞的增殖，但它对体外胶原合成和体内骨形成具有抑制作用。

目前有两种已知的 IL-1 受体：Ⅰ型和Ⅱ型。Ⅰ型受体的激活导致鞘磷脂水解和第二信使神经酰胺的产生及 NF-κB 的激活。Ⅱ型受体作为诱饵受体，可以阻断 IL-1 的作用。此外，Ⅱ型受体还可以被切割后以可溶性的形式作为 IL-1 抑制剂而发挥作用。IL-1 也能被 IL-1 受体的天然抑制剂 IL-1ra 所拮抗。

IL-6 属于一类以 gp130 为信号转导分子的细胞因子家族。该蛋白家族包括 IL-6、IL-11、白血病抑制因子（LIF）、抑瘤素-M（OSM）、睫状神经营养因子（CNTF）和心肌营养因子-1（CT-1）。CNTF、IL-6 和 IL-11 的信号特异性是通过配体与受体 α 亚基的相互作用实现的（图 4.5A）。CT-1、LIF 和 OSM 由于缺乏 α 亚基，与 β1 亚基结合。这导致 gp130（也称为 β2 亚基）形成同源二聚体或 gp130 与另一个 β1 亚基形成异二聚体。CNTF 受体（CNTFR）和 IL-6 受体（IL-6R）的 α 亚基也以可溶性形式存在。然而，与大多数受体具有可溶的胞外结构域（作为拮抗剂）不同，可溶性 IL-6 和 CNTFR-α 作为激动剂，通过结合其同源细胞因子而与细胞表面受体的信号转导成分[gp130 和 LIF 受体 β（LIF-Rβ）]相互作用。

配体诱导的 β 亚基二聚化通过激活酪氨酸蛋白激酶联系的受体 Janus 激酶（JAK）来启动细胞内的信号转导，进而使多种蛋白质依次磷酸化，包括受体复合物的 β 亚基、激酶、一系列称为信号转导子和转录激活子（STAT，图 4.5B）的胞质蛋白质。STAT 磷酸化导致蛋白质复合物的形成和转位到细胞核启动基因转录。此外，IL-6 型细胞因子受体的激活能够活化 ERK 途径和起始基因转录。

IL-6 型细胞因子刺激 RANKL 合成，导致破骨细胞分化和活性增加。这些细胞因子通过促进破骨细胞前体中 M-CSF 受体 c-Fms 基因的表达，直接影响破骨细胞。然而，白介素家族的另外一些成员对破骨细胞有相反的作用，缺乏 CT-1、LIF 和 LIF-R 的小鼠破骨细胞形成增加，而 IL-11R 和 OSM 特异性受体（OSMR）缺陷的小鼠破骨细胞数量减少。另外，尽管持续升高的 PTH、维生素 D$_3$，以及甲状腺激素处理和卵巢切除术等引起的破骨细胞生成是由 IL-6 诱导的，但缺乏 IL-6 的小鼠破骨细胞数量仍能保持正常。

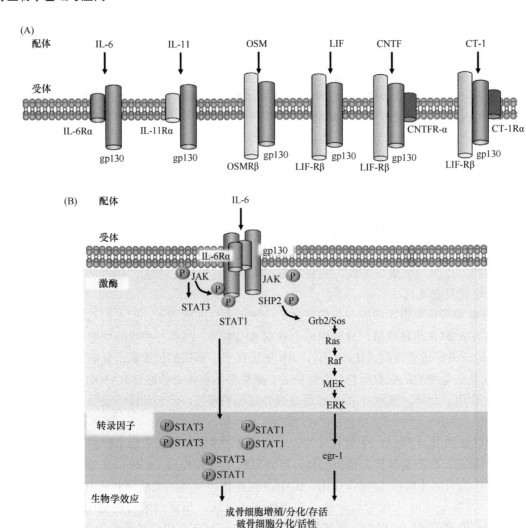

图 4.5 IL-6 型细胞因子诱导的信号转导。（A）IL-6 型细胞因子家族的受体都和一个共同的信号转导单位 gp130 相互作用。不同细胞因子的特异性是由其受体的 α 亚基或 β 亚基与 gp130 相互作用来区分的。例如，IL-6 是由两个 IL-6Rα 和两个 gp130 亚基组成的四聚体。（B）以 IL-6 为例，gp130 细胞因子与受体结合，导致 JAK-STAT 信号通路和 JAK-SHP2-ERK 通路的激活，从而影响成骨细胞和破骨细胞的功能与活性

IL-6 型细胞因子对成骨细胞的作用机制尚不清楚。在体外，IL-6 型细胞因子能够促进成骨细胞分化，然而，在两种不同的 IL-6 过表达转基因小鼠模型中，成骨细胞数量减少。此外，靶向 IL-6R 的抗体阻断 IL-6 信号已被证明能促进骨折修复（见第 12 章）。进一步的研究表明，缺乏 CT-1、IL-11R 和 OSMR 的小鼠骨形成减少，而缺乏 IL-6 或 LIF 的小鼠骨形成无明显变化。细胞因子对骨形成的一些影响可能是间接的，因为 CT-1、LIF 和 OSM（不是 CNTF、IL-6 和 IL-11）降低了 Wnt 抑制剂硬骨素的表达。这可能是两组细胞因子对骨形成产生相反作用的原因。据报道，IL-6 型细胞因子也能够通过激活 STAT 信号通路和 CDKN1A 基因（编码 p21$^{WAF1, CIP1, SDI1}$）的转录来阻止成骨细胞凋亡。

IL-6 型细胞因子与骨骼的相关性已在缺失共受体 gp130 的动物模型中得到证实。gp130 信号缺失导致成骨细胞功能异常和破骨细胞数量增加。同时，这些细胞具有发育不良的皱褶缘，表明单个破骨细胞的活性也降低了。

4.5.2 肿瘤坏死因子

肿瘤坏死因子（TNF）最初作为一种抗肿瘤药物，是一种促炎性细胞因子，可通过激活淋巴细胞、

诱导内皮细胞黏附分子的表达和促进血管生成来介导免疫反应。肿瘤坏死因子参与炎症和自身免疫性疾病的发病机制，此外，其还是一种前破骨细胞因子。TNF 的两种异构体 TNF-α 和 TNF-β[现在称为淋巴毒素 α（LT-α）]是不同基因的产物，但具有相似的生物学作用，其中 TNF-β/LT-α 通常作用较弱。TNF-α 和 TNF-β/LT-α 均属于跨膜蛋白，可被蛋白酶裂解形成可溶性细胞因子，膜结合型和可溶性 TNF 都具有生物活性。TNF 不仅可由免疫系统的多种类型细胞，包括单核细胞、巨噬细胞、树突状细胞、B 细胞和 T 细胞产生，还可由脂肪细胞、角质形成细胞、乳腺细胞和活性成骨细胞产生。

　　TNF 受体有两种不同的亚型——TNFR-1（也称为 p55）和 TNFR-2（也称为 p75），二者与 RANK 属于同一细胞膜结合受体家族。与 TNF 类似，TNFR 也可以被切割成片段，但当不作为受体时，这些片段通过与 TNF 结合抑制 TNF 的活性，不传递信号。TNFR-1 和 TNFR-2 在胞外域有 28% 的同源性，在胞质区未发现同源性。有趣的是，小鼠的 TNFR-1 能够同时结合小鼠和人的 TNF-α，但小鼠的 TNFR-2 只能结合小鼠的配体，而不能结合人的配体。TNFR-1 在所有的有核细胞中都有组成性表达，而 TNFR-2 则在内皮细胞和造血细胞中有较高的诱导性表达。两种受体的另一个区别是，TNFR-1 可以被完整的或可溶性的 TNF 激活，而 TNFR-2 只能被膜结合的细胞因子激活。此外，TNFR-1 而非 TNFR-2，是死亡受体家族的成员，因为它在细胞质区含有一个死亡结构域，并可通过募集蛋白 FADD（或 FAS 相关的死亡结构域蛋白）来激活细胞凋亡。此外，TNFR-1 的激活能够促进炎症的发生，但激活 TNFR-2 是产生抗炎信号。

　　TNFR 不具有内在激酶活性。只有当 TNF 三聚体与受体的胞外结构域结合时，信号级联才能被激活，从而细胞内激酶被激活。对于 TNFR-1，第一步是释放 BAG 家族分子伴侣调节因子 4[BAG-4，也称为死亡结构域沉默子（SODD）]，BAG-4 先与 TNFR 的细胞内结构域结合，再与 TNFR-1 相关的死亡结构域蛋白（TRADD）结合。TRADD 则作为一种适配分子，能够招募具有激酶活性的与受体相互作用的丝氨酸/苏氨酸蛋白激酶 1[或受体相互作用蛋白-1（RIP-1）]和 E3 泛素连接酶 TNFR 相关因子 2（TRAF2），进而诱导经典的 NF-κB 信号通路和 MAPK 蛋白家族成员的激活。促凋亡途径由两种不同的复合物介导：第一种复合物在质膜上，包括 RIP-1、TNFR-1、TRADD、TRAF2 和含杆状病毒 IAP 重复蛋白 3[凋亡抑制蛋白 1（C-IAP1）]；第二种在细胞质中，由 FADD、caspase 8 和 caspase 10 组成。目前，人们对 TNFR-2 信号级联反应了解得相对较少。膜结合型 TNF 与 TNFR-2 的结合导致 TRAF1、TRAF2、C-IAP1 和 C-IAP2 的募集，进而激活 NF-κB 信号通路。TNFR-2 也可能诱导 MAPK 的活化和非经典的 NF-κB 信号转导。

　　外源性给予小鼠 TNF-α 或 TNF-β/LT-α 导致血钙、破骨细胞数量和骨吸收面积增加。破骨细胞活性的增加似乎是 RANKL 水平升高的次级响应。因此，尽管从 RANK 缺陷小鼠身上提取破骨细胞前体细胞，TNF 在体外能诱导破骨细胞形成，但给 RANK 缺陷小鼠注射 TNF 只能诱导少数破骨细胞的形成。此外，TNF 通过激活 TNFR-1，刺激了 RANKL 和 RANK 的合成，这可能是 TNF 水平升高的个体中破骨细胞生成增加的原因。

　　正常情况下，骨发育不需要 TNF 的作用，因为 TNFR-1 或 TNFR-2 缺乏的小鼠没有任何发育缺陷，仅表现出缺乏正常的免疫反应和凋亡机制。但 TNF 似乎与骨吸收增加产生的病理反应有关。TNF 水平在一些炎症疾病（如强直性脊柱炎、幼年型特发性关节炎和银屑病）患者中会升高。使用中和抗体和可溶性受体等抗 TNF 药物治疗可以改善这些骨骼疾病的临床表现。此外，过表达人 TNF 的转基因小鼠在关节处出现自发性的包括骨破坏等类风湿关节炎的特征。在绝经后妇女中发现了 TNF 水平的升高，服用可溶性的 TNFR-1 可以减少大鼠和小鼠由性类固醇去除所引起的骨质流失，并降低停用雌激素治疗的绝经后妇女的骨吸收标记物表达。与绝经后妇女中 TNF 的潜在致病作用相一致，雌激素可抑制淋巴细胞的 TNF 合成。此外，卵巢切除术引起的骨质流失可能也需要 T 细胞产生的 TNF，但这一说法还存在争议。TNF 也与某些肿瘤引起的钙动员改变有关，有证据表明，TNF 抗体减少了恶性高钙血症动物的血钙含量。

　　除了对破骨细胞的作用外，TNF 还可以通过抑制成骨细胞分化、抑制成熟成骨细胞活性、诱导成骨细胞凋亡来抑制成骨细胞功能。成骨细胞在无刺激条件下不会产生 TNF，但在促炎因子如 IL-1、IL-17、GM-CSF 和细菌脂多糖存在的情况下，TNF 表达会增加。成骨细胞产生的局部 TNF 可能导致慢性炎症引起的骨形成和骨吸收的局部失调。此外，雌二醇能抑制 IL-1 诱导成骨细胞产生 TNF，表明缺乏性类固醇可能会加剧炎症对绝经后妇女骨吸收的影响。

4.5.3 骨形态发生蛋白

骨形态发生蛋白（BMP）是一种属于 TGF-β 蛋白家族的生长因子。目前已知的 BMP 至少有 20 种，但只有 5 种可以诱导骨形成，分别是 BMP-2、BMP-4、BMP-5、BMP-6 和 BMP-7。BMP 于 1965 年由乌里斯特发现，其作为一种骨提取物能够诱导异位软骨和骨形成。结构上大多数 BMP 以二聚体形式存在，由两个相同的单体通过二硫键连接而成。BMP 通过促进成骨细胞分化和功能而发挥成骨作用。

BMP 的一个分子先与 I 型（ALK-1、ALK-2、ALK-3 和 ALK-6）和 II 型（BMPR-II、ACTR-IIA 和 ACTR-IIB）丝氨酸/苏氨酸激酶受体结合，组成的寡聚复合物导致 I 型受体被 II 型受体磷酸化而被激活。在经典的 BMP 信号转导中，活化的受体依次磷酸化并激活受体调控的转录因子 Smad1、Smad5 和 Smad8，这些转录因子在与 Smad4 结合后转运到细胞核中。在细胞核内，该复合物与 RUNX2 等其他关键分子相互作用，促进靶基因如分化抑制剂（*Id*）基因家族（图 4.6）的转录。BMP-Smad 信号诱导的基因表达对成骨细胞分化和功能至关重要的一些蛋白质，如骨钙素、胶原 α-1（I）链和碱性磷酸酶。

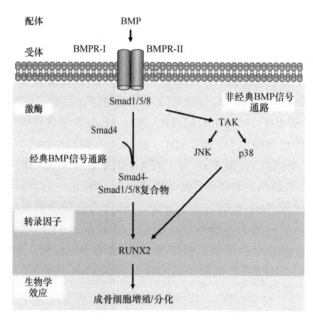

图 4.6　成骨细胞中的 BMP 信号通路。一分子的 BMP 与由一个 I 型和一个 II 型丝氨酸/苏氨酸激酶受体组成的二聚体结合，引起经典信号通路的激活，导致 Smad4-Smad1/5/8 复合物转位到细胞核，RUNX2 被激活，以及成骨细胞增殖和分化。非经典 BMP 信号通路是由 I 型激酶受体激活引起的 Smad 非依赖的细胞内事件介导的

非经典 BMP 信号通路是 I 型受体激活后 Smad 非依赖的细胞内事件。在这一信号级联中，BMP 通过募集和泛素化 TRAF6 促进 MPAKKK7/TGF-β 激活的 TAK1-p38 通路的激活。非经典 BMP 信号通路已被证明是牙齿和上腭发育，以及诱导 PGE2 产生所必需的。

BMP 活性受到特定细胞外拮抗剂（如腱蛋白、卵泡抑素、gremlin 和头蛋白等）的严格调控。这些拮抗剂是通过结合/隔离细胞外 BMP，抑制细胞内信号转导或阻断与受体的结合和配体激活来发挥作用的。BMP 抑制剂可以形成模式梯度，在发育过程中起了很重要的作用。在成骨细胞中过表达 BMP 抑制剂 gremlin 或头蛋白的小鼠表现出自发性骨折、骨质减少、成骨细胞数量减少和功能下降等现象。整合素和细胞外基质也能调节骨细胞中的 BMP 信号。

BMP 在成人骨骼形成和稳态保持中的重要性已在一些 BMP 功能获得或缺失的小鼠模型中得到证实。BMP-2、BMP-4、BMP-6、BMP-7 和 BMP-9 属于成骨性 BMP。肢芽间充质中 *Bmp2* 和 *Bmp4* 的缺失会导致严重的骨形成障碍，软骨细胞和成骨细胞分化降低。然而，在同一小鼠品系中单独敲除 BMP-4 并不影响骨形成或骨折修复，这表明 BMP-4 不太重要。相反，如果单独敲除 BMP-2，尽管骨形成正常，但是仍会抑制骨折修复，且不能被其他 BMP 所补偿。BMP-7 缺失对骨发育或骨量都没有影响。BMP-3 是 BMP 家族中唯一的 BMP 信号拮抗剂和骨量负调控因子。因此，缺乏 BMP-3 的小鼠骨量增加，如果 BMP-3 过表达，则可能导致自发性肋骨骨折。体外研究证实 BMP-13 是骨髓间充质干细胞成骨分化的负调控因子，但其在体内的作用尚不清楚。

BMP 在各种因素（包括力学负荷和间歇性给予 PTH 等）诱导的骨合成代谢中起重要作用。BMP 能够增强 PTH 的作用，PTH 又能够通过 LRP-6 依赖的方式增强 BMP-Smad 信号，导致 MSC 分化增加。此外，PTH 预处理细胞可逆转地塞米松诱导的 BMP 拮抗剂的增加。在体外实验中，力学刺激可上调成骨细胞中 BMP-2、BMP-4 和骨细胞中 BMP-7 的表达，并诱导 Smad1/5 的磷酸化。

近年来的研究主要集中在破骨细胞中 BMP 信号的作用上。将破骨源性的骨髓细胞和颅骨细胞共培养，可以检测到 BMP-2、BMP-4、BMP-6 和 BMP-7 的 mRNA 和蛋白质表达。有人提出破骨细胞能通过 BMP-6 促进对骨祖细胞的募集。研究发现成熟破骨细胞能分泌 BMP-6，而且破骨细胞来源的 BMP-6 能够减弱破骨细胞条件培养基对间充质干细胞结节形成和趋化运动的促进。体外研究表明，当把 BMP 添加到骨髓来源的巨噬细胞或造血细胞时，可促进破骨细胞形成。此外，成熟破骨细胞中 *Bmpr1a* 基因缺失会增加成骨细胞数量，减少破骨细胞数量，从而增加骨量和增大骨形成速率。而成骨细胞中 *Bmpr1a* 基因缺失增加了成骨细胞和破骨细胞的数量，表明 BMP 参与了成骨细胞和破骨细胞之间的交流并可能在骨重建过程中调节两种细胞间的偶联。

4.5.4　转化生长因子 β

转化生长因子 β（TGF-β）是 TGF-β 超家族成员，该超家族还包括其他几种生长因子，如 BMP。TGF-β 有三种不同的亚型：TGF-β1（也简称为 TGF-β）、TGF-β2 和 TGF-β3，它们调控细胞分化、增殖和存活等细胞过程。TGF-β1 是骨中最丰富的亚型，因此是大多数研究的焦点。

TGF-β 信号可以由细胞外基质蛋白[如潜在的 TGF-β 结合蛋白（LTBP）和蛋白聚糖]、细胞内抑制性 Smad（Smad6 和 Smad7）、泛素-蛋白酶体降解途径、miRNA、共抑制因子，以及表观遗传因素[如 CpG 甲基化、H3K9 乙酰化减少、p300 介导的染色质组蛋白乙酰化、组蛋白脱乙酰酶（HDAC）4 和 5]等调节。与 BMP 类似，TGF-β1 介导的信号转导可分为经典通路（依赖 Smad）和非经典通路（不依赖 Smad）（图 4.7）。在经典信号通路中，TGF-β1 与 I 型受体（TGFR-1 或 ALK-5）和 II 型受体（TGFR-2 或 Tgfbr2）结合，然后激活 Smad2/3，增强 RUNX2 的表达。在非经典信号通路中，TGF-β1 与其受体结合后触发 TAK1 的激活，进而促进 MAPK/JNK 级联、p38 MAPK 级联等的激活。其中，p38 的下游级联反应能够导致 I 型胶原表达增加。TGFR-2 的一个新功能是与 PTH1-R 组成内吞复合物，调节 PTH 诱导的 PTH1-R 的内吞作用。

用组织特异性基因修饰小鼠模型发现，TGF-β 信号通路参与软骨形成。小鼠软骨细胞中敲除 *Tgfr2* 不会影响长骨的尺寸，但会改变椎骨的尺寸、间距和外观。此外，肢体间充质中缺乏 *Tgfbr2* 会导致肢体变短和指骨关节融合。从骨–软骨祖细胞中敲除 *Tgfbr1* 会导致骨生长迟缓，并伴有成骨细胞增殖和分化的减少及软骨外膜缺陷等问题。

TGF-β 在出生后的骨重建和骨稳态中也具有重要作用，但其确切功能尚不清楚。特别是在体外研究中，由于实验条件（如 TGF-β 浓度、细胞类型、处理时间）不同，结果互相矛盾，不能阐明 TGF-β 对成骨细胞和破骨细胞的作用。TGF-β 可能会促进骨祖细胞的募集、增殖和骨基质的产生，而在更成熟的细胞中，TGF-β 会抑制基质矿化和成骨细胞凋亡，从而有利于成骨细胞向骨细胞分化。

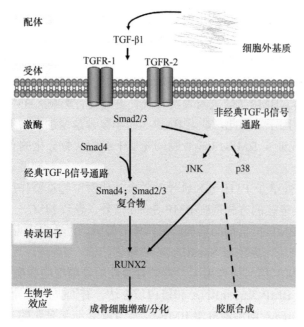

图 4.7 成骨细胞中的 TGF-β 信号通路。TGF-β1 与其受体的结合分为经典通路（Smad 依赖性）和非经典通路（Smad 非依赖性）两种方式。在经典信号通路中，TGF-β1 与 I 型和 II 型受体结合，随后激活 Smad2/3。活化的 Smad2/3 与 Smad4 结合形成复合物，并转位到细胞核，在细胞核促进成骨细胞特异性基因 *RUNX2* 的转录。TGF-β1 非经典通路首先激活 TAK1，进而激活 MAPK/JNK 和 p38 MAPK 级联。p38 下游的级联反应促进了 I 型胶原表达

体内研究表明，成骨细胞的分化和正常功能需要 TGF-β。缺乏 TGF-β1 的幼鼠胫骨变短，生长板变窄，无成骨细胞，骨外膜骨形成减少。与 TGF-β 在分化后期对成骨细胞的抑制相一致，通过过表达截短的 TGFR-2 可抑制成熟成骨细胞中的 TGF-β 信号导致年龄相关的松质骨骨量增加，但其机制尚不完全清楚，因为骨形成不受影响，仅在转基因小鼠的头骨而非长骨中有破骨细胞数量减少和骨吸收面积减小。有趣的是，这些小鼠的骨细胞密度降低，表明 TGF-β 是成骨细胞终末分化所必需的。在骨细胞特异性 TGF-β 缺失的小鼠体内模型中，几种基因（*MMP2*、*MMP13*、*MMP14*、*Ctsk* 和 *Acp5*）的表达减少、空泡型 ATP 酶增加和骨基质矿化降低，导致骨陷窝/小管重构受损。这些变化使骨量下降，但没有改变皮质骨面积与组织面积的比值和骨厚度。

阻断 TGF-β 受体下游信号导致骨密度降低和骨质减少。成骨细胞敲除 Smad1 或 Smad4 导致骨量减少，骨形成率降低，成骨细胞增殖和分化受到抑制。由于 Smad1 和 Smad4 同时被 BMP 和 TGF-β 通路激活，这些研究证明了 BMP 和 TGF-β 信号对出生后骨量维持的重要性。非经典信号通路对软骨发育很重要，去除软骨细胞中的 TAK1 会抑制软骨细胞增殖和降低增殖细胞的存活率。此外，敲除肢芽间充质中的 TAK1 会导致关节融合缺陷。

4.5.4.1 TGF-β 的生物利用度调控

TGF-β 的三种异构体都以与潜伏相关肽（LAP）前导肽非共价结合的前 TGF-β 同源二聚体形式存在。这种复合物以小的潜伏复合物（SLC）形式分泌，LAP 通过阻止 TGF-β 与其受体的结合而产生潜伏期。细胞内也形成大的潜伏复合物（LLC），即 SLC 通过 LAP 与潜在的 TGF-β 结合蛋白（LTBP）结合。骨组织细胞释放的 SLC 和 LLC 大致相等。由于 LTBP（LTBP-1、LTBP-2 和 LTBP-3）包埋在细胞外基质中，潜伏的 TGF-β 也是靶向基质。基质又能反过来使 TGF-β 沉积，并通过 TGF-β 从 LLC 释放来调节 TGF-β 的生物利用度，这个过程称为 TGF-β 激活。潜伏期 TGF-β 的释放和激活是通过多种途径实现的，包括基质金属蛋白酶（如 MMP-2 和 MMP-9）对 LAP 的蛋白水解消化，或潜在的 TGF-β 与整合素（如整合素 $\alpha_v\beta_6$ 和 $\alpha_v\beta_8$）的相互作用。TGF-β 在骨中激活的确切机制尚不清楚。成骨细胞可促进 MMP（如 MMP-14）介导的 TGF-β 激活。破骨细胞除了表达蛋白酶外，还能通过降低骨吸收部位的 pH 来激活 TGF-β。破骨细胞吸收过程中释放的潜伏 TGF-β 对于募集骨髓间充质干细胞到骨吸收部位，以及偶联骨形成和骨吸收也是必需的。LTBP-3 缺陷小鼠的骨硬化表型证实了 TGF-β 对骨的重要性，但其潜在机制尚不完全清楚，可

能涉及破骨细胞功能的下降，因为存在软骨残留。此外，LTBP-4 基因纯合缺失的人会患乌尔班-里夫金-戴维斯（urban-Rifkin-Davis）综合征，其特征是肌肉骨骼和颅面缺损。影响骨吸收或骨形成的因素会影响TGF-β 的生物利用度。例如，间歇性 PTH 给药能同时增加骨量和 TGF-β 水平。

4.5.5　前列腺素

前列腺素（PG）分子含 20 个碳原子和一个五碳环，由花生四烯酸通过环氧合酶（COX-1 或 COX-2）催化合成。PG 主要有 5 种：PGE1、PGE2、PGF2α、PGI2（前列环素）和 TXA2（血栓素 A2）。成骨细胞和骨细胞都能产生 PGE2 和 PGI2。骨组织细胞受到力学刺激时，PG 会通过 Cx43 半通道或激活 P2X7 嘌呤受体释放。PG 一般通过与特定受体结合，以自分泌和旁分泌的方式发挥作用。目前已知的 PG 受体有 10 种。成骨细胞、骨细胞和破骨细胞表达 4 种 PGE2 受体亚型：EP1～EP4（图 4.8）。PGI2 的受体 IP 在成骨细胞中表达，当成骨细胞分化为骨细胞时，这种表达随之减少。

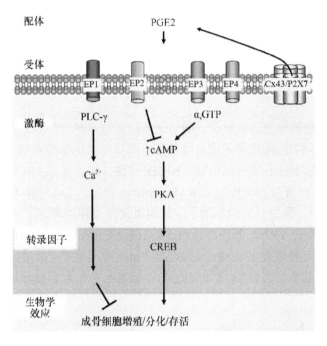

图 4.8　成骨细胞中 PGE2 激活的信号通路。PGE2 与不同的 G 蛋白偶联的 EP 受体结合引起不同下游信号的激活。EP1 偶联 PLC-γ 信号，引起细胞内 Ca²⁺水平升高。EP2 和 EP4 受体的激活导致 cAMP 的产生，而 EP3 的激活则导致 cAMP 水平降低。因此，根据被激活的受体，PGE2 可能促进或抑制成骨细胞增殖、分化和存活

PG 及其受体在大多数组织中均有表达，因此，对 COX-2 或特定受体进行全基因敲除有很大难度。PGE2 能够刺激骨形成和骨吸收，其整体效应与不同受体亚型的激活有关。

PGE2 的 EP 受体是一种 G 蛋白偶联受体，可依赖 G 蛋白激活不同的下游信号。EP1 受体与 PLC-γ 信号偶联，引起细胞内 Ca²⁺水平升高。EP1⁻/⁻小鼠骨折愈合加速，成骨细胞分化增加，但没有改变骨的力学性能。EP2 和 EP4 受体的激活引起 cAMP 的产生，并刺激骨形成和骨吸收。PGE2 的骨形成活性依赖于 EP4 受体。因此，可通过选择性的 EP4 激动剂来防止大鼠由于卵巢切除或制动后骨量的下降，EP4⁻/⁻小鼠随着年龄的增长会出现骨质减少和骨折愈合受损等问题。虽然成骨细胞特异性敲除 EP4 的小鼠成骨细胞的分化能力的确降低了，但小鼠不能完全重现骨质减少的表型。EP2⁻/⁻小鼠的股骨骨干总横截面积和骨髓面积增大，表明 PGE2 通过 EP2 受体可同时调节骨外膜的骨形成和骨内膜处的骨吸收。PGE2 还可以通过抑制 OPG 分泌和刺激成骨细胞产生 RANKL 来促进骨吸收。此外，PGE2 促进了造血前体细胞分化成破骨细胞，增加破骨细胞中 RANK 的表达水平。EP3 受体的激活引起了 cAMP 水平的降低。体外实验中，EP1 和 EP3 受体的刺激可抑制骨形成，但对骨吸收没有影响。

尽管 PGI2 在骨重建和发育中的作用机制仍不清楚，但已经证明其在成年动物骨量维持中起着重要的作用。整体敲除 PGI2 合成酶会产生双向的结果，在青年小鼠（5 周龄）中会导致骨量减少，在老年小鼠（34 周龄）中则会导致骨量增加，主要是由于骨重建增加，造成 BMU 水平的正向平衡，有利于骨形成。

力学刺激动物、细胞和器官培养物能够产生 PGE2 和 PGI2，但 PGE2 在力学刺激响应中的作用仍然存在争议。体外证据表明，在力学刺激条件下，骨细胞可以通过 Cx43 半通道释放 PGE2，但持续的力学刺激会因为 p44/42 ERK 激活而导致下游半通道关闭。但也有实验认为，力学刺激所释放的 PG 可以通过激活 P2X7 嘌呤受体介导，而不依赖于 Cx43 半通道。此外，有证据表明，PGE2 在体外可降低硬骨素表达。更早一些发现也表明药物抑制 COX-2 会损伤力学刺激引起的成骨响应。然而，对 COX-2$^{-/-}$ 小鼠尺骨进行力学加载，与野生型小鼠相比，其没有表现出明显的骨沉积减少，表明 COX-2-PGE2 信号对于在动物水平骨响应力学刺激可能不是必需的。

4.6　通过细胞间接触调节骨组织细胞的分化和功能

4.6.1　Notch

哺乳动物 Notch 蛋白（Notch 1～Notch 4）属于异二聚体受体，能够结合两类配体：Delta 样蛋白（Delta 1、Delta 3、Delta 4）和 Jagged 蛋白（Jagged 1、Jagged 2）。由于受体和配体都是跨膜蛋白，所以 Notch 信号是通过细胞间接触介导细胞之间交流的。在骨中，Notch 蛋白在成骨细胞、骨细胞和破骨细胞中均有表达。Notch 信号可被骨细胞的 Wnt/β-catenin 信号激活，而糖皮质激素和 PTH 能够抑制 Notch 蛋白的靶基因（*Hey1*、*Hey2* 和 *HeyL*）表达。

经典的 Notch 信号通路起始于配体与受体的结合，随后是两次蛋白水解性裂解。第一次是在金属蛋白酶 ADAM 17/TACE 的作用下，去除 Notch 受体的胞外结构域。第二次是由 γ-分泌酶复合物（早老蛋白-1/2、呆蛋白、PEN-2 和 Aph-1）去除 Notch 胞内结构域（NICD）（图 4.9）。然后 NICD 可以移位至细胞核，与转录因子功能重组信号序列结合蛋白（RBP-JK）和 Mastermind 样蛋白（MAML）形成三元复合物，该复合物能够募集其他的共激活因子，促进转录抑制因子家族的发状分裂相关增强子（HES）（HES-1/毛发样蛋白和 HES2-5）和 HRT[毛发样/含 YRPW 基序样蛋白 1 的分裂相关增强子（HeyL）/HRT/HESR]的转录。Notch 信号的研究大多集中在这种依赖于 RBP-JK 的经典 Notch 信号通路上。在对果蝇的研究中发现了非经典 Notch 信号通路的存在，其主要在胚胎/原始细胞或干/祖细胞中作为 β-catenin/Wnt 信号的负调控因子。

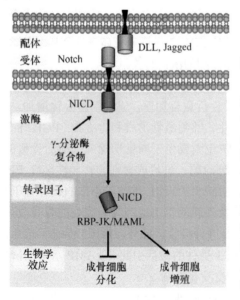

图 4.9　Notch 信号。Notch 信号由表达 Notch 受体的细胞和表达配体(Delta 样蛋白 DLL 或 Jagged 1 和 Jagged 2)的细胞之间直接接触而激活。在配体与受体结合时，γ-分泌酶复合物（早老蛋白-1/2、呆蛋白、PEN-2 和 Aph-1）切割 Notch 胞内结构域（NICD），然后该结构域转移到细胞核中，在那里它与转录因子 RBP-JK 和 MAML 形成三元复合物。该复合物募集其他共激活因子，并促进转录抑制因子 HES 和 HRT 家族成员的转录，促进成骨细胞增殖，抑制成骨细胞分化

Notch 信号在骨骼发育和人的生长发育中起着至关重要的作用。在胚胎骨骼形成过程中，通过配体突变失活或抑制裂解来破坏 Notch 信号通路会导致严重的骨骼畸形。一些体内外研究已经表明了 Notch

对成骨细胞生成的影响。但体外实验的结论互相矛盾。一些研究报道了 NICD 的表达可促进成骨，但也有研究表明其可抑制成骨细胞分化。体内研究表明，Notch 信号对成骨细胞分化和功能的作用取决于细胞成熟的阶段。因此，使用 2.3kb 的 *Col1a1* 基因启动子在前成骨细胞、成熟成骨细胞和骨细胞中强制表达 Notch ICD，小鼠表现出高骨量，同时成骨细胞增殖被促进，其数量增加。然而，成骨细胞的增殖增加没有引起匹配的细胞成熟，导致未成熟细胞积累、编织骨紊乱，以及成骨细胞标志物表达的降低。与此相一致，Col1A1 在成骨细胞形成早期活性较高，用 3.6kb 片段的 *Col1a1* 启动子过表达 Notch，在早期阻止了成骨细胞分化，会引起骨量降低。

在肢芽间充质中敲除 *Psn1* 和 *Psn2* 基因（分别编码早老蛋白-1 和早老蛋白-2），或 *Notch1* 和 *Notch2* 基因，会导致高骨量。有趣的是，由于成骨细胞生成减少伴随破骨细胞生成增加，这些小鼠随着年龄的增长会有快速和渐进的骨质流失。成骨细胞中 *Psn1* 和 *Psn2* 基因缺失导致小鼠骨量随年龄增长而减少，主要是由于 OPG 水平降低和破骨增加。通过 Jagged 1 通路，Notch 蛋白在成骨形成早期使间充质细胞保持在未分化阶段，但一旦细胞分化为成骨细胞，Notch 就会促进成骨细胞增殖并抑制其成熟。骨细胞 Notch 缺失的小鼠骨量增加，但松质骨和皮质骨的细胞响应不同，较高的松质骨骨量是由于骨吸收减少，而皮质骨骨量的增加是由于上调的 Wnt/β-catenin 信号及降低的 SOST 和 Dkk-1 表达。相反，成熟成骨细胞和骨细胞中 Notch ICD 的过表达会刺激骨形成并增加骨量。

人类 Notch 2 功能获得性突变会导致哈伊杜-切尼综合征（Hajdu-Cheney syndrome），其特征是骨骼畸形和骨质疏松。动物研究表明，成骨细胞 Notch 2 功能获得性突变小鼠通过间接增强破骨生成和直接减少骨内膜处的骨形成导致骨质流失。

Notch 可以通过抑制破骨细胞前体分化或降低 OPG 水平而增加成骨细胞 RANKL 与 OPG 的比例直接调节破骨形成。因此，在破骨细胞敲除 *NOTCH1* 和/或 *NOTCH3* 能够抑制 Notch 信号，从而促进破骨细胞分化。而破骨细胞中过表达 *Jagged 1* 能增强 Notch 信号抑制体外破骨细胞的形成。然而也有其他研究表明沉默 Notch 2 而非 Notch 1 抑制了破骨细胞生成。这可能是由于，和成骨细胞一样，Notch 信号对破骨细胞也有双重作用，取决于细胞的分化阶段。根据这一假说，Notch 信号在早期对破骨细胞起抑制作用，在晚期起促进作用。

Notch 信号也能够介导造血干细胞和成骨细胞之间的交流。抑制 Notch 信号能阻断成骨细胞 PTH 受体激活引起的小鼠造血干细胞的增殖。这些小鼠中成骨细胞产生的 Jagged 1 增加，可能激活了造血干细胞上的 Notch，促进了造血干细胞增殖。

4.6.2　ephrin-ephrin 受体

ephrin-ephrin 受体（ephrin-Eph）信号通路是基于肝配蛋白（ephrin）分子与相邻细胞表面的同源 ephrin 受体（Eph）相结合。ephrin 有两个家族：与 ephrin A 型受体（EphA1～EphA10）结合的 ephrin-A 蛋白（A1～A6）和与 ephrin B 型受体（EphB1～EphB6）结合的 ephrin-B 蛋白（B1～B3）。EphA 和 EphB 受体的胞内段酪氨酸激酶结构域相似，ephrin 配体与受体结合后引起其酪氨酸残基磷酸化并导致受体构象变化和二聚化。ephrin-A 和 ephrin-B 可以通过与细胞膜结合的方式来区分。ephrin-A 蛋白通过糖基磷脂酰肌醇尾部进行锚定，而 ephrin-B 蛋白具有跨膜结构域。

人们对 ephrin-B-EphB 家族在骨骼中所起的作用进行了广泛的研究，但对 ephrin-A-EphA 系统的作用却知之甚少。成骨细胞既表达 ephrin-A 和 ephrin-B 配体，也表达 EphA 和 EphB；而破骨细胞仅表达 ephrin-A2、ephrin-B1 和 ephrin-B2，检测不到 EphB 或 EphA1、EphA2 和 EphA4 受体表达。骨细胞也表达 EphB4、ephrin-B1 和 ephrin-B2。

ephrin-B-EphB 家族在维持骨稳态中发挥着重要作用。ephrin-Eph 信号是双向的，配体和受体之间的结合触发了两种分子下游的级联信号转导通路（图 4.10）。ephrin-Eph 信号的双向性质是其将骨吸收与骨形成进行偶联的基础。破骨细胞表达的 ephrin-B2 与成骨细胞中的 EphB4 结合，触发了 ephrin-B2 的反向信号转导，该信号通过抑制造血前体内两种主要的破骨细胞转录因子 c-Fos 和 NFATc1 的表达来抑制骨吸收。同时，通过上调成骨细胞分化的重要标志物和转录因子（如颅骨细胞中的 Runx2），可触发来自 EphB4 的正向信号，促进骨形成。与体外研究结果一致，在成骨细胞中表达 EphB4 的转基因小鼠表现出高骨量，骨形成被促进，破骨细胞数量减少、功能下降。然而，巨噬细胞和破骨细胞敲除 ephrin-B2 的小鼠并没有表现出类似的骨表型，表明 ephrin-B1 可能发挥了代偿效应，但 ephrin-B2 不能反过来代偿 ephrin-B1 的作用。敲除 *Efnb1* 的小鼠破骨细胞分化增加，骨量降低。此外，成骨细胞也可产生 ephrin-B2，并以旁分泌或自分泌的方式作用于同一细胞表达的 EphB4 或 EphB2，从而促进成骨细胞分化，防止细胞凋亡。软骨细胞中 ephrin-B2 的缺失会导致骨硬化，可能与软骨内成骨过程中破骨生成减少有关。此外，抑制成骨细胞中 ephrin-B2/EphB4 会破坏 IGF-1 和 PTH 的合成代谢作用。在成骨细胞中靶向抑制 ephrin-B1 可降低小鼠骨尺寸。然而，ephrin-Eph 系统在骨细胞中的作用仍有待阐明。

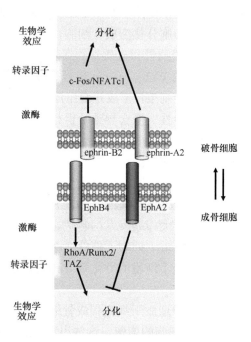

图 4.10　骨组织细胞中 ephrin-Eph 双向通路的激活。EphA 和 EphB 在细胞表面与 ephrin-A 和 ephrin-B 结合，在表达 Eph 和 ephrin 的细胞中触发细胞内信号转导。破骨细胞前体表达 ephrin-B2，它与成骨细胞的 EphB4 结合，通过抑制 c-Fos 和 NFATc1，触发 ephrin-B2 的反向信号，从而抑制骨吸收。同时，通过上调成骨细胞分化标志物和转录因子，触发了 EphB4 的正向信号，促进了骨形成。这导致了成骨细胞数量增加和破骨细胞功能下降。相反，在破骨细胞前体中，与 EphA2 相关的 ephrin-A2 激活会触发反向信号，刺激破骨细胞形成，而 EphA2 促进成骨细胞正向信号，在体外抑制成骨细胞分化和骨矿化

与 ephrin-B2-EphB4 系统不同，ephrin-A2-EphA2 复合物被认为是一种偶联抑制剂。ephrin-A2 在破骨细胞分化的早期表达，激活 ephrin-A2，可触发一种反向信号，刺激破骨细胞形成，而 EphA2 可促进成骨细胞的正向信号，抑制成骨细胞分化和骨矿化。此外，全身敲除 EphA4 的小鼠由于 IGF-1 信号通路受到抑制而骨生长减缓。

4.6.3　间隙连接蛋白

间隙连接蛋白（Cx）家族由 20 个具有高度同源性的跨膜蛋白组成。Cx 分子有 4 个跨膜区，N 端和 C 端都面向细胞质。6 个 Cx 分子形成一个连接子或半通道，其中心形成一个孔道。尽管半通道仅允许小于 1kDa 的分子通过，但根据组成的 Cx 分子的类型，孔道在溶质电荷和尺寸选择性方面有所不同。半通道可以由一种（同聚体）或不同种的 Cx 分子（异聚体）组成。异聚体组成的通道与同聚体组成的通道特性不同。相邻细胞的两个半通道连接形成的通道称为间隙连接通道，因为两个细胞的质膜并非紧密接触，而是由大约 4nm 的间隙隔开。质膜上含有间隙连接通道簇的区域称为间隙连接斑。

Cx 家族成员具有三种功能：①通过间隙连接进行细胞间通信；②小分子通过半通道与细胞外进行介质交换；③通过其 C 端尾部与其他分子结合来调节细胞内信号。虽然细胞间通过间隙连接的沟通最初被认为是 Cx 的唯一功能，但越来越多的证据支持 Cx 组成半通道的作用，以及通过与信号分子的联系而不

依赖于通道活性来调节细胞功能。

Cx 家族的三个成员 Cx43、Cx45 和 Cx46 在成骨细胞和骨细胞中表达，但 Cx46 不能形成膜通道且其在成骨细胞中的功能尚不清楚。研究表明，Cx37 在成骨细胞中也有表达，并且其在骨细胞中的表达量高于成骨细胞。

Cx43 是骨中研究最清楚的 Cx，也是成骨细胞完全分化必不可少的蛋白。同时，Cx43 对于双膦酸盐、FGF-2、IGF 和 PTH 等分子对骨的作用也是必需的。第二信使如 cAMP 可通过 Cx43 在骨组织细胞间进行转移，调节硬骨素和 RANKL 的水平。此外，Cx43 通过螯合 β-拘留蛋白参与 PTH 的作用。

缺乏 Cx43 的小鼠在出生后不久就因心脏畸形而死亡，且胚胎表现出骨化延迟的现象。在骨–软骨祖细胞中特异性缺失 Gja1（编码 Cx43 的基因）的小鼠骨尺寸、质量和强度均明显降低。在皮质骨中，Cx43 缺乏会促进破骨生成，促进骨祖细胞的增殖和分化，并影响胶原蛋白的沉积。从更成熟的前成骨细胞中敲除 Cx43，对骨的影响程度会降低，在成熟的成骨细胞或骨细胞敲除 Cx43 的小鼠中，骨量没有明显变化。然而有趣的是，这些小鼠模型中长骨的骨髓腔面积增加，骨内膜表面的破骨细胞数量增加，骨内膜的骨形成增加，表明骨细胞中 Cx43 的表达可能参与控制皮质骨形成和吸收。

长期以来，人们一直认为骨细胞能通过 Cx43 调节骨对力学刺激的响应。这是由于骨细胞表达高水平的 Cx，同时骨细胞包埋在骨基质中，只可能通过间隙连接相互之间及与骨表面的细胞间进行沟通。骨细胞缺失 Cx43 会导致类似于衰老小鼠的骨骼改变，表现为骨细胞凋亡增加，骨外膜形成和骨内膜处的骨吸收增强。MLO-Y4 细胞中 Cx43 缺失会导致细胞死亡及 RANKL 和 HMGB1 的释放，这两种分子参与凋亡骨细胞诱导的破骨生成增加。此外，骨细胞 Cx43 过表达能通过增强骨形成、骨细胞活力和骨强度来逆转年龄增长引起的皮质骨改变。体外和体内研究都表明力学刺激促进了 Cx43 的表达，增加了体外实验中的间隙连接通信，并诱导了半通道的开放。但三个不同实验室的研究表明，骨–软骨祖细胞、成熟成骨细胞/骨细胞或单独的骨细胞中缺乏 Cx43 的小鼠表现出对力学刺激更强的响应，即更多的骨形成，但这些小鼠骨合成代谢增强的机制尚不清楚。Cx43 缺失能减少骨折愈合中的骨形成和破骨生成。Cx43 缺失在骨折愈合中的作用似乎与正常骨生理学中的作用相反：与同窝对照小鼠相比，Cx43 缺失的小鼠在非骨折骨中硬骨素表达降低，RANKL 与 OPG 的比值增加，但在骨折骨中硬骨素表达增加，而 β-catenin 和 RANKL 与 OPG 的比值降低。

破骨细胞中 Cx43 也有表达，这对于破骨细胞前体分化和融合是必需的。研究表明，破骨细胞前体敲除 Gja1 可导致破骨生成减少而皮质厚度增大。

人们对其他 Cx 在骨组织细胞中的功能知之甚少。Cx45 在成骨细胞中对 Cx43 具有显性负向调控作用，但尚不清楚它是否有独立于 Cx43 之外的作用。此外，Cx37 缺失的小鼠表现出与破骨细胞数量减少相关的高骨量，这可能是由破骨细胞分化和融合缺陷引起的。

4.7　调节骨组织细胞活性的局部血管生成因子

血管生成过程受多种因子调控，如 FGF-2、TGF-β、低氧诱导因子（HIF）等。其中，VEGF 家族成员被认为是骨骼发育和损伤修复过程中的关键调控因子。VEGF 家族由多个成员组成，它们来自单个 VEGF 基因外显子 6、7 或 8 的选择性剪接，根据氨基酸数量的不同来命名（如 VEGF120、VEGF164 和 VEGF188）。在骨骼中，VEGF 在肥大软骨细胞中高表达。骨内新生血管的产生依赖于内皮细胞、破骨细胞、成骨细胞和骨细胞产生的 VEGF。值得注意的是，VEGF 受体（VEGFR-1、VEGFR-2 和 VEGFR-3）存在于能够产生配体的同一细胞中，表明 VEGF 除了旁分泌信号机制外，还存在自分泌信号机制。

VEGF 与相应的酪氨酸激酶受体和共受体神经纤毛蛋白-1、神经纤毛蛋白-2，以及磷脂酰肌醇蛋白聚糖-1 的结合导致 Raf-MAPK 和 PLC-γ-IP3 通路的激活。VEGF 的主要靶细胞是内皮细胞，信号级联激活影响内皮细胞的增殖、存活和分化。VEGF-VEGFR 相互作用还能激活内皮型一氧化氮合酶（eNOS），通过 Akt、Ca^{2+}/钙调蛋白和 PKC 等通路增加一氧化氮的量，促进血管舒张。

VEGF 除了能够促进新生血管形成外，还能直接诱导成骨细胞和破骨细胞的分化，从而促进骨形成和骨重建。随着前成骨细胞分化为成熟成骨细胞，VEGF 及其受体的表达增加，外源性 VEGF 处理能促进体外矿化结节的形成。VEGF 缺失的小鼠成骨细胞分化受损，骨量减少，软骨外膜血管减少。此外，VEGF 还可以抑制成骨细胞凋亡，并且可以作为骨髓间充质干细胞和成骨细胞的趋化诱导物。VEGF 参与调控骨髓间充质干细胞向成骨细胞和脂肪细胞分化之间的平衡。在破骨细胞中，VEGF 通过上调 RANK 和 RANKL 的表达，以及激活 PI3K/Akt 信号来调节其分化、迁移和活性。

氧梯度和低氧诱导因子（HIF）能促进 VEGF 的产生和血管发育。HIF 对成骨细胞中 VEGF 的产生很重要，体内激活 HIFα 信号通路能够提高骨髓腔中的 VEGF 水平，同时促进血管生成，保护小鼠免于卵巢切除术导致的骨质流失。最近，研究发现骨细胞也可以作为 VEGF 的来源。疲劳力学加载引起的损伤附近的骨细胞能产生高水平的 VEGF，促进血管生成和破骨生成，同时其对微损伤的修复是必要的。体外对骨细胞进行力学负荷也能诱导 VEGF 生成。PTH、雌激素、脑源性神经营养因子、TGF-β 和 BMP 都可以调节骨中的 VEGF 信号。已有多项研究表明 VEGF 能增强颅面组织工程支架中细胞的矿化。

4.8　细胞表面黏附分子

骨组织细胞的功能高度依赖于它们与周围基质的相互作用，这是通过表面受体与细胞外基质中分子的相互作用来实现的。这种相互作用可以触发细胞内信号，从而调节细胞的黏附和迁移，以及细胞的分化和活化。介导细胞与基质黏附的分子称为黏附受体，可以根据它们的结构分成不同家族：整合素、免疫球蛋白（Ig）家族、选择素、钙黏着蛋白、多配体聚糖和 CD44 抗原（或透明质酸受体，如表 4.2 所示）。这些分子与其对应分子的结合而引发的信号传递有两类：由内向外和由外向内。由内向外的信号传递是黏附分子被细胞内信号激活并与细胞外配体结合。由外向内的信号传递是由黏附分子与其配体的结合引起细胞内信号级联反应的激活。

表 4.2　骨细胞表面黏附分子的作用

分子	成骨细胞/骨细胞				破骨细胞			
	表达	分化	功能（骨形成）	增殖/存活	表达	分化	功能（骨吸收）	存活
钙黏着蛋白	+	+	+	+	+	+	+	未知
CD44	+（成熟细胞中丰富）	未知	未知（可能与破骨细胞有关）	未知	+	±	±	未知
Ig 家族	+	未知	未知（可能与破骨细胞有关）	未知	+	未知	未知	未知
选择素	未知	未知	未知	未知	+（仅在前体中）	+	未知	未知
多配体聚糖	+	+	+	未知	未知	未知	未知	未知

整合素是一种跨膜蛋白，通过与细胞外基质分子结合，参与成骨细胞、骨细胞和破骨细胞的质膜双向信号转导（图 4.11）。整合素是由 α 链和 β 链形成的异二聚体，α 和 β 亚基都能与配体结合。α 亚基包含 7 个同源重复结构域和阳离子结合位点。β 亚基半胱氨酸含量高，也有阳离子结合位点。α/β 整合素二聚体胞外结构域的三维结构高度保守。整合素可以在与阳离子结合时被激活，改变其胞外结构域的构象。

整合素通过胞外结构域与细胞外基质中纤连蛋白和胶原等相互作用，也可以与相邻细胞中的可溶性分子或表面蛋白相互作用。在与配体结合时，整合素聚集并与其他细胞内分子结合形成局部黏着斑。整合素缺乏酶活性，需要通过黏着斑信号分子的装配而被激活，从而触发细胞内信号级联反应，引起细胞行为的改变。

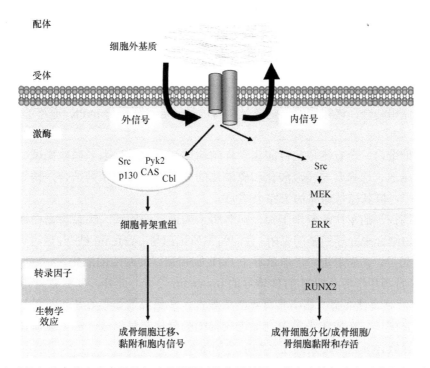

图 4.11　成骨细胞和破骨细胞中整合素介导的细胞黏附激活的信号转导。整合素等细胞表面黏附分子与细胞外基质结合，通过激活激酶触发细胞内信号。这被称为由外向内的信号转导，可能导致细胞骨架重组，以及细胞迁移、黏附和分化。此外，细胞内信号的激活可通过由内向外的方式，导致整合素与细胞外基质的结合和细胞黏附

骨祖细胞、成熟成骨细胞和破骨细胞表达的整合素有所不同，受到细胞因子的影响。例如，成骨细胞表达的 $\alpha_1\beta_1$ 和 $\alpha_2\beta_1$ 与胶原结合，$\alpha_3\beta_1$ 与层粘连蛋白结合，$\alpha_4\beta_1$ 和 $\alpha_5\beta_1$ 与纤连蛋白结合，而 β_3、β_5、β_6、β_8 与 α_v 的二聚体能够与玻连蛋白结合。在整合素与细胞外基质相互作用时，参与组成黏着斑的分子包括黏着斑激酶、Pyk2、Src 和 ERK 激酶被激活，这些信号最终导致细胞骨架重组和 RUNX2 介导的对成骨细胞分化的调控。在骨细胞中，力学刺激所诱导的细胞存活也需要整合素的参与。

人们对于整合素在成骨细胞中作用的研究较少。整合素 α_1 缺失的小鼠尽管可能没有严重的骨骼异常，但是其骨折愈合是有缺陷的，这种骨折愈合的缺陷是由骨髓间充质干细胞增殖和软骨生成的减少造成的。整合素 β_1 胞外结构域是整合素 β_1 功能的抑制因子，成熟成骨细胞中缺失整合素 β_1 胞外结构域的小鼠，骨量和骨强度都略有下降，成骨细胞和骨细胞形态、成骨细胞极性和基质分泌均存在缺陷，成骨细胞和骨细胞在体外表现出黏附下降。前成骨细胞中缺乏整合素 β_1 的小鼠在骨骼去负荷后表现出皮质骨骨量和骨强度的增加，而野生型小鼠没有表现出明显改变。整合素 $\alpha_v\beta$ 和 β_1 对 BMP-2 介导的骨形成和成骨细胞与骨桥蛋白/玻连蛋白的黏附至关重要。整合素 $\alpha_v\beta$、$\alpha_1\beta_1$、$\alpha_2\beta_1$ 功能受损会抑制 BMP 信号转导、Smad 转录，以及矿化。此外，缺乏整合素 β_2 的小鼠由于 BMSC 成骨分化减少而导致骨量减少，在异位骨化模型中，整合素 β_2 过表达的 BMSC 具有更大的成骨潜能。

整合素对破骨细胞的迁移、黏附和细胞内信号转导至关重要。破骨细胞中整合素介导的信号转导能够增加细胞内钙离子浓度、改变磷酸肌醇代谢，并诱导信号分子的磷酸化。整合素 $\alpha_v\beta_3$ 参与诱导 Src 激酶的募集，以及 Pyk2、E3 泛素–蛋白质连接酶（CBL）、桩蛋白和乳腺癌抗雌激素抗性蛋白 1（p130cas）等的磷酸化，从而促进破骨细胞骨吸收。破骨细胞中表达的整合素主要是玻连蛋白受体，即整合素 $\alpha_v\beta_3$，使用小肽和抗体阻断整合素 $\alpha_v\beta_3$ 与细胞外基质的相互作用可抑制体内骨吸收。整合素 β_3 缺乏的小鼠表现出进行性的骨硬化症，以及降低的破骨细胞黏附和吸收。然而，Itgb3 基因（编码整合素 β_3）缺失突变的患者没有表现出骨骼异常。此外，尽管整合素 α_v 的缺失会由于胎盘缺陷而导致 80% 的小鼠死亡，但对骨骼发育没有影响。可能在缺乏 $\alpha_v\beta_3$ 的情况下，破骨细胞中 $\alpha_2\beta_1$ 表达上调，从而代偿了破骨细胞的功能。

破骨细胞中表达的其他整合素有 β_5 和 α_9。整合素 β_5 作为破骨细胞形成的抑制剂，缺乏 β_5 的小鼠由于破骨细胞形成增加而对卵巢切除术引起的骨质疏松更敏感。β_3 和 β_5 双缺失的小鼠没有任何骨骼异常。小鼠缺失整合素 α_9 会发生骨硬化症。

Ig 超家族的成员有一个共同的 70～110 个氨基酸组成的结构域。Ig 家族蛋白与同一家族的其他成员，以及与整合素的配体相结合。该家族的一些成员参与信号转导（导致 MAPK 通路的激活），而其他成员仅参与细胞黏附。

选择素是一类糖蛋白，含有钙依赖性凝集素样结构域、表皮生长因子样结构域、补体结合样序列、跨膜区和短的胞质尾部。选择素与唾液酸化和硫酸化的聚糖中的寡糖序列结合，诱导酪氨酸磷酸化并增加细胞内钙离子水平，但其信号通路尚未完全阐明。

钙黏着蛋白是钙依赖的单次跨膜糖蛋白，包含所谓的钙黏结构域。钙黏着蛋白通过与相邻细胞中相同类型的钙黏着蛋白结合来介导细胞间黏附。它们的胞质尾部与 β-catenin 结合，通过调节游离的 β-catenin 数量参与 Wnt 信号转导。钙黏着蛋白还能诱导小 GTP 酶和酪氨酸激酶的活化。N-钙黏着蛋白可以通过抑制 PTHR1 与 LRP6 的相互作用而抑制 PTH 诱导的 β-catenin 信号。此外，N-钙黏着蛋白促进了 TGF-β 介导的 BMSC 的迁移，对成骨细胞的影响具有年龄依赖性。N-钙黏着蛋白在围产期的缺失可通过减少胚胎间充质聚集而减缓骨生长，在成年小鼠中则促进成骨细胞分化和骨形成。E-钙黏着蛋白刺激破骨细胞特异的基因转录，介导破骨细胞从增殖到迁移和融合的进程。

多配体聚糖是单次跨膜蛋白，在细胞外区域含有硫酸肝素和硫酸软骨素结合序列。多配体聚糖主要作为其他受体如整合素、FGF、TGF-β 和 VEGF 的共受体而发挥作用。多配体聚糖可以结合基质蛋白和 FGF 家族成员调控 Wnt 信号。其诱导的信号转导包括酪氨酸激酶和细胞骨架蛋白的激活。多配体聚糖也参与细胞因子梯度的形成，多配体聚糖 2 在成骨细胞分化过程中表达增加，可被 Runx2、TGF-β1、BMP-2 和 IL-1 诱导。多配体聚糖 4 对 TGF-β1 在椎间盘的合成代谢有负调控作用。

CD44 抗原是一个跨膜蛋白家族成员，该家族有共同的 N 端结构域。CD44 能被硫酸软骨素进行翻译后修饰，与纤连蛋白、层粘连蛋白、胶原、骨桥蛋白和透明质酸等结合。CD44 也可以与自身结合并参与细胞间的相互作用，在被酶解后也可以参与转录调节。

练 习 题

1. 对比 4 种细胞间通信模式中信号因子（如细胞因子）的作用方式。

2. 举出两个骨组织细胞间细胞通信的例子，比较对下游效应细胞功能的影响。

3. 比较经典和非经典的 Wnt 信号通路，包括 Wnt 信号抑制剂在通路不同节点的作用。简述使用抗硬骨素抗体治疗骨质疏松症等疾病的优点，并推测这种疗法对骨重建的影响。

4. 简述全身性 IGF-1（主要来自肝脏）与局部产生的 IGF-1（由成骨细胞分泌到基质中）对骨稳态影响的不同。

5. 对比 BMP 和 TGF-β 的经典信号通路。

推荐阅读文献目录

1. Baron R, Kneissel M. Wnt signaling in bone homeostasis and disease: from human mutations to treatments. Nat. Med. 2013; 19: 179-192.
2. Chen X, Wang Z, Duan N, et al. Osteoblast-osteoclast interactions. Connect. Tissue Res. 2018; 59(2): 99-107.
3. Helfrich MH, Stenbeck G, Nesbitt SA, et al. Integrins and other cell surface attachment molecules of bone cells. In: Bilezikian JP, Raisz LG, Martin TJ, eds. San Diego, San Francisco, New York, London, Sydney, Tokyo: Academic Press: 385-424.
4. Horiguchi M, Ota M, Rifkin DB. Matrix control of transforming growth factor-beta function. J. Biochem. 2012; 152: 321-329.
5. Horowitz MC, Lorenzo JA. Local regulators of bone: IL-1, RND, lymphotoxin, Interferon-γ, the LIF/IL-6 family, and additional cytokines. In: Bilezikian JP, Raisz LG, Martin TJ, eds. Principles of Bone Biology. New York: Academic Press:

1209-1234.

6.　Lindsey R C, Rundle C H, Mohan S. Role of IGF-I and Efn-Eph signaling in skeletal metabolism. J. Mol. Endocrinol. 2018; 61(1): T87-T102.

7.　Marie PJ. Fibroblast growth factor signaling controlling bone formation: an update. Gene. 2012; 498: 1-4.

8.　Maupin KA, Droscha CJ, Williams BO. A comprehensive overview of skeletal phenotypes associated with alterations in Wnt/β-catenin signaling in humans and mice. Bone Res. 2013; 1(1): 27-71.

9.　Patil AS, Sable RB, Kothari RM. Occurrence, biochemical profile of vascular endothelial growth factor (VEGF) isoforms and their functions in endochondral ossification. J. Cell. Physiol. 2012; 227: 1298-1308.

10.　Pilbeam CC, Choudhary S, Blackwell K, et al. Prostaglandins and bone metabolism. In: Bilezikian JP, Raisz LG, Martin TJ, eds. New York: Academic Press: 1235-1274.

11.　Plotkin LI, Bellido T. Beyond gap junctions: connexin43 and bone cell signaling. Bone. 2012; 52: 157-166.

12.　Wang R N, Green J, Wang Z, et al. Bone Morphogenetic Protein (BMP) signaling in development and human diseases. Genes Dis. 2014; 1(1): 87-105.

13.　Sims NA, Gooi JH. Bone remodeling: multiple cellular interactions required for coupling of bone formation and resorption. Semin. Cell Dev. Biol. 2008; 19: 444-451.

14.　Xiong J, O'Brien CA. Osteocyte RANKL: new insights into the control of bone remodeling. J. Bone Miner. Res. 2012; 27: 499-505.

15.　Yakar S, Werner H, Rosen C J. Insulin-like growth factors: actions on the skeleton. J. Mol. Endocrinol. 2018; 61(1): T115-T137.

16.　Zanotti S, Canalis E. Notch signal and the skeleton. Endocrine Rev. 2016; 37(3): 223-253.

第 5 章　骨骼生长、骨塑建和骨重建

马修・R. 艾伦（Matthew R. Allen）[1, 2, 3, 4]，
戴维・B. 伯尔（David B. Burr）[1, 3]

1 印第安纳大学医学院解剖学和细胞生物学系，美国印第安纳州印第安纳波利斯；
2 印第安纳大学医学院药学与肾脏学系，美国印第安纳州印第安纳波利斯；
3 印第安纳大学–普渡大学印第安纳波利斯联合分校生物医学工程系，美国印第安纳州印第安纳波利斯；
4 鲁德布什退伍军人管理局医疗中心，美国印第安纳州印第安纳波利斯

5.1　骨　骼　发　育

骨骼发育起始于妊娠后的前 3 个月，并一直持续到产后。骨骼发育通常经历两种显著不同的过程：膜内成骨和软骨内成骨。这两种发育模式的不同之处在于引发成骨的环境和产生骨基质的细胞是不同的。膜内成骨发生于间充质细胞的聚集过程中，这些间充质细胞可直接分化为成骨细胞；而软骨内成骨则发生在由软骨细胞形成的软骨板中。这两个过程在胚胎发育期间和胎儿出生后均在发生。

5.1.1　膜内成骨

颅骨的大部分骨和一些其他部位的骨（如肩胛骨和锁骨）在胚胎时期通常通过膜内成骨形成。膜内成骨开始并发生于大量的间充质中，间充质是一种由间充质细胞形成的胚性或原始结缔组织。膜内成骨通常发生在胚胎发育时期，但后天生长过程中偶尔也会出现（如在骨折愈合期间）。其第一步是间充质细胞聚集并形成骨胚芽。芽基内的细胞分化为成骨细胞并产生骨基质，如图 5.1 所示。在此过程中，转录因子 RUNX2 对于驱动间充质细胞向成骨性细胞分化有至关重要的作用。成骨细胞最初产生的骨基质将形成

(A)　　　　　　　　　　(B)　　　　　　　　　　(C)

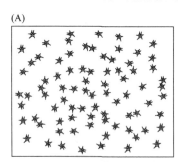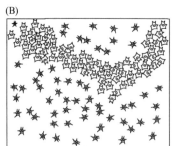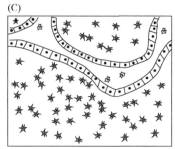

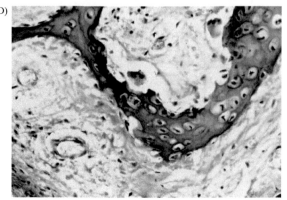

图 5.1　膜内成骨始于大量的间充质细胞。（A）间充质细胞开始聚集形成芽基并分化为成骨细胞；（B）最终产生骨基质；（C）随着时间的推移，这些骨基质将被重塑。（D）下颌骨中通过膜内成骨形成岛屿状骨组织（苏木精–伊红染色）

初级骨化中心，这是后续骨骼生长的位置。随着初级骨化中心内的成骨细胞产生越来越多的骨基质，一些成骨细胞被包裹，形成骨细胞。这些由初始成骨细胞产生的骨基质所形成的骨组织称为编织骨，由于编织骨形成速度快，其通常是一种高度无序的胶原结构。随着骨基质的持续产生，当一定量的骨基质形成较大面积的岛屿状骨组织时，新的成骨细胞将被募集到该表面，继续产生骨基质，并进一步形成编织骨或组织更加有序的原始板层骨。在发育过程中，一些骨最终由数个初级骨化中心所形成的岛屿状骨组织相互连接融合而成。而另外一些骨则只通过一个骨化中心进行膜内成骨而形成，如含有骨髓腔的颌骨。其骨髓腔的形成通常是由于随着骨骼的持续生长，骨化中心的骨细胞距离骨表面的血供系统过远，从而刺激并诱导血管侵入骨化中心，进而形成骨髓腔。还有一些骨，如肩胛骨和锁骨，虽然也是通过一个骨化中心持续膜内成骨而形成的，但这些骨骼不形成骨髓腔。

5.1.2　软骨内成骨

骨骼系统中其余骨是通过软骨内成骨形成的，该过程往往先形成一个透明软骨模板，随着时间的推移，该模板逐渐被矿化的骨组织代替而最终形成骨（图 5.2）。软骨内成骨不仅仅发生在胚胎发育期，在骨折愈合过程中也发挥着重要作用。类似于膜内成骨，软骨内成骨也是从间充质细胞的聚集开始的。不同的是，这些细胞并不会分化为成骨细胞，而是分化为成软骨细胞，这个过程主要由转录因子 SOX-9 驱动。这些成软骨细胞产生软骨基质并将其中一些细胞包裹起来最终形成软骨细胞。在软骨内成骨中，由软骨细胞形成的透明软骨通常被软骨膜包被，软骨膜是一层位于软骨模板表面、由细胞和纤维构成的薄膜，为软骨生长提供细胞。由于软骨模板与最终形成的矿化骨的形状非常相似，因此有时也将其称为软骨模型（或软骨原基）。

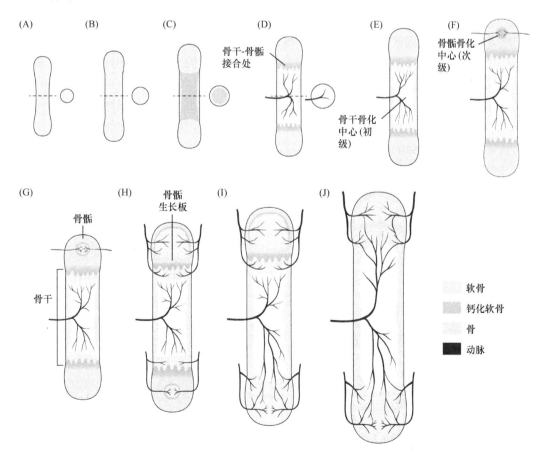

图 5.2　软骨内成骨示意图。软骨内成骨从一个软骨模板开始，在软骨细胞、成骨细胞和破骨细胞的共同协作下，经过一系列不同阶段最终形成骨

在发育早期，位于软骨膜中的细胞分化为成骨细胞，并在软骨模板表面形成骨，这一过程与膜内成骨类似，都是受转录因子 RUNX2 的调控。骨形成最初主要围绕长骨中间部位的圆周发生，形成的结构称为骨领。骨领主要由片层骨构成，一旦形成，邻近的纤维组织便从软骨膜转变为骨膜，成为成骨前体细胞的生存部位。骨领的形成限制了营养物质进入附近软骨，导致局部软骨基质发生钙化，并最终引起软骨细胞死亡。这些过程可作为刺激信号募集初级血管，在破骨细胞的帮助下初级血管渗透进入骨领，并最终进入钙化的软骨区域。渗透进入的血管可为钙化软骨区幸存的细胞输送营养，并向该区域输送破骨细胞，破骨细胞可移除该区域的软骨基质。伴随着血管的侵入，钙化软骨区域将最终形成最初的骨髓空间，并形成初级骨化中心，它是后续骨组织生长过程中各类细胞活性调节的部位。伴随着骨髓的缓慢形成和其中细胞的持续填充，在骨领处的骨外膜表面将继续形成更多的骨组织。在长骨两端（骨骺部位），次级骨化中心可通过类似的过程形成，大多数骨会在其两端形成次级骨化中心，但也有一些骨（如掌骨和指骨）只在一端形成。在次级骨化中心，其他类型血管可侵入该区域，为其后续发育提供所需的细胞和营养物质。切断该区域的血液供应会对骨骼发育产生重大影响，导致次级骨化中心无法形成。

随着初级骨化中心的生长，它所形成的组织最终将在中间部位占据透明软骨模板的 1/3。这使得软骨模板具有两个软骨末端和一个包括骨髓腔的中央骨干区域。在骨两端骨髓和软骨的界面处形成的结构称为生长板（或骺板），生长板主要负责骨的纵向生长。在既定骨中，其两端骨的纵向生长速率可能会有 2～3 倍的差异，通常只有其中一个生长板主要负责骨的纵向生长。而在一个个体中，不同骨的生长速率相差可高达 7 倍。

根据所处位置细胞状态的不同，可将生长板分为 5 个形态上差异明显的区域（图 5.3）。不同于示意图，在真实的生长板部位，这 5 个区域细胞的形态是连续渐变的，在生长过程中，一个区域细胞的形态逐渐过渡到另一个区域细胞的形态。

距离初级骨化中心最远的区域（靠近软骨模板的末端）称为静止区，由包含软骨细胞的透明软骨基质组成。新形成的静止区软骨基质富含 II 型胶原，由软骨膜附近的成软骨细胞持续产生。在基质产生过程中，被包埋入此基质的成软骨细胞分化为成熟的软骨细胞，这些软骨细胞也可以产生新的基质。这一基质和软骨细胞活跃产生的区域有时也被称为储备区，其目的是更加准确地描述这一区域细胞的特点，因为静止区的称呼容易使人产生该区域细胞并不活跃的错误理解。静止区的软骨细胞与身体其他部位透明软骨中的软骨细胞拥有相似的形态学和生理学特征。

(A)

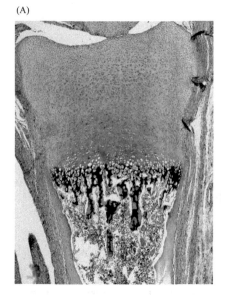

(B)

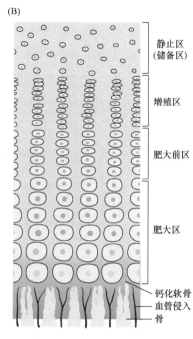

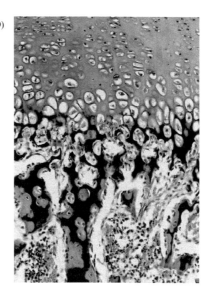

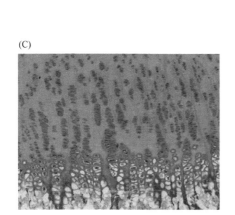

图 5.3　骨骺生长板根据细胞和基质组织学的不同分为 5 个区（A 和 B）：静止区（储备区）、增殖区、肥大区、钙化软骨区、骨化区。当长骨生长时，细胞在不同的区域不停变化。在低倍显微照片（A）中，虽然可以看到生长板区域的整体结构，但各个区域之间的划分并不明显。（B）示意图更清楚地显示了生长板内各区域的细胞/组织形态。（C）在显微照片的顶部是增殖区，软骨细胞在此快速分裂并纵向堆叠。在肥大区，细胞增大，细胞产生的基质开始发生变化。在视野的底部是钙化软骨区，可以通过染色较深的基质来辨认。（D）这张显微照片显示了肥大区、钙化软骨区和骨化区。肥大区的软骨细胞增大，而基质开始钙化的区域（深蓝色染色的基质）代表了向钙化软骨区过渡，骨化区开始于骨基质产生的地方（粉红色染色）

　　第二个区域称为增殖区，顾名思义，它是软骨细胞进行活跃有丝分裂的部位（图 5.3B，C）。由于细胞沿着长骨的纵轴方向按列进行分裂，细胞如同堆叠的硬币一样，很容易通过这些形态学上的特点鉴别这一区域。这些细胞可以产生大约相当于自身体积两倍的基质，使得这一区域富含 II 型胶原。增殖区受多种生长因子的调节：促生长素/生长激素（GH）、胰岛素样生长因子（IGF）、印度刺猬因子（IHH）、骨形态发生蛋白（BMP），并且 Wnt-β-catenin 信号通路等在促进软骨细胞增殖中也起重要作用，成纤维细胞生长因子是为数不多的抑制该区域软骨细胞增殖的因子之一。

　　第三个区域是肥大区（图 5.3）。长骨的生长是由这个区域上部的细胞（或者说是肥大前区）驱动的，在这个区域，随着细胞的衰老，它们的体积和表面积可增加到自身体积的 10 倍。在肥大程度较低的区域，细胞开始增大并最终死亡。虽然其他因子（如 Wnt-β-catenin 通路的成分）也对促进软骨细胞肥大起重要作用，但甲状腺素似乎是软骨细胞肥大的主要促进因素。IHH 和甲状旁腺激素相关蛋白是已知的抑制这一区域软骨细胞肥大的两个因子。肥大促进了细胞生长和细胞外基质的产生，这些细胞外基质最初仍然富含 II 型胶原。软骨细胞肥大也与血管内皮生长因子的表达增加有关，血管内皮生长因子表达增加被认为可以调节血管渗透和组织矿化。该区域的细胞继续产生基质，其中大部分基质包含的胶原转变为 X 型胶原（相对于增殖区的 II 型胶原）。X 型胶原只存在于正在发育骨中的肥大软骨细胞中（在骨折的骨痂和成人受损的关节软骨中也可以找到 X 型胶原），通常与软骨退化或衰老有关。X 型胶原与 II 型胶原的不同之处在于，它含有 II 型胶原基质中不存在的纤维。X 型胶原纤维可为该区域提供一定刚度，但由 X 型胶原形成的这种较硬的基质也阻碍了营养物质向细胞扩散。X 型胶原与血管侵袭密切相关，血管侵袭发生在 X 型胶原邻近区域。如果肥大区没有 X 型胶原，那么血管侵袭就不会发生，骨生长也就会中断。

　　肥大的软骨细胞周围会凝聚大量的基质，并最终开始矿化（或钙化，图 5.3D）。而在软骨细胞没有发生肥大的情况下，基质的矿化将不会发生。这种软骨钙化主要发生在生长板的第四个区域，即钙化软骨区。由于软骨细胞缺乏营养物质或是难以清除细胞代谢产生的废物，这一区域的软骨细胞不是已经死亡就是正在死亡。引发凋亡的信号似乎与细胞缺氧有关，因为生长板下部增殖区和上部肥大区的细胞被证明比生长板浅表区域的细胞更缺氧。基质钙化是由软骨细胞主导的过程，其详细的机制还不清楚。可能的机制是软骨细胞会释放囊泡进入细胞外间质，这些囊泡含有碱性磷酸酶（促进基质矿化的关键因素）、ATP 酶（提供能量将钙离子运输到囊泡中），以及从周围环境中分离钙和磷酸盐的酶。局部矿物质含量的增加导致钙–磷酸盐复合体的形成和基质的钙化。随着该区域钙化程度的加深及更多细胞的丢失，局部信号导致血管侵入。破软骨细胞是一种类似于破骨细胞但专门用于移除钙化软骨的细胞，其来到这个部位开始软骨吸收。

生长板的最后一个区域是骨化区，这是骨组织最初形成的地方（图 5.3）。这种骨组织由成骨细胞形成，这些成骨细胞被募集到钙化的组织表面，产生新的编织骨。在骨化区也存在破骨细胞，破骨细胞致力于去除钙化的软骨和新生的编织骨，后者通过骨重建被更成熟的板层骨取代。

尽管骺板骨化和骨纵向生长停止之间有联系，但两者实际上是分开的过程，先是骨停止生长，然后是生长板骨化。生长抑制主要是由于静止区的软骨细胞衰老引起的细胞分裂停止。对于大多数骨来说，生长抑制发生在青少年晚期和 20 岁出头，雌激素会加速这一过程。与男性相比，女性会更早地产生较高的雌激素水平，从而加速生长板生长停止。随着生长停止，骺板骨化，形成一个矿化的区域，将骨骺和干骺端分开，这块薄的骨板叫作骨骺线。

5.2 骨 塑 建

骨塑建的定义是成骨细胞在给定骨表面进行骨形成或是破骨细胞在给定骨表面进行骨吸收。该过程与骨重建相反（下面将讨论到），骨重建是成骨细胞和破骨细胞按照一定顺序在同一骨表面活动（表 5.1）。成骨细胞介导的骨塑建称为形成塑建，而破骨细胞介导的骨塑建称为吸收塑建。骨塑建的主要功能是增加骨量，维持或改变骨形状。虽然形成塑建和吸收塑建是局部独立的（即发生在不同的骨表面），但整体上二者并不独立，因为这两个过程必须同时发生在整个骨中，彼此协调才能对骨进行塑形。骨塑建总是发生在已经存在的骨表面，因而在膜内成骨和软骨内成骨的初始阶段并不出现骨塑建。骨塑建可以发生在骨外膜、骨内膜、小梁骨表面。

表 5.1　骨塑建和骨重建的特征

	骨塑建	骨重建
目的	骨塑形，增加骨量	更新骨质
参与细胞	成骨细胞、破骨细胞，以及它们的前体细胞	成骨细胞、破骨细胞，以及它们的前体细胞
发生部位	骨外膜、骨内膜、小梁骨表面	骨外膜、骨内膜、小梁骨表面、皮质骨内哈弗斯管表面
机制	形成塑建或吸收塑建	活化–吸收–形成
发生时间	主要发生在婴幼儿时期，但在整个生命周期中也有发生	整个生命周期
对骨量的影响	增加	保持骨量或少量减少

5.2.1　引发骨塑建的信号

引发骨塑建的主要信号是局部组织应变（更多细节见第 7 章和第 11 章）。如果局部应变超过一定的阈值，则发生形成塑建产生新骨；如果应变过低，则发生吸收塑建以去除骨。

5.2.2　细胞学过程

骨塑建过程分为两个阶段：激活，然后是形成或吸收。激活涉及前体细胞的募集并使其分化为成熟的成骨细胞或破骨细胞。此外，骨衬细胞也可以被激活，诱导分化为成熟、活跃的成骨细胞，并开始产生基质。一旦适当的细胞被激活，形成或吸收的过程就会发生，直到足够的骨量被添加或被去除以使局部应变恢复正常。

5.2.3　生命周期中骨塑建的发生

骨塑建主要发生在骨的生长发育过程中，主要是对骨重新塑形或改变皮质骨相对于其中心轴的位置（称为骨漂移）。成人的骨骼也发生骨塑建，但是通常不明显，除非在病理条件下。

5.2.4　纵向生长

形成塑建和吸收塑建发生在以软骨内成骨为主的骨纵向生长过程中，对于维持骨形状至关重要。为了保持长骨的适当形状，两种塑建在干骺端需要协调进行（图 5.4）。随着骨延长，吸收塑建去除骨外膜表面的骨，而形成塑建在骨内膜表面增加新骨。虽然二者高度协调，但它们不同于骨重建，因为形成和吸收发生在不同的表面。在骨发育过程中破坏塑建过程会导致干骺端形态异常。这在破骨细胞被抑制的病例中最为明显（如遗传功能障碍或药物干预），会导致干骺端形成锥形瓶状或棒状。

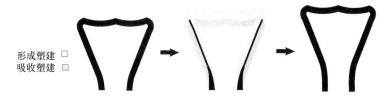

图 5.4　当骨纵向生长时，干骺端表面协调性地进行塑建活动，以维持骨的形状

5.2.5　径向生长

形成塑建是骨终生径向生长的主要机制，最早起始于软骨内成骨过程中软骨骨干形成骨领时期。骨外膜上的塑建速率在生长期最高，成年期则变缓。生长过程中，骨外膜上发生快速的形成塑建，而在骨内膜表面则发生吸收塑建，从而保证了随着时间的推移，皮质厚度相对一致（图 5.5）。无论是在青春期还是随着年龄的增长，骨干皮质上的塑建活动都具有两性差异。雌激素抑制骨外膜塑建，因此在青春期，女孩儿相对于男孩儿形成塑建发生较少。相反，男孩儿在青春期伴随着睾酮水平的上升，生长激素（GH）和胰岛素样生长因子 1（IGF-1）水平上升，这些激素将刺激骨外膜生长。性别特异的激素差异导致男性在骨量达到峰值时有更大的骨直径。当妇女进入更年期时，被雌激素抑制的形成塑建将被解除，导致短暂的但可观测的形成塑建刺激，使骨直径有所增加。还有许多其他因素，如力学载荷、甲状旁腺激素和硬骨素，在以骨外膜形成塑建为主的骨径向生长中发挥重要作用（详见第 11 章和第 15 章）。

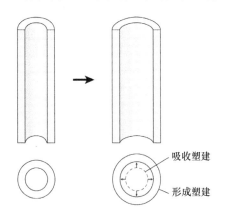

图 5.5　骨的径向生长，包括骨外膜表面的形成塑建和皮质内表面的吸收塑建。随着时间的推移，这个过程在保持皮质厚度的同时增加了骨的直径

5.2.6　骨漂移

　　骨漂移与骨的径向生长有关，但它主要用来描述骨相对于其中心轴的位置变化。这个过程在骨生长发育期间频繁发生，而在成年骨骼中却较少发生，但在成熟骨骼中当局部力学载荷发生极端改变时也可能发生骨漂移。骨漂移是形成塑建和吸收塑建在不同的骨表面协同作用的结果。在骨干上，形成塑建发生在骨外膜和骨内膜表面的一侧，而吸收塑建则发生另一侧（图 5.6）。骨漂移可以以骨曲率校正为例来说明。佝偻病儿童的长骨被认为是弯曲的，在纠正引起佝偻病的潜在病因后，骨可以通过皮质骨漂移在一定程度上变直。皮质骨漂移也是正畸牙齿移动的主要机制，其可以利用空间特定的载荷来迫使牙齿的空间位置发生变化（图 5.7）。骨小梁网络也可以进行塑建，有时称为迷你塑建。单个小梁支柱可在空间中移动，以便更有效地适应局部应变环境（图 5.8）。

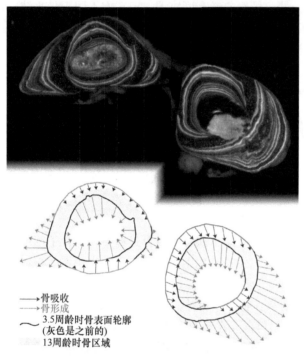

→ 骨吸收
→ 骨形成
— 3.5周龄时骨表面轮廓
　（灰色是之前的）
　13周龄时骨区域

图 5.6　使用多个荧光标记，在生长的小鼠中可以观察到骨漂移。在小鼠生长的 3.5～13 周龄，注射几种不同的荧光染料，间隔 1 周注射一次，最后取桡骨和尺骨的截面进行组织学分析。当骨外膜表面向外扩张时，尺骨（左边骨）发生径向生长，同时在皮质内表面有一些形成塑建。桡骨（右边骨）则发生了明显的骨漂移（向右下方漂移），在一侧的骨外膜和骨内膜表面发生形成塑建，同时在另外一侧的两个骨表面发生吸收塑建。显微照片下方的示意图是骨在 3.5 周龄时可能的样子，以及通过骨塑建所形成骨的最终形状

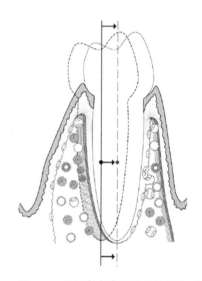

图 5.7　牙齿的移动既需要骨塑建也需要骨重建。要注意的是，牙齿的移动过程是骨塑建和骨重建相互协调共同作用的结果。箭头表示牙齿移动的方向，这种机制允许牙齿相对于基底骨移动，同时保持与牙周组织的正常功能关系。红色显示破骨细胞活动部位，蓝色显示成骨细胞活动部位（数据源自 Eugene RW, et al. Semin. Orthod. 2006; 12: 4）

力学载荷

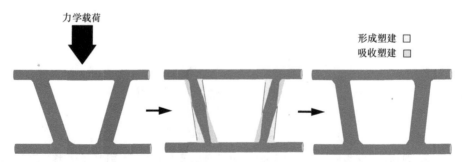

形成塑建 □
吸收塑建 ▨

图 5.8　小梁骨表面发生骨塑建以适应力学载荷所产生的应力。高应变区域进行形成塑建，而低应变区域进行吸收塑建。这些变化使单个骨小梁结构朝着主要载荷的方向进行适应调整

5.3　骨　重　建

骨重建是在同一空间位置发生的有序的破骨细胞介导的骨吸收和成骨细胞介导的骨形成过程。骨重建往往也可理解为"量子概念"，即通过成骨细胞和破骨细胞的耦合活动，骨的离散部位被骨的量子包所取代。骨重建通过替换骨基质和修复局部缺损（如微损伤或凋亡骨细胞区域）来更新骨骼。骨重建可以发生在骨外膜、骨内膜、小梁骨表面、皮质骨内哈弗斯管表面 4 种骨表面或包膜上。在骨内膜表面骨重建过程中，破骨细胞和成骨细胞钻入骨基质中，它们连同与它们关联的血管为一个基本多细胞单位（BMU）。皮质内骨重建所形成的最终产物是一个骨单位，这是一个由同心的板层骨组成的结构，中央有哈弗斯管，边界处有黏合线（见第 1 章，图 1.7）。新的 BMU 可以从骨髓、骨外膜或者已有骨单位内的脉管中产生。当骨重建发生在骨内膜、松质骨表面和骨外膜表面时，它所形成的结构不一定必须包含血管，其产生的结构称为半骨单位（见第 1 章，图 1.7）。在生长发育期及成年期，骨内膜表面、松质骨表面和皮质内小管表面的骨重建都很常见，而骨外膜表面的骨重建在生命的各个阶段发生频率都很低。

5.3.1　引发骨重建的信号

骨重建可分为靶向骨重建和随机骨重建。在靶向骨重建中，局部的特定信号指引破骨细胞到达指定部位开始骨重建。两个广为接受的引起靶向骨重建的信号是微损伤和骨细胞凋亡（在某些情况下，二者可能会相互发生关联，因为微损伤会导致骨细胞凋亡），其他一些信号（如高度骨矿化、胶原交联改变）也有可能引发骨重建。随机骨重建被认为是一个随机过程，破骨细胞吸收骨的过程没有位置特异性引发信号。靶向骨重建是为了修复力学损伤的骨基质，而随机骨重建被认为在维持钙稳态中扮演更重要的角色。

微损伤作为骨重建引发信号的概念最早是在 20 世纪 60 年代提出的，当时哈罗德·弗罗斯特（Harold Frost）提出产生微损伤后骨需要积极重建来防止更加严重的损伤。20 多年后，该理论通过超生理力学负载诱导犬骨微损伤的模型进行了实验验证。在动物一侧肢体进行人为损伤，1 周后，在对侧肢体施加同样的负载。组织学分析表明，两侧肢体的微损伤程度相似，且明显高于未给予负载动物的肢体。更为重要的是，最初负载的肢体比对侧肢体明显有更多的吸收陷窝，而且这些吸收陷窝在空间上与微损伤相关。这些结果首次为微损伤作为靶向骨重建信号提供了实验证据。

继这些最初的大型动物研究之后，一些实验进一步扩展了我们对微损伤诱导的骨重建机制的理解。这些实验利用了大鼠和小鼠在正常情况下不会出现皮质内骨重建这一事实，通过各种干预措施（如超常力学负载诱导微裂缝或利用基因操作减少骨细胞），使小鼠产生与特定干预因素相关联的皮质内骨重建。需要注意的是，虽然啮齿动物通常不进行皮质内骨重建，但是它们在其他的骨表面上仍然有类似于其他动物和人类的骨重建过程。

这些啮齿动物的研究表明，微损伤通过物理打断细胞间细胞质连接而导致骨细胞网络局部破裂。随后，这些骨细胞与网络的其余部分断开，并开始发生凋亡。在死亡前，它们开始活跃地产生一些因子，如 NF-κB 受体激活蛋白配体（RANKL），它是破骨细胞发育的一个关键因子。另外，离微损伤较远的细胞产生强烈的抗凋亡信号（如肿瘤坏死因子受体超家族成员 11B）。这种由存活和死亡的骨细胞发出的信号可能成为破骨细胞开始重建活动的靶点（图 5.9）。当微损伤产生，同时通过药物干预抑制骨细胞凋亡时，骨重建也会受到抑制。或者，当骨细胞网络在没有微损伤的情况下被破坏时，如雌激素缺失、力学性废用或糖皮质激素过多，皮质内与骨细胞凋亡相关的骨重建将会增强。总之，这些研究表明，虽然微损伤导致靶向骨重建，但骨细胞凋亡在该过程中发挥关键作用。

过去，估算靶向骨重建和随机骨重建之间的平衡时，假设微损伤引起的骨重建为一个靶向过程。根据实验数据建立的数学模型计算出大约 30%的骨重建是靶向微损伤的。最近的证据表明，尽管其他一些非微损伤事件所引起的骨重建过程在总的重建中占据更大的比例，但是骨细胞凋亡可能是靶向骨重建的关键事件。事实上,骨细胞凋亡可能是任何表面发生骨重建的关键前提。相比于通过引发事件(局部对系统)和功能(修复对矿物质稳态)来区分靶向骨重建和随机骨重建,这大大模糊了二者之间的区别。

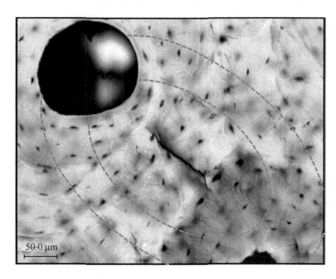

图 5.9 微损伤周围的区域同时具有与靶向骨重建相关的促重建和抗重建。微裂缝附近的骨细胞表达高水平的 NF-κB 受体激活蛋白配体(RANKL)和低水平的骨保护素(OPG),从而有利于破骨细胞的募集。远处的骨细胞表达低水平的 RANKL 和高水平的 OPG。该过程被认为可以使破骨细胞了解哪里的骨需要进行骨重建

5.3.2 骨重建周期

不管骨重建是靶向的还是随机的,在这个过程中发生的细胞事件都是相似的。骨重建可分为 5 个阶段:激活、吸收、逆转、形成和静止。这一过程通常被统称为骨重建周期(图 5.10)。在任何一个特定的时间,整个身体中都有成千上万的骨重建周期在发生。这些骨重建周期处于不同的阶段,其所处阶段取决于它们是何时开始的。人的整个骨重建过程需要 4~6 个月,这可能会因各种疾病而大大改变。

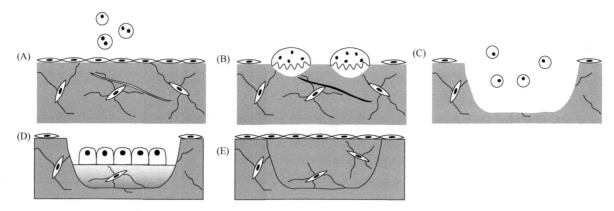

图 5.10 骨重建周期。骨重建包括 5 个阶段:(A)激活;(B)吸收;(C)逆转;(D)形成;(E)静止。在任何一个时刻,整个身体中不同部位的骨重建周期处于不同阶段

5.3.2.1 激活

激活阶段表现为破骨细胞前体向骨表面募集,然后分化和融合成为完全功能化的破骨细胞。破骨细胞分化和成熟的过程在第 3 章有所概述。

5.3.2.2 吸收

一旦出现成熟的破骨细胞,骨衬细胞就从骨表面收缩,将矿化的基质暴露给破骨细胞。这是一个活跃的过程,由破骨细胞接近骨表面时引发这一过程,或者是由启动骨重建的相同信号引发这一过程。如果没有骨衬细胞的收缩,破骨细胞就不能与骨结合并开始吸收。破骨细胞附着于骨表面后,将主动溶解

矿物质并释放胶原片段。这些胶原片段可以在血液和尿液中检测到，从而为评估骨重建提供了有用的生物标志物。

随着吸收的进行，新的破骨细胞可以被募集到重建位点，用于支援已有的破骨细胞，或者替代已经死亡的破骨细胞。皮质内和小梁骨表面的单个重建位点的大小有显著的可变性。调控这种可变性的机制尚不清楚。皮质内的径向吸收空间（间隙），可以通过测量骨单位直径来量化，其大小相对一致。而骨单位的长度则从几百微米到几毫米不等。

5.3.2.3　逆转

逆转期的特点是破骨细胞吸收停止和骨形成开始。虽然已有一些理论试图解释发生逆转的机制，但是 BMU 内引发逆转的信号依然是未知的。破骨细胞和成骨细胞（或它们的前体细胞）之间直接的细胞–细胞相互作用可能作为信号诱导一种细胞活动停止，并激活另一种细胞。在成骨细胞（EphB4）和破骨细胞（ephrin B2）上都发现的 ephrin 胞外蛋白支持了这一理论。另一种看似可信的机制（也是理论上的）是破骨细胞释放的某些因子（统称为破骨源因子 clastokine）或骨基质在吸收过程中释放的一些因子（如转化生长因子 β 和 BMP）刺激成骨细胞发生迁移和分化。这个理论自从有了重建穹顶学说之后，更加受到人们的青睐，穹顶学说是在骨重建过程中创建了一个骨重建室，该隔间为局部产生或释放浓缩的细胞因子提供了一种机制。骨重建穹顶是一种物理结构，被认为由位于骨衬细胞正上方稀薄的间充质细胞组成，在骨重建过程中隆起，重建单元存在于其中（见第 3 章，图 3.10）。连接相邻间充质细胞的连接复合体可能在允许某些因子在骨重建室和外部环境之间交换的同时保持小室内适当的分子浓度。

一旦破骨细胞完成了对骨的再吸收，暴露在外表面的剩余胶原蛋白片段就必须被移除。目前认为，清除过程是由一种特殊形式的骨衬细胞来完成的，该细胞被称为逆转细胞。如果这些胶原片段没有被去除，成骨细胞的骨形成就不会继续。这些覆盖了大多数侵蚀骨表面的逆转细胞，也被认为可以产生并沉积一层薄的新骨基质（骨黏合线或逆转线），这层沉积的骨基质有清晰的组织学特征，可以从周围较老的骨基质中勾勒出骨单位和半骨单位的边界。骨黏合线富含蛋白聚糖（如骨桥蛋白）。关于黏合线的组成仍存在争议，主要是针对其是高度矿化的还是含有极少量的矿物质。无论如何，广泛接受的观点是黏合线的矿化作用与周围的骨是不同的，这在其力学性质中起着重要作用。

5.3.2.4　形成

在成骨阶段，成骨细胞产生一种非矿化的有机基质（类骨质），主要由 I 型胶原纤维组成，作为无机羟基磷灰石晶体沉积的模板。类骨质矿化分为两个不同的阶段：初级矿化，即钙离子和磷酸盐开始进入胶原基质，这一过程在 2～3 周内迅速发生，积累的矿物质约占最终矿物质含量的 70%；次级矿化，即矿物质晶体进一步增加和成熟，这一过程发生在更长的时间范围内（长达一年或更长时间）（见第 1 章，图 1.6）。

参与新骨形成的成骨细胞其命运有以下三种。大多数（90%）通过细胞凋亡的方式死亡。只要局部位点还需要形成新骨，这些细胞就会被新的成骨细胞取代。另一部分成骨细胞被整合到类骨质中，最终形成骨细胞。完成骨形成时仍保留在骨表面的细胞成为不活跃的骨衬细胞，这些细胞保留了被激活的潜力，必要时将被激活并开始再次产生骨基质。

5.3.2.5　静止（休息）

在骨重建周期结束时，骨表面覆盖着骨衬细胞。随着时间的推移，重建单元内的基质将继续矿化。在任何时候，骨内的大多数表面处于静止状态。

5.3.2.6 骨重建持续时间

在非病理情况下，一个完整的骨重建周期从激活到成骨细胞完成基质分泌需要 4～6 个月（图 5.11）。矿化过程在基质产生后仍需要持续数月，在评估骨重建周期持续时间时，这个时间并没有被考虑在内。骨重建周期的持续时间在吸收和形成之间并不是均等分配的。破骨细胞的吸收过程通常只需要 3～6 周（在特定部位），其余的过程均是骨形成。因此，当人们在显微镜下观察骨时，发现形成部位的概率比发现吸收部位的概率要高得多（比例约为 4∶1）。在许多疾病中，骨重建周期的持续时间会发生改变（其中一些在第 8 章有详细说明）。

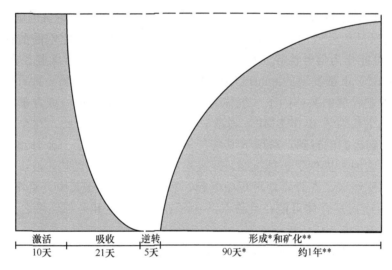

激活	吸收	逆转	形成*和矿化**
10天	21天	5天	90天*　　约1年**

图 5.11　骨重建的不同阶段发生在不同的时间，形成阶段比吸收阶段长 4～5 倍。新生骨骼的最终矿化可能需要 1 年的时间

5.3.3　骨重建率

骨重建发生率在生长发育过程中非常高，然后缓慢下降，直到达到峰值骨量。在成年期，骨重建率是高度可变的，主要受年龄、遗传，以及一些可变因素的影响，如体力活动、营养、激素和药物。在女性中，更年期的骨重建率将增加，主要是由于雌激素的丢失，而雌激素通常可以通过直接作用于破骨细胞和抑制破骨细胞凋亡来抑制骨重建过程。骨重建率的增加在绝经后的几年内是渐进性的，接受激素替代疗法的个体可以抵消这种骨重建率的增加，服用抗吸收药物也具有同样的效果（见第 21 章）。男性骨重建率增加没有那么明显，通常比女性出现明显骨重建率增加要晚 10 年左右。最终，随着年龄的增长（大约在第 8 个十年或更长时间），女性和男性的骨重建率均开始下降。

5.3.4　骨重建平衡

虽然吸收和形成在骨重建过程中是偶联的，但它们常常是不平衡的。偶联是指每个 BMU 中破骨细胞和成骨细胞发挥作用的连续性细胞过程，而平衡是指每个重建部位吸收和形成的骨组织量（图 5.12）。偶联解释了为什么在低水平骨吸收条件下，如抗骨吸收治疗，骨形成水平也很低。尽管在一些骨质疏松症治疗中，如间歇性给予 rhPTH(1-34)[重组人 PTH(1-34)或特立帕肽]，确实存在骨重建的解偶联过程，但正常情况下，在 BMU 水平上吸收和形成的解偶联过程并未见报道。在某些情况下，基于吸收和形成生物标志物的差异，有人认为骨重建过程出现了解偶联，但这只反映了两个过程之间的系统性失衡，而不是 BMU 水平的解偶联。

在一个健康的个体中，骨重建始终在单个的 BMU 水平上是偶联的。在健康个体中，BMU 水平的骨重建通常呈现轻微的负平衡，皮质骨中的负平衡往往比骨小梁中的更严重，主要是由于皮质骨在重建过程中需要容纳骨单位中的中央管。在常见的骨质流失条件下，如绝经后骨质疏松症，骨重建过程依然是偶联的，但骨的负平衡状态更加严重。每个 BMU 中骨的净负平衡在骨质流失中起重要作用。在绝经后骨质疏松症或其他重建部位数量增加的情况下，这种情况更加明显，从而导致骨质流失加剧（图 5.13）。BMU 的正平衡，即单个 BMU 中骨的形成量大于吸收量，可发生于间歇性的 rhPTH(1-34) 治疗过程中（图 5.12）。

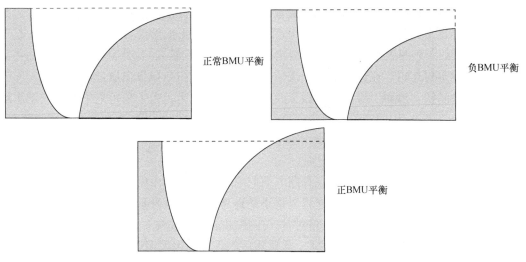

图 5.12　单个 BMU 内骨形成量相对于骨吸收量的比值称为骨平衡（或 BMU 平衡）。在正常情况下，BMU 的平衡是轻微的负数。在某些疾病，如绝经后骨质疏松症中，负 BMU 平衡变得更严重，导致每个 BMU 内出现显著骨质流失。间歇性的特立帕肽药物治疗已被证明在 BMU 水平可产生积极的骨保护作用

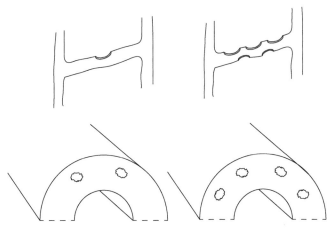

图 5.13　骨重建率与骨质流失呈正相关关系。高骨重建率导致在任何一个时间都存在更多的 BMU，与吸收相比，形成速度较慢（图 5.10），加之 BMU 轻度负平衡，导致在大多数高骨重建率情况下骨量减少

5.4　骨　修　复

骨折愈合过程将在第 12 章中进行详细的介绍。骨重建在初级骨折愈合过程中发挥主要作用。在次级骨折愈合过程中，软骨骨痂已经开始形成，此时骨塑建和骨重建都将会发生，但是这些事件发生在骨折愈合较晚的时期。在次级骨折愈合的初期，膜内成骨和/或软骨内成骨可为骨折部位提供最初的稳定性，这种稳定性由编织骨和软骨相互结合共同提供。随后骨重建和骨塑建过程将出现，将编织骨和软骨形成的组织替换为正常的板层骨，并将骨塑造为原来的样子。

5.5 骨塑建和骨重建对骨结构与骨材料性能的影响

5.5.1 骨塑建和骨重建对骨结构的影响

骨塑建和骨重建过程以明显不同的方式改变骨骼。骨塑建在骨生长过程中对骨结构的塑造起着重要作用，但其影响也存在于成熟骨中。在皮质骨中，骨外膜表面的形成塑建在骨的力学适应中起着重要作用。运动可引起长骨的骨外膜表面产生强力的塑建反应（见第 11 章）。骨外膜塑建在抵消随年龄增长的骨质流失方面也起着重要作用。在绝经期后，皮质内骨重建的增加会导致皮质骨厚度减小，如果不能得到补偿，骨强度就会降低。然而，雌激素的丢失会刺激骨外膜塑建。由于在距离中心弯曲轴更远的表面添加骨具有一定的力学优势，因而在骨外膜中即使产生很少量的骨也足以抵消皮质内骨量的较大丢失（见第 7 章）。然而，即便如此，绝经后妇女的骨外膜扩张仍不足以抵消皮质内表面骨质的急剧丢失。形成塑建也有利于骨小梁向着受力方向进行重新定向。

虽然骨重建在通过替换受损组织来更新骨骼方面起着至关重要的作用，但其净的负平衡在每个重建部位都会产生骨的整体流失。因此，骨重建将以很小的速率逐渐减少骨量，直到晚年（或者如果存在病理状态）。在短时间内出现大量骨重建时，将对骨产生更加显著的影响，出现所谓的"骨重建过渡期"，骨重建过程中的吸收阶段将留下一个大的空白，需要随后的骨形成来缓慢填充。特立帕肽/rhPTH(1-34)（见第 21 章）的药物治疗是描述"骨重建过渡期"最好的例子。特立帕肽的日常注射可以刺激骨重建，对人和动物的研究都表明，这种快速而显著的重建刺激与骨量急剧减少有关，尤其是在皮质骨部位。这也是用这种药物治疗骨质疏松症的患者在治疗初期会出现股骨颈骨质流失的原因。

在皮质骨中，骨重建的增加会导致皮质骨孔隙率增加。即使在 BMU 平衡正常的情况下，由于在重建部位会形成一个新的中央管（哈弗斯管），每次骨重建也都会导致大量的骨质流失。当成骨细胞的功能受到损害时，无论是在老年时期还是在病理状态下，中央管的尺寸都会增加，导致皮质骨内孔隙更大。在骨小梁中，负 BMU 平衡慢慢地使骨小梁变薄，在某些时候，骨小梁变得非常薄，以至于重建过程可以完全穿透骨导致骨小梁断裂。骨小梁被切断后，正常的重建过程并不能重新连接它们。骨小梁间的重新连接需要重新形成的编织骨来桥接彼此。

5.5.2 骨重建对骨材料性能的影响

骨材料的性质是骨组织的属性，与骨的尺寸和形状无关（第 1 章）。骨材料的主要特性包括矿化、胶原含量、成熟度和交联度，以及微损伤。这些特性都受到骨重建率的影响。

5.5.2.1 矿化

骨矿化可以在不同水平上进行评估，这对于认识骨重建对矿化的影响至关重要。在组织水平上，骨矿化往往是以矿化程度和异质性来描述的，而矿化程度和异质性与所评估的组织量无关，常用骨矿物质密度分布（BMDD）或骨的平均矿化程度（MDMB）等指标来表示。需要注意的是，要区分 BMDD 和 MDMB 与骨矿物质密度（BMD）的概念，BMD 所提供的骨密度同时取决于骨量和矿化程度。因此，BMD 不能从骨组织量的变化中表征组织水平矿化的变化。相反，BMDD（和 MDMB）提供了针对骨矿化的特异性测量方法，与骨量无关。它们提供了骨材料矿化的两个关键属性：平均组织矿化度和矿化异质程度。骨重建对这两个参数有显著影响。一般来说，当骨重建程度较高时，平均组织矿化度减小，矿化异质程度增加。这是因为更老的、更高度矿化的骨组织正在被更新的、矿化度更低的骨组织所取代。相反，在骨重建率较低的情况下，平均组织矿化度增加，异质性降低，因为更少的骨被替换，更多的区域完成了二次矿化。

5.5.2.2　胶原蛋白交联

胶原蛋白有两种交联形式。酶促交联在基质形成过程中通过一个高度调控的过程形成，并迅速成熟。未成熟的酶促交联水平和成熟的酶促交联水平可以在基质形成时测定，并且似乎不受骨重建率的显著影响（虽然未成熟和成熟的交联比率将随着骨重建率的增加而增加）。在快速重建的情况下，大量的交联被移除，但是在新的组织中也会产生大量的交联。在低重建状态下，酶促交联很少被去除，也很少形成。第二种类型的胶原蛋白交联是非酶促交联，其可自发产生。骨基质中的非酶促交联水平受到骨重建的影响，骨重建对非酶促交联影响的方式与矿化特性大致相同。高水平的骨重建降低了非酶促交联水平，而抑制骨重建则增加了非酶促交联水平。

5.5.2.3　微损伤

骨微损伤的积累是正常的生理过程，是日常生活活动中反复载荷循环的结果。微损伤的形成是能量耗散的过程，因此，微裂纹的形成是防止出现骨折的重要机制。然而，微损伤，特别是当它们合并成一个宏观裂纹时，对骨的力学性能是有害的。因此，有必要尽量减少微损伤积累。在正常生理条件下，骨中形成的微裂纹不会积累到对骨的力学特性产生负面影响的水平，因为它们会被靶向骨重建过程修复。在大多数情况下，骨重建的变化可能是由微损伤水平驱动的，因此骨重建率高的部分原因是微损伤过多，需要通过骨重建的修复来恢复微损伤部位的力学平衡。因此，微损伤的水平在生命中期是相对稳定的。微损伤和骨重建率之间的相关性随着年龄增长和药物干预而消失。70 岁后微损伤水平呈指数级增长，这大致与骨重建开始减少的时期相吻合。使用抗骨重建剂也会造成显著的微损伤积累。与年龄和药物相关的微损伤积累的机制是双重的。首先，当骨重建受到抑制时，由于形成的微损伤没有骨重建来修复，微损伤就会积累。其次，由于低水平的骨重建会使组织更脆弱（由于矿化程度和胶原交联度的增加），力学刺激更容易造成微损伤。

5.6　骨塑建与骨重建的实验室评估

骨重建率是引发骨折的一个独立危险因素。当与 BMD 相匹配时，高骨重建率的个体比低骨重建率的个体更有可能发生骨折。高骨重建率的个体，即使他们有更高的骨密度，其骨折率也与显著低 BMD 患者的风险相当。由于这一原因，评估骨重建成为一个有用的诊断方法。

骨组织形态学，即评估骨组织活检中的切片，是了解组织水平上骨重建机制的重要技术（见第 8 章）。组织形态学评估是临床评估骨重建的金标准。然而，由于样本采集的侵袭性，该评估方法主要用于病理学评估。

表 5.2　整个身体的骨形成和骨吸收可以通过各种尿液和血清生物标志物来检测

	缩写	基质
骨形成标志物		
骨钙素	OC	血清
骨特异性碱性磷酸酶	BSAP	血清
Ⅰ型胶原 N 端前肽	PINP	血清
骨吸收标志物		
吡啶啉	PYD	尿液
脱氧吡啶啉	DPD	尿液和血清
Ⅰ型胶原 N 端交联末端肽	NTX-I	尿液和血清
Ⅰ型胶原 C 端交联末端肽	CTX-I	尿液和血清
抗酒石酸酸性磷酸酶	TRACP	血清

更常见的评估方式是通过生化标志物来进行的。一些骨形成和骨吸收标志物存在于血液和尿液中（表5.2）。骨吸收标志物包括破骨细胞骨吸收过程中从骨基质中释放的成熟胶原片段（N端肽或C端肽）或交联结构（吡啶啉和脱氧吡啶啉）。骨形成标志物包括成骨细胞在分泌基质过程中产生的活性物质（ALP和骨钙素）或者在胶原合成过程中裂解的胶原片段（如Ⅰ型胶原N端前肽）。生物标志物的临床价值是它们相对便宜，容易被评估，因而可以随时追踪个别患者的情况。在一定量人群数据的基础上，生物标志物可以与骨质流失和骨折的风险联系起来。然而，生化标志物评估的局限性在于存在较大的个体差异以及不同评估方法之间存在差异。

利用生物标志物，可在既定的一瞬间对所有骨表面（包括皮质骨和骨小梁）的重建活动，进行骨形成或骨吸收的全身评估。这是生物标志物测定的一个优势，有助于了解整个骨骼的情况，然而，如果所研究的是特定的骨骼部位，这一评估可能产生误导。另一种替代性评估方法是髂嵴组织活检，它提供了单个骨位点的数据，在这个骨位点内，皮质骨和骨小梁的骨特性可以单独评估。这些参数提供了优于生物标志物的优势，但该方法受到一个假设的限制，该假设假定髂嵴的特性同样适用于其他部位的骨骼。而动物实验结合有限的人体数据表明，髂嵴中的骨小梁骨重建率与一些临床相关部位相似，但并非与全部的临床相关部位都相似（图5.14）。

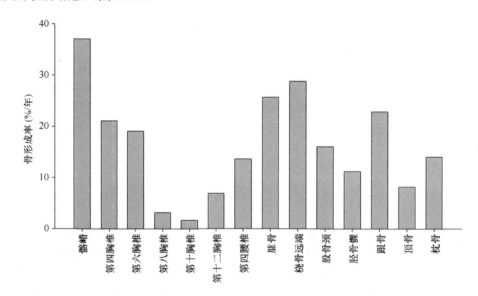

图5.14 骨重建在不同骨骼部位之间具有高度的异质性。这些动态的组织形态计量学数据收集自一个在髂嵴活检双四环素标记后 2 周内突然死亡的个体，代表了对人体骨重建率最全面的分析，显示出整骨中骨形成率的可变性（数据源自 Pødenphant, et al. 1987; 40: 184-188）

练 习 题

1. 比较膜内成骨和软骨内成骨的异同，重点指出每个过程中涉及哪些细胞，以及每个过程中所产生的产物有何不同。

2. 描述生长板上骨成熟的过程。每个区域的主要特征是什么？这些特征如何促进从原始软骨模型到成熟骨组织的转化？

3. 描述骨塑建和骨重建的异同。列出并描述它们各自的功能。

4. 描述骨重建的 5 个主要阶段。哪些细胞参与其中，它们是如何相互交流的？什么事件导致了从一个阶段到下一个阶段的转变？

5. 骨重建是如何影响骨材料性能的？

6. 在临床环境中，什么方法被用来评估骨重建，它们检测到骨重建的什么方面？列出每种方法的优点和缺点。

推荐阅读文献目录

1. Andersen TL, Abdelgawad ME, Kristensen HB, et al. Understanding coupling between bone resorption and formation. Are reversal cells the missing link? Am. J. Pathol. 2013; 183: 235-246.

2. Burr DB, Organ JM. Postcranial skeletal development and its evolutionary implications. In: Percival CJ, Richtsmeier JT, eds. Building Bones. Bone Formation and Development in Anthropolgy. Cambridge: University Press; 2017.

3. Frost HM. Bone Remodeling Dynamics. Springfield, IL: CC Thomas; 1963.

4. Hall B. Bones and Cartilage: Developmental and Evolutionary Skeletal Biology. New York: Academic Press; 2005.

5. Henriksen K, Neutzsky-Wulff AV, Bonewald LF, et al. Local communication on and within bone controls bone remodeling. Bone. 2009; 44: 1026-1033.

6. Martin TJ. Coupling factors: how many candidates can there be. J. Bone Miner. Res. 2014; 29: 1519-1521.

7. Parfitt AM. The cellular basis of bone remodeling: the quantum concept reexamined in light of recent advances in the cell biology of bone. Calcif. Tissue Int. 1984; 36: S37-S45.

8. Parfitt AM. Targeted and nontargeted bone remodeling: relationship to basic multicellular unit origination and progression. Bone. 2002; 30(1): 5-7.

9. Recker RR. Bone Histomorphometry: Techniques and Interpretation. Boca Raton: CRC Press; 1983.

10. Robling AG, Castillo AB, Turner CH. Biomechanical and molecular regulation of bone remodeling. Annu. Rev. Biomed. Eng. 2006; 8: 455-498.

第6章　骨骼影像学

罗伯特・H. 乔普林（Robert H. Choplin）[1]，马修・R. 艾伦
（Matthew R. Allen）[2, 3, 4, 5]

1 印第安纳大学医学院放射学和影像学系，美国印第安纳州印第安纳波利斯；
2 印第安纳大学医学院解剖学与细胞生物学系，美国印第安纳州印第安纳波利斯；
3 印第安纳大学医学院神经病学系，美国印第安纳州印第安纳波利斯；
4 印第安纳大学与普渡大学印第安纳波利斯联合分校生物医学工程系，美国印第安纳州印第安纳波利斯；
5 鲁德布什退伍军人管理局医疗中心，美国印第安纳州印第安纳波利斯

影像学分析是评估骨骼健康最基本的方式之一。临床上骨骼影像学常被用于对各类骨骼正常和病理学过程进行鉴别与分类。而在实验室中，影像学则被作为确定骨骼正常生理和病理学过程的首选方法。它通常用于评估与啮齿动物模型遗传修饰相关的骨骼表型，以及评估小型动物和大型动物涉及骨骼的实验处理。

目前，可用于骨骼影像学分析的方法主要有 X 射线、磁共振、放射性核素，以及超声成像等。这些方法采用不同的物理参数作为成像信号，每种方法也都有各自的优缺点。为了达到最优的成像效果，一方面针对骨骼解剖学和生理学的特点，可对每种方法的参数进行优化；另一方面，一些后处理技术的应用也有助于获得更多与骨骼解剖结构或功能相关的信息。

6.1　X　射　线

6.1.1　常规 X 射线摄影

常规 X 射线摄影技术是目前应用最为广泛的骨骼成像技术，常被用作快速评估骨骼的正常和病理状态。在过去的 100 多年中，用于获取图像的接收器取得了长足的发展。起初，造影是将感光乳胶涂布到玻璃照相板上，制成胶片基底，利用感光剂的感光效应实现成像。进入现代，射线影像可直接被捕获在数字胶板上，通过计算机呈现。这些数字成像系统可以轻松实现与之前射线照片的比较，并提供数字化工具进行客观测量，如长度测量、体积计算、组织密度测量等。由于该技术会使患者或实验动物受到辐射影响，在摄影时，为获取高质量的信息，应根据需要更改辐射剂量。在过去的十九年里，为了在最低辐射剂量下获得高质量影像，放射学界通过协商讨论共同制定了可合理达到的最低量（ALARA）原则。在这一原则影响下，仪器制造商更加关注对放射线接收器功能的提高，因为接收器性能的提高不仅可以进一步减小摄影时所需的辐射剂量，还可以提高成像质量。

医学上辐射的计量单位是希沃特（sievert），用来衡量一定剂量电离辐射诱发癌症和基因损伤的可能性。基于线性无阈值模型，1 希沃特的辐射剂量将有 5.5% 的概率最终导致患癌。辐射效应可分为确定性效应和随机性效应。确定性效应或非随机效应有临界值或阈值限定，低于阈值一般认为不会产生辐射影响，这些阈值和所产生的效应可能会因辐射剂量和靶器官的不同而有所不同。例如，皮肤红斑可能是由于辐射剂量高于 2~5 希沃特，但在实践中所使用的剂量通常不低于该剂量。随机性效应发生时通常没有阈值限定，因此这种风险不容易预测。最严重的随机性效应是致癌，发生时具有偶然性，与剂量没有明显关系。此外，需要重点关注的是辐射对组织损伤的风险，其损伤风险取决于辐射剂量、辐射时间，以

及所辐射组织的放射敏感性。其中，组织对辐射的放射敏感性最为重要。例如，具有腺体的组织如甲状腺、乳房和直肠对辐射的放射敏感性就比肌肉、肌腱和骨骼高。

　　X 射线摄影在实验室和临床上使用目的有所不同。由于其获取速度快且易于使用，在实验室中 X 射线摄影是评估骨骼最有用的工具之一。在实验研究中，动物 X 射线摄影常用于评估骨骼的成熟度和大小，两者通常因常用啮齿动物的遗传修饰而发生变化（图 6.1）。

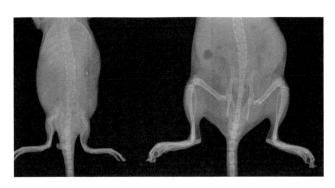

图 6.1　小动物的 X 射线照片：以老鼠为例。X 射线摄影在实验研究中常用于对动物骨骼形态进行定性评估。该技术通常可以提供必要的信息，以评估骨骼结构的形态差异，如小鼠遗传品系之间的差异

　　在临床医学中，X 射线摄影可以提供有关人和动物的代谢、遗传和临床病理状态的信息。检查的身体部位可根据所发生的病理过程而变化。例如，可对关节炎患者的关节进行 X 射线摄影，骨质疏松症患者可能需要对其脊椎进行 X 射线摄影（图 6.2），有外伤的患者则应对其损伤部位进行 X 射线摄影（图 6.3）。

　　骨矿物质密度是衡量骨骼是否健康的指标之一。在人和动物当中，尽管有许多临床疾病、治疗方法或遗传变异会使骨矿物质密度产生显著差异，但大量的细微差异仍需要通过 X 射线摄影来进行检测。在 X 射线照片中骨矿物质密度可直观地通过颜色深浅进行评估，颜色越白的部分代表了更加致密的骨，也预示着该处的骨钙化程度更高，其皮质更厚、拥有更多的骨小梁。从定性角度来讲，只有当骨密度比原有骨密度降低 20%～40% 时，通过 X 射线照片才能看到明显差异。如果在摄影时对一个已知密度的物体同时进行成像，则可借助该已知密度物体的影像对骨密度进行定量评估，这可大大提升 X 射线摄影检测骨密度差异的能力。而在大多数情况下，人们往往不会对 X 射线照片进行定量分析，因而需要采用其他成像方法来获取有关外观的更加完整的图片。

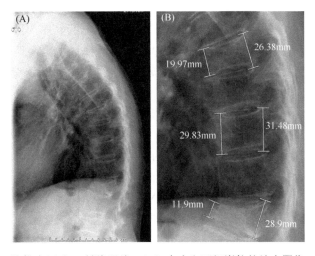

图 6.2　胸椎 X 射线照片。（A）胸椎全尺寸 X 射线照片。（B）中央和下部脊柱的放大图像，从图中可看到有多处压缩性骨折，也可对压缩量进行测量

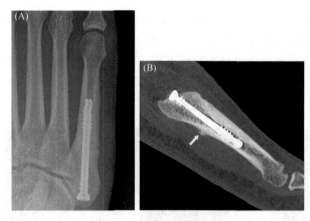

图 6.3 足部的 X 射线照片 (A) 和计算机断层扫描照片 (B)。从 A 图中可以看到对第五跖骨骨折处进行了螺钉固定。B 图显示了骨折愈合过程中皮质连接出现在内侧,骨外膜增生则出现在足底侧 (箭头所指)

显微 X 射线摄影,也称为接触式 X 射线摄影,主要通过 X 射线来观察骨切片,切片的厚度通常为 50~100μm。该技术可实现分辨率高达 10μm 的平面成像,并且在使用梯度标准影像进行校准时,可以对骨组织各个区域的密度进行详细评估。该技术也可用来评估骨矿化情况,较亮的区域表示高密度区域,较暗的区域表示低密度区域 (图 6.4)。

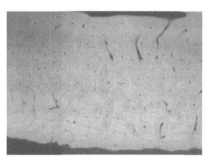

图 6.4 显微 X 射线摄影:兔子胫骨横截面组织病理学骨切片的 X 射线照片,通过该图可评估骨的矿化情况,较亮的区域表示较高的组织密度,较暗的区域则表示较低的组织密度

6.1.2 双能 X 射线吸收法

双能 X 射线吸收法 (DXA) 利用组织的能量吸收差异将骨骼与软组织区分开来,是目前测量骨密度的金标准。在临床上,它主要用于识别骨质疏松症患者,在其他情形下,如涉及骨密度变化,也可使用该方法来鉴定低骨密度。该方法还可测定体内脂肪和肌肉的含量。该方法使用两种不同的 X 射线能量 (通常约为 45keV 和 70keV) 进行全身或局部区域扫描,利用透过组织辐射的差异计算骨矿物质含量 (BMC) 和软组织含量,并创建低分辨率图像 (图 6.5)。该方法所使用的辐射剂量非常低,因而可用于大范围疾病的筛查,以及对患者患病过程中病情的持续监测。

利用 DXA 测试得到的有关 BMD、BMC 和面积的原始数据通常以 T 评分 (T-score) 和 Z 评分 (Z-score) 表示 (图 6.6)。T 评分代表个体的 BMD 高于或低于青年群体平均 BMD 的标准偏差数。相反,Z 评分则是个体的 BMD 高于或低于与其年龄匹配人群平均 BMD 的标准偏差数。表观骨矿物质密度 (aBMD) 通过将 BMC 除以感兴趣区域的面积来计算得到。通过使用标准数据库,aBMD 可以与健康的年轻个体 (20~30 岁) 的数值进行比较,并以此来制定低骨量 (骨量减少) 和骨质疏松症的诊断标准。因标准数据库按性别和人种划分,在对 DXA 扫描结果进行分析解释时选择合适的组别进行对比就显得至关重要。例如,分别对一位非洲裔美国人、一位男性白种人、一位女性非洲裔美国人和一位女性白种人进行评估时,应使用 4 个不同的标准数据库。

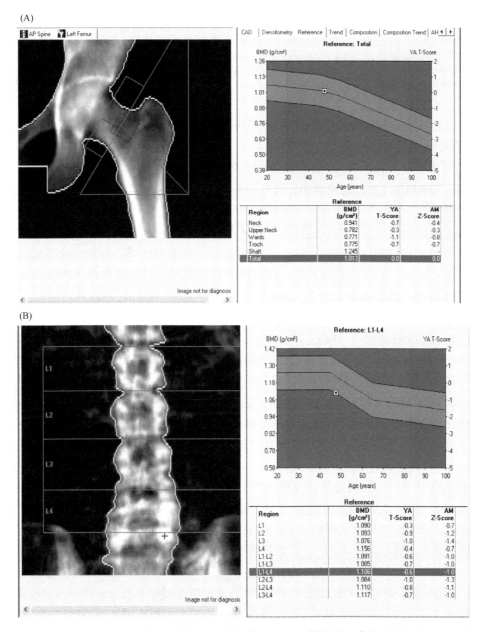

图 6.5　双能 X 射线吸收法。利用 DXA 评估股骨颈（A）和腰椎（B）。扫描软件可自动鉴别组织区域并给出每一个部位的 BMD，也可给出每个区域的参考值、T 评分和 Z 评分

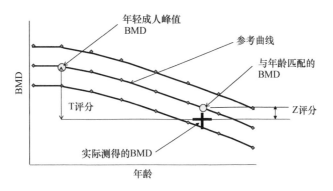

图 6.6　双能 X 射线吸收法。示意图描述了 BMD 的 T 评分和 Z 评分

世界卫生组织（WHO）依据 DXA 扫描结果为骨质疏松症的诊断制定了 BMD 标准。以下标准适用于 50 岁及以上的患者：当 T 评分低于−2.5 标准偏差时表明患有骨质疏松症；T 评分为−2.5～−1 时表示 BMD 较低或骨质减少。对于仍有月经的妇女或年龄小于 50 岁的男性，这部分患者采用其他标准：Z 评分<−2，其原因是小于该评分被认为是"低于其年龄阶段的期望值"。为了便于分析，DXA 仪器制造商已将多个全球数据库整合入仪器的分析软件中，而目前还没有关于动物的标准数据库。

尽管 BMD 与骨折风险有很强的相关性，但多项研究表明，超过一半的骨质疏松性骨折患者通过 DXA 测得的 BMD 并不低（见第 21 章，图 21.3），这说明了使用 BMD 作为唯一风险评估方法依然存在局限性。如果患者在轻微外力下发生脆性骨折，即使其 BMD 高于−2.5，也应被诊断为骨质疏松症。年龄也是骨折风险的重要因素，与 BMD 无关。研究表明，与年轻人具有相同的骨密度的老年人骨折的风险增加，表明存在其他可引发骨折风险的定性、非骨密度依赖性因素。

由于大型标准数据库的建立、较低辐射剂量的暴露和相对较短的扫描时间，DXA 成为骨骼评估非常有用的方法。其在临床评估的标准部位是腰椎和股骨近端。如果脊柱或股骨近端由于退行性改变、骨折或金属硬件不能进行评估，则可以扫描桡骨远端。腰椎评估通常是第一腰椎到第四腰椎（L1～L4）的平均值，但是如果需要每个椎骨或其中一个的数据，评估也可实现。腰椎评估通常需要至少评估 4 个椎骨中的两个才有效评估，而扫描通常在前后位平面进行，这样更容易避免由退行性椎间盘疾病和关节炎引起的 BMD 测量误差。股骨近端一般扫描近端股骨的 1/3，一般给出整个髋关节和股骨颈的数据。

高质量 DXA 测量取决于扫描对象是否处于扫描仪的适当位置，以及选择正确的数据库进行比对。尽管计算机软件会自动定义骨骼轮廓，但仍有必要对其进行检查以确保位置精确。如果对所研究区域的轮廓设置不当，则会影响骨骼面积，并导致对 BMD 的评估过低或过高。对扫描中出现的任何伪影进行评估也非常重要，如骨赘、椎骨骨折（将相同数量的骨压缩到较小区域中）、金属植入物或视野内的主动脉钙化等。

在动物研究中，DXA 由于辐射剂量小、使用方便、成本低廉的特点也被广泛使用。其中，小型动物 DXA 仪最为常见，在日常研究中主要用来对实验小鼠体内的 BMD 变化进行测量，也用来对取材于小型动物或大型动物的骨骼进行体外测量评估（图 6.7）。在全身扫描中，也可以通过类似于人体扫描时所采用的方法对某个特定的骨（或椎骨段）进行测量。随着其他影像学技术的发展与进步，动物实验已减少了对 DXA 的依赖，但它仍然是表征转基因小鼠模型表型的常规方法。

临床上胸椎是常发生骨折的位点之一，但由于肋骨覆盖容易造成重影，在 DXA 测试中常不用于评估骨密度。但是为了评估椎骨骨折，一些 DXA 设备制造商也提供胸椎扫描，扫描结果通过 Genant 法进行评估（图 6.8）。与 X 射线相比，胸椎的 DXA 扫描对轻度骨折的敏感性较低，但对中度至重度椎骨骨折的敏感性较高。其最大优势是只需在最小辐射剂量和较短时间内同时完成对患者 BMD 和椎骨骨折的评估。

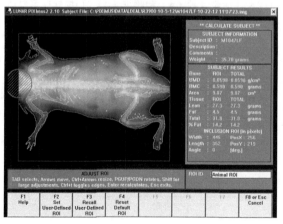

图 6.7　实验室双能 X 射线吸收法（DXA）。基于 DXA 的骨矿物质密度（BMD）评估可在体内或体外进行。在啮齿动物中，DXA 常用于评估骨的长度，也可对全身的 BMD（不包括头部和尾部）以及单个骨（长骨和椎骨骨节）进行分析评估

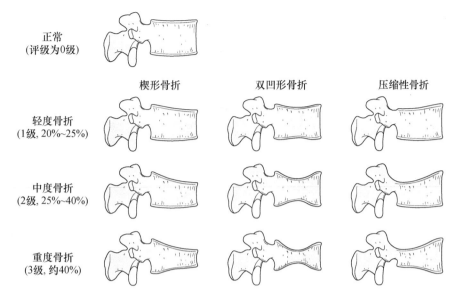

正常
（评级为0级）

楔形骨折　　　　双凹形骨折　　　　压缩性骨折

轻度骨折
(1级, 20%~25%)

中度骨折
(2级, 25%~40%)

重度骨折
(3级, 约40%)

图 6.8　椎骨骨折评估。许多 DXA 仪均可通过 Genant 半定量方法对椎骨骨折程度进行评估。该方法通常对胸椎进行扫描并对椎体高度进行测量，所得扫描图通过与标准图进行比对来区分椎骨骨折。骨折可根据椎体高度损失（轻度、中度、重度）进行分类，也可通过骨折形状分为楔形骨折（椎体前部高度损失）、双凹形骨折（中央高度损失）或压缩性骨折（后部高度损失）

　　DXA 扫描也有一定的局限性，主要是因为其成像过程是一种二维投影过程。这种二维扫描特性导致 DXA 测得的 BMD 是表观 BMD（aBMD），与之相反，计算机断层扫描（CT）可对具有一定切片厚度的样本进行扫描，从而得到具有真实体积的 BMD（vBMD）。此外，DXA 扫描无法区分皮质骨和松质骨，也不能用来评估骨的结构和几何形状，而这两个因素在总体评估骨健康中具有关键作用。

　　为克服上述局限，人们开发了多种技术试图从 DXA 扫描图像中评估骨的几何形状和 vBMD。一些变量如髋部的轴向长度和股骨头倾斜角可以从投射影像中进行计算，而这两个参数在大量人群中已被证实与骨折风险有关。对骨的空间结构进行更加全面评估的方式是进行髋部结构分析。一些算法可以同时评估髋骨的横截面积及横截面处股骨头的转动惯量。需要注意的是，通过算法得到的数据只是评估值，且假设骨具有环形的几何结构。立体 DXA（VXA 或 3d-XA）尝试在 DXA 扫描计算 BMD 时估算体积数据。该方法通常需要两张正交的 DXA 图像，将两张图像与 3D CT 数据库进行比对来推断骨的几何形状，体积骨矿物质密度（vBMD）也就随即可得。

6.2　计算机断层扫描

6.2.1　临床诊断计算机断层扫描

　　计算机断层扫描（CT）成像是医疗领域最重要的临床成像工具之一。它更是实验室评估骨的形态特征最为重要的手段。除可以评估 vBMD，CT 扫描还可以评估骨的几何形状/结构、皮质骨和松质骨的构造参数，以及骨以外的其他组织的构造参数。CT 与 DXA 或常规投影式 X 射线摄影相比，其最大优势在于能够在不用考虑软组织混入的情况下对骨进行评估（图 6.9）。

　　CT 于 1972 年被开发，此后经历了几次重大迭代。当前的 CT 扫描仪具有 X 射线管，该 X 射线管可在轨道上围绕患者旋转的同时发出穿过患者的辐射。沿圆形路径透过患者的辐射量和能量可被接收器捕获并进行运算后生成图像。该图像可被称为患者组织的一个"切片"。在收集相关信息时，可以通过单个切片进行观察，也可以将层层扫描的图像"堆叠"起来，从而生成三维的立体图像。

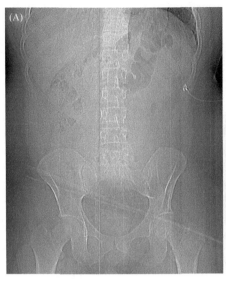
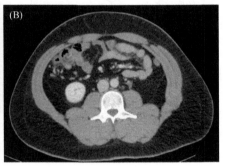

图 6.9　投影式 X 射线摄影与计算机断层扫描（CT）的对比图。（A）腹部投影式 X 射线摄影图片，当测量骨骼任意部位的骨密度时，均会受到一些重叠软组织的干扰。（B）腹部 CT 的单个截面几乎完全消除了投影式 X 射线摄影固有的组织重叠，腹部的软组织对骨内总体密度的贡献要小得多

　　CT 扫描仪至少有三种常规类型：临床型、外周型、微型。临床型 CT 扫描仪是以全身为单位的，有些扫描仪甚至可以对体重约 600 磅①的患者进行全身扫描。外周型 CT 扫描仪相对较小，专门用于对外周四肢（如手腕或腿）进行扫描。实验室中常用的则是针对小型动物或体外样本的微型 CT 扫描仪。为了实现对分析对象高对比度和高空间分辨率成像，三种类型扫描仪在使用过程中所采用的扫描方案也是不一样的。骨成像，特别是小型标本的成像，对空间分辨率要求非常高。目前临床上广泛使用的扫描仪其面内体素尺寸为 250～625μm，切片厚度为 625μm。最高分辨率的临床型 CT 扫描仪目前宣传的体素尺寸为 150μm。高分辨率外围定量 CT 扫描仪（HR-pQCT）可以实现 30～60μm 的面内体素尺寸。微型 CT 扫描仪的体素尺寸为 1～30μm。纳米 CT 扫描仪的体素尺寸则达到亚微米水平。

　　CT 所生成的数据是具有特定尺寸的体素盘，且不同的扫描组织具有特定的扫描密度。该密度的度量单位是亨氏单位（Hounsfield unit，HU），是 X 射线束的线性衰减系数的对应值。其标准校准物是水（HU 值为 0）和空气（HU 值为 −1000），骨基质的 HU 值大约为 1000。图像的呈现由所扫描部位的厚度、辐射剂量、视野大小、切片厚度、重建算法，以及窗口宽度和显示级别共同决定。窗口宽度决定了可显示的 HU 范围，而窗口的显示级别则表示在居中显示特定图片的更小范围，二者有机组合可根据个体特征实现最佳显示效果（图 6.10）。

　　CT 的主要局限性是辐射暴露。辐射的暴露量取决于几个因素：每秒发射的光子数、光子的能级，以及扫描的持续时间。典型的腹部 CT 的辐射暴露约为 10mSv，相当于 3～4 年背景放射线的辐射量，比腹部的单次投影式 X 射线摄影大约高 15 倍。特别是对于骨成像，评估感兴趣区域所需的细节越多，则所需的辐射剂量越高，尤其是对躯干部位进行 CT 时，必须考虑放射敏感性组织的剂量。重要的是，在过去的 5 年中，CT 制造商推出了新的重建算法用于将检测到的辐射转换为图像。这些算法虽然被冠以不同的名称，但都是对现有数据处理方式的一种迭代优化。这些算法使得扫描时所需辐射剂量显著降低，同时保持了图像质量。当考虑 CT 扫描仪的辐射剂量时，组织的放射敏感性问题非常重要。在对腹部/腰椎和远端组织进行扫描时，这两处的组织放射敏感性明显不同。腹部有相对大量的高度放射敏感性组织，而脚踝处则相对较少。

　　与 CT 成像有关的两个重要概念是分辨率和部分容积效应。分辨率表示两个对象可以相互靠近但仍能彼此区分（分辨）的最小距离。理想情况下，某个成像方式的分辨能力可以表示为它的调制传递函数，

---

① 1 磅=0.453 592kg。

该函数通过考虑光源、相机和像素大小来描述光学系统的分辨率和性能。临床上更常见的是用标称分辨率来表示图像分辨率，其定义为用于显示图像的线性体素尺寸，而体素尺寸的选择则取决于所进行的特定扫描任务。为了能够被识别，扫描对象尺寸必须相当于两个体素尺寸。因此，任何一台仪器所能显示的最小骨小梁，其尺寸都不应小于该仪器在最高分辨率下的两个体素尺寸。要对最小的骨小梁进行成像需要仪器的最高分辨率，也就是需要仪器所能达到的最小体素尺寸。临床型 CT 扫描仪所能扫描的最小骨小梁为 30～75μm。HR-pQCT 扫描仪所能成像的最小骨小梁为 30～60μm。而微型 CT 扫描仪可以成像的最小骨小梁为 2～4μm（图 6.11）。此外，用于获取图像的辐射剂量应尽量充足，以便在体素内提供足够的光子来显示感兴趣区域的结构。尽管体素尺寸与标称分辨率有关，但如果选择具有较大体素尺寸的后处理算法，则将无法达到仪器所具有的最高分辨率。以使用 12μm 体素尺寸的骨高分辨率 CT 为例（图 6.12），使用该体素尺寸对图像进行重建将生成标称分辨率为 12μm × 12μm × 12μm 的图像。然而，如果使用较大的体素尺寸对原始扫描进行重建，标称分辨率则会变得非常大。在这种情况下，显示较小的体素尺寸则可能产生误差，这是由于图像的空间分辨率和保真度较低。尽管理想情况下应尽可能使用仪器的最高分辨率进行扫描，但在实际中受限于身体部位、扫描时间和辐射暴露等原因，扫描往往无法在最佳状态下进行。

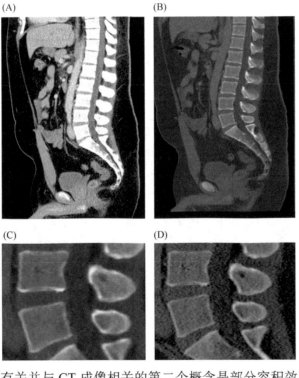

图6.10　计算机断层扫描（CT）所呈现的图像。多重 CT 图像所显示的骨和软组织具有不同的表现，具体取决于视野大小、重建算法、窗口宽度和显示级别等。（A）广视野（FOV）、软组织滤镜和软组织成像窗口下从腹部到骨盆的腰椎CT，图像中骨的细节无法显示。（B）广视野（FOV）、软组织滤镜和骨成像窗口下从腹部到骨盆的腰椎CT，骨细节比 A 图更好，但骨小梁细节不可见。（C）从（B）重建的从腹部到骨盆的腰椎 CT 光学放大图像。（D）使用较小 FOV、骨组织滤镜进行重建的腰椎放大图像

与体素尺寸有关并与 CT 成像相关的第二个概念是部分容积效应（图 6.13）。该概念涉及切片的厚度及成像对象包含在切片中的程度。当特定体素包含两个（或多个）不同密度的组织，并且为该体素分配了可反映这两个不同密度的中间值时，就会发生这种情况。如果分析对象完全位于切片中，则其所在的体素将显示其特定密度。而如果分析对象仅有部分位于切片中，则其所在的体素将是对象密度及其周围物体的混合体。如果分析对象完全位于切片之外，则体素的密度将完全不会反映对象，并且将显示切片中该位置处的材质密度。

部分容积效应通常发生在骨外膜表面与软组织之间的界面处、骨内膜表面与骨髓之间的界面处，以及松质骨内骨小梁与骨髓之间。需要注意的是，当使用阈值来区分不同区域时，部分容积效应会使所区分的面积过高或过低。更小的体素尺寸和更薄的切片可最大限度地减少部分容积效应，但并不能完全消除其影响。

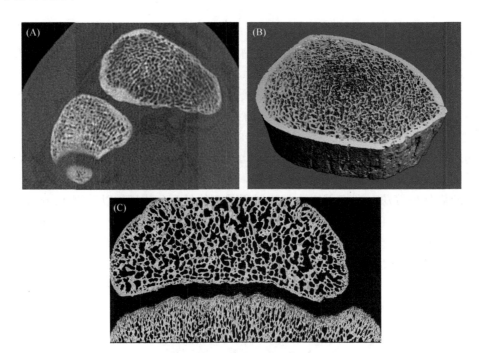

图 6.11 计算机断层扫描（CT）。骨小梁的可视化及测量取决于仪器的性能。（A）临床型 CT 扫描仪，右脚短轴视图显示出舟骨和骰骨的骨小梁结构；（B）HR-pQCT 扫描仪，轴向立体视图显示了胫骨远端的骨小梁结构；（C）CT 轴向视图显示猪的股骨头

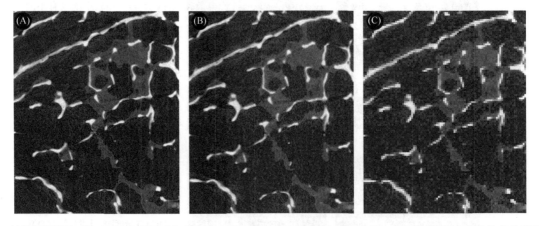

图 6.12 计算机断层扫描：理解体素尺寸和分辨率。体素尺寸表示在图像收集阶段，通过特定算法重建的立体像素尺寸，而分辨率则表示图像后处理后的像素大小，可根据所选的处理算法而发生变化。为了说明这一点，（A）图显示了以 12μm 体素尺寸重构的图像。以两倍大的体素尺寸重构的图像（B）其分辨率为 24μm。（C）图是以 96μm 体素尺寸重构的图像。在（A）图中，图像顶部的长的骨小梁其边缘清晰度要好于（C）图

在患者的临床管理过程中，实际上几乎人体任何部位的骨均可通过常规临床型 CT 扫描仪或 HR-pQCT 扫描仪进行成像。扫描方案可根据扫描所需的信息和所要扫描的位置进行更改。辐射剂量除考虑上述两个因素之外，还要考虑患者的体型。在扫描过程中如果对密度已知的羟基磷灰石体模同时进行扫描，则可以用其作为标准将 CT 的 HU 数据转换为 BMD（mg/cm³），从而实现对骨密度的测量。详见"6.3.2 定量计算机断层扫描（密度测量法）"。

6.2.2 双能或光谱成像扫描

近几年来，CT 扫描仪也开发出了双能成像功能和光谱成像功能。在前一种技术中，仪器配备有两个 X 射线管，在单次扫描期间以两种不同的 X 射线能量进行扫描；或者只有一个 X 射线管，但在扫描过程

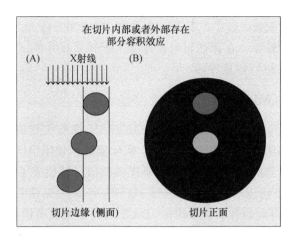

图 6.13　计算机断层扫描：理解部分容积效应。（A）从侧面观察要被辐照的组织切片的示意图。辐射在"组织"周围扫描一圈，并相应地重构图像。三个代表分析对象的球体具有相同密度。（B）圆圈表示穿过组织的切片，该切片除其中的两个球体外均是均质的。最顶部的球体完全在切片内，因而在该球内的体素将完整反映其密度；中间球体仅部分位于切片内，因而仅显示其部分密度；最底部的球体完全在图像切片的外部，不会影响图像中任何体素的密度

中能够快速切换峰值电压（kVp）。在后一种技术中，仪器只有一个 X 射线管，但是 CT 检测器能够区分从患者身上不同部位透出的 X 射线能量大小，并将其转换为具有特定性质的图像。两种技术最终所呈现的图像都可以更加清楚地显示所扫描区域内的钙化骨、水和碘。这类图像对于鉴别骨髓水肿或减少金属伪影非常有用（图 6.14）。为了便于研究，人的所有类型 CT 扫描分析的主要部位通常为椎骨（最常见的是腰椎）、股骨近端、桡骨和胫骨。椎骨和股骨近端必须在大型临床型 CT 扫描仪上进行分析。而胫骨远端和桡骨则可在常规的临床型 CT 扫描仪或者专用的 HR-pQCT 扫描仪上进行，前提是所使用仪器的分辨率足以解决所关注的问题。

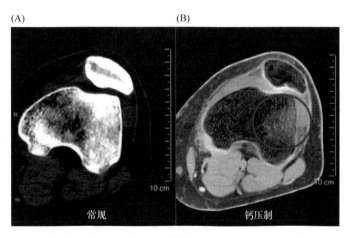

图 6.14　计算机断层扫描（CT）：钙压制后的骨成像。膝关节的 CT 光谱成像。（A）含钙的常规图像。（B）在钙压制设置下，在股骨外侧（红色圆圈）可以清晰地显示出骨髓水肿的异常区域，这在常规图像上是不明显的

6.3　高分辨率外周定量计算机断层扫描

高分辨率 CT 仪主要用于评估骨外周部位，如胫骨或桡骨远端（图 6.11B）。HR-pQCT 的最高分辨率为 30～60μm，所得图像能够更加清晰地反映皮质和骨髓的轮廓，并对其进行单独数据分析。这大大提升了我们对皮质骨和松质骨在不同条件下产生不同响应的认识。通过 HR-pQCT 测得的松质骨 BMD 约为 300mg/cm³，受上述提到的部分容积效应影响，该值反映的是骨小梁和骨髓的平均密度。而对皮质骨而言，

由于皮质骨更为紧凑，部分容积效应较小，其 BMD 为 1000～1200mg/cm³。在松质骨中，仅 1/4～1/3 的松质区包含钙化骨，而皮质骨较厚，在评估时可在厚度大于体素尺寸的区域进行评估（如胫骨或桡骨骨干）。肌肉区域也可以通过 CT 进行定量评估。

6.3.1 微型计算机断层扫描（Micro-CT）

在实验室中，Micro-CT 是评估骨结构和密度的重要工具。这些仪器经过特殊设计，专门用于扫描动物或样本等较小的对象。在未出现高分辨率 CT 之前，实验室通常使用组织学对骨结构进行分析。组织学分析往往只能对一个截面进行分析，并假定该截面所提供的信息就代表了整个骨的情况，这显然是不全面的。与组织学分析相比，CT 可以对整个区域进行 3D 评估，大大提升了评估的准确性。并且大量研究也表明，通过 2D 组织学分析得到的骨小梁结构与 3D CT 所得结果具有很强的相关性。

Micro-CT（或 μCT）扫描仪的体素尺寸为 1～30μm。在该体素尺寸下，扫描仪具有充足的分辨率，可以准确地检测小型啮齿动物（如大鼠和小鼠）及较大物种中的个体骨小梁结构（图 6.15）。在纳米尺度的更高分辨率的扫描可通过纳米 CT 仪（Nano-CT）或同步加速 CT 仪（synchrotron-CT）来实现。对于

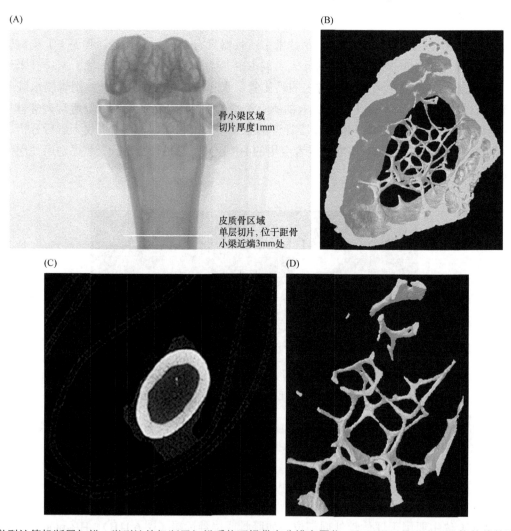

图 6.15　微型计算机断层扫描。微型计算机断层扫描系统可提供高分辨率图像，主要用于骨密度和结构的体外评估。其过程涉及一系列投影图像的收集，依据这些图像可以识别并重构目标区域（A），可以对同时包含皮质骨和骨小梁的区域进行重构分析（B），也可以将整个部位中的皮质骨和骨小梁分开单独分析。在仅含有皮质骨的图像（C）中，可以评估骨面积、皮质厚度和截面转动惯量，而在仅含有骨小梁的图像（D）中，可以计算骨体积分数（BV/TV；%）以及骨小梁厚度、数量和间距等参数

特定区域的骨而言，扫描时间可因所用仪器、扫描区域尺寸、体素尺寸及循环次数等参数不同而不同，通常为 5～31min。在数据的后处理中，后处理方案对于分析的完整性至关重要，扫描仪通常会提供相关建议，引导使用相关后处理方案。

骨小梁结构和皮质骨几何形状是最常见的通过 Micro-CT 进行评估的参数。大多数骨小梁分析集中在啮齿动物的次级海绵骨上，因为该区域避开了生长板正下方的骨。在分析过程中，首先划分一定数量的切片或一定解剖距离的组织，随后对所有位于皮质骨骨外膜边界以内的骨均进行阈值分析，确定组织总体积（骨加骨髓）（total volume，TV）和骨体积（bone volume，BV）。最后数据以骨小梁的骨体积分数（BV/TV，%）表示，它代表了既定组织体积内骨组织的含量。在分析 BV/TV 的时候，其他一些结构参数，如骨小梁数量、骨小梁厚度及骨小梁间距，通常会被同时计算。在分析软件中还可以计算结构模型指数（SMI），该指数主要用于评估骨小梁的形态更像"杆状"（SMI=3）还是更像"板状"（SMI=0）。需要注意的是，SMI 对骨体积非常敏感，如果骨小梁区域的骨密度很高，由于某些小梁骨表面的凹凸性，SMI 可能为负数，从而导致各个实验组之间有偏差。皮质骨的 Micro-CT 评估主要提供皮质骨的构造相关参数，如骨面积、皮质厚度及截面的转动惯量。当使用校准体模同时进行扫描分析时，还可以定量计算皮质骨和松质骨的 vBMD。

目前对于小型动物的评估已经可以实现在体的 Micro-CT 分析，进一步可实现以时间为序的评估，这为干预效果评估提供了强有力的工具，因为它可以消除动物的背景差异，在某些品系中，这种背景差异可能非常大。在进行活体扫描时，需要通过软件来计算扫描期间的呼吸，从而尽可能减小扫描过程中由呼吸产生的运动伪影，特别是当要扫描的组织是躯干部位的椎骨时，而如果扫描的部位是四肢骨，则不用考虑呼吸带来的影响。此外，还可以通过商业化软件将感兴趣的区域精确地从不同时间点的扫描中提取出来，从而有可能观察到同一部位单个的骨小梁或骨上的孔洞随时间的变化（图 6.16）。考虑到在体 CT 通常需要大量的辐射暴露，局部骨组织如何对辐射响应也需考虑。尽管研究显示单次暴露对细胞生存能力没有显著影响，但已表明数周的多次暴露（两到三次暴露）可导致成骨细胞死亡并影响动态骨重建。

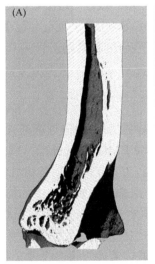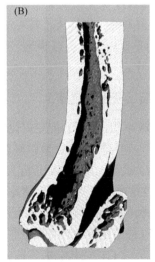

图 6.16 微型计算机断层扫描：以时间为序评估。在体 Micro-CT 为在不同时间点评估动物骨结构变化提供了一种重要的工具。如图所示，由慢性肾脏疾病引起的皮质骨孔隙变化可在 5 周的持续时间内观察到（A. 基线，B. 5 周后）

在量化骨陷窝密度、皮质骨内的脉管系统，以及微损伤方面，高分辨率 CT 也取得了一定进展。骨陷窝密度的评估可以通过对扫描进行反向阈值分析，并对空隙进行量化来实现（图 6.17）。考虑到骨陷窝的尺寸较小，用于定量分析骨陷窝的 CT 扫描仪分辨率通常只有几微米。通过类似的方法也可以评估骨的脉管系统，前提是假定骨（骨小管）的空隙中包含一条开放式血管。更加精确评估骨脉管系统的方法是在扫描时加入造影剂。一旦对骨灌注造影剂，骨矿物质就会通过脱钙作用被去除，造影剂将填充骨内的脉管系统，从而通过 CT 轻松实现对脉管系统的量化分析（图 6.18）。许多用于分析骨小梁结构的算法也可用于脉管系统尺寸和取向的分析。类似地，通过使用造影剂也可对骨的微损伤进行评估，与传统组织学形态学评估相比，该技术的优势在于它能够提供受损区域的 3D 视图。

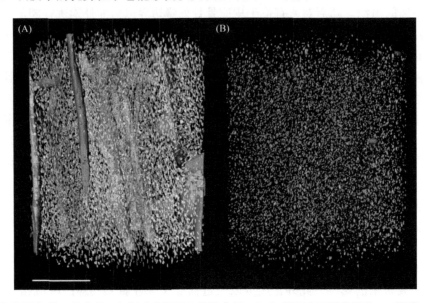

图 6.17　微型计算机断层扫描：骨空隙，包括哈弗斯管和腔隙空间。（A）所研究区域前侧的 3D 图像，在 1mm × 1mm 的区域可以观察到 19 140 个陷窝（金色）及蓝色的血管。（B）相同的目标区域，用带有颜色的椭圆表示等分程度，红色等分程度最高，蓝色等分程度最低。标尺为 300μm。数据源自 Carter Y, et al., Bone 2010; 52: 1-7

　　在骨骼健康研究中，另一个活跃的研究领域是关节的软骨-软骨下骨区域。目前已开发出了以蛋白聚糖为靶点的造影剂，从而借助 CT 来实现对软骨生化环境的成像。这类 CT 成像对于评估软骨和软骨下骨的变化优势明显。由于骨关节炎是一类临床上常见的疾病，也是一项公共健康问题，通过 CT 来研究软骨及软骨下骨将是未来研究的重要内容。可以预见，这些研究将有助于骨关节炎的早期诊断技术的开发，同时有助于对疾病的干预治疗。

6.3.2　定量计算机断层扫描（密度测量法）

　　有数项研究表明，与 DXA 相比，CT 能更好地预测椎骨和股骨近端的骨折风险。如果在 CT 中将已知密度的体模加入扫描区域，则可以将 HU 数据转换为 BMD（mg/cm^3）（图 6.19）。并且，CT 成像还可以同时生成密度和构造的相关数据。与 DXA 分析类似，CT 分析在计算 BMD 时也需要首先确定 BMC 和骨矿物质面积。由于 CT 比 DXA 具有更高的分辨率，且扫描后重构的图片是三维的，所以它可以更精确地测量骨和软组织面积。此外，由于重构图像具有已知的厚度，通过以上数据就可以轻易地计算出 vBMD。在 DXA 的仿真扫描中，可以使用定量 CT 的数据库，这样就可以将患者数据与正常的年轻个体数据进行对比。目前临床上已经尝试通过 CT 的半定量信息（通过常规的腹部或骨盆 CT 来计算椎骨 HU）来识别骨质疏松症。这些半定量的信息可直接作为原始数据或者经过进一步后处理，用来评估骨质疏松症，并帮助预测髋部骨折风险。

6.3.3　模型分析

　　CT 应用研究的另一个新兴领域是利用 CT 结果开发有限元模型（FEM）和有限元分析（FEA），实现

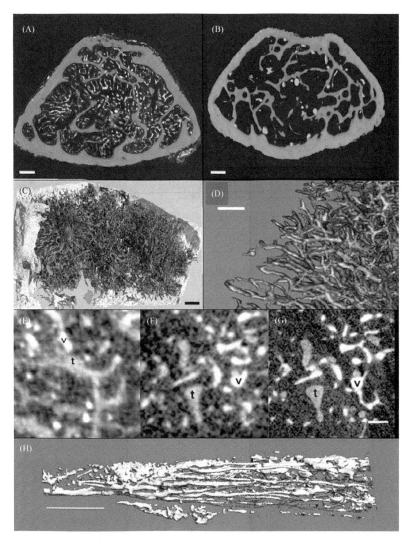

图 6.18　微型计算机断层扫描（μCT）：骨的脉管系统成像。（A～D）同步加速辐射 μCT 成像。（A 和 B）灌注有硫酸钡（左）或含铬酸铅的硅胶（右）的小鼠股骨远端干骺端 30 层切片厚度为 1.5μm 的 CT 重构图，标尺为 100μm。（C 和 D）3D 渲染后的灌注有硫酸钡的血管（D 是局部放大图），标尺为 100μm。（E～H）常规 μCT 图像。（E～G）未脱钙的骨小梁 2D 切片：体素尺寸分别为 10μm、6μm 和 3μm。字母 t 表示骨小梁，v 表示血管，标尺为 50μm。（H）股骨的 3D 脱钙图像，体素尺寸为 10μm，标尺为 1mm。数据源自 Roche B, et al., Bone 2012; 50: 390-399

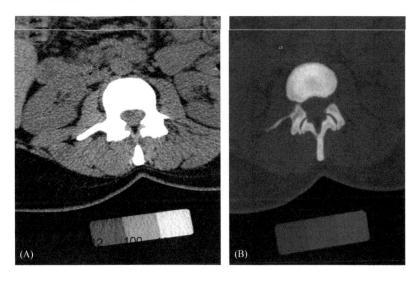

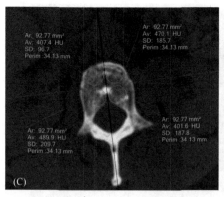
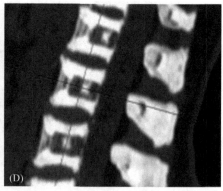

图 6.19　计算机断层扫描密度测量法。CT 扫描过程中可以对具有既定密度的羟基磷灰石钙同时进行扫描，进而以此为标准计算患者的 BMD，类似于 DXA，结果可与标准数据库进行比对。（A）含有标准体模的椎骨软组织成像。可以清晰地看到标准体模中不同模块之间具有明显的密度差异。（B）具有体模的椎骨成像。（C）可将感兴趣区域放置于椎骨上，以评估皮质骨或骨小梁。（D）椎骨的复位图像显示出与骨硬化相关的病理性骨化图案

对包括骨强度在内的骨力学性能评估（图 6.20）。有限元法是工程领域中常用的一种技术，可对具有复杂构造的分析对象进行力学性能评估。研究对象在模型中称为元素（或节点），每个节点都被赋予一种材料特性，而整个模型被赋予一定的边界条件（载荷和位移级别）。在使用这些具有特定材料特性的节点（通常是 CT 图像中的一个体素）构建一个完整的骨模型后，将在其上加载一个虚拟载荷，以研究骨的力学性能。对于腰椎而言，通常在椎骨上施加轴向载荷，直至载荷失效；对于股骨近端，在转子上通常模拟一个侧向跌落点，从而模拟老年患者跌倒时导致髋部骨折的风险。该模型输出的主要数据是整个模型的应变和应力分布。

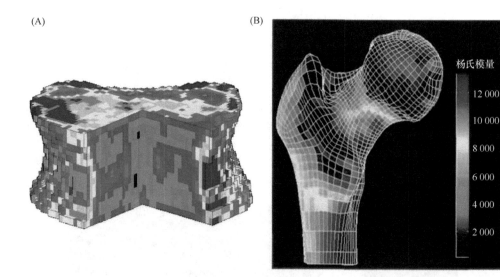

图 6.20　计算机断层扫描后处理：有限元模型与有限元分析。有限元模型与有限元分析已成为通过 CT 来评估骨强度的附加手段。在模型（A 和 B）中，扫描得到的体素被赋予特定的力学性能，随后通过计算机模拟构建模型来评估整个骨的力学性能。数据源自 Paul Crawford R. Bone. 2003; 33(4): 744-750; Kalpakcioglu BB. Bone. 2011; 48(6): 1221-1231

目前，已有大量研究已使用 FEA 来评估人和动物的体外骨特性。人的整个骨（椎骨、股骨近端和桡骨远端是主要研究部位）和骨小梁核心分析都已有相关数据。这些研究表明，FEA 结果与传统方法评估的骨力学性能之间存在相关性。这些 FEA 技术还可用于了解皮质骨或骨小梁外形改变分别对骨力学性能变化的贡献。在模拟过程中既可以对模型构建的整个骨进行计算模拟，也可以在"虚拟"移除皮质骨层或骨小梁区域的情况下进行二次分析。

需要注意的是，在大多数 FEA 案例中，体素只是被赋予了单一值用于模拟骨力学性能，因此，模拟结果仅代表骨结构和构造的力学性能，而不一定可以代表复合结构的力学性能（如骨构造与其组织水平综合的力学性能）。也就是说，如果骨中有大量低矿化或高矿化骨组织，那么其真正的刚度（或低或高）将不能被精确评估，因为在模型构建过程中并没有为这些特殊区域进行特殊赋值。但是，当没有这些极端条件时，FEA 似乎是评估骨强度和刚度变化较好的选择。近年来，随着临床 CT 扫描量的增加，人们已经开始研究评估在体 FEA 与药物治疗之间的关系，并取得了许多喜人的结果。这些工作也初步证明 FEA 能够区分女性是否曾经出现过骨折，而传统 BMD 测量则很少能够区分这一点。

6.4 磁共振成像

相比于 CT，磁共振成像（MRI）是评估肌肉、肌腱和骨的另一种替代方法。该技术基于氢离子的固有特性：可自旋并释放出射频信号。在 MRI 中，射频波可使受试者的分子（人/动物或实验室样本）产生磁共振。这种共振将在磁共振结束后影响能量的释放。释放的信号开始很强，并随时间衰减。这些释放的信号可以被量化和定位，进而重构为图像。衰减的形式具有不同的性质，分别称为 T1、过渡态（有时也称为质子密度）和 T2。人体的每个组织都有不同的衰减特性，并在磁共振图像中显示出特定的灰色阴影。在 T1 加权图像中，皮质骨为黑色，水为深灰色，脂肪为白色。在 T2 加权图像中，皮质骨为黑色，脂肪为浅灰色，水为白色。也可以通过施加脉冲来调节特定组织的可视化程度，最常见的是对脂肪组织进行这种处理，称为脂肪过饱和，最终使得脂肪组织呈现深灰色乃至近乎黑色。与 CT 相似，MRI 也可以进行层扫，获得多个切片的图像，最终将数据重构为 3D 立体图像。

与 CT 类似，根据使用目的的不同，MRI 扫描仪也有多种类型，包括临床型 MRI、高分辨率 MRI（hrMRI）和微型 MRI（Micro-MRI 或 μMRI）扫描仪。尽管 MRI 的空间分辨率低于 CT，但对比度分辨率更高，非常适合评估肌肉骨骼系统。MRI 扫描仪可以使用不同类型的扫描脉冲，这些脉冲的不同主要体现在射频的时长及随后的信息如何收集方面。MRI 扫描仪由一个被线圈环绕的大型电磁体组成，这些线圈可以消除磁场中的缺陷。不同类型仪器的电磁体具有不同的强度，用单位特斯拉（T）来度量，磁体的磁场强度越大，数字就越大。当前使用的绝大多数磁体都在 1.5T 及以上。大多数临床型 MRI 扫描仪磁体的磁场强度在 1.5～3.0T。研究机构可能会使用高达 11.7T 的磁体。虽然高磁场强度对于捕获较强的信号至关重要，但在对大量成像元素进行分析时，高磁场强度下捕获到的信号强度仍相对较弱。为了提高捕获信号的强度，可将表面线圈直接放在患者的身体或样本上。这些高级无线电接收线圈，可以检测和放大来自患者的信号，从而产生空间分辨率和对比度分辨率更高的图像。磁共振脉冲可以有不同的类型，包括自旋回波、快速自旋回波、梯度回波、稳态自由进动和平面回波（扩散加权）。每种脉冲都可以提供不同的信息，其中自旋回波脉冲是最常用的。

信噪比是 MRI 扫描最主要的影响因素。通常，信噪比与磁场强度成正比，与扫描的空间分辨率成反比，更高强度的磁体可以产生更高分辨率的图像（图 6.21），hrMRI 和 μMRI 扫描仪可以产生比临床型 MRI 扫描仪更高分辨率的图像。使用磁场强度为 1.5T 线圈的 hrMRI，在切片厚度约为 0.5mm 的外周部位，所产生图像的面内分辨率为 300μm。在这种分辨率下，所得图像只能显示较大的骨小梁，其他的结构参数则需要通过后图像处理技术来确定。hrMRI 可以实现体外或小型动物水平的体内成像，空间分辨率一般大于 100μm。

MRI 在躯干骨的轴向成像方面仍面临很大挑战，因为磁体相对较大的表面线圈会导致轴向成像所产生的信噪比和分辨率较低。另外，与四肢骨相比，在轴向骨中存在大量的造血骨髓（难以像脂肪那样产生较大对比度）。正因为如此，目前大多数 MRI 在采集数据时往往在外周部位进行，如跟骨、桡骨远端和胫骨远端，这些部位可以通过较小的线圈进行扫描，从而实现更高分辨率的成像。此外，也已经通过 7.0T MRI 对股骨近端进行了评估，其典型特征是含有大量的骨小梁，且 MRI 评估的骨小梁结构相关性质与 CT 评估结果相似。MRI 数据集也可用于开发 FEM。截至目前，临床的 hrMRI 技术仍处于研究之中，是放射学科研究的重要内容。其面临的主要挑战是在临床试验中实现多中心成像，主要原因是专用的外周部位 MRI 线圈和临床用标准 MRI 单元之间的复杂性。MRI 成像的最大优势在于患者无需放射线照射。

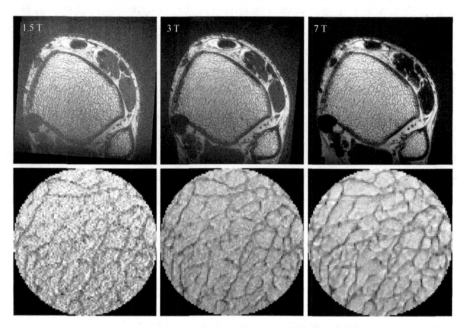

图 6.21　不同磁场强度下，胫骨远端皮质骨和骨小梁的磁共振成像。相同脉冲序列和参数条件下，在 1.5T、3T 和 7T 磁场强度下在体获得的胫骨远端 MRI 图像。1.5T 和 3T 获得的图像通过 7T 获得的胫骨骨小梁和皮质骨数据进行配准。图中第二行是第一行中胫骨中央区域的放大图。数据源自 Wright AC, et al. J. Magn. Reson. 2011; 210: 113-122

6.4.1　超短回波时间（UTE）序列

近年来，MRI 技术一个比较大的变革是使用超短回波时间（UTE）序列。尽管 MRI 成像的焦点大部分还是集中在矿化的基质结构和软组织上，但 MRI 也可以评估骨的其他方面。使用 UTE 就可实现对骨中水的评估，包括骨髓和皮质孔内游离的水，以及与基质结合的水。通过与定制的体模相结合，人们也已经开发出专门的脉冲序列（称为 WASPI，即水和脂肪抑制的质子投射 MRI），以评估胶原蛋白基质成分。MRI 可能是最适合用于软骨和软组织成像的技术，也可以与 CT 联用，通过多模成像来评估软骨组织。

6.5　放射性核素显像

大多数情况下，X 射线摄影和 CT 可以提供骨密度和结构的快照，但没有提供有关成像的动态变化的信息。MRI 有时可能会提供一些变化比较剧烈的过程（如骨髓水肿和扩散），但也不能显示潜在的动态过程。例如，两位患者可能具有相似的 DXA 数据，其中一位患者的骨重建率较高，而另一位患者的骨重建率较低。第一位患者的骨对放射性核素吸收率较高，而第二位患者的骨对放射性核素吸收率较低。放射性核素显像则成为评估骨生理学的有力工具，其所获得的图像可反映骨生理或病理发生过程。必要时，也可以对信息进行定量分析。

大多数骨的闪烁照相都是将放射性核素引入骨形成过程，再进行成像。^{99m} 锝–亚甲基双膦酸盐（^{99m}Tc-MDP）和 ^{18}F 标记的氟化钠（^{18}F-NaF）是用于评估骨代谢的常用示踪剂。这些物质是羟基磷灰石的类似物，在正常的骨转换生理过程中被骨吸收。这对于证明在 X 射线摄影或 CT 检查中发现的异常区域处于活跃状态，而非先前的病理过程导致的非活跃状态残留物，是极有帮助的。临床上，腰椎关节间部骨折的患者常出现这种问题。这些应力性骨折通常发生在 20～30 岁，且通常难以通过 X 射线摄影或

CT 来确定骨异常区域正处于病理活跃状态还是已经进入愈合状态。如果放射性核素过高则表示病理学过程正在持续（图 6.22）。

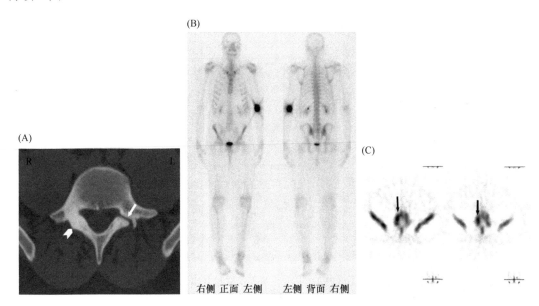

图 6.22　核医学骨扫描：追踪疾病活动。图像来自一名年轻的成年男性，他患有右侧腰痛，诊断为左侧 L5 椎骨关节间骨缺损。（A）CT 显示左侧有关节间骨缺损（细箭头），右侧出现骨增生和硬化（粗箭头）。（B）全身核医学骨扫描，在较大视野内可以看到示踪剂在全身广泛分布。（C）单光子发射计算机断层显像（SPECT），较小视野内获得断层扫描图像，可以看到右侧椎弓根/椎板（箭头）区域的骨活性增加，而左侧的骨活性较低

　　^{18}F-NaF 是最早用于核医学骨成像的示踪剂之一，它与羟基磷灰石晶体结合形成氟磷灰石。它最大的优点是与血浆蛋白的结合极少，因此成像过程不用测量或评估示踪剂与蛋白的结合，从而提高了计算所研究区域吸收示踪剂量的准确性。另一种示踪剂是 ^{99m}Tc-MDP，它是依替膦酸的衍生物，依替膦酸是用于治疗代谢性骨病的初代双膦酸盐类药物（详见第 21 章）。使用 ^{99m}Tc-MDP 进行示踪比较复杂，它能够与血浆蛋白显著结合，在给药后约 4h 结合最多（约 50%的分子与血浆蛋白结合）。由于这种较强的血浆蛋白结合，使用 ^{99m}Tc-MDP 作为示踪剂时，通常测量其 24h 摄取量，此时除了与骨结合的分子，其他示踪分子均已被身体清除（通常约占注射剂量 30%的物质与骨结合）。肾功能在 ^{99m}Tc-MDP 成像中起着重要作用，因为肾清除率的降低将使该药物有更多时间与骨结合。该示踪分子主要吸附在羟基磷灰石晶体上，因而可作为骨形成的指标。

　　此外，血流对这些示踪剂的使用也有很大影响，无论是在临床上还是在实验研究中其都是一个潜在的重要参数。大多数情况下，临床对血流量的计算通常是一些学术研究中心或研究实验室针对心脏和肿瘤进行评估时，为了满足特定需求才进行的。关于血流量计算所需设备和技术的详细讨论请参阅国际原子能机构的《人类健康报告》。

　　核医学常见的扫描过程是用闪烁照相机扫描整个身体，生成较低分辨率的骨骼图像，小视野的图像则可以通过针孔成像来实现。一些仪器也配备了多个照相机，可以环绕扫描对象以断层扫描的形式获取信息，称为单光子发射计算机断层显像或正电子发射断层成像。此外，还有一些集成的设备结合了 CT 和放射性核素显像，称为正电子发射断层成像–计算机断层扫描（PET-CT）。最终，在实际中选取何种成像方式取决于哪种成像方式可以在满足需求的前提下对测试目标影响最小（通常考虑的是辐射曝光）。

6.5.1　正电子发射断层成像及其与计算机断层扫描的联用

　　正电子发射断层成像（PET）和正电子发射断层成像–计算机断层扫描（PET-CT）可进行全身扫描，旨在检测高代谢活性区域。这种代谢活动可能在骨骼中也可能不在骨骼中。另外，PET 可以量化血流速

率及蛋白质表达，因而可评估骨中成骨细胞和破骨细胞的动态活动。虽然这两种技术目前最广泛的应用还是识别体内肿瘤的形成，但也有超出之外的应用，如评估骨感染（如骨髓炎）（图 6.23）。

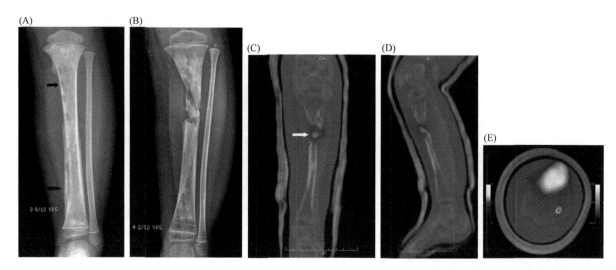

图 6.23　正电子发射断层成像–计算机断层扫描（PET-CT）。一名 3 岁女孩儿出现腿部肿胀和发热，并被诊断为胫骨骨髓炎。（A）1 个月后腿部的 X 光片，可以看到骨髓腔有弥散性骨硬化，远端有明显的骨外膜活动（宽箭头所指），近端有明显的透明区域，可能是清创所留（细箭头所指）。（B）5 个月后的 X 光片显示髓腔骨硬化，胫骨近 1/3 处有骨折碎片。骨折碎片被移除后，但仍不排除有骨髓炎发生。由于难以确定损伤部位对抗生素的反应，以及无法排除持续感染的可能，进而进行了 PET-CT。融合图像（C 为冠状面、D 为矢状面、E 为轴向横截面）显示移除碎片造成的手术缺损部位有较强的放射活性（红色和黄色区域），窄白色箭头所指区域表明骨髓炎仍在持续

　　PET 中使用的放射性示踪剂通过一个称为正电子发射衰变的过程经历衰变。在核衰变期间示踪剂将释放正电子，正电子穿过组织与电子相互作用。这种相互作用导致正电子和电子都被湮灭，湮灭过程将发射两个几乎沿相反方向移动的 γ 射线。这些信号可以通过断层摄影机检测到，并且可以计算出它们在空间中的原点，并生成最终的图像。最常用的示踪剂是 2-（氟^{18}）氟-2-脱氧-D-葡萄糖（FDG）。在 PET-FDG 成像中，放射性示踪剂（一种葡萄糖类似物）可以被快速代谢的组织吸收。现代仪器将 PET 与 CT 结合，可以将示踪剂信息与 CT 图像叠加，从而更精确地显示示踪剂富集区域。该技术的缺点是 CT 和 PET 相结合会产生大量的电离辐射。PET 也可以与 MRI 结合。

6.6　超　声

　　定量超声（QUS）是一种非侵入式评估骨的方法，但在实际中使用较少。QUS 主要测量声波从声源到检测器的过程中所历经的距离和速度。由于超声波会被空气反射并几乎完全衰减，因此，超声无法在诸如胸椎这样的中轴骨上进行，这些部位的肺和肠道中包含大量空气。超声扫描的部位通常是软组织有限的部位，如跟骨（最常用的部位）、胫骨或桡骨。将该部位浸入水浴中，或使用偶联凝胶可增强该技术的信噪比。QUS 作为一种评估工具具有一些优势，包括价格相对便宜、扫描时间短、无电离辐射、所需的技术知识相对较少，以及机器具有高度的便携性。

　　超声波可通过散射或吸收发生衰减，散射是改变超声波方向，使部分超声波偏离超声波主要传播方向的过程，而吸收是能量转化为热量的过程。由于皮质和骨髓腔的结构不均一，超声波在骨中的传播是不均匀的。骨对超声波的散射或衰减取决于骨量、结构及其材料特性。

　　QUS 生成两个主要变量：超声波速度（SOS）和宽带衰减（BUA）。SOS 是测量超声波穿过组织的速度，BUA 评估超声波衰减的程度，以分贝每兆赫（dB/MHz）表示。这两个变量代表了超声波的振荡和

超声波随时间的衰减量。单位时间内的能量损失量取决于骨矿物质密度和骨结构。因此，可通过超声波能量的衰减来评估皮质骨和骨小梁的骨量和密度。除以上两个结果，一些仪器还可以生成复合变量，如刚度指数或 QUS 指数，两者都是 SOS 和 BUA 复合体。

目前有多种类型的仪器可用于骨的超声评估，这些仪器采用不同的方法来获取原始数据并将其转化为可用的临床信息。因而，关于超声能够预测患者未来骨折风险的能力的报告也是多种多样的。目前最常用的超声仪主要对跟骨进行分析，也有一些仪器可实现对其他部位结构的评估。市面上销售的跟骨超声仪拥有标准数据库，并可生成 T 评分（T-score）。该 T 评分与 DXA 评估所得的 T 评分不可互用，也不能对照 WHO 制定的 BMD 标准进行骨质疏松症的诊断。鉴于足跟超声检查结果的标准误差相当大，它们不应用于跟踪个别患者或确定药物干预是否有效。足跟超声在日常生活中的作用主要用于人群筛查，并为相应患者随后进行 DXA 评估提供参考。

6.7　总　　结

总之，影像学成像技术可为研究人员和临床医生提供无创评估骨健康的方法。这些影像学技术也将持续发展，并不断提供有关骨的定性和定量信息，不断扩展基础和临床研究者及临床医生对于骨的认知。

练　习　题

1. 列举本章所介绍的每种成像方式的优点和缺点，并列举每种技术最适合使用的场景。

2. 请描述临床上如何使用 DXA。当使用 DXA 诊断骨质疏松症时，临床医生必须注意哪些重要的细节和局限性？

3. 什么是 FEM，它是如何超越成像技术来提供重要临床信息的？

4. 什么是分辨率和部分容积效应？在什么情况下需要高分辨率的 CT 成像，在什么情况下需要更低的分辨率？

5. MRI 的哪些局限性阻止了它取代 CT（和辐射暴露）来进行骨评估？

6. 当评估骨骼健康时，PET 能提供什么类型的信息？为什么骨代谢率值得关注？

7. 骨小梁结构分析的主要分析变量有哪些，定义是什么？为什么这些测量很重要？这些数据可以回答哪些研究问题？请解释为什么需要使用高分辨率成像方式（如 Micro-CT 和 hrMRI）来对这些变量进行测量。

推荐阅读文献目录

计算机断层扫描（CT）

1. Bouxsein M, Boyd S, Christiansen B, et al. Guidelines for assessment of bone microstructure in rodents using micro-computed tomography. J. Bone Miner. Res. 2010; 25: 1468-1486.

2. Khanduri S, Goyal A, Singh B, et al. The utility of dual energy computed tomography in musculoskeletal imaging. J. Clin. Imag. Sci. 24, 2017; 7: 34-47.

3. Roth TD, Buckwalter KA, Choplin RH. Musculoskeletal computed tomography: current technology and clinical applications. Semin. Roentgenol. 2013; 48(2): 126-139.

4. Teixeira PAG, Gervaise A, Louis M, et al. Musculoskeletal widedetector CT: principles, techniques and applications in clinical practice and research. Eur. J. Radiol. 2015; 84(5): 892-900.

双能 X 射线吸收法（DXA）

1. IAEA Human Health Series. Dual Energy X-ray Absorptiometry for Bone Mineral Density and Body Composition Assessment. Vienna: International Atomic Energy Agency; 2010.

2. Bonnick SL. Bone Densitometry in Clinical Practice: Application and Interpretation. Humana Press; 2010.

3. Patsch JM, Burghardt AJ, Kazakia G, et al. Noninvasive imaging of bone microarchitecture. Ann. N. Y. Acad. Sci. 2011; 1240:

77-87.

磁共振成像（MRI）

1. Chang G, Boone S, Martel D, et al. MRI assessment of bone structure and microarchitecture. JMRI. 2017; 46(2): 323-337.
2. Siriwanarangsun P, Statum S, et al. Ultrashort time to echo magnetic resonance techniques for the musculoskeletal system. Quant. Imag. Med. Surg. 2016; 6(6): 731-743.
3. Marcon M, Keller D, Wurnig MC, et al. Separation of collagen-bound and porous bone water transverse relaxation in mice: proposal of a multi-step approach. NMR Biomed. 2016; 29(7): 866-872.

有限元分析（FEA）

1. Johannesdottir F, Allaire B. Bouxsein ML. Fracture prediction by computed tomography and finite element analysis: current and future perspectives. Curr. Osteoporos. Rep. 2018; 16(4): 411-422.
2. Rajapakse CS, Kobe EA, Batzdorf AS, et al. Accuracy of MRI-based finite element assessment of distal tibia compared to mechanical testing. Bone. 2018; 108: 71-78.

放射性核素显像

1. International Atomic Energy Agency. Quantitative Nuclear Medicine Imaging: Concepts, Requirements and Methods, Human Health Reports No. 9; 2014. Vienna, Austria.
2. Blake GM, Frost ML, Moore AEB, et al. The assessment of regional skeletal metabolism: studies of osteoporosis treatments using quantitative radionuclide imaging. J. Clin. Densitom. 2011; 14: 263-271.
3. Gholamrezanezhad A, Basques K, Batouli A, et al. Clinical nononcologic applications of PET/CT and PET/MRI in musculoskeletal, orthopedic, and rheumatologic imaging. AJR. 2018; 210: W245-W263.

超声

1. Chin K, Ima-Nirwana S. Calcaneal quantitative ultrasound as a determinant of bone health status: what properties of bone does it reflect? Int. J. Med. Sci. 2013; 10(12): 1778-1783.
2. Hans D, Baim S. Quantitative ultrasound (QUS) in the management of osteoporosis and assessment of fracture risk. J. Clin. Densitom. 2017; 3: 322-333.

第 7 章　骨硬组织生物力学

约瑟夫·M. 华莱士（Joseph M. Wallace）

印第安纳大学与普渡大学印第安纳波利斯联合分校生物医学工程系，美国印第安纳州印第安纳波利斯

7.1　骨的基本结构和功能

7.1.1　骨的主要功能

在大街上随机走访一个人，询问他们对骨的了解，大多数人可能会说，骨是人体的基本结构，成年后骨发育就停止了，基本处于一个静止状态。从本书其他章节的内容可以看出，这种说法不正确。实际上，我们的骨是不断变化的，以适应身体的多种活动需求。

骨的功能主要分为 4 个方面。在第 1、2 和 13 章中分别介绍了骨支持造血和维持矿物质稳态的作用，另外两种功能主要是基于骨的天然结构。首先，骨为机体的重要器官提供保护作用。例如，颅骨可以保护大脑，以及眼睛、耳朵、鼻子和口等感觉器官，胸腔包围心脏和肺部，脊柱保护脊髓。此外，骨还支撑软组织，与肌肉形成杠杆来支持其收缩。简言之，骨的结构与功能密切相关。

在日常活动中，骨会不断受到外界的力学刺激（如行走时足部和膝盖受到的周期性的压缩、携带重物时引起的静态弯曲载荷等）。骨承受力的大小取决于所施加力的类型和大小，以及骨的结构特性。当受力超过骨本身的结构强度时，骨结构会遭到破坏，最终引起骨折。正如本书其他章节提到的，创伤、增龄、疾病等因素都会影响骨的承载能力。

7.1.2　骨的多层次结构

从成分和结构上来讲，骨的组成成分还可以分为更小的结构单元（见第 1 章）。这种精细结构的划分在骨适应多种力方面起着重要作用。多层次结构能够用更少的成分，保证最大的骨强度。多层次结构同时保证了刚度和韧性需求，两者间通常存在一种平衡（因为一种材料想要实现刚度最大，往往会更脆，韧性更小；柔性材料韧性大，但其刚度就会相对小）。

现实世界中，埃菲尔铁塔就是典型的多层结构建筑（见第 1 章，图 1.12）。从整体上看，埃菲尔铁塔由生铁建成，塔高超过 300m，塔底部是分布在每边 100m 长底座上的 4 个巨型倾斜柱。仔细观察可以发现，铁塔的结构包括 4 个连接倾斜柱的大拱，横梁将 4 个塔柱连接在一起。这些巨型倾斜柱高几十米，中间由横梁所连接。每根梁横截面直径为 $10^{-2} \sim 10^{-1}$m，由包括铁、碳、硅和锰离子等的埃级（在 10^{-10}m 层级）晶格结构材料组成。骨的结构层级超过了 9~10 个（见第 1 章，图 1.1），一般分成七级。

如前面章节所述，当外力超过骨本身的强度时，就会发生骨折。骨质疏松症是以低骨量、高骨折风险为特征的疾病，是全社会面临的重大医学难题，给社会带来了沉重的经济负担。在美国，每年约有 150 万人患有骨骼疾病，治疗骨骼疾病的直接医疗支出高达 180 亿美元。为了防治骨相关疾病，减轻经济负担，了解影响骨强度的因素非常必要。一般情况下，影响骨强度的因素有三个：骨量、骨三维结构（骨材料的大小、形状和矿物质的分布），以及骨组织本身的材料属性。在具体阐述这些影响因素之前先介绍一些固体力学的基本概念。

7.2　固体力学基本原理

在实验室中，可以通过多种方式对骨施加力来获得骨的各种结构特性（图 7.1）。当拉伸骨两端时会

增加骨长度，此时骨受拉力。反过来，从骨两端压缩骨时，骨的长度变小，此时骨受压力。如果垂直于骨的长轴施加力，使骨两端发生相对滑动，则骨受剪切力。对骨的两端施加相反的力时，骨受扭转力。如果骨绕其长轴弯曲，则部分骨受压力，部分骨受拉力。

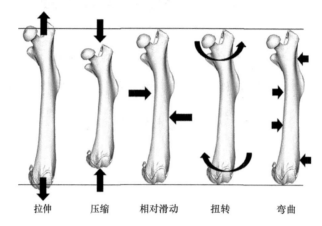

拉伸　　　压缩　　　相对滑动　　　扭转　　　弯曲

图 7.1　骨力学测试模型。当骨两端被拉伸时，骨长度增加，骨受拉力。当从骨两端压缩骨时，骨受压力，长度缩短。当垂直于骨的长轴加力时，骨受剪切力。当从骨两端相对彼此扭转（如骨的顶部逆时针旋转，底部顺时针旋转）时，骨受扭转力。最后，当骨围绕其长轴弯曲时，骨形状发生弯曲。此时一部分骨受压力（左侧），另一部分会受拉力（右侧）

7.2.1　力–位移曲线

当对骨加力时（无论何种加力方式），骨会发生形变。用形变函数来反映骨受力情况，产生的特征曲线称为力–位移曲线（图 7.2）。通过分析力–位移曲线可以得出骨结构的几个重要力学特性。曲线初始部分为线性，当施加的力达到最大阈值时，曲线变为非线性变化；再增大力时，骨不再受力，曲线下降。曲线的初始线性部分称为弹性区。在该区域内，加力或去力曲线相同，表明在循环加力过程中没有能量损失。像弹簧一样，加力后再去力，骨的形变会恢复到和加力前一样，其结构没有发生永久形变。在弹性区内的曲线斜率反映了骨的结构刚度，表示在特定的加力情况下整个结构的抗形变能力。如果力持续增大，超过了线性弹性区，骨的力–位移曲线开始变成非线性。当力超过骨的受力最大阈值时，在去力后

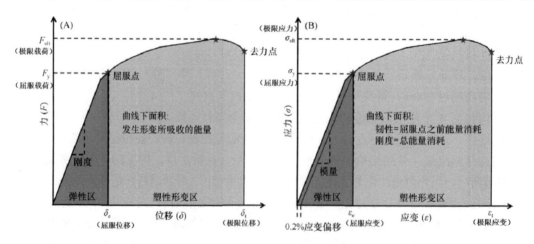

图 7.2　（A）力–位移曲线和（B）应力–应变曲线。当对骨（或任何结构）施加力时，结构会发生形变。当用形变函数来反映加力大小时，得到力–位移曲线（左图）。通过力–位移曲线，可以计算出骨强度、刚度、形变和能量消耗。将力和位移标准化为结构的几何形状，会生成对应的应力–应变曲线（右图）。应力–应变曲线与力–位移曲线得出的信息相似（如骨强度、刚度、形变和韧性），但是材料的特性与结构的大小和形状无关。这两条曲线都可以在不同的点计算其结构特性，包括屈服点（蓝色区域）、极限/最大力/应力，以及骨被破坏的点，或曲线超过屈服点的区域（灰色区域）。屈服点通常在应力–应变曲线中使用0.2%应变偏移的方法计算得到（请参见文本），然后转换为力–位移曲线

骨会发生永久形变（或塑性形变），最终导致骨结构被破坏。仅仅通过观察很难定义最大受力点，通常使用应力–应变曲线的偏移来计算。当骨的受力超过其最大阈值时，骨受力会骤降，骨的内部结构遭到严重破坏。在骨组织中，最大受力和过载通常非常接近。骨所能承受的最大力就是骨的刚度，将弹性区和塑性形变区分开的这个力称为屈服力（具有相应的屈服或弹性形变）。最大形变减去弹性形变叫作塑性形变或屈服后形变。通常屈服后形变量反映了其延展性。延展性的反面是材料的脆性，表示在结构破坏之前很少或几乎不会发生屈服后形变。力学曲线下的面积表示循环加力过程中材料吸收的能量或做的功。总之，骨强度、刚度、形变和能量消耗都可以从力–位移曲线中计算得出。

7.2.2　轴向加力中的应力和应变

图 7.2 中力–位移曲线仅描述了施加力时整个结构的变化。该曲线变化受所测试材料的量、几何形状和材料属性影响。为了理解这些结构特性的意义，需要引入应力和应变的概念。应力是指单位面积的受力大小（如压力），用应力来表示的受力情况去除了材料结构的影响。根据加力的方向，可能出现两种类型的应力。当沿材料轴向加力时，在与加力方向垂直面上产生法向应力，如果受力后材料缩短则为压力，反之则是拉力。相比之下，当加力方向与测试样品轴线垂直时，就会产生剪切应力。法向应力（σ）和剪切应力（τ）的方程如下：

$$应力 = \frac{力}{受力面积} = \frac{P}{A} \tag{7.1}$$

式中，P 是施加的力，A 是垂直于材料轴向的横截面面积。仅施加拉力或压力时，在受力平面上仅存在法向应力（定义为 0°）。然而在材料的其他平面上，法向应力和剪切应力共同存在（图 7.3A）。例如，一个与长轴成 45°角的平面，剪切应力最大，且与该方向上法向应力大小相等。图 7.3A 描述了在轴向加力时法向应力和剪切应力是如何随方向变化的。

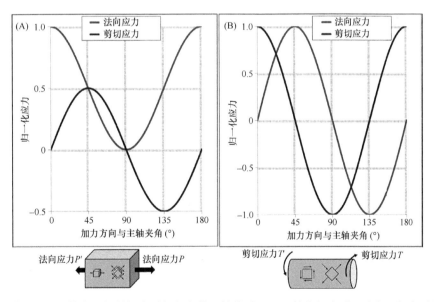

图 7.3　法向应力和剪切应力在轴向和扭转加力时与方向的函数关系。（A）轴向加力时，垂直于加力平面（定义为 0°）仅存在法向应力。然而在材料内部的其他方向上，法向应力和剪切应力都存在（图 7.4A）。在与主轴成 45°角的平面，剪切应力最大，并且与法向应力大小相同。（B）扭转加力时，垂直于或平行于样品主轴线（即 0°和 90°）平面的剪切应力最大，法向应力为 0。当将平面从 0°旋转到 90°时，法向应力和剪切应力会同时存在。当受力平面处于 45°和 135°时，剪切应力降至 0，而法向应力达到最大（其大小等于 0°时的最大剪切应力）。在扭转加力中，这些角度称为主方向

如上所述，力施加到骨上会引起骨形变。材料由于外力作用发生的相对形变称为应变（图 7.4）。一般情况下，沿样品的主轴（垂直于横截面）加力时，导致材料变短（压缩）或变长（拉伸），产生的法向

应变为长度变化与原始长度之比（图7.4A）。

$$法向应变 = \varepsilon = 长度变化/原始长度 = \Delta L/L \tag{7.2}$$

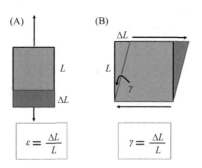

图 7.4　法向应变和剪切应变。（A）在正常载荷下，沿样品轴施加载荷，导致材料变短或变长。所得的法向应变是长度变化（ΔL）与原始长度（L）的比率。（B）在剪切应变下，垂直于样品轴施加载荷，导致受力截面和相邻部分发生相对滑动。剪切应变为 γ，这个滑动产生的形变可以用形变率 $\Delta L/L$ 计算得出

　　因为法向应变是长度变化的比率，所以它是无量纲的量。通常，骨骼中的应变很小，以微应变（$\mu\varepsilon$）为单位：1%应变用 0.01ε 或 $10\,000\mu\varepsilon$ 表示。对应的，$1\mu\varepsilon$ 等于 $1\times10^{-6}\varepsilon$ 或 0.0001%。人体骨骼拉伸应变一般小于 $1000\mu\varepsilon$，压缩应变一般小于 $2000\mu\varepsilon$。在剪切力作用下，加力方向垂直于样品轴（平行于横截面）导致截面表面发生相对滑动（图7.4B）。用这个角度滑动形变的形变率 $\Delta L/L$ 来表示剪切应变。

　　力–位移曲线的每一个点对应的应力和应变都能计算得到，称为应力–应变曲线（图7.2）。力–位移曲线受被测样品的量和几何形状影响，但应力–应变曲线将几何形状和量归一化，因此可以表明材料的属性。根据应力–应变曲线，可以计算出材料的力–位移曲线。例如，应力和应变在屈服点前的区域称为弹性区，该区域下的面积代表了材料的弹性力或弹性能量。屈服点是应力–应变曲线开始变为非线性的位置，但与力–位移曲线类似，这个屈服点没有被很好地定义。大多数情况下，可使用偏移方法生成一条与曲线的初始线性部分平行但偏移了0.2%应变的线，该偏移线与应力–应变曲线的交点定义为屈服点。如果加力在该屈服点以下，则加力时吸收的所有能量将在力去除时归零，应力和应变都将变为零。最大应力反映了材料的极限强度，应力–应变曲线下的总面积代表弹性模量或该材料结构被破坏前吸收的总能量。

　　对于应力–应变曲线中屈服点后的部分，有一点需要注意。用于计算应力和应变的方程对被测材料做了一些重要假设。其中一个假设是在力学加载时材料是线性弹性变化的，且载荷没有超过屈服力。在屈服点之前，骨的应力–应变曲线的确是线性变化的。然而，对骨和许多其他材料来说，这些假设不能满足整个加载周期的要求，因此，应谨慎考虑应力–应变曲线屈服点后得到的结论。

7.2.3　弹性模量和泊松比

　　应力–应变曲线的斜率表示刚度，与前面提到的结构刚度不同，该刚度是被测材料的固有刚度。大多数材料结构都能抵抗形变，保持在弹性区。正常受力的骨骼也一样在弹性区，应力与应变成正比：

$$\sigma = E\varepsilon \tag{7.3}$$

　　式（7.3）被称为胡克定律，表示应力–应变曲线线性部分的方程，E 代表曲线的斜率。胡克定律定义了应力和应变的直接比例。由于应变是一个无量纲的参数，因此 E 是应力单位[磅每平方英寸[①]或帕斯卡（Pa）]。E 被称为弹性模量（elastic modulus）或杨氏模量，表征材料的固有特性。材料越硬，斜率越大，弹性模量越大。弹性模量越大代表要达到特定的应变需要施加更大的应力。尽管骨的弹性模量取决于许多因素，但通常皮质骨在 $10\sim15\text{GPa}$。相比之下，橡胶为 $0.01\sim0.1\text{GPa}$，金刚石的弹性模量则大于 1200GPa。与轴向加力的杨氏模量相似，剪切力也存在模量：

---

① 1平方英寸=$6.451\,600\times10^{-4}\text{m}^2$。

$$\tau = G\gamma \tag{7.4}$$

式中，G 为刚度模量，是应力–应变曲线在剪切应力方向线性部分的斜率。由于剪切应变 γ 是无量纲的，因此 G 与剪切应力单位相同。在弹性极限内（即屈服点之前），应力和应变遵循胡克定律 [式（7.3）]。对于仅在一个方向（如沿着样品的轴线，x 方向）上的力，式（7.3）可以改为

$$\varepsilon_x = \frac{\sigma_x}{E} \tag{7.5}$$

式中，下标 x 表示施加的应力和应变方向垂直于受力面（即沿着 x 方向）。同时，由于应力方向与所施加的负荷方向相互重合，因此

$$\sigma_y = \sigma_z = 0 \tag{7.6}$$

很多人有可能认为 y 方向和 z 方向的应变也等于零，但这种说法是不正确的。19 世纪的法国数学家西梅翁·泊松（Siméon Poisson）指出，轴向伸长率（ε_x）总是伴随着横向收缩（$-\varepsilon_y$ 和 $-\varepsilon_z$）。简言之，当材料在一个方向上被拉伸时，在其他两个方向上长度变小。对于特定材料而言，横向应变与轴向应变之比是恒定的，称为泊松比（Poisson's ratio）：

$$\upsilon = -\frac{横向应变}{轴向应变} = -\frac{\varepsilon_y}{\varepsilon_x} = -\frac{\varepsilon_z}{\varepsilon_x} \tag{7.7}$$

泊松比的范围从 0（完全可压缩的材料，如软木塞）到 0.5（完全不可压缩的材料，如橡胶）。通常认为骨的泊松比为 0.3～0.35。因为轴向应变和横向应变具有不同的意义，所以等式中的负号不能去掉，式（7.7）可以改写如下：

$$\varepsilon_y = \varepsilon_z = -\upsilon\varepsilon_x \tag{7.8}$$

结合式（7.5）和式（7.8）根据施加的轴向应力得出横向应变的表达式：

$$\varepsilon_y = \varepsilon_z = -\frac{\upsilon\sigma_x}{E} \tag{7.9}$$

式（7.5）和式（7.9）定义了在材料非轴向的 x 方向上所受力产生的应变。沿 y 或 z 方向施加的单轴加载分别产生式（7.10）和式（7.11）：

$$\varepsilon_x = \varepsilon_z = -\frac{\upsilon\sigma_y}{E}; \quad \varepsilon_y = \frac{\sigma_y}{E} \tag{7.10}$$

$$\varepsilon_x = \varepsilon_y = -\frac{\upsilon\sigma_z}{E}; \quad \varepsilon_z = \frac{\sigma_z}{E} \tag{7.11}$$

在 x、y、z 三个方向同时加力的情况，多轴加载下的广义胡克定律方程如下：

$$\varepsilon_x = \frac{\sigma_x}{E} - \frac{\upsilon\sigma_y}{E} - \frac{\upsilon\sigma_z}{E} \tag{7.12}$$

$$\varepsilon_y = -\frac{\upsilon\sigma_x}{E} + \frac{\sigma_y}{E} - \frac{\upsilon\sigma_z}{E} \tag{7.13}$$

$$\varepsilon_z = -\frac{\upsilon\sigma_x}{E} - \frac{\upsilon\sigma_y}{E} + \frac{\sigma_z}{E} \tag{7.14}$$

7.3　测试骨力学性能的方法

7.3.1　轴向拉伸和压缩

使用上述轴向载荷的原理，可以在实验室中对骨样品进行力学测试。骨的拉伸测试很简单，其也是获取骨样品力学特性最准确的方法之一。通常将骨的样品制作成类似于腰状或犬骨状（图 7.5）。

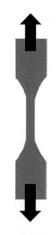

图 7.5 腰状或犬骨状样品进行拉伸测试。通常将骨样品加工成腰状或犬骨状,用于拉伸力学测试。固定样品较宽的两端,样品中部横截面小,因此该区域将出现更大的应变,从而先被破坏。在测试过程中,使用力传感器来测量施加的力的大小,并通过十字头移动或在样品中部安装应变仪或伸长计来跟踪位移

样品较宽的两端固定,样品中间横截面较小,因此拉伸时中间区域将承受最大的应变。在测试过程中,使用力传感器记录施加的力和十字头的位移,根据这些数据可以计算出应力和应变。也可以使用应变仪或伸长计在样品中部直接测量应变。该技术的一个缺点是需要的样品量大,从而避免两端固定样品处所受到的更高的应力不会影响样品中段所测得的力学性能。松质骨样品的大小也限制了其力学性能的测试,因为样品必须足够大才能被视为连续体。连续体最小尺寸必须显著(5 倍)大于二级单位的尺寸。对于人的松质骨样品,由于骨小梁宽度为 100~300μm,间距为 300~1500μm,松质骨具有异质性,因此样品必须足够大,才能避免局部异质性导致的应力集中或存在高于平均应力的区域。这些局部变化通常会被忽略,因此作为多孔连续材料,松质骨的特性必须被谨慎评估。

压缩是另一种测试方法,特别是对于松质骨样品。测试时,通常从一个较大的样品中切下一个立方体或圆柱体,置于两个压缩板之间。两个压缩板同时加力,测量力和位移。松质骨样品的压缩测试不如其他测试方法准确。样品与压缩板接触的地方误差更大。由于样品通常是从较大的骨标本上切下的,边缘的骨小梁没有其他支持,压缩时会导致这些骨小梁部位比其余部分承受的应变更大,因此得到的平均应变偏大。如果将伸长计连接到样品的中心,则可以减小误差。当样品切面不齐时也会引起误差。在这种情况下,样品的部分区域会出现应力集中,导致样品过早破坏或强度被低估。可以通过调整其中一个压缩板的角度来消除应力集中从而减少这种误差。此外,样品内骨小梁的方向也要考虑,因为即使来自同一解剖部位的骨样品,骨小梁的方向也可能不同。最后一个误差来源是受力面积的归一化计算,通常使用样品的总横截面积计算[即长×宽或 π ×(半径)^2]。然而,对于松质骨样品来说,在某一特定截面的骨可能很少(<30%),导致计算的应力存在较大误差。在这种情况下,根据应力–应变曲线计算应力时可以用骨体积分数(BV/TV)或组织总体积(TV)内的骨体积(BV)量来归一化。尽管有上述局限性,但对于较小的、容易制作的样品,压缩测试也有其优势。虽然存在实验误差,但在比较某一研究的相对差异时,压缩测试也可以很准确。

7.3.2 扭转

骨受剪切力时,扭转常被用来测试骨的力学性能。将扭转力施加到样品两端时样品会发生扭曲。扭转与轴向加力都使样品内产生应力和应变(表 7.1)。

表 7.1 轴向和扭转加载中对应的量

轴向加载	扭转加载
轴向力(F)	扭转力(T)
变形(δ)	扭转角(φ)
法向应力(σ)	剪切应力(τ)
轴向应变(ε)	剪切应变(γ)
弹性模量(E)	剪切模量(G)

当对样品施加扭转力(T)时(如图 7.1 中的扭转所示),样品扭转的相对角度(φ)可用来测量形变量。与扭转相关的应力在样品表面达到最大,定义为

$$\tau = \frac{Tc}{J} \tag{7.15}$$

式（7.15）仅适用于具有圆形横截面的样品。非圆形横截面样品的剪切应力也可以计算，在本章不涉及。在式（7.15）中，T 是施加的扭转力，c 是从样品的轴线到表面的距离（即样品的半径），J 是截面极惯性矩。极惯性矩是测量材料围绕中性轴的分布，代表材料整体的扭转抗性。式（7.16）和式（7.17）分别是实心圆形截面和圆管的极惯性矩的公式：

$$J = \frac{1}{2}\pi c^4 \tag{7.16}$$

$$J = \frac{1}{2}\pi(c_{\text{outer}}^4 - c_{\text{inner}}^4) \tag{7.17}$$

式（7.4）定义了胡克定律，公式如下：

$$\gamma = \frac{\tau}{G} \tag{7.18}$$

通过式（7.18）与式（7.15）的等量代换，剪切应变和扭转力的关系如下：

$$\gamma = \frac{Tc}{GJ} \tag{7.19}$$

如前文所述，在单向进行单轴加载时，法向应力和剪切应力都存在，其大小取决于材料内所分析的平面的方向（图 7.3A）。施加扭转力时也存在类似情况（图 7.3B）。当所施加的力与样品轴垂直或平行时（即 0°或 90°），剪切应力最大[大小等于式（7.15）]，法向应力等于零。当将受力平面从 0°旋转到 90°时，法向应力和剪切应力同时存在。当受力平面旋转到 45°（和 135°）时，剪切应力降至零，此时法向应力达到最大（等于在 0°时最大剪切应力的大小）（式 7.15）。有趣的是，在扭转负荷下，在 45°（拉伸）和 135°（压缩）下仅存在法向应力。在扭转过程中，这些角度称为主方向。这些角度变化对于力学性能测试具有重要意义。韧性材料受剪切力时比被拉伸或压缩时结构更容易损坏。在扭转时，材料会沿着最大剪切力的方向（90°或垂直于材料轴的面）断裂。而脆性材料的张力最弱，因此会沿着最大拉力的方向（与轴心轴成 45°）螺旋形断裂。骨组织在受剪切力时最容易断裂，90°扭转时就开始出现裂纹。然而，在大多数情况下，骨很少沿着扭转力方向断裂。相反，由于骨的微观结构特性（如骨单元的存在），裂纹会变换方向并在下一个最弱的方向（与最大张力方向成 45°）出现。

在对骨进行扭转力学测试时，通常用硬质塑料或树脂包裹骨的两端。然后将两端末端固定进行相对扭转。所施加的扭转力和骨骼扭转的角度能测量，剪切模量 G 可用式（7.20）由扭矩-扭转曲线的斜率计算得出。其中 T/ϕ 是曲线的斜率，L 是测试样的长度：

$$G = \frac{TL}{\phi J} \tag{7.20}$$

使用式（7.15）可将扭转力转换为剪切应力。然而存在的问题如上文和图 7.3B 所示，扭转时会在骨材料内产生法向应力，因此，用扭转测试不能测试纯的骨剪切特性。其他用于复合材料测试的方法，可以测试骨在纯剪切应力下的特性。例如，约西佩斯库（Iosipescu）和阿尔坎（Arcan）测试，在其他地方有详细介绍（Turner and Burr，1993）。

7.3.3　弯曲

用于测定骨整体和骨样品力学性能最常见的方法之一是弯曲测试。弯曲测试快速直接，且不受骨样品大小的限制。然而，在用弯曲测试和其结果时还需特别注意，需要有许多假设，错误使用该方法容易导致错误的结果。

当骨沿其长轴弯曲时（图 7.1 和图 7.6），骨表面受压力时变短，骨表面受拉力时变长（拉伸）。在骨的横截面上，一部分表面受压力，另一部分则受拉力（图 7.6）。长轴上某一位置的应力大小可以用轴弯曲的弹性弯曲公式计算得到：

$$\sigma = \frac{-My}{I}$$ （7.21）

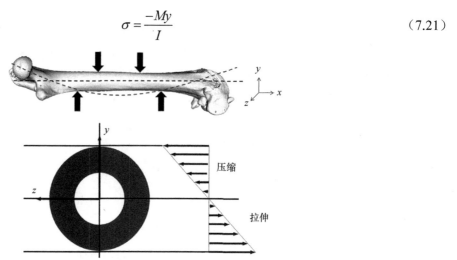

图 7.6　力学测试和拉伸应力分布。当骨围绕其长轴弯曲时，骨由最初的直线（黑线）弯曲成曲线（红线）。顶面缩短（压缩），而底面拉长（拉伸）。在骨的横截面（在 y-z 平面内）会产生应力变化，从一个表面上的压缩到另一个表面上的拉伸（横截面图像右侧的箭头）。在横截面的某个位置，会发生从拉伸应力到压缩应力的变化，净应力等于零。该位置称为中性轴。弯曲应力从中性轴开始线性增加（或减小），在每个表面上达到最大

　　在横截面的某个位置，拉伸应力会变成压缩应力，此时净应力等于零，该位置称为中性轴。在式（7.21）中，M 是施加的弯矩，y 是从中性轴到目标位置的距离。弯曲应力从中性轴开始线性增加（或减小），并在表面达到最大，此处 $y = c$，即从中性轴到骨表面的距离。由于骨在拉力下比在压力下更容易被破坏，因此骨表面受拉应力最大的区域会断裂。在式（7.21）中，I 是惯性矩。如上面所述的用于扭转的惯性矩一样，I 是材料围绕中性轴分布的量度，代表整体的抗弯曲性。I 的计算等式适用于形状规则的研究对象（如圆形、椭圆形），但骨的横截面是不规则的，因此必须使用断裂部位的横截面来计算骨样品的惯性矩。惯性矩的计算方法在其他教材中也有描述（Martin et al.，1998；Turner et al.，2001）。在日常实验中，通常使用三点弯曲或四点弯曲来测试骨的力学性能（图 7.7）。

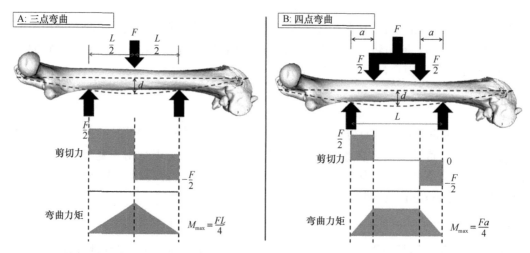

图 7.7　（A）骨的三点弯曲和（B）四点弯曲。使用三点弯曲法或四点弯曲法对骨施加力，骨放在两个相距一定距离 L 的支撑点上。然后从上方在单个中心点（三点弯曲）或两个等距点（四点弯曲）处施加载荷。在测试过程中测量力和位移，可以计算出应力和应变。在三点弯曲中，在施加力时，剪切应力的较大变化会导致骨直接在此加力点被破坏，不能反映骨的弯曲特性。四点弯曲时，在加力点之间会有一段纯弯曲的区域，其中弯矩恒定，横向剪切应力为零。该加载条件下，保证了有一段仅受弯曲力的区域，从而引起由弯曲导致的在该区域最弱位置处发生断裂

　　这两种情况下，骨都放在两个间隔一定距离 L 的支撑点上，然后从上方在单个中心点（三点弯曲）或两个等距点（四点弯曲）处施加载荷。在测试过程中，测量力和位移，从而计算出应力和应变。可以通过式（7.21）计算出应力，其中弯矩 M 表示每种情况下的最大弯矩（图 7.7），计算应变所必需的方程式需要分析主轴的形变，这不是本章讨论的范围。通过三点弯曲法及四点弯曲法，计算应力和应变的公式如下：

$$\sigma = \frac{FLc}{4I} \quad \varepsilon = \frac{12cd}{L^2} \tag{7.22}$$

$$\sigma = \frac{Fac}{2I} \quad \varepsilon = \frac{6cd}{a(3L-4a)} \tag{7.23}$$

　　无论采用三点弯曲还是四点弯曲，上述的方程式都基于一些假设，其中最重要的假设如下。

　　1）样品最初是直的，没有受到应力，并且沿其轴向横截面类似。对于许多骨来说，这种情况是不可能的。但是仔细选择骨的测试区域，可能会找到符合该条件的横截面。

　　2）样品材料具有线性弹性、各向同性，并且是均质的。对于骨来说，并不能满足这些条件（骨具有轻微的黏弹性、横向各向同性但不均匀），但这一点通常会被忽略。这一点的一个重要方面是，在不超过比例极限（即屈服点）且材料保持在线性弹性区的前提下，得出了应变方程。因此，该方程仅在测试的弹性区有效，在屈服后，其应变更难以量化。如果式（7.22）或式（7.23）可用于计算应变，则从应力–应变曲线屈服后的部分得出的材料特性（例如，屈服后应变、断裂需要的总应变和总韧性）可能是无效的，因此必须谨慎考虑。在测试过程中将应变仪放置在样品上，可以部分解决这个问题。

　　3）对于弯曲测试的样品，建议长宽比为 20∶1。与骨的宽度相比，样品的长度 L 必须足够长，以最大限度地减小剪切应力的影响。对于不满足此条件的样品，剪切应力可能会占主导地位。对于许多样品，尤其是较小的啮齿动物骨骼，这是不可能实现的。因此，重要的是要使用最大的加力跨度，确保跨度内均匀（请参见第 1 点）。

　　4）必须避免由于加力处被挤压而引起的形变。加力点的形状不同（例如刀口，"V"形切口或滚轮式），在加载过程中可能会使骨表面发生不同形变。另外，剪切应力引起的一些形变也是不可避免的。这两种影响都会导致测得的形变比弯曲引起的实际曲度大得多，而误差会导致应变值被高估，弹性模量被低估。

　　除了这些规则之外，三点弯曲和四点弯曲还各有一些优缺点。由于三点弯曲测试方法简单，在骨力学性能测试中更为常用。但是，由于三点弯曲在施加力时会产生较大的剪切应力（更确切地说是剪切应力的变化较大），因此在三点弯曲测试时由于剪切应力的产生骨更容易被直接破坏。从测试中得到的性能可能不能反映骨整体的弯曲性能，而仅能反映测试点局部的剪切性能。四点弯曲会在两个加力点之间产生一段弯曲的区域。在该弯曲区域，弯矩是恒定的，更重要的是，横向剪切应力为零。该加载条件使得加力点之间存在仅受弯曲力的区域，在该区域中最弱的位置处容易发生断裂。缺点是每个加力点的力必须相等，这在形状不规则的样品中可能很难做到。克服这一局限性的一种方法是允许加力点上下移动，以补偿形状的不规则性。或者允许支撑结构在施加的负荷下扭转，并使样品自调平。尽管存在这些局限性，但三点弯曲和四点弯曲仍是测量骨样品力学性能的有效方法，特别是在研究样品相对差异时比较准确。然而，理解这些测试方法的理论、计算方式和局限性将会对结果有更准确的理解。

7.4　影响骨力学性能的因素

　　与上述提到的单一力加载状态（如拉伸、压缩、剪切、扭转和弯曲）不同的是，正常活动下，机体会感知多种复杂的力学刺激。如果特定力学加载模式下的负载超过骨的整体强度，则会导致骨结构破坏最终引发骨折。接下来将介绍影响骨强度的三个主要因素（骨量、结构和性能）。

7.4.1 骨量：松质骨

皮质骨结构致密，因此，骨量和结构密切相关。关于皮质骨骨量的内容将在后续有关骨结构的章节学习。松质骨是多孔结构，有关松质骨骨量的研究非常多。有两种方法来量化松质骨骨量。骨体积分数是特定组织体积中的骨体积[即每单位组织体积中的骨体积（BV/TV）]。其中，骨细胞陷窝小管这些孔隙由于尺寸小而被忽略，也被算在骨体积中。表观骨矿物质密度（aBMD）是特定骨体积内的骨量，由 BV/TV 和骨矿化程度决定。在骨特定区域，上述任意一个参数的小偏差都会导致测得的骨刚度有大的改变。以往的经验都是用 BV/TV 或骨矿物质密度来预测松质骨的刚度和强度。实际上，任意一种测量方法得到的松质骨强度都仅能预测松质骨抗压强度的 85%左右。使用这些方法来预测骨强度或刚度的主要缺点是，不能得到感兴趣区域内组织的分布情况，而组织分布对骨的力学性能也有比较大的影响。

7.4.2 松质骨结构和各向异性

两个松质骨骨量类似的样品，可能由于骨矿物质在骨结构内部分布的不同，其强度和刚度存在很大差异。已有多种参数可以量化松质骨的结构和几何形状。最常用的参数包括骨小梁之间的平均间距、厚度、数量和连接性。另外，松质骨还具有一定的方向性或各向异性，这意味着力学性能主要体现在某些特定方向上，各个方向上的有所不同。这种各向异性主要取决于单个骨小梁的方向。平均截距长度可以从数学上和图像上定量这种方向性。

早期，体视学曾用于二维（2D）组织学切片成像，但这些方法已经被三维（3D）成像方法[例如，微型计算机断层扫描（μCT）技术]和计算机算法所取代。3D 测量更加准确，避免了 2D 成像切片之间的差异，随着 μCT 系统普及，3D 测量变得越来越普遍，其也在不断更新中。无论采用哪种技术，测得的松质骨结构都接近真实压缩强度和模量变化的 70%～80%。

7.4.3 皮质骨的大小（骨量）和结构

由于皮质骨的孔隙率很低，其材料的大小和分布与骨量紧密联系。但该假设在老年群体或某些疾病状态下可能不成立。皮质骨大小和分布对皮质骨力学性能非常重要且不依赖于加力方式。长骨可被看作一个厚壁圆管，与强度相当的实心管相比，其在承载负荷的同时又较轻。考虑到长骨主要受到弯曲力，对应的应力公式如式（7.21）所示。

在式（7.21）中，y 代表在张力下从中性轴到骨表面的距离，I 表示中性轴周围的材料分布。截面模量则是一个纯几何参数，是这两者的比值，公式如下：

$$Z = \frac{I}{y} \tag{7.24}$$

截面模量与骨的抗弯曲强度成正比，说明弯曲载荷下骨强度正比于骨半径的四次方。这时，圆形实心骨的外直径是 1（图 7.8）。

那么，假设皮质骨和实心骨具有相同的外直径，皮质骨厚度是实心骨骨外膜直径的 0～50%（50%时为实心骨）。当改变皮质骨厚度时，将皮质骨面积（骨量）和截面模量（骨强度）与实心骨进行比较。如图 7.8 所示，很明显，随着皮质骨厚度的减小（图中从左到右），皮质骨面积下降速度远快于截面模量。实际上，当皮质骨厚度减少到骨外膜直径的 30%时，皮质骨面积减少了 16%，而截面模量仅下降了 2.5%。皮质骨厚度减少到骨外膜直径的 20%时，皮质骨面积减少了 36%（与骨量成比例），而截面模量仅减少 13%（与骨强度成比例）。如果将皮质骨厚度为骨外膜直径 20%的骨直径增加 30%，新骨的截面模量将增加 70%。换句话说，直径多 30%的管状骨，其弯曲强度要比具有相同皮质骨量的实心骨高 70%。这证明了当骨远离中性轴重新分布时，骨尺寸一个较小的改变就可以代偿组织强度的下降。为了进一步证明这一点，假设一个管状骨与一个实心骨都比最初的一个实心骨增加 70%的截面模量，则与最初的一个实心骨相比，增加模量的实心骨其骨外膜直径将增加 19%，皮质骨面积增加 42%。

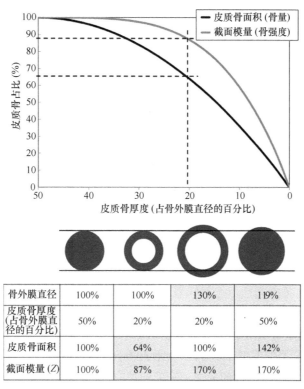

骨外膜直径	100%	100%	130%	119%
皮质骨厚度 （占骨外膜直径的百分比）	50%	20%	20%	50%
皮质骨面积	100%	64%	100%	142%
截面模量（Z）	100%	87%	170%	170%

图 7.8　组织分布对骨抗弯曲能力的影响。圆形实心骨的直径等于 1。与实心骨具有相同直径的圆形管状骨，随着皮质骨厚度从占骨外膜直径的 50%（实心骨）降到 0（图中从左到右），皮质骨面积的下降速度快于截面模量

7.4.4　骨组织材料特性

如本章开头所述，骨具有多层级结构，不同的层级单元对骨的材料特性至关重要。在组织水平（$10^{-3}\sim10^{-2}$m）上，根据孔隙的大小可将骨分为皮质骨和松质骨。研究证明，皮质骨和松质骨的力学性能不同，但用传统力学方法无法区分两种骨力学性能的差异。通常，用压缩测试来检测松质骨的特性，而皮质骨则更适合拉伸和弯曲测试。由于骨的力学性能可能会因加载类型而异，因此直接比较皮质骨和松质骨样品不太容易。对于特定体积的骨，松质骨由于自身多孔结构特性，其强度比皮质骨要小。测试松质骨力学性能时，其屈服点和极限点与皮质骨类似，但松质骨样品不会发生不可逆的断裂，而是发生骨小梁之间的空隙塌陷，单个骨小梁相互推挤，从而使应力达到极限点以上。关于皮质骨和松质骨之间的力学性能差异推荐阅读其他文献（Cowin，2001；Evans，1973；Yamada and Evans，1970）。

在纳米水平（$10^{-9}\sim10^{-7}$m）研究皮质骨和松质骨的微观与亚微观结构时，皮质骨和松质骨的差异不明显。在纳米尺度上，骨的固有化学和物理属性不依赖骨量和分布，常用组织质量来表示。在比纳米尺度更小的微观水平上，骨主要由相对柔软的有机基质（约 90% 的 I 型胶原）包裹坚硬的羟基磷灰石组成。胶原蛋白占骨组织重量的 20%～25%，使骨具有张力和延展能力。羟基磷灰石约占组织重量的 65%，能增加骨抗压强度和刚度。强度、刚度和韧性等骨力学特性之间的平衡，主要是由这些不同力学性能的纳米成分之间相互作用来实现的，如图 7.9 所示。

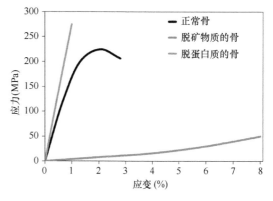

图 7.9　胶原蛋白和矿物质对骨力学性能的影响。完全脱钙的骨无需施加太多压力就很容易形变，并且不存在屈服点。而完全脱蛋白质的骨强度更大、更坚硬，但其脆性也增大。骨维持了适度的刚度、强度和韧性之间的平衡

完全脱钙的骨在不施加太多压力的情况下就很容易形变，也不存在屈服点（类似于橡皮筋）。而当骨完全脱蛋白质时，变得更坚硬，强度更大，但脆性也增加（类似于粉笔）。骨用适度的刚度、强度和韧性来平衡这两个极端。生活中最常见的混凝土是最好的例子，通过用钢筋（抗拉伸强度大）加固混凝土（抗压强度大）来进行平衡。

7.4.5 骨细胞外基质：I 型胶原

胶原结构和组织对骨力学性能的直接影响尚不清楚。如第 1 章所述，矿化胶原这种结构对骨很重要。在编织骨中，不需要骨基质，胶原蛋白就可迅速沉积并矿化，骨快速发育或骨愈合时期会形成这种中间过渡状态的骨。编织骨中胶原纤维随机堆积和组织，且纤维矿化程度差异很大，矿物质不一定直接沉积在胶原上。由于编织骨没有形成特定的结构组织，因此具有各向同性，也就是说编织骨所有方向上的力学性能都相似。总体而言，与其他更有组织的骨类型相比，编织骨的组织模量更低。在板层骨中（初级骨、二级骨单位或小梁骨），矿化的胶原纤维沉积在预先存在的软骨或骨基质上，形成缓慢，并且比编织骨中的组织更紧密。在一个 3～7μm 厚的骨板中，所有的原纤维都沿一个方向排列，并且矿化程度一致。单个骨板内的组织具有横向各向同性，这意味着原纤维方向（晶体轴）上的弹性模量较高，而在原纤维轴两个垂直方向上的较低。第 1 章中提到了多种不同的理论来解释层状骨不同层之间的差异。不管具体的理论如何，层状骨不同层的原纤维排列方向和密度都不同。层状骨胶原的这种排列特征使其具有正交各向异性，也就使得在层状骨胶原纤维轴的三个垂直方向上的弹性模量和其他力学性能都不同。总的来说，细胞外基质这种复杂性，使骨的应力-应变与其力方向密切相关。例如，当沿骨长轴方向加力时，皮质骨表现得非常坚硬且坚固。然而，垂直于骨长轴加力时，骨更像是脆性材料。加力的方向对骨至关重要。

胶原的交联程度和成熟度对组织的力学稳定性也很重要，影响组织的强度、刚度和形变能力，但具体机制尚不清楚。通常，骨和其他胶原组织的力学刚度和强度会随着组织年龄的增长而增加，并且其增加程度与组织内交联结构的变化和成熟密切有关。当抑制骨中的胶原交联时，组织的力学性能将受损。山黧豆中毒是一种通过抑制赖氨酰氧化酶从而抑制胶原交联引起的病症。通过使用氨基丙腈诱发动物出现山黧豆中毒症状时，其骨在强度、形变和韧性方面都明显改变，但不影响骨矿化程度或硬度。维生素 B_6 可以促进赖氨酰氧化酶的胶原交联。饮食缺乏维生素 B_6 的动物，胶原二价交联水平增加，骨强度降低。这说明胶原正确的交联对骨的质量和力学性能非常关键。

多种还原糖（包括葡萄糖）可以与蛋白质、脂质和核酸中的游离氨基通过非酶促反应形成一类高级晚期糖基化终末产物（AGE）。该过程并非胶原特异的，但对胶原中的 AGE 相关研究很多，这是由于 AGE 常见于 1 型或 2 型糖尿病患者中（参见第 23 章）。AGE 可以通过永久性和功能异常的纤维内和纤维间交联积累来修饰蛋白质（如胶原蛋白），这些交联随着组织年龄的增长而积累，对组织强度、刚度和韧性均有不利影响。

7.4.6 骨细胞外基质：无机羟基磷灰石

骨矿物质的物理化学特性，以及总矿物质含量、密度和矿物质相对于胶原蛋白的定向，对骨的力学特性有重要影响（图 7.10）。但是，由于骨成分层级结构多，骨矿物质与力学性能之间的直接关系尚不明确。到底骨矿物质的哪些特性对骨的力学性能更重要仍具有争议。

骨矿物质主要为受压缩的骨提供强度和刚度。组织矿化程度（即矿物质密度）与骨的强度和刚度之间具有很强的相关性。这些结果很一致且可重复，矿化程度过高使骨刚度和强度增大的同时，其脆性也增加，使骨易于断裂，特别是在高能事件（如跌倒）中。

矿物结晶度通常用来描述单个矿物质晶体的大小、形状和完美度，很难量化。最初的结晶度是由 X 射线衍射得出的，但是近期多篇文章用光谱技术来检测结晶度。由于结晶度的定量方法不一致，因此结

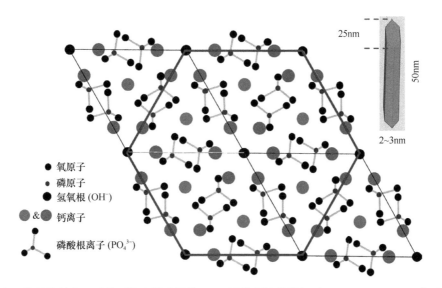

图 7.10　羟基磷灰石的晶格结构。矿物质约占骨重量的 2/3，通常为羟基磷灰石[Ca$_{10}$(PO$_4$)$_6$(OH)$_2$]。离子先形成六方晶格，随着晶体的成熟，羟基磷灰石呈板状排列，平均尺寸为 50nm×25nm，平均厚度为 2～3nm。其他离子（如碳酸根离子）可以很容易地沉积在每个晶格中

晶度对骨的影响目前有很多矛盾的研究结果。在某些情况下，结晶度与骨模量呈正相关关系，这表明更大更完美的晶体对骨的强度和韧性是有益的。而另一些研究结论则恰恰相反，认为结晶度的增加或矿物质形态的改变会降低骨的屈服后形变和韧性。

骨矿物质中离子的取代程度也可能对骨力学性能产生重要影响。当具有不同大小和电荷的离子进入晶格时，晶格会发生形变和空位，这会导致晶格应变，改变晶体大小和结晶度。在骨中碳酸根离子取代磷酸根离子的晶格，最多可占总矿物质重量的 6%。磷酸根离子的净电荷为–3，且呈四面体，而碳酸根离子的净电荷为–2，为平面三角形。当晶格中的磷酸根离子变成碳酸根离子时，这种电荷和几何形状的变化扭曲了晶格，增加了晶胞的 c 轴尺寸，并导致刚度增加。这两种盐的变化在组织水平上对力学性能的影响并不明确，一些研究表明碳酸根离子含量与骨刚度和强度之间存在很强的正相关关系，而另一些研究则有矛盾的结果。

总之，骨的力学特性来自骨基质的各个胶原蛋白和矿物质成分及它们之间的相互作用。胶原形成的过程和骨矿化的过程在时间和空间上是耦合的，这些主要成分中任何一个微小的变化都可能对两者的特性产生重要影响，并最终影响整个骨的特性。随着新技术的发展，我们可以在纳米尺度上更深入地研究骨成分及其功能。

7.5　骨组织力学性能的测定方法

近年来，研究人员开发了越来越多的方法用于对长度为 1μm 及以下的骨和其他组织进行力学测试。纳米压痕是目前应用最广、最为普遍的测量骨组织弹性模量的方法。通常，先用光学系统限定测试区域。将尖锐的探针以预设的加载速率推进到表面，直至达到最大负荷水平；保持该负荷一段时间，然后卸载。利用奥利弗（Oliver）和法尔（Pharr）的方法，分析力–位移曲线的卸载部分，以确定样品的硬度（与强度有关）和弹性模量。与其他测试一样，要得到材料的力学特性需要对材料做一些假设，包括假定材料是具有线弹性和各向同性的。然而，如果所有其他条件都相同，则该方法可以有效地分析不同实验组骨的相对弹性特性。压痕技术的缺点是，虽然它被称为纳米压痕，但大于 1mN 的力并不少见，因此会导致大于 1μm 的形变。这种程度的压痕力会导致样品的局部屈服和永久形变，这也意味着用这种方法得到的弹性特性并不是样品真正的弹性特性。最近，通过将压痕头集成到原子力显微镜（AFM）平台上，对纳

米压痕进行了改进。改进后可以通过扫描方式获得更高分辨率的表面整体图像，然后使用较小的探针确定特定的目标区域。这种系统受力比传统纳米压痕低得多，同时可以更好地控制压痕的位置。

　　AFM 本身可以用来获取有用的弹性力学信息。就像纳米压痕一样，AFM 探针被推进到表面至规定的最大负载，然后再卸载，在此期间会生成力–位移曲线（图 7.11）。根据所用探针的类型和压痕深度，使用选定的接触力学方法分析该曲线。除了弹性模量，还可以从原始数据中获取各种其他属性，包括样品的形变和能量耗散。与上述纳米压痕系统相比，AFM 是真正的在力和形变上都保持"纳米"尺度。当使用 AFM 来压缩骨时，需要注意的是要选择适当的探针。由于骨固有的高刚度，必须使用适当的刚性悬臂来确保骨表面发生形变。此外，施加骨形变所需的高压力，需要使用耐用材料制成的探针（如涂有钨或金刚石，而不是典型的硅或氮化硅）。

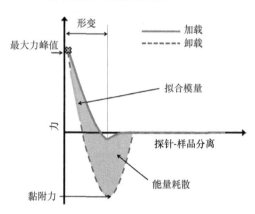

图 7.11　原子力显微镜压痕–力曲线。该曲线描述了将 AFM 的探针推进到表面，达到预定的负载或位移时 AFM 与材料的相互作用。从原始曲线中可以得到最大力峰值、形变、黏附力和能量耗散（进退曲线之间的面积）。使用一种接触力学模型，可以用力曲线回撤部分拟合分析样品的弹性模量。该图转载自 Wallace JM. Applications of atomic force microscopy for the assessment of nanoscale morphological and mechanical properties of bone. Bone. 2012; 50(1): 420-427，爱思唯尔（Elsevier）授权使用

　　无论采用何种技术，都可以得到许多关于组织微观和超微结构的有用信息。越来越多相关技术的使用，有助于获得骨组织重要组成成分和质量等相关信息，日后将有助于定义骨材料水平的真实特性。

7.5.1　骨"强度"的其他方面

　　在本章的前面，我们简单描述了骨结构的破坏（当骨受到的载荷超过骨的整体强度时，会发生骨折）。在与骨相关的文献中，"强度"这一术语通常用来描述与骨力学完整性相关的所有特性。但是，在工程界，有多种属性术语可用来描述材料的损坏。除了强度之外，断裂韧性和疲劳寿命对骨也很重要。通常认为，强度是结构在发生故障之前可以承受的最大负荷。

　　断裂韧性，不能与韧性模量（以应力–应变曲线下的面积衡量）相混淆，它是一种材料特性，描述了组织抵抗裂纹发生和扩大的能力。骨自身存在应力集中区域，包括骨细胞陷窝、骨吸收陷窝和矿化程度改变的区域等，因此断裂韧性对于理解骨脆性至关重要。断裂韧性低的材料无法阻止裂纹的发生和扩大，并且随着裂纹不受阻碍地穿过材料，材料迅速被破坏。研究骨力学性能时，研究不同层级结构的成分及功能非常重要，或许可通过调节微观结构来改变骨的力学特性（Launey et al.，2010）。尽管实验室也存在几种测量断裂韧性的技术，但更常见的方法是在样品中人为造成尖角裂纹（图 7.12）。然后以缓慢的速度对样品加力致其损坏，同时监测裂纹如何行进并最终导致损坏。推动裂纹所需的应力强度（能量）被认为是断裂韧性。

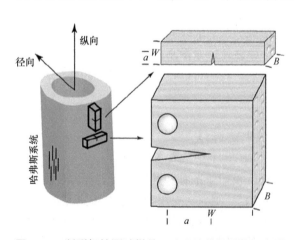

图 7.12　断裂韧性测试样品。哺乳动物长骨的示意图显示了取样的位置。包括径向和纵向测试的样品几何结构选取。此图转自 Ritchie RO, et al. Measurement of the toughness of bone:a tutorial with special reference to small animal studies. Bone. 2008; 43(5): 798-812，爱思唯尔（Elsevier）授权使用

当结构被低于材料强度的力反复加载和卸载后，损伤的叠加可能产生破坏。这是由于材料内应力集中时，局部应力可能远远高于平均组织应力，从而导致局部屈服和进一步的损伤。就骨而言，疲劳导致的破坏可以引起应力性骨折，在这种情况下，周期高负荷会影响健康的组织。此外，正常的循环负荷施加到已受损的骨上时，会导致功能不全骨折。例如，在绝经后骨质疏松症中，骨组织中可能存在比正常情况下更多更大的吸收陷窝。这些吸收陷窝造成应力集中，并增加局部应力和应变，从而导致微损伤形成，进一步损伤骨。在实验室中，常见的疲劳度测量方法是检测疲劳寿命。对骨样品（整根骨或一片骨组织）施加循环载荷到亚极限量，直到引起断裂，此时的循环加载次数反映了组织抵抗损伤累积的能力。

练 习 题

1. 比较测量骨力学性能的两种方法。

2. 比较皮质骨与松质骨的力学性能。讨论哪些变量可以解释不同类型骨的模量和强度的变化。

3. 绘制三点弯曲测试中得到的力–位移曲线和应力–应变曲线，详细说明每条曲线的特性。对矿化程度低的骨绘制曲线，显示其与正常骨的主要差异。

4. 描述骨有机和无机成分的性质，以及它们各自对力学性能的影响。

5. 比较三点弯曲测试等不同力学测试方法的可靠性。讨论哪些因素会影响测试的准确性，并设计实验测试这些因素对结果的影响。

6. 如果要获得骨在生理条件下的力学性能，应该用什么样的力学测试方法，为什么？

推荐阅读文献目录

1. Beer FP, Johnston ER, DeWolf JT, et al. Mechanics of Materials. Fifth ed. Boston: McGraw Hill; 2008.

2. Cowin SC. Bone Mechanics Handbook. Second ed. Boca Raton: CRC Press; 2001.

3. Evans FG. Mechanical Properties of Bone. Thomas, Springfield; 1973.

4. Fratzl P. Collagen: Structure and Mechanics. New York: Springer; 2008.

5. Hernandez CJ, van der Meulen MCH. Understanding bone strength is not enough. J. Bone Miner. Res. 2017; 32(6): 1157-1162. 6

6. Launey WE, Buehler MJ, Ritchie RO. On the mechanistic origins of toughness in bone. Annu. Rev. Mater. Res. 2010; 40: 25-53.

7. Martin RB, Burr DB, Sharkey NA. Skeletal Tissue Mechanics. New York: Springer Verlag; 1998.

8. Mow VC, Huiskes R. Basic Orthopaedic Biomechanics and MechanoBiology. Third ed. Philadelphia: Lippincott Williams & Wilkins; 2005.

9. Orgel JPRO, Irving TC, Miller A, et al. Microfibrillar structure of type I collagen *in situ*. Proc. Natl. Acad. Sci. 2006; 103(24): 9001-9005.

10. Schriefer JL, Robling AG, Warden SJ, et al. A comparison of mechanical properties derived from multiple skeletal sites in mice. J. Biomech. 2005; 38(3): 467-475.

11. Sharir A, Barak MM, Shahar R. Whole bone mechanics and mechanical testing. Vet. J. 2008; 177(1): 8-17.

12. Thurner PJ. Atomic force microscopy and indentation force measurement of bone. Wiley Interdiscip. Rev. Nanomed. Nanobiotechnol. 2009; 1(6): 624-649.

13. Turner C, Wang T, Burr D. Shear strength and fatigue properties of human cortical bone determined from pure shear tests. Calcif. Tissue Int. 2001; 69(6): 373-378.

14. Turner CH, Burr DB. Basic biomechanical measurements of bone: a tutorial. Bone. 1993; 14: 595-608.

15. Wallace JM. Applications of atomic force microscopy for the assessment of nanoscale morphological and mechanical properties of bone. Bone. 2012; 50(1): 420-427.

16. Yamada H, Evans FG. Strength of Biological Materials. Baltimore: Williams & Wilkins; 1970.

第8章　组织形态计量学技术

马修·R. 艾伦 (Matthew R. Allen) [1, 2, 3, 4],

戴维·B. 伯尔 (David B. Burr) [1, 3]

1 印第安纳大学医学院解剖学和细胞生物学系, 美国印第安纳州印第安纳波利斯;

2 印第安纳大学医学院医学-肾病学系, 美国印第安纳州印第安纳波利斯;

3 印第安纳大学与普渡大学印第安纳波利斯联合分校生物医学工程系, 美国印第安纳州印第安纳波利斯;

4 鲁德布什退伍军人管理局医疗中心, 美国印第安纳州印第安纳波利斯

组织形态计量学是对组织切片上细胞和结构的变量进行评估, 是在组织水平理解骨生理学机制的一项重要技术。虽然血清和尿液生化标志物可以快速且相对经济地表征骨的活性, 但它们对分析骨形成速率、骨吸收速率及其之间的平衡不够敏感。基于骨组织活检的组织形态计量学是临床评估组织水平骨活性的金标准。对人类而言, 由于样本采集有侵入性, 此类方法只用于病理学评估。对组织获取相对容易的实验动物来讲, 骨的组织学评估是常规的实验测量方法。

8.1　组织学样本

8.1.1　样本采集

用于组织学分析的临床样本可通过核心组织活检获得。尽管采集方式类似, 但与癌症诊断中所用的骨髓组织活检略有不同, 核心组织活检的目标是获取一份完整的骨组织样本, 骨髓组织活检也需获得骨组织, 但并不关注质量。

骨核心组织活检可通过针刺活检或开放活检完成。针刺活检是指门诊患者在局部麻醉下将内径为5～7mm的针穿刺入皮肤并插入骨中收集组织。针刺活检最常见的部位是髂嵴, 大约在髂前上棘后2cm和下2cm处。该位置非常接近皮肤表面, 因此可以在没有皮肤切口的情况下完成 (有时会做一个小切口以便取样)。除位置方便之外, 髂嵴针刺活检的价值还在于已有大量数据支持, 早期活检数据有从肋骨采集的, 但现在已经很少用, 并且髂嵴活检相关的潜在并发症也更少。

髂嵴的针刺活检有两种不同的解剖入路 (图 8.1)。垂直活检包含单层皮质骨和小梁骨, 而穿髂嵴活检会产生两个皮质表面, 中间有小梁骨。大多数情况下首选穿髂嵴活检。针刺活检对于后续诊断和研究过程的成功至关重要, 损坏的样品会使后续的处理和分析变得困难甚至无法进行。

对难以进行针刺活检的部位要进行开放活检, 即用手术方式切开皮肤, 由外科医生在手术室收集。开放活检并不常用, 通常适用于已经进行手术治疗的病例或其他诊断不明确的情况。使用开放活检可以进行实验对比, 但由于采集点的范围广泛, 因而存在很大的异质性, 限制了其应用。

动物实验的标本采集更加直接。虽然有时活检也用于大型动物研究中, 但由于在实验结束时可以轻松收集骨, 因此很少进行活检。所有骨组织都可用于组织学分析, 其中胫骨 (大鼠)、股骨 (小鼠) 和腰椎 (小鼠和大鼠) 是最常用的。大鼠胫骨近端富含松质骨 (图 8.2), 并且已被认为对大多数干预措施高度敏感。小鼠胫骨近端的松质骨很少, 因此, 常用股骨远端来做组织学分析。

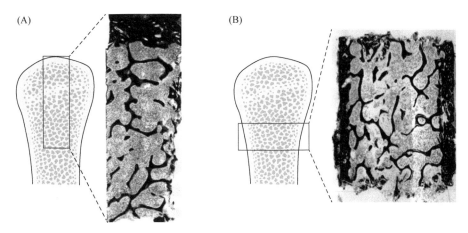

图 8.1 人体骨组织活检最常从髂嵴取样，有两种不同的解剖学方法。（A）垂直活检（示意图及用 Goldner 染色的活检组织学图像），（B）横向穿髂嵴活检（示意图及用 von Kossa 染色的活检组织学图像）。穿髂嵴活检是首选技术

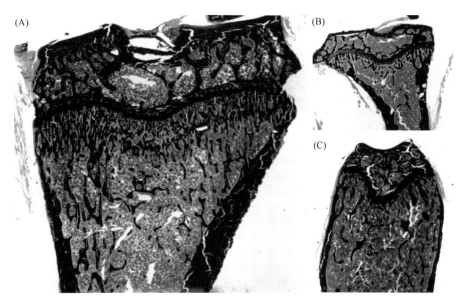

图 8.2 啮齿动物的组织学分析通常在长骨，均为 von Kossa/McNeal 染色。（A）最常使用胫骨近端对大鼠进行研究，因为其有丰富的小梁骨。胫骨近端也对干预引起的骨质流失/增加比较敏感。（B）小鼠胫骨近端的小梁骨很少，使得股骨远端（C）成为首选

8.1.2 体内标记

骨组织样本的细节分析可以通过各种染色技术实现。但这些技术只能分析某一个时间点的组织结构。荧光染料标记技术可以体内给药，是在活动的矿化过程中染料与钙结合进入骨组织基质，可用于特定时间段变化的动态分析（图 8.3）。其早期应用可归功于哈罗德·弗罗斯特（Harold Frost），他在 20 世纪 60 年代开始使用这种标记方法。人体最常用的荧光染料是四环素，有时也使用强力霉素。在实验室也可以用四环素，但其他钙螯合剂使用更加普遍，如钙黄绿素和茜素红（图 8.4）。

为获取更多信息，荧光染料标记可分两次给药。四环素标记在临床上是口服给药，通常连续给药 3 天，经过 2～3 周的时间间隔后，再连续给药 3 天，活检通常在第二次给药 4～7 天后进行。另外使用两种不同的荧光染料（在时间 A 使用两次地美环素，在之后的时间段 B 使用两次盐酸四环素）的标记方案可在两个时间段实现骨组织四重标记，可以在单个个体中评估治疗前后的骨重建，有助于减小临床上对介入治疗进行研究的误差。然而，首先用哪种标记是有区别的，因为荧光染料与矿物质结合程度可能不同，如地美环素标记的表面更长，因而要首先给药。还需要使用同一实验室的对照样品

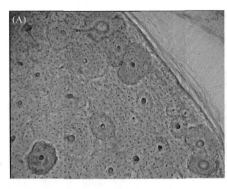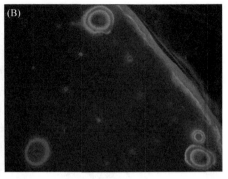

图 8.3　与钙结合的荧光剂体内给药能在活性骨沉积部位结合到骨基质中。在组织学标本制备后，用明场（A）观察时，含有荧光染料标记的骨区域看起来正常，在紫外光（B）下，在相同的区域观察到几个骨单位中含有钙黄绿素（绿色）和茜素红（红色）的区域。表明这些骨单位是在标记给药期间形成的

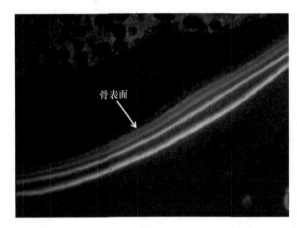

图 8.4　实验室使用的几种体内荧光染料标记。四环素（此处显示为淡绿色，离骨表面最远）是人体最常用的荧光染料。钙黄绿素（此处显示为亮绿色，中间标记）和二甲酚橙（此处显示为橙色，最接近骨表面）是动物中经常使用的荧光染料。一次实验使用多种标记能够分析不同时间的骨形成。见图 5.6，对同一动物能给予 13 种不同的标记

进行校正。在实验室，荧光染料可通过注射方式（静脉、腹膜或皮下）进行标记。小鼠的标记时间间隔通常为 3～4 天，大鼠为 7～10 天，较大动物约为 14 天。

标记时间间隔过长会导致对双标表面的低估，因为不一定在两次标记给药时，该区域都有活动的骨形成（通常称为标记逃逸）。标记时间间隔过短，则两次标记之间骨形成不充分，在分析中不会出现差异。最后一次标记到样本采集之间的时长不如标记时间间隔重要，但至少应是 3 天，以使染料与矿物质充分结合，不会在随后的组织学制备过程中被洗掉。

8.1.3　样本处理

可以在矿物质保持完整（未脱钙）或经过一段时间脱钙后对组织学样品进行处理。使用酸性溶液如乙二胺四乙酸（EDTA）或甲酸进行脱钙处理，然后用石蜡包埋后切片。石蜡包埋是大多数组织病理学实验室的标准流程。石蜡包埋之后，皮质骨或松质骨被切成约 4μm 厚度的切片。石蜡切片大多用苏木精-伊红染色，这是组织学和病理诊断中使用的标准染料。可利用脱钙组织切片对结构和细胞细节进行评估，但荧光染料标记在脱钙过程中会丢失（因为标记与矿物质结合），因此石蜡切片不能用于骨重建的评估。石蜡也是免疫组织化学的首选包埋介质，因为它对内源性蛋白质的危害小于那些用于处理钙化骨的物质，石蜡包埋骨组织的一个局限性是完全脱钙需要相当长的时间（数周到数月，取决于样本的尺寸）。虽然增加酸浓度能够缩短脱钙时间，但这可能影响样本的完整性。石蜡包埋的第二个局限性是切片可能会变形缩小 15%[来自乔治·科斯坦萨（George Costanza）]，相较而言，塑料包埋样本只缩小 1%～2%。这可能

会在组织学测量方面产生很大的差异，并可能掩盖组之间的真实差异。石蜡包埋的另一个局限性是如果脱钙不彻底，会使用于分析的切片质量不高。

另一种处理方法是将未脱钙的切片包埋入硬塑料中。甲基丙烯酸甲酯是最常用的塑料，也还有其他材料。这种方法的一个优势是可以用于评估荧光染料标记。如果样本尺寸大，则该方法比脱钙速度更快。塑料包埋的松质骨部位通常会用显微组织切片机以 4～8μm 的厚度切片。皮质骨可以用显微组织切片机进行薄切片，但更常规的是使用圆片或线锯以 80～100μm 的厚度进行切片。这些切片同石蜡切片一样可用于骨结构和细胞分析，还可以评估荧光染料标记。免疫组织化学技术也可以用于塑料包埋切片（实验方案改编自基于石蜡的免疫组织化学方法）。对未脱钙组织进行切片也可使用冰冻切片技术。在这项技术中，骨组织被速冻在液氮中，包埋于特殊介质（冷冻切片包埋剂，通常称为 OCT）中，然后在冷冻切片机中被切割。这项技术正在成为免疫组织化学和荧光细胞标记（如绿色荧光蛋白）的最佳方法，它在技术层面上比塑料包埋更严格。全骨透明成像技术[透明脂质替换丙烯酰胺杂交成像/免疫染色/组织水凝胶原位杂交（CLARITY）]最近也已被成功用于骨研究。在这项技术中，骨基质被一种光学透明的凝胶慢慢取代。尽管在技术上具有挑战性，并且需要高端仪器，但这项技术能前所未有地使人们在完整/原生环境中认识骨组织细胞（如果体内注射抗体，还可以进行蛋白质定位）。

在塑料包埋切片上检查组织和细胞特性最常用的是 Goldner 染色和 von Kossa 染色。在 Goldner 染色中，矿化骨呈绿色，类骨质呈红色，而在 von Kossa 染色中，矿化骨呈黑色，类骨质呈蓝色（图 8.5）。虽然破骨细胞也可以用这些染色剂进行评估，但更常见的是用抗酒石酸酸性磷酸酶（TRAP）进行专门染色（图 8.6）。TRAP 染色在塑料切片或石蜡切片上略有不同。还有其他几种特殊的染色剂可以用来评估组织的特定特征。番红 O 因其能与大分子蛋白聚糖（如聚集蛋白聚糖）结合，从而被用于评估软骨，它经常被应用于骨折愈合或生长板动力学的研究（图 8.7）。利用甲苯胺蓝能观察生长板、骨单位和半骨单位周围的黏合线（图 8.8）。

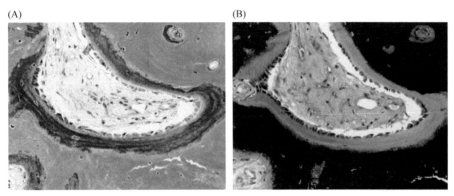

图 8.5 Goldner 染色（A）或 von Kossa 染色（B）的塑料包埋组织。用 Goldner 染色，矿化骨呈绿色，类骨质呈红色。von Kossa 染色结果为黑色矿化骨和蓝色类骨质

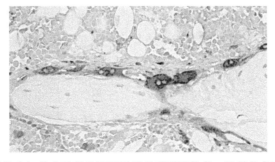

图 8.6 破骨细胞的组织学评估通常在切片上进行抗酒石酸酸性磷酸酶染色。这种染色可以清晰区分多核细胞，并经常与对骨表面的染色一起复染

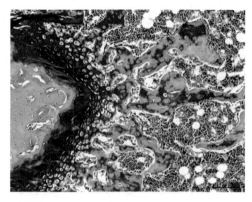

图 8.7　番红 O 是软骨（如生长板）的常用染色剂。复染固绿，生长板的软骨区域变红，而矿化骨变蓝/绿。这种染色对于研究骨折愈合也很有用，可以区分不同组织类型（软骨和骨）

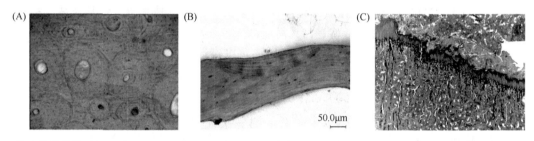

图 8.8　甲苯胺蓝最常用于识别皮质骨（A）和小梁骨（B）切片中的黏合线。也可以用来研究生长板（C），钙化的软骨比未钙化的软骨和骨染色更深

8.2　组织形态计量学分析

骨的组织形态计量学分析包括简单的骨结构评估和更详细的细胞数量与功能分析。对此必不可少的参考资料是 A. 迈克尔·帕菲特（A. Michael Parfitt）及其同事在 1987 年发表的文章，该文章提供了标准化的术语，描述了组织学基本测量和对照等相关概念，并详细介绍了组织学需要收集和报告的基本信息。该文章在 2013 年进行了更新，但术语和标准化等关键部分与原版相比没有改变。

8.2.1　静态测量与动态测量

静态测量是在不考虑变化率或动态骨重建过程（如骨吸收或形成）的情况下对骨结构的测量。例如，对小梁骨结构（小梁厚度、数量和间距）、组织数量（骨体积、皮质面积和孔隙率）的测量。它们表示已经发生的生长、骨塑建和骨重建的结果，不涉及产生这种结构的时间和速率。诸如成骨细胞、类骨质和破骨细胞表面等参数也是静态测量的指标，因为它们仅观察了当时组织的状态。动态测量是使用荧光染料标记来评估骨组织在样本采集时间与过去某个时间点之间的变化速率和幅度，具体取决于给予荧光染料标记的时间。动态测量可用于评估单次治疗或干预随着时间推移的结果，因此可用于说明该干预的具体效果。它们也可以用于确定在标记期间骨塑建或骨重建的正常生理过程是否有变化或异常，并能区分这些过程与原有的过程。

8.2.2　基本变量与导出变量

组织形态计量学分析中使用两种类型的变量。基本变量是直接从组织切片中测量得到的变量（表8.1）。这些变量可以是静态参数（总骨体积），也可以是荧光标记切片的动态参数（矿化表面）。计算得出的变量叫作导出变量。例如，当骨体积用参考值（骨体积除以总组织体积）归一化时，它从原始测量值变为导出变量。事实上，导出变量更有用，这些变量可以实现：①通过将测量值用一个共同的或不同的

参考值进行归一化（见下文）来进行组间比较，②计算那些不能通过显微镜直接观察或测量的速率和重建过程。导出变量的一个问题是，每次计算都会增加特定参数的差异，因为每个测量结果都与其自身的标准偏差相关。因此，一些导出变量变化比较大，如激活频率（Ac.f.），这降低了数据的可用性。然而，为了比较，导出变量的重要性还是远远超过了这种限制。

表 8.1 常见组织形态计量学变量 [a]

变量	缩写	单位	定义
			基本变量
组织面积	Tt.Ar	mm^2	感兴趣区域内总组织面积
骨面积	B.Ar	mm^2	感兴趣区域内小梁骨总面积
骨周长	B.Pm	mm	被检测的骨表面的总长度
单标记周长	sL.Pm	mm	被检测的单标记表面的总长度
双标记周长	dL.Pm	mm	被检测的双标记表面的总长度
类骨质周长	O.Pm	mm	被检测的类骨质表面的总长度
成骨细胞周长	Ob.Pm	mm	成骨细胞占据的表面的总长度
破骨细胞周长	Oc.Pm	mm	破骨细胞占据的表面的总长度
类骨质宽度	O.Wi	μm	类骨质层的平均宽度
标记间宽度	iL.Wi	μm	双标记之间的平均宽度
壁宽	W.Wi	μm	一个 BMU 的平均宽度
侵蚀深度	E.De	μm	骨吸收陷窝的平均深度
			导出变量
骨体积	BV/TV	%	骨在感兴趣区域的百分比 =（B.Ar/Tt.Ar）×100
矿化表面/骨表面	MS/BS	%	正在活跃骨形成的骨表面的百分比=[（dL.Pm+0.5sL.Pm）/B.Pm]×100
类骨质表面/骨表面	OS/BS	%	类骨质覆盖的骨表面的百分比=（O.Pm/B.Pm）×100
成骨细胞表面/骨表面	Ob.S/BS	%	成骨细胞覆盖的骨表面的百分比=（Ob.Pm/B.Pm）×100
破骨细胞表面/骨表面	Oc.S/BS	%	破骨细胞覆盖的骨表面的百分比=（Oc.Pm/B.Pm）×100
矿化沉积率	MAR	μm/天	每个 BMU 中成骨细胞活性的平均速率=iL.Wi/标记给药之间天数
矿化延迟时间 [b]	Mlt	天	类骨质沉积到矿化起始之间的平均时间=O.Wi/MAR
骨形成率/骨表面	BFR/BS	$μm^3/（μm^2·年）$	以骨表面为参照的骨形成率=MAR×MS/BS×365
激活频率	Ac.f.	次/年	在给定位置上新的骨重塑出现的频次=（BFR/BS）/W.Wi

注：BMU，基本多细胞单位

a. 此表代表一些最常见的 2D 组织学测量值以及导出变量；有关变量的更完整列表，请参见参考文献中 Parfitt、Recker 和 Dempster 的著作。

b. 公式 O.Wi/MAR 更早期被称为类骨质成熟时间（Omt），而 Mlt=O.Wi/Aj.AR。Aj.AR（adjusted apposition rate，校正沉积率）=MAR×（MS/OS），代表整个类骨质表面平均的矿物质沉积率。很少计算 Aj.AR，所以 MAR 在 Mlt 的计算中给出。有关这些变量的更多详细信息，可以在一些参考文献中找到

8.2.3 参照

细胞、类骨质和荧光染料标记的定量应该通过参照一些标准测量值来归一化。常见的参照指标包括组织体积、骨体积和骨表面。参照的重要性可以用下面的例子来说明（图 8.9）。假设有两块骨量相差很大的骨，一块骨的表面为 100mm，另一块骨表面为 4mm，如果这两种情况的类骨质表面都是总骨表面的一半，那么在第一种情况下类骨质表面为 50mm，而在第二种情况下仅为 2mm。以绝对值（mm）计算，骨表面较小的类骨质表面较小。因此，如果不考虑骨表面，则会得出结论这块骨的骨形成率更低，甚至可能得出成骨细胞的活性存在问题这样的结论。然而，如果将数据用骨表面归一化，类骨质表面占骨表面的 50%，我们可以得出结论，两种情

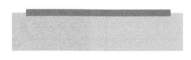

骨周长 =100mm
类骨质周长 =50mm
类骨质表面/骨表面 =50%

骨周长 =4mm
类骨质周长 =2mm
类骨质表面/骨表面 =50%

图 8.9 组织学评估包括测量基本变量，以及通过参照调整这些变量。是否通过基本变量或参照调整变量，会显著影响数据（见文中的解释）。灰框代表骨，蓝线代表类骨质

况的骨形成率是相同的。因此，将测量结果归一化会得到与不使用参照完全不同的结论。

8.2.4 骨结构

松质骨体积可以在组织切片上进行测量。也可以通过骨面积和表面的基本测量值得出更详细的骨小梁结构，如厚度、数量和间距，但所用的公式做了许多假设（如它们是杆状还是板状）。皮质骨结构可以被直接测量，如骨面积、骨外膜和骨内膜周长。由于成像技术的进步[如显微计算机断层扫描（micro-CT）]，现在骨结构分析已经很少使用组织切片了。一些研究比较了 CT 和组织学测量的骨体积，发现两者有很强的相关性。因此，尽管 CT 可进行 3D 分析，但组织学 2D 样本可以对结构参数进行有效且有代表性的表征。CT 的另一个价值在于它提供了松质骨网络形态的细节（避免了对骨小梁形态的预先假设）和关于皮质骨几何结构的详细信息。

8.2.5 组织类型

区分编织骨和板层骨有助于确定骨形成是否以正常方式发生。尽管有些染色可用于观察胶原的方向，但一般用偏振光显微镜对未染色的切片上的板层骨和编织骨进行评估。如第 1 章所述，板层骨的特征是具有一系列平行板层，而编织骨形成迅速且高度杂乱。当使用交叉偏振光观察时，骨中的胶原纤维是双折射的（明暗交替模式，图 8.10）。在偏振光下可以容易地观察到板层骨，编织骨是无组织形态的。对编织骨和板层骨的大多数组织学评估是定性的，报告上只进行简单陈述，如"所有骨性质上都是板层的"或"没有观察到编织骨"。在佩吉特病（也称为畸形性骨炎）等病理条件下，编织骨的存在是一个关键的诊断标准。在偏振光下观察到的板层骨可以被更详细地评估来阐明其特征，如基本多细胞单位（BMU）内的板层数量、厚度或组织类型（交替的或均匀的）。

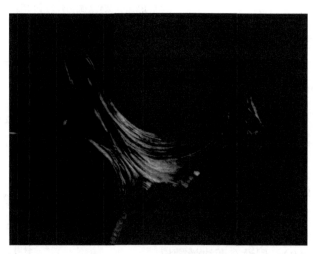

图 8.10 当在偏振光下观察时，板层骨的不同胶原取向导致组织是双折射的。偏振光图像可以用来区分编织骨和板层骨。此外，板层骨厚度和数量等也可以从图像中定量

对类骨质染色检测矿化骨和非矿化骨，可以明确矿化过程中骨的变化。对类骨质的分析包括测量被类骨质覆盖的骨表面（然后以测得的总骨表面对其进行归一化）和类骨质的宽度或体积。尽管在文献中被称为类骨质体积，但实际上是面积（2D 评估）。如果类骨质宽度正常，则类骨质表面增加表明骨形成增加。类骨质宽度增加提示矿化缺陷。可以在大鼠中测量类骨质黏合线，但在小鼠中很难，因为矿化延迟时间（Mlt，从类骨质形成到矿化的时间）短，所以正常小鼠组织中几乎没有类骨质黏合线。

8.2.6 细胞数目和活力

成骨细胞和破骨细胞覆盖的表面提供了骨形成和/或吸收如何变化的主要指标。成骨细胞可以用 Goldner

染色、von Kossa 染色及苏木精–伊红染色的切片进行形态学鉴定（如第 3 章所述）。与成骨细胞相关的包括成骨细胞表面及数量，两者都用骨表面进行归一化。鉴定活跃的成骨细胞比较难，可能仅限在类骨质区域。要先鉴别类骨质，然后将其分为两类：具有成骨细胞的类骨质（活性形成表面）和不具有成骨细胞的类骨质（非活性形成表面）。成骨细胞表面和成骨细胞数量随后用骨表面或类骨质表面进行归一化。另一种不常用的量化成骨细胞的方法是免疫组织化学（如碱性磷酸酶染色），然后鉴定邻近骨表面的阳性细胞。

　　破骨细胞鉴定常用 TRAP 染色，这并不是必需的，因为形态学特征可用于在大多数染色中观察破骨细胞。最常用的破骨细胞指标是破骨细胞表面和数量，这两个参数都用骨表面进行归一化。每个破骨细胞的细胞核数量虽然较少被测量，但它有时有助于评估破骨细胞活性。骨表面破骨细胞的存在不一定反映它们的活性，因此长期以来人们一直想找到动态方法来鉴定破骨细胞活性。最常用的是测量侵蚀（或骨吸收）表面或侵蚀深度。有破骨细胞的侵蚀面被认为是活跃的吸收部位，而没有明显破骨细胞的侵蚀面被认为是不活跃的。后者发生的原因可能是实验结束时重建过程处于逆转阶段，或仅仅是因为组织学切片没有切到正在活跃侵蚀该表面或其邻近表面的破骨细胞（立体地考虑）。形态学上侵蚀表面是扇形的，在人体骨骼上很容易观察到，因为大多数表面相对光滑（图 8.11A）。啮齿动物的骨因为大多数表面并不光滑，所以更难对其进行骨吸收评估（图 8.11B）。在横断面上，活跃的吸收部位可见皮质骨内的扇形吸收孔（切割锥的横切面）或小梁/皮质内表面的凹坑。侵蚀深度在临床活检和大型动物中可测量，但在啮齿动物中难以测量。在皮质骨和松质骨中，侵蚀深度是测量已有骨表面至吸收陷窝底部的最大深度（图 8.11C）。有各种基于体视学的技术来确定侵蚀深度（Eriksen et al.，1994，1984）。一个和侵蚀深度相关的变量是壁宽（W.Wi），是指一个 BMU 的平均宽度，表示了一个 BMU 上形成的骨量（图 8.11C）。W.Wi 和侵蚀深度之间的平衡决定了 BMU 的平衡。在皮质骨中，W.Wi 是骨单位半径减去中央管的半径。在松质骨中，W.Wi 是从沉积线到 BMU 表面的距离。为了精确测量 W.Wi，BMU 必须有完整的骨形成。如果要评估一项干预的结果，这种方法还要有一个假定，W.Wi 是衡量 BMU 形成时的侵蚀深度，这可能发生

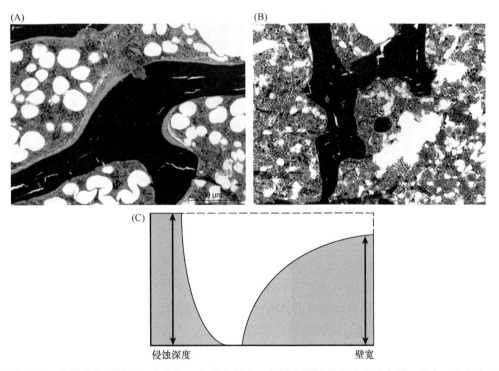

图 8.11　侵蚀表面是评估骨吸收活性的一个指标。在形态学上，侵蚀表面被界定为扇形表面，其中可能有也可能没有破骨细胞。在人类骨组织中，侵蚀表面容易被观察到，因为大多数表面相对光滑（A）。在大鼠和小鼠中，这些测量要凭经验，因为大多数表面都不光滑（B）。（C）侵蚀深度是已有骨表面到吸收陷窝底部的最大深度。壁宽是指一个基本多细胞单位（BMU）的平均宽度，表示了形成的骨。壁宽和侵蚀深度之间的平衡决定了 BMU 平衡（详见第 5 章）

在干预或治疗开始之前。在这种情况下，仅测量在该时间段有荧光标记的骨表面 BMU 的 W.Wi，但类骨质上应该没有活跃的成骨细胞。这些通常很难在实验中观察到，所以大多数研究者测量 W.Wi 时并不考虑 BMU 是何时形成的。

8.2.7 动态组织形态计量学

虽然成骨细胞功能可以通过对类骨质的测量来推断，但最常用的方法是用荧光染料标记进行评估（动态组织形态计量学），因为它可以用于计算骨塑建和骨重建的速率。在未染色的组织切片上测量具有单标记、双标记或无标记的表面（图 8.12），根据这些基本测量值，矿化表面可以用总双标记加上一半单标记来表示，相当于分别测量第一标记长度和第二标记长度的平均值，这等于取了两次独立观测值的平均值。矿化表面除以测量的总骨表面（MS/BS，%）通常被认为是成骨细胞活性的指标，因而影响成骨细胞增殖和/或分化的干预措施会改变 MS/BS。

在双标记区域，通常从一个标记的中点到第二个标记的中点测量这两个标记之间的距离（图 8.13）。这个基本距离变量，即标记间宽度，除以两次染料标记之间的天数，可得出矿化沉积率（MAR，μm/天）。MAR 通常被认为是单个 BMU 水平上成骨细胞活力的指标，因此刺激或抑制细胞活性的干预措施将分别造成较高或较低的 MAR。

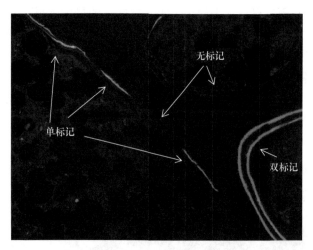

图 8.12 测量荧光染料标记骨具有单标记和双标记的表面长度。区域内所有骨表面被分类为单标记、双标记或无标记。这三个分类的总和是骨表面（BS）。矿化表面（MS）为总双标记表面加上单标记表面的一半。得到的参数是矿化表面/骨表面（MS/BS，%），通常被认为是成骨细胞活性的指标，刺激或抑制成骨细胞增殖和/或分化的干预措施被认为会增加或减少矿化面/骨面

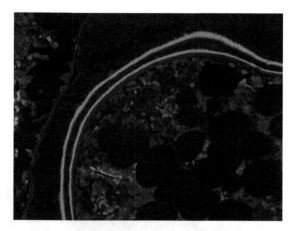

图 8.13 除矿化表面/骨表面（MS/BS）以外，荧光染料标记骨的第二个基本变量是双标记表面上两个标记之间的距离。测量两个标记之间的距离（标记间距离），并对所有双标记距离进行平均。用标记间隔天数去除标记间距，得出矿化沉积率（MAR），以 μm/天为单位。MAR 通常被认为是成骨细胞活力的指标，因此刺激/抑制细胞活性的干预措施分别造成较高/较低的 MAR

MS/BS 和 MAR 的乘积是骨形成率（BFR），它代表累积的骨形成活性，包括正在进行活跃骨形成的部位的量和每个部位的骨形成率。因为这是一个复合变量，所以相同的 BFR 值可以由多种 MAR 和 MS/BS 组合得到（图 8.14）。例如，BFR 的倍增可以是增加了成骨细胞的活力但不改变活跃骨形成位点的量，这时 MAR 增加。另外，BFR 的倍增也可以是增加了活性重建位点的量，这时单个成骨细胞活力没有变化，而 MS/BS 增加。MS/BS 或 MAR 有一个增加而另一个降低时，BFR 也可能是正常的。因此，每个变量有其独特性，建议对三个参数全部进行计算。

另一个从这些动态变量中计算出的参数是 Ac.f.。这通常被认为代表新的骨重建单位的生成率，但是它实际上是一个新的骨重建单位随时间在骨某一位置产生的概率（Ac.f.并不测量生成率，因为它还取决

于 BMU 骨重建单位活动的速率和持续时长）。Ac.f.与 BFR 和在 BMU 水平上已重建组织的数量有关，以时间为单位（通常为年），可以很好地评估组织水平上的骨转换率。但由于这是一个导出变量，通常比 BFR 变化更大，因而不适用于对干预后的组间差异进行比较。

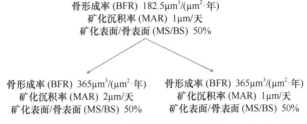

图 8.14　骨形成率（BFR）是根据荧光染料标记分析中矿化表面/骨表面（MS/BS）和矿化沉积率（MAR）的测量值计算得到的。文献中经常报道 BFR（不报道 MS/BS 和 MAR），因为它提供了一个整体骨形成活性的指标。但是，类似的 BFR 可能由不同的 MAR 和 MS/BS 组合得出，这一点很重要。在这个例子中，BFR 的基线速率[182.5μm³（μm²·年）]可以通过两种方式加倍。可能是 MAR 增加，这时骨形成活性增加是由于成骨细胞活力增加，而活跃骨形成的位点数量没有变化。也可能是 MS/BS 增加，这时骨形成增加是活性位点数量增加，而单个成骨细胞活力没有变化。

动态的骨性能可以用上述方法在骨小梁、骨外膜和皮质内表面上进行评估，用总表面进行归一化。在人和有皮质骨重建的动物中，也可以测量 BFR，以及骨单位的单标记和双标记，并将参数用总骨面积归一化。在这种情况下，BFR 按总面积的百分比计算，通常用%/年来表示。

关于动态组织形态计量学，一个新的重要问题是当双标记不存在时如何解释。双标记的缺失可能是由于荧光染料没有正确注射，或者更常见的是骨形成速率异常，以致在检测的这个时间段没有得到标记。以低 BFR 为例，可能是由于病理条件或者药物对骨重建的抑制。在正常骨重建时，骨的某个区域倾向于有大量骨重建，因此在标记的 2~3 周时间内有一次或多次骨形成的概率往往很高。如果正在经历骨重建的数量减少 70%~90%，那么将显著降低在此时间段内标记到骨形成的可能。虽然可以调整连续标记之间的持续时间，但是通常不会这样做，因为不会预先知道骨重建被抑制的程度。在实践中，如果在组织切片中不存在双标记（只存在单标记，或不存在标记），那么就没有办法计算 MAR。因此，BFR 值可以是 0（不存在标记），也可以缺失（存在单标记但不存在双标记）。在有单标记而没有双标记的情况下，MS/BS 可以被测量，而 MAR 可以用两种方法处理。早期人体活检显示，MAR 的准确测量下限为 0.3μm/天。因此当单标记存在但没有双标记存在时，一些文章将 MAR 的值估算为 0.3μm/天，这样 BFR 也能被计算。或者 MAR 被认为是缺失的，因此无法计算 BFR，从而 BFR 也缺失。

另一种评估骨吸收表面的方法与评估骨形成略有不同。先给予动物荧光染料标记，然后对动物执行安乐死，测量表面标记。在进行影响骨吸收治疗一段时间之后，第二组动物被执行安乐死，对其评估标记。这时候可以认为第一组基线动物和第二组实验动物标记之间的差异是因为骨吸收不同而产生的。这种方法虽然不太常用，但是它确实提供了一种评估啮齿动物骨吸收"活性"的方法。

8.2.8　骨细胞

骨细胞的组织学评估主要集中在细胞数量和状态上。虽然骨陷窝数量也经常被提到，但是骨陷窝数量不一定反映活跃骨细胞的数量。活跃骨细胞产生乳酸脱氢酶（LDH），LDH 染色可以确定细胞是否存活。其中的难点在于 LDH 染色必须在相对新鲜的骨组织样本上完成，因为固定或冷冻都会杀死细胞。另外，凋亡引起的细胞死亡是一种更常见的测定骨细胞健康状况的方法。末端脱氧核苷酸转移酶介导的 dUTP 缺口末端标记（TUNEL）染色可用于石蜡或塑料包埋的组织，用于区分正在凋亡的骨细胞和存活的骨细胞。对凋亡标志物（caspase 3 或 caspase 8）的各种染色也可用于评估骨细胞健康状况。凋亡骨细胞数量相对于总骨细胞的数量是经常用到的指标。

8.2.9 微损伤

微损伤除了用 CT 成像量化（见第 6 章），组织学定量也仍然是个金标准。用碱性品红对骨组织整体染色，碱性品红能渗入骨组织并填充所有空隙，包括哈弗斯管、骨陷窝和微裂隙。另外，骨组织也可以用钙黄绿素整体染色，这些染料不能填充裂隙，而是结合到裂隙的表面。骨组织随后被包埋入塑料并进行切片，防止由于组织学处理而产生损伤。但也有可能染色不能渗入所有裂隙，从而低估了损伤的程度。品红染色可以用明场或紫外（UV）显微镜观察（品红具有荧光特性），荧光染料染色的裂隙可用紫外显微镜观察（见第 1 章，图 1.21）。重要结果参数包括裂隙数量、裂隙长度、裂隙密度（裂隙数量/骨面积）和裂隙表面密度（裂隙数量×长度/骨面积）。

8.2.10 骨髓

骨髓最常被评估的两个特性是纤维化和脂肪化。在某些病理情况下，如甲状旁腺功能亢进症时，骨髓变得高度纤维化（图 8.15）。骨髓纤维化的评估通常以百分比计算细胞化的和纤维化的骨髓的相对量。也经常计算骨髓脂肪细胞的数量和面积，用相对于总骨髓面积的值来表示。

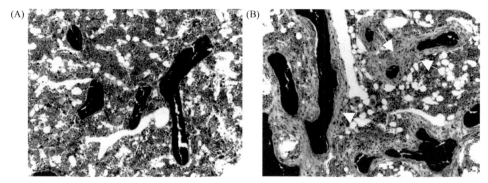

图 8.15　骨髓纤维化可在骨染色切片上进行定量。正常骨髓是高度细胞化的（A），而在某些情况下，纤维组织（如白色箭头所示）会产生并积累（B）。骨髓纤维化程度可以表示为纤维化区域相对于总骨髓的面积比

8.3　前提假设与技术要求

骨组织形态计量学需要有许多前提假设，这一点很重要。首先是假定分析时骨转换处于稳定状态，这意味着在某一时期（通常是一个完整的骨重建周期所需的时间），控制成骨细胞或破骨细胞发育和功能的信号没有改变。例如，如果在刺激骨转换后过早进行活组织检查，破骨细胞表面可能会增加，但成骨细胞表面或荧光染料标记的表面不会随之增加（因为时间不足以使骨形成增加），这将表现为骨体积的暂时不足，就无法反映出潜在的长期的骨平衡。还要假设 2D 数据可以转换为 3D 结构，即认为一张切片上的测量值代表了整个区域。这一点可以通过评估多张切片（最好是不相邻的切片），或通过测量数据的建模来增加准确性。克服 2D 局限性的一种方法是使用连续切割/成像生成的组织学图像的 3D 叠加。这种方法涉及特殊的设备和包埋程序，需要在复杂的 3D 骨小梁结构检测中检测动态组织形态测量和/或微损伤测量。

骨组织形态计量学有许多重要的技术和操作要求。例如，用高质量的切片进行测量是很重要的。如果组织样本破裂或不完整，邻近骨小梁的骨髓会被拉开，切片中有明显的褶皱，染色不完整或太重，或者荧光染料标记太弱，那么数据的质量可能会降低。确保收集足够多的组织也很重要，尤其是对于含量较低的参数（如破骨细胞数量）。在某些情况下，这意味着在一个样品上进行大面积采样，而在其他情况下，需要测量多个样品。对于人体活检，一般要取样的目标组织面积为 30mm²，骨组织周长为 60mm。在大鼠中，组织面积为 6~8mm²，骨组织周长约为 25mm。在小鼠中，组织面积和骨组织周长分别为 3~

4mm^2 和 12mm。

8.4　疾病的组织学特征与治疗

8.4.1　骨质疏松症

诊断骨质疏松症（和骨质减少）的临床标准是基于双能 X 射线吸收法（DXA）测量到低骨密度（见第 6 章和第 21 章）。有许多病理生理学机制会在组织学上导致松质骨和皮质骨骨量的损失。松质骨表现为体积（BV/TV）减小，骨小梁更薄和连接程度降低（图 8.16）。皮质骨变得更加多孔，因为有更多的吸收陷窝没有被填充或填充量少于它们的原始量。

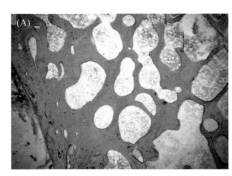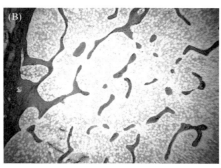

图 8.16　骨质疏松症的标志是低骨量。健康（A）和骨质疏松症（B）个体的活检显示了明显的区别。在骨质疏松症中，松质骨体积更小，单个骨小梁变薄，骨小梁框架之间的连接性更差。皮质骨也更薄

在细胞水平上，骨质疏松症在成骨细胞和破骨细胞活性方面有几个特点，都可以通过血清生物标志物水平检测，但直接的检测还是组织学测量。其特点包括以下几方面。

1）低的骨形成，正常或高的骨吸收。骨体积小，伴有类骨质表面或标记表面减少，而破骨细胞的数量正常或偏高。

2）正常骨形成，高骨吸收。骨形成正常，但骨体积较小，可能是破骨细胞表面增加或正常（骨吸收陷窝更深）。

3）低骨形成和低骨吸收，骨形成减少相对更大。骨体积小，同时伴有低骨形成和低骨吸收。由于测量动态骨吸收的限制，检测骨形成和骨吸收之间的相对差异（即确认一个比另一个变化更大）比较困难。

4）高骨形成和高骨吸收，骨吸收相对增加更多。骨量低，伴有高骨形成和高破骨细胞表面。如 3）所述，检测骨形成和骨吸收之间的相对差异可能很困难。

骨形成和骨吸收的变化可能不一定能完全一致。部分原因是破骨细胞表面并不是破骨细胞功能的最佳指标。也就是说，破骨细胞的数量可能不变，但其活性会增大或减小（如用抗骨吸收剂处理时），这种情况下对破骨细胞表面的静态测量可能检测不到。

骨质疏松症的其他关键组织学特征包括 W.Wi 减小（负向骨平衡），这是由破骨细胞活性增大或成骨细胞活性降低（或两者结合）引起的。

8.4.2　骨软化症

新形成的骨基质未及时矿化会产生骨软化症。这导致厚的类骨质黏合线的累积，在某些情况下，会导致类骨质体积增大（图 8.17）。在极端情况下，类骨质体积可占总骨体积的 40%。与骨软化症相关但有所不同的一种情况是矿化缺陷，这种情况下也表现出类骨质体积增大，主要是由类骨质表面数量增加引起的（类骨质宽度正常）。组织学检测在骨软化症诊断中起着重要作用，因为当实际骨体积可能正常时，影像学会显示低骨量，其中很大一部分骨可能没有矿化。因为矿化不足与骨质疏松症的治疗方法截然不

同，所以区分骨软化症和低骨量对于治疗十分重要。

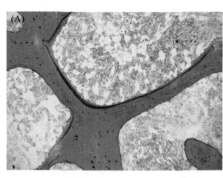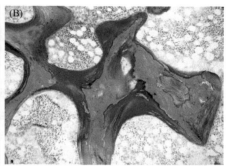

图 8.17　类骨质累积是用于诊断骨软化症的一个重要标志。正常骨中的黏合线相对较薄（A），而在骨软化症中，由于矿化不足（B），它们明显较厚。类骨质表面数量也有所增加

　　类骨质表面、体积和宽度对帮助识别软化骨都很重要。例如，大量的类骨质表面不一定就是骨软化症，因为伴随正常矿化率的骨形成率增加会导致更大的类骨质体积，但不会导致更厚的类骨质黏合线。相反，当由于类骨质表面和类骨质宽度的增加而类骨质的体积增大时，会发生骨软化症（有时称为活动性骨软化症）。类骨质宽度>12μm 通常被认为是骨软化症。这时骨重建率可能更高，有更高的成骨细胞和破骨细胞水平。但也有其他的一些情况，表现为荧光染料标记比较模糊（与图 8.13 中出现的正常清晰标记相反），这是在骨形成位置的矿化速率低造成的。在这些情况下，编织骨或骨髓纤维化的出现也很常见。

　　Mlt，即一定体积的基质沉积和矿化之间的平均时间，有时被用于评价骨软化症（表 8.1）。Mlt 为类骨质宽度除以校正沉积率（Aj.AR），其中 Aj.AR 是 MAR 和类骨质表面上标记表面的乘积。在类骨质宽度增加而类骨质表面或 MAR 没有变化的情况下，Mlt 增加。

8.4.3　甲状旁腺功能亢进症

8.4.3.1　原发性甲状旁腺功能亢进症

　　由于甲状旁腺的直接作用，PTH 分泌增加，会使骨重建远远高于正常水平，成骨细胞和破骨细胞的数量与大小都有所增加。类骨质表面、MS/BS、BFR 和 Ac.f.在这些患者中均较高，在某些情况下会发展出骨髓纤维化。虽然破骨细胞表面更多，但侵蚀深度实际上较浅，表明破骨细胞活性降低。较小的侵蚀深度和正常/较高的骨形成一起导致了正向 BMU 骨平衡和 W.Wi（松质骨中）的增加。这有助于解释为什么原发性甲状旁腺功能亢进症患者的松质骨 BV/TV 正常甚至升高。除了更多的骨转换，还存在一个正向的 BMU 平衡来帮助维持这种结构。皮质骨则不然，它是原发性甲状旁腺功能亢进症的主要破坏部位。皮质孔隙度增大，皮质宽度减小。皮质骨的丢失使这些患者面临更高的髋部骨折风险。

8.4.3.2　继发性甲状旁腺功能亢进症

　　在没有甲状旁腺病变的情况下，PTH 水平升高可能有多种病因，包括肾衰竭（见第 20 章）、低钙血症、PTH 抗性、低水平的 1,25-二羟维生素 $D_3[1,25(OH)_2D]$ 和低磷酸盐。继发性甲状旁腺功能亢进症往往伴随着高的骨重建，以及成骨细胞和破骨细胞的数量增加。形成的骨主要是编织骨，并且可能会有明显的骨髓纤维化。松质骨 BV/TV 更高，这是由编织骨的大量累积引起的。

8.4.4　佩吉特病（畸形性骨炎）

　　佩吉特病的特征是骨重建缺陷，通常（但不总是）局限于一定的骨部位。佩吉特病的一个关键组织学特征是破骨细胞数量和大小增加。细胞核的数量通常也更多，据报道在一些细胞中有超过 100 个核。骨吸收陷窝的数量增加，深度加深（根据 W.Wi 值）。这导致松质骨通常具有不规则的虫蛀形态（图 8.18）。

破骨细胞活性的增强触发了成骨细胞数量和活性的代偿性激活。
与异常的破骨细胞不同，佩吉特病中的成骨细胞本质上是正常的，
然而，为了产生足够的基质来与破骨细胞吸收保持同步，会导致
编织骨的形成。骨转换的增加发生在许多不同的局部区域，因此
会导致放射状的斑块，密集的骨区域周围散布着正常的骨。尽管
如此，由于有大量骨形成，整体骨量会更高，这些骨很大一部分
是编织骨，因此骨质量较差。这种编织骨骨基质的存在是佩吉特
病的一个关键组织学特征。由于编织骨形成不规则，荧光染料标
记在佩吉特病中是扩散状的。类骨质体积可能会更高，因为骨转
换快，但黏合线宽度倾向于正常，因此不是软化的骨。在活动性
佩吉特病患者中骨髓纤维化并不鲜见。随着时间的推移，高活性

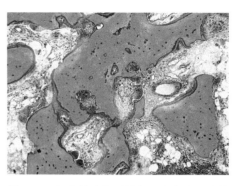

图 8.18　佩吉特病典型的表现为虫蛀形态的
组织学特征，由于严重的骨吸收和无组织的
骨形成，这些表面很不规则

区域可能会变得不太活跃，但编织骨和板层骨的镶嵌模式仍然存在，使得即使佩吉特病不在活跃期时也
可以被诊断。佩吉特病的治疗包括使用抗骨吸收剂抑制不受控制的破骨细胞活性。这些治疗效果不错，
证实了破骨细胞在该疾病中的作用。

8.4.5　抗骨吸收疗法

减少骨吸收的治疗药物统称为抗骨吸收剂（也称为抗骨重建或抗分解代谢试剂），包括雌激素（激素
替代疗法）、选择性雌激素受体调节剂、降钙素、双膦酸盐和去甲肾上腺素（见第 21 章）。它们的功能是
降低破骨细胞的活性或减缓破骨细胞的发育和成熟。

抗骨吸收治疗的主要组织学特征是骨动力学变量的降低，尤其是 MS/BS、BFR 和 Ac.f.（图 8.19）。
如第 5 章所述，在 BMU 水平上，骨重建是破骨细胞激活与随后的成骨细胞激活相偶联的过程。因为对骨
吸收的动态评估很难，所以可以用动态骨形成代替对整体活性的评估。抗骨重建药物治疗可使 Ac.f.大幅
度降低，即骨小梁、骨内膜和皮质内表面的活性骨重建位点减少（图 8.19）。这体现在 MS/BS 和 BFR 的
减小（Ac.f.是用 BFR 计算的，而 BFR 是用 MS/BS 计算得到的），在文献中经常被报道。

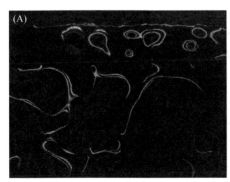

图 8.19　抗骨吸收治疗的目的是减少活性骨重建单位的数量。这可以通过荧光染料标记在组织学上进行观察。在正常条件下
（A），骨小梁、骨内膜、皮质内，以及骨外膜表面有骨重建活动。抗骨吸收治疗（B）后，骨重建活动会大大减弱。减弱的
程度取决于几个因素，包括治疗的持续时间和抗骨重建药物的疗效

抑制骨重建的程度与使用的药物有关，即使是同一大类药物，如都是双膦酸盐类（见第 21 章，图 21.8），
抑制效果也不一样。哪一种药物最有效，需要根据荧光双标记来计算 MAR、BFR 与 Ac.f 进行比较，但
往往没有足够的双标记可以用来计算。在 2011 年发布指南之前，没有解决这些问题的标准，许多论文的
处理方式也不同。一些论文只是排除了未发现双标记的受试者，而另一些论文使用了 0.3 的估算值。这两
种评估方法对解释都有显著影响（图 8.20）。目前的建议是将用或不用估算值的数据都展示出来，同时提
供单标记和双标记的总数。

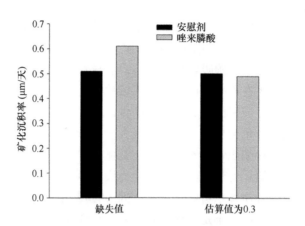

图 8.20 对缺乏双标记的样本进行评估的方法对结论有显著影响。一项关于唑来膦酸（一种双膦酸盐）对髂嵴松质骨动态特性影响的研究，包括 59 名唑来膦酸治疗的患者和 52 名安慰剂治疗的患者。其中，4 名接受安慰剂治疗的患者存在无法评估矿化沉积率（MAR）的问题（2 名患者仅在皮质骨中有双标记，1 名患者有 3 个标记，1 名患者的双标记表面不足以进行准确测量）。在唑来膦酸组，16 名患者仅在皮质骨中有双标记，3 名患者仅有单标记，2 名患者有四环素标记。作者将所有这些患者排除在 MAR 评估之外，将该值作为缺失数据，并得出使用唑来膦酸治疗的患者 MAR 明显较高的结论。在所有这些情况下，都有一些骨形成的证据（单标记或双标记），因此可以将这些患者的值估算为 0.3，以表明骨形成正在发生，但处于较低水平。当使用估算值时，唑来膦酸对 MAR 的影响就没有了。这说明对数据的处理方法对结论产生了巨大影响。因而近来人们建议，应在论文中明确处理数据的方式，并且在理想情况下，将用或不用估算值对数据的分析结果都展示出来

在抗骨吸收治疗中，破骨细胞参数的改变比较复杂。抑制破骨细胞发育或成熟的药剂（如地诺单抗）会使破骨细胞表面和侵蚀表面减小。然而与未经治疗的个体相比，单纯抑制破骨细胞活性的药剂可能不会使破骨细胞表面发生改变或甚至使其变得更大。这说明为什么简单测量破骨细胞表面本身不足以理解骨重建过程，因为这个数字可能很高，但其活性实际可能很低。抗骨重建治疗确实会导致 W.Wi 降低，更常见的是，会导致 BMU 减小，可能是因为破骨细胞活性降低，也可能是因为在给定的 BMU 中破骨细胞数量减少。

抗骨重建治疗对骨塑建的影响尚不清楚，不同的药物处理结果不同。雌激素抑制骨塑建，在骨外膜表面最明显。这在去卵巢（去除内源性雌激素）动物实验中很明显，由于雌激素抑制的缺失，骨外膜 BFR 增加。当这些动物接受雌激素治疗后，骨外膜 BFR 恢复正常。在人类中也观察到了类似的结果，但是组织学数据不太令人信服，因为它们是在髂嵴的骨外膜表面测量的，而该位置不发生骨塑建。关于双膦酸盐对骨塑建的影响也有争议。一些动物研究显示双膦酸盐治疗抑制了骨外膜 MAR，而其他研究显示没有影响。

骨吸收的减少会转化为松质骨和皮质骨体积的增大。大部分骨体积的增大发生在治疗的早期。先前已经启动的 BMU 会完成骨重建周期，而之后很少有新的 BMU 启动。这导致在组织水平上骨形成多于骨吸收。小梁骨体积增大（或至少没有减小），而皮质孔隙率降低。

骨重建减少的一个后果是微损伤积累。这一点在动物实验中已被证实，双膦酸盐诱导的骨重建减少与微损伤增加相关。在人体的数据有限，一些研究发现了与动物实验一致的结果，其他研究则得出了双膦酸盐与微损伤无关的结论。

8.4.6 合成代谢疗法

严重骨质疏松症患者的 DXA 评分低于–4～–3.5，并且患者可能有多处骨折，减缓骨质流失对于治疗来讲是不够的。特立帕肽，即重组人 PTH(1-34)[rhPTH(1-34)]，是目前唯一获准的合成代谢疗法治疗药物，其他几种药物正在开发中（见第 21 章）。特立帕肽的组织学特征取决于治疗的持续时间（几周至几个月），在皮质骨和松质骨中有所不同，并且是位点特异性的（因为特立帕肽对皮质骨和松质骨的影响有些不同，所以髋关节和脊柱可能显示出不同的反应，至少开始时如此）。

特立帕肽最早的作用之一是刺激骨塑建使骨沉积到已有表面。可能是通过延长目前已有的成骨细胞的寿命，或招募骨衬细胞重新激活为活跃的成骨细胞。经特立帕肽治疗的个体，活组织检查观察到成骨细胞凋亡受到抑制，而在动物中观察到骨衬细胞向活跃成骨细胞的转化。结果表现为类骨质表面的增加及小梁骨表面 MAR 和 MS/BS 的增加，可以在几天内（动物）或几周内（人类）就被观察到。这个时间与增强骨重建的药物引起变化的时间不一样。在动物模型中的骨外膜表面上同样可能刺激骨塑建活性，但该药物是否对人体有效仍然是有争议的，并且很难测量。这些对骨形成的早期影响建立了一个合成代谢的窗口期，在此期间特立帕肽会引起最大的骨量增加。

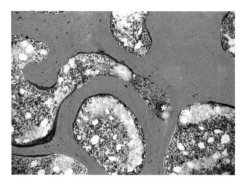

图 8.21 骨小梁隧道通常与合成代谢剂特立帕肽治疗相关。基本多细胞单位通过单个骨小梁（星形）形成隧道，在原来存在的地方产生两个骨小梁，从而增加骨小梁数量和连接性，并降低骨小梁平均厚度

随着时间推移，特立帕肽还会刺激破骨细胞活性，导致骨重建增强，MAR、MS/BS 和 BFR 增加，破骨细胞表面和骨吸收空间也会增加。与其他治疗相比，特立帕肽增强的骨重建活性非比寻常，因为成骨细胞活性相对于破骨细胞活性增强得更多。在个体 BMU 水平上，这将导致过量充盈和正向 BMU 平衡，在组织学上可测量到骨小梁半骨单位的 W.Wi 增加。这似乎是单个板层厚度增加的结果。

关于特立帕肽治疗的一个独特特征是骨小梁隧道效应，其中 BMU 穿过单个骨小梁，从而产生两个骨小梁（图 8.21）。在未处理的骨中可以观察到隧道效应，但在特立帕肽处理中更为常见。这种效应潜在的机制尚未确定，可能与骨小梁厚度有关。当骨达到一定厚度时，中央的骨细胞就不能再通过扩散获得营养了。骨小梁尺寸减小，通过将结构分成两部分，能维持骨细胞的活性。这种效应与特立帕肽治疗后骨小梁数量增加和骨小梁厚度轻微变化相一致，有效地增加了骨小梁连接性（这可能对与骨量增加无关的骨强度有影响），并且还为骨形成提供了额外的表面积，可加速增加骨量和体积。

特立帕肽引起的骨重建增加已被证明与骨小梁微损伤水平降低有关，即使在先前接受过双膦酸盐治疗及有损伤积累的患者中也是如此。接受过双膦酸盐治疗然后接受特立帕肽治疗 2 年的患者取活检，这些患者基线活检显示比未接受治疗的患者有更多的损伤积累，而特立帕肽治疗 2 年后患者的损伤水平明显低于基线值，相当于未接受治疗的水平。这些效应与特立帕肽治疗的患者活检中显著较高的 BFR 相关。

练 习 题

1. 比较石蜡包埋和塑料包埋的优缺点。

2. 描述静态和动态组织形态计量学之间的区别，并给出在每种分析中测量的参数。荧光染料标记如何显示了骨重建活性？最常用到的动态变量是什么，它们是如何计算的，提供了哪些关于重建的信息？

3. 描述基本变量和导出变量之间的差异。最常见的参照是什么，为什么它们对不同样本间的比较很重要？

4. 组织形态计量学家如何解决骨重建抑制相关的问题？从研究中去除样本或指定估算值的优缺点各是什么？

5. 与抗骨重建和合成代谢疗法相关的主要组织形态学变化是什么？

推荐阅读文献目录

1. An YH, Martin KL. Handbook of Histology Methods for Bone and Cartilage. Totowa, NJ: Humana Press; 2003.
2. Boyce RW, Paddock CL, Gleason JR, et al. The effects of risedronate on canine cancellous bone remodeling: three dimensional kinetic reconstruction of the remodeling site. J. Bone Miner. Res. 2009; 10: 211-221.

3. Cohen-Solal ME, Shih MS, Lundy MW, et al. A new method for measuring cancellous bone erosion depth: application to the cellular mechanisms of bone loss in postmenopausal osteoporosis. J. Bone Miner. Res. 1991; 6: 1331-1338.
4. Dempster DW, Compston JE, Drezner MK, et al. Standardized nomenclature, symbols, and units for bone histomorphometry: a 2012 update on the report of the ASBMR Histomorphometry Nomenclature Committee. J. Bone Miner. Res. 2013; 28: 1-16.
5. Eriksen EF, Axelrod DW, Melsen F. Bone Histomorphometry. New York: Raven Press; 1994.
6. Eriksen EF, Melsen F, Mosekilde L. Reconstruction of the resorptive site in iliac trabecular bone: a kinetic model for bone resorption in 20 normal individuals. Metab. Bone Dis. Relat. Res. 1984; 5: 235-242.
7. Malluche HH, Faugere MC. Atlas of Mineralized Bone Histology. S Karger Pub; 1986.
8. Parfitt AM, Drezner MK, Glorieux FH, et al. Bone histomorphometry: standardization of nomenclature, symbols, and units: report of the ASBMR Histomorphometry Nomenclature Committee. J. Bone Miner. Res. 1987; 2: 595-610.
9. Recker RR, Kimmel DB, Dempster D, et al. Issues in modern bone histomorphometry. Bone. 2011; 49: 955-964.
10. Recker RR. Bone Histomorphometry: Techniques and Interpretation. Boca Raton: CRC Press; 1983.

第 9 章　骨遗传学：从基因鉴定到鼠科动物疾病模型

来东兵（Dongbing Lai）[1]，泰维·施万特斯安（Tae-Hwi Schwantes-An）[1]，蒂莫西·J. 科尔宾（Timothy J. Corbin）[2]，肯尼思·E. 怀特（Kenneth E. White）[1]

1 印第安纳大学医学院医学与分子遗传学系，美国印第安纳州印第安纳波利斯；
2 斯托瓦斯医学研究所转基因与生殖技术系，美国密苏里州堪萨斯城

人类骨骼的许多疾病是由 DNA 变异引起的，这些变异可以通过正常的减数分裂从父母遗传给后代，这些特殊的可遗传特征称为基因遗传病。对于遗传病要注意两个二分法。第一，我们将通过确定的遗传模式对孟德尔遗传（单基因）方式的罕见疾病与在人类中更常见且通常包含许多基因突变的疾病进行对比。第二，也是与第一点密切相关的，是给定变体对骨表型影响的相对强度。在骨疾病（几乎所有人类疾病）中，孟德尔性状的变异对基因功能的影响非常大，单基因疾病在上下代之间的传递遵循孟德尔定律，所以也称孟德尔式遗传疾病。然而，对于更常见的含有可遗传成分的疾病，每个遗传变异通常都有一个小的影响，这些影响的总和产生了表型。一旦发现变体或基因将特定的表型与骨骼结构或功能或孟德尔遗传的骨疾病相联系，就可以通过动物模型在体内研究这些变体，这些模型的研究和应用对于理解骨的功能和靶向治疗至关重要。

9.1　骨表型的遗传分析

骨表型或骨性状，如骨矿物质密度（BMD）、骨质流失、骨结构和骨折风险等，由遗传和环境因素以及它们之间的相互作用引起。研究发现，骨表型的遗传率（可归因于遗传因素的表型比例）为 45%～92%。根据遗传变异的效应大小，骨表型可以分为两组：①由具有较大影响的基因突变引起的单基因疾病；②由许多基因突变引起的复杂性状。单基因疾病很罕见，见于一个或几个家系。连锁分析已被用于绘制与单基因疾病相关的基因。复杂性状更为常见，全基因组关联分析（GWAS）已被用于鉴定与目的性状相关的变体/基因。在过去 10 年中，利用 GWAS 已经发现了数百种与骨表型相关的变异。下一代测序的快速发展，证明全外显子组测序（WES）或全基因组测序（WGS）是可行的。WES 或 WGS 可以提供比 GWAS 更全面的基因变异调查；然而，由于成本的原因，它们主要用于罕见的变异分析。图 9.1 中基于效

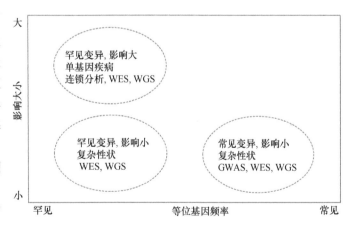

图 9.1　骨表型的遗传结构和分析方法。单基因疾病由影响大的罕见变异引起，而复杂性状由影响小的多个变异引起。连锁分析可用于检测影响较大的罕见变异，全基因组关联分析（GWAS）可用于检测影响较小的常见变异。全外显子组测序（WES）和全基因组测序（WGS）可用于检测变异影响大小和最小等位基因频率。本图改编自：Karasik D, Rivadeneira F, Johnson ML. The genetics of bone mass and susceptibility to bone diseases. Nat. Rev. Rheumatol. 2016; 12: 496

应大小和变异频率的分组表型与分析方法，对于通过遗传分析鉴定的变体，可以进行功能研究以鉴定致病变体和基因，以及这些变体/基因在骨表型和疾病中的作用。

9.1.1　连锁分析

连锁分析是经典的遗传学方法。基于家系研究的连锁分析，需要提供足够的家系。它检测由多态性遗传标记的染色体区域与性状基因座的共分离，这是通过利用减数分裂期间姐妹染色单体交换，即基因重组实现的。对数似然分数（LOD 分数）用于评估估计重组率的统计意义。LOD 分数≥3 被认为具有统计学意义。要进行全基因组连锁分析，需要数百个分布在整个基因组上的微卫星标记（多等位基因标记）或数千个单核苷酸多态性标记（SNP，只有两个等位基因）。

连锁分析有两大类：参数分析和非参数分析。参数化连锁分析是传统方法。疾病模型明确有显性、递加和隐性模型，并且通常分析明确的孟德尔遗传模式的大家系。在非参数连锁分析中，疾病模型是不确定的。这种方法用于分析多个小家系，其中孟德尔遗传模式很难确定。通过连锁分析确定的区域通常很大，包含多个基因，使用另外的遗传标记进行精细定位对于缩小含有致病基因的区域是必要的。

许多与骨表型相关的基因已经通过连锁得到鉴定，如 *LRP5* 与骨质疏松性假神经胶质瘤相关，*SOST* 与骨硬化症和泛发性骨皮质增厚症相关，*BMP2* 与骨质疏松症相关。虽然这些基因的突变携带者很少，但这些发现有助于确定对骨表型重要的分子机制研究，如 Wnt 信号通路，并阐明骨疾病的病因。然而，一般来说，连锁分析不足以检测常见/复杂疾病中影响较小的变异，并且在 GWAS 时代（自 2005 年以来）没有得到广泛应用。最近，随着测序技术成本的降低，研究人员正在重新审视连锁方法，以分析基于家族的序列数据来研究相关表型间的变异。

9.1.2　全基因组关联分析

在过去的 10 年里，全基因组关联分析（GWAS）成为基因分析的重要方法之一，其寻找与目的性状相关的变异。这项技术利用了包含十万到几百万个单核苷酸多态性的全基因组基因分型阵列。这些阵列上的单核苷酸多态性是基于连锁不平衡（LD）来选择的，即两个或多个等位基因共同出现的频率比随机出现的频率更大。LD 中的单核苷酸多态性被称为"标签单核苷酸多态性"，它们可以代表每个 LD 区块中其他单核苷酸多态性的基因型状态。理论上，对于与目的表型相关但不直接进行基因分型的基因座，标签单核苷酸多态性应代表该表型的关联信号 LD 中的非类型化变量。阵列上的这些单核苷酸多态性在大多数人群中很常见，即最小等位基因频率（MAF）≥5%。因此，GWAS 阵列被设计用于检测具有小到中等影响的常见变异。在 GWAS 研究中，通常使用 5.0×10^{-8} 的阈值来评估统计显著性，进行大量的单核苷酸多态性测试会产生更高的假阳性关联率。

为了增加基因组的 GWAS 阵列覆盖率，可以对没有在阵列上直接进行基因分型的单核苷酸多态性进行估算。这是通过使用已经进行了全基因组测序的基因组来实现的，如 1000 基因组或单体型参考联合体。因此，每个基因座的基因型都是已知的。如果一个研究样本与对照组中的样本具有相同的单体型，则可以根据参照组中样本的基因型推断出研究样本中未观察到的基因型。MAF≥5%的变异可以准确估算。低频率 SNP（1%<MAF<5%）也可以估算，但其准确性取决于 GWAS 阵列上 SNP 的密度和研究样本量，两者都提高了估算的准确性。插补可以将可用于测试的变异数量增加到数千万，而无需对任何额外的变异进行基因分型。

通常，无关联的样本用于 GWAS 分析。无关联的样本容易获得，可以在相对较短的时间内收集到大量样本。此外，家族性样本也可以用 GWAS 方法进行分析。在这种情况下，回归模型可以通过调整亲缘关系矩阵来调整样本之间的相关性，以减少拟合误差。与连锁分析不同，在 GWAS 分析中，来自不同群体的样本可以一起分析，关联分析对群体分层高度敏感。许多 SNP 是群体特异性的，即它们在不同的群体中具有不同的变异频率。如果这些差异没有被正确解释，关联可能是由于群体差异而不是目的表型。

这个问题在非洲裔美国人和西班牙裔美国人等混合人群中更为突出，因为他们是两个或更多祖先群体的后代。代表不同祖先起源的主成分可以作为协变量包含在 GWAS 分析中，以适应人口分层。此外，对于混合群体，也通常采用每个基因座的祖先信息进行混合作图。

单个 GWAS 研究通常有数百至数千个样本，但缺乏统计能力来检测影响范围非常小的单核苷酸多态性。因此，许多研究未能发现全基因组的显著 SNP，也未能将其发现复制到其他研究中。通常通过结合多项研究的数据来增加样本量，从而获得较为准确的统计数据。这可以通过两种方式实现：①结合每个研究的个体水平数据并进行大规模分析；②使用每个研究的汇总统计数据进行荟萃分析。大型分析要求所有研究样本具有相同的招募标准、相同的表型测量标准和匹配的协变量，这在大多数研究中并不典型。此外，许多研究对个体的基因型和表型数据有限制，以保护参与者的隐私。另外，荟萃分析使用来自几个不同研究的汇总统计数据，更加灵活，已经成为组合分析的主流方法。在荟萃分析中，每项研究都为每个变体的参考等位基因提供了 P 值和效应方向，每项研究的贡献由样本量或标准差的倒数加权。纳入荟萃分析的参与研究都存在异质性。只要表型被认为是由同一组基因决定的，每个研究就可以有自己特定的研究表型和/或协变量，甚至可以使用来自不同人群的样本。荟萃分析的最新发展允许校正研究之间的样本重叠，使得对纳入相同患者的研究进行荟萃分析成为可能，这在罕见疾病中很常见。

已经为许多疾病建立了大型荟萃分析联合体，其中的联合体相关数据来自世界各地的研究者，以最大限度地提高检测遗传疾病潜在原因的能力。这些团体的样本规模从数万人到超过 100 万人。骨质疏松症遗传因素联盟（Genetic Factors for Osteoporosis Consortium，GEFOS，http：//www.gefos.org/）是一个国际合作组织，也是骨研究领域最大的遗传相关联盟会。在对全球环境基金数据的第二次荟萃分析中，纳入了来自 17 项研究的 32 000 多名参与者，以及额外的 50 000 多个样本。在这项分析中，发现了 56 个与骨矿物质密度显著相关联的位点。图 9.2 显示了 GEFOS 数据的股骨颈骨矿物质密度荟萃分析的全基因组关联图（通常称为曼哈顿图）。目前，全球 GEFOS 已经收集了世界各地数十项多种骨表型研究的数据，他们仍在积极招募更多的研究。

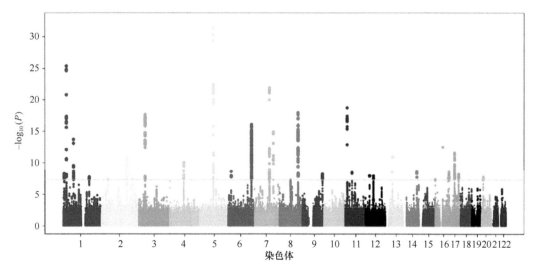

图 9.2　骨质疏松症遗传因素联盟（GEFOS）的股骨颈骨矿物质密度全基因组关联分析结果。Y 轴是关联分析的对数。X 轴是基因组中变异位点的物理位置。灰色水平线对应 P 值为 5×10^{-8}，这是全基因组关联分析常用的显著性阈值。图和图注来源于 Genome-wide meta-analysis identifies 56 bone mineral density loci and reveals 14 loci associated with risk of fracture. Nat. Genet. 44: 491-501

尽管 GWAS 已经成功鉴定了数百种与骨表型相关的遗传变异，但每种变异只能解释所研究表型的一小部分变异。例如，GEFOS 分析中鉴定的 56 个基因座共解释了约 5% 的骨矿物质密度变化。骨矿物质密度的遗传率估计在 50% 以上，表明很大一部分遗传效应对骨矿物质密度的影响仍未得到解释。尽管较大的荟萃分析联合体能够识别具有更小影响的常见变异，但 GWAS 阵列无法解释通常定义为 MAF 小于 1% 的罕见变异，也无法通过所有研究可靠地估算该变异，这种罕见的变异只能用测序技术来研究。

9.1.3 全外显子组和全基因组分析

高通量测序的快速发展使得在更大样本中分析罕见变异成为可能。与桑格测序法（一种早期的测序方法）不同，下一代测序法使用以大规模并行方式产生的短读长，大大减少了测序时间和成本。测序可以在全基因组水平（WGS）进行，这提供了全基因组或全外显子组水平（WES）的完整信息，WES 只关注编码区，但与 WGS 相比，WES 以同样的价格可以测序更多的样品。

可归因于目的表型的罕见变异通常在家族中富集（比在人群中更常见），并且可以进行基于连锁的分析。家族性样本数据需要的样本数量比 GWAS 少，可以在全基因组水平上进行分析。但是家庭资料很难找到。因为测试的变异很少，所以人群中特定罕见变异的携带者数量很少。为了得到准确的统计结果来进行单一稀有变量的关联检验，需要比典型的 GWAS 研究大得多的样本量，考虑到 WES 或 WGS 的成本，这是不可行的。相反，罕见的变异通常是集体测试的，通常按基因或途径分组，以保持统计能力，而不增加样本量。

为了集体测试罕见变异，必须解决两个问题：①基因应该包含哪些变异；②应该如何对它们进行集体测试？罕见变异远远多于常见变异，例如，在 1000 基因组计划中，8800 万个变异中有 6400 万个变异的 MAF<0.5%。因此，第一个问题至关重要，因为测试不正确分配给基因或通路的变异会模糊真正的联系，或者更糟糕的是，导致得到不真实的发现。在理想情况下，基因中应该只包括具有生物学后果的变异。然而，对于大多数变异，其生物功能是未知的，必须使用生物信息学工具来预测。在实践中，经常同时使用多种生物信息学工具来提高预测精度。对于第二个问题，如果变异被认为具有相同的作用方向，如均具有风险或保护性，那么基因或途径中所有的罕见变异可以组合在一起作为一个遗传分数来进行遗传负荷类型分析。在变异具有不同影响方向的情况下，一个更强大的方法是方差分量测试，如序列核关联测试（SKAT）。对于这两种方法，通常用一个权重函数来分析每个变异的外显率，大多数研究使用 MAF 作为权重。这是基于这样的假设，即由于选择压力，具有较大影响的变异将具有较低的 MAF。此外，预测的功能分数也可以作为权重。然而，所有这些权重函数都不是完美的，因为它们只是假设或预测的，因此，必须谨慎使用。

在对一个冰岛群体的全基因组分析中，发现 *LGR4* 的一个突变与低骨矿物质密度有关。但是，这种突变只在冰岛群体中看到。在对来自欧洲血统样本的 WES 和 WGS 数据的综合分析中，*EN1* 被发现与骨矿物质密度和骨折有关。这两个基因的变异产生的影响比 GWAS 研究报告的影响更大，但比连锁分析的发现影响小。然而，与其他疾病的测序研究类似，目前骨表型中罕见变异的发现并不能解释大部分缺失的遗传性。需要用更大的样本量进行额外的测序研究，以发现更多导致骨表型的罕见变异。

9.1.4 功能分析

通过遗传分析确定的遗传变异或基因是假定的，并不意味着因果关系。需要进行体外或体内功能研究，以表明通过遗传研究鉴定的基因/变异在目的表型中发挥作用。通常在同一区域有多个变异，第一步是确定哪些变异可能是潜在的致病变异，哪些基因受到这些变异的影响。这在 WES 或 WGS 分析中很简单，因为只使用了潜在的因果变异，并且它们已经在基因或通路水平上进行了分组。对于连锁分析来说，因为已鉴定的变异具有很大的影响，所以它们的功能可以很容易地在计算机或模式生物中进行测试。与 WES 或连锁研究结果不同，GWAS 的研究结果通常集中在一个区域，每个区域的影响都很小，很难在标定变异中找出潜在的因果变异。更复杂的解释是，大多数 GWAS 发现是变异发生在内含子区域（基因中的 DNA 序列，通过 RNA 剪接从最终的 RNA 产物中去除）或基因间区域（位于基因之间的 DNA 序列），这些区域没有生物学意义或人们不知道它有什么生物学意义。

剪接区的变体或非同质变体改变氨基酸序列并产生改变的蛋白质产物。这些变化的功能可以在细胞系或模式生物中进行测试。对于位于调控区如启动子和增强子的变体，它们的功能可以通过已经报道过的相关基因分析来评估。如果只有少数候选变异在调控区，则可以进行单独的报告基因分析。然而，在大多数研究中，需要测试大量的变体，并且需要高通量的功能分析，如大规模平行报道基因分析（MPRA）、多重编辑调控分析（MERA），或者自转录活性调控区测序（STRR-seq）。在染色质相互作用的情况下，可以使用诸如 Hi-C 或通过成对末端标签测序进行染色质相互作用分析的技术。这一领域正在迅速发展，更准确和更低成本的检测有助于将遗传发现转化为生物功能，并最终转化为疾病机制。

9.1.5　骨表型的组学分析

随着高通量测序技术的快速发展，大规模组学数据现在可以以低成本生成。组学数据可以单独用于检测疾病样本和正常对照之间的差异，或者与其他组学数据，特别是基因组数据相结合，以找到致病基因并查明疾病病因。骨研究中特别目的的组学数据包括表观基因组学、转录组学、蛋白质组学和代谢组学数据。表 9.1 总结了研究这些组学数据的目的和常用方法。大多数骨相关组学数据的研究由于不便于获得骨组织，导致样本量小且缺乏健康对照。迫切需要从骨组织细胞或骨组织中产生大量组学数据。大型联合项目，如 DNA 元件百科全书（ENCODE）、NIH 路线图表观基因组图谱联盟和基因组–组织表达项目（GTEx），提供了与特定疾病无相关性的细胞或组织的组学数据。然而，非常需要具有异常骨表型的样本，世界上几个团队正在努力收集更多的样本。国际肌肉骨骼研究学会联合研讨会（IFMRS）成立了一个大数据工作组（http://www.ifmrs.org/publications/ big-data/），可以帮助研究人员访问所有组学数据，以促进骨研究。

总之，基因分析已经成功地鉴定了与许多骨表型相关的变体/基因。然而，很大一部分遗传因素对这些表型的作用仍然没有得到解释。GWAS、WES 和 WGS 将继续通过更大样本量的合作研究，在确定潜在的致病基因/变体方面发挥关键作用，从而使寻找具有更小影响或罕见变体的变体/基因成为可能。随着技术的进步，基于组学的分析和功能测定将在骨表型的遗传学研究中变得更加普遍。所有这些发现将有助于我们全面了解疾病的病因，找到新的药物靶点，并根据个人的遗传体质开发个性化的治疗方法，以有效和高效地治疗疾病。

表 9.1　骨研究中常用的组学分析方法

组学	用途	技术
表观基因组学	DNA 甲基化	DNA 甲基化微阵列
	组蛋白修饰	全基因组亚硫酸氢盐测序
	DNA 可及性	染色质免疫沉淀测序
	评估基因活性和表达	染色质转座酶可及性高通量测序
转录组学	microRNA 和 mRNA 的功能与表达	微阵列
		RNA 测序
蛋白质组学	蛋白质的功能与表达	蛋白质芯片
		反相蛋白质微阵列
		质谱和蛋白质图谱
代谢组学	代谢物分析	高效液相色谱法

9.2　转基因技术与构建新型研究模型

一旦疾病位点被确定，下一步可能就是建立一个动物模型，使目的基因过表达或缺失，或者表达特定的突变。分子生物学和转基因动物的使用在理解现代遗传学和各种生物的遗传操作中发挥了至关重要的作用。转基因动物可以定义为通过基因工程技术将新的或改变的基因实验性地插入其基因组的动物，新的遗传物质整合到宿主生物的染色体 DNA 中，并作为可遗传的性状传递给后代。虽然基因工程已被用于各种生物，但基于人们对基因组的理解和物种的高生殖活力，啮齿动物（主要是小鼠和大鼠）是创建转基因动物的首选模型。使用重组 DNA 技术构建外源基因或操纵基因，其中基因片段被扩增和纯化以插入宿主的基因组。转基因动物模型数量的快速增长和应用的不断增加使得转基因技术能够跨越工业和学术研究领域。转基因动物的应用范围从医学研究和药物生产到哺乳动物发育研究。医学研究中的转基因动物允许识别和研究复杂系统中特定因子的功能。

9.2.1　构建转基因啮齿动物

转基因动物可以通过几种不同的方法产生，包括单细胞受精卵的慢病毒感染，将外源 DNA 原核显微注射到受精卵的原核中，或者通过胚胎干细胞（ES 细胞）的遗传修饰，然后将外源 DNA 显微注射到八细胞或囊胚胚胎中。有几个完整和全面的转基因手册提供了极其详细的转基因方法和方案的描述（更多信息请参见附加阅读材料）。在本章中，我们将集中讨论两种最常见和最成功的转基因方法。

9.2.1.1　原核注射法构建转基因动物

通过注射受精卵的原核而产生的遗传修饰动物通常被称为"转基因"动物。在这种情况下，目的基因或 cDNA 被融合到基因启动子序列，该启动子序列的表达，或者是普遍的，或者是细胞和组织特异性的。这种基因通过非同源重组进入宿主的基因组。

9.2.1.2　基于胚胎干细胞的同源重组技术构建转基因动物

该技术用于衍生传统的"敲除"和"敲入"小鼠，其中天然基因的关键外显子已被药物抗性基因（如新霉素抗性）或基因活性标记[β-半乳糖苷酶或绿色荧光蛋白（GFP）]取代，其两侧是与靶基因部分相同的序列，因此在细胞分裂过程中，目的外显子通过同源重组被替换。这种替换中断了正常的外显子序列，并"破坏"了目的基因的功能。在第二步中，将重组胚胎干细胞注射到小鼠囊胚中，从而将遗传修饰的细胞整合到转基因动物中。

9.2.2　原核显微注射

到目前为止，最流行和最广泛使用的转基因小鼠和大鼠生产方法是在交配后（dpc）0.5 天将外源 DNA 显微注射到单细胞供体胚胎的原核中。转基因模型的背景品系是生产中的一个重要因素，由于遗传组成、亲本适应性、繁殖力、对施用促性腺激素的反应，以及未来可能涉及特定背景品系育种的实验的差异，必须仔细考虑。在转基因小鼠生产中，最常见和最受欢迎的品系是 FVB/N、C57BL/6 × C3H、C57BL/6 × DBA/2 和 C57BL/6 小鼠。对于转基因大鼠，最常用的品系是 Sprague Dawley，随着更多转基因大鼠模型的产生，其他品系，如 Lewis 和 F344，也被越来越多地使用。图 9.3 显示了通过显微注射 DNA 来生产转基因动物的全程步骤。

9.2.3　显微注射用胚胎的分离

原核显微注射过程的第一步是从供体雌性动物的生殖道中分离出新受精的胚胎。

9.2.3.1　超数排卵

为了从最少数量的供体雌性获得最大数量的用于显微注射的胚胎，采用了激素超数排卵技术。超数排卵是施用外源促性腺激素刺激同步自然排卵。通常，自然交配的非刺激雌性每次排卵会产生 8～12 个卵母细胞。根据所用小鼠或大鼠的品系，这一数量可以增加到 15～40 个卵母细胞。小鼠的超数排卵是通过给予马绒毛膜促性腺激素，几天后给予人绒毛膜促性腺激素（HCG）来实现的。激素反应似乎与品系有关，大鼠的超数排卵反应比小鼠大得多。这种激素作用的重要性是双重的：增加每个雌性排卵卵泡的数量，控制排卵时间，使排卵与自然发情周期同步。必须注意的是，施用激素以引发超数排卵反应会增加所获得胚胎的染色体错误率，并可导致大量异常卵子。然而，超数排卵产生的有益效果及所需小鼠或大鼠数量减少，超过了超数排卵产生的不良影响。超数排卵后，雌性小鼠（或大鼠）与同一品系的成熟雄性交配。然后在适当的发育阶段从成功交配的雌性动物体内收集受精胚胎进行显微注射。

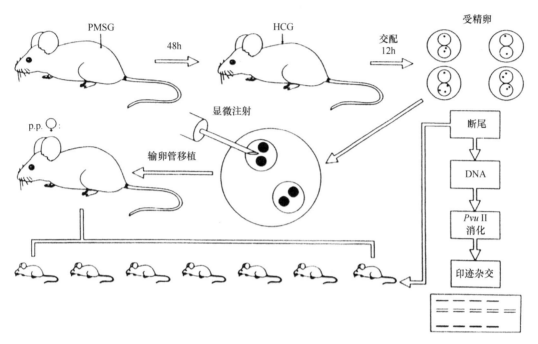

图 9.3　通过原核显微注射构建转基因小鼠（或大鼠）的步骤图。构建转基因动物的第一步是雌性供体超数排卵。这是通过给予孕马血清促性腺激素（pregnant mare serum gonadotrophin，PMSG，又称马绒毛膜促性腺激素）开始的，然后在 48h 后给予人绒毛膜促性腺激素（HCG）。这个过程刺激了雌性的生殖系统，显著增加了卵子的产量。供体雌性随后与雄性交配，交配后约 12h 从供体雌性体内收集受精胚胎。通过显微注射将构建的目的 DNA 注入受精胚胎中，然后通过输卵管移植将注射的胚胎通过外科手术植入假孕（p.p.）雌性体内。后代在输卵管移植后 19 天出生。收集潜在的转基因动物的组织样品（切尾），并从样品中分离和纯化 DNA。用适当的限制性内切酶（即 Pvu II）消化 DNA，并通过 DNA 印迹（Southern blot）或聚合酶链反应（PCR）进行分析，用于测定转基因动物的基因型

9.2.3.2　收集单细胞胚胎

为了获得处于合适发育阶段的胚胎，在交配后的早上从雌性供体的生殖道中收集胚胎，获得交配后（dpc）0.5 天的胚胎。在这个发育阶段，来自两个配子的原核在胚胎收集后的几小时内都是可见的，并且在原核融合和核膜不再可见之前，为制备的 DNA 的显微注射提供了必要的窗口期。

为了收集新的受精卵，必须将超数排卵雌性的输卵管从生殖道中分离并切开，并置于合适的培养基中。在这个阶段，输卵管有一个明显膨胀的区域，称为壶腹，其中包含由黏性卵泡卵丘细胞包围的受精卵（图 9.4A）。输卵管在解剖显微镜下可见，用精细的制表钳轻轻撕开膨胀的壶腹，使受精卵和卵丘细胞团释放出来（图 9.4B）。然后用 1% 的透明质酸酶溶液处理受精卵，该酶溶液使黏附于受精卵的卵丘细胞脱落。然后将受精卵放入适当的培养基中进行一系列清洗，以去除任何多余的碎片。现在可以将制备好的用于显微注射的受精卵放入合适的培养基中，在 37℃ 5% CO_2 下孵育，使胚胎在显微注射前保持稳定状态。

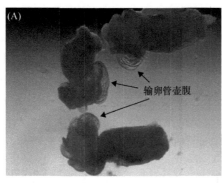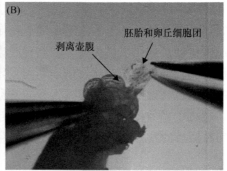

图 9.4　雌性小鼠生殖道分离的输卵管。（A）从供体雌性小鼠生殖道分离得到的一小段子宫和完整输卵管。箭头显示含有受精胚胎的输卵管的膨胀壶腹。（B）用制表钳轻轻撕开膨胀的输卵管壶腹，让胚胎和相关的卵丘细胞团释放出来，以便随后收集（放大倍数 10×）

9.2.3.3　制备显微注射用的 DNA

下一步是获得高质量的显微注射用 DNA。利用分子克隆技术来产生和扩增目的 DNA 片段。通常利用细菌细胞（如大肠杆菌）和质粒克隆载体来复制与扩增重组 DNA 分子。质粒克隆载体包含多个限制性位点和一个抗生素抗性基因，前者可使外源 DNA 插入质粒，后者可用于筛选已成功整合载体序列的细菌。然后用限制性内切酶（如 *Eco* R I）切割质粒，产生一个切割位点，外源 DNA 将插入其中。

目的 DNA 片段可以从几乎任何组织中提取，如果需要，可以通过聚合酶链反应（PCR）进行扩增，或者如果没有组织样品，该片段也可以由研究人员设计并化学合成。然后用与切割克隆质粒相同的限制性内切酶切割外源 DNA，产生具有与质粒相容的"黏性"末端片段。重组 DNA 是通过将 DNA 片段连接到质粒 DNA 上而产生的。这是在 DNA 连接酶的作用下，将切割的质粒克隆载体与制备的外源 DNA 片段相结合，DNA 连接酶是一种将质粒和外源 DNA 的"黏性"互补末端共价结合在一起的酶。然后，重组基因通过转化转移到宿主细菌中，转化是指外源 DNA 通过细胞膜被宿主细菌吸收，利用化学诱导以增加宿主细菌细胞膜对重组 DNA 的渗透性。一旦重组 DNA 整合到宿主细菌中，细菌就可以复制重组 DNA，随后利用整合到质粒载体中的抗生素抗性选择重组克隆。在含有抗生素的培养基上培养宿主细菌，只有携带含有抗生素抗性基因重组 DNA 的细菌才能生长。然后，可以在培养瓶中培养筛选出来的已成功转化的宿主细菌，从而大量扩增重组 DNA。此时，细菌在碱性条件下被裂解，质粒 DNA 被分离和纯化。可以使用氯化铯密度梯度离心进行分离纯化。也已有多种商品化试剂盒可用来纯化质粒 DNA。质粒载体序列会显著改变转基因的表达，必须将其与 DNA 插入片段分离。利用限制性内切酶从质粒上切下 DNA 插入片段，并利用凝胶电泳分离。显微注射的 DNA 片段必须没有任何可能具有细胞毒性或对细胞发育有害的物质，以及任何可能堵塞注射针的微粒碎片。因此，在引入受精卵的原核之前，DNA 片段被高度纯化。

9.2.4　胚胎原核显微注射

胚胎原核显微注射是通过倒置显微镜观察刚刚受精的单细胞胚胎来完成的。微分干涉相差光学系统对于增强对比度和提供胚胎原核结构的清晰可视化是必要的。单细胞胚胎的显微注射通常在 200 倍的放大倍数下进行。胚胎的操作是由位于显微镜两侧的两个显微操作器和操纵杆控制器来完成的。一个显微操作器控制移液器的移动，而另一个控制注射针，两者都连接到精细控制的压力系统上，以实现对胚胎和注射针的精细控制。

将外源 DNA 显微注射到单细胞小鼠或大鼠胚胎的原核中是通过用移液管拾取并固定胚胎来实现的。人们普遍认为，就产生转基因后代而言，向雄性原核细胞（来源于精子）中进行显微注射，成功率更高。雄性原核通常是两个原核中较大的一个，位于细胞的外围。然后用控制注射针的显微操纵器使注射针在与原核相同的焦平面上聚焦（图 9.5A，左侧）。然后小心地用注射针刺穿外层透明带和细胞膜。继续注射，直到针头穿透原核膜，1～5pl 的 DNA 溶液被引入原核。原核膨胀可以证实 DNA 已成功递送（图 9.5B，左侧）。与小鼠胚胎相比，大鼠胚胎的细胞膜弹性大得多，更能抵抗注射针的穿透。大鼠胚胎需要更锋利的针和更强的胚胎穿透力，其细胞膜和原核膜才能被成功刺穿。大鼠胚胎的前核也更难观察到，在注射前必须将注射针预先放置几次才能正确对准（图 9.5A～C，右侧）。这些问题使得大鼠胚胎显微注射更加困难和耗时，然而，显微注射后大鼠胚胎比典型的小鼠胚胎存活得更好。

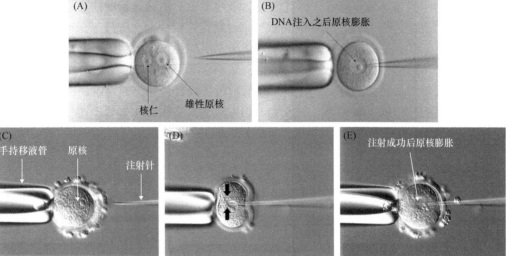

图 9.5　小鼠（A，B）和大鼠（C～E）胚胎显微注射。可以看到受精的胚胎已被左边的移液管固定住。右边可以看到 DNA 注射针。（A）显微注射前的小鼠胚胎，显示较大的雄性原核和核仁。（B）显微注射成功的小鼠胚胎，显示注射 DNA 时原核膨胀。（C）显微注射前的大鼠胚胎。与小鼠相比，大鼠胚胎原核更难以观察到。还要注意，卵丘细胞仍然附着在大鼠胚胎上。（D）注射针插入未成功穿透细胞膜。箭头表示尚未进入胚胎的注射针尖端。（E）成功穿透细胞膜和原核膜，显示注射 DNA 时原核膨胀。放大图，2003

只有一定比例的胚胎在显微注射过程中可以存活，而其他胚胎将会不可逆地受到损伤和裂解（图 9.6A）。显微注射后，将存活的胚胎置于合适的培养基中，并置于 37℃、5% CO_2 的培养箱中过夜。大多数注射的胚胎在过夜孵育后会分裂成两个细胞，而一些胚胎会在一个细胞阶段停滞，还有一些胚胎会发育不正确并显示出碎片状外观（图 9.6B）。已分裂至 2 细胞的胚胎被认为是有活力的，并被转移至假孕雌性受体的输卵管中。注射的胚胎也可以在单细胞阶段被注射后立即转移给雌性受体，由于未通过过夜孵育来筛选分裂为 2 细胞的活胚胎，因此此时应该转移较多数量的胚胎。

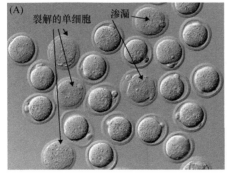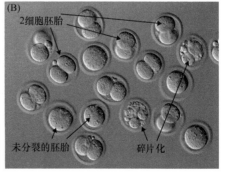

图 9.6　显微注射后的小鼠胚胎。（A）显微注射后的胚胎。虽然大多数胚胎在显微注射过程中可以存活下来，但有些胚胎会受到不可逆的损伤，无法存活。箭头显示了完全裂解的单细胞胚胎和已经裂解并缓慢渗漏的胚胎。（B）过夜孵育后的小鼠胚胎。照片显示健康的胚胎已经分裂到两个细胞阶段，未分裂的胚胎停滞在一个细胞阶段，其中还有一些破碎的未发育的胚胎。只有两个细胞的胚胎是存活的，适合移植（放大倍数 80×）

9.2.5 将注射胚胎移植到雌性受体动物

由于单细胞胚胎是从雌性供体的输卵管中获得的，它们必须被转移或重新植入雌性代孕受体的输卵管中。在这个过程中，假孕的雌性是通过在胚胎转移到雌性的前一天晚上，将接受胚胎的雌性与切除输精管的雄性交配而产生的。由于雄性不育，卵细胞不会受精。然而，交配行为会诱导雌性受体接受移植的胚胎（一个或两个细胞），让代孕雌性能够怀上幼崽。显微注射胚胎被装载到精细拉制的玻璃移液管或移植用移液管中，用于移植。将胚胎放入尽可能少的培养基中，用移液管中的几个气泡尽可能紧密地包装，以控制培养基的流量（图 9.7）。通过已交配的雌性阴道开口处的交配栓来识别成功交配的雌性。对假孕的代孕雌性进行麻醉，并在皮肤和体壁上做一个小的横向切口，找到附着在卵巢上的脂肪垫。从体腔中轻轻拉出脂肪垫，露出卵巢、小管状的输卵管和左子宫角的远端部分（图 9.8）。输卵管在解剖显微镜下可见，卵巢和输卵管周围的薄透明囊膜在漏斗部附近被轻轻撕开。漏斗部清晰可见后，插入移植用移液管，将注射的胚胎轻轻推入输卵管（图 9.8）。将脂肪垫、卵巢和输卵管小心地放回体腔，并闭合切

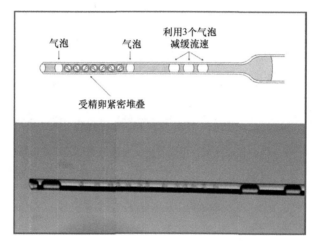

图 9.7 将胚胎装入移液管用于移植手术。上图为移植用移液管的示意图，利用气泡减缓和控制培养基进入移液管的流速。下图是装载的移液管的真实照片，可以在移液管中看到胚胎（放大倍数 20×）

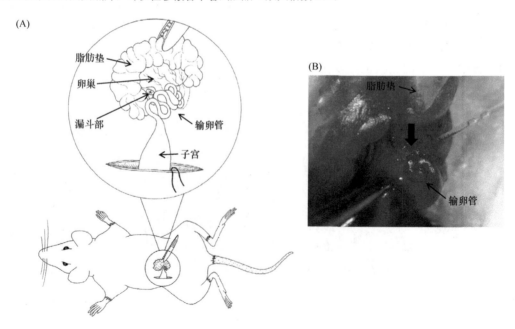

图 9.8 （A）输卵管植入手术中小鼠正确方位示意图。该图显示了切口位置和带有漏斗部（开口）的外部脂肪垫、卵巢和输卵管的特写。（B）照片显示实际手术。箭头显示了插入输卵管漏斗部的移植用移液管（放大倍数 20×）

口。对于小鼠，可以在每只受体雌性小鼠体内植入 15～20 个 2 细胞胚胎或 20～25 个单细胞胚胎。植入每只雌性大鼠中的胚胎数量应该增加 20～25 个 2 细胞胚胎和 30 个单细胞胚胎。40%～60%的移植雌性会受孕，并把胎儿孕育到足月。

9.2.6　潜在转基因个体分析

　　成功移植的胚胎将在大约 20 天内发育成熟。手术移植小鼠的典型产仔数为 3～6 只，大鼠为 2～5 只。潜在的转基因幼崽，或"创建者"，在 21～28 天断奶，收集小块组织活检进行基因组 DNA 分析。大多数实验室最常用的基因组 DNA 分析方法是 Southern 印迹法和聚合酶链反应技术。聚合酶链反应是目前鉴定转基因动物最广泛使用的方法，部分原因是它比 Southern 印迹法耗时少得多，所需纯化的 DNA 也少得多。Southern 印迹法仍被用于鉴定转基因动物，并可用于验证整合的转基因序列的完整性，确定转基因的拷贝数，并确定整合位点的数量。

　　转基因率或出生幼仔总数中转基因动物数量因所用动物的遗传结构和品系不同而有很大差异。小鼠的平均转基因率为 15%～50%，大鼠为 1%～15%。表 9.2 显示了小鼠和大鼠的转基因率。由于注入基因的整合是完全随机的事件，每一只阳性动物产生的基因都是独特的。每一个原始品系通常被培育成同一品系的野生型动物，并且该品系保持杂合状态。

表 9.2　小鼠和大鼠典型的显微注射参数

参数	小鼠	典型的注射小鼠数量	大鼠	典型的注射大鼠数量
胚胎产率（每只雌性个体的胚胎数量）	20～40	300	15～30	225
受精比例	70%～80%	220	60%～70%	150
显微注射存活胚胎比例	50%～70%	140	80%～90%	125
孵育后发育成 2 细胞胚胎的比例	80%～90%	110 个胚胎移植入 6～7 个雌性受体	80%～90%	100 个胚胎[a] 移植入 4～5 个雌性受体
每个受体生产的幼崽数量		3～6		2～5
转基因率（全部出生幼崽中的转基因个体比例）	15%～50%		1%～5%	

　　注：小鼠和大鼠胚胎中平均每天显微注射的典型显微注射百分比和实际数量。小鼠胚胎数是从 10 只超数排卵 C57BL/6 小鼠（3～4 周龄）获得的平均数。大鼠胚胎数是从 10 只超数排卵 Sprague Dawley 大鼠（4～5 周龄）获得的平均数。

　　a 大鼠胚胎通常在单细胞阶段植入

9.2.7　转基因胚胎干细胞的显微注射

　　产生转基因动物的第二种常见方法是将基因改变的胚胎干细胞显微注射到发育 3.5 天的胚胎或囊胚的空腔中。DNA 同源重组的过程用于改变多能胚胎干细胞的基因组。多能胚胎干细胞能够分化为体内任何细胞类型，包括生殖细胞，并具有无限复制和增殖的能力。利用胚胎干细胞中的同源重组来建立敲除和敲入小鼠模型。到目前为止，由于缺乏可靠的大鼠胚胎干细胞系，通过胚胎干细胞修饰产生敲除或敲入大鼠受到了极大的限制。敲除技术是内源基因的消除或翻译蛋白质功能域的缺失。这使得研究人员可以从基因中完全去除一个或多个外显子，从而产生突变或丢失功能（无功能）的蛋白质或根本不产生蛋白质。研究人员可以通过观察完全缺乏该基因的动物的表型特征来确定目的基因的作用。敲入技术是将转基因靶向插入选定的位点。这避免了传统转基因模型的问题，如随机整合、多个整合位点和拷贝数的变化。通过这种方法，研究人员可以完全控制目的基因周围的遗传环境，并且 DNA 不会整合到多个位置，这使得相关的表达水平更加一致。此外，最终的表型更可能是由于蛋白质的外源表达，因为靶向转基因不干扰基因组中另一个位置的关键基因座。敲入技术也可以用来引入报告基因，如荧光蛋白（绿色荧光蛋白等）基因或 LacZ 基因来研究基因表达。研究人员可以自如地修改小鼠基因，以复制与人类疾病相关的遗传缺陷。图 9.9 显示了创建敲除和敲入模型的总体步骤。

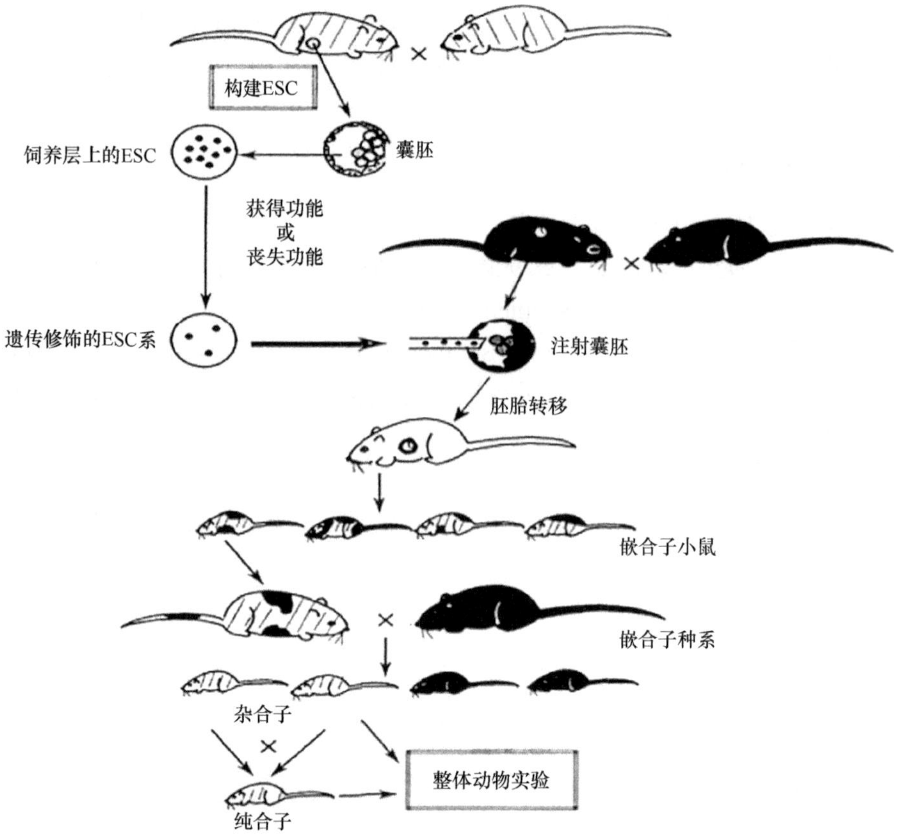

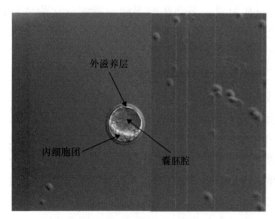

图 9.9 通过向供体囊胚中显微注射转基因胚胎干细胞（ESC）来产生敲除和敲入啮齿动物的步骤示意图。该过程始于从来自雌性供体的囊胚的内部细胞团中建立胚胎干细胞。囊胚在交配后 3.5 天从雌性供体的生殖道中获得。分散囊胚内部的细胞团，在饲养层上培养胚胎干细胞。功能的获得或丧失是通过电穿孔的同源重组来实现的，遗传改变的胚胎干细胞在选择培养基上生长。然后将遗传修饰的胚胎干细胞显微注射到供体囊胚中，并通过子宫移植转移到 2.5 天假孕的雌性受体中。后代移植入子宫后 17 天出生，很容易通过嵌合毛色来识别转基因动物。关于种系测定，嵌合小鼠与同一品系的囊胚供体交配，可以通过毛色确定种系传递。杂合子动物可以杂交产生一个真正的敲除/敲入纯合子模型用于整个动物研究

9.2.7.1　产生胚胎干细胞系

这个过程的第一步是获得和遗传改造合适的胚胎干细胞系。历史上最流行的胚胎干细胞系来自 129Sv 小鼠品系，然而，胚胎干细胞培养的最新进展已经使包括 C57BL/6 在内的各种小鼠品系的大量胚胎干细胞系的产生在商业上成为可能。胚胎干细胞来源于植入前囊胚的内部细胞团。囊胚是发育 3.5 天的胚胎，包含 68～128 个细胞。囊胚是由囊胚腔、外滋养层和内细胞团组成的中空结构（图 9.10）。

囊胚取自雌性供体的生殖道。将含有未分化的多能胚胎干细胞的内细胞团轻轻地从囊胚中剥离，并在含有抑制分化和促进多能性的因子的特定培养基中培养。来自内细胞团的胚胎干细胞被培养在小鼠胚胎成纤维细胞饲养层上，饲养层细胞提供营养并帮助胚胎干细胞维持未分化状态。此外，白血病抑制因子是维持多能性所需的最重要的细胞因子之一，

图 9.10　小鼠囊胚（3.5dpc）显示外滋养层、内细胞团和囊胚腔（放大倍数 200×）

它被添加到培养基中，以帮助维持胚胎干细胞的未分化状态。胚胎干细胞生长分裂迅速，必须频繁传代。为了方便起见，胚胎干细胞系通常被冷冻储存在液氮中用于后续实验。

9.2.7.2　同源重组

目的基因可以通过一种称为同源重组的复杂过程被插入培养的胚胎干细胞中。同源重组用于在基因组中的某一特定位置敲除基因或插入基因。这一过程第一步是设计工程化的靶向载体。靶向载体的设计是一个非常复杂的过程，对它的完整描述远远超出了本书的范围。将选择标记基因[如新霉素抗性基因（neoʳ）]引入基因的编码外显子区，最终扰乱目的基因的转录，就可以实现基因敲除。DNA 载体包含插入的新霉素抗性基因，同源臂连接于 DNA 载体之后，同源臂的 DNA 序列与为靶向载体提供模板的基因组区域的 DNA 序列相同。插入基因要复杂得多，而且取决于目的基因。通常，插入基因被用来取代报告基因，如 LacZ 或 GFP，或者用相同基因的突变基因或来自不同物种的相同基因来替换基因。这就产生了敲除和取代目的基因的效果。在某些情况下，基因敲入技术被用来在基因组的非关键位置插入基因，从而实现精确的转基因定位。无论结果如何，敲入基因的靶向载体的构建在大多数情况下与上述提到的基因敲除的载体的构建是一样的。仍然需要一种抗药性标记连接于报告基因或感兴趣的目的基因，并随后连接基因组区域的同源臂。在靶向载体末端设计阴性选择标记基因如胸苷激酶基因（tk）可以增强靶向载体的检出效率。经历同源重组的细胞将失去该标记，因为同源重组事件必须发生在该 DNA 序列的上游。

载体通常通过电穿孔转移到胚胎干细胞中，这是一种将外加电场施加到胚胎干细胞悬浮液中的过程，极大地增加了细胞质膜的通透性，使靶向载体能够进入细胞。一旦靶向载体进入胚胎干细胞核，就有三种可能的结果：①DNA 在整合到基因组之前就被降解了，这些细胞将无法在药物选择下存活；②靶向载体与目的基因所在位点结合，并进行了同源重组，设计的 DNA 模板替换了细胞原始的 DNA 模板，从而失去了阴性选择标记基因；③靶向载体随机整合到基因组其他位置（非同源），便会带有阴性选择标记（tk）。

电穿孔后，同源重组和非同源重组后的产物在含有抗生素 G418 和药物更昔洛韦的培养基中进行筛选。含有靶向载体和新霉素抗性基因（neoʳ）的转化胚胎干细胞在 G418（一种与新霉素相关的氨基糖苷类抗生素）的存在下存活而被识别。这就是正选择。由于大多数在正选择中存活的细胞将通过非同源重组以随机方式整合靶向载体，因此还需要设计负选择方案。将靶向载体随机（非同源地）整合到其基因组的大多数细胞保留并表达 tk 基因。tk 基因编码胸苷激酶，这是一种使核苷类似物更昔洛韦磷酸化的酶。DNA 聚合酶不能区分该核苷酸，而是将这个非功能性的核苷酸插入新复制的 DNA 中。因此，更昔洛韦会杀死含有 tk 基因的细胞。有很少一部分细胞通过同源重组整合载体，载体的 tk 基因在同源交换过程中丢失，使靶细胞能够在更昔洛韦存在的情况下存活。同源重组和非同源重组的过程如图 9.11 所示。除了对靶细胞进行富集，还要有 DNA 筛选方法（如 Southern 印迹分析）来鉴定和确认靶细胞。

9.2.7.3　收集囊胚

囊胚从超数排卵供者的生殖道收集。通常情况下，囊胚供体小鼠品系的毛色与胚胎干细胞系的毛色不同。例如，如果胚胎干细胞系来自一只黑色毛色的小鼠（即 C57BL/6），则囊胚供体应该是一只白色毛色的小鼠（即 Swiss Webster 或 Balb/c 或 albino B6）。这一毛色颜色的差异稍后可以用来确定胚胎干细胞对由此产生的小鼠或嵌合体的基因组的贡献，这一点本章后面会讨论到。在 3.5 天发育期，囊胚已经迁移到输卵管与子宫的交界处（子宫输卵管）。为了恢复囊胚，从供体雌性身上切开输卵管和一小部分（1～2mm）子宫，并将其放入适当的培养液中。然后用少量的培养液冲洗输卵管下部的囊胚。每个雌性可以获得 5～10 个囊胚。

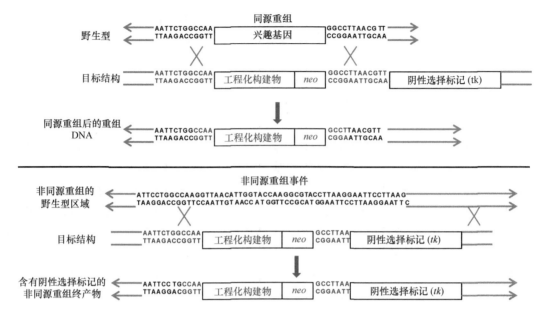

图 9.11 基因靶向设计的简单示意图。上图：同源重组。通过电穿孔将含有工程化构建物和新霉素抗性基因（neo^r）盒的靶向载体导入野生型胚胎干细胞，并与目的基因进行同源重组。同源区域由目的基因和载体周围的序列表示。蓝色"×"表示重组的区域。同源重组的产物显示为整合到野生型基因组中的工程化构建物。下图：非同源重组。在这种情况下，载体被随机结合到野生型基因组中的非同源区域及阴性选择标记中。在培养基中对同源重组和非同源重组的产物进行筛选，以使含有载体和 neo^r 抗性基因的转化 ES 细胞存活，而含有阴性选择标记的非同源重组的随机产物将被杀死并从被修饰的 ES 细胞群中剔除

9.2.7.4 将胚胎干细胞注入囊胚

转基因胚胎干细胞被注射到囊胚中，使用的技术与原核显微注射法类似。用于胚胎干细胞注射的注射针的内径要大得多，以容纳胚胎干细胞。选择滋养外胚层上的一个区域进行穿透，注射针尖刺穿滋养外胚层，进入囊胚腔。然后，10～12 个被操纵的胚胎干细胞被小心地排出并沉积到囊胚的内细胞团区域（图 9.12A～C）。然后，将被注射的囊胚送回培养箱，在 37℃、5% CO_2 的条件下培养几小时。大多数囊胚在显微注射过程中可以存活，并且可以在注射当天被植入假孕雌性受体体内。

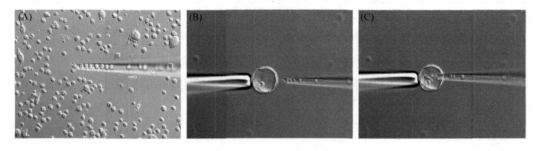

图 9.12 将转基因胚胎干细胞显微注射到小鼠囊胚中。（A）将胚胎干细胞装入显微注射针。（B）显微注射前的囊胚，左侧是吸管，右侧是带有胚胎干细胞的显微注射针。（C）胚胎干细胞显微注射成功，显示针刺，胚胎干细胞沉积于囊胚腔（放大倍数 200×）

9.2.7.5 将注射的囊胚移植给雌性受体

由于囊胚是发育 3.5 天的胚胎，因此必须在适当的阶段将它们放置在雌性受体生殖道的正确位置。囊胚通常被移植到交配 2.5 天后假孕雌性受体的子宫上部。最好使用比胚胎发育阶段稍早的受孕雌性。这将使移植的胚胎有时间发育到合适的阶段，以便植入受体雌性的子宫。接受手术的雌性如前所述做好手术

准备，显露输卵管、相关脂肪垫和子宫上部。在子宫、输卵管交界处正下方的子宫上部开一个小孔，用移液管将注射了改良胚胎干细胞的囊胚排入子宫（图9.13）。每个代孕雌性受体体内移植 10～15 个囊胚。

9.2.7.6　鉴定嵌合体动物

植入手术后通常 17～18 天幼崽出生。60%～80%的通过手术植入后的雌性将成功地将移植的囊胚带到足月。通常一只代孕雌性一窝将产下 3～8 只幼崽，10%～50%的幼崽通过胚胎干细胞整合发生了基因改变（嵌合体）。这一速率在很大程度上取决于显微注射的胚胎干细胞的质量。

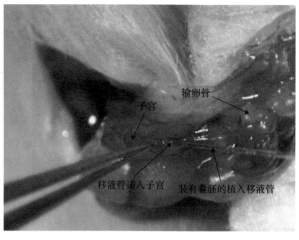

图 9.13　子宫植入手术照片显示裸露的输卵管和子宫上部。右侧显示了装有注射囊胚的植入移液管插入子宫中（放大倍数 20×）

改变后的胚胎干细胞系是否成功整合到了宿主囊胚的基因组中取决于所得到的小鼠的毛色颜色。如果胚胎干细胞对宿主的基因组有影响，那么毛色将是胚胎干细胞供体和宿主囊胚的组合，或者说是嵌合体。最常见的品系和结果如下：将 129/SvJ（斑纹鼠）胚胎干细胞注射到 C57BL/6（黑色）宿主囊胚将产生一只带有 129/SvJ 品系斑纹的黑色小鼠（图 9.14），将 C57BL/6（黑色）胚胎干细胞注射到 Balb/c（白色）宿主囊胚将产生一只带有黑色斑纹的白色小鼠（图 9.14A，B）。胚胎干细胞供体的毛色的影响越大，胚胎干细胞对基因组的影响就越大。为了让嵌合体小鼠将基因改变传递给后代，胚胎干细胞必须整合到嵌合体的生殖细胞中。为了检测病毒的传播，将嵌合小鼠与囊胚供体品系相同的品系交配。如果嵌合体小鼠的性腺来自重组胚胎干细胞，则后代将保留胚胎干细胞供体株的毛色，后代中的每个细胞都将是同源重组事件的杂合子。这被称为成功的种系传递，与用于显微注射的胚胎干细胞的质量直接相关。

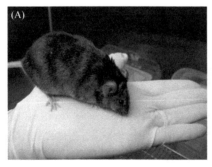 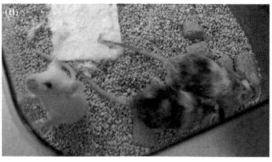

图 9.14　将转基因胚胎干细胞注射到受体囊胚中产生的嵌合体小鼠。将改良的 129/SvJ（斑纹鼠）胚胎干细胞注入 C57BL/6（黑色）囊胚，获得嵌合体小鼠（A）。将 C57BL/6（黑色）胚胎干细胞注射到 Balb/c（白色囊胚）中，获得嵌合体小鼠（B）。B 图左边是一只非嵌合体的白色小鼠

一个高质量的胚胎干细胞系的平均种系传递率为 50%～80%。如果后代的毛色与宿主囊胚供体的毛色相同，那么来自胚胎干细胞的任何东西都不会对嵌合体的种系做出贡献，它也不会将基因改变传递给后代。然后，杂合生殖系传播的小鼠可以进行交配，以建立纯合子基因敲除或敲入小鼠品系（详见图 9.9）。

9.2.8　设计 DNA 核酸酶：CRISPR 革命

虽然之前描述的通过 DNA 显微注射和胚胎干细胞基因打靶来生产基因工程动物的方法和技术已经被科学界广泛接受和广泛使用，但设计 DNA 核酸酶，如锌指核酸酶（ZFN）、转录激活因子样效应物核酸酶（TALEN）和规则间隔的短回文重复序列（CRISPR）的出现，已经彻底改变了转基因领域和转基因

动物模型的建立。在位点特异性核酸酶出现之前，哺乳动物的基因打靶仅限于小鼠，因为通过电穿孔和同源重组进行费时费力的基因打靶过程中，只有特定的小鼠胚胎干细胞株是容易获得的。ZFN、TALEN和 CRISPR 的引入，通过允许将位点特异性核酸酶直接显微注射到单细胞受精胚胎中，极大地加快了转基因小鼠和大鼠模型的生成。此外，由于这些位点特异性核酸酶可以直接注射到胚胎中，因此现在几乎任何物种和品系的动物都可以利用该酶进行遗传改造。

　　ZFN 和 TALEN 都由两个功能域组成：DNA 结合域和 DNA 裂解域。单个 ZFN 的 DNA 结合域通常由 3～6 个单独的锌指重复组成，能够识别 9～18 个碱基对（图 9.15）。TALEN 的 DNA 结合域由一系列高度保守的 33～35 个氨基酸重复结构域组成，每个重复结构域都识别基因组中的一个碱基对（图 9.15）。ZFN 和 TALEN 都利用 *Fok* I 限制性内切酶的非特异性 DNA 裂解结构域作为裂解域。DNA 结合域和 DNA 裂解域的融合产生了一对高度特异的"基因组剪刀"。*Fok* I 裂解结构域具有二聚体的功能，因此需要一对结合到 DNA 相反链上的位点特异性核酸酶。一旦这两个裂解结构域二聚，DNA 就会被裂解，形成双链断裂。

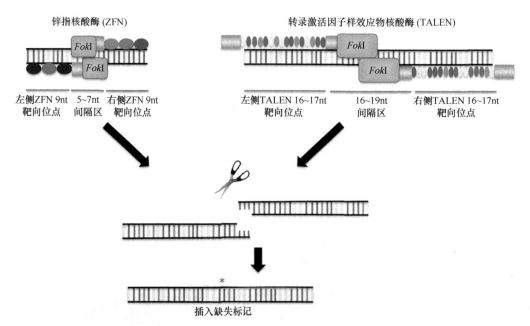

图 9.15　使用锌指核酸酶（ZFN）和转录激活因子样效应物核酸酶（TALEN）进行基因组工程。ZFN 利用可识别约 3bp 序列的 DNA 结合域，并结合在一起形成靶向特定 DNA 序列的阵列。TALEN 通过识别单个核苷酸的黄单胞菌的 TAL 效应重复结构域与 DNA 结合。这些 TAL 效应重复序列连接在一起，形成识别延伸 DNA 序列的结合阵列。每个 ZFN 或 TALEN 都与一个二聚体 *Fok* I 核酸酶结构域结合，切割中间间隔区的 DNA。在这两种方法中，诱导 DNA 突变的机制是相同的，其中核酸酶诱导的 DNA 双链断裂由容易出错的非同源末端连接（NHEJ）修复，导致产生插入或缺失突变。本图改编自：Moore FE, Reyon D, Sander JD, Martinez SA, Blackburn JS, Khayter C, et al. Improved somatic mutagenesis in zebrafish using transcription activator-like effector nucleases (TALENs). PLoS One. 2012; 7(5): e37877

　　CRISPR 是位点特异性核酸酶的最新迭代，它的引入使基因编辑发生了革命性的变化。CRISPR 首先被鉴定为一种基于 RNA 的适应性原核免疫系统，能够抵抗入侵的病毒和质粒（图 9.16）。该系统由一种蛋白质、Cas9 酶和两种 RNA 组成，其中一种 RNA 为互补结合于外源 DNA 的短链 RNA〔CRISPR RNA（crRNA）〕，另一种 RNA 为部分互补的反式作用 RNA（tracrRNA）。tracrRNA 促进 crRNA 被加工成离散单元，每个单元包含一个被称为间隔区序列的 20 个核苷酸的唯一引导序列。该间隔区序列将 Cas9 蛋白定向到 20 个碱基对的 DNA 靶序列或原间隔区序列。crRNA 和 tracrRNA 与 Cas9 络合，形成具有活性的 DNA 内切酶，该内切酶能够切割 DNA 上的靶位点。Cas9 蛋白的靶向裂解特异性进一步增强，因为在前间区序列 3′ 端存在一个特有的核苷酸序列，该序列被称为前间区序列邻近基序（PAM）。已被重新用于基因编辑的使用最广泛的 CRISPR/Cas9 系统是来源于化脓性链球菌的 II 型 CRISPR-Cas 系统（spCas9）。对于 spCas9 系统，RNA 引导的核酸内切酶需要一个由 5'-NGG-3'序列组成的三个核苷酸的 PAM。来自其他细菌的替代 CRISPR/Cas9 系统已被证明含有独特的 PAM 序列，这可能有助于提高基因组中靶向基因的频率和特异性。为了将 CRISPR/Cas9 系统重新用作基因编辑工具和用于直接胚胎显微注射，可以将 crRNA 和 tracrRNA 融合形成嵌合的单链引导 RNA（sgRNA），从而极大地简化系统的组成部分。因此，通过简单地改变 sgRNA 中的 20 个核苷酸的引导序列，Cas9 可以被引导去切割位于 PAM 序列附近的目的基因。

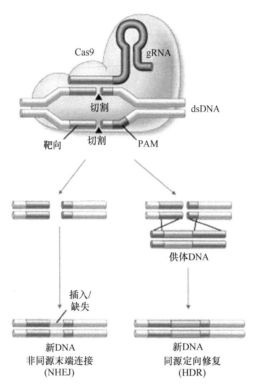

图 9.16　使用 Cas9 核酸酶进行基于 CRISPR 的基因组编辑。利用 CRISPR 系统可以操纵基因组 DNA，方法是选择与短前间区序列邻近基序（PAM；暗红色）相伴的目标序列（绿色），然后设计与该序列互补的引导 RNA（gRNA），以编程 Cas9 核酸酶与基因组 DNA 结合并切割它。然后，这些双链 DNA（dsDNA）断裂可以通过非同源末端连接（NHEJ）进行修复，非同源末端连接（NHEJ）非常容易出错，并结合插入/缺失突变来破坏基因，或者通过同源定向修复（HDR），通过外部添加与目标序列（绿色）同源的供体 DNA，通过一种称为重组的过程，允许插入或替换特定的 DNA 序列（蓝色）。因此，Cas9 核酸酶起到了"分子剪刀"的作用，可以插入、删除或替换基因组 DNA 片段，使用 CRISPR 技术可以对视网膜疾病进行基因组编辑。本图授权改编自：Yiu G. Genome editing in retinal diseases using CRISPR technology. Ophthalmol. Retina. 2018; 2(1): 1-3

　　一旦选择的位点特异性核酸酶（ZFN、TALEN 或 CRISPR）与目标位点结合，就会导致 DNA 双链断裂。然后，这种双链断裂可以通过两种细胞修复机制进行修复：①非同源末端连接（NHEJ），产生敲除动物模型；②同源定向修复（HDR），在 DNA 供体模板存在的情况下，供体模板含有切割位点的同源臂，产生敲入动物模型（图 9.17）。NHEJ 是一种更常见的机制，非常容易出错，通常会在修复过程中产生较小的插入或缺失（indel）。发生在编码区外显子内的插入或缺失可能导致移码突变和过早产生终止密码子，从而导致敲除突变。HDR 的另一种修复途径发生的速率要低得多，频率也更加多变。如果想要的突变是在切割部位插入外源 DNA（敲入），可将 DNA 修复模板（如单链寡核苷酸或双链质粒）与其他核酸酶组分结合用于显微注射。先前已经证明，通过在哺乳动物基因组的 DNA 中引入双链断裂，发生同源重组事件的概率可以增加几个数量级。CRISPR/Cas9 系统诱导的靶向双链断裂增加了外源 DNA 修复模板通过 HDR 插入切割位点的可能性。

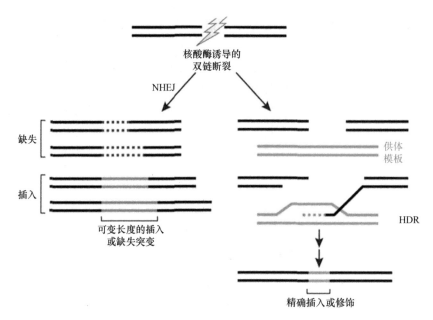

图 9.17 核酸酶诱导的双链断裂（DSB）可以通过非同源末端连接（NHEJ）或同源定向修复（HDR）途径修复。不精确的 NHEJ 介导的修复可在 DSB 位点产生长度可变的插入或缺失突变。HDR 介导的修复可以从单链或双链 DNA 供体模板引入精确的点突变或插入。本图授权改编自：Sander JD, Joung JK. CRISPR-cas system for editing, regulating and targeting genomes. Nat. Biotechnol. 2014; 32(4): 347-355

  将 ZFN 直接显微注射到胚胎中已被用于在小鼠和大鼠中产生基因敲除突变，在小鼠和大鼠中产生敲入突变，以及在条件性敲入大鼠模型中产生基因敲除突变。微量注射也被用于对小鼠和大鼠进行基因敲除。虽然 ZFN 和 TALEN 已被证明在产生转基因动物模型方面是高效和有效的，但其也存在局限性和缺陷。ZFN 和 TALEN 设计难度大，大部分受专利保护，构建该技术通常需要复杂的算法。这些特定位点的核酸酶通常是通过商业供应商订购和获得的，对学术实验室来说可能是昂贵的。此外，必须为每个目的基因序列设计、构建和测试一对新的 ZFN 或 TALEN。对于 CRISPR，相同的 Cas9 核酸酶可用于所有的目标位点，只需要一个新的额外基因的引导 RNA，大大简化了这一过程。正是由于这些原因，CRISPR 已经成为快速、可靠和经济高效的基因组编辑的首选工具。

  CRISPR/Cas9 系统已经成功地在多种细胞系，如人类干细胞系和小鼠胚胎干细胞，以及越来越多的生物，包括秀丽隐杆线虫、果蝇、斑马鱼、小鼠、大鼠、牲畜，甚至非人灵长类动物中介导了 NHEJ 和 HDR 的基因组修饰。CRISPR/Cas9 系统的效率和特异性也使多重基因组编辑成为可能。现在，通过将 Cas9 mRNA 与几种不同的 sgRNA 联合注射，可以同时产生多种突变，这些 sgRNA 旨在切割独特的靶点。研究人员已经证明，通过添加单链突变 DNA 寡核苷酸供体，可以在多个切割位点同时产生多个敲入突变。在细胞系和胚胎中执行多重基因编辑的能力是 CRISPR/Cas9 系统相对于其他可用的位点特异性核酸酶的另一个主要优势。

  CRISPR/Cas9 技术开创了基因组编辑和基因修饰的新征程。我们现在有能力操纵任何现有物种或品系的单细胞胚胎的基因组。此外，与电穿孔和胚胎干细胞同源重组的标准方法相比，创造基因敲除和敲入动物的时间已经大大缩短。由于这项技术相对较新，目前仍在进行广泛的研究，以完善和优化 CRISPR 系统的效率和效果。新技术、新试剂和新方法一直在开发和测试中。包括 Cas9、sgRNA 和供体、载体在内的试剂的确切浓度与质量仍然难以捉摸，目前正在由基因靶向实验室和研究机构进行评估。最佳浓度的试剂应该提供最高水平的靶向突变，同时对胚胎没有毒性，并产生有限数量的脱靶事件。核酸酶和供体输送到细胞机器的位置和途径似乎也是影响该系统成功和效率的一个因素。通过显微注射将 CRISPR 组分注入细胞质或原核时，仍需确定 CRISPR 组分是否对注入位置有选择性，以及哪个位置将是产生敲除和/或敲入突变的最佳位置。此外，设计具有持续高靶向效率的 sgRNA 的规则仍在阐明中。在 HDR 和敲除蛋白突变的产生方面，同源臂的长度和供体、载体的整体大小似乎是影响核酸酶介导的切割位点掺入效率的一个因素。供体大小目前是 HDR 过程的限速步骤，因为正确插入较小的供体和寡核苷酸（小于 2kb）比插入较大的供体（大于 4kb）要有效得多。目前还在审查所使用的 Cas9 的类型/形式。大多数最初的实验将微量注射 Cas9 mRNA 和 sgRNA 作为标准方法。随着 CRISPR/Cas9 系统的改进，许多实验室开始利用 Cas9 蛋白或由纯化的 Cas9 蛋白与引导 RNA 寡核苷酸组成的核糖核蛋白（RNP）复合体。最近的研究进一步证明，CRISPR/Cas9 组分可以通过体外电穿孔传递到完整的胚胎，这类似于胚胎干细胞基因打靶的过程（图 9.18）。这项技术可能会消除对昂贵的显微注射显微镜等设备和训练有素的转基因技术人员的需求。为了进一步简化这一过程，一种体内电穿孔技术已经被开发出来。这使得可以直接在雌性生殖道内对发育中的胚胎进行电穿孔，方法是将输卵管外化，将 CRISPR 试剂注射到壶腹，然后在整个输卵管上进行体内电穿孔。这一过程省去了许多与胚胎显微注射相关的复杂任务，包括从供体雌性体内收集胚胎、体外胚胎处理和操纵、显微注射、胚胎培养，以及手术移植到假孕雌性受体体内。使用 CRISPR/Cas9 和其他位点特异性核酸酶进行基因组编辑的研究正在不断发展，新的和令人兴奋的进展、基因修饰动物和方案正在快速涌现。

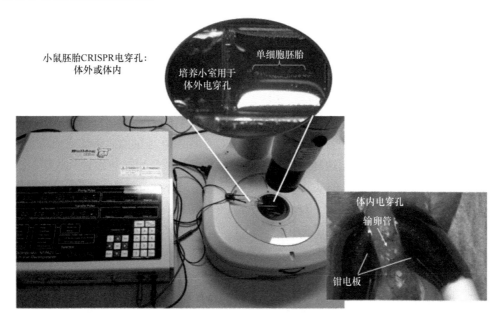

图 9.18　体外和体内电穿孔装置。图为 NEPA21 电穿孔装置（Bulldog-Bio）、尼康 SMZ1000 解剖显微镜、用于体外胚胎电穿孔的胚胎玻片室，以及用于体内电穿孔的雌性小鼠裸露输卵管周围的钳电极

9.3　转基因动物与骨生物学

转基因动物模型极大地促进了人们对骨疾病的理解。人们已经过表达或突变了许多与骨代谢有关的基因，创造了新的动物模型。甲状旁腺激素相关蛋白（PTHrP）基因是骨疾病研究中最早缺失的基因之一。在小鼠中去除该基因会导致幼鼠出生不久后死亡，并伴随生长板软骨细胞分化的软骨发育缺陷，暗示 PTHrP 在抑制软骨细胞分化中起作用。随后 PTH/PTHrP 受体 1（PTHR1）的缺失进一步支持了这一发现，也暗示 PTHR1 是骨骼发育的主要受体。

其他重要激素在骨生长和分化中的作用已经通过基因靶向设计在体内进行了测试。例如，甲状腺激素被认为在骨骼发育和动态平衡中起作用，然而，缺乏证据支持这种激素在体内是否对骨骼功能起直接作用。缺失甲状腺激素受体 Tr1α 或 TRβ 的小鼠的骨骼生长和发育发生了改变。同样，生长激素受体缺陷小鼠的骨骼大小和骨转换速度也较小，软骨细胞增殖也较慢。IGF-1（生长抑素 C）和 IGF-2（生长抑素 A）主要在肝脏产生，但也在骨骼中表达。这些因子主要结合于 IGF 结合蛋白（IGFBP），以促进它们经循环系统向组织的转运。IGFBP 可增强或抑制 IGF 的活性。IGF-1 和 IGF-2 通过 IGF-1 受体（IGFR-1 和 IGFR-2）发挥作用，这些配体–受体相互作用促进了细胞增殖和分化。IGF-1 基因缺失的小鼠皮质骨和股骨长度减小，但骨小梁密度增加。体外研究结果表明，IGF-1 还促进了破骨细胞的生成，从 IGF-1 基因缺失小鼠骨髓中分离出的成骨细胞中 RANKL 水平降低。因此，动物模型显示 IGF-1 可能通过直接和间接作用调节破骨细胞的形成。通过转基因方法在成骨细胞中过表达 IGF-1 会导致骨矿物质密度增加和骨小梁体积增大，但是成骨细胞的数量并没有增加。这些研究表明，IGF-1 直接作用于成骨细胞以增强其功能。小鼠成骨细胞中 IGFR-1 的特异性缺失导致骨小梁数量减少和体积减小，骨矿化程度显著降低，进一步支持了 IGF 对成骨细胞的作用。

骨生物学领域的一个非常重要的方面是发现并描述了共同介导破骨细胞活性的 NF-κB 受体激活蛋白（RANK）、NF-κB 受体激活蛋白配体（RANKL）和骨保护素（OPG）途径。这对破骨细胞性骨吸收机制的阐明发挥了重要作用。OPG 的鉴定最早是在 1997 年报道的。随后，在人载脂蛋白 E（ApoE）基因及其相关的肝脏特异性增强子的控制下，建立了 OPG 转基因小鼠，该小鼠显示了大鼠 OPG cDNA 的系统过表达。OPG 是一种诱饵受体，可阻止 RANKL 与 RANK 结合，是破骨细胞性骨吸收的关键生理抑制因子。OPG 转基因小鼠表现出严重但非致命性的骨角化，骨矿物质密度增加，破骨细胞显著减少，破骨细胞活性受到抑制。长骨的相对大小和形状与对照组动物无明显差异。

由于大鼠体型较大，在研究设计上具有更大的灵活性，是某些骨疾病模型的首选物种，因此创造了一只 OPG 转基因大鼠。OPG 转基因大鼠全身性过表达 OPG，导致 RANKL 完全持续被抑制。与对照组相比，这种抑制作用显著抑制了骨转换，并伴随着骨矿物质密度的增加和长骨的缩短。这种表型在 X 光片中可以清楚地看到（图 9.19），但骨质量保持不变。OPG 基因敲除小鼠的总骨矿物质密度降低，骨折发生率高，与绝经后骨质疏松症相似。这种表型是破骨细胞数量和活性增加导致骨吸收增加的结果。OPG 缺乏的小鼠也表现出主动脉和肾动脉的动脉钙化。RANK 的消融不会导致 RANK/RANKL 相互作用，因此不会导致破骨细胞分化或活化。最初，RANK 缺陷幼鼠的早期表型表现为体型矮小、四肢短小、头骨圆顶和牙齿萌出失败。成年后，基因敲除的小鼠表现出严重的骨化现象，表现为长骨变短，骨矿物质密度增加，并伴有破骨细胞的缺失。这些小鼠也完全缺乏外周淋巴结，这表明了 RANK 在淋巴结发生中的作用。此外，胸腺大小和 T 细胞发育正常的小鼠 B 细胞数量减少。RANKL 基因缺陷小鼠的表型与 RANKL 基因敲除小鼠非常相似，表现为严重的骨化，缺乏破骨细胞，外周淋巴结缺失，B 细胞数量减少。此外，RANKL 基因敲除小鼠的胸腺变小，T 细胞发育受损。敲入技术已经被用来创造一种人类 RANKL（huRANKL）敲入小鼠。这只小鼠是用来建立人 RANKL 实验和研究 OPG/RANKL 相互作用的模型。这种小鼠模型内源性分泌人 RANKL，容易与人 OPG 结合，用 huOPG 治疗 huRANKL 小鼠后，小鼠骨矿物质密度增加。这些模型有助于了解这个复杂的骨吸收途径的组成部分。

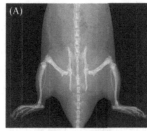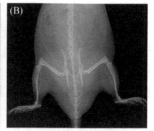

OPG转基因大鼠 野生型对照组大鼠

图 9.19 图示骨保护素（OPG）过度表达的动物表型。与（B）所示的野生型对照组相比，通过 X 射线显示 8 周大的 OPG 转基因大鼠（A）长骨中的辐射密度增加

　　小鼠模型在破译骨骼发育最早阶段所需的一系列基因的功能方面也起到了关键作用。成骨细胞的形成过程以细胞增殖、基质发育成熟和矿化，以及细胞凋亡为特征。这些阶段与特定转录因子和基因的激活有关，这些转录因子和基因导致成骨细胞表型标志物的表达。转录因子如 Runx2 和 osterix（OSX）是非常早期的骨祖因子，对于建立成骨细胞表型是必不可少的。*Cbfa1/Runx2* 在 OSX 之前表达，但这两个基因都控制着调控骨形成和骨重建的因子的表达，包括骨钙素和 RANKL。*Cbfa1/Runx2* 通过多种信号通路调节成骨细胞的分化和功能，包括由 Wnt 和 BMP 激活的信号通路，以及整合素和 PTHR1 诱导的成骨细胞的分化与存活。小鼠 Cbfa1/Runx2 或 OSX 的基因缺失导致没有矿化的骨形成，只形成了软骨基质。这些基因敲除动物提供了重要的发现，Cbfa1/Runx2 和 OSX 的表达是成骨前体细胞向成骨细胞分化所必需的，而成骨细胞是形成矿化骨所必需的。

9.3.1　骨组织细胞特异性启动子

　　骨组织细胞特异性启动子基因或可检测到的报告基因在骨中的表达可以在转基因小鼠中进行，使用的启动子来自已知在骨中特定细胞分化阶段或特定细胞谱系中被激活的基因。Ⅰ型胶原蛋白（COL1A1）基因启动子是骨中实现外源基因转基因表达的最好的特征基因之一。Ⅰ型胶原是成骨细胞的主要分泌成分，是骨的抗拉强度和矿化所必需的。大鼠 COL1A1 基因启动子的 2.3kb 片段能有效地驱动成熟成骨细胞的基因表达。有趣的是，3.6kb 的 COL1A1 启动子片段将驱动早期和晚期成骨细胞中的 cDNA 或报告基因表达，报告基因可以是能够在特定波长呈现特定颜色的荧光蛋白（图 9.20）。利用小鼠 10kb 牙本质基质蛋白 1（DMP-1）启动子和抗酒石酸碱性磷酸酶（TRAP）启动子可以靶向破骨细胞进行基因表达。当然，任何转基因动物都必须预先考虑到，并不是所有的基因启动子都是绝对细胞和组织特异性的，因此可能会在骨骼之外表达。许多启动子都是如此，包括 DMP-1 基因启动子片段，这些启动子在骨骼肌中也有适度表达。

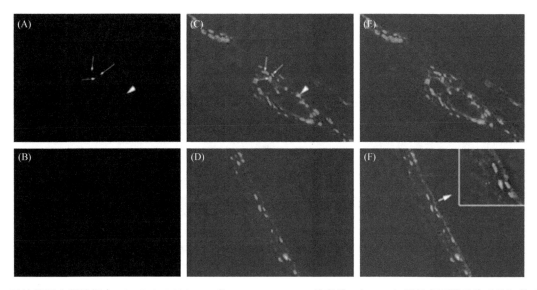

图 9.20　双转基因小鼠组织中 pOBCol2.3GFPcyan 和 DMP1GFPtopaz 的表达。（A，B）颅骨表面覆盖的成骨细胞表达成骨细胞性 pOBCol2.3GFPcyan。（C，D）DMP1GFPtopaz 的表达仅限于骨基质内的细胞（骨细胞）。（E，F）表示在 GFPtopaz 和 GFPcyan 特定滤镜下成像后的叠加图像。双 Col2.3GFPcyan 和 DMP1GFPtopaz 表达骨细胞如图 A 和 C 中的箭头所示，而一些骨细胞表达 DMP1GFPtopaz 但没有 Col2.3cyan 信号（A 和 C 箭头所示）。高倍镜显示骨基质中 DMP1topaz 的表达定位于骨细胞的树突，延伸的树突连接骨细胞，并延伸到骨表面的成骨细胞（插图）。图像是在放大 20 倍的情况下拍摄的。GFP. 绿色荧光蛋白。本图源自 Paic F, Igwe JC, Nori R, Kronenberg MS, Franceschetti T, Harrington P, Kuo L, Shin DG, Rowe DW, Harris SE, Kalajzic I. Identification of differentially expressed genes between osteoblasts and osteocytes. Bone. October 2009; 45(4): 682-692

另一种已被证明可靠的基因表达方法是使用诱导性系统，如四环素（Tet）开/关转基因盒，以细胞和时间特异性的方式在骨内表达 cDNA。在 Tet-on 系统中，多西环素（Dox）或四环素（Tet）被提供给携带转基因盒的小鼠，转基因盒在细胞特异性启动子的控制下表达四环素控制的反式激活因子（rtTA）。当通过注射给动物提供 Dox 时，RTTA 与四环素反应元件（TRE）结合，启动 TrE 下游 cDNA 的基因转录。在 Tet-off 系统中，tTA 与 Dox 结合引起 tTA 构象变化阻止了 tTA 与 TrE 结合。这个系统的一个缺点是，RTTA 和 TTA 的产生可能是"泄漏的"，并且可能具有不适当的转录激活，因此，匹配的仔猪对照对于表型解释至关重要。用于骨的特征性诱导系统是 Tet-OSX-Cre，用于灭活早期成骨细胞谱系中的基因，以及 tet-2.3Col1A1 盒，用于激活成骨细胞中的基因。

9.3.2 基于 Cre/LoxP 技术的模型

基于 Cre/LoxP 技术的模型是通过基因敲除消除特定基因以产生突变的，使动物具有相应的表型。然而，发生突变的这些模型一部分会在发育过程中或出生后不久发生胚胎死亡。为了解决这一问题，Cre/LoxP 系统被应用于基因靶向敲除，以创建条件（或诱导）模型。Cre/LoxP 系统是 P1 噬菌体病毒中的一个自然组成部分，其对新病毒的循环、复制和发展是必需的。利用 Cre/LoxP 重组技术，可以在特定组织或特定时间敲除基因。这不仅解决了胚胎致死的问题，还可以建立更精确的模拟人类疾病状态的模型，也极大地加强了对基因发育模型的研究。条件性模型生产的过程一开始使用基因敲除技术创造出一种小鼠，这种小鼠的靶基因两侧都有 LoxP 序列，也就是所谓的"Floxed"基因。Cre 蛋白是一种位点特异性 DNA 重组酶，它催化两个 LoxP 位点之间的重组、"切割"目标基因（图 9.21）。通过将小鼠与 Floxed 小鼠交配，可将 Cre 基因插入小鼠体内，并在组织特异性（即心脏、肺、肝、T 细胞、骨）或无处不在的（全身）启动子驱动下表达 Cre 蛋白。LoxP 小鼠与组织特异表达 Cre 的小鼠交配，当细胞基因组中靶基因两侧的 LoxP 位点暴露于 Cre 时，可以在 LoxP 位点之间发生基因重组事件。

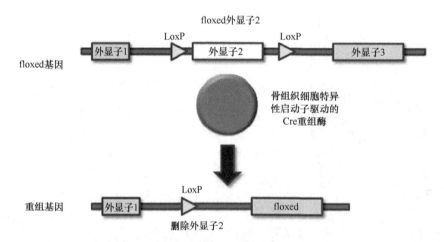

图 9.21　在 Cre/LoxP 条件缺失系统中，细菌 Cre 重组酶通过细胞特异性启动子的活性在骨骼中表达。Cre 与关键基因外显子两侧的 LoxP 位点相互作用，删除外显子，留下一个 LoxP 位点

利用在特定骨细胞群体中活跃表达的基因启动子区域，基因几乎可以在细胞成熟的任何阶段被删除。因此，表达骨特异性 Cre 的小鼠系会利用上述转基因小鼠的启动子。为了从间充质干细胞谱系中删除基因，可以利用 Prx1 和 Sox-9 Cre。针对软骨细胞系，可以使用 Col2a1 和 Col10a1 启动子。Runx2-Cre 可用于在成骨细胞分化的最早阶段删除基因。同样，osterix（OSX）Cre 可以用来删除最初成骨细胞谱系中的基因。2.3kb 的 Col1A1 和骨钙素（OCN）-Cre 小鼠可用于删除成骨细胞成熟阶段的基因，Dmp1-Cre 可用于删除成骨细胞中的基因。可以使用 Trap-Cre 和 Lysozyme-Cre 小鼠靶向破骨细胞目的基因。

最近 Cre/LoxP 系统在骨中的应用表明，骨细胞特异性的初级纤毛蛋白 Pkd1 的缺失导致骨不能对外加应变做出反应。在这个例子中，条件模型的使用尤其重要，因为在小鼠和人的肾脏中，Pkd1 的丢失会导致多囊肾病所致的肾衰竭。肾脏疾病对骨骼的深刻影响可通过在骨骼中敲除 Pkd1 来消除。

条件模型的另一个重要方面是精确控制基因突变的组织或时间。通过使用组织特异性启动子和可诱导转录蛋白的组合系统，删除大多数细胞系的可诱导细胞特异性条件性基因是可行的。这是通过将 Cre 蛋白融合到人类雌激素受体（ERt）的一个突变配体的结合域上来完成的。Cre-ERt 融合蛋白存在于细胞质中，并随着合成类固醇（如他莫昔芬）转运而定位于细胞核中，这一过程使 Cre 经历构象的变化、重组和使含有 LoxP 位点的基因组 DNA 序列失活。这种方法在时间和空间上控制基因的表达，使动物在基因缺失之前能够正常发育，以减少特定基因的不定向发育。还有一些特征性的诱导系统，包括 Col2a-CreER（靶向软骨细胞）、2.3kb 的 Col1a1-CreER（成骨细胞系）和 Dmp1-CreER（骨细胞）。

9.3.3　架起人类疾病与小鼠骨疾病模型之间的桥梁

传统的基因敲除模型已经揭示了骨骼结构和功能的重要方面，它们除了提供关于体内基因功能的生物学信息外，还可以揭示新的疾病机制。例如，人类的软骨增生性侏儒症由 *FGFR3* 突变所致。小鼠的 *FGFR3* 缺失导致骨骼比野生型小鼠更长，这表明 FGFR-3 确实是一个关键的受体，其被局部骨骼成纤维细胞生长因子（FGF）激活，负面调节骨骼长度（图 9.22）。

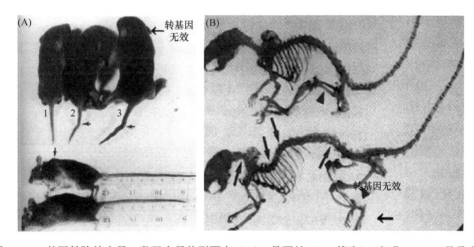

图 9.22　使用 *FGFR3* 基因敲除的小鼠，发现小鼠体型更大（A），骨更长（B：箭头），表明 FGFR-3 是骨生长的负调节因子。图与图注来源于 Deng C, Wynshaw-Boris A, Zhou F, Kuo A, Leder P. Fibroblast growth factor receptor 3 is a negative regulator of bone growth. Cell. 1996; 84(6): 911-921

DMP-1 是一种由骨细胞高度表达的细胞外骨基质蛋白。DMP-1 由 94kDa 的全长前体以 37kDa N 端（残基 17～253）和 57kDa C 端（残基 254～513）的形式在骨和牙本质中分泌。重组 DMP-1 具有多种功能，可以高亲和力地结合钙离子、磷酸根离子和 I 型胶原的 N 端肽区，然而，DMP-1 在体内的生理作用还不是很清楚。DMP-1 在骨骼和牙齿中的潜在功能包括调节羟基磷灰石的形成，并依赖于蛋白质分解过程和磷酸化，可能调节局部骨骼矿化过程。*DMP-1* 基因的失活突变导致代谢性骨病常染色体隐性遗传性低磷酸盐血症性佝偻病（ARHR）。全球 *DMP-1* 基因敲除小鼠的价值在于，它表明 DMP-1 的缺失导致 FGF-23 mRNA 和蛋白质的显著增加。已知 FGF-23 可导致肾脏磷酸盐丢失，从而解释常染色体显性遗传性低磷酸盐血症性佝偻病（ADHR）患者的低磷酸盐血症性佝偻病表型。*DMP-1* 基因敲除小鼠的一个有价值的特征是，它被用来表明由于 DMP-1 的缺失，原发细胞缺陷可能是成骨细胞对骨细胞成熟的干扰，导致"成骨细胞"或"早期骨细胞"基因（如 I 型胶原基因、碱性磷酸酶基因和 *FGF23* 基因）的不适当表达。

9.3.4 继发性影响和遗传背景对骨骼表型的影响

继发性影响和遗传背景对动物骨骼表型的影响通过基因重组后过表达或敲除导致骨骼疾病的基因来实现，对于确定骨和骨组织细胞功能的机制研究非常有用。在某些情况下，研究表明，在小鼠模型中，进一步探索"基因敲除"或基因过表达的变化可以揭示出重要的表型。这一点已经在代谢性骨病常染色体显性遗传性低磷酸盐血症性佝偻病（ADHR）的小鼠模型中得到证实。ADHR 患者存在 *FGF23* 基因功能增强突变，该突变由于谷氨酸（Q）或色氨酸（W）取代精氨酸（R176 或 R179）破坏了呋喃样蛋白酶位点（R176XXR179）。FGF-23 抑制肾脏对磷酸盐的重吸收，因此，FGF-23 水平升高的患者会出现低磷血症和骨软化症/佝偻病。在与 FGF-23 相关的疾病中，ADHR 的独特之处在于，患者可能从出生就患上了这种疾病，也可能发病较晚，通常在青春期或妊娠后出现疾病。这些生理状态与较低的血清铁浓度有关。基因敲入的 ADHR（R176Q）小鼠模型在出生时表现出轻微的磷酸盐表型，基于缺铁可能是 ADHR 的生物"触发剂"的知识，给这些小鼠提供缺铁饮食。这种治疗导致骨骼中 FGF-23 mRNA 显著升高，并增加循环系统中活性 FGF-23 的浓度。此外，小鼠表现出低磷血症，肾脏磷酸钠辅助转运体 NPT2a 减少，以及先前与 FGF-23 过量相关的不适当的维生素 D 代谢。接受低铁治疗的 ADHR 小鼠的骨骼特征包括严重的代谢性骨病，包括骨软化症，这反映了 ADHR 患者的表型。

小鼠遗传学的另一个重要考虑因素是品系。不同品系的小鼠具有不同的骨矿物质密度和骨矿物质含量，这对于理解与骨疾病的不同外显性相关的机制可能很重要。成骨不全（OI）是一种骨质疏松症，其原因是 I 型胶原基因（*Col1a1*）或胶原脯氨酰羟化酶突变，该酶是正常胶原合成、折叠和组装所必需的（见第 1 章，专栏 1.1）。在人类中，OI 的表型是高度可变的。通过在 *Col1a1* 基因中敲入 Gly349Cys OI 突变，可建立 OI 小鼠模型。有趣的是，早期的转基因小鼠被发现在与 C57BL6 和 CD-1 品系小鼠交配时有很高的致死率。随着转基因小鼠的幸存，其与 CD-1 品系小鼠进一步交配，有更大比例的小鼠存活下来，这表明了小鼠品系在 OI 表型表达和疾病严重程度中的重要性。

9.4 总　　结

可遗传的 DNA 变异可能会导致骨骼的改变和适应。以孟德尔遗传的单基因缺陷可能导致罕见的骨骼和矿物质动态平衡紊乱。还有一组 DNA 变化在人类群体中更为常见，可能由多个基因的变异组成，这些变异会导致骨骼结构和功能的变化。根据连锁分析和关联分析的原则，可以使用几种遗传图谱技术来识别这些变化。然后，可以使用转基因技术在动物身上研究这些 DNA 变化，如使用 CRISPR 技术的"直线型"转基因动物和基因敲除与敲入动物。通过使用骨组织细胞特异性启动子来过表达转基因，以及使用 Cre/LoxP 系统进行限制性条件删除，可以实现更复杂的基因修饰。最后，使用诱导型启动子系统能够以剂量和时间依赖的方式将突变或野生型基因的影响传递到动物模型的骨架上。未来图谱和分析方法的改进，包括新的连锁、关联方法和基因组测序策略，再加上新的转基因技术，将为识别影响健康和疾病中骨骼功能的基因组变化提供更大的力量。

练 习 题

1. 讨论简单性状和复杂性状的区别。这两者在疾病风险方面有何不同？从公共卫生的角度来看，哪一种（简单的或复杂的）可能更容易解决，以降低骨质疏松症的风险？为什么？

2. GWAS 在 18 号染色体上的一个目的基因中发现了与骨骼刚度表型相关的 SNP。研究人员随后在第二个不相关的队列中进行了 GWAS，从而确认了目的基因。根据文献，目的基因编码细胞外基质成分。作者下一步可能做什么来确认该基因的功能与特定的表型（骨骼刚度）有关？描述作者将如何进行后续的功能性实验。

3. 进行转基因小鼠实验的研究人员发现，当目的基因被敲除时，小鼠出生后几小时内就会死亡。他们确定，敲除的基因对发育至关重要，没有该基因，小鼠将无法存活。然而，他们认为这种基因对成年动物的生存并不是必需的。研究人员如何才能不仅绕过这个问题，还能确定基因敲除对小鼠表型的影响？描述绕过此问题所需的实验细节及该技术的工作原理。

4. 描述为什么以下内容很重要，以及它们如何在转基因小鼠技术的不同方面使用。

a. 病毒载体

b. 抗生素和抗生素抗性基因

c. 胚胎干细胞

d. 限制性内切酶

e. Southern 印迹法

5. 列举并讨论/描述三个例子，说明基因技术和转基因小鼠技术如何加深了我们对骨生物学的理解。

推荐阅读文献目录

1. Ralston SH, Uitterlinden AG. Genetics of osteoporosis. Endocr. Rev. 2010; 31: 629-662.
2. Karasik D, Rivadeneira F, Johnson ML. The genetics of bone mass and susceptibility to bone diseases. Nat. Rev. Rheumatol. 2016; 12: 496.
3. Reppe S, Datta HK, Gautvik KM. Omics analysis of human bone to identify genes and molecular networks regulating skeletal remodeling in health and disease. Bone. 2017; 101: 88-95.
4. Nagy A, Gertsenstein M, Vintersten K, et al. Manipulating the Mouse Embryo: A Laboratory Manual. Third ed. New York: Cold Spring Harbor Press, Cold Spring Harbor; 2003.
5. Pease S, Sanders TL. Advanced Protocols for Animal Transgenesis: An ISTT Manual. New York: Springer Press; 2011.
6. Singh P, Schimenti JC, Bolcun-Filas E. A guide to genome engineering with programmable nucleases. Hyongbum Kim & Jin-Soo Kim Nat. Rev. Genet. 2014; 15: 321-334.
7. Sing H P, Schimenti J C, Bolcun-Filas E. A mouse geneticist's practical guide to CRISPR applications. Genetics 2015; 199(1): 1-15.
8. Thurtle-Schmidt D M, Lo Te-W. Molecular biology at the cutting edge: a review on CRISPR/CAS9 gene editing for undergraduates. Biochem. Mol. Biol. Educ. 2018; 46(2): 195-205.
9. Wang H, Russa M L, Lei S. CRISPR/Cas9 in genome editing and beyond. Qi Annu. Rev. Biochem. Vol. 85: 227-264(Volume publication date June 2016).
10. Elefteriou F, Yang X. Genetic mouse models for bone studies—strengths and limitations. Bone. 2011; 49(6): 1242-1254.
11. Reppe S, Datta HK, Gautvik KM. Omics analysis of human bone to identify genes and molecular networks regulating skeletal remodeling in health and disease. Bone. 2017; 101: 88-95.

第 10 章　人一生中骨骼的变化

康妮·M. 韦弗（Connie M. Weaver）[1]，芒罗·皮科克（Munro Peacock）[2]

1 普渡大学营养科学系，美国印第安纳州西拉斐特；
2 印第安纳医学院医学系，美国印第安纳州印第安纳波利斯

　　骨是肌肉骨骼系统的主要矿化组织，也是调节钙、磷代谢和稳态的主要贮存库。在生命周期的前 20 年，骨组织主要以骨生长和矿物质积累为主，在随后的 80 年里，骨继续发生变化，但由于衰老的因素，其变化更加缓慢。在人的一生中，骨会随着生长、外力和创伤而改变其矿物质含量、结构和形状。骨也能适应人体短暂的需求，例如，妊娠和哺乳会导致骨的矿物质含量发生可逆变化。骨快速生长的三个阶段分别为胚胎期、新生儿期和青春期，经过三个时期的生长发育可使骨达到成人的比例。生长因子和激素，包括生长激素、胰岛素样生长因子（IGF）、甲状腺素和皮质醇，以及营养物质，特别是蛋白质、钙、磷酸盐和维生素 D，在骨生长发育的不同阶段起主要调节作用。在胎儿期，来自胎盘和母体的激素调节胎儿骨矿物质累积和稳态。出生后，甲状旁腺激素（PTH）、1,25-二羟维生素 D[1,25(OH)$_2$D]和成纤维细胞生长因子 23（FGF-23）形成激素调控轴，三者相互作用对钙和磷酸盐稳态进行调节，直至生命结束。骨达到成人尺寸后，会继续缓慢增长，但同时也不可避免地出现皮质骨和松质骨的整体老化，随之而来的是钙和磷酸盐的流失。在女性中，绝经期卵巢雌激素分泌的减少会导致骨量和矿物质含量的急剧下降。骨骼大小在很大程度上是由多种基因决定的，而且在不同人种中，男性的骨骼比女性的要大。环境因素，特别是营养摄入和体育活动，也决定了最佳的成人骨量及其在生命周期中的保留。

10.1　胎儿期生长

10.1.1　发育和成熟

　　由骨骼、肌肉、关节和肌腱组成的肌肉骨骼系统发育起始于中胚层。骨主要通过两种机制（即膜内成骨和软骨内成骨）在间质组织中发育形成（见第 5 章）。膜内成骨从原始结缔组织中的骨化中心发育、扩张而来，颅骨和面部骨就是典型的例子。而软骨内成骨则是在预先形成的软骨模型中发育，由初级骨化中心产生的骨取代软骨而成，长骨就是典型的软骨内成骨。在软骨内成骨发育过程中，骨骺处生长板一直存在，使骨在轴向上持续纵向生长，在不同的骨中，这些生长板最终在不同的阶段骨化，骨纵向生长停止。然而，骨将终生保持径向生长，骨外膜处围绕外层皮质骨周围，有一层密集的细胞，这些细胞在整个生命过程中始终保持活跃，从而导致骨骼持续扩张。

　　主要有三种类型的细胞负责骨骼的发育和维持。成骨细胞形成类骨质，并为矿化提供钙和磷酸盐（见第 3 章）；骨细胞是由嵌入矿化组织的成骨细胞分化而来，在矿化组织中发育并形成的骨小管，可将邻近的骨细胞、成骨细胞和骨表面的其他类型细胞连接起来。这个细胞网络负责维持矿化组织的完整性，并将施加在骨上的外部力学刺激转化为定向的细胞活动（见第 3 章和第 11 章）；来自骨的破骨细胞前体在血管形成之初便随着血液循环到达骨组织（见第 2 章）。作为多核的成熟细胞，破骨细胞负责吸收不需要的或受损的骨，当与成骨细胞活动耦合时，负责骨重建，从而实现骨在生长和衰老过程中的力学功能。胚胎血管系统还提供骨骼生长所需的营养和钙化所需的矿物质。营养、矿物质和生长因子的最终来源是母体，胎盘调节它们进入胎儿循环。胎儿的骨化大约出现在妊娠的第 6 周。在妊娠第 20 周左右，超声成

像显示所有骨骼的矿化良好。到第 24 周左右，胎儿就有了足够成熟的骨骼，足以支持其在母体外独立生存。在这个阶段，胎儿从头至脚大约长 25cm，体重约 0.5kg。在妊娠的最后三个月，即第 27～40 周，骨骼迅速增大，婴儿出生时，平均身高 50cm，体重 3.5kg。骨骼的矿物质含量占骨骼重量的 65%，主要是钙和磷，并在余生中始终保持这一比例。

10.1.2　钙化和矿物质稳态

胎盘将母体内的钙和磷酸盐转运到胎儿体内，其中绝大部分用于胎儿骨骼的矿化。胎儿出生时，大约有 21g 的钙和 10g 的磷以磷灰石矿物的形式沉积于新生儿骨中，其中约 80%是在妊娠的最后三个月胎儿钙化达到峰值时积累的。胎盘和母体激素及母体血清浓度在很大程度上调节矿物质向胎儿的转运和其稳态。虽然胎儿的甲状旁腺、肾小管和骨细胞[分别是 PTH、$1,25(OH)_2D$ 和 FGF-23 的来源]已经足够成熟，但由这些组织和器官产生的调节矿物质稳态的激素其水平在胎儿循环系统中却较低。相反，胎儿血液中的钙和磷酸盐含量很高，反映出胎盘从母体循环系统中转运矿物质的效率非常高。在胎儿中，甲状旁腺激素相关蛋白（PTHrP）可作用于 PTH 受体，是调节胎儿软骨发育及其骨转换的关键因子，其在胎儿循环中的浓度约为 PTH 的 10 倍。

10.2　出生后生长

10.2.1　新生儿矿物质稳态

在新生儿中，胎盘功能的丧失需要他们从被动的矿物质稳态迅速转换为主动的激素调节稳态（见第 13 章）。PTH 分泌可增加肾脏内钙重吸收，维持血钙浓度，减少肾脏内磷酸盐重吸收，预防高磷血症。肾脏和甲状旁腺中的钙敏感受体（CaSR）参与了新生儿的钙调节，激活 CaSR 突变可导致高钙血症。PTH 也能增加肾脏对 $1,25(OH)_2D$ 的分泌，从而优化肠道对钙和磷酸盐的吸收。FGF-23 的分泌从出生起就增加，通过减少肾脏的磷酸盐重吸收和 $1,25(OH)_2D$ 的分泌可预防高磷血症。然而，尽管有多重激素调节磷酸盐的重吸收，但在新生儿中，直至青春期，磷酸盐在肾小管中的重吸收水平仍然很高。因此，与成人磷酸盐参考范围相比，新生儿的血清磷酸盐水平一直很高，直至青春发育期。在婴儿期、儿童期和青春发育期维持较高的血清磷酸盐浓度，反映出骨骼快速生长期间，磷酸盐在骨骼钙化中的关键作用。另外，在儿童时期，钙和 PTH 的循环水平均在成人参考范围，且保持稳定，而 $1,25(OH)_2D$ 水平由于生长激素对其分泌的积极作用而超出成人水平。母乳可以提供足够的营养物质及钙和磷酸盐。然而，如果母体的维生素 D 状况不佳，那么婴儿维生素 D 的含量就很低。在这种情况下，新生儿就需口服维生素 D 来维持婴儿时期正常的骨骼生长。在这个阶段，骨骼的遗传疾病，如成骨不全，可能导致新生儿出现骨折，而外界环境因素疾病，如维生素 D 缺乏导致的佝偻病，将在出生后的第一年或之后出现。

10.2.2　婴儿期和儿童期骨骼生长

从胎儿到成人的骨骼生长是异速生长，胳膊和腿比躯干生长得快，而头部发育最慢。通常被描绘成达·芬奇笔下的维特鲁威人（Vitruvian man）的成人的身体比例与新生儿的身体比例大不相同（图 10.1）。激素在很大程度上调节不同阶段生长发育的速度。生长激素产生于垂体前叶，是调节骨骼生长的主要激素。它调节肝脏产生生长调节素 A 和 C，由生长调节素 A 和 C 主导的调节系统主要包含两种主要生长因子复合物——胰岛素样生长因子 2 和 1（IGF-2 和 IGF-1）、两种细胞受体（IGFR-1 和 IGFR-2）和 6 种循环 IGF 结合蛋白（IGFBP）。生长激素过多会导致巨人症，不足则导致侏儒症。甲状腺分泌的甲状腺素是正常生长所必需的，甲状腺素缺乏会导致身材矮小和克汀病。性类固醇增加骨量沉积，并在青春发育期加速骨骼生长。雌激素缺乏或雌激素受体失活将导致骨骼生长期延长，而过多的雌激素会导致青春期提前，加速生长板闭合，最终导致身材矮小（详见第 15 章）。

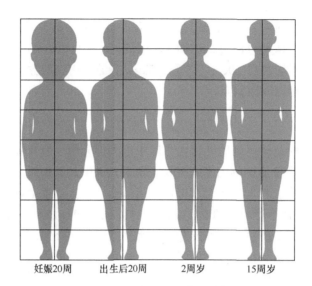

妊娠20周　　出生后20周　　2周岁　　15周岁

图 10.1　从胎儿到成人的骨骼生长是异形的。胎儿在 20 周时，颅骨、脊柱和长骨的长度大致相等；在新生儿中，脊柱和长骨长度比颅骨还要大；完全可以活动的 2 周岁的孩子，长骨和躯干长度接近，而颅骨的生长却变慢；在年轻的成人中，长骨长度已经超过了脊柱，颅骨也停止了生长

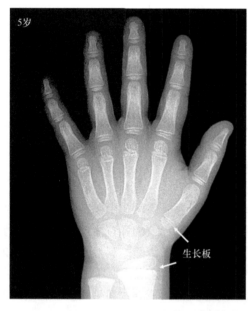

图 10.2　5 岁女孩儿左手的 X 射线图像，图中显示出在桡骨和尺骨远端、腕骨、掌骨和指骨处有大量的骨骺和骨化中心，这些骨化中心在出生后不同的年龄阶段开始出现并完成矿化（图片源自 Gilsanz, Ratib, 2012. Springer）

与实际年龄评估方法不同，骨龄通常是通过左手（包括手腕和手指）的 X 射线摄影来评估的。该图像可以提供大量骨骺和骨化中心的发育过程，并完整地呈现出生后不同年龄阶段骨的矿化过程。整个获得的图像可与正常儿童的标准图谱进行比较，如可与由格罗伊利希（Greulich）和派尔（Pyle）开发的标准图谱进行比对（图 10.2）。骨龄延迟或超前表明有潜在的疾病影响骨骼生长。

健康骨骼的最终大小和矿物质含量在很大程度上由多种基因决定。这两个部分都具有高度遗传特征。女性骨骼平均比男性小，女性掌骨横截面积比男性小30%左右（图 10.3）。然而，环境因素（尤其是体育锻炼和营养的摄取）在决定骨骼的最终矿物质含量方面也起着重要作用。如果在儿童期骨骼的某一部分没有受到外力的作用，如患小儿麻痹症的腿，纵向和横向的骨骼生长发育就会严重迟缓，导致小儿的腿部和脚部骨骼出现轻微发育不全。饮食也是影响骨骼生长的一个重要环境因素。如果饮食中的钙或磷酸盐不足，则骨骼生长和矿化会变慢，并导致矮小、骨量和骨密度下降，以及佝偻病的出现。

10.2.3　青春发育期和青春期

在骨矿物质增生高峰前后的 2 年中，大约有 26%的成人骨矿物质被积累下来。与女孩儿相比，青春期男孩儿的骨累积率较高，是因为在任何给定的钙摄入量中，其钙保留效率更高（图 10.4）。对于男孩儿和女孩儿来说，钙保留量随着钙摄入量的增加而增加，直到达到一个平台期。额外摄入的钙将被外排，钙保留量不会进一步增加。青春期钙保留量比青春期前高很多，如果一个青春期女孩儿的钙摄入量从正常的每天 800mg 增加至每天 1300mg，那么其骨量在一年的时间里会增加 4%。在男孩儿中，血清胰岛素

第二掌骨

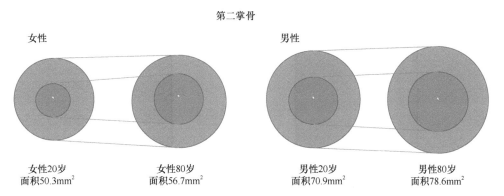

女性

女性20岁
面积50.3mm²

女性80岁
面积56.7mm²

男性

男性20岁
面积70.9mm²

男性80岁
面积78.6mm²

图 10.3　女性的骨骼比男性小，以第二掌骨为例，年轻女性第二掌骨横截面积比年轻男性小约 30%。随着年龄的增长，所有的骨骼会继续扩张，80 岁女性第二掌骨横截面积相比 20 岁时增加了约 13%，男性增加了约 11%

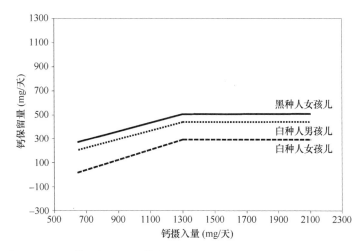

图 10.4　钙是一种阈值营养素。钙（Ca²⁺）保留量随着摄入量的增加而增加，达到最大保留点后，过量的钙被排出体外。青春发育期，白种人男孩儿（短虚线）比白种人女孩儿（长虚线）的骨骼钙累积量高，黑种人女孩儿（实线）比白种人女孩儿骨骼钙累积量更高

样生长因子 1（IGF-1）在调节钙保留方面与膳食钙的摄入同等重要。血清 IGF-1 和男性性激素水平与骨外膜骨扩张有关，导致骨尺寸更大。在女孩儿中，雌激素不仅抑制骨外膜的扩张，还阻止骨重建从骨内膜表面移除骨，进而阻止骨髓腔扩大。女性有更大的骨小梁总面积，这可能有助于其在妊娠期和哺乳期利用钙和磷酸盐时不影响骨强度。骨累积率峰值女孩儿约在 12.5 岁，男孩儿约在 14.1 岁（图 10.5）。接近一半的峰值骨量是在整个青春期获得的。

　　种族也是决定峰值骨量的一个重要因素（见种族和民族差异部分）。与白种人相比，亚洲人峰值骨量更低而黑种人峰值骨量更高。当根据骨面积或骨尺寸对 BMC 进行校准时，许多种族差异就会消失，表明 BMC 与骨尺寸有关。然而，在皮质骨和骨小梁测量中，包括骨面积和截面弹性模量，以及有一些情况下的 BMC 和骨矿物质密度（BMD），在通过骨尺寸对其进行校准时依然存在种族差异。更大的皮质骨横截面尺寸赋予更高的骨强度，这有助于解释性别和种族在骨折易损性上的差异。当然，不同种族和民族的生活方式也会影响峰值骨量。例如，亚洲人的钙摄入量通常比白种人低得多，但当钙摄入量增加时，他们的钙摄入量与白种人一样多。

　　身高增长速率峰值比骨矿物质积累峰值早约 7 个月（图 10.5）。在身高增长速率达到峰值的年龄，一个女孩儿已经达到了她最终成年身高的 90% 左右，但 BMC 只有她最终全身的 60% 左右。由骨尺寸和矿物质积累之间的不平衡所造成的滞后期使青春期更容易发生骨折（图 10.6）。然而，从骨折的角度来看，

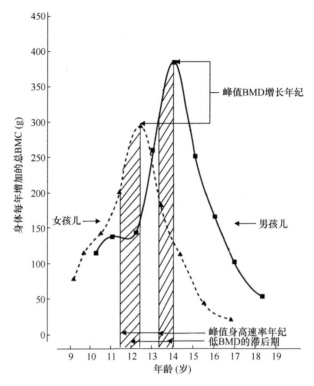

图 10.5　纵向 DXA 测得的男孩儿和女孩儿身体总矿物质含量（BMC）每年的增加量数据。男孩儿的峰值 BMC 增长落后于女孩儿（男孩儿在 14.1 岁，而女孩儿在 12.5 岁），而峰值身高速率先于峰值 BMC 增长（女孩儿 11.8 岁 vs. 男孩儿 13.4 岁）。峰值身高速率和峰值 BMC 速率之间有大约 7 个月的滞后期，此期间代表了年龄的低骨量期。图中 BMD 是指骨矿物质密度。数据源自 Bailey, et al. J. Bone Miner. Res. 1999; 14: 1672-1679

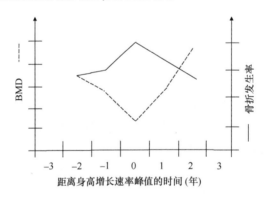

图 10.6　骨矿物质密度（BMD，虚线）与青春期骨折发生率（实线）的关系。在身高增长速率值峰时骨折发生率最大，此时 BMD 滞后于身高变化，更容易发生骨折

与低骨量相比，生长发育完成时骨最终尺寸不足对于骨折风险更具参考性。生长速率的异质性和青春发育期的出现给骨的临床研究带来了一定挑战，部分原因是青春期生长相关的变化可以掩盖干预引起的变化。如果受试者的骨骼成熟程度与其性成熟阶段相匹配，这一点可以最小化，骨骼的成熟度可以通过坦纳（Tanner）分级进行分类评估，或者更准确地通过测定身高增长速率峰值来实现（专栏 10.1）。虽然骨骼生长点和时机在很大程度上是预先设定好的，但生活方式的选择或骨骼生长的中断，如活动受损、月经周期缩短或一般疾病，都可能影响骨矿物质积累。青春期是骨骼易损期，同时也是骨骼生长机遇期。定期的适量运动相比于不运动可增加 30% 的骨量。从钙摄入水平不达标状态增加钙的摄入量可以促进骨骼的增长，直到饮食中的钙不再影响矿化（图 10.4）。缺钙越多，摄入足够的营养对钙保留的影响就越大。青春发育期骨矿物质积累的快慢对最终峰值骨量的影响尚不清楚。

专栏 10.1　骨骼成熟的评估

骨矿物质获得的时机与青春期发育的关系比实际年龄更密切。一些估计性成熟或骨骼年龄的方法已被用来评估青春期发育。在女孩儿中，初潮的年龄是青春期开始的关键标志，与骨骼钙的峰值增长密切相关。初潮发生的年龄往往很容易被人们记住，有时甚至可精确到月份。对于男孩儿和女孩儿，坦纳基于乳房和阴部的发育，开发了一个性成熟分期评分系统，从 1（青春期前）到 5（完全成熟）。可以分别对上半身和下半身的发育情况进行评分，或取两者的平均值。评分时，测试者通过标准发育的图片或图画与自身实际发育情况进行比较后，自行建立评分报告。如果由训练有素的专业人员（如儿科医生）以研究为目的进行评估，则评估得到的相对分数会更准确，特别是使用参考尺寸模型作为对照的时候。该方法的局限性在于当从上半身和下半身评估得到的评分不匹配时会产生不确定性，因为在坦纳分级中只使用了 5 个离散评分。

手部 X 射线可用于青春期开始前对骨骼成熟度的评估。通过比较从手部发育过程中获得的图片集能够获得详细的腕骨在生长过程中的形状变化，以及掌骨和指骨骨骺每隔一个月或几个月（早期）到一年（后期）的发育情况和形状。然而，大约在青春发育期开始的时候，该工具的评分不如坦纳分级。部分原因是在腕骨的发育和骨骺的融合中变化较少，评估结果会滞后于实际发育情况，导致评估不准确。

10.2.4　种族和民族差异

非洲裔美国儿童通常比白种人儿童和亚洲儿童有更高的骨量和更低的骨折发生率。其中一些可能的基础原因是在相同的钙摄入量下，黑种人女孩儿相比于白种人女孩儿能更有效地吸收和利用钙（图 10.4）。在同样的钙摄入量下，黑种人女孩儿尿液中的钙含量只有白种人女孩儿的一半。她们的骨形成率也比白种人女孩儿高得多，但骨吸收率只比白种人女孩儿高一点点。有趣的是，亚洲青春期女孩儿在低钙摄入量的情况下钙利用效率比白种人和黑种人女孩儿更高。亚洲青少年通常钙摄入量很低，这可能是他们 BMC 较低的原因。调查报告显示，与黑种人、西班牙裔和亚洲裔儿童相比，白种人儿童的骨折风险最高。图 10.7 描述了一个关于欧洲裔（白种人）与非白种人（包括黑种人、西班牙裔和亚洲人）儿童骨折风险的例子。大多数骨折发生在青春期发育期的几年里，在这段时间里矿化滞后于骨骼尺寸的变化。所有种族的骨折风险都随着脂肪增加和维生素 D 摄入量的降低而增大。

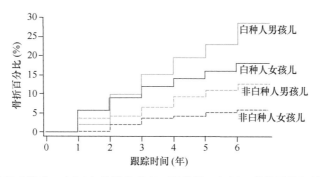

图 10.7　不同种族背景男孩儿和女孩儿 6 年以上骨折患病率。图片是 6 年间（基线平均年龄约为 10 岁）白种人和非白种人（西班牙裔、黑种人和亚洲人）男孩儿和女孩儿的骨折百分比。数据源自 Wren, et al. J. Pediatrics. 2012; 161(6): 1035-1040

在儿童和成人中发现的种族差异的原因目前还不清楚。维生素 D 代谢的差异、骨尺寸的遗传差异，以及日常活动水平都可能导致骨折风险的差异。需要注意的是，虽然非洲裔美国儿童的骨量通常比白种人儿童高，但在缺乏维生素 D 的情况下，非洲裔美国人同白种人一样，骨折发生率比维生素 D 水平高的儿童要高。因此，维生素 D 缺乏可增加不同人种个体的骨折风险。骨强度和骨结构的人种差异也可能在骨折风险中发挥重要作用。相比于白种人儿童，非洲裔美国儿童和西班牙裔美国儿童桡骨远端的骨尺寸更大、骨强度更高。

10.2.5　内分泌调节

在青春期前，由于生长激素（GH）和 IGF-1 水平相对稳定，骨生长仍然是渐进的。青春发育期的开始是以促性腺激素/促性腺激素释放激素的快速释放为标志的，当这些激素被释放到循环中时，会引发性类固醇激素，即雌激素和睾酮的产生和释放。雌激素的增加导致生长激素和 IGF-1 的产生，从而引发生长加速（图 10.8）。在青春期男孩儿中，血清 IGF-1 水平比睾酮水平更能预测骨骼钙的增加。激素的出现能够增强生长板活性、增加肌肉质量、调整骨骼力学阈值以改变不同骨表面对应变的响应。这些变化最终导致骨发育过程中骨的增长和相应变化。

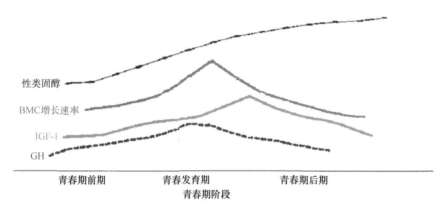

图 10.8　生长过程中骨矿物质含量（BMC）增长速率和激素调节的变化。GH. 生长激素；IGF-1. 胰岛素样生长因子 1。数据源自 MacKelvie, et al. Br. J. Sports Med. 2012; 36: 250-257

在青春发育期钙的吸收效率会增加。青春发育期人群可以从一杯牛奶中吸收 300mg 的钙，钙吸收率约为 40%，而成人的钙吸收率约为 30%，其主要原因是血清 1,25(OH)$_2$D 水平增加。血清 25-羟维生素 D[25(OH)D]水平在青春发育期下降，而那些维生素 D 水平较低的人 BMD 增加更多。血清 25(OH)D 减少可能在生理上并不重要，这种减少仅仅可能是由发育过程中肌肉增长引起机体扩张而导致的稀释效应引起的。另外，维生素 D 水平的降低也可能与 IGF-1 通过刺激肌肉生长而使肌肉中 1,25(OH)$_2$D 的转化率增加有生理相关性。

处在青春发育期的儿童缺乏 GH 或 IGF-1 会导致身高增长速率峰值降低，获得的骨量也减少。IGF-1还能刺激肾小管对磷酸盐的重吸收，以满足青春期增加的骨矿物质需求。低水平的血清 IGF-1 将导致低的骨形成，这是不可逆转的。低蛋白摄入可降低血清 IGF-1 水平，使问题恶化。

在青春期后期，较高水平的性类固醇激素会刺激骨骺的闭合，导致骨骼的延长停止。罕见的雌激素抵抗或雌激素合成受损（芳香化酶缺乏）的患者骨量减少且骨骺闭合延迟。如果没有产生雌激素抵抗，雌激素治疗可促使骨骼成熟及骨矿物质的积累。通过 IGF-1 或睾酮进行治疗均可促进钙吸收和骨形成，但只有在长骨骨骺闭合前才有效。雄激素也可能是正常骨矿物质积累和生长所必需的，尤其是长骨。雄激素不敏感综合征患者雄激素受体异常，产生部分或完全雄激素抵抗。这些患者即使在性腺切除术后接受雌激素替代治疗，其表观 BMD 和体积 BMD 也都会降低，表明雄激素在矿物质积累中也起着重要作用。

10.2.6　基因调节

双胞胎研究表明遗传因素对 BMD 的影响占到 50%～70%。遗传因素还影响骨尺寸和骨材质特性、钙吸收效率，以及骨对力学刺激的反应，所有这些都对骨折风险的家族遗传产生影响。骨骼发育和骨形成调控机制的遗传学操控主要包括基因表达与细胞核结构之间的功能性相互作用、基因的表观遗传修饰，以及转录活性基因和转录抑制基因的染色质修饰。骨骼发育的起始受到微 RNA（microRNA）的影响。microRNA 调节骨形态发生蛋白 2（BMP-2）诱导的骨形成和骨量。生长板处软骨细胞成熟与骨形成之间的相互协调受到印度刺猬因子（IHH）和 PTHrP 相关通路的严密调控。Sox 家族基因是诱导软骨细胞分化所必需的，而 RUNX2 是成骨细胞分化的转录因子。RUNX2 和骨钙素通过调控成骨相关基因启动子，使促成骨分化的相关基因依次表达，从而不断推动间充质干细胞向成骨细胞分化。RUNX2 和骨钙素对成骨相关基因启动子的调控是其他成骨调控蛋白的表达基础，因此，对 RUNX2 进行表观遗传修饰可以作为调控成骨形成的"蓝图"。

在成骨细胞中，具有转录活性的 RUNX2 蛋白和维生素 D 受体（VDR）与细胞核结构相互作用，它们之间相互作用所产生的功能仍有待阐明，可能与转录活性所需的染色质修饰有关。

遗传因素也可以产生其他影响，这在之前的章节进行过讨论。例如，腰椎的表观骨矿物质密度（aBMD）受出生体重和 VDR 基因多态性的影响：出生体重低的 VDR BB 基因型个体腰椎表观骨矿物质密度较高，而出生体重高的个体腰椎表观骨矿物质密度较低。VDR 基因的多态性与钙吸收效率、磷酸盐代谢、骨重建和骨折有关。VDR 控制至少 11 个影响骨和矿物质稳态调控因子的基因表达，包括 TRPV6[编码瞬时受体阳离子通道亚家族 V 成员 6（TRPV6）]、LRP5[编码低密度脂蛋白受体相关蛋白 5（LRP5）]、RANKL[编码肿瘤坏死因子配体超家族成员 NF-κB 受体激活蛋白配体（RANKL）]、OPG[编码骨保护素/肿瘤坏死因子受体超家族成员 11B（OPG）]、CYP24A1[编码线粒体 1,25-二羟维生素 D（3）24-羟化酶]、PTH、FGF23、PHEX[编码磷酸盐调节中性内肽酶（PHEX）]、KL（编码 Klotho）、SPP1（编码骨桥蛋白）、BGLAP（编码骨钙素）。Ⅰ型胶原编码基因（Colia1）、雌激素受体编码基因（ESR1）、白介素-6 编码基因（IL6）和 BGLAP 等的多态性也可能与青春期前和青春发育期儿童的骨密度有关。对于许多复杂的特性，如峰值骨量可能由多种基因控制，而任何一个基因只能解释其中一小部分的变化（见第 9 章）。

10.2.7　生长速率的时机

骨骼和肌肉的协调发展对于促使骨骼强度最大化，同时保证运动的灵活性非常重要。如果肌肉的力量和尺寸增长超过了 BMC 的增加，就会发生原发性骨缺损。骨骼尺寸或身体尺寸可通过相对于年龄的 Z 评分（Z-score）进行评估。青春期的发育速率较低（表现为身高的 Z 评分较低）可能导致以后生活中髋部骨折的风险升高。

分泌雌激素的时间长短与青春发育期骨获得量及之后骨保留量密切相关。在女孩儿中，骨矿物质累积与月经初潮的年龄呈负相关关系。一项长期跟踪研究表明，约 10%的骨获得量与月经初潮的年龄相关。相比之下，男孩儿体内约 25%的骨获得量可归因于血清 IGF-1 及其结合蛋白水平较高。初潮提前对桡骨、股骨颈及胫骨远端骨小梁骨体积分数有积极影响。初潮提前也预示着皮质厚度会增大，这是由于骨内膜矿物质沉积会增多。因此，初潮延后被认为是儿童期和青少年时期骨折的风险因素（图 10.9），同时也是成年以后骨质疏松症的危险因素。初潮

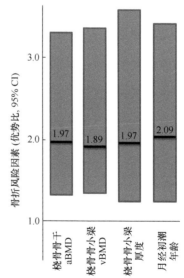

图 10.9　本图描述了 8～20 岁女孩儿桡骨骨矿物质密度（BMD）、结构特征和桡骨远端强度变量下降 1 个标准偏差（SD）时的骨折风险。在 20 岁时，具有较低骨小梁体积 BMD（vBMD）和远端桡骨厚度的女性与骨强度降低和高骨折风险有关。图中柱子代表优势比（OR），±95%置信区间（CI），通过逻辑斯谛回归计算。aBMD 表示表观骨矿物质密度。数据源自 Chevalley, et al. J. Clin. Endocrinol. Metab. 2012; 97(11): 4174-4181

年龄也与种族和饮食有关。美国黑种人女孩儿的初潮比白种人或西班牙裔女孩儿来得早，从而造成其较高的 BMC。对于膳食钙不足的女孩儿来说，与没有补充钙的女孩儿相比，补充钙可以降低其初潮年龄，并导致更多的骨获得量。儿童肥胖症引起的初潮提前一直是人们所关注的问题。

骨的增长可因环境因素的改变而改变。当面对雌激素缺乏时，初潮会推迟。青春发育期雌激素缺乏可引起神经性厌食症或其他营养紊乱。饮食能量过低或持续过度运动的女孩儿可能无法产生足够的内源性雌激素，从而导致闭经。雌激素缺乏对骨骼的影响取决于雌激素缺乏的持续时间。由于雌激素缺乏，髋部比脊柱更容易受到骨密度不可逆下降的影响。

女运动员三联征是运动员在限制能量摄入的同时出现闭经和低骨量骨质疏松症的一种常见症状。无论是否患有饮食失调，这种情况都会发生。通常需要一个跨学科的团队来共同治疗，以控制这种潜在的严重症状。

10.2.8 峰值骨量的发展

通过 BMD 评估获得的峰值骨量是成人骨骼健康的重要决定因素，与个体骨折风险有关。它与骨骼材质的特性和几何形状一起决定了骨骼的强度。峰值骨量一般在骺端生长板闭合后的几年内达到，并因性别和骨骼部位不同而变化（图 10.10）。女性通常比男性更早达到峰值骨量，然而，男性通常比女性积累更多的矿物质，导致女性最终的峰值骨量较低。骨骼发育过程中存在大量的异质性，在评估骨骼成熟度时，同时考虑评估对象的年龄和性成熟期（专栏 10.1）至关重要，前者可以通过骨龄进行评估，后者可以通过坦纳分级进行评估。一般使用 30 岁左右的峰值骨量来推导 T 评分，从而评估 BMD。该过程主要通过 DXA 来进行测量，所得结果可用于诊断骨质疏松症。T 评分指的是个体的 BMD 与绝经前妇女的平均 BMD 的标准差之间的差异。

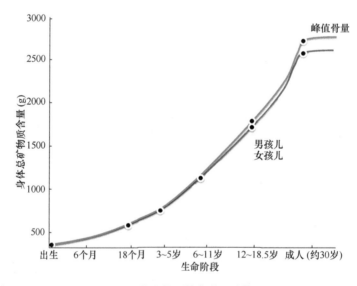

图 10.10　峰值骨量的获得。在人的一生中，骨骼的获取是不均匀的，在婴儿期和青春期，骨骼的生长和矿物质的积累会加速。在骨矿物质积累峰值时，男性比女性积累更多的矿物质。然而，女性在所有骨骼部位，包括全身、腰椎、全髋部和股骨颈，骨量达到峰值的时间更快。按骨骼部位和性别划分的峰值骨量数据来自 Baxter-Jones, et al. J. Bone Miner. Res. 2011; 26(8): 1729-1739

10.2.9 儿童骨折风险

确定儿童为什么骨折并不是一门精确的科学。许多因素会影响儿童骨折的风险。和成人一样，即使在低创伤情况下，一些骨量正常的儿童也会骨折。可以明确的是，在儿童期或青春期经历过骨折的人，成年后骨折的风险更高。男孩儿骨折的发生率往往比女孩儿高，但这可能是由于他们的高风险行为。在儿童期，更多的骨折也与机动车辆碰撞、非意外摔倒和活动相关的摔倒关系密切。研究发现，每天从事剧烈运动的男孩儿和女孩儿骨折的风险更高，而较高的骨量不能完全抵消因剧烈活动而增加的风险。经历过多次骨折的儿童有几个共同的特征，如低钙饮食摄入量、5 岁前骨折、高体重指数，以及过量或过少的运动。月经初潮较晚或月经周期受损的女孩儿骨折的可能性更高。其他因素，如高碳酸饮品摄入量、内分泌异常和某些药物（如皮质类固醇）可增加青春期骨折的风险（表 10.1）。患有各种疾病，如慢性肾脏病、神经肌肉紊乱和 1 型糖尿病的儿童，也可能表现为骨骼健康受损，骨折风险增加。

表 10.1　骨折的风险因素

可修正风险因素	不可修正风险因素	病状
平衡障碍	骨折家族史	脑瘫
钙和维生素 D 摄入	骨质疏松症家族史	儿童癌症幸存者
性成熟迟缓	性别	慢性疾病
步态障碍	母体生活方式选择性遗传	慢性肾脏病
糖皮质激素类药物使用	人种、种族	囊性纤维化
体重指数高，肥胖		神经肌肉疾病
碳酸饮料摄入		成骨不全
肌肉无力		肾衰竭
骨骼尺寸减小		1 型糖尿病
体积骨密度减少		
运动风险		
跌倒造成创伤		

骨折发生率在人的一生中呈双峰分布，在青春期和 50 岁以上的成人中发生率最高。大约 50% 的男孩儿和 40% 的女孩儿会经历至少一次前臂骨折，通常发生在青春发育期激增之前。一般来说，儿童期的骨折不应该引起恐慌。然而，低骨量、超重、高脂肪含量、钙磷摄入不足与儿童骨折风险增加有关。反复骨折常与骨量减少有关，但也可能是一种病理状态，因而需要进一步评估。因此，当以上问题引发骨折时就应引起注意。不幸的是，有多发性骨折的儿童在成年后也大概率会有更高的骨折发生率、残疾和额外骨折的可能性。低骨量儿童骨折的创伤小，被认为是脆性骨折，相当于成人的骨质疏松性骨折。大多数低创伤性骨折发生在骨量低和骨结构不理想的儿童身上（例如，骨小梁结构指数缺损或更小的断面模量）。研究发现，幼年时前臂远端骨折的年轻成年女性松质骨 vBMD 较低，桡骨组织较薄，骨强度降低。

在儿童期，前臂骨折是最常见的。这是因为儿童更倾向于伸出手向前摔倒，而成人则倾向于向侧面摔倒，因而成人更多的是髋部骨折。儿童的髋部或脊椎骨折更令人担忧，可能表明身体有严重的病理状态，可能受骨骼代谢、生理虐待或创伤性损伤的影响。总的来说，跌倒相比于 BMD 是引起骨折更强的危险因素，儿童和成人的骨骼都是如此。

10.3　生殖过程中的骨骼变化

10.3.1　妊娠期

一名孕妇要为胎儿提供大约 30g 钙和 15g 磷，以优化新生儿骨骼中的矿物质含量。妊娠期间母体对矿物质的需求增加主要是通过日常饮食中对活性钙和磷的吸收增加而实现的（图 10.11）。导致母体对钙和磷过度吸收的主要因素是母体 $1,25(OH)_2D$ 分泌量的增加，而导致 $1,25(OH)_2D$ 分泌增加的刺激因素尚不清楚。非孕妇体内 $1,25(OH)_2D$ 的重要调节因子 FGF-23 的减少和 PTH 分泌的增加似乎与此无关。刺激钙和磷吸收增加主要与孕期突增的雌激素、孕酮，以及垂体和胎盘分泌的激素相关。怀孕期间孕妇的骨量并没有减少，确实有一些证据表明其骨骼处于正平衡状态。妊娠期骨质疏松症是一种病因不明的罕见疾病，妊娠期间服用肝素药物可能与此有关。相比妊娠期骨质疏松症，维生素 D 缺乏导致的骨软化症在孕妇中更加常见。其原因可能是一些皮肤色素沉积较多的女性因为人文因素刻意包裹皮肤，未使皮肤充分接触阳光，或是日常饮食中没有额外补充维生素 D。这些母亲可能会患上骨质软化性骨折、严重的近端肌肉无力及难产，其生出的孩子在母乳喂养时如不补充维生素 D，则可能会患佝偻病。

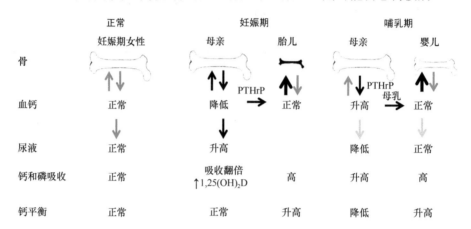

图 10.11　确定了主要调控因子后，妊娠期和哺乳期钙代谢适应快速生长的变化。两种不同的宽度和三种颜色深浅不同的箭头表示在妊娠前及钙从母体流向母亲、婴儿或胎儿过程中钙水平的升高或降低。在妊娠晚期，胎儿骨骼的大幅生长促使母体产生更多的 1,25-二羟维生素 D[1,25(OH)₂D]，从而促进母体钙（Ca²⁺）的吸收，并将钙转移到胎盘。在哺乳期间，升高的甲状旁腺激素相关蛋白（PTHrP）和低水平的卵巢类固醇激素显著上调骨吸收，释放钙和磷酸盐到母乳。母乳中的钙流失通常在 280～400mg/天，有时可能高达 1g/天

10.3.2　哺乳期

　　母乳喂养婴儿的女性每天会损失 200mg 的钙和 150mg 的磷。这个比率接近骨磷灰石中的钙磷比率。经过一年多的喂养，女性会损失 73g 钙和 55g 磷。分娩后，母亲的催乳素分泌增加，雌激素、孕酮和 1,25(OH)₂D 恢复到孕前水平。因此，母乳损失的矿物质不能通过母亲的膳食摄入量或增加的吸收来补偿（图 10.11）。这种损失和由此产生的矿物质负平衡需要母体从骨骼的磷灰石中提取钙和磷酸盐。在哺乳期间，女性每年损失约 5%的骨密度，相当于 50g 钙和 25g 磷。破骨细胞驱动的净骨吸收增加在很大程度上是由于低的雌激素水平。骨骼并不是全身一致性地释放矿物质，在松质骨发生的骨吸收比皮质骨更多。因此，脊椎的 BMD 比四肢的损失更大。矿物质也可以通过骨细胞的骨质溶解来获得，这是一种非破骨细胞性溶骨机制，可能是哺乳期严重的矿物质缺乏状况刺激产生的。调节骨细胞溶骨的因素在很大程度上还是未知的。在这个过程中，骨细胞周围的矿物质溶解，流向血液循环，从而用于乳汁分泌。随着断奶，母体的骨骼会经历一个显著的恢复，以及大量的骨质流失和松质骨退化的逆转。导致这种逆转的机制尚不清楚。事实上，绝经后和年龄相关的骨质疏松症在哺乳期妇女中并不常见，而生育孩子的数量与母体骨质疏松症的发病率成反比。另外，对于妊娠期间发生骨质疏松症的罕见患者，护理标准是建议母亲不要泌乳。

10.4　衰老过程中的骨骼变化

10.4.1　骨骼扩张与年龄

　　骨骼停止纵向生长后，会通过骨外膜塑建继续扩张。在人的一生中，骨外膜会持续形成新骨，从而使所有骨骼持续扩大（图 10.3）。然而，骨外膜扩张的同时，在骨内膜上会发生骨消除，且其消除速率超

过了骨外膜的沉积速度,导致皮质骨组织的整体减少(图21.7)。人们对老龄化中骨塑建的调控目前还了解甚少。看起来生长过程中涉及骨塑建的相同机制似乎在整个生命过程中都保持活跃。其中最重要的是由体育活动引起的力学影响(见第11章)。在成人中,非常喜欢运动的人在运动过程中会对特定部位骨骼产生应力,如网球运动员的前臂和棒球运动员的肱骨,最终使这些部位的骨骼尺寸和密度都会增加(图10.12)。强有力的力学刺激可以促进骨外膜的骨形成,抑制骨内膜的骨吸收,从而导致骨尺寸、密度和强度整体增加。当这些运动强度降低时,其对骨量的影响也随之减弱,但骨形态的变化将持续到老年。运动引起骨骼变化的机制主要涉及由骨细胞及其小管网络传递的力学载荷,其可以下调硬骨素(一种 Wnt 抑制剂),从而在特定的骨外膜成骨细胞、骨内膜破骨细胞和成骨细胞中激活 Wnt/catenin 信号通路。此外,在正常的衰老过程中,对儿童成长至关重要的激素和生长因子依然在增龄性骨骼扩张中发挥作用。生长激素分泌过多,如在肢端肥大症(这是一种出现在成人中的慢性疾病)中,将导致骨骼大幅扩张,这通常是潜在疾病的主要临床特征。

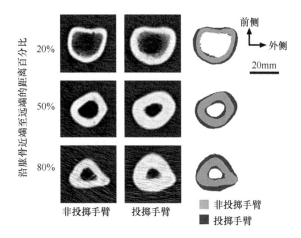

图10.12 运动过程中反复的强力学载荷引起皮质骨增加。一名棒球运动员投掷手臂与非投掷手臂肱骨的横截面图像比较。数据源自 Warden, et al. PNAS. 2014; 111(14): 5337-5342

骨骼扩张的重要效应之一是它会影响骨强度和抗骨折能力。骨骼总横截面积的增加可以强化骨骼,骨刚度的增加与骨半径的四次方成正比,因此骨的矿化组织越是远离骨的中轴线,其弯曲(和扭转)刚度也就越大(见第7章和第11章)。股骨是老年人中最常见的可由小创伤就引发骨折的部位,股骨颈、下转子和骨干中段的骨外膜直径在男性和女性中以相同的速率进行扩张,且扩张速率恒定,不随年龄而发生变化。通过药物刺激骨扩张来降低年龄相关的骨折风险尚未得到任何深入的研究。然而,有规律的体育锻炼,可促进肌肉功能和股骨扩张,预防摔伤(造成骨折的主要创伤),是行之有效的预防措施。

10.4.2 骨量与年龄

骨量在30岁左右达到峰值后不久,骨质流失就开始了,并在此后的整个生命过程中持续流失。在30~80岁,男性将丢失其峰值骨量的30%左右,女性约丢失40%。通过双光子γ射线吸收法测量表观骨矿物质密度是临床上最常见的用于检测骨质疏松症的方法,其测量值包含了骨的密度和尺寸。无论是男性还是女性,臀部的 BMD 从30岁时的峰值骨密度到80岁时将下降约25%(图10.13)。骨丢失在皮质骨和松质骨中都会发生。在皮质骨中,骨吸收形成的腔隙将不断增多并扩大。女性每年因皮质内骨吸收而损失股骨皮质骨约0.4%,男性约为0.2%。在骨内膜中,骨质流失导致皮质骨结构的骨小梁化。在松质骨中,女性和男性的骨质流失特征不同(图10.14,也可见第1章):随着绝经期的开始,卵巢雌激素分泌会显著减少,在第一年就会造成松质骨迅速流失约4%。由破骨细胞主导的骨吸收会大量吸收骨小板,特别是那些不提供力学支撑的骨小板,最终导致骨小梁结构的瓦解。骨重吸收率大幅增加,远远超过小幅增加

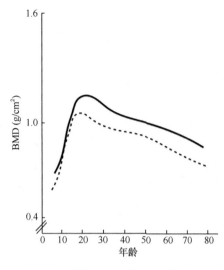

图 10.13　健康男性（实线）和女性（虚线）股骨颈区域骨矿物质密度（BMD）1～80 岁的变化

的骨形成率，骨吸收标志物的增加超过了骨形成标志物，尿液中钙和磷酸盐的流失并不会因肠道吸收的增加而得到补偿，骨和矿物质出现明显负平衡。绝经 10 年后，雌激素缺乏相关的骨质流失停止，与年龄相关的骨质流失再次占主导地位。早期雌激素替代疗法完全可以防止绝经期骨质流失。另外，尽管在衰老的男性中，其血液中睾酮和雌激素的水平会逐渐下降，但男性并没有性激素的自然突然减少。与女性相比，男性老年化松质骨丢失主要表现为骨小板变薄，骨小梁连续性和结构略有破坏（图 10.14）。然而，对于接受手术或化学性腺切除术治疗的男性，如前列腺癌患者，松质骨迅速发生骨吸收，与绝经期妇女发生的情况类似。在两性中，血清雌激素浓度在促进骨质流失中主要起直接作用，男性睾酮是雌激素芳构化产生的底物。骨量的普遍不足会导致骨强度降低，以及对小创伤骨折的抵抗能力下降。这种与年龄相关的骨量和结构的丧失，以及由它们所引起的骨折风险增加，被认为是骨质疏松症的主要病因（见第 21 章）。

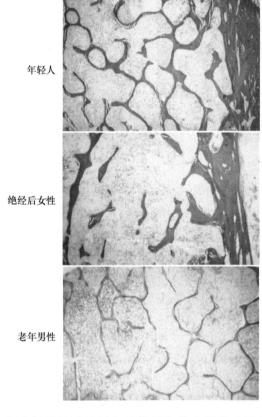

年轻人

绝经后女性

老年男性

图 10.14　年轻人、绝经后女性和老年男性髂嵴骨组织活检。骨被染为绿色，骨髓被染为黄色。在女性和男性中，松质骨的流失通过两种不同的机制发生：绝经后雌激素丧失所引发的骨小梁骨吸收会导致骨小梁间的连接丧失；在男性中，与年龄相关的骨质流失主要导致骨小梁变薄，而骨小梁间的连接可以维持

　　骨质疏松症的临床诊断是通过使用各种非侵入性成像技术来测量 BMD、骨几何形状和骨结构的（见第 6 章）。DXA 是测量 BMD 的常规手段，其测量还可提供表观骨矿物质密度和有限的骨几何形状。该技术目前已在不同种族群体的儿童、成年男性和女性中收集了人群从出生到整个生命周期的大量测试数据（图 10.15）。由 DXA 测量的 BMD，男性通常比女性高，且随种族而变化。然而，值得注意的是，通过计算机断层扫描测得的男性皮质骨体积骨矿物密度与女性相同或更低，这表明 DXA 中使用的骨面积校正因子会导致在较小受试者中，其体积骨密度被系统性低估。

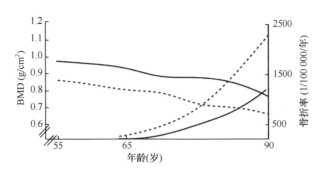

图 10.15　男性（实线）和女性（虚线）随年龄增长髋部骨密度（BMD）下降，髋部骨折发生率增加。数据源自 Kellie, et al. AMJ Pub. Health. 1990; 80: 326

增龄性骨质流失往往伴随着所有组织增龄性变化。与骨骼功能密切相关的是肌肉量的流失，会导致肌-骨单位功能的下降。临床上，骨骼和肌肉量的流失往往伴随着骨折的显著增多，尤其是在髋部和脊椎。这类骨折有很高的发生率和死亡率。因此，过去和现在相当多的研究都集中在此类骨折的病因学、病理学、治疗和预防上（见第 21 章）。男性骨折比女性少，并且在骨密度较高的种族中骨折发生率较低，这表明较大的骨骼尺寸和较高的矿物质密度具有保护作用。脊椎骨折的发生率在 60 岁时开始上升，大约比髋部骨折发生率的上升早 10 年。这种差异一方面反映了雌激素缺乏对松质椎骨密度有重大影响，另一方面反映了衰老和与其共存的疾病之间的相互作用对股骨强度的影响。然而，所有年龄相关的骨折都是复杂的随机事件，大部分是由小创伤造成的。特别是在老年人中，跌倒的发生率随着年龄的增长而增加，虽然大多数不会导致骨折，但大多数髋部骨折是由于跌倒。因此，除了 BMD 之外，许多影响肌-骨单位的不利因素也需要被鉴别和纠正，以防止增龄性骨折。

练 习 题

1. 简述母体饮食如何影响胎儿生长、婴儿期和儿童期的骨骼健康。

2. 请论述在妊娠期和哺乳期母体的 Ca^{2+} 为什么需要进行调节，以及如何进行调节；在此期间，Ca^{2+} 为什么会发生变化，发生了什么样的变化。

3. 请讨论 IGF-1 和生长激素缺乏如何在生长过程中影响骨骼健康。

4. 骨折风险取决于几个因素。请描述在以下几个因素中骨折发生率的变化：

a. 年龄；

b. 性别；

c. 种族；

d. 骨骼部位；

e. 体重。

5. 请解释青春期饮食 Ca^{2+} 不足的后果。这将如何影响之后骨骼的健康？如果进行快速干预（如进行 Ca^{2+} 补充或转变为高 Ca^{2+} 饮食），请解释追赶生长可能发生的途径。

6. 请描述只与年龄相关的骨骼变化（相对于性激素流失）。

7. 在增龄性力学性能退化过程中，骨骼是如何发生补偿性结构变化的（可参考 Tommasini 的文献）？

推荐阅读文献目录

峰值骨量

1. Weaver CM, Alexander DD, Boushey CJ, et al. Calcium plus vitamin D supplementation and risk of fractures: an updated meta-analysis from the National Osteoporosis Foundation. Osteoporos. Int. 2016; 27: 367-376.

2. Jackowski SA, Kontulainen SA, Cooper DML, et al. The timing of BMD and geometric adaptation at the proximal femur from

childhood to early adulthood in males and females: a longitudinal study. J. Bone Miner. Res. 2011; 26: 2753-2761.

3. Warden SJ, Hill KM, Ferira A J, et al. Racial differences in cortical bone and their relationship to biochemical variables in Black and White children in the early stages of puberty. Osteoporos. Int. 2012; 24: 1869-1879.

胎儿发育

1. Martínez-Mesa J, Restrepo-Méndez MC, González DA, et al. Life-course evidence of birth weight effects on bone mass: systematic review and meta-analysis. Osteoporos. Int. 2012; 24: 7-18.

其他

1. Warden SJ, Mantila Roosa SM, Kersh ME, et al. Physical activity when young provides lifelong benefits to cortical bone size and strength in men. Proc. Natl. Acad. Sci. U.S.A. 2014; 111: 5337-5342.

2. Aaron JE, Makins NB, Sagreiya K. The microanatomy of trabecular bone loss in normal aging men and women. Clin. Orthopaed. Relat. Res. 1987; 215: 261-271.

3. Kovacs CS. Bone development and mineral homeostasis in the fetus and neonate: roles of the calciotropic and phosphotropic hormones. Physiol. Rev. 2014; 94(4): 1143-1218.

4. Kovacs CS. Calcium, phosphorus, and bone metabolism in the fetus and newborn. Early Hum. Dev. 2015; 91: 623-628.

5. Sowers MF. Pregnancy and lactation as risk factors for subsequent bone loss and osteoporosis. J. Bone Min. Res. 1996; 11: 1052-1060.

6. Tommasini SM, Nasser P, Hu B, et al. Biological co-adaptation of morphological and composition traits contributes to mechanical functionality and skeletal fragility. J. Bone Min. Res. 2008; 23: 236-246.

第11章　力学适应性

亚历山大·G.罗布林（Alexander G. Robling）[1]，罗宾·戴利（Robin Daly）[2]，
罗宾·K. 富克斯（Robyn K. Fuchs）[3]，戴维·B. 伯尔（David B. Burr）[1,4]

1 印第安纳大学医学院解剖学与细胞生物学系，美国印第安纳州印第安纳波利斯；
2 迪肯大学体育与营养研究所，澳大利亚维多利亚州墨尔本；
3 印第安纳大学医学院健康与康复科学系，美国印第安纳州印第安纳波利斯；
4 印第安纳大学与普渡大学印第安纳波利斯联合分校生物医学工程系，美国印第安纳州印第安纳波利斯

11.1　沃尔夫定律——历史回顾

虽然骨看起来没有活性，像静止的一样，但它其实是人体最有活力和适应性的组织和器官之一。早在 200 年前，病理学家和外科医生就认识到股骨头和颈部的骨小梁会有特定的走向，似乎有工程学和数学上的意义（图 11.1）。尽管在 1834 年就定义了基于这一观测的原理，但是朱利叶斯·沃尔夫（Julius Wolff）在一篇论文中明确了这一点，至今仍然经常被引用，就是"沃尔夫定律"。该定律指出：骨内部结构的改变遵循数学规则，其外部形态的次级变化也遵循同一规则，是形状或应力初次改变的结果。

这似乎表明骨结构可以适应产生应力的载荷。实际上，沃尔夫的解释是基于观察，而不是基于实验证据。此外，他的解释是基于发育过程的，目前还不清楚沃尔夫是否了解骨重建及骨对力学载荷的适应也发生在成人骨骼中。沃尔夫定律已成为进一步试图证实该数学法则的实验工作的重要理论基础。他明确提出骨结构可以根据施加的应力用数学规则来预测。这并不是什么新发现，因为德国数学家库尔曼（Culmann）在之前 25 年就已提出，在其他更为均质的材料中应力的重要性。

著名的沃尔夫定律相当简单：一块骨或骨组织受到应力，并被骨组织细胞以某种方式感知，然后组织细胞在需要的地方增加更多的骨以防止脆性，或者在不需要的地方移除骨。该定律最重要的一些问题包括：①这些细胞感觉到的信号是什么？②哪些细胞能够检测到这些信号，如何进行检测？③细胞如何知道在哪里和什么时候添加或移除骨？④细胞如何知道什么时候停止制造或移除骨？

1917 年，杰出的数学家、《形态与功能》的作者 D'阿尔西·汤普森（D'Arcy Thompson）回答了第一个问题，他说："这一现象的起源或原因似乎部分是由于生长倾向于在应变下

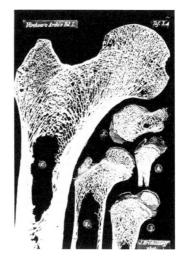

图 11.1　朱利叶斯·沃尔夫普及了骨小梁沿应力方向排列的观点，反映出骨对力学的优化适应。从 1870 年出版的该图中可以看到骨小梁的排列。（1）一名 31 岁男性股骨近端的额骨纵切。（2）3 岁女孩儿、（3）1 岁男孩儿和（4）新生儿股骨近端的额骨纵切。与年龄较大的个体相比，新生儿和 1 岁男孩儿的骨小梁排列更倾向于各向同性。然而，3 岁儿童骨小梁的排列方向几乎和成人一样，这表明行走产生的力已经开始使股骨近端适应力学载荷。（5）5 岁女孩儿跟骨的矢状切片。根据 Wolff J. Virchows Arch Pathol. Anat. Physiol. 1870; 50: 389-450; Clin. Orthop. Rel. Res. 2010; 468: 1056-1065

加速，因此引起了骨小梁的重新排列。"

这仍然是属于发育的自适应过程，但同时他也指出了一个重要的点，即应变可能是信号。尽管随后有些人明确提出应变是骨力学适应的驱动力，是骨组织细胞感知到的信号，但汤普森是第一位明确阐述了这一观点的人，然而他没有用实验证明这一点。利用实验方法（即应变片测量），并辅助计算方法如有限元建模等，能测量各种活动过程中实际的骨应变。这些方法使科学家在 50 年后开始分析应变的各个方面，并确定其中哪些与骨的适应最相关。

11.2　引起成骨应变的可能因素

物理变形可能是骨组织细胞响应的信号，细胞可以感觉到基质正在发生变形并做出适当的响应。然而，复杂之处在于，除了变形幅度之外，应变环境还有许多方面（表 11.1，图 11.2）。目前还不清楚是否其中的一些因素比另外一些因素更重要，或者是否其中的一些因素相互作用，产生了骨适应性的反应。目前的工作重点是将影响适应性响应的各方面应变分离开来。

表 11.1　应变环境中可能的成骨因素

大小	有多高？
分布	在哪里？
持续时间	多长时间？
速率	有多快？
频率	多久一次？
极性	加载模式？（压缩、拉伸、剪切）
能量	有多少？

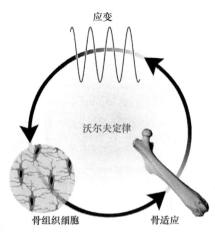

图 11.2　沃尔夫定律的一个简单说明。沃尔夫定律本质上是一个负反馈系统，在这个系统中，力学输入（在本例中为应变）激活骨组织细胞（成骨细胞和/或破骨细胞）以适应新的应变水平。这增加或减少了骨量，应变（更高或更低）随之调整以适应新的骨的状态。反馈一直持续，直至力学应变回到通常的应变值"窗口"之内

11.2.1　应变大小

许多早期实验证明了应变大小对骨响应的重要性，在过去 30 年里提出的绝大多数模型，都将应变大小作为骨响应的一个关键启动因子，来描述骨如何对载荷做出反应（见后面章节"力学调控系统"）。这在很大程度上是由兰斯·兰宁（Lance Lanyon）的开创性实验推动的，他将应变片贴在各种进行不同活动的动物骨上，实际测量了整个骨的变形。这些研究清楚地表明，骨的峰值（最大）应变在不同物种和活

动中是相似的。并由此提出了猜测，骨必须适应（至少在一定程度上控制）这些应变的大小。最初，使用单轴应变片只能测量单一方向的应变。后来的应变片可在三个维度测量应变并可计算最大压缩应变和最大拉伸应变及其方向。实验表明，骨小梁沿主压应变和主拉应变方向定向。以下两个主要的原则：一是不同物种间峰值应变具有一致性，二是骨小梁方向和主应变方向之间具有一致性，都说明应变大小是调节骨适应力学环境的一个关键因素。

11.2.2　应变分布

上述实验中测得的应变大小与骨形成的具体位置之间并不存在完美的对应关系。哈罗德·弗罗斯特（Harold Frost）也提出了一个概念模型，表明骨结构内的应变或应变梯度的分布，而不是绝对大小，可能更能说明骨形成的位置。这也提出了一种想法，即对骨施加能引起异常应变分布的力，即使应变本身不是很大，也可能引起适应性响应。众所周知，将应变应用于任何结构，尤其是由像骨这样的异质组织构成的结构，都会在整个结构中产生应变梯度。对于骨来说，这种梯度既受组织力学性能的影响，也受骨外部形状或弯曲度的影响。鲁宾（Rubin）和兰宁（Lanyon）有一项经典的火鸡实验验证了这一想法。在这项实验中，他们改变了火鸡腿加力的方向，或者去除了火鸡腿的力学载荷。发现当骨在异常方向受力时，新的骨组织可以在低于正常条件下导致骨形成所需的应变下产生。因此，用一定的应变分布模拟正常载荷需求，启动适应性响应所需的阈值可能比在骨未知的新加载方向施加应变时要高。这一概念的临床意义是，骨能适应许多应变情况，多样化的加载条件比单纯增加正常载荷的模式更容易产生适应性响应。

11.2.3　应变持续时间

持续时间是指在给定的一段时间内不间断加载的总循环次数。直觉上来讲，更多的加载周期会产生更强的适应性响应，然而，对于骨骼来说，情况并不总是如此。如果应变值足够高，骨对极少的循环就有响应；而对于未能达到应变阈值的多次加载，骨的响应很小，甚至可能根本没有响应。

11.2.4　应变率

应变率是指从完全不负载到最大载荷/应变的时间。例如，一个人在跑步时，骨的应变率就比走路时要高。骨只对间歇施加的负荷有响应，而对恒定或静态的负荷没有响应，这意味着负荷的速率是适应性响应的一个重要决定因素，那么骨量和强度应该取决于动物最有变化的活动，即使这些活动次数相对少。少量的高应变率加载比大量的低应变率加载更容易刺激适应性响应。几个研究小组已经尝试使用高频低应变来促进骨形成。通常，$30 \sim 90Hz$ 的应变频率，$0.25 \sim 0.30g$ 的载荷[大约是地球上 $1g$（相当于 $9.8N/kg$）载荷的 1/4]会产生小于 $10\mu\varepsilon$ 的骨应变。然而，这些研究结果一直是不确定的，并没有确切的证据显示更高的应变率或更大的应变一定是正向的结果。

11.2.5　应变频率

应变频率是指每秒的周期数，通常以赫兹（Hz）为单位，如 2Hz 表示每秒两次加载。应变频率常与应变持续时间混淆。下面举例说明这两个概念之间的差异。一个加载波持续 1h（较长的持续时间），90 个加载循环。虽然持续时间很长，但频率很低（每 40s 一个周期，0.025Hz）。相反，900 个循环加载 5min（较短的持续时间），持续时间很短，但应变频率很高（每秒 3 个周期，3.0Hz）。在通常的步态循环中，应变频率和应变率密切相关，不可能改变其中一个而不改变另一个（图 11.3）。但在实验条件下，可以分离这两个应变因素，使我们能够确定每个因素在引起骨适应机制中的作用。

11.2.6　极性

极性是指骨在负载（如压缩、拉伸或剪切）时所产生的变形和应力的性质。大多数骨骼都受弯曲载荷，会在骨骼结构的不同位置产生以上这三种应力。极性决定了响应的位置，而应变幅度、速率和频率决定是否会有响应。应变分布（应变梯度）对适应过程很重要，负载的极性会以特有的方式改变应变分布和梯度，决定骨适应的位置。早期的观察表明骨小梁会顺着主应力方向（与应变不同，可以计算）排列，这也表明载荷的极性和应力的性质可能在优化骨定向排列方面发挥作用。

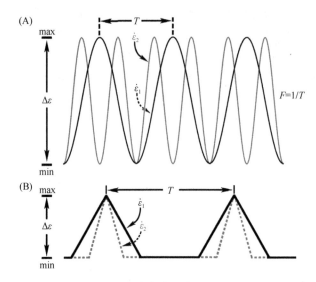

图 11.3　（A）两条应变–时间曲线，随应变频率增加，应变率增大。这是因为应变率与应变频率成正比（见公式 11.1）。因此，即使施加到骨上的应变值相同，跑步时的应变率也总是高于行走时的。应变频率（F）= 1 /峰值负载之间的时间（T）；$\Delta\varepsilon$=应变大小；$\dot\varepsilon_1$ 和 $\dot\varepsilon_2$ 分别指低和高的应变率。（B）在实验中，如果改变三角波形两次加载之间的时间，可以将应变率与应变频率分开

11.2.7　应变能

以上这些因素结合在一起，可以确定载荷作用于骨时所产生的总能量。应变能是应力和应变的乘积。有人认为不需要解析上述单个因素的影响，而认为骨会对加诸其上的总能量加以响应。但是，应变能没有方向，而且总是正值，所以它可能在启动响应时很重要，但对响应产生的位置几乎没有影响，对骨小梁的排列也没有影响。由于它相对简单，所以能帮助模拟骨对应变的响应。

11.3　骨力学传导的动物模型

到目前为止，我们的讨论集中在对骨组织有重要影响的力学信号或环境的特性上。在继续深入这个领域之前，有必要回顾一些已经（并将继续使用）用于确定这些特性的实验模型。骨力学生物学的研究通常是用各种技术使骨组织变形，然后通过一些组织学和生化方法来量化。从实验上看，诱发骨变形所需的力可以来自内部，如剧烈运动产生的自发肌肉收缩（内在非侵入性模型），或者手术切除邻近参与载荷的骨后的正常活动（内在侵入性模型），也可以来自外部，如手术植入的钢钉上的力（外部侵入性）或施加在骨附近皮肤上的力（外部非侵入性）。

11.3.1　内在加载模型

内在动物加载模型是指由于动物自身的活动产生的作用在目标骨上的力的模型。非侵入性内在加载

模型通常是使动物进行某种类型的运动，这种模型可以改变常规力学加载环境的许多参数（如循环次数、峰值应变大小、加载速率和方向）。许多动物已经被训练可以在跑步机上跑步，在游泳池里游泳，在高架平台上跳上跳下。还有其他一些没有特定方案的模型。比如提高笼子里食物的高度，迫使大鼠在短时间内采用双足姿势；或者将一条后肢固定在身体上，迫使动物使用三条腿活动，增加另一条后肢的负荷等。此外，离心（通过旋转模拟重力增加）也可以用来增强骨载荷。

非侵入性内在加载模型的优点是没有手术并发症，手术操作可导致与力学环境无关的骨量增加或损失，从而对研究结果造成影响。这种模型的力来自肌肉收缩和基质反作用力，利用这种模型可以估计人类在类似的运动条件下预期获得的骨量。而且与大多数外在加载模型不同，因为肌肉和地面反作用力是通过关节和其下的骨骺/干骺端骨小梁传递的，所以利用此模型也可以研究四肢骨干骺端骨小梁的响应。这种方法的局限性是不能完全控制骨骼的力学输入。在相同的运动方案下，同一实验组（年龄和体重匹配）不同动物的峰值应变和应变分布会有很大的差异。其他一些局限包括：①缺乏内部对照骨（无载荷的对侧骨），因为跑步、游泳和跳跃对左右肢骨都会产生载荷，所以同一动物体内没有正常的骨可以做对照；②很难区分是力学载荷本身产生的适应性响应还是运动的一般生理反应。

另外一种替代运动方案的内在加载模型是截骨术模型（图 11.4A）。对于大多数四足哺乳动物，前臂桡骨和尺骨共同将胸腔的重量从肱骨远端传导至腕关节。当其中一个骨（通常是尺骨）被移除时，所有的力必须通过剩余的那根完整骨骼传递。此时，不需要用其他运动方案（但也可以联合使用）来提高应变，因为正常的活动就已经会在完整的骨中诱发一个很大的应变了。目前已经在大鼠、兔子、豚鼠、狗、羊和猪等多种动物中进行了截骨术。大型动物截骨的常规部位是桡骨或尺骨，但在大鼠中，也可以用手术去除其余跖骨或移除其上肢，迫使动物采取两足动物的姿势，增加中央跖骨的载荷。截骨模型与非侵入性运动模型有许多相同的局限性，特别是缺乏力学对照。这个模型的一个特别的缺陷是手术可能引起炎症，从而引起损伤诱导的骨形成。

11.3.2　外在加载模型

外在加载动物模型是指施加在骨上的力是由一些外在的加力器产生的模型。外在加载模型可分为侵入性模型和非侵入性模型。前者采用手术植入钉将设备产生的力传导至骨；后者不用手术，通过皮肤和软组织传导力学信号。

11.3.2.1　侵入性（手术）模型

有三种主要的手术模型来改变中轴骨和附肢骨的力学环境，这三种模型都通过手术在骨内植入钢钉或固定装置（如骨帽）。愈合后，可以通过加力器精确控制力学信号施加到钢钉或固定装置上，作用在钢钉上的力能直接传递到骨，导致骨弯曲（单向施加力）或轴向压缩（双向施加力）。适应这种模型的有兔的胫骨、禽的尺骨和大鼠尾椎骨（图 11.4B～D）。这种模型的一个主要优点是加力器产生的力学信号在骨干中能较好地传递，因为骨干非常坚硬，在软组织和关节这些信号往往会减弱。这使研究者能够很好地控制胫骨骨干产生的力学环境。另一个优点是可以利用对侧骨或邻近骨（如邻近的椎骨）作为正常内对照（常规活动）。对侧对照与加力一侧有相同的系统因素，从而能将力学因素与其他可能影响骨的非力学因素分开。这种模型的主要缺点是在实验中不能控制加载过程中钉骨界面潜在的炎症影响。在尾椎骨模型中，这一局限性在一定程度上被克服了，在这种模型中研究对象（尾椎 8）不进行手术，而是两个相邻椎骨（CV7 和 CV9）被穿孔和打钉（图 11.4D）。

11.3.2.2　非侵入性模型

发展非侵入性模型很有必要，能够将明确的力学信号施加到骨上，而不会同时有手术引起的潜在刺激或炎症。与手术模型相比，非手术模型在技术上更简单、更便宜，而且没有愈合进程的影响。特纳（Turner）

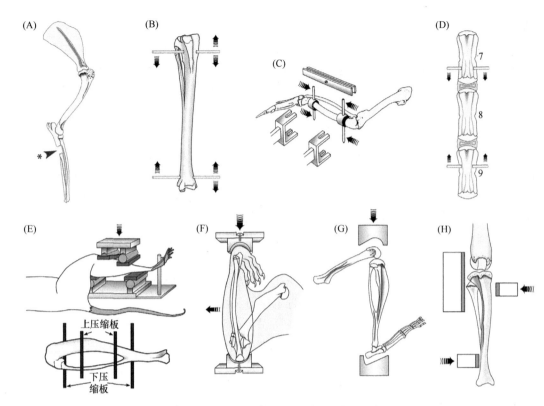

图 11.4　用于研究改变（增强）的力学输入对骨影响的加载动物模型。（A）对狗前肢行尺骨截骨术（红色箭头）导致桡骨承受更大的力学载荷。（B）兔胫骨、（C）火鸡尺骨或（D）大鼠尾椎骨可植入钢钉，用力学测试机对钢钉加力增强压缩载荷。（E）可以对啮齿动物的胫骨进行四点弯曲试验。（F）对大鼠或小鼠前肢进行轴向压缩，使尺骨中段弯曲。可以对小鼠胫骨进行（G）轴向压缩或（H）中外侧悬臂弯曲载荷来产生力学刺激。C 图改编自 Rubin CT, et al. J. Bone Jt. Surg. [Am]. 1984; 66: 397-402

描述了最早的非侵入性外在加载模型，是对大鼠胫骨中外侧方向进行四点弯曲（图 11.4E）。麻醉后动物后肢被放置在成对的上下加有垫子的加力点之间。这些点不是正对着的，以便向下的力施加到上面的加力点时，载荷通过加力点和骨表面之间的皮肤、筋膜、肌肉和骨膜传递到胫骨，从而在两个上面的加力点之间产生弯矩。为了排除能够传导力的软组织上压力的成骨效应，可以采用上下加力点互相直接相对的假的加力模型。大鼠胫骨四点弯曲模型对研究骨内膜力学响应比较好，但对研究骨外膜骨形成不是太理想，因为弯曲或假模型，骨外膜表面都会产生编织骨反应。

　　另一种啮齿动物的胫骨弯曲模型是由华盛顿大学格罗斯（Gross）及其同事提出的。该模型利用垫夹将小鼠胫骨近端固定在平台上（图 11.4H）。通过加力器将骨的远端向内推，从而产生骨中外侧弯曲。与特纳的啮齿动物胫骨内侧弯曲模型不同，这种模型对骨外膜和骨内膜都适用。

　　使用最广泛的体内加载模型是在英国兰宁实验室开发的啮齿动物尺骨轴向加载模型。在这个模型中，动物前臂两端被固定在小金属杯状物中，一端容纳肘部，另一端容纳弯曲手腕的背侧表面，金属杯状物被安装在材料测试机或其他加力器上（图 11.4F），力能通过皮肤、筋膜、关节软骨（远端）和尺骨干骺端传导至尺骨骨干。尺骨骨干的自然弯曲可将大部分（约 90%）的轴向压缩转化为中外侧弯矩。在加载期间，动物可以正常在笼子里活动，没有因加载而改变步态或产生跛行现象。这种模型的局限性主要是缺乏假加力对照。一般假定在尺骨骨干上观察到的成骨反应不受创伤或软组织压力的影响，但从未进行过实验验证。

　　啮齿动物尺骨加载模型最近被用于胫骨，通过固定装置对股骨远端和跟骨施加力，轴向压缩胫骨（图 11.4G）。与尺骨模型一样，胫骨由其自然弯曲产生弯矩。但与尺骨模型相比，胫骨模型的优势是力不直接作用于所研究的骨（尺骨模型直接作用于鹰嘴），而且可以研究胫骨近端小梁骨的适应性。但与尺骨模型一样，胫骨模型目前没有假加力对照。

11.4 骨适应规则

20 世纪 70 年代早期，大量的实验使我们能够确定一些关键概念，来定义骨对力学环境的适应。目前的实验已经足够用来建立骨适应的规则。这里并不会提到所有的相关实验，有些可以在本章参考文献中找到。

11.4.1 骨仅对高于（或低于）阈值的应变或应变率产生响应

多年来，人们一直推测骨并非对所有的应变产生响应。直观理解是除非力学刺激超出了正常活动范围，否则骨处于相对平衡状态。这是许多预测骨对力学载荷响应的计算模型的基础，包括考因（Cowin）等、卡特（Carter）和博普雷（Beaupre）、弗罗斯特（Frost）的模型。如果力学信号太弱，骨就会流失，但如果力学信号足够强，骨就会做出响应，通过在适当的位置增加新骨来有效地将应变降低到正常范围内。值得注意的是，两个著名的研究表明阈值确实存在，且都明确了这个阈值。

采用大鼠胫骨四点弯曲模型，特纳用 400～2000$\mu\varepsilon$ 的应变加载了一系列动物，并在胫骨皮质内表面使用荧光标记来测量骨形成率（BFR）。在 1050$\mu\varepsilon$ 时，施加载荷的胫骨与对侧对照的 BFR 无明显差异。超过这个阈值，BFR 显著线性增加（图 11.5）。骨形成与应变大小线性相关的想法并不新鲜，但证明这个应变的阈值并确定其大小是创新的。早些时候，鲁宾和兰宁进行了一个类似的实验，他们对鸟类前肢施加了从零（无载荷）到 4000$\mu\varepsilon$ 的应变，并注意到骨皮质面积随着应变增加而线性增加（图 11.5）。他们在之前的实验中没有确定阈值，只发现在整个负载范围内呈现出线性响应。但是，当更仔细地查看数据时，可以清楚地看到存在一个略高于 1000$\mu\varepsilon$ 的响应阈值。这表明了阈值的存在，并提示该阈值在不同物种之间可能是相似的。

11.4.2 骨只对动态载荷做出响应

可能与骨细胞接收力学信号的方式有关，现在认为骨只对动态载荷做出响应。静态载荷，即使相当大，也不会引起任何自适应性响应。赫特（Hert）在 1969 年的实验中首次表明，动态载荷是骨响应所必需的。后来，兰宁和鲁宾验证了这一点，他们对鸟类的尺骨施加了 2 个月的静态载荷，观察到了骨内膜和皮质内的骨质流失，其变化与制动的动物相同。而相同峰值应变的动态载荷增加了骨外膜表面的净骨形成，防止了骨内膜和皮质内的骨质流失。随后，采用大鼠尺骨轴向加载模型的研究进一步支持了这一观点。在 8.5N 和 17N 静态载荷下，大鼠骨外膜表面的骨形成与非载荷对侧肢体的骨形成无明显差异。这表明，即使载荷增大，静态载荷也不会引起骨响应。而施加 17N 同等时间的动态载荷，骨外膜骨形成有很大的增加。表明，同等大小的载荷可以产生非常不同的影响，这取决于其是静态的还是循环施加的。

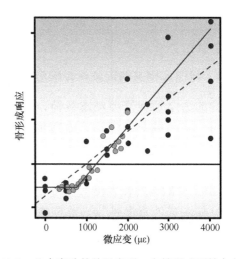

图 11.5 几个实验的结果表明，在骨形成开始之前，先要达到一个大约 1000$\mu\varepsilon$（或骨骼长度 0.1%的变化）的应变阈值。在这一阈值以下，骨吸收和骨形成或者处于平衡状态，或者如果应变太低，就会出现骨质流失。对于适应性骨形成响应是与应变大小线性相关，还是存在一个实际的阈值，存在一些分歧。红点和虚线基于 Rubin 等（Rubin CT, et al. Calcif. Tiss. Int. 1985; 37: 411-417.）的数据。蓝点和实线基于 Turner 等（Turner CH, et al. J. Bone Miner. Res. 1994; 9: 87-97.）的数据

11.4.3 加载周期可以很短

力学适应性的第三个关键概念是由鲁宾和兰宁首先提出的，同样是利用鸟类模型。每天给火鸡尺骨加载不同的循环数，从没有（废用）到 1800 个循环/天，他们发现在 2050με 应变下每天 4 个循环就足以维持骨量（图 11.6）。此外，每天 36 个循环会引起尺骨矿物质含量（BMC）增加，并且这时骨响应已经饱和，再加载更多的循环数，甚至高达 1800 个循环/天，也不会引起 BMC 的进一步增加。其他人随后用大鼠实验也证实了这一结果，表明骨对有效强度的少量力学刺激非常敏感。

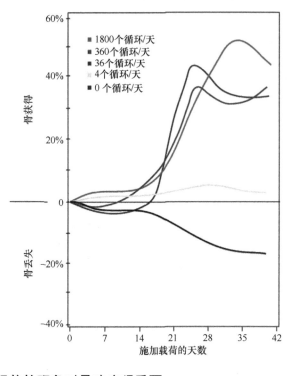

图 11.6 只要应变足够高，很少的循环加载就能防止骨质流失或引起骨形成。此外，如果达到骨形成的阈值，即使增加额外的加载周期（36～1800 个循环/天）对骨形成量也不会有影响。这些数据表明，骨对力学加载的响应可以饱和。根据鲁宾等（Rubin CT, et al. J. Bone Jt. Surg. 1984; 66 A: 397-402.）的数据重新绘图

11.4.4 与速率相关的现象对骨响应很重要

骨的力学适应需要动态载荷，这意味着施加载荷的速率可能是响应的一个重要组成部分。研究表明，较高载荷的运动，如跑步、跳跃等，可能比其他形式的运动更易引起成骨作用。即使是短时间的冲击载荷也能刺激制动的动物增加骨沉积或防止骨沉积速率下降。此外，当载荷的施加方式相同、载荷和应变大小相等时，50ms 的冲击载荷比更慢的 500ms 能引起更多的骨形成。粗略估计 68%～81%的骨表面适应变化可能是由应变率引起的。大鼠尺骨轴向加载模型实验验证了应变率对骨响应的重要性。当高应变加载时，步行（应变率 0.01/s）、跑步（应变率 0.03/s）或跳跃的应变率不同，骨对跳跃的响应高于跑步或步行。因此，在相同应变时，骨对较高的加载速率有更明显的响应。

11.4.5 应变率是应变大小和加载频率的函数

以上所讨论的加载特性由特纳基于自己的几个实验总结得出，以说明骨对应变率的响应以及应变大小、应变率和加载频率之间的关系。三个变量之间彼此成线性比例：

$$应变率 = 2\pi f \varepsilon \tag{11.1}$$

式中，f 为加载频率，ε 为应变大小。该函数表明，当应变大小或加载频率增加时，应变率将增加，因此，这两个因素能被应变率这个单一参数所反映。在我们的正常步态周期中，应变是以类似于正弦波的形式施加的，加载频率的任何增加（如跑步时）都将引起应变率的增加（图 11.3A）。然而在实验中，

可以用三角波形进行加载，可以改变两次循环之间的时间来改变一个变量（应变率或加载频率），同时保持另一个变量不变，从而将速率和加载频率分开（图 11.3B）。利用这一概念，特纳证明在相同的应变和应变率下，加载频率大于 0.2Hz（即每 5s 一个加载周期）将产生自适应响应，而低于此值的加载频率不会产生自适应响应。在第二次实验中，特纳先对尺骨加载到相同的 54N，然后用不同的应变率（0/s、18/s、36/s、54/s）加载尺骨。在这个实验中，应变为 0N，等同于静态加载（加载到 54N 并保持在那里），骨不会有任何响应。但在 18～54N 的范围内，BFR 随应变率的增加而增加，二者存在正相关的量效关系（图 11.7）。

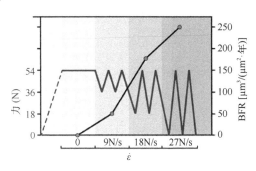

图 11.7 应变率明显影响加载引起的骨形成。用大鼠胫骨四点弯曲加载模型，不考虑应变大小，应变率（ε）从静态（ε=0）或以 9/s、18/s 或 27/s 达到 54/s 的最大应变（左坐标轴），结果显示随着应变率增加 3 倍，小鼠加力胫骨的骨内膜表面骨形成率增加了 5 倍（BFR，右坐标轴），而静态加载不能引起新骨形成。该实验说明了应变率对刺激骨形成的关键作用。根据特纳等（Turner CH, et al. Am. J. Physiol. 1995; 269, Endocrinol Metab 32: E438-E442）的数据绘制

通过改变加载频率和改变应变率这两个实验，特纳计算出总应变能 E 为

$$E = k_i \sum \varepsilon_i f_i \tag{11.2}$$

该公式与应变率的公式（11.1）很相似，表明在一定的循环周期内，响应（E）与应变率及加载频率成正比。当加载频率和应变大小不同时，应变刺激与 BFR 的关系几乎是不变的。这表明引起响应的是应变大小和加载频率的组合（或应变速率）。这一原则将在本章后面进行讨论。

11.5 力学调控系统

在 20 世纪 80 年代末，弗罗斯特提出了一个力学调控系统的概念来解释骨对力学信号的适应。弗罗斯特将骨的适应性定义为一种负反馈系统，类似于控制房间温度的调温器。当温度过高（即骨过多）时，调温器会减少热量产生；当温度过低时则增加热量。然而，除了这个简单的反馈系统之外，力学调控系统模型还整合了上述力学环境的概念，以定义何时会发生响应，响应在 4 个骨表面哪里发生，以及是否会产生骨的净形成或净吸收。力学调控系统不能完美地预测这些事情，但它是一个重要的概念，有助于理解力学环境如何调节骨塑建和骨重建，以及几个骨表面对力学刺激的响应有何不同。这并不是目前唯一的模型（参见卡特和博普雷以及考因等的模型），但所有的模型都是基于骨如何响应力学刺激这一问题，提出了关于骨如何感知和响应其力学环境的潜在规则。弗罗斯特的力学调控系统是最常用的，比其他模型更好地预测了骨适应的生物学原理。

力学调控系统理论基于 4 个基本原则。

1）骨适应是错误驱动的，只有当应变刺激高于或低于某一阈值时才会引起响应。

2）这些阈值定义了 4 个不同的力学窗口，不同窗口内骨通过不同的生物过程进行适应。

3）塑建和重建是对立的。它们在不同的应变范围内工作，并且在结构上产生不同的结果。

4）不同骨表面的骨形成在一定程度上由局部条件控制。

11.5.1 骨适应受错误驱动

前面已经概述了骨对力学刺激的响应是如何受到阈值驱动的。在力学调控系统中，这些阈值称为设定值（图 11.8）。弗罗斯特将这些设定值称为最小有效应变。设定值可能是由激素和代谢环境中的许多因素决定的，不固定在一个特定的应变水平或应变率。例如，甲状旁腺激素（PTH）等激素可以使成骨细胞对力学刺激更加敏感。换句话说 PTH 通过移动了设定值使响应更易发生（图 11.8）。

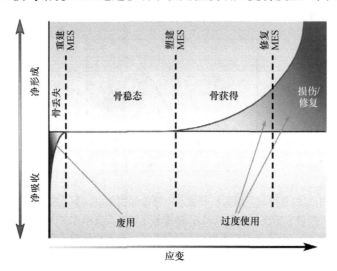

图 11.8　力学调控系统理论中弗罗斯特提出的 4 个适应窗口。MES. 最小有效应变

11.5.2 阈值定义了 4 个不同的力学窗口

力学调控系统预测不同的阈值引起净骨丢失、净骨形成和骨修复。这三个设定值定义了 4 个"窗口"，每个窗口内发生特定的适应过程（图 11.8）。如果力学刺激很低，即低于较低的设定值，那么就会激活重建，移除不需要的骨，从而导致骨丢失。如果刺激高于这个阈值，但没有达到另一个上限阈值，那么骨重建将保持骨量平衡，吸收的和增加的骨量几乎相等。这是骨在大部分时间内发挥功能的窗口，因为骨通常能很好地适应其力学环境，不需要进行大的调整就能将应变保持在可接受的范围内。然而，如果力学刺激增加得更多，就像特纳的实验以及鲁宾和兰宁的实验那样，那么骨塑建将被激活，产生净骨形成。如果负载高到引起骨基质的内部损伤（微损伤或微裂纹），那么专门修复损伤的重建将被激活，通过直接和快速的骨形成，在已有骨表面，或者在骨髓腔内或软组织内（如骨外膜处）从头合成来产生编织骨。

11.5.3 塑建和重建是对立的过程

从以上力学调控系统可以明确，塑建和重建通常在不同的窗口进行。骨重建的作用是通过净吸收去除多余的骨，或通过偶联骨吸收和骨形成来维持骨量。在非常高的应变下，重建可以通过移除受损骨并用新骨代替来进行修复。而塑建的功能是直接从一个表面移除骨或将骨添加到一个表面，但在局部水平上没有吸收和形成的偶联，塑建过程的结果总是净骨形成。因此，当力学刺激增加时，塑建被激活，但重建被抑制。然而，当力学刺激很低时，情况正好相反：重建被激活，塑建被抑制（表 11.2）。很明显，这两个过程在结构上是对立的：当重建被激活时，骨主要从骨内膜和小梁骨表面被移除（也会出现皮质内孔隙度增加），骨外膜表面将保持静止状态；当塑建被激活时，骨内膜和小梁骨表面的正常丢失将被抑制，而骨外膜表面将增加骨。这是因为塑建不通过吸收和形成的偶联过程起作用，也没有皮质内效应。

表 11.2　根据弗罗斯特的力学调控系统看力对塑建和重建的影响

增加应变/降低 MES 设定值	塑建激活	重建抑制
对骨表面的影响		
骨外膜	扩张增加	扩张??
骨内膜	丢失减缓	丢失减缓
小梁骨	丢失减缓	丢失减缓
皮质内	没有影响	更少的吸收，孔隙率降低
降低应变/增加 MES 设定值	抑制	激活
对骨表面的影响		
骨外膜	扩张减缓??	扩张减缓??
骨内膜	丢失加速	丢失加速
小梁骨	丢失加速	丢失加速
皮质内	没有影响	更多的吸收，孔隙率增加

注：根据 Martin and Burr，1988

重要的是，要理解在力学环境没有变化的情况下，设定值的变化会与应变刺激高于/低于原始设定值一样，引起力学适应性响应（图 11.8）。例如，如果激活重建的设定值被提高，那么虽然正常的体力活动并没有减少，但骨会认为体力活动减少了，从而激活异常重建导致骨质流失。同样，由于激素和蛋白质会引起骨组织细胞敏感性的改变，基础激素或代谢平衡的变化会引起异常的骨质丢失，这可能是绝经后骨质疏松症的部分原因。随着内源性雌激素的缺失，即使活动没有改变，重建的设定值也会增加，从而引起骨内膜、小梁骨和皮质内表面的骨质流失。

11.5.4　不同骨表面的骨形成受到局部条件控制

不同的骨表面对力学刺激的响应不仅受到力学刺激影响，而且在某种程度上受到局部条件的影响。也就是说，响应与骨所处的位置有关。例如，骨内膜处的骨更易被吸收而不是沉积，骨外膜则正好相反。原因是骨内膜与骨髓接触，其中有很多细胞因子及成骨细胞和破骨细胞的前体细胞。而骨外膜深处形成层存在静态的成骨细胞前体，破骨细胞则需要从血管系统募集，更不易激活。当然，这两个表面的一些差异也与应变有关，骨外膜处的应变一般比骨内膜处更大（见第 7 章）。但应变的不同不足以解释两个表面对负载响应的不同，因为即使在等量负载时，两个表面的响应也不相同。

11.6　细胞敏感性和不应期

力学调控系统很好地解释了骨形成的时间和位置，同时暗示阻止骨形成唯一的反馈机制是应变刺激的重新平衡。这表明在应变恢复到低于（塑建）或高于（重建）给定阈值之前，细胞将一直处于活跃状态。然而有充分的证据表明，细胞在一段时间后就会失去对力学信号的敏感性，而这段时间可以很短，正如骨适应的 4 条规则之一所暗示的。细胞响应饱和的速度有多快，以及再敏感之前的不应期有多长，这些都是最近才被发现的。早期鲁宾和兰宁的实验表明饱和可能发生，但由于这些实验的重点是骨适应的启动，饱和点从未被认识到。在进行这些实验的同时，帕菲特（Parfitt）也讨论了饱和极限，当时讨论的饱和指的是细胞能够适应的最大速度，一般假设板层骨为 3～4μm/天（在年轻个体中更快）。然而现在饱和指的是负荷的极限，超过这个极限，细胞将不再响应。

自早期鲁宾和兰宁实验以来，研究人员利用不同的实验设计和动物模型进行了几项研究，结果表明，当对骨加载大约 1000με 应变时，适应性响应（用 BFR 或用应变片测量到的随时间增加的骨量来表示）将在 200～400 个加载周期内开始饱和。另有用大鼠做的四点弯曲试验，其中每天加载 360 个加载周期，一次性完成，或者分为 2 次、4 次或 6 次加载。在没有细胞饱和的情况下，360 个周期是如何被加载的并不重要，因为每种情况下给予骨的能量是相同的。然而实验表明，加载周期之间的时间很重要，当加载 4 次或 6 次（每次 90 个或 60 个周期）时，BFR 明显高于一次加载 360 个周期的组（图 11.9）。

这有力地证明了细胞在重复加载下会饱和，并且在这些应变水平下，饱和发生在前 200 个加载周期内（因为加载周期为 2Hz，这表示循环加载小于 1min）。然而，这项实验并没有显示细胞饱和后需要多长时间才能对加载重新敏感。因此，又进行了第二组实验，所有组都给予 4 次 90 个周期的加载，间隔时间从 30min 到 8h。结果表明，与一次 360 个周期加载相比，当间隔时间为 4h 时，骨形成明显更多；当间隔8h 时，骨形成明显多于只相隔 30min 的组（图 11.9）。这些实验表明，细胞敏感性的恢复大部分发生在 4～8h 内，但完全恢复可能需要长达 12h（专栏 11.1）。

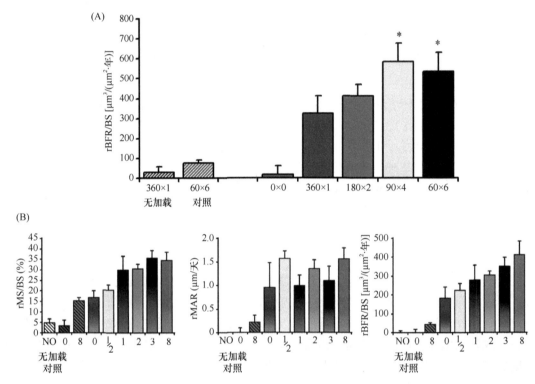

图 11.9　骨形成对载荷的响应很快就会饱和。同样的加载分次进行，使骨组织细胞在两次加载之间有时间来进行恢复，可以产生更多的骨形成。（A）一天加载 360 个周期，分 4 次加载 90 个周期，或分 6 次加载 60 个周期，比 1 次 360 个周期加载有更多的骨形成。（B）骨细胞的不应期为 4～8h。因此，如果加载周期间隔约 8h，那么即使加载周期总数相同，骨形成响应也会明显更大。rMAR. 相对矿物质沉积率；rBFR/BS. 单位骨表面的相对成骨速率；rMS/BS. 相对矿化表面占单位骨表面的比例。根据以下文献重新绘制：（A）　Robling AG, et al. J. Bone Miner. Res. 2000; 15: 1596-1602；（B）　Robling AG, et al. J. Exp. Biol. 2001; 204: 3389-33911

专栏 11.1　细胞饱和和不应期

1）力分次加载，使两次加载之间有一段恢复期，成骨更多。

2）4～8h 的恢复时间可以恢复细胞对加载的大部分敏感性，完全恢复可能要 12h。

3）每天进行几次较短时间的锻炼（而不是一次时间长的锻炼）可能更有利于净骨形成。

细胞也在更短的时间表现出不应期。几组动物实验证明，当加载周期的频率降低时，骨响应更多，

形成率更高（组织学测量）。当以 10~14s 的间隔时间加载时，骨形成比 1Hz 或 2Hz 时要快得多。其原因尚不完全清楚，但在较短时间尺度上的细胞饱和可能与电压门控或钙敏感通道有关，这些通道调节矿物质和蛋白质进出细胞，并对细胞响应产生影响。已有研究表明，当加载频率从 1/s 增加到 20/s 时，骨小管系统内的液体流速显著下降。如果应变诱导的液体流动是骨组织细胞响应的局部力学刺激（见下文），那么骨中的液体没有足够的时间"松弛"并恢复到其静止状态，可能会影响力学信号，从而使细胞感觉到更静态的载荷，而不能对其做出充分的响应。因此，细胞饱和在较长和较短时间尺度上都会发生，可能由不同的原因所驱动，有不同的长期效应。

11.7 对沃尔夫定律的检验

现在让我们重新审视骨适应的基本原则——沃尔夫定律，看其是否能够基于实验预测骨适应性响应。沃尔夫定律指出施加在骨上的应力会改变骨骼结构，而这种变化可以用数学规则来预测。这意味着对于一定的力学输入都有一个唯一的自适应解决方案。如果沃尔夫定律是正确的，那么即使某些情况下骨的适应速度比其他情况要快，一段时间后，骨量和骨骼结构的变化也应该是差不多的。然而事实并非如此。对大鼠尺骨进行力学加载，每周 3 天，每次 360 个周期，或分 4 次，每次 90 个周期，4 个月后（4 个重建期），90×4 组的骨膜处骨形成比 360×1 组高 3 倍。此外，一天加载 4 次的大鼠，其 BMC、骨密度、骨横截面积和中轴弯曲方向的硬度都显著增加 40%~50%。尽管两种情况施加的循环次数是相同的，只有加载施加的时间不同，但分 4 次加载使细胞有足够的时间进行敏感性的恢复，所以最后的结果很不相同。这表明沃尔夫定律是不完整的（或者我们还没有完全理解数学规律）。短时间的运动，中间有休息的时间，要比单次长时间的运动更能促进成骨。

11.8 小尺度上的力学传导：细胞类型及其环境

到目前为止，关于骨组织力学适应性的讨论主要是根据现象得来的，也就是说，对骨施加生物意义上合适的载荷，可以预期看到其大小或形状的变化。由于细胞外基质不能进行代谢，加载对细胞本身有明显的影响。那么骨组织内和周围的细胞是如何感受到施加的力，或由力引起的物理后果的呢？此外，细胞如何将力学刺激转化为一系列细胞内生化事件，最终导致骨的增加或减少？这是两个非常复杂的问题，将其转化为一系列较小的、相互关联的问题来探究或许更容易。

在开始探索骨内和骨周围的细胞如何感知外部载荷之前，应该明确骨中的"传感器"细胞类型。骨组织内及其周围有多种类型的细胞，特别是在骨髓腔中。理解接收力学信号的细胞类型决定了我们如何进行实验，主要有两个原因。首先，不同的细胞类型有不同的转录特征。例如，成骨细胞、骨髓中的基质细胞、骨细胞和骨衬细胞，都拥有不同的转录基因。知道哪种类型的细胞是传感器细胞，能让我们缩小对相关基因、蛋白质和脂质的研究范围，来正确描述力学传导的分子机制。其次，不同类型骨组织细胞所处的物理环境差异很大，因此相关的力学刺激必然依赖于细胞类型。例如，长骨骨髓腔中的基质细胞是密集排列的。因此虽然骨髓中存在液体运动，但流速很小，因为没有足够的空间（图 11.10）。然而，骨髓腔的静水压力（如来自长骨末端的载荷）对这些细胞可能是更有意义和潜在的刺激。而成骨细胞、破骨细胞和骨衬细胞分布在骨表面，因此在有孔隙及与骨组织表面相连通的地方，它们会同时感受到骨组织表面的应变和流体作用。骨细胞与骨表面和骨髓中的骨组织细胞的物理环境完全不同。骨细胞包埋在骨基质内一个小的"合身"的腔室内（骨陷窝）。骨细胞突触从细胞体和骨陷窝伸出，在骨基质小管（骨小管）中延伸（图 11.11）。骨小管直径约 260nm。骨细胞膜和小管壁之间的空隙（约 80nm）限制了细胞外液体的流动，增加了基质应变引起的液体流动的速度。

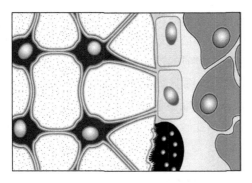 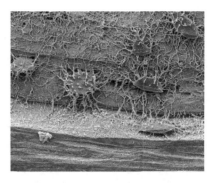

图 11.10　骨组织中不同的细胞类型处在多样化的物理环境中。骨髓细胞（右边的橙色细胞）充满骨髓腔，且不附着在矿化基质上，因此可以从各个方向感受到骨髓腔内的液体压力。成骨细胞（黄色细胞）、破骨细胞（枣红色细胞）和骨衬细胞（未显示）附着在矿化骨基质表面，这些细胞受骨髓流体压力和基质骨组织应变的影响。骨细胞（左边蓝色细胞）被矿化骨完全包围。它们受组织应变的影响，也受其细胞膜与矿化基质内骨小管壁之间高速液体运动的影响。骨细胞膜与小管壁之间的狭小空间能增大加载引起的液体流动的速度

图 11.11　小鼠长骨塑料包埋酸蚀刻皮质骨样本的伪彩色扫描电子显微照片。红色表示皮质骨内陷窝–小管网状结构，绿色为矿化骨基质，底部的金色区域为骨外膜（骨边缘）。在活组织中，红色结构主要为骨细胞及其长的细胞突触。显微照片突出了相邻骨细胞之间通过突触进行的连接，以及每个骨细胞的大量突触。图像底部可以看到一个刚被包埋的骨细胞，突触伸向骨外膜，与表面细胞（破骨细胞、成骨细胞、骨衬细胞）进行交流

几十年前，人们开始认为骨细胞是感受细胞的最佳候选者，原因有以下几个。第一，骨细胞有规律地分布于整个皮质骨和小梁骨，即使在矿化基质没有血管的区域也是如此。因此，骨细胞网络提供了一个广泛分布的力学监测"网络"，渗透到每立方毫米的骨组织。第二，骨细胞通过长突触相互连接，这些突触能穿过骨到达骨表面。骨细胞从细胞体向各个方向伸出大量细胞突触（约 50 个/细胞），与相邻骨细胞的突触连接，并通过间隙连接在细胞间传递信息，有助于细胞与细胞间快速通信。第三，骨细胞显然不是效应细胞，骨细胞被埋在骨基质中，因此不能添加或移除大量的基质，只能移除其腔隙周围小区域内的基质。骨细胞的这种非常局部的活动，虽然可能对调节血清钙水平有意义，但对骨的大小、形状和结构特性几乎没有影响。由于骨细胞作为效应细胞的作用被排除，骨细胞被默认为是一种感受细胞。

也有实验支持骨细胞作为骨中主要的力感觉细胞。与成骨细胞相比，在体外培养的骨细胞对液体流动引起的剪切应力更为敏感。此外，一项巧妙设计的体内实验确认了骨细胞在感知力学环境变化中的重要性。日本的池田京治（Kyoji Ikeda）研究小组构建了一种转基因小鼠模型，在小鼠中诱导表达一种自杀基因（使骨细胞消融），进行通常引起骨质流失的力学废用实验。尽管骨细胞网络被清除的小鼠有完整的有功能的成骨细胞和破骨细胞，但不能响应力学废用而失去骨，这表明需要完整的骨细胞系统来感知力学环境的变化。虽然越来越多的证据表明骨细胞是骨中主要的力感觉细胞，但其他细胞类型也被认为可以感受力。

11.9　骨组织中的液体流动引起多种细胞效应

假设目前和未来的研究继续支持骨细胞是骨中主要的力感觉细胞，可那么骨细胞是如何感受到力学刺激的？已经确定骨细胞处在一种独特的物理环境中，骨细胞通过跨膜整合素二聚体和胞外糖蛋白（多糖–蛋白质复合物）锚定到陷窝小管壁上。当骨受到载荷发生变形时，这种系带装置（尤其是整合素受体）能够感知周围骨基质组织应变的变化。但是组织应变是骨细胞响应的力学刺激吗？为了解决这个问题，已经进行了许多体外实验，但我们仍必须先解决骨细胞力生物学领域细胞培养模型的一些局限性。虽然认为骨细胞是骨中主要的力感觉细胞，但对已发表文献的调查表明，绝大多数的体外骨力学传导实验是

用成骨细胞或成骨样细胞进行的。最近，骨细胞系已被克隆并被研究人员使用，但尚不清楚它们能在多大程度上模拟体内骨细胞的基因图谱和形态。此外，建立工程化的能模拟体内细胞力传递结构（如骨细胞周围的系带微丝结构）的物理环境来培养这些细胞是很困难的。

我们现在回到组织应变作为骨力学驱动的问题上。在许多动物的长骨骨外膜表面进行的应变测量表明，脊椎动物在剧烈活动中自发产生的应变峰值大约是 3000με。然而，当培养的骨细胞暴露在 3000με 的环境下时（通过弯曲刚性培养基质或拉伸柔性培养基质），没有产生可测量的响应。事实证明，在大多数培养模式中，必须超过 10 000με 才能有响应。而在体内，10 000με 已经超出了骨的屈服点，会导致骨折。因此，在自然条件下，除了一些灾难事件，能诱导骨组织细胞响应所需的应变似乎并不存在。起初，这一结果使人们对组织应变本身是力学传导的驱动这一假说提出了严重的质疑。但近年来，通过对骨细胞陷窝周围的局部应变进行一系列测量，又有一些新的证据支持这一假说。尼科莱拉（Nicolella）小组使用数字显微相关应变测量技术，发现当在骨表面用传统应变片技术测量到约 2000με 的应变时，实际在骨细胞陷窝壁上可高达 30 000με 应变。这种整体与局部组织应变的差异可能是由于骨细胞陷窝的组织孔隙所产生的应力集中效应，而这在宏观水平是无法检测到的。

组织应变在骨力学传导中的作用仍有争议，而引起响应的力学刺激包括液体流动引起的拖拽力这一观点比较受到认可。当细胞外液体从高压区域向低压区域流动时，骨组织中就会出现液体流动。这些压力差是由长骨弯曲产生的。弯曲同时产生高压区（如受到压缩的皮质区）和低压区（如受到张力的皮质区）。如前所述，弯曲是四肢骨的主要受力方式：在各种大小不一的动物（从火鸡到大象）长骨中，由弯曲引起的总应变占到75%~90%。

弯曲和随之而来的液体流动是骨受力的必然结果，但液体流动衍生的拖拽力（如剪切应力）是骨细胞响应的力学刺激吗？剪切应力只是液体流动的其中一个结果。当液体通过骨中的孔隙时，确实会在流过的细胞膜上产生剪切应力，但同时也会增强骨细胞的物质运输（如更快地传递生长因子和营养物质，以及去除细胞代谢废物），并产生流动电位（即液体中带电粒子的流动），从而改变细胞周围的电环境。后两种可能性也与液体流动引起的骨改变有关，而没有引起骨组织细胞的任何力学刺激。幸运的是，下面几个关键实验能区分剪切应力、物质运输和电位在骨组织细胞对液体流动响应中的相对作用。

第一个实验来自布赖顿（Brighton）小组，研究人员将成骨细胞培养在有或没有液体流动的对流电流中。发现在流体的相反方向上运行相同的电流（使用外部直流电源）来中和伴随液体流动的电流（即电势）时，细胞对流体的响应不变（图 11.12A 和 B）。当沿流体方向用相同的电流使电流加倍时，细胞的响应不变。表明液体流动影响了细胞响应，但流动电位不是影响的原因。接下来，钱伯斯（Chambers）小组测试了电位和物质运输的效应。将成骨细胞培养在低流速剪切应力时，没有观察到细胞响应（如预期的那样）。用相同的流速，在培养基中加入甲基纤维素（MC）以增加黏度。黏度的变化影响了细胞膜上的剪切应力，与流速无关，这可以从平行平板流动腔剪切应力的数学公式中得到：

$$\tau = \frac{6Q\mu}{wh^2} \tag{11.3}$$

式中，τ 为所产生的剪切应力，Q 为流量，μ 为液体的黏度，w 和 h 分别为腔室床的宽度和高度（深度）。当加入 1.2% MC 时，相同流速下的液体剪切力增加了两个数量级，细胞对流体的响应显著增加（图11.12C）。将 MC 洗掉后，响应回到基线值。由于 MC 不改变介质的电学性质，而且在整个实验过程中流速没有改变，因此可以排除物质运输和电位是 MC "黏合"介质后响应性提高的原因。同样的研究人员在后续实验中也得出了类似的结论。保持流速不变，但增加流动室的深度来降低细胞的剪切力（在上述方程中增加 h，其他参数保持不变；图 11.12A），细胞失去了响应能力。综合结论是：剪切应力本身驱动了细胞对液体流动的响应。这些实验也说明了为什么骨应变率对骨适应有如此大的影响：更高的应变率驱动液体以更高的速度通过骨陷窝–小管系统，导致更高的剪切应力和更大的骨细胞刺激。

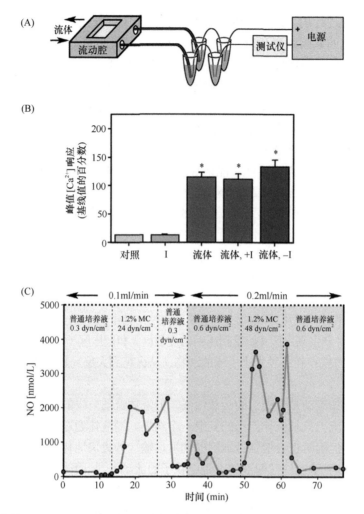

图 11.12 为了解对流电流是否会影响骨细胞对液体运动的响应，Hung 等设计了一种巧妙的液体流动装置（A），可以改变液体流动实验中产生的电流。培养基经由含有成骨细胞的平行平板流动室（从蓝色腔室的左边），通过外部直流电源产生的电流经一系列琼脂/介质桥最终到达流动室，对腔室内流体施加电流。对电源进行调制，可在流体相同的方向运行电流（流体，+I），使对流电流密度加倍，或在流体相反的方向运行电流（上游，流体，−I）而使其中和。（B）通过实时影像监测细胞内钙反应，这是一种早期力学效应。单独的流体产生了预期的钙反应增加，而对流电流密度的中和或加倍对钙反应都没有任何影响，这表明剪切力而非流动电位是生物信号产生的原因。（C）斯马特（Smalt）等进行了另一个平行平板流动室实验，研究了化学传输的影响。将培养基中一氧化氮（NO）代谢物的释放作为一种力学效应。实验初始 31min，流量保持在恒定的 0.1ml/min。在 11min 时，将甲基纤维素（MC）加入培养基中，使介质黏度增加，从而增加细胞剪应力。在 21min 时，将培养基换回无 MC 的培养基。当加入 MC 时，观察到 NO 的峰值，而在 MC 清洗后恢复到正常的 NO 水平。在实验的其余部分，以更高的流量（0.2ml/min）重复 MC 加入和去除的实验，得到了类似（但更高）的结果。A 图和 B 图根据 Hung CT, et al. J. Biomech. 1996; 29: 1403-1409 重新绘制。C 图根据 Smalt R, et al. Am. J. Physiol. (Endocrinol. Metab.) 1997; 273: E751-E758 重新绘制

11.10 细胞变形和刺激

虽然液体诱导的骨细胞力学刺激是骨组织细胞力学响应的一种来源，但尚不清楚这种刺激是否足够引起骨细胞膜上的剪切应力。膜剪切力是在与膜相切的方向（即沿着流动方向）上单位面积的力。这是对骨细胞周围液体运动效应的直观解释，但自 20 世纪 90 年代初以来，温鲍姆（Weinbaum）小组建立了一种新模型，对剪切应力是不是骨细胞在体内力学传导过程中的主要刺激提出了挑战。温鲍姆模型结合了最近发现的原位骨细胞的微形态特性，认为这些细胞，特别是细胞的突触，通过整合素复合物和多糖

蛋白复合体（即系带结构）悬挂在骨陷窝–小管壁上。流体通过细胞突触和小管壁之间的狭小空间导致了系带的偏转，引起细胞突触的径向扩展或"环状"应变（图 11.13）。可以以蹦床为例来考虑这种现象。蹦床的帆布床代表骨细胞突触，蹦床的钢架代表刚性的小管壁，钢架周围悬挂帆布床的众多短弹簧代表丝状系带结构。如果我们给每根弹簧分配一个人，让他们到蹦床下面下拉弹簧，帆布床会径向扩张。骨中的液体流动会使弹簧（跨膜系带结构）发生变形（"拉动"），结果（环状应变）是相同的。根据该模型，这种应变放大过程可以将局部组织应变转化为液体流动产生的非常大的细胞膜应变，可能是原来的 10～100 倍。需要注意的是，在这个模型中，力的方向不是切向（剪切）的，而是径向（环状）的。因此，剪切应力和环向应变在细胞对液体流动响应中的相对贡献仍存在争议。

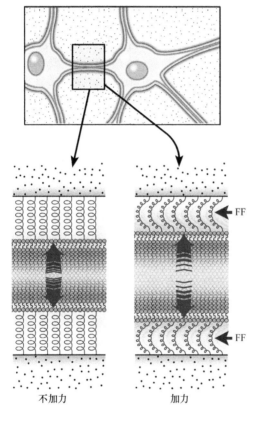

图 11.13　骨细胞突触在骨小管（通过骨基质的充满液体的小管道）中。上图表示两个相邻的骨细胞，通过细胞突触相互接触。下面两张图放大显示了部分包含骨细胞突触的骨小管。骨细胞突触通过多糖蛋白复合物组成的系带分子（蓝色弹簧状结构）悬挂在骨小管壁上。在加力时，液体高速通过细胞膜和骨小管壁之间的空间，对系带结构产生了拖拽力，从而有效地引起了系带结构的缩短，使细胞膜在所有径向上更接近骨小管壁，进而引起对骨细胞突触的环形应变。FF. 流体力

不加力　　加力

11.11　什么是力受体

到目前为止，相当多的注意力集中在骨细胞所处的物理环境和所受的力上，但现在是时候转向生物力学中最基本的问题之一了：细胞（可能是骨细胞）如何感知力学刺激？这是一个重要的现象，蛋白质或脂类参与了物理（力）信号到生物化学（激活细胞内通路）信号的转变。首先应该明确的是，骨组织细胞力学传导并不是一个已经成熟的研究领域，尤其在力受体方面。目前只在一些细胞机制方面取得了进展，主要是明确了一些下游信号，即关键信号分子的改变。

骨组织细胞中的力受体可分为三大类：离子通道、细胞黏附/细胞骨架分子和 G 蛋白相关分子（未来可能会出现其他类型受体，图 11.14）。在某种程度上，这三种受体中的每一种都可能在力感受中发挥作用，但很难确定哪一种受体位于力学信号级联的前端。在受到力学刺激时，力受体会在几毫秒内被激活，并可能在几毫秒后激活其他类型的蛋白质或其他分子。在活细胞中监测这种激活是极其困难的，也正因为如此，很难确认细胞中启动力信号转导的受体。

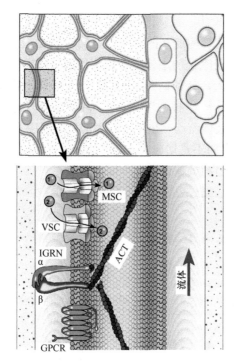

图 11.14 力学刺激最初可由单一或多种组合机制来起始感知。一种可能是钙（橙色小球）通过力敏感通道（MSC）穿过细胞膜流入细胞。最初的力学刺激也可能引起足够的电位变化来打开电压敏感通道（VSC）。或者力学刺激可以被跨膜整合素（IGRN）复合体感知，它可以通过与肌动蛋白细胞骨架（ACT）的连接，或者通过黏着斑中的蛋白质进行信号转导（未显示），将力学信号传递到细胞核。另一种可能的机制是通过力学敏感的 G 蛋白偶联受体（GPCR）或通过膜变形直接激活 G 蛋白，改变 G 蛋白信号

11.11.1 离子通道

关于骨组织细胞的力学感受，已知一些早期的传导蛋白似乎发挥了作用。人体内的许多力敏感组织受离子通道的调节。离子通道组成蛋白能穿过细胞膜，允许离子根据电化学梯度进出细胞。它们的活性（开和关）可由不同的机制控制，包括膜电压、生化配体或物理刺激（如膜的力学扰动）等的改变。因此，这些通道分别称为电压敏感通道、离子型受体通道和力敏感通道。实验证明，离子通道在力学传导过程中起关键作用。通常认为，如果一个离子通道确实是力受体（即处于过程的最前沿），那么它就一定是力敏感通道。原因是电压敏感通道和离子型受体通道依赖于环境中的生化或电化学变化而打开，这些变化必须由细胞介导的过程引起。无论哪个生物过程引起这些事件，都存在一个上游的力受体，因此严格来说这两种通道不能作为力受体存在。

基于这个原因，力敏感通道（可以在细胞膜受到力学刺激时打开的通道）被认为可能作为力受体的离子通道。虽然关键的力敏感通道还没有在骨中克隆出来，但已经通过实验证实了它的存在。例如，Gd（Gd^{3+}）是一种有效的力敏感通道阻断剂，在力学刺激前用 Gd^{3+} 对骨细胞进行预处理会导致下游力学传导标志物不能表达。但 Gd^{3+} 是一种相当非特异性的抑制剂（也是一些 L 型电压敏感钙通道的抑制），因此很难确定 Gd^{3+} 对力学传导的抑制作用是否涉及力敏感通道。目前正在用更有针对性的一些方法，如体内特定的基因缺失和体外基因沉默，来研究骨中特定的力敏感通道。

前面提到的骨细胞系带结构（沿细胞体和突触间歇性出现的特殊结构，能将细胞膜与陷窝小管壁连接起来）可能对离子通道有特殊功能。最近对骨细胞中电压敏感通道的研究表明，细胞外基质硫酸乙酰肝素蛋白多糖（PLN）与电压敏感钙通道的辅助 $\alpha_2\delta_1$ 亚单位直接相互作用形成功能复合体（图 11.15）。在这个模型中，细胞外骨小管空间的液体拖拽力可能会对 $\alpha_2\delta_1$/PLN 复合物施加力学刺激，触发电压敏感通道的打开。

11.11.2 细胞黏附和细胞骨架

整合素–细胞骨架网络表现出许多特点表明它可能是一种主要的力感受结构。骨组织细胞通过跨膜蛋白识别并结合细胞外结构域上的特定基质多肽序列，从而锚定到细胞外基质。在细胞内，这些跨膜蛋白

有两个功能：一个是连接细胞骨架网络的结构（承力）功能，另一个是信号转导/支架功能，结合并组织那些影响细胞下游效应的酶促激活蛋白。关于其结构作用，整合素通过一系列接头蛋白与细胞骨架（如肌动蛋白丝）进行连接（图 11.14）。多年前，在一组技术远远领先于时代的实验中，因格贝尔（Ingber）小组通过用配体包被的纳米磁珠处理细胞，研究了力对整合素 β_1 的影响。磁珠与整合素 β_1 结合后，会由于磁矩而发生原位扭转，使细胞力学性能的变化能被测量。值得注意的是，不仅整个细胞的性质改变了，细胞核也会发生变化，包括核仁重组和染色质重建。这些研究证明，整合素的胞外区域与基因表达之间可能存在直接的力学联系，不需要"穿梭"蛋白质来将力学信号从基质传递到细胞核。此外，力学信号激活的整合素不仅与细胞核直接联系，而且引起质膜上其他蛋白质的改变，包括其附近的通道和半通道（图11.16）。

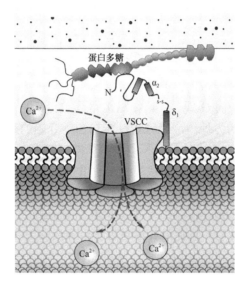

图 11.15 骨细胞相关蛋白与小管壁的骨基质之间的间接系带结构可用来解释骨细胞如何感知力或流体的变化。然而参与的蛋白质仍不明确。越来越多的证据表明，离子通道可能在其中起作用。电压敏感钙通道（VSCC，紫色表示）由 α_1 成孔亚基、附着并将孔锚定在膜上的 β 和 γ 亚基组成（未显示）。其余的亚基（$\alpha_2\delta$）通过 δ 部分与孔结合，α_2 区域延伸到骨小管液体空间。α_2 亚基的 N 端对基底膜多糖分子（一种间断地沿小管壁分布并与之结合的硫酸乙酰肝素蛋白多糖）有高亲和力，骨小管内的液体运动"拉动"$\alpha_2\delta_1$ 亚基随之打开 VSCC 以启动 Ca^{2+} 信号转导

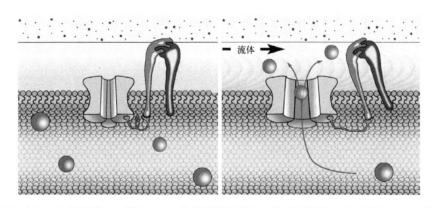

图 11.16 在骨组织细胞中，间隙连接 α-1 蛋白/Cx43 比其他连接蛋白表达水平更高。由于骨细胞之间的有效通信是力学传导的先决条件，对 Cx43 在力学传导中可能发挥的作用已有很多研究。连接子（由 6 个连接蛋白组成的蛋白质结构）与相邻细胞无关时，被认为是半通道（以紫色显示）。半通道是骨组织细胞在力学刺激下释放前列腺素 E2（PGE2）（绿色小球）的主要途径。力学刺激骨细胞引起半通道的开放，从而释放 PGE2。当通道被抑制时，PGE2 释放受到抑制。此外，力学诱导的 Cx43 半通道的开放是由力学刺激引起整合素 $\alpha_5\beta_1$（蓝色和红色结构）构象的改变来控制的

整合素激活的直接力学效应可以解释骨的一些力学传导，也有越来越多的证据支持整合素在力生物学信号转导中的作用。细胞受到力学刺激后，整合素受体跨膜区和胞质区构象发生变化，暴露了胞质尾部与活化的激酶或非活化的接头蛋白的结合位点（<50 个氨基酸），这种结合最终激活了细胞内的几种信号级联反应。整合素介导的信号级联始于由大量整合素、相关接头蛋白和信号蛋白组成的黏着斑。许多黏着斑相关蛋白［如黏着斑激酶、锌指蛋白 384/核基质蛋白 4（Nmp4）、斑联蛋白、乳腺癌抗雌激素蛋白 1（p130cas）等］在一定条件下也存在于细胞核中。这些蛋白在黏着斑和细胞核中都有分布，提出了一种新的与因格贝尔所述直接连接模型不同的力信号传递机制，力学信号能以移动的核质穿梭蛋白形式从整合素传递到细胞核。在其他细胞类型（如内皮细胞）中已发现了许多关键的力激活的黏着斑相关信号蛋白，但目前在骨中发现的更多。

11.11.3　G 蛋白信号

第三种骨细胞力感受模型涉及细胞内 G 蛋白的激活。G 蛋白偶联受体（GPCR）是细胞表面最大的受体家族，可被多种配体激活，包括神经递质、激素、小肽、局部细胞因子、氨基酸和脂肪酸等。通过测定 GPCR 激活的鸟苷酸结合蛋白（G 蛋白）的水解，可以监测 GPCR 的活性。在 20 世纪 90 年代，已经证明液体流动可以激活成骨细胞中的 G 蛋白，药物阻止 G 蛋白激活可以阻断细胞对流体剪切力的响应。一种或多种 GPCR 能否成为初始的力受体，启动从 G 蛋白激活开始的级联反应？弗兰戈斯（Frangos）小组得到了一些有趣的数据。在 MC3T3 成骨细胞和牛主动脉内皮细胞中，使用 GPCR 构象敏感的荧光共振能量转移技术，他们发现流体剪切力能引起甲状旁腺激素/甲状旁腺激素相关蛋白受体和 B2 缓激肽受体的构象改变。这些构象变化不依赖于配体的存在，能在几毫秒内发生。也有报道能量传递信号的响应性可以被膜流动性调节（如受膜刚度的调节），这表明 GPCR 可能是膜力学扰动的直接感受器，力学转导可能不需要上述这两种特定受体的参与，且提示其他对力学转导反应更关键的一些 GPCR 可能也有类似的构象变化。那么，假定剪切力激活细胞内 G 蛋白不需要配体，那么受体本身可能也不需要，换句话说，这个力感受系统需要很少的必需组分。同一小组的结果显示，当纯化的 G 蛋白被重组进空的磷脂囊泡时，几乎立即被流体剪切力所激活［通过鸟苷二磷酸（GDP）水解］。这种流体诱导的激活不依赖于 GPCR 的存在，而是受膜刚度的调节。在力学感受中 G 蛋白活化的作用很有趣，目前还远远没有被阐明。

11.12　力学刺激引起的生化反应的调控

一旦力学信号被局部骨组织细胞接收并转化为初始的生物信号，必然会产生一系列的二级生化信号并转导到细胞内，并传递给其他感受和效应细胞。为了解所涉及的信号通路，人们发现了力学刺激引起骨细胞/成骨细胞的一系列变化，包括基因表达改变、蛋白质和脂质修饰（如磷酸化）、蛋白质降解、细胞内转位、分泌因子的释放，以及细胞形状和大小的改变等。目前的挑战是确定其中哪些是力学传导发生的关键因素，哪些只是辅助事件，对力学传导没有什么影响。进行区分是有用的，这样我们可以集中研究那些体内实验表明在力学传导中很重要的通路，而不是那些只是力学刺激引起改变的通路（从而产生更不确定的后果）。

前列腺素 G/H 合成酶［或环氧合酶（COX）］-前列腺素 E2（PGE2）通路是最早被确定为参与骨组织细胞力学传导的通路之一。PGE2 是一种激素类脂质，由花生四烯酸经 COX 催化生成，并在多种刺激下分泌。跳跃可引起下肢（受力）骨组织立即释放 PGE2。在啮齿动物中，力学加载上调了诱导型 COX-2 mRNA 和蛋白质的表达，而组成型 COX-1 保持不变。PGE2 信号的重要性已经在体内通过在力学加载前去除细胞内的 PGE2 得到证实。研究发现，吲哚美辛处理可抑制 COX-1 和 COX-2 的活性，NS-398 处理选择性地抑制 COX-2 的活性，给药后数小时内就抑制了力学诱导的成骨反应（图 11.17A）。这一结果已在体外流体剪切力和拉伸实验中得到证实，培养基中 PGE2 水平可以更容易检测。力学刺激使细胞释放

PGE2 的机制尚存争议，可能涉及间隙连接 α-1 蛋白/Cx43 组成的半通道的开放或嘌呤 P2X7 蛋白复合体。另一个最近发现的参与细胞外因子释放的机制涉及加力引起的膜撕裂或质膜破裂（PMD）现象。PMD 是骨细胞受到快速施加的力时的一种正常生理反应，引起信号分子［如 PGE2、NO（见下文）］的立即外流和力学传导起始物如 Ca^{2+} 的内流。无论释放的机制是什么，细胞外的 PGE2 都以自分泌或旁分泌方式与介导其作用的跨膜前列腺素 E2 受体（EP1-4）结合来发挥作用。

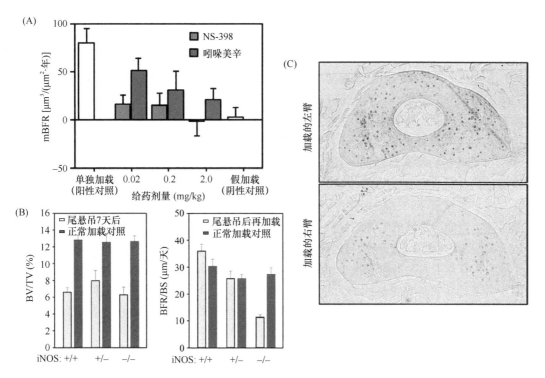

图 11.17　力学加载导致多种次级信号通路的激活，包括 PGE2-COX-2 信号通路、NO 信号通路和 Wnt 信号通路。（A）在加载前几小时注射环氧合酶抑制剂 NS-398（紫色柱）或吲哚美辛（绿色柱），大鼠胫骨的力学加载响应很差或根本没有响应。较高剂量的抑制剂对加载诱导的骨形成率（mBFR，y 轴）产生更大的抑制，而单独加载（阳性对照）产生较大的响应，假加载（阴性对照）则不产生响应。这些数据表明了前列腺素（COX 的主要产物）在力诱导骨形成中的重要性。（B）无论编码诱导型一氧化氮合酶（iNOS）的基因是否突变，尾悬吊小鼠（左图，黄色柱）都失去了大约一半的小梁骨骨量。然而，在尾悬吊后自由活动后（右图黄色柱），iNOS 基因敲除的小鼠无法感知到力学增强来增加骨形成。这些数据表明了一氧化氮（iNOS 的主要产物）在力诱导骨形成中的重要性。BV/TV 表示骨体积分数。（C）力学加载尺骨后，硬骨素水平（棕色）显著降低。硬骨素是一种抑制骨形成的 LRP5/6 拮抗剂。硬骨素水平的降低通过 LRP5 受体促进了 Wnt 信号的增强，并最终导致高应变的骨区域形成新骨

　　力学刺激激活的另一条通路是一氧化氮（NO）。NO 是一种自由基，可以通过质膜自由扩散。一氧化氮是由一氧化氮合酶（NOS）催化 L-精氨酸产生的，三种形式的 NOS 都能催化 NO 产生。在体外，NO 从力学刺激的成骨细胞和骨细胞中释放。在体内，用 NOS 抑制剂先去除 NO，再施加力学刺激，会显著削弱力引起大鼠的成骨响应。此外，缺乏诱导型 NOS（iNOS$^{-/-}$）的小鼠，尾悬吊 7 天后恢复正常的活动依然不能产生正常鼠的成骨响应（图 11.17B）。这些实验表明，成骨细胞对力学刺激的反应需要 NO 信号。同样值得注意的是，NO 信号对骨吸收也有影响。除了促进骨形成外，力学加载还会降低骨吸收，NO 信号可能是其中主要的调节因子之一。在基质细胞中，力诱导的 NO 增加引起肿瘤坏死因子配体超家族成员 11/NF-κB 受体激活蛋白配体（RANKL）的减少，RANKL 是破骨细胞发育和存活的主要调节因子。

　　最近，Wnt 信号通路被认为是骨组织细胞力学传导的主要调节者。分泌糖蛋白的人类 Wnt 家族由 19 个不同的 *WNT* 基因组成，其蛋白质产物可以激活多种信号通路。迄今为止，与骨代谢和力学传导最相关的是经典 Wnt 通路，人类有 10 个 Wnt 基因通过这一通路传递信号。传递信号的受体复合物包括一个单

次跨膜的低密度脂蛋白受体相关蛋白（LRP5 或 LRP6）和一个卷曲蛋白（FZD）受体。Wnt-LRP5/6-FZD 三聚体激活细胞内信号传导机制，促进转录因子 β-catenin 的存活。β-catenin 的许多靶基因与骨形成增强和骨吸收减少有关。实验已证明力学加载在体内和体外都激活了 β-catenin 介导的转录。值得注意的是，骨细胞是最先在力学加载后表现出激活的 β-catenin 转录活性的细胞，这表明骨细胞中的 Wnt 信号可能是一种力感受细胞反应通路。此外，在小鼠中，经典的 Wnt 受体之一 *Lrp5* 的缺失阻止了力学加载诱导的骨形成，表明 LRP5-β-catenin 信号对骨的力学传导很重要。经典的 Wnt 通路受到许多内源性分泌抑制剂的负调控，这些抑制剂与 LRP5/6 或 Wnt 结合。其中一种强有力的 LRP5/6 拮抗剂是硬骨素，在成熟骨细胞中高表达，在其他骨组织细胞（如成骨细胞、破骨细胞和骨衬细胞）中不表达，是 *SOST* 基因的蛋白质产物。硬骨素的活性在力学载荷作用下显著降低，在去力时显著上调（图 11.17C）。通过转基因过表达 *SOST* 可以阻止力学加载诱导的骨形成，类似于 Lrp5 缺失导致的缺陷，表明通过 Lrp5 受体增强的 Wnt 信号是力诱导骨形成的常规机制。诺华集团最近的研究发现 Lrp4 是硬骨素介导的 Lrp5/6 抑制的关键促进因子。Lrp4 错义突变破坏了其与硬骨素的结合，引起患者的高骨量，类似于 Sost 功能缺失突变的症状。Lrp4 是否参与了骨 Wnt 介导的力学转导通路，目前尚不清楚。

同样重要的是，骨也可能在力学传导过程中通过分泌因子（如骨分泌因子或肌生成因子）与其他组织进行对话。在这种情况下，一些导致骨力学适应的生化信号可能不是来自骨，而是来自参与运动的其他组织，如肌肉。例如，骨骼肌的收缩释放 β-氨基异丁酸（L-BAIBA），这是一种低分子量代谢物，骨细胞通过表达 L-BAIBA 受体 Mrgprd 来与之相互作用。L-BAIBA 诱导的骨细胞中 Mrgprd 的激活保护了这些细胞免于死亡。有趣的是，向尾悬吊小鼠饮水中添加 L-BAIBA 能免于废用引起的骨质流失，表明肌肉和骨之间的小分子通信可能在骨组织的力学适应中起着重要的作用。骨和肌肉之间可能还存在其他候选的力学传导物质，但这一领域的研究还处于起步阶段，进一步的发现将有助于更好地理解肌肉骨骼力学传导机制。

11.13　临床应用：优化骨骼健康的运动处方

目前骨质疏松症预防和管理的临床指南提出，运动是一种有效的方法，可以提高生长期间的峰值骨量，维持或减缓成年和老年的骨质流失。虽然骨是适应性的，但不是所有形式的运动都能同样有效地激发成骨响应。这一观点前面讨论过，已有动物实验结果支持此观点，并且明确了一些引起力学适应性骨响应的加载特性。这些研究通过一些人为的干预实验，评估了各种运动方式和训练量对整个生命周期骨骼健康的作用效果。这一部分总结了发育和成年期运动对骨适应性的影响，包括最优运动类型和运动量处方指南［加载大小、加载率、重复次数、频率（每周的疗程或天数）］，以最大限度地提高骨骼健康。

11.14　发育期运动对骨的益处

发育期是使骨的质量、结构和强度最大化的关键时期，因为发育中的骨比成熟的骨对力学刺激更敏感。在生命的前 20 年形成 90%～95% 的骨，25%～30% 的骨形成于青春期前后的 2～3 年（见第 10 章）。由于这与老年时的骨质流失量相当，因此增加峰值骨强度是预防晚年骨质疏松症的重要方法。增加约 10% 的峰值骨量可以将骨质疏松症的进展延迟 13 年，骨折风险降低 50%（见第 21 章）。然而，骨在发育过程中对力的成骨响应是年龄和性别依赖的，与多种机制（独立或联合作用）有关。皮质骨厚度可以通过在骨外膜表面添加骨，或通过改变骨内膜表面骨吸收或骨形成来调节（骨外膜处吸收比较少见，可以发生在单向的皮质漂移或老年时）。此外，可通过改变骨内膜骨重建和（或）小梁厚度或数目等微结构来增加骨组织密度。

11.14.1　婴儿期

大约 80%的新生儿骨矿物质是在妊娠后期积累的，此时的骨生长速度处于高峰期。此时的骨累积可以预测成人骨量甚至髋部骨折的风险。虽然一些内在和外在因素都会影响子宫内胎儿的骨骼生长，但在这一时期，如果肌肉和神经病变损害了运动能力（力学刺激降低），则会引起新生儿的骨骼畸形，这很好地证明了运动对骨的重要性。对早产儿来说，在出生后的最初几周或几个月进行辅助活动（轻微的压缩、弯曲和伸展运动）可以促进骨骼生长、矿物质沉积和增强骨强度。然而，目前尚不清楚在生命早期进行的干预是否会对骨带来任何长期的益处。

11.14.2　儿童期和青春期

学龄期儿童负重运动可促进骨矿物质的积累，对青春期前和青春期早期影响最大。与对照组相比，这些运动干预引起骨量或骨密度增大 1%～6%，其中在股骨近端增加得最多。虽然尚不完全清楚在这一关键期增加骨矿物质积累所需的最佳力学刺激是多少，但大多数干预措施，如各种中度至高度冲击或不同的加力活动（跳跃、跑步、健身操等），都是几个月内每天进行几分钟（3～60min），每周进行几次（2～5 次）。结果与许多动物研究的一致，都表明短时间的高冲击活动能对骨施加额外的应变，会引发最大的成骨响应。

在最大限度地提高峰值骨量时，还需要考虑儿童的年龄。在月经初潮前比初潮后进行锻炼的年轻运动员，骨骼益处最高可达 4 倍。基于学校的运动干预数据表明，运动增加骨量最常发生在青春期前和青春期早期，而对青春期后的影响不太确定。发育过程中定期地锻炼能通过诱导骨结构参数改变来提高骨强度，这种力学响应与年龄和性别有关。例如，在青春期之前，男孩儿和女孩儿的骨外膜沉积都能靠运动来增强，而在青春发育期或之后，运动能促进男孩儿的骨外膜处骨扩张和女孩儿的骨内膜处骨沉积（或减少骨吸收）（图 11.18）。表明运动优先影响发育过程中的骨表面，但其他实验也有不同的结果，甚至未能在青春期的女孩儿中检测到任何运动相关的骨结构适应性变化。

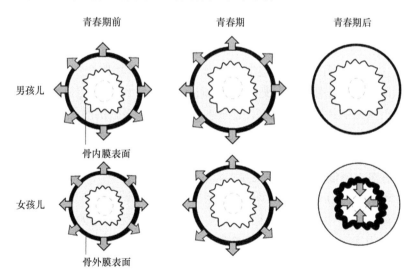

图 11.18　男孩儿和女孩儿在发育过程中，皮质骨对力（运动）的响应与年龄有关，且在不同骨表面表现不同。在青春期前，运动促进了男孩儿和女孩儿的骨外膜沉积，但在青春期或之后，运动促进了男孩儿的骨外膜扩张和女孩儿的骨内膜处沉积（或减少了骨吸收）

骨对力的响应与年龄、性别有关，且不同骨表面表现不同，这些可能与性激素有关。雄激素促进男性骨外膜骨形成，而雌激素抑制女性骨外膜扩张和刺激骨内膜处骨形成。这些发现很重要，有两个原因：①骨沉积在骨外膜表面比在骨内膜表面更能提高骨强度；②衰老过程中的骨质流失主要发生在骨内膜表面。因此女性在发育过程中骨在该表面的沉积可能是一种补偿机制，可以增加皮质厚度，为以后的骨质流失做准备。

11.15　成年后骨对运动的响应

对于中老年人来说，运动对骨的影响往往较小。多数研究报告称，不同类型和强度的运动仅使骨密度提高了 1%～3%，或仅仅减缓了骨质流失。休闲散步对骨几乎没有影响，这可能是因为对骨施加的力（应变）太小，这是大多数人的常规活动，对骨细胞来说其不是能引起响应的异常力学信号。虽然快走、爬山、穿负重背心散步或步行结合其他形式的运动（慢跑、爬楼梯、迈步）可能防止一些骨质流失，但也有一些证据表明频繁步行会增加跌倒和骨折的风险。因此，不推荐步行作为使骨更健康或降低骨折风险的单一干预措施。考虑到其对有氧减肥、体成分改变和心脏代谢有利，可以将其作为整体运动计划的一部分。

负重运动，包括中度到高度的冲击（>体重的 2～3 倍）或多向的异常冲击活动，如跳跃、踏步、单脚跳、跳绳等，能小幅度维持或改善（1%～3%）绝经前妇女股骨近端和腰椎骨密度，对绝经后妇女和老年男性的影响更小。这种训练模式是否能改善中老年人的骨结构特性仍不确定，但有证据表明，由于皮质内骨质流失减少（或皮质内骨形成增加），皮质面积和厚度能得以维持（或增加）。然而，到目前为止，还没有针对老年人的运动实验显示运动能引起骨外膜性扩张。运动是否能改变骨材料特性（如胶原蛋白含量、矿化、微损伤）也仍不确定，因为很难直接测量人体内材料特性的变化。一些临床工具已被用来测量材料性质，如参考点压痕量测技术（RPI）。有趣的是，对绝经后妇女进行 3 个月的高冲击性跳跃实验后，其胫骨中 RPI 测量到的骨材料强度指数增加了 7%，这表明锻炼可以改善骨的质量。尽管负重冲击运动有好处，但对于有严重骨质疏松症、近期骨折史或其他并发症（如骨关节炎疼痛）的人来说，不能采用这种运动方式。目前越来越多的证据也表明，高强度的运动训练对轻度膝骨关节炎的中老年人软骨没有负面影响。

渐进抗阻训练（PRT）经常被用来预防骨质疏松症。这种训练模式可以通过肌肉对骨的直接拉动或更多的负重增加骨感受到的自重，使骨承受更高的负荷。尽管有证据支持 PRT 作为一种安全有效的方法来增加老年人的肌肉量、肌肉大小和力量，但单独这种训练模式并不能持续改善绝经前后妇女和老年男性的骨密度。高强度（最大强度的 75%～85%）PRT 对腰椎骨密度有很小的积极作用，如果同时也针对附着或横跨髋部和脊柱的肌肉进行锻炼，并且使抗阻力随时间逐渐增加，则对股骨近端骨密度也有微小改变。高速阻抗训练（或力量训练），即肌肉快速收缩给骨带来高应变，可能对骨有积极的影响，但目前证据有限。

多模式运动包括负重与中到高强度 PRT、力量训练或具有挑战性的平衡/移动训练等进行组合，对于改善骨的健康和其他与跌倒相关的因素（包括肌肉强度和力量、步态速度、移动和平衡能力）是最有效的。这一点很重要，因为大多数非脊椎骨折是由跌倒引起的，且预后不良。老年人进行每周至少 3h 包括平衡或踏步在内的锻炼可以降低 40%～50%的跌倒风险。

还有一种刺激骨和肌肉的力学负荷形式是低强度、高频率的全身振动（WBV）训练，通过振动信号给身体加力（有或没有运动）。尽管有报道称，WBV 可以阻止与卧床相关的骨流失，并改善残疾儿童的骨骼健康，但实验表明其对老年人和骨质疏松症患者没有什么影响。这些研究使用了不同的参数，包括侧边交替或振动平台、不同的振动频率、不同的振动强度和总量、不同的身体姿势（例如，站立与半屈膝）和研究方法等，这可能造成这些研究结果的不一致。

总之，运动是目前已知的唯一有可能改善所有骨折风险参数（跌倒风险、跌倒冲击、骨强度下降）的方法，但其益处取决于适当的运动类型和运动量。以下内容总结了对骨重要的一些关键运动原则，以及支持当前健康骨骼运动处方指南的证据。

11.16　维持骨健康的最佳训练和运动原则

如前所述，骨可以通过改变骨量、形状和结构来适应力学载荷的变化以防止骨折。但对于载荷的大小和速率、重复的次数、加载频率（每周几次）等参数，在不同的年龄段选什么最合适，目前并不确定。美国运动医学院建议，在做锻炼计划来改善骨的健康时，应考虑以下 5 个关键的原则。

11.16.1　特异性原则

骨对负荷的适应是位点特异性的，而不是全身性的。这一点在对参加单侧优势运动（如网球、壁球和棒球）运动员的研究中得到了证实，运动员的骨量、结构（骨大小、皮质横截面积、皮质厚度和横截面积矩），以及骨强度都是运动侧（加力）比未运动侧（无加载）要大。一项学校负重冲击训练项目也显示，在胫骨的前后部有位点特异性的皮质骨适应，因为这里会响应力学加载引起弯曲。有研究使用定量计算机断层扫描（QCT）和一种新型三维皮质骨绘图工具，结果表明，老年人负重运动对股骨近端产生了临床上重要的局部影响。该工具能将骨的厚度和质量表面密度（单位皮质的皮质量）进行每个点的测量，并显示为彩图。单侧跳跃使股骨颈前后侧皮质骨表面密度增大了 6% 以上，而在股骨颈后侧、转子和下面的股骨头，骨内膜骨小梁密度增大了 12% 以上（图 11.19）。在临床上，这些发现很重要，因为股骨颈和转子的皮质骨变薄，以及股骨颈上端和转子外侧的结构性缺陷，都与髋部骨折风险增加有关。总体而言，这些结果与动物研究的数据一致，表明骨矿物质会在承受最高应变的区域重新分布。

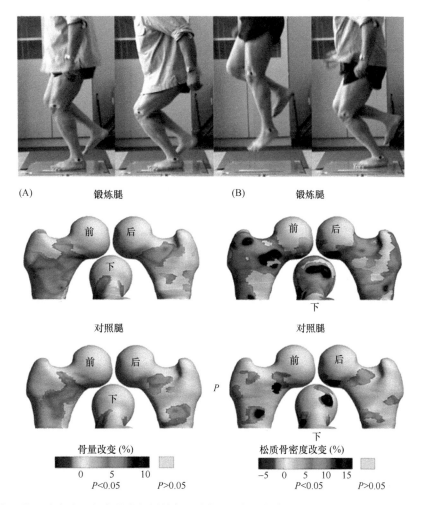

图 11.19　为期 12 个月的运动实验，健康的老年男性每天进行 50 次多向单腿跳跃运动（上图），下图为锻炼腿和对照腿的皮质骨表面密度（单位面积的皮质骨量）（A）和骨内膜骨小梁密度（B）的变化。以运动后占运动前数值的百分比改变来表示。得到出版商的允许，根据 Allison, et al. Bone. 2013; 53(2): 321-328 和 Allison, et al. J. Bone Miner. Res. September 2015; 30(9): 1709-1716 重新绘制

相当多证据表明不同类型的运动对改善骨健康所起的作用不同，但在临床不同的部位（如股骨近端或胸椎上部）什么运动能引起足够应变以触发成骨反应，目前的了解还很有限。用运动捕捉数据、MRI 肌肉骨骼扫描结果和 CT 结果，建立有限元模型，可以用来估计各种载荷条件下不同骨区域的体内应变分布。例如，与 4km/h 的步行（被认为可以维持骨量的最小力学刺激）相比，跳跃、跑步（5～9km/h）和快走（5～6km/h）会引起股骨颈更高的压缩应变和拉伸应变。此外，最大负荷 40%～80% 的阻抗运动（髋关节伸展和屈曲、髋关节外展和内收）只会产生与步行时相同或比其更低的应变。如图 11.20 所示，在进行不同的锻炼时，这些压缩应变和拉伸应变在股骨近端的分布也不同。总的来说，这些发现对未来制订针对髋部特定薄弱部位的锻炼计划很重要，也部分解释了为什么之前的许多阻抗训练未能对股骨近端 BMD 产生有益的影响。

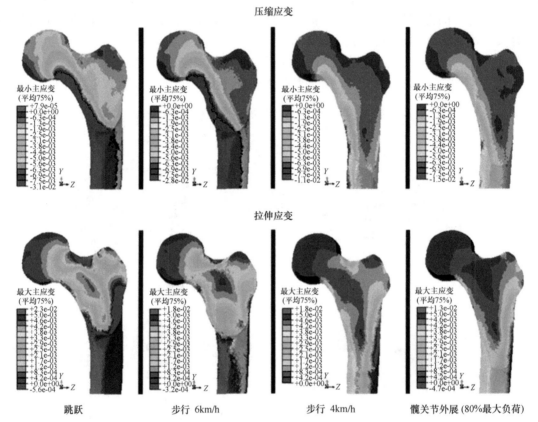

图 11.20　表示在跳跃、以 6km/h 和 4km/h 的速度步行，以及达到最大负荷 80% 的髋关节外展（阻抗训练）时股骨近端的压缩应变和拉伸应变。跳跃导致股骨颈（FN）下部的压缩应变和拉伸应变最高，而股骨颈上部的压缩应变也比较高。与 4km/h 步行相比，快速步行（6km/h）在 FN 的上部和下部产生了更高的压缩应变，在 FN 上部产生了更高的拉伸应变。髋关节外展阻抗训练在上部和下部所引起的压缩应变和拉伸应变与 4km/h 步行引起的相似或比其更低。根据 Pellikaan, et al. PLoS One. April 4, 2018; 13(4): e0195463 进行了部分修改

11.16.2　渐进过载原则

进行任何诱导成骨响应的运动都必须包含渐进过载原则，即骨的负荷或应变必须逐步增加或超过日常活动中遇到的负荷。前面已经讨论过，这一原则得到了弗罗斯特力学调控理论的支持。虽然应变大小是力学调控理论的核心，但载荷的分布、速率、数量和频率都是设计超负荷训练时要考虑的重要指标。

对运动员的研究让我们知道了哪些负荷类型和强度能引起骨的积极响应。例如，与对照组相比，体操运动员的上肢和下肢可分别承受 3.6 倍和 14.0 倍的体重，其髋部（高达 26%）、脊柱（高达 18%）和手臂（高达 20%）的骨量比对照人群明显增加。类似地，参加多元冲击运动（足球、网球和壁球）、高冲击

运动（排球、三级跳远、跳高）和重复低冲击运动（耐力跑）的运动员，与参加重复非冲击运动的运动员（游泳运动员）和对照组相比，其胫骨远端皮质面积增加了 30%～50%，胫骨中部皮质总面积增加了 15%～30%（图 11.21）。对成年举重运动员、健美运动员和参与高强度阻抗训练的运动员进行骨横断面研究，结果表明，其骨密度比一般人高 10%～33%。相反，低冲击或非负重运动，如散步、游泳和骑车，对骨的影响很小或没有影响。虽然这些观察结果为靶向骨的载荷提供了信息，但此类研究仅考察了运动与骨密度的相关性，这些结论容易受到选择偏差等因素的影响，因此无法推断因果关系。

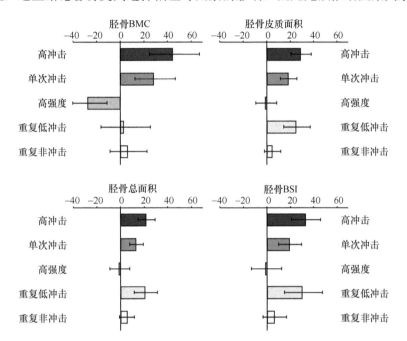

图 11.21　参与高冲击（排球、跨栏、三级跳远和跳高）、单次冲击（足球、壁球、网球和羽毛球）、高强度（举重）、重复低冲击（耐力跑步）和重复非冲击（游泳）运动的女性运动员与非运动员之间胫骨 BMC、皮质面积、总面积和骨强度指数（BSI）的平均百分比差异（95%置信区间）（以 0 的参考线表示）

优化设计的长期人体干预试验能提供更有力的证据，可以为发育期和成年期力学加载提供指导。在青春期前的儿童中，每周进行 3 次，每次 100 下高冲击跳跃（约为体重的 8 倍），与对照组相比，其股骨颈和腰椎的骨量分别显著提高约 4.5% 和 3.1%。如果每天进行多次，则每次只需 10 下跳跃就可以增加股骨近端骨量。在绝经前妇女中，每周进行几天 10～100 下跳跃（中到高等冲击载荷）可以改善髋部和脊柱骨密度。但每周跳跃训练的天数可能也不是越多越好，因为每周 4 天和 7 天的跳跃运动在统计上的结果是相似的。这些数据表明，每周 4 天可能是最佳的，但还需要考虑其他因素，如运动的总量。另有研究表明，每周大约两次多模式运动训练可能是引起中年人和老年人骨密度积极改变所需的最低的量。

PRT 对骨的最大好处是通过高强度（最大强度的 75%～85%）和渐进的运动来实现的，这些运动以髋部或脊柱的大肌肉为目标，每周至少两次。对于冲击运动训练，每天至少 60 下冲击，其中负荷超过 3.9g 的加速度（例如，跳跃和跑步）和那些快速施加的冲击（加速度斜率增加到 100g/s）与骨性能的改变呈正相关关系，但对腰椎产生积极影响至少需要 5.4g 的加速度。短期负重冲击运动（50～100 次多向跳跃，每周 3～6 天）对绝经后女性和老年男性髋部与脊柱骨密度的影响有不同的研究结果。但观察和理论是一致的，骨的力学敏感性会随着年龄的增长而降低。对老年人的观察结果，不同的实验不太一致，可能与运动技术、与其他并发症相关的依从性问题（如骨关节炎疼痛）、非进行性过载或未能纳入多元的或新的载荷活动等有关。对老年人来说，由于应变分布对骨响应的重要性，逐步增加载荷可能是不可行的，也没有必要。

总之，持续时间较短（6～18 个月），低载荷（10～100 下，每周 3～7 次）和间歇性动态负荷（如跳跃、单脚跳、跳绳），中到高强度（>2～4 倍体重）的运动模式，同时合并其他非常规载荷模式的运动比静态或低冲击运动更能引起成骨响应。对于髋关节外展等阻抗训练来说，高强度运动（最大负荷的 70%～85%）可以引起更大的成骨响应，但需要包括至少每周 2 天，每天进行 2～3 组 8～12 次的重复，目标是横跨臀部和脊柱的主要肌肉群。以上这些发现是当前保护骨和避免骨折的运动建议的基础，但也要认识到，任何运动处方都必须考虑到每个人的临床危险因素、骨密度和功能状态。

11.16.3 可逆性原则

可逆性与骨在特定刺激（如运动）停止后的反应有关。在停止训练后，运动对骨量的益处通常会随着时间的推移而逐渐减少。这支持了"用进废退"的概念，但发育期锻炼引起的骨骼结构适应会持续到成年。例如，退役 10 年后的年轻女体操运动员与健康对照组相比，其骨总面积和骨皮质面积，以及胫骨和桡骨的骨强度明显更高。这些结构适应性的临床意义得到了数据的支持，表明骨几何形状的微小改善（如骨外膜沉积）就可以导致骨强度的大幅度增加，而不必依赖于 BMD 的变化，因为骨对弯曲或扭转的抵抗与其直径呈指数关系（四次方）。这些发现也强调了在骨骼发育过程中进行常规负重锻炼的重要性，因为发育期骨骼正在进行塑建，因此有更大的能力对负荷做出有利的改变，以最大限度地提高骨骼强度。

考虑到长期参与运动的难度，需要考虑另外两个临床上重要的问题：①运动引起的骨的改善多快回到基线值；②维持运动诱导的骨的改善，是否存在一个最小负荷。在绝经前妇女中，运动对骨的益处在停止训练 3～6 个月后丧失。然而，有一些证据表明，低水平的运动可以至少部分地保留发育期运动对骨密度和骨结构的益处。是否存在维持骨改善的最小运动量还有待确定。

11.16.4 初始值原则

当考虑骨骼对运动的适应时，初始骨密度和结构是很重要的，因为最大的变化通常发生在初始值最低的那些骨中。这一观察结果在一项对绝经前妇女的阻抗训练和跳跃训练的研究中得到了证实。那些初始骨量最低的人对训练的响应最大。大转子处 BMD 每降低一个单位（$0.01g/cm^2$），训练响应增加 12%。初始值效应也反映了渐进过载原则，即较小的骨能比暴露在相同载荷下的较大的骨经受更大的应变。因此，如果有足够的载荷量或载荷速率，或与日常活动有很大的不同，那么即使初始值很高，骨也应该有响应。这一点在一项对年轻女体操运动员的研究中得到了证实，尽管其初始骨密度值很高，但经过 12 个月的持续训练，她们的腰椎和股骨颈骨密度都有显著增加（2.3%～5.0%）。

11.16.5 收益递减原则

收益递减原则指的是，最初的运动引起骨适应之后，再施加类似的负荷，后续的增益可能很小。骨组织细胞最初对力学负荷有强烈的响应，但这种响应最终会随着细胞适应新的负荷（信号）而逐渐消失。虽然这些原则还没有在人类临床试验中进行具体的测试，但对老年人几项 12～18 个月以上的运动干预研究结果表明，骨密度的最大变化发生在最初的 5～6 个月。这一现象可能与初始值原则和渐进过载原则有关，即骨进行任何初始适应后，如果负荷保持不变，那么骨所经受的应变可能会更小。有研究表明，持续的运动会引起骨密度呈线性增长，这可能是由于渐进的运动可导致骨持续的过载，从而引起骨的持续适应。

11.17 总　结

运动是在生长过程中增加峰值骨量、增强骨结构和强度的重要手段。它还有助于在整个成年期保持或增加骨量，减缓骨质流失，降低老年人跌倒的风险和发生率，所有这些对于降低骨折风险都很重要。但并不是所有形式的运动都同样有效，一种通用的骨骼运动处方是不合适的，因为运动目标和指导方针因每个人不同阶段的骨折风险水平而不同。目前，提高峰值骨强度和改善或保持骨完整性以降低骨折风险的最佳方案仍不确定。然而，大量证据支持发育过程中高冲击加载能有效改善骨的质量、结构和强度。在成年和老年期间，包括中至高强度 PRT（或力量训练）和短时间负重冲击活动（如耐受性），以及具有挑战性的平衡、运动和步态训练在内的多模式运动对于改善髋关节和脊柱骨密度，以及肌肉质量、强度、力量和功能是最有效的。但仍需要进行进一步的剂量–反应研究，明确地定义和量化强度变量，以更好地确定在不同生命阶段改善或维持骨的健康所需的最小运动量。

练　习　题

1. 应变速率是什么？其与应变大小和加载频率的关系是怎样的？应变率和加载频率如何在实验上分开？

2. 4 个不同的力学窗口是什么？刺激每个窗口所需的最小有效应变是多少？描述这些窗口的细胞和组织活动。

3. 骨细胞的哪些特点支持它们作为力受体？

4. 描述离子通道、黏着斑/细胞骨架分子和 G 蛋白相关分子如何参与力学感受。

5. 在体内实验或临床试验中，你会选用哪些变量（如应变大小、应变分布、加载速率和不应期）来增加力学刺激引起的骨形成？

推荐阅读文献目录

1. Batra N, Burra S, Siller-Jackson AJ, et al. Mechanical stress-activated integrin α5β1 induces opening of connexin 43 hemichannels. Proc. Natl. Acad. Sci. U.S.A. 2012; 109: 3359-3364.
2. Bidwell JP, Pavalko FM. The load-bearing mechanosome revisited. J. Bone Miner. Metab. 2010; 8: 213-223.
3. Fuchs RK, Bauer JJ, Snow CM. Jumping improves hip and lumbar spine bone mass in prebuescent children: a randomized controlled trial. J. Bone Miner. Res. 2001; 16: 148-156.
4. Han Y, Cowin SC, Schaffler MB, et al. Mechanotransduction and strain amplification in osteocyte cell processes. Proc. Natl. Acad. Sci. U.S.A. 2004; 101: 16689-16694.
5. Hung CT, Allen FD, Pollack SR, et al. What is the role of the convective current density in the real-time calcium response of cultured bone cells to fluid flow? J. Biomech. 1996; 29: 1403-1409.
6. Koch JC. The laws of bone architecture. Am. J. Anat. 1917; 21: 179-293.
7. Kennedy OD, Herman BC, Laudier DM, et al. Activation of resorption in fatigue-loaded bone involves both apoptosis and active pro-osteoclastogenic signaling by distinct osteocyte populations. Bone. 2012; 50: 1115-1122.
8. Martin RB, Burr DB, Sharkey NA, et al. Skeletal Tissue Mechanics. New York: Springer; 2015.
9. Robling AG, Niziolek PJ, Baldridge LA, et al. Mechanical stimulation of bone in vivo reduces osteocyte expression of Sost/Sclerostin. J. Biol. Chem. 2008; 283: 5866-5875.
10. Rubin CT, Lanyon LE. Limb mechanics as a function of speed and gait: a study of functional strains in the radius and tibia of horse and dog. J. Exp. Biol. 1982; 101: 187-211.
11. Rubin CT, Lanyon LE. Regulation of bone formation by applied dynamic loads. J. Bone Jt. Surg. 1984; 66 A: 397-402.
12. Smalt R, Mitchell FT, Howard RL, et al. Induction of NO and prostaglandin E2 in osteoblasts by wall-shear stress but not mechanical strain. Am. J. Physiol. 1997; 273(4 Pt. 1): E751-E758.
13. Snow CM, Shaw JM, Winters KM, et al. Long-term exercise using weighted vests prevents hip bone loss in postmenopausal women. J. Gerontol. A Biol. Sci. Med. Sci. 2000; 55: M489-M491.
14. Turner CH. Three rules for bone adaptation to mechanical stimuli. Bone. 1998; 23: 399-407.
15. Tveit M, Rosengren BE, Nilsson JA, et al. Bone mass following physical activity in young years: a mean 39-year pro-spective controlled study in men. Osteoporos. Int. 2013; 24: 1389-1397.
16. Warden SJ, Fuchs RK, Castillo AB, et al. Exercise when young provides lifelong benefits to bone structure and strength. J. Bone Miner. Res. 2007; 22: 251-259.
17. Winters KM, Snow CM. Detraining reverses positive effects of exercise on the musculoskeletal system in premenopausal women. J. Bone Miner. Res. 2000; 15: 2495-2503.
18. Wolff J. The Law of Bone Remodeling. Trans. by P .G.J. Maquet, R. Furlong. Berlin: Springer-Verlag; 1986.

19. Bass SL, Saxon L, Daly RM, et al. The effect of mechanical loading on the size and shape of bone in pre-, peri-, and postpubertal girls: a study in tennis players. J. Bone Miner. Res. 2002; 17(12): 2274-2280.

20. Gianoudis J, Bailey CA, Ebeling PR, et al. Effects of a targeted multimodal exercise program incorporating high-speed power training on falls and fracture risk factors in older adults: a community-based randomized controlled trial. J. Bone Miner. Res. 2014; 29(1): 182-191.

21. Allison SJ, Poole KE, Treece GM, et al. The influence of high-impact exercise on cortical and trabecular bone mineral content and 3D distribution across the proximal femur in older men: a randomized controlled unilateral intervention. J. Bone Miner. Res. 2015; 30(9): 1709-1716.

22. Kerr D, Morton A, Dick I, et al. Exercise effects on bone mass in postmenopausal women are site-specific and load-dependent. J. Bone Miner. Res. 1996; 11(2): 218-225.

第 12 章　骨 折 愈 合

李继良（Jiliang Li）[1]，梅利莎·A. 卡切纳（Melissa A. Kacena）[2]，
戴维·L. 斯托姆（David L. Stocum）[1]

1 印第安纳大学与普渡大学生物学系和发育与再生生物学中心，美国印第安纳州印第安纳波利斯；
2 印第安纳大学医学院骨外科，美国印第安纳州印第安纳波利斯

　　骨折或截骨术产生的骨断裂，会导致骨解剖连续性的丧失和/或力学不稳定。骨折通常是由于跌倒、车祸或运动损伤而发生的，也与战场上的穿透伤害有关。其他因素如过低的骨密度和骨质疏松症也增加了骨折的发生率。

　　对公众来说骨折是常见的，高昂的医疗支出使骨折代价不菲。根据 2004 年的《美国卫生总署报告》，每年大约有 150 万美国人因骨质疏松症而骨折。髋部骨折是最具破坏性的骨折类型，每年约有 30 万人因此住院治疗。在骨质疏松性骨折的患者中，20%会死亡，另有 20%在骨折发生一年内被送进了疗养院。许多人因为担心跌倒而变得孤立、沮丧或害怕离家。治疗骨质疏松症导致的骨折每年花费近 180 亿美元。要想找到治疗骨折的方法，就必须了解骨折是如何愈合的，以及什么因素会影响骨折愈合。本章概述了在细胞和分子水平上骨折愈合的过程，并讨论了几个使骨折愈合复杂的主要情况，还讨论了目前加速骨折愈合的治疗策略。

12.1　骨 折 类 型

　　骨折可以广义地分为闭合性骨折（无皮肤破裂）或开放性骨折（皮肤破裂）。开放性骨折对包括骨外膜在内的周围软组织损伤更大，患者感染风险更高，骨不连的发生率也比闭合性骨折高。股骨、肱骨、胫骨或其他长骨的骨折，可以根据受力特点进行分类。单纯性骨折或粉碎性骨折是指骨分别断成两段或数段，是由单一损伤引起的。应力性骨折是过度使用骨骼造成的损伤，是由重复负荷引起的。

　　弯曲力或扭转力作用于骨会导致单纯性骨折，骨折处会出现横向、斜向或长的弯曲（螺旋）的边缘。这类骨折可通过自发修复过程愈合，我们将在后面讨论。

　　粉碎性骨折的特征是骨头被破坏成小碎片，是高速损伤的结果，如车祸、高处坠落或战场上爆炸装置碎片造成的伴有组织丢失的高能量损伤。粉碎性骨折有与单纯性骨折相似的愈合模式，但范围更大。这种骨折通常很难治疗，即使在治疗后也可能导致受伤部位畸形。

　　应力性骨折是由于对骨长期施加低强度周期性重复的力，导致微损伤逐渐积累引起的骨折。与单纯性骨折和粉碎性骨折不同，应力性骨折及其相关的疲劳性损伤可通过正常的骨重建愈合。这一过程包括破骨细胞和成骨细胞的连续协同活动，清除和替换受损的骨。如果重复载荷持续较长时间和/或微损伤无法修复，骨最终可能会因为微损伤的扩大而断裂。

12.2　一期愈合和二期愈合机制

　　骨折后长骨愈合是骨骼损伤后恢复正常结构和功能的过程。这种愈合可以根据骨折碎片之间局部运动的差异分为一期愈合和二期愈合。

一期愈合包括骨皮质直接重建骨折碎片之间的连续性（图12.1）。这一过程需要通过刚性内固定增强骨折碎片的稳定性和减少碎片间运动。来源于间充质干细胞（MSC）的成骨细胞在暴露的骨表面形成类骨质。新的哈弗斯系统通过皮质内骨重建在原骨折线上重新形成。

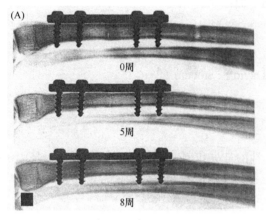
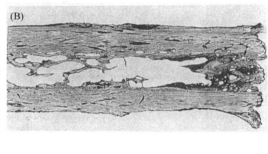

图12.1　犬桡骨横向截骨的直接愈合。（A）X光片未见外部骨痂形成。截骨术后5～6周骨折线消失。（B）10周纵切面显示骨折部位周围有少量的骨痂组织。授权转载自 Schenk R, et al. Experientia. 1963; 19: 593-595

二期（自发）愈合涉及骨外膜和骨折部位周围软组织的响应（图12.2）。骨外膜的响应是对骨损伤的基本反应，会被受限的碎片运动增强，而被刚性内固定抑制。间充质细胞和骨祖细胞通过再现胚胎膜内成骨和软骨内成骨来促进愈合过程。膜内成骨形成的新骨位于骨折部位的外围。骨外膜内层的成骨祖细胞响应骨折产生的分子信号向成骨细胞分化，并直接在骨表面合成新的骨基质，而无需先形成软骨，这一过程不会直接连接骨折两端。由软骨内成骨形成的骨痂位于骨折部位，也包括响应血供不足引起的缺氧造成的软骨发育。软骨细胞来源于骨外膜和骨内膜的间充质干细胞，它们会经历肥大、软骨基质钙化、肥大的软骨细胞凋亡、钙化的基质通过破骨细胞和血管的侵入而被去除、成骨细胞诱导骨的形成。

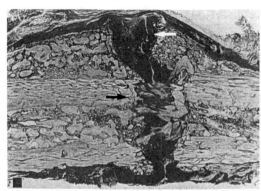
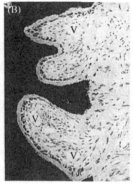
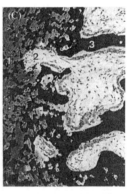

图12.2　横向截骨术后犬桡骨二期（自发）骨折愈合过程。（A）骨折14周后纵切面可见骨外膜表面和骨髓腔内广泛的骨痂形成。（B）图A中黑色箭头所指区域含有纤维组织，有充分的血管供应允许膜内成骨。（C）图A中白色箭头所指区域纤维软骨矿化（1）先于骨吸收和血管侵入（2）。在软骨内成骨的其他部位，骨沉积在持续钙化的软骨或骨上（3）。授权转载自 Schenk R, et al. Experientia. 1963; 19: 593-595

骨折愈合与外界因素有关，包括骨折部位的力学环境。骨折部位有活动的情况下主要通过软骨形成（软骨内成骨）来愈合，骨折部位较稳定时有利于骨的直接形成（膜内成骨）。大多数长骨骨折通过膜内成骨和软骨内成骨两种方式愈合。

膜内成骨和软骨内成骨都产生了含有羟基磷灰石基质的编织骨，这在骨折愈合过程中极其重要，因为需要快速形成新骨来加固骨折碎片，以恢复骨的力学稳定性。编织骨形成过程中矿物质附着率是板层骨形成时的 2~4 倍，编织骨以后会被破骨细胞重建为板层骨。

12.3　骨折愈合阶段

长骨的二期骨折愈合是一个复杂而连续的过程，通常将其分为 4 个阶段，但这 4 个阶段又不可截然分开，而是相互交织逐渐演进的过程（图 12.3）。

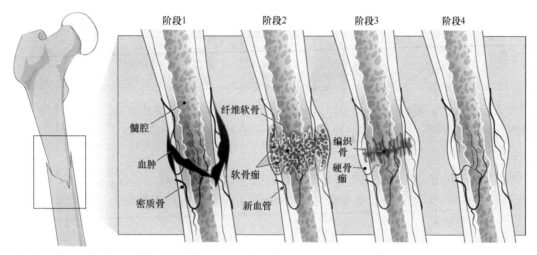

图 12.3　骨折愈合阶段。阶段 1：骨折或截骨术后，血液供应中断，形成血块（血肿）。阶段 2：骨外膜和骨髓中的骨祖细胞分化为成骨细胞，加速血液供应部位的膜内成骨。在组织缺氧的骨折处，骨祖细胞形成软骨，软骨细胞肥大，基质钙化，导致软骨细胞凋亡。骨外膜和骨髓血管侵入基质，这些血管伴有能分化为成骨细胞的血管周间充质干细胞。阶段 3：成骨细胞在钙化基质上形成编织骨。阶段 4：由破骨细胞和成骨细胞进行重建，加速编织骨转化为板层骨，最终重建为合适的形状

12.3.1　炎症反应

当发生创伤时，骨的连续性和血管供应被破坏，并在受伤部位形成血肿。这会导致骨的力学稳定性丧失，局部氧气和营养物质的缺乏，以及各种因子从血小板释放。巨噬细胞、白细胞和其他炎症细胞随后侵入该区域。这种损伤还会使局部幸存的细胞变得敏感，使它们能够更好地对局部和系统的信号做出反应。这种炎症反应在最初的 24h 内达到顶峰，并持续约 7 天。

12.3.2　软骨痂形成（软骨形成）

在炎症阶段，受到刺激和致敏的细胞开始产生新的血管、成纤维细胞、细胞内物质和支持细胞。血肿被纤维血管组织取代，这是富含血纤维蛋白的肉芽组织。纤维软骨随后发育并稳定骨折的两端（图 12.4）。在小鼠和大鼠模型中，软骨痂的形成高峰出现在骨折后的 7~10 天，其中 II 型胶原和蛋白多糖的产生都达到峰值。

12.3.3　硬骨痂形成（软骨内成骨）

在软骨痂形成后，通过血管入侵和软骨内成骨，软骨和纤维血管组织被替换（图 12.4）。同时骨外膜处骨沉积，有利于硬骨痂的形成。钙化的软骨被编织骨取代。在动物模型中，硬骨痂形成的高峰通常发生在骨折后 14 天左右，这可以从骨痂体积和成骨细胞标志物看出，如 I 型胶原蛋白、碱性磷酸酶（ALP）和骨钙素。在骨折部位周围的膜内成骨也有助于硬骨痂的形成。

12.3.4　骨重建

在骨折愈合的最后阶段，通过骨重建，编织骨逐渐被板层骨取代（见第 5 章），破骨细胞吸收硬骨痂

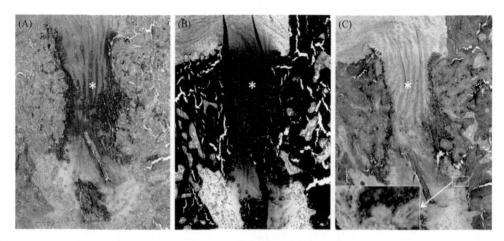

图 12.4　骨折后 10 周雌性 Sprague-Dawley（SD）大鼠闭合性股骨骨折的愈合。（A）番红 O 染色，红色为软骨。（B）von Kossa 染色显示软骨内成骨中的软骨（蓝色）和骨（黑色）。（C）抗酒石酸酸性磷酸酶染色显示红色的多核破骨细胞，见放大所示。图中星号示意软骨

后，成骨细胞形成板层骨，以恢复损伤前骨的解剖结构和力学性能。这一过程有时也称为继发性骨形成，开始于骨折后 3～4 周，可能需要数年才能完成原始解剖结构的恢复。对于成人，新骨的原始形状和骨髓腔可能永远不会完全恢复。

新的外皮质围绕软骨核心产生。骨折部位缺血的骨组织（原皮质）被重新吸收，外皮质向内重建形成新的骨干（图 12.5A）。抗酒石酸酸性磷酸酶染色标记的破骨细胞在骨折愈合过程中有两大功能：去除软骨内基质（图 12.4）和重建编织骨（图 12.6）。通过双膦酸盐处理抑制骨吸收，可阻断缺血骨组织的去除和骨干的恢复（图 12.5B）。

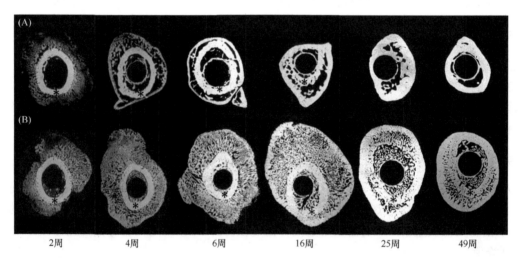

图 12.5　（A）大鼠开放式股骨截骨模型，对骨折部位横截面进行 X 射线显微照相，SD 大鼠术后 2～49 周，外皮质形成，原来的皮质（星号）被吸收。（B）连续注射双膦酸盐（因卡膦酸二钠，每天 100μg/kg）的大鼠，与对照组相比，其横截面骨痂面积更大。在 25 周时，有一个高度多孔的皮质，其内皮质边界不清晰。49 周后，仍然可以观察到原始皮质的残余。授权自 American Society for Bone and Mineral Research，根据 Li J, et al. J. Bone. Miner. Res. 1999; 14: 969-979; Li J, et al. J. Bone Miner. Res. 2000; 15: 2042-2051; Li C, et al. J. Bone Miner. Res. 2001; 16: 429-436 部分修改

只要形成的新骨将骨折两端连接到一起，即使最终的骨形态修正还没有完成，这时候骨的稳定性也已经恢复，可以认为骨折已经愈合。充足的血液供应和力学稳定性的逐渐增加是骨折成功愈合的关键。然而，正常愈合过程的中断会导致骨折不愈合。骨折不愈合（骨不连）的定义是所有愈合过程停止，骨没有愈合，一般分为萎缩性骨不连和肥大性骨不连。萎缩性骨不连的典型表现为较少的骨痂形成，这是

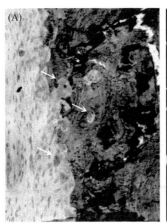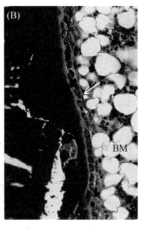

图 12.6　骨折后外皮质编织骨的重建。（A）抗酒石酸酸性磷酸酶染色显示骨外膜表面多核的破骨细胞（箭头），表明正在进行骨吸收。（B）在骨内膜表面，观察到一组活跃的成骨细胞（箭头），表明正向骨髓（BM）方向形成新骨。皮质向内重建成为新的骨干，而原来断裂的皮质被重新吸收

骨折部位的血管化不良造成的。肥大性骨不连与固定不充分（不稳定固定）有关，表现为正常的血供和软骨形成，从而造成假关节，引起没有愈合部位的异常运动。

12.4　骨折愈合评估方法

12.4.1　评估方法

骨折愈合是一个连续动态的过程，最终要恢复骨的原始组织结构和力学功能。因此，结构和生物力学评估被用于评估骨折愈合。结构修复的范围和质量可以通过影像学和组织学方法来评估，力学测试可用于评估愈合骨的力学性能。在实验室环境下，力学测试被认为是评估骨折愈合情况的金标准。临床治疗评估包括一些非侵入性的方法，如临床症状（负重时疼痛或压痛）和放射学指标。

由于无创性，放射成像平片是在实验室和临床上都常用的评估骨折愈合的方法。骨折愈合最常见的影像学分析包括骨痂对骨折部位的连接、骨折线的闭合和连续性。近年来，也使用计算机断层扫描骨折部位，横截面连接大于 25% 被认为是愈合，骨痂体积也可以使用三维（3D）重建图像来计算。

骨组织学是在实验室中研究骨折愈合过程中骨结构的一种有创的方法，传统的骨组织形态学也可以用于骨折研究。与骨折愈合的纵向切片（不能知道骨痂内组织的异质性）相比，利用骨折线水平切片，可以更准确地测量横截面面积，以及对组织异质性进行分析。在骨痂横截面上，可以测量纤维软骨和骨组织面积，并计算这些占总横截面积的百分比。可对成骨细胞和破骨细胞特异性染色并定量其活性，如图 12.6 所示。此外，广泛用于测量骨形成相关参数的荧光染色，也可用于检查骨痂重建过程，特别是在骨折愈合中后期（图 12.7）。

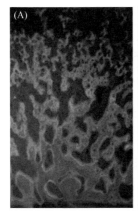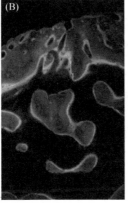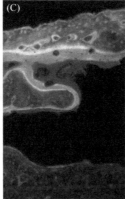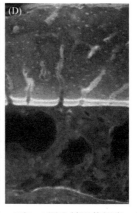

图 12.7　荧光染料可用于分析骨折愈合期间的骨痂重建。在处死股骨截骨大鼠前的第 2、4、6 和 16 周注射钙黄绿素。（A）弥散性钙黄绿素标记（绿色）表明在第 2 周时有编织骨形成。（B～D）线性钙黄绿素标记提示在第 4、6 和 16 周的骨痂重建期间都形成板层骨。这些结果表明荧光染料标记是评估正常的骨折愈合以及各种治疗后发生的愈合过程中骨形成速率的有用手段

为了测试愈合骨的力学性能，在研究长骨时，扭转试验和四点弯曲试验比较合适（见第 7 章）。测试类型主要由技术决定。一般来说，扭转试验比四点弯曲试验更好，因为扭转试验使骨痂的每个横截面受到相同的扭矩，而四点弯曲试验可能会在整个骨痂中产生不均匀的弯矩。因此骨痂在四点弯曲试验中的破坏不一定发生在骨痂最薄弱的横截面上。此外，不推荐用三点弯曲来估计愈合骨的力学性能，特别是在愈合的早期阶段，因为施加力的位置位于原始骨折线上，而根据愈合阶段的不同，骨折线可能主要由软骨、钙化软骨或不太成熟的骨组织组成。

力学测试中获得的参数，如极限强度、刚度、破坏能量和扭转测试中的扭矩，是结构性能而不是材料性能。骨痂的这些结构性能取决于组织整体，包括软骨、钙化软骨和编织骨，以及这些组织的空间分布和骨痂的整体几何形状。由于骨痂的几何形状现在可以使用计算机断层扫描测量，因此可以用几何参数对结构属性进行归一化，粗略估计整个骨痂的材料特性。然而，真正测量骨痂的材料特性需要直接测试骨痂内的各种组织。例如，纳米压痕可以用于测量骨痂中的各种组织的弹性性能。

12.4.2 骨折愈合的生物力学阶段

随着骨折愈合的进展，骨力学性能明显提高。在外骨痂的成骨过程中，每单位体积的钙总量增加 4 倍，羟脯氨酸含量（能表征总胶原含量）增加 2 倍，导致在拉伸试验中骨痂的断裂强度增加 3 倍。研究还表明，骨痂的硬度与其单位体积的矿物质含量之间有很高的相关性。1977 年，怀特（White）等根据兔胫骨在多个愈合时间点的扭转试验结果，将整个二期骨折愈合分为 4 个生物力学阶段（表 12.1）。

表 12.1　骨折愈合的生物力学阶段

阶段	骨折位置	刚度
1	原处断裂	低刚度
2	原处断裂	高刚度
3	原处断裂和先前完整的骨	高刚度
4	先前完整的骨	高刚度

注：根据 Einhorn TA. Bone remodeling in fracture repair. 1992 修改

在第 1 阶段，骨在低刚度的原来的骨折处断裂。
在第 2 阶段，骨在高刚度的原来的骨折处断裂。
在第 3 阶段，一部分骨在原来的骨折部位断裂，一部分骨在高刚度的原来完整的部位断裂。
在第 4 阶段，在高刚度的原来完整的部位断裂。
这些阶段与随着愈合逐渐增加的平均扭矩和断裂的能量吸收有关，但它们并不是一对一地对应到这 4 个生物阶段。

重要的是，要注意骨折愈合的评估必须基于骨结构和力学性能。在某些情况下，特别是用骨吸收抑制药物治疗时，骨折愈合处力学性能的恢复本身并不代表原始骨结构的恢复。双膦酸盐治疗已被证明可以通过抑制骨痂重建来增强骨痂强度，从而导致更大的骨痂和更大比例的矿化软骨与编织骨（图 12.5）。就材料性质而言，骨痂不如组织良好的板层骨组织强度高。然而，与完整骨相比，双膦酸盐治疗产生的较大骨痂横截面积和惯性矩可以补偿较差的材料性质。当进行力学测试时，愈合骨可能至少会有一部分是在原来完整骨的部分断裂的。虽然双膦酸盐抑制骨痂重建而在组织形态上延迟了愈合，但可能不影响骨生物力学性能的恢复，这表明双膦酸盐治疗引起的愈合骨解剖结构和强度恢复之间不同步。

12.5　骨折愈合的细胞活动

骨折愈合过程中的骨形成主要是由骨外膜处的 MSC 完成的，较少一部分由骨内膜和骨髓基质处的

MSC 完成。骨折愈合的第一事件是止血，阻止骨和骨外膜中受损血管的出血，在骨折处形成血肿（凝块）。滞留在血肿中的血小板脱颗粒，释放出血小板衍生生长因子（PDGF）、血管内皮生长因子（VEGF）和转化生长因子 β（TGF-β）趋化吸引中性粒细胞和巨噬细胞进入骨折区，开始炎症阶段。骨细胞在骨折两端短时间内死亡，留下坏死的骨基质，坏死的骨基质被来自巨噬细胞的破骨细胞降解。

接下来通过膜内成骨和软骨内成骨进行骨折愈合。骨外膜 MSC 增殖并直接分化为成骨细胞，在骨折两端形成环状的膜内骨（硬骨痂）。成骨细胞分泌骨基质，其富含 I 型胶原、骨钙素、矿化相关糖蛋白骨粘连蛋白、骨桥蛋白和骨涎蛋白 II，以及许多蛋白聚糖。在骨折间隙内，骨外膜 MSC 增殖并分化为软骨细胞（软骨痂）形成软骨板。软骨细胞分泌软骨特异性基质，其包含聚集蛋白聚糖、II 型和 XI 型胶原、纤连蛋白和透明质酸，然后 X 型胶原上调，其他类型胶原下调，引起软骨细胞肥大化。

接下来，软骨板被骨替代，这需要血管生成。软骨基质钙化和肥大的软骨细胞释放血管生成信号，在细胞凋亡前触发骨外膜毛细血管的萌发。当破骨细胞降解钙化基质时，骨外膜毛细血管和血管周围 MSC 侵入软骨板。其中一些 MSC 分化为成骨细胞，而另一些则成为重建的骨髓中的细胞。成骨细胞分化为皮质骨和骨小梁的骨细胞。这样，在骨折间隙内形成新骨，同时在骨折间隙两侧的 MSC 直接膜内成骨。起初，新骨多于先前存在的骨，随后通过破骨细胞重建恢复正常的骨形状。

除了骨折周围局部环境内的 MSC，系统招募的骨祖细胞也起作用。骨损伤后循环中成骨细胞前体的存在和增加提示这些细胞从非骨折部位向骨折部位募集。这些前体细胞表达成骨细胞标志物 ALP，并能在骨折部位归巢为骨衬细胞。然而，这些细胞可能不会成为骨细胞从而整合到新骨中。目前尚不清楚这些细胞是通过产生新的骨基质直接参与骨折愈合，还是通过分泌骨诱导因子间接参与骨折愈合。

为了发现骨折愈合过程中骨祖细胞的起源，绿色荧光蛋白（GFP）报告基因小鼠模型被用来追踪骨折愈合过程中的细胞分化。例如，Col3.6GFPcyan 和 OcGFPtpz 是由 *Cola1*（编码 I 型胶原）和 *BGLAP*（编码骨钙素）启动子驱动的 GFP 报告子，将这两个报告子构建到同一小鼠中，观察成骨细胞分化的早期和晚期阶段。骨折后，在未脱钙骨切片中保存荧光信号的组织学方法可用于观察成骨细胞。骨折后第 6 天骨祖细胞从侧面的骨外膜产生，增殖并迁移至骨折区，这些细胞分化为成骨细胞和软骨细胞，形成新的皮质层。在第 7～14 天，软骨基质中肥大的软骨细胞被成骨细胞替代而矿化。35 天后，随着外皮质层向内重建，原有的骨折皮质区被重新吸收成为新的骨干。此外，多种不同的 GFP 报告子小鼠模型可用于示踪骨折愈合中干细胞的起源和命运，以及软骨细胞的分化。

12.6 骨折愈合过程中软骨形成和骨形成的分子调控机制

与其他伤口一样，骨折后血肿的形成是通过受损血管的非内皮细胞产生的组织因子（TF）来调节的。TF 是凝血级联反应中的第一个因素，最终导致凝血酶的产生。凝血酶是诱导血小板脱颗粒的分子，包括 α-颗粒和致密体颗粒。像血清和血栓素 A2 这样有助于血管收缩止血的分子，被 α-颗粒释放。致密体颗粒含有纤维蛋白原，它与血浆纤维蛋白原一起被凝血酶转化为凝血纤维蛋白。此外，致密体颗粒释放 PDGF 和 TGF-β，启动了骨折愈合进入炎症期。

在炎症期，从破骨细胞降解的骨基质和巨噬细胞中释放出来许多生长因子，这些因子作为信号激活转录因子，促使 MSC 成软骨和成骨向分化。RUNX2 是诱导 MSC 发生骨向分化的关键转录因子。SOX-9 是软骨向分化的关键转录因子，而转录因子 Sp7/osterix 是决定 MSC 分化为成骨细胞的关键转录因子。

表 12.2 列出了骨折愈合过程中调节软骨板形成的因子，这些因子与胚胎发育过程中参与软骨内成骨的因子非常相似。RUNX2 的表达是由于骨形态发生蛋白 2（BMP-2）、BMP-4、BMP-5 和 BMP-7 的激活。BMP 受体 IA 和 IB 型在未损伤骨的骨外膜细胞中表达，它们和 BMP-2、BMP-4、BMP-7 在硬骨痂和软骨痂的骨外膜间充质细胞中均高表达。SOX-9 的表达和软骨痂的形成主要受成纤维细胞生长因子 2（FGF-2）、BMP、PDGF 和胰岛素样生长因子 1（IGF-1）的共同调节。软骨痂处软骨细胞的分化受 BMP、FGF-1、

FGF-2 和 TGF-β 的共同调节。SOX-9 诱导 II 型、X 型、IX 型、XI 型胶原和聚集蛋白聚糖等软骨标志基因的表达。*IHH* 转录物［编码印度刺猬因子（IHH）］在软骨细胞中被检测到，而 *GLI1* 转录物（编码锌指蛋白 GLI1）在骨痂外围的细胞群中表达，以重建骨外膜。在软骨内骨的胚胎发育中，IHH、甲状旁腺激素（PTH）和甲状旁腺激素相关蛋白（PTHrP）构成反馈回路的一部分，控制软骨细胞成熟的速度。在硬骨痂形成和骨替代软骨板的过程中，血管周围 MSC 通过 RUNX2 和 osterix 对 BMP 的响应来调控成骨细胞的分化。

表 12.2　在骨外膜和再生组织中表达的骨折软骨内成骨的信号分子、转录因子和分化标志物

组织	信号分子	转录因子	分化标志物
骨膜	BMP-2、BMP-4 和 BMP-7	RUNX2	—
软骨痂	BMP-2、BMP-4、BMP-5 和 BMP-7 PDGF FGF-2 IGF-1	SOX-9	—
软骨–骨痂	IHH BMP-2、BMP-4、BMP-6 和 BMP-7 TGF-β FGF-1 和 FGF-2	SOX-9	聚集蛋白聚糖，II 型、IX 型、X 型和 XI 型胶原
骨化		osterix	骨钙素、I 型胶原

注：BMP. 骨形态发生蛋白；FGF. 成纤维细胞生长因子；IGF-1. 胰岛素样生长因子 1；IHH. 印度刺猬因子；PDGF. 血小板衍生生长因子；TGF-β. 转化生长因子 β

骨组织细胞聚合过程中能观察到透明质酸酶和黏附蛋白（神经细胞黏附分子、纤连蛋白和 CYR61/IGF 结合蛋白 10）的上调，但软骨痂内的 MSC 集合是否也同样上调尚不清楚。在肢芽骨骼集聚的轴向排列中，Hox-A、HoxD、T-box 转录因子（TBX）、音猬因子（Shh）、FGF-4、FGF-8 和 LIM 同源框转录因子 1（LMX-1）等都有参与，但它们在软骨内骨折愈合中不太可能有类似的作用。这是因为软骨痂的聚合和软骨分化是在一个已经建立结构的小空间内发生的。

通过消减杂交和微阵列分析对完整和骨折的大鼠股骨进行转录谱分析显示，基因表达模式在骨折愈合过程中发生了显著变化。其中 66% 的差异基因分布在多个基因家族，与以下一些过程和通路相关，包括细胞周期、细胞黏附、细胞外基质、细胞骨架、炎症、代谢、分子过程、转录激活和细胞信号通路如 Wnt 通路的组成成分等，34% 的差异基因功能未知。绝大多数这些基因在骨折后第 3 天表达迅速增加，在第 14 天达到峰值，然后下降。这种模式提示这些基因参与了软骨细胞的增殖和分化。

Wnt-β-catenin 信号通路在骨折愈合中起着非常重要的作用。锂是 Wnt-β-catenin 信号通路的激动剂，可促进骨折愈合。而 Dickkopf-1 是该通路的拮抗剂，可抑制骨折愈合。Wnt-β-catenin 信号通路的另一种拮抗剂——硬骨素也参与了骨折愈合。*Sost*（编码硬骨素的基因）缺失的小鼠骨折显示出骨痂连接加快，骨痂成熟度更大，愈合骨的力学强度恢复明显增加。在大鼠和非人灵长类动物中，使用硬骨素中和抗体可以大大促进新骨形成和骨折骨痂的强度。

由于硬骨素主要由骨细胞产生，因此骨细胞也参与了骨折愈合。此外，其他骨细胞表达的特异性蛋白也受到了关注，如牙本质基质蛋白 1（DMP-1，由 *DMP1* 基因编码）和 FGF-23。DMP-1 是小的整合素结合配体 *N*-链糖蛋白家族的一种酸性磷酸化细胞外基质蛋白。DMP-1 在矿化组织中表达并参与矿化。原位杂交显示，骨折后第 14 天，在膜内成骨和软骨内成骨过程中，*DMP1* mRNA 在骨痂的前骨细胞和骨细胞中均高表达。FGF-23 主要在骨细胞中表达。然而，转录和免疫组化分析显示，在骨折愈合过程中骨痂成骨细胞中 FGF-23 的生成显著增加。此外，在髋关节置换术后患者血清中检测到 FGF-23 C 端片段增加。这些数据表明 FGF-23 可能是骨折愈合早期成骨细胞分化的一个标志物。

12.7　骨折愈合的局部调节

12.7.1　前列腺素

前列腺素，特别是前列腺素 E2（PGE2）信号通路在正常骨折愈合中的重要作用，在 21 世纪初通过转基因动物模型已经得到了很好的证明。前列腺素是一类脂质介质，通过与特定的细胞膜受体相互作用来协调细胞与细胞间的通信。它们通过调节成骨细胞的增殖和分化，以及破骨细胞的分化来影响骨形成和骨吸收。前列腺素 G/H 合成酶/环氧合酶（COX）同工酶催化是花生四烯酸形成前列腺素的限速步骤。两个不同的 *PTGS/COX* 基因（编码 COX-1 和 COX-2 同工酶）已被克隆和鉴定。在生理条件下，由 COX-1 的结构性表达产生的前列腺素在胃黏膜的细胞保护和肾功能中发挥重要作用。COX-2 诱导产生的前列腺素存在于病理条件下，如癌症和急性损伤所导致的炎症中。COX-2 通常检测不到，但可通过多种信号通路在参与炎症反应的不同细胞中快速诱导表达。PGE2 是炎症部位主要的 COX-2 产物，引起血管扩张并增加局部血管的通透性。用 *Ptgs2/Cox2* 基因缺失的小鼠模型（Cox2$^{-/-}$ 小鼠）已经证实了 COX-2 诱导的 PGE2 在骨折愈合过程中起关键作用。与 *Ptgs1/Cox1* 缺失小鼠和野生型对照组相比，*Ptgs2* 缺失小鼠的骨折愈合明显延迟。因此，COX-2 在正常骨折愈合过程中起重要作用。同时研究也发现这是通过影响膜内成骨和软骨内成骨而实现的。在骨折部位，COX-2 主要在软骨的早期干细胞前体中表达，该细胞也表达 *COL2A1* 基因，该基因编码人类和小鼠 II 型胶原的关键部分。COX-2 被证明可调节 RUNX2 和 osterix 表达，是软骨形成和成骨形成的关键因子。

非甾体抗炎药（NSAID）已被广泛用于抑制炎症和减轻骨损伤后的疼痛。非甾体抗炎药主要通过抑制 COX 的活性来发挥作用。新型 COX-2 选择性试剂可特异性抑制 COX-2 的活性。在完全性骨折的愈合过程中，抑制 COX-2 依赖性前列腺素的产生会导致明显的愈合缺陷。在动物研究中，常用的非甾体抗炎药吲哚美辛可延缓软骨内成骨。COX-2 选择性非甾体抗炎药治疗可阻止骨折正常愈合，诱导延迟愈合和骨不愈合。临床研究表明，非甾体抗炎药会抑制骨修复，使长骨骨折不愈合率增加，并能延迟脊柱融合。

众所周知，PGE2 可与 4 种不同的 G 蛋白偶联受体（GPCR）结合：EP1、EP2、EP3 和 EP4。不同 EP 受体亚型对骨折愈合有不同的影响。EP1 参与调节细胞内的钙水平。EP2 和 EP4 活化后通过 GPCR 的 Gs 亚基引起环腺苷酸（cAMP）生成。相反，EP3 的不同异构体会通过激活 GPCR 的 Gi、Gq 或 Gs 亚基来降低 cAMP 水平。EP1$^{-/-}$ 小鼠骨折愈合加快。EP2 和 EP4 的选择性激动剂对骨折愈合均有积极作用，EP2 和 EP4 敲除小鼠骨折愈合和骨吸收受损。EP4 激动剂可以恢复 COX-2$^{-/-}$ 小鼠受损的骨折愈合，也可加速老年小鼠延迟骨折愈合。EP3 负调控 cAMP 水平，可能对骨形成产生抑制作用。因此，不同的 EP 受体对参与骨折愈合的细胞和组织具有不同的调节作用。

12.7.2　骨形态发生蛋白

骨形态发生蛋白（BMP）最早由马歇尔·R. 乌里斯特（Marshall R. Urist）于 1965 年发现其能够诱导异位骨的形成。BMP 属于 TGF-β 超家族，该家族包括 TGF-β、激活素/抑制素、nodal、肌生成抑制蛋白和米勒管激素抑制因子（或抗米勒管激素）等。TGF-β 超家族蛋白与丝氨酸/苏氨酸激酶受体结合，主要通过 Smad 依赖机制传递信号。到目前为止，已经有超过 20 个 BMP 被鉴定。BMP 家族成员与 I 型和 II 型丝氨酸/苏氨酸激酶受体二聚体结合。有三种不同的 BMP I 型受体，包括激活素受体样激酶（ALK）-2、ALK-3（BMPR- I A）和 ALK-6（BMPR- I B），以及三种不同的 BMP II 型受体，即 BMP II 型受体（BMPR- II）、激活素 II 型受体（ACTR- II）和激活素 IIB 型受体（ACTR-IIB）。II 型受体具有组成性激酶活性，在配体–受体复合物形成时磷酸化 I 型受体，磷酸化的 I 型受体将信号传递给下游靶蛋白。BMP 下游的一个主要靶点是 Smad 蛋白。在哺乳动物中发现的 8 种 Smad 蛋白中，Smad1、Smad5 和 Smad8 是由 BMP I 型受体磷酸化的受体调节型 Smad。Smad2 和 Smad3 被激活素和 TGF-β I 型受体激活。Smad4 是哺乳动物中唯一的辅助型 Smad（co-Smad），是 BMP 和 TGF-β/激活素共享的信号通路。Smad6 和 Smad7 对其他 6 种 Smad 信号有负调控作用。然而，BMP 下游信号分子的细节尚未被阐明。

在骨折愈合过程中检测到 BMP 和一些 Smad 的表达。在啮齿动物骨折模型中，在第 3 天骨折部位增厚的骨外膜和骨髓的成骨细胞中，BMP-2、BMP-4、BMP-7、辅助型 Smad（Smad4）和受体调节型 Smad（Smad1 和 Smad5）过表达，同时有较低水平的抑制型 Smad（Smad6）。在第 10 天，Smad6 显著增加，Smad4 保持升高，而 Smad1 和 Smad5 则降低。Smad7 只在血管内皮细胞中表达。到第 28 天，当新骨取代骨折的骨痂时，所有 BMP 和 Smad 的表达降低，接近对照水平。在骨折愈合过程中，Smad1 和 Smad5 的表达模式与 BMP-2 和 BMP-7 相似。这些数据表明 BMP 及其下游 Smad 家族成员在骨折愈合的早期阶段起着重要作用。

其中，BMP-2 在骨折愈合中尤为重要。MSC、成骨细胞和软骨细胞都在骨折愈合的炎症阶段产生 BMP-2。BMP-2 可以启动骨形成，包括启动与骨形成有关的其他 BMP 的产生。此外，BMP-2 对于膜内骨形成也非常重要，因为 BMP-2 在骨膜间充质干细胞中高表达。肢体缺乏 BMP-2 的动物几乎完全不能进行初始骨外膜激活，且骨折不愈合（图 12.8）。

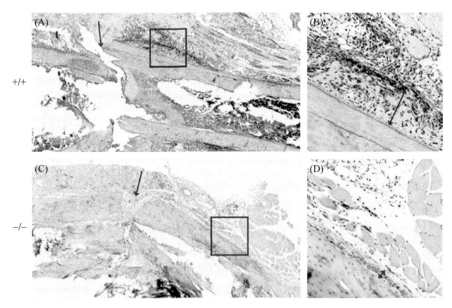

图 12.8　在骨折后第 20 天，缺乏 BMP-2（–/–）的小鼠没有可见的骨痂形成，并且骨表面之间的空隙仍然存在。在第 3 天对骨折部位进行组织学检查，观察愈合反应的起始（A～D）。对照组（+/+）显示一个扩大的骨外膜层（A 图框，B 为放大），其中含有活跃增殖的骨外膜细胞。（A）图中的蓝色箭头表示骨折部位，（B）图中的红色双箭头表示骨外膜扩张。BMP-2 突变小鼠（–/–）骨折附近没有骨外膜激活的迹象（C 图框，放大到 D）。蓝色箭头（C）表示骨折部位，红色双箭头（D）表示骨外膜增生和扩张的程度。授权自 Tsuji K, et al. Nat. Genet. 2006; 38: 1424-1429

在骨折愈合过程中，BMP 通过刺激干细胞增殖和分化为软骨细胞与成骨细胞来诱导软骨和骨形成，这一过程称为骨诱导。骨诱导是骨再生的三大需求之一，此外还有骨传导和骨生成。骨传导是一个支持毛细血管、血管周围组织和骨祖细胞进入植入物或骨移植物三维结构的过程。骨传导性能是由材料结构、化学结构和表面电荷决定的。自体骨移植具有良好的骨传导性能。延迟愈合或骨折不愈合通常需要进行 BMP 和骨移植治疗。

由于 BMP 的软骨和（或）骨诱导活性，对其进行了广泛的研究，目的是开发修复治疗创伤和退行性骨疾病的策略。到目前为止，已有两种 BMP 被用于临床：重组人（rh）BMP-2 和 rhBMP-7 ［又称成骨蛋白-1（OP-1）］。目前在手术过程中，rhBMP-2 和 rhBMP-7 都是通过可吸收的胶原蛋白海绵给药。然而，临床结果并不像在动物实验中看到的那样令人印象深刻，在动物实验中能观察到更强健的骨形成，其原因尚不清楚。一种可能是植入位点缺乏足够数量的反应细胞。另一种可能性是 BMP 需要以"鸡尾酒"的形式与其他生长因子结合使用。最近的一项研究表明，BMP 可以采用单次皮下注射的方式，在不直接与骨折部位接触的情况下加速骨折愈合。同时可与其他生长因子、可注射的移植材料和/或干细胞联合注射，使 BMP 的使用更加有效和便宜。

12.7.3 血小板衍生生长因子

血小板衍生生长因子（PDGF）是由血小板、巨噬细胞和成骨细胞分泌的多肽生长因子。PDGF 是成骨细胞、成纤维细胞和平滑肌细胞的促细胞分裂素。它促进器官生成、血管生成和伤口愈合。PDGF 有多种亚型（AA、AB、BB、CC 和 DD），与两种亲和力不同的二聚受体（α 和 β）结合传递信号。在这些亚型中，PDGF-BB 被认为是最常见的 PDGF，因为它能够与所有已知的受体亚型结合来执行生理功能。

骨折后，血小板聚集在骨折部位，将包括 PDGF、VEGF 和 TGF-β 在内的几种生长因子释放到正在形成的血肿内。PDGF 吸引中性粒细胞、巨噬细胞和骨祖细胞，并刺激骨折部位产生 VEGF 和白介素-6（IL-6），以调节血管生成和促进骨折愈合。最近提出了一种新的假设模式，即 PDGF-BB 可以在损伤部位发挥作用，动员周细胞并刺激其向 MSC 迁移。这样，PDGF-BB 既有助于成骨，又有助于稳定新形成的血管，来加速骨折愈合。

临床上 PDGF-BB 通常与重组人 β-磷酸三钙复合以溶液形式被局部递送至骨折部位。美国食品药品监督管理局（FDA）批准了 PDGF-BB-β-磷酸三钙支架复合物用于踝关节和后足的上市前许可。类似配方也被 PDA 批准用于治疗牙周病相关的骨缺损。

12.7.4 血管内皮生长因子

血管生成对骨形成至关重要。血管生成的重要性可以在骨折愈合时软骨内成骨中观察到，软骨板被原发性骨形成所取代，生长板上的软骨细胞发生肥大和凋亡，在钙化基质中留下空腔，以供新骨形成。内皮细胞作为血管的一部分，在软骨板中生长，使 MSC 进入并形成成骨细胞，开始沉积类骨质基质。组织学证据表明，尽管诱导软骨细胞凋亡的因素尚不清楚，但软骨细胞凋亡在内皮细胞侵袭后很容易发生。血管生长与骨组织形成的密切关系提示血管生成在骨折愈合中发挥重要作用。血管内皮生长因子（VEGF）是刺激血管生成的最重要的生长因子之一，它介导了软骨板骨化所必需的血管入侵。骨折愈合过程不仅需要新生血管进行软骨内成骨，还会增加流向周围组织的血流量。血管生成抑制剂可以完全阻止骨折愈合并导致骨折不愈合。重组 VEGF 或通过 VEGF 基因治疗，可以促进骨痂矿化和骨强度的更快恢复，从而改善血管生成和骨折愈合。VEGF 与 BMP-4 有协同作用，可以通过增强 MSC 的募集和存活形成软骨。有趣的是，VEGF 与 BMP-4 在软骨形成中的最佳比例为 1∶5。因此，VEGF 和 BMP-4 是一种可能用于促进骨再生和骨折愈合的生长因子组合。

血管生成因子和骨折愈合的研究主要集中在 VEGF 及其三种受体——VEGFR-1（FLT-1）、VEGFR-2（KDR/FLK-1）和 VEGFR-3（FLT-4）上。血管生成素 1（ANG-1）是血管内皮特异性受体酪氨酸激酶/血管生成素 1 受体的配体，该受体也是含 Ig 和表皮生长因子同源结构域 2（TIE-2）的酪氨酸激酶，被认为是一种新的血管生成因子，在骨折愈合过程中定位于骨组织细胞。与通过刺激内皮细胞分裂促进血管生成的 VEGF 家族不同，ANG-1 既具有血管生成作用，又具有抗凋亡作用，还具有促进内皮细胞存活的作用。VEGF 经常会导致血管渗漏、发炎和畸形，而 ANG-1 能刺激形成无渗漏的新血管。软骨寡聚基质蛋白（COMP）-ANG-1 是一种可溶性和稳定的 ANG-1 重组嵌合体，能增强血管和增大骨痂体积，加速牵张成骨中的愈合过程。在动物实验中，COMP-ANG-1 还增加了坏死股骨的血管生成和成骨能力，以及用于脊柱融合的同种异体骨的愈合。因此，ANG-1 及其受体是促进血管生成和骨再生的潜在靶点。

尽管 VEGF 蛋白和基因疗法已被证明可以促进啮齿动物和兔子的血管生成，但这些阳性的促血管生成数据在临床中未能成功复制。直接将 VEGF 蛋白和基因导入患者体内不能促进血管生成。VEGF 治疗是否能促进人类骨折愈合和骨再生仍是一个问题。

12.7.5　内皮祖细胞

内皮祖细胞（EPC）疗法是一种独特的骨折愈合细胞疗法。在人和动物中都发现了内皮祖细胞，它们可以在体外形成血管样结构，在体内形成新的血管。血管形成包括两种类型：一种是血管发生，即在没有血管的情况下形成血管；另一种是血管生成，即从已存在的血管形成血管。最初认为血管发生仅限于胚胎生长，而血管生成发生在出生后的血管形成过程中。然而最近的研究表明，由于血液循环中存在内皮祖细胞，血管发生也发生在成人中。在适当的力学刺激和组织归巢条件下，内皮祖细胞在靶点有新生血管发生。此外，内皮细胞已被证明可分泌 BMP-2，这可能有助于招募骨祖细胞，以促进骨折部位的新骨形成。此外，在 BMP-4 的存在下，内皮细胞可能经历内皮向间充质的转化，形成 MSC。这些内皮细胞衍生的 MSC 可以分化为软骨细胞和成骨细胞。因此，内皮祖细胞能同时形成新血管和骨组织的潜在能力使其成为用于促进骨折愈合的好的候选细胞群。

内皮细胞集落形成细胞（ECFC）是血管壁内衍生的内皮祖细胞，参与血管生成，这一发现使 ECFC 被用来改善大鼠股骨骨折后血管和骨痂的形成。当 ECFC 通过手术植入或注射到骨折部位时，可以看到更多血管和骨痂的形成，表明 ECFC 在骨折愈合中具有合成代谢作用。

12.7.6　骨肌相互作用

普遍认为骨折愈合的速度和强度与周围软组织，尤其是骨骼肌的完整性密切相关。在开放性骨折患者中，周围组织损失与较差的愈合效果有关，这已在动物实验中得到证实。在骨科领域，肌肉和骨的关系是至关重要的，因为外科医生必须经常与高能量创伤引起的广泛软组织损伤增加的并发症和发病率，以及骨折延迟愈合做斗争。由于肌肉邻近骨骼，并有丰富的血管，因此其是骨折愈合的干细胞和分子信号的潜在来源。

在骨折愈合过程中，肌肉作为氧和营养的血供，可促进血管再生。骨折愈合的第一步形成的肉芽组织具有高度血管化的小血管。

肌肉也是骨折愈合祖细胞的重要来源。来自肌肉的细胞能够分化成表达骨标志物的细胞。肌源性干细胞（MDSC）被 BMP 招募并驱动成骨分化。已发现骨折部位的 MDSC 改变了基因表达，肌肉标志物 Pax3 表达减少，软骨形成标志物 Sox9 表达增加，使软骨生成增加。此外，肌卫星细胞（MyoD 谱系细胞）是再生肌肉组织的干细胞，在骨骼损伤条件下具有成骨潜力。已经观察到卫星细胞表达成肌细胞标志物（Pax7 和 MyoD）和成骨细胞标志物（APL 和 Runx2），并且能够自发分化为成骨细胞。在骨髓或骨膜受损的情况下，MyoD 谱系的肌源性细胞有助于骨折愈合，并作为细胞的次级供应。肌肉能够供给骨祖细胞，其具有与骨膜祖细胞相似的成骨潜能。

肌肉也能够提供成骨生长因子和肌动蛋白。骨折愈合是由炎症级联反应引发的，该部分反应由肌肉衍生的炎症细胞因子（即 IL-1、IL-6、TNF-α）介导。这些肌源性细胞因子在早期骨折愈合中形成，在维持适当的炎症反应中起着重要作用，对充分的骨折愈合至关重要。

如前所述，BMP-2 和 BMP-7 因其在成骨细胞分化和骨修复中的作用而被 FDA 批准用于骨折愈合。然而，BMP 的多个副作用和超规使用正在受到更多关注，包括最近发现的 BMP-2 的致癌副作用。新的 BMP 用法包括使用修饰肌细胞使其能分泌 BMP-2。活化的肌肉分泌 BMP-2，会使临界尺寸的大鼠股骨缺损更快产生断骨间连接并恢复强度。虽然 BMP-1 不是 TGF-β 超家族的成员，目前也没有用于临床，但其由肌肉分泌，也可能在骨折愈合中起作用。BMP-1 是一种由肌肉分泌的蛋白酶，能分解前胶原。在创伤性冲击伤者中，BMP-1 的蛋白质和基因水平都升高，表明 BMP-1 在肌骨愈合中起重要作用。因此，更好地理解肌肉来源的 BMP 在骨骼组织再生中的作用，有助于提升大面积创伤患者的肌骨愈合能力。

　　肌生成抑制蛋白是最著名的肌肉衍生蛋白（见第 16 章），被认为在骨折愈合中起着重要的抑制作用。肌生成抑制蛋白的小分子抑制剂可改善骨创伤后肌肉再生和骨折愈合。抑制其产生可能是一种合理的干预措施，以改善肌肉骨骼损伤患者的骨折愈合。

　　IGF-1 被认为是可能影响骨折愈合的关键肌细胞因子。IGF-1 通过激活和促进卫星细胞增殖而在肌纤维修复和再生过程中发挥作用。将 IGF-1 递送到羊骨缺损处促进了骨形成。损伤后骨骼肌中 IGF-1 的表达上调，因此骨相邻的骨骼肌组织产生的 IGF-1 可能支持骨的愈合。

12.8　骨折愈合中的系统因素

12.8.1　衰老

　　儿童骨折愈合的潜力最大。老年人骨折后容易出现几种并发症，如骨不连和延迟愈合等。老年人的骨不连是一个重要的临床问题，但在理解衰老导致愈合潜能下降的机制方面进展甚微（见第 10 章）。

　　衰老相关的愈合下降与干细胞、软骨细胞和成骨细胞的活性下降密切相关。以前的研究已经发现，随着动物年龄的增长，骨折愈合过程中发生了细胞和分子的变化。与幼年小鼠（4 周龄）相比，成年小鼠（6 月龄）和老年小鼠（18 月龄）中软骨细胞成熟和软骨内骨化的开始延迟了 5～7 天，Ⅱ型和 X 型胶原表达减少，血管侵入延迟。与幼年小鼠相比，成年小鼠软骨内骨化的完成延迟了 7 天，老年小鼠延迟了 14 天。在幼年小鼠中，几乎所有的软骨在骨折发生后的第 14 天被替换。成年和老年小鼠外骨痂的总体积也明显小于幼年小鼠。这些数据表明软骨和成骨形成都随着年龄的增长而减少。

　　老年小鼠软骨细胞和成骨细胞分化的减少表明人类衰老过程中祖细胞数量的变化可能是重要的，MSC 总数的减少、反应性的降低及成脂潜能的增强可能都与此有关。随着年龄的增长，内皮细胞活性和调节内皮细胞的因子的产生均下降，提示老年患者血管新生潜能的下降可能会对骨折愈合产生负面影响。

　　目前的研究表明，与衰老相关的骨折愈合至少涉及两种分子机制：氧化应激的积累和 COX-2 活性的降低。众所周知，由细胞内活性氧（ROS）增加引起的氧化应激是衰老和寿命的主要决定因素。ROS 的积累和中和 ROS 能力的降低导致老年人骨折愈合受损。氧化应激可以减弱 Wnt 信号通路的活性，该通路已被证明对骨形成具有正向调节作用，并在骨折愈合过程中发挥关键作用。因此，抗氧化应激治疗可以促进骨折愈合。此外，在骨折后 5 天的早期愈合阶段，老年小鼠和年轻小鼠相比，骨折处 *Cox2* mRNA 的表达减少了 75%。COX-2 的表达在年轻小鼠骨折骨痂内干细胞向软骨转变时达到高峰，而在老年小鼠骨折骨痂内这一时期 COX-2 的表达显著减少。老年小鼠其他促进骨形成的基因（如编码骨钙素和 X 型胶原蛋白的基因）的表达也出现了显著的下降。表明在骨折愈合的早期，衰老动物的基因表达发生了改变，对整个愈合过程产生了影响。向老龄小鼠的骨折部位局部注射 EP4 激动剂，它直接激活 EP4 受体，能代偿 COX-2 的缺失，补偿了随着年龄增长而降低的骨折愈合，降低了未成熟软骨形成，更好地形成了成熟骨。

12.8.2　糖尿病

　　糖尿病（DM）为一组以高葡萄糖水平为特征的代谢疾病，是由身体产生和/或使用胰岛素的能力缺陷引起的（见第 23 章）。糖尿病有两种类型：1 型糖尿病（T1DM，也称为胰岛素依赖型糖尿病）和 2 型糖尿病（T2DM，也称为非胰岛素依赖型糖尿病）。骨折风险增加和低骨矿物质密度（BMD）都与 T1DM 有关，但在 T2DM 中，虽然骨骼脆性增加并有骨折的风险，但 BMD 通常是正常的或升高的，这表明除了 BMD 之外的因素也会影响骨骼脆性。

　　糖尿病患者的骨折愈合会受损。在糖尿病动物模型中，骨折愈合受到抑制，表现为外部骨痂面积减小、胶原基质分泌减少和力学性能恢复减缓。愈合过程中受损的软骨形成和成骨作用是低胰岛素血症和高血糖综合作用的结果。用于糖尿病大鼠血糖正常化的系统性胰岛素治疗已被证明能逆转骨折愈合的缺陷。在糖尿病大鼠骨折模型中，将胰岛素局部髓内递送至骨折部位（没有系统控制葡萄糖水平）可以逆转早期愈合阶段 MSC 增殖和软骨形成的缺陷，对骨折模型愈合后期的骨矿化和力学性能也有影响。几种常见的生长因子包括 rhBMP-2、rhBMP-7 和重组人 PDGF-BB（rhPDGF-BB）已被证明对糖尿病动物模型的骨折愈合有积极作用。

12.8.3 糖皮质激素

糖皮质激素处理对骨有抑制作用，这从 20 世纪 50 年代就已为人所知，是继发性骨质疏松症最常见的原因（见第 15 章）。糖皮质激素治疗的动物骨折骨痂的形成和钙化显著减少，骨痂面积减小，骨矿物质含量和骨密度较低。糖皮质激素治疗导致骨痂软骨内骨化和骨重建显著延迟（图 12.9）。经糖皮质激素处理的动物骨折和截骨术的桥接较窄，骨痂形成较少。当进行生物力学性能评估时，扭转和四点弯曲试验表明，与载体治疗的对照组相比，糖皮质激素治疗的动物其骨极限强度、刚度和断裂能量减少了50%～70%。

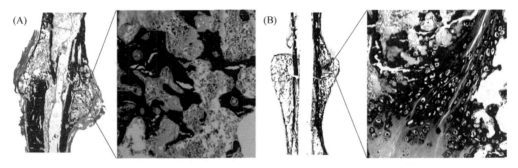

图 12.9　在骨折愈合过程中，糖皮质激素抑制骨痂形成并延迟软骨内骨化。图像显示有代表性的 von Kossa 染色的组织学图像和相应区域的放大。（A）植入安慰剂颗粒的小鼠。（B）植入缓释泼尼松龙微球[1.5mg/(kg·天)]的小鼠。植入安慰剂颗粒的小鼠骨痂较大，没有软骨残留（A），而泼尼松龙治疗的小鼠骨痂较小，有残余软骨（B）。授权自 Doyon AR, et al. Calcif. Tissue Int. 2010; 87: 68-76

糖皮质激素对骨折愈合的不利影响可能源于其对成骨细胞和软骨细胞的直接作用。糖皮质激素已被证明会抑制成骨细胞活性并促进成骨细胞凋亡。糖皮质激素通过抑制 BMP 和 RUNX2 的表达来抑制成骨细胞的增殖和分化。同时，糖皮质激素可抑制软骨细胞增殖和软骨基质分泌。此外，研究表明糖皮质激素可抑制血管生成，这对于骨折愈合的成功至关重要。综上所述，长期糖皮质激素治疗会发生骨折愈合延迟或骨不连。

目前用于治疗糖皮质激素诱导的骨骼疾病的策略是预防骨质疏松症并降低骨折的发生率。很少有研究调查如何改善糖皮质激素治疗期间发生的骨折愈合不良。PTHrP 类似物疗法已被证明对皮质类固醇处理兔骨折愈合受损有效。BMP-2 和 BMP-7/BMP-1 的局部给药可促进糖皮质激素治疗动物的截骨愈合。一个理想的方法是进行系统的治疗，可以促进骨折愈合及提高骨量。

12.9　骨质疏松症药物对骨折愈合的影响

12.9.1　甲状旁腺激素

甲状旁腺激素（PTH）对人和其他患有骨折、原发性和继发性骨质疏松症动物的骨密度与骨形成率有积极作用（见第 21 章）。PTH 是由 84 个氨基酸组成的多肽。当进行间歇注射时，其具有生物活性的34-氨基酸氮端片段 PTH(1-34)通过对成骨细胞的合成代谢和抗凋亡作用显示出强有力的增强骨骼作用。

PTH(1-34)的全身给药通过增强骨折部位的软骨形成和成骨作用,加速了骨折后骨骼力学性能的恢复。PTH缺失小鼠模型的研究表明,内源性 PTH 在骨折愈合中也起着重要作用。没有内源性 PTH 时,骨折愈合受到明显抑制。此外,没有内源性 PTH,外源性 PTH 的作用也会减弱。然而,与内源性 PTH 相比,外源性 PTH 在促进骨折愈合方面更有效。

　　PTH 加速了正常的骨折愈合。在许多动物模型中,PTH 在骨折愈合的早期阶段促进骨痂的形成,可促进骨折部位形成更大的外骨痂和更高的骨密度。骨痂形成增多是软骨形成和成骨作用增强的结果(图12.10)。骨痂中较大的软骨体积与软骨细胞转录因子 SOX-9 的上调,以及 Ⅱ 型和 X 型胶原 mRNA 表达的增加一致。骨折部位经 PTH 处理后,*PTHrP* 和 *IHH* 的 mRNA 水平上调。PTHrP 和 IHH 蛋白可能介导 PTH对软骨形成的影响。此外,PTH 刺激祖细胞增殖和向成骨细胞的分化,引起骨折部位转录因子 RUNX2和 osterix 的表达,以及成骨细胞标志物 Ⅰ 型胶原、碱性磷酸酶和骨钙素表达的增加。PTH 治疗后,骨折部位 IGF-1 表达增强。IGF-1 除了介导 PTH 对软骨形成的作用,还对骨生成有作用。在间歇性 PTH 治疗下,骨痂在早期骨折愈合阶段的形成增多,从而导致骨痂的尺寸更大,促进骨痂处骨强度的恢复。

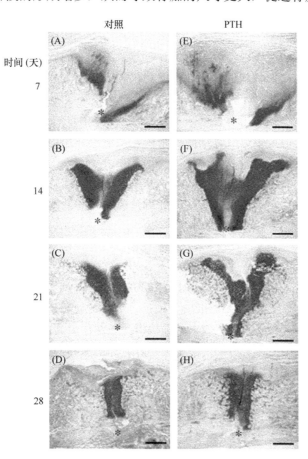

图 12.10　PTH 治疗增强骨折愈合过程中的软骨形成。图像显示对照组和 PTH 治疗组骨折骨痂的组织学特征。在整个愈合期间,每天皮下注射 10μg/kg rhPTH(1-34)/特立帕肽(PTH 治疗组)或单独注射载体液(对照组)。骨折骨痂的正中矢状面在第 7、14、21 和 28 天用甲苯胺蓝(pH 4.1)染色。染色区域代表软骨(A~D)。(E~H)示意对照组和 PTH 治疗组的骨痂。星号表示骨折部位。标尺为 500μm

　　与其他骨合成代谢药物相比,PTH 可以在骨折愈合过程中加速软骨内骨化和骨重建。PTH 处理下破骨细胞数量和活性的增加有助于更快地使编织骨替代软骨,并在骨痂中将编织骨转化为板层骨。PTH促使骨力学性能更快恢复,并显著缩短了骨折愈合的时间。

　　用动物模型进行的研究表明,衰老、雌激素缺乏和糖皮质激素治疗都显著减弱了 PTH 对骨折愈合的影响，引起了骨痂形成和软骨内成骨的延迟。一种解释可能是这些条件削弱了骨祖细胞对 PTH 的反应性。是否需要更高的剂量和更长的治疗时间来有效治疗骨质疏松导致的骨折仍有待研究。

临床研究表明 PTH 对骨折愈合有积极作用。使用 20μg/天或 40μg/天特立帕肽即 rhPTH(1-34)可加速绝经后妇女桡骨远端的骨折愈合，骨折处需要闭合复位但不需要手术治疗。每天注射一次 100μg rhPTH(1-34)可使患有耻骨和/或骨盆坐骨支骨折的骨质疏松症妇女的愈合时间缩短 38%（PTH 治疗组为 7.8 周，安慰剂对照组为 12.6 周）。由于 PTH 在体内的复杂作用，需要更多的临床试验来进一步阐明其在患者骨折愈合中的作用。

12.9.2 双膦酸盐

双膦酸盐是成功治疗骨质疏松症的首选药物（见第 21 章）。这类药物通常能增加骨量和骨小梁厚度，降低骨折风险，减少骨痛，从而提高个人生活质量。在正常的 pH 条件下，双膦酸盐与钙会紧密结合，但在破骨细胞的封闭区（pH 为 3.5），它们会迅速释放。双膦酸盐被内吞后，迅速破坏破骨细胞功能，通常导致破骨细胞凋亡。双膦酸盐可能在骨组织中停留超过 10 年，半衰期时间长，这使人们担心它会对骨代谢及骨折愈合产生不利影响。

双膦酸盐对骨痂重塑有抑制作用，但不干扰骨折愈合过程中的软骨和骨形成。双膦酸盐治疗导致破骨细胞缺乏活性，使软骨内成骨时间延长，骨折愈合过程中骨重建显著延迟。因此，在双膦酸盐治疗的受试者中，骨折愈合后期可以看到较大的骨痂，且持续时间较长（图 12.5B）。而较大的骨痂中含有较大比例矿化但未重建的组织，这有助于显著增强骨折愈合后期骨痂的强度。虽然用双膦酸盐治疗的骨痂中可能产生更多的破骨细胞，但大多数破骨细胞会凋亡，不能发挥作用。骨折发生时停用双膦酸盐，可使骨痂重建恢复到正常水平。

随着新一代骨吸收抑制能力更强的双膦酸盐的开发，用于治疗骨质疏松症的双膦酸盐给药方案已经从每天和每周使用阿仑膦酸盐和利塞膦酸盐发展到每月或每季度使用伊班膦酸盐，甚至每年一次唑来膦酸。所有双膦酸盐类对骨折愈合都显示出类似的效果。

12.9.3 狄诺塞麦

狄诺塞麦是一种人单克隆抗体，是 RANK 配体的特异性抑制剂，也是一种非常有效的骨吸收抑制化合物（见第 21 章）。狄诺塞麦已获 FDA 批准用于治疗绝经后骨质疏松症和相关疾病。狄诺塞麦和双膦酸盐以不同的方式降低破骨细胞介导的骨吸收。尽管狄诺塞麦治疗显著降低了骨质疏松症患者的骨折风险，但是狄诺塞麦对骨折愈合的作用尚未得到广泛研究。在骨折愈合过程中，RANK 配体的表达在软骨再吸收期间达到峰值，此后保持在较高水平，直到编织骨被重建。与双膦酸盐类似，狄诺塞麦可延缓骨痂重建，但不影响小鼠骨强度的恢复。在临床试验中，每 6 个月接受一次狄诺塞麦治疗的患者，非椎骨骨折的愈合可以继续进行，而不会增加延迟愈合的风险。不同于双膦酸盐，狄诺塞麦不会在骨折部位积累，并且它对骨的影响在停药后是完全可逆的。

12.10　力学和电刺激对骨折愈合的影响

12.10.1 电磁疗法

在生理性骨重建过程中，活跃的骨生长和再生或骨沉积区域相对于不太活跃的区域是负电性的。因此，电场可能是正常的骨发育和再生过程的一部分。

直流电已被用于治疗骨折和截骨术中的骨不愈合，正如 1971 年首次提出时一样，这些情况对阴极电流或电磁场有良好的反应。

犬腓骨远端 3.5～4.5cm 处的截骨术后应用电磁场治疗可以加速骨再生，低频低强度的脉冲电磁场的直接作用能使腓骨中产生电场，受刺激的截骨不仅比对照组愈合得更快，而且再生骨比对照组更有组织性，强度也更高，但形成的骨痂量比对照组少。这种方法已经成功地用于治疗年轻患者的胫骨假关节。假关节病是一种罕见的局部骨发育不良，采用传统技术矫正的可能性很低。脉冲电磁场也被用作腰椎融合术后的非侵入性治疗。

电磁场可被用来促进骨组织细胞外基质蛋白的合成和成骨细胞生长因子的分泌，以刺激血管生成和新骨的形成。脉冲电磁场治疗可以增强血管生成素-2 的表达。它还可能影响几种膜受体，并刺激成骨细胞分泌几种生长因子，如 BMP-2、BMP-4、TGF-β 和 FGF-2。电磁场对骨形成的这些合成代谢作用有助于骨折愈合。

12.10.2 低强度脉冲超声

低强度脉冲超声（LIPUS）已被证明对骨有显著益处。超声波是指以纵向力学波的形式传播的高频的听不到的声能。物理治疗师一般用它来干预软组织的损伤，最常用的强度在 $0.5～2.0W/cm^2$。相比之下，为了对硬组织（如骨）损伤进行干预，空间平均、时间平均强度低于 $0.1W/cm^2$ 的脉冲超声是更好的选择。I_{SATA} 指的是超声束面积上的平均超声功率（空间平均值）和整个脉冲周期（超声"开"和"关"周期）中的该强度的平均值（时间平均）。I_{SATA} 低于 $0.1W/cm^2$ 的脉冲超声称为 LIPUS，在骨折愈合的干预中是首选，因为其低 I_{SATA} 显著降低了热或空化组织损伤的风险，LIPUS 已获得美国 FDA 批准用于骨治疗。

许多体外研究表明，LIPUS 对成骨细胞有直接影响，包括跨膜离子转运的改变、早期反应基因的激活、骨基质蛋白如骨钙素和 BSP mRNA 水平的升高，以及细胞因子和生长因子（包括 c-Fos、COX-2、IGF-1、NO、p38/MAPK、PGE2、PI3K 和 VEGF）合成的增加，这些变化与骨形成反应一致，也得到了动物研究的证实。在 17 天的胎鼠跖骨中，与对照组相比，每天 21min 7 天 LIPUS 治疗刺激，钙化骨干平均长度增加了 3 倍。

LIPUS 在体内能刺激延迟愈合或不愈合的骨产生愈合。在啮齿动物的骨折不愈合模型中，6 周的 LIPUS 治疗刺激了 50% 的骨折愈合。相比之下，用非活性 LIPUS（安慰剂）治疗的对侧骨折愈合率为 0。临床上，使用其他方法无效的不愈合骨，LIPUS 可刺激超过 85% 的骨折愈合。

LIPUS 除了对难愈合的骨折愈合有效果，还可以加速新骨折的愈合速度。在去卵巢诱导的骨质疏松症大鼠及糖尿病大鼠中，LIPUS 还可以促进骨折骨痂中更高的骨含量、更快的软骨内成骨和更快的刚度恢复。在人类中，LIPUS 可将临床和影像学的骨折愈合时间缩短 30%～38%，胫骨骨干骨折、桡骨远端骨折和手舟状骨骨折的愈合时间分别缩短了 58 天、37 天和 19 天。

12.11 总 结

骨折是人类最常见的创伤性损伤。成功的骨折愈合依赖于一系列复杂的生物学过程。延迟愈合或骨不愈合是骨折临床并发症，在老龄人群中很常见。尽管外科手术、硬件和物理治疗方法有进展，但延迟愈合或骨不愈合仍然是很大的问题。在局部和全身水平上，旨在促进骨折愈合的物理和生物治疗都取得了一些进展，但目前的治疗手段仍然很有限，非常需要新的办法来提供更好的疗效，并降低副作用。干细胞治疗是骨折愈合和骨再生的一个新兴疗法。科学家和外科医生必须继续优化提取、筛选、扩增成骨谱系细胞群的条件，这些细胞与骨诱导物质的靶向递送对骨折的成功愈合至关重要。目前新的骨折愈合治疗策略不仅要显示疗效（骨愈合），还必须限制副作用来改善患者的预后。

练 习 题

1. 描述骨外膜、软组织、骨髓和皮质骨在骨折时的不同反应。

2. 解释非甾体抗炎药如何对骨折愈合产生负面影响。

3. 哪些个体特征对骨折愈合有负面影响？负面影响的潜在机制是什么？

4. 简述骨折愈合的 4 个阶段和 4 个生物力学阶段。描述为什么在分析骨折愈合时必须同时考虑骨的结构和力学性能。

5. 虽然双膦酸盐对骨密度有促进作用，但其对骨折愈合有抑制作用。解释这些药物如何干扰正常的骨折愈合过程。

6. 描述骨折愈合过程中肌肉和骨骼的相互作用。

推荐阅读文献目录

1. Adami S, Libanati C, Boonen S, et al. Denosumab treatment in postmenopausal women with osteoporosis does not interfere with fracture-healing: results from the FREEDOM trial. J. Bone Jt. Surg. Am. 2012; 94(23): 2113-2119.

2. Chao EYS, Aro HT, Mow VC, et al. Biomechanics of fracture fixation basic orthopaedic biomechanis. In: Mow VC, Hayes WC, eds. Basic Orthopaedic Biomechanis. Philadelphia: Lippincott-Raven Publishers; 1997: 317-351.

3. Davis KM, Griffin KS, Chu TG, et al. Muscle-bone interactions during fracture healing. J. Musculoskelet. Neuronal Interact. 2015; 15(1): 1-9.

4. Einhorn TA. The cell and molecular biology of fracture healing. Clin. Orthop. Relat. Res. 1998; 355: S7-S21.

5. Einhorn TA, Gerstenfeld LC. Fracture healing: mechanisms and interventions. Nat. Rev. Rheumatol. 2015; 11(1): 45-54.

6. Ferguson C, Alpern E, Miclau T, et al. Does adult fracture repair recapitulate embryonic skeletal formation? Mech. Dev.1999; 87(1-2): 57-66.

7. Ferguson CM, Miclau T, Hu D, et al. Common molecular pathways in skeletal morphogenesis and repair. Ann. N.Y. Acad. Sci. 1998; 857: 33-42.

8. Gerstenfeld LC, Wronski TJ, Hollinger JO, et al. Application of histomorphometric methods to the study of bone repair. J. Bone Miner. Res. 2005; 20(10): 1715-1722.

9. Hankenson KD, Dishowitz M, Gray C, et al. Angiogenesis in bone regeneration. Injury. 2011; 42(6): 556-561.

10. Kayal RA, Alblowi J, McKenzie E, et al. Diabetes causes the accelerated loss of cartilage during fracture repair which is reversed by insulin treatment. Bone. 2009; 44(2): 357-363.

11. Lu C, Miclau T, Hu D, et al. Cellular basis for age-related changes in fracture repair. J. Orthop. Res. 2005; 23(6): 1300-1307.

12. Ominsky MS, Li C, Li X, et al. Inhibition of sclerostin by monoclonal antibody enhances bone healing and improves bone density and strength of nonfractured bones. J. Bone Miner. Res. 2011; 26(5): 1012-1021.

13. Reddi AH. Role of morphogenetic proteins in skeletal tissue engineering and regeneration. Nat. Biotechnol. 1998; 16(3): 247-252.

14. Ren Y, Liu B, Feng Y, et al. Endogenous PTH deficiency impairs fracture healing and impedes the fracture healing efficacy of exogenous PTH(1-34). PloS One. 2011; 6(7): E23060.

15. Rosen CJ, Compston JE, Lian JB. Primer on the Metabolic Bone Diseases and Disorders of Mineral Metabolism. Seventh ed. Washington: American Society for Bone and Mineral Research; 2008.

16. Stocum DL. Regenerative Biology and Medicine. Second ed. New York: Academic Press; 2012.

17. Ushiku C, Adams DJ, Jiang X, et al. Long bone fracture repair in mice harboring GFP reporters for cells within the osteoblastic lineage. J. Orthop. Res. 2010; 28(10): 1338-1347.

18. Zhang X, Schwarz EM, Young DA, et al. Cyclooxygenase-2 regulates mesenchymal cell differentiation into the osteoblast lineage and is critically involved in bone repair. J. Clin. Investig. 2002; 109(11): 1405-1415.

第 13 章　钙和磷酸盐：激素调节和代谢

琳达·A. 迪梅里奥（Linda A. DiMeglio）[1]，埃里克·A. 艾梅尔（Erik A. Imel）[1, 2]

1 印第安纳大学医学院小儿内分泌科和威尔斯儿科研究中心儿科系，美国印第安纳州印第安纳波利斯；
2 印第安纳大学医学院药学系，美国印第安纳州印第安纳波利斯

13.1　器官系统相互作用调节钙和磷酸盐代谢

矿物质稳态涉及器官系统之间复杂的相互作用，主要涉及骨骼、肠道和肾脏。这种相互作用受到激素的调节：钙调激素[甲状旁腺激素（PTH）、甲状旁腺激素相关蛋白（PTHrP）、降钙素和维生素 D 代谢产物]、磷酸盐调节激素[成纤维细胞生长因子 23（FGF-23）、PTH 和维生素 D 代谢产物]、性类固醇（见第 15 章）、糖皮质激素、生长因子和甲状腺激素。矿物质稳态也可能受到细胞因子和其他炎性介质的影响（见第 4 章）。

由于骨骼受到长期饮食中钙或磷酸盐摄入不足，以及钙或磷酸盐稳态的遗传性或获得性缺陷的负面影响，因此可以合理地得出结论：钙和磷酸盐稳态的主要功能是维持骨骼的完整性。然而，骨骼、肠道和肾脏中的协同工作过程，要实现的首要目标是将血浆钙浓度保持在一个相对狭窄的范围内。为了应对一个系统中的异常，应进行适当的调整以应对钙或磷的失调。动力学研究表明，当血浆钙浓度降低时，人体会通过增加骨骼中钙的再吸收、肾脏中钙的重吸收效率，以及从肠道吸收饮食中钙的效率来进行补偿（图 13.1）。当肾脏钙排泄过多（例如，由于高盐饮食摄入）时，骨骼和肠道代偿机制可维持血浆钙浓度。当骨吸收增加（在更年期或其他疾病状态下）时，血浆钙浓度增加，从而抑制肠道钙的吸收和肾脏对钙的重吸收。同样，当血浆磷酸盐浓度降低时，肠道内吸收和肾脏对磷酸盐的重吸收都会增加以补偿血浆磷酸盐减少，磷酸盐也可以从骨骼存储中进行补偿（图 13.1）。相反，当血浆磷酸盐浓度增加时，肠道吸收减少，肾脏磷酸盐的重吸收减少，从而促使磷酸盐排出。钙的稳态机制可在数分钟内迅速反应，以将血浆钙浓度维持在狭窄范围内。但是，血浆磷酸盐的正常范围较宽，稳态响应较慢，可在数小时至数日内逐渐补偿变化。因此，与血浆钙相比，个体中血浆磷酸盐的浓度在一天中变化更大。这些体内平衡机制异常会导致重要的疾病状态，从而影响肌肉和骨骼。

13.1.1　钙和磷在体内的分布

成人体内含有约 1000g 钙和 700g 磷。大部分钙储存在骨骼中（表 13.1），仅在细胞中发现约 7g 钙，在细胞外液中发现约 700mg 钙，而在血浆中仅有约 350mg 钙参与循环。在总循环血浆/血清钙中，大约 1/3 是不可扩散的，与白蛋白（80%）或球蛋白（20%）结合。其余的是可扩散的，其中 80% 被离子化（也称为游离钙），其余的与阴离子结合，如碳酸氢根、柠檬酸根和磷酸根。正常血浆钙浓度见表 13.2。

体内的磷以一价或二价磷酸基团形式存在。骨骼是人体最大的磷储备库（表 13.1）；85% 的骨骼磷与钙结合成羟基磷灰石$[Ca_{10}(PO_4)_6(OH)_2]$。在骨骼之外，人体中超过 99% 的磷在细胞内。因而，只有很小一部分总机体磷是位于细胞外的非骨骼磷。在这部分磷中，约 70% 与大分子结合，只有 30% 是无机磷，这部分磷可以是离子化的、与各类阳离子络合，或与蛋白质结合。只有无机磷才有可能被转运，其浓度变化才有可能被调节，血浆/血清磷的测定就是对这部分无机磷进行评估。正常血浆磷酸盐浓度随年龄变化很大，婴儿期的血浆磷酸盐浓度最高（表 13.2）。

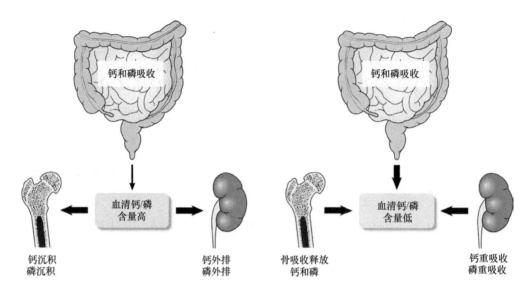

图 13.1 血浆中钙和磷酸盐浓度主要通过肠道吸收、骨矿物质沉积和吸收,以及肾脏矿物质外排和重吸收三者之间的相互作用来调节。在常规的稳态机制下,当血浆钙或磷酸盐浓度较高时,肠道吸收将减少,骨矿物质平衡向骨沉积倾斜,肾脏则以钙或磷酸盐的外排为主。而当血浆钙或磷酸盐浓度较低时,肠道吸收增强,骨发生重吸收释放矿物质离子,肠道重吸收增强。这一调节系统如果发生紊乱,将导致血浆钙或磷酸盐浓度出现异常

表 13.1 成人体内钙和磷的大致分布

	身体总含量(g)	骨骼中的百分比(%)	软组织中的百分比(%)	血浆中的百分比(%)
钙	1000	99	<1	<1
磷	700	85	14~15	<1

表 13.2 人体血清中矿物质、调节性激素和维生素的大致正常浓度

	质量单位	摩尔浓度单位
血清总钙 [a]	8.5~10.5mg/dL	2.1~2.6mmol/L
血清离子钙	4.4~5.2mg/dL	1.1~1.3mmol/L
成人血清总磷	2.5~4.5mg/dL	0.8~1.5mmol/L
儿童(新生儿)	4.3~9.4mg/dL	1.4~3.1mmol/L
儿童(1~5 个月)	4.8~8.1mg/dL	1.6~2.6mmol/L
儿童(6~24 个月)	4.0~6.8mg/dL	1.3~2.2mmol/L
儿童(2~3 周岁)	3.6~6.5mg/dL	1.16~2.1mmol/L
儿童(3 周岁至青春发育期)	3.6~5.6mg/dL	1.16~1.8mmol/L
儿童(青春发育期)	3.3~6.0mg/dL	1.07~1.95mmol/L
血清 PTH	10~60pg/mL	1.1~6.3pmol/L
血清 25-羟维生素 D	25~80ng/mL	62~200nmol/L
血清 1,25-二羟维生素 D	21~65pg/mL	50~156pmol/L
活性 FGF-23	<70pg/mL	NA

注:NA,没有 FGF-23 的物质的量浓度相关数据。FGF-23. 成纤维细胞生长因子 23;PTH. 甲状旁腺激素

a. 在胎儿出生前后不会大幅发生变化

13.1.2 整个生命周期内的矿物质累积和丢失

出生前,矿物质的运输和代谢具有独特的适应性,以满足快速增长的胎儿骨骼需求。在正常的足月妊娠期间,人类胎儿会积聚 30g 钙,其中大约 80%的钙累积发生在妊娠的最后 12 周(妊娠中期)。妊娠 20 周时,胎儿钙的吸收率为 50mg/天,到 35 周时,增加到 330mg/天。

钙通过胎盘从母体主动转运到胎儿。胎儿血浆总钙和离子钙的浓度明显超过母体血浆钙浓度。钙从母体

循环进入胎盘滋养层，通过顶端瞬时受体电位阳离子通道亚家族 V 成员 6（TRPV6）通道进入。胎盘中的钙与钙结合蛋白-D$_{9K}$ 结合并向基底外侧移动，在这里通过质膜钙离子转运 ATP 酶 3（PMCA3）蛋白将其泵入胎儿循环系统（图 13.2）。PTHrP 对于刺激钙通过胎盘转移到胎儿循环中非常重要。胎盘钙转运大体上与维生素 D 作用无关。

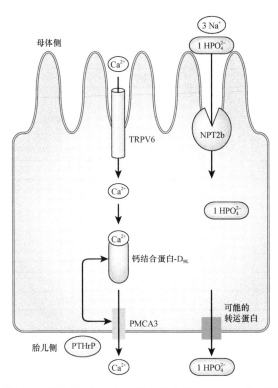

图 13.2 胎盘矿物质转运：钙和磷以主动转运的方式穿过胎盘滋养层，TRPV6 将钙转运至细胞内，钙结合蛋白-D$_{9K}$ 将其转运穿过滋养层，最后在 PTHrP 的影响下，由 PMCA3 将其转运出细胞，磷的转运主要由母体侧细胞膜上表达的 NPT2b 介导

　　胎儿的钙和磷酸盐的累积比率约为 2：1，胎儿出生时会累积约 16g 磷，其中大部分的累积发生在妊娠的最后三个月。胎盘中的磷酸盐转运使胎儿血浆中的磷酸盐浓度高于母体血浆中的浓度，从而促进了胎儿骨骼矿化。尽管钠–磷酸盐协同转运蛋白 2b（NPT2b，由 *SLC34A2* 编码）也在胎盘中表达，但胎盘对磷酸盐转运的具体机制相比于钙转运机制人们仍知之甚少，目前已知缺乏 NPT2b 的小鼠会在出生前死亡。

　　尽管在许多其他食品中钙也有较低的含量，但膳食钙的主要来源依然是乳制品（黄油、奶酪、冰淇淋、牛奶和酸奶）、钙强化果汁和鱼罐头（带骨）。推荐的钙摄入量随年龄的变化而变化，如表 13.3 所示（在第 14 章中会进一步讨论）。建议妊娠和哺乳期间的摄入量与对应年龄的水平相似。但是，总的来说，在幼儿期后，大多数儿童、青少年和成人都无法摄取足够的膳食钙。

　　钙一旦从肠道吸收，便会通过细胞外液传播，在那里钙可以沉积在骨骼中、被细胞吸收、分泌回肠道或通过肾脏滤出。钙的吸收率和保留率在儿童期和青春期明显不同，这取决于骨骼的生长速度。大约 6 月龄时，钙吸收率达到峰值，此时钙的吸收率平均为 60%。第二个吸收高峰发生在青春期。

　　与钙相反，西方饮食中磷酸盐含量很高，几乎所有个体都能达到建议的饮食摄入量（表 13.3）。许多常见食品的磷酸盐含量特别高：高蛋白食品（乳制品、豆类、坚果和全谷类食品）、柑橘类水果和加工食品（通常添加磷酸盐作为防腐剂）。因此，饮食中的磷酸盐缺乏症很少见，通常发生在营养不良或饥饿的情况下，且通常与钙、维生素 D 和蛋白质的摄入不足合并发生。建议的每日磷酸盐摄入量因年龄而异。妊娠期和哺乳期的建议摄入量与一般对应年龄的摄入量相似。

表 13.3　日常饮食中推荐的钙、磷和维生素 D 含量 [a]

年龄	钙（mg）	磷（mg）	维生素 D（IU）
儿童			
0～6 月龄婴儿 [b]	200	100	400
6～12 月龄婴儿 [b]	260	275	400
1～3 周岁	700	460	600
4～8 周岁	1000	500	600
成人			
男性			
9～18 周岁	1300	1250	600
19～50 周岁	1000	700	600
51～70 周岁	1000	700	600
>70 周岁	1200	700	800
女性			
9～18 周岁	1300	1250	600
女性			
19～50 周岁	1000	700	600
51～70 周岁	1200	700	600
>70 周岁	1200	700	800
妊娠			
>19 周岁	1000	700	600
哺乳			
>19 周岁	1000	700	600

a. 日常饮食推荐量是指在 95%的健康人群中达到预防疾病目的时所需充足预估量

b. 建议的充足摄入量

　　婴儿体内的磷酸盐浓度最高，可能是由于其对磷酸盐的需求更大，以适应骨骼的生长，以及儿童期细胞的生长。成人的血浆磷酸浓度比儿童低，如果儿童的磷酸盐浓度长期处于成人含量区间，则儿童会患佝偻病。越来越多的证据表明，几乎所有疾病（营养或遗传）的机制至少部分涉及生长板上的磷酸盐不足。

　　对于早产儿，矿物质摄入量的要求与子宫内胎儿累积矿物质时所需摄入量的要求一致。但是，人类母乳和标准的足月婴儿配方奶粉所含磷酸盐浓度不足以满足这些需求。此外，许多早产儿还有其他健康问题会损害胃肠道的营养吸收。早产儿佝偻病是这些问题所引起的矿物质吸收不足的反映，可以通过含有更多磷酸盐和其他营养物质的特殊强化牛奶或专为早产儿设计的配方牛奶来预防或治疗。

　　在儿童期，骨骼会通过线性增长、规模变、化以及骨矿物质密度（BMD）和骨矿物质含量（BMC）的变化而增大尺寸和质量。骨骼中的钙和磷含量在青春发育期之前稳定增加，到身高增长速率峰值年龄时，骨骼中已经累积了大约 60%的身体总钙。青春发育期开始后，骨矿物质迅速累积，BMC 增长最快的时间是身高增长速率峰值前后的 2 年内，此时可获得成人全身 BMC 的 36%。在此期间，从肠道吸收的钙会显著增加，以掺入骨基质中。青春期生长激素（GH）分泌增加，导致胰岛素样生长因子 1（IGF-1）的循环浓度更高。IGF-1 反过来会增加 1,25-二羟维生素 D[1,25(OH)$_2$D]的浓度，从而导致肠道钙和磷酸盐吸收的增加，以及肾脏对磷酸盐的重吸收增加。值得注意的是，健康儿童青春期中期 PTH 浓度也会增加，与骨形成标志物相关，BMC 也会增加。对青春前期和青春发育期儿童的研究表明，补充钙可以提高 BMC。

　　峰值骨量在生命的第三个十年的早期便会达到（见第 10 章）。此时，人骨骼中钙含量在女性中约为 900g，男性中约为 1200g，并且人体内钙和磷的总平衡大致处于稳定状态。但是，最终（有时甚至在达到峰值骨量后不久）BMC 开始下降。在女性中，由绝经期雌激素缺乏而引起的骨吸收增加，将导致骨质流失加速。这一流失过程将会因为各种疾病过程而加速发生，如膳食钙不足、营养失调、炎症、活动减少等（见第 10 章）。

13.2 全身钙代谢的调节

许多生物学过程通过钙离子流入和流出细胞而进行调节，包括肌肉收缩、神经传递和蛋白质分泌。血浆 pH 的变化会改变白蛋白对钙的亲和力，碱中毒会促进钙与白蛋白的结合（从而降低钙离子水平），酸中毒则会减少钙与白蛋白的结合（从而提高钙离子水平）。

由于肠道内钙的吸收是间歇性的（对应于食物摄入的时间），骨骼钙被迅速动员起来以在每时每刻保持血浆钙浓度在狭窄的范围内波动。每天多达 500mg 的钙从骨转移到细胞外液中。所有细胞都具有用于钙排出的转运系统（如 PMCA 蛋白）。在基态下，细胞内钙浓度保持在较低水平，细胞钙被隔离在细胞器中。当细胞接收到某些细胞外信号时，质膜和细胞器中的钙通道都打开，从而使细胞内钙浓度迅速升高，进而刺激细胞产生一系列细胞内过程。

血浆钙浓度的失调会引起临床上明显异常。高钙血症可导致腹部和骨骼疼痛、恶心、呕吐、多尿，以及肾结石或胆结石。某些患者可能会出现抑郁、焦虑和认知功能障碍（甚至昏迷），尤其是当血浆钙浓度超过 14mg/dL 时（专栏 13.1）。低钙血症则可导致神经系统兴奋，产生感觉异常（刺痛，常在指尖感觉到）、反射亢进、肌肉痉挛（尤其是手和脚）、破伤风、喉痉挛、心律不齐或抽搐等（专栏 13.2）。钙浓度迅速下降时低钙血症的症状比钙浓度逐渐下降时更为明显。

专栏 13.1 高钙血症

高钙血症是一类症状多样、通常非特异性的疾病，症状包括多饮、多尿、腹痛、呕吐、便秘、胰腺炎、心律不齐、严重的肾功能障碍、肾结石，极端情况下出现精神状态失常。高钙血症病因甚广，原发性甲状旁腺功能亢进症可出现 PTH 和血清钙升高，引起功能亢进的原因可能是单腺腺瘤、多发性腺体增生，或者少见的甲状旁腺癌。遗传综合征如以多发性内分泌肿瘤为主要特征的家族性甲状旁腺功能亢进症也是引发高钙血症的病因之一。其他引起甲状旁腺功能亢进症的风险因素还有颈部辐射和锂盐治疗。钙敏感受体（CaSR）失活突变的患者会表现出类似甲状旁腺功能亢进症的生化特征，但是其一开始表现为高钙血症。原发性甲状旁腺功能亢进症发病率随年龄增长而升高，特别是在更年期后容易发生。

甲状旁腺功能亢进症可能是无症状的，也可能引起高钙血症，并伴有骨质疏松症和骨外膜下骨吸收。无症状轻微的甲状旁腺功能亢进症可稳定持续数年，并造成轻微的钙升高。对未进行手术治疗的约 1/3 患者跟踪观察发现，在接下来的 10 年里，病情呈现进一步发展的迹象，仍需通过甲状旁腺手术进行治疗。

治疗原发性甲状旁腺功能亢进症的首要方法是通过甲状旁腺切除术切除一个或多个腺体，切除数量主要取决于涉及功能亢进的腺体数量。手术成功后，骨密度提高，高钙血症缓解。手术的风险在于可能会造成低钙血症。甲状旁腺功能亢进症也可通过药物治疗，使用一种钙类似物与 CaSR 结合抑制 PTH 释放。钙类似物可以有效控制机体钙水平，但是并不能降低甲状旁腺功能亢进症的肾结石风险。

伴有 PTH 水平较低的高钙血症提示还存在非 PTH 介导的高钙血症。这类高钙血症可能是由于钙和维生素 D 的过量摄取、1,25(OH)₂D 的过量分泌（许多炎症性和肉芽肿性疾病、淋巴瘤或 CYP24 突变均可引起）、各类恶性肿瘤中释放的 PTHrP 或其他细胞因子，或一些药物的直接作用等。这种情况下的治疗主要是对症下药。严重的高钙血症需要静脉补液，如果高钙血症的病理学特征还表现出骨吸收，那么还可能需要药物进行治疗，如使用双膦酸盐类药物抑制破骨细胞骨吸收。

专栏 13.2　低钙血症

低钙血症引起的症状大部分与神经肌肉兴奋有关，症状包括肌肉痉挛、手足抽搐、支气管痉挛、惊厥、感觉异常、心脏传导异常，极端情况下可危及生命。在低钙血症期间，CaSR 介导的信号减弱可引起 PTH 分泌增加，刺激破骨细胞从骨中释放钙，同时刺激产生 1,25(OH)$_2$D 促进肠道钙吸收，并增强肾脏钙重吸收。然而，某些情况下，这些调节过程不足以恢复血钙水平。这里低钙血症通常是由于维生素 D 缺乏，且常常伴随钙摄入不足。药物，如双膦酸盐类或狄诺塞麦，干扰了破骨细胞的活性，阻碍了骨骼钙存储的通道，也会引起低钙血症，特别是在饮食营养素缺乏的情况下。一些罕见的低钙血症可能是由于基因突变阻碍了维生素 D 代谢或其与 VDR 结合后的活性。

在许多情况下，由于 PTH 产生受损，可导致低钙血症。最常见的是在对甲状旁腺、甲状腺或是一些癌症进行手术干预时损伤或是切除了甲状旁腺。在甲状旁腺功能减退症中，由于 PTH 抑制肾脏磷重吸收的作用缺失，同时 1,25(OH)$_2$D 产生受损，血清磷浓度变得非常高。一些遗传综合征，如迪格奥尔格综合征（DiGeorge syndrome），或者线粒体功能紊乱也可引起甲状旁腺功能减退症。自身免疫性甲状旁腺功能减退症可能是单独的或激素缺乏的自身免疫性多腺体综合征的一部分。

镁缺乏也可损害 PTH 释放。*CASR* 基因的激活突变会引起 CaSR 信号的异常，抑制 PTH 产生，从而导致常染色体显性甲状旁腺功能减退症。相反，影响 *GNAS* 基因的先天性突变或后天性改变会损害 PTH 受体的受体后信号转导，从而产生 PTH 抵抗（或对其他激素产生抵抗），造成假性甲状旁腺功能减退症。

对于大多数低钙血症而言，钙剂和维生素 D 补充治疗，对于恢复正常的血清钙水平而言是必需的。然而，对于甲状旁腺功能减退症，还需补充额外的 1,25(OH)$_2$D（钙三醇）。治疗的目的是通过充足的药物剂量使血清钙浓度维持在稍低于正常值（约 8mg/dL）的范围内，从而使患者不出现神经肌肉症状。维持这个浓度范围是尽量减少高钙尿，由于没有 PTH 的调节，尿液中钙含量较高时容易引起肾钙质沉着症。因而，仔细监测血清钙水平和尿钙排出非常必要。或者，一些患者也选择通过皮下注射进行 PTH 给药来进行治疗。

13.2.1　肠道钙吸收

人类对钙的吸收效率较为适度，通常有 35% 的饮食摄入钙被吸收。钙在肠屏障的转运过程可分为饱和途径（可能是跨细胞转运）和非饱和途径（可能是细胞旁扩散）。十二指肠（小肠的近端）对钙的吸收是饱和性的，而空肠（小肠的中部）对钙的吸收则较少。动物研究表明，大肠中也可能发生饱和性钙转运。饱和途径是能量依赖型转运，钙可以逆浓度梯度从肠黏膜侧转移至浆膜侧。该途径受营养和生理调节。对于建议的标准钙摄入量（即每餐 400～500mg），饱和运输占小肠总钙吸收的 60% 以上，证明了正常饮食负荷下钙吸收饱和途径的重要性。

相比之下，涉及紧密连接蛋白-2、紧密连接蛋白-12、紧密连接蛋白-15 的被动转运贯穿整个肠道。被动转运是一种不饱和的、线性的、依赖于肠腔中给定部位钙浓度的吸收过程。

当钙摄入量足够高时，在任何给定的肠段中运输钙的比例由以下因素决定：①是否存在饱和与非饱和通道；②钙在肠道的停留时间；③钙在肠中的溶解度。因此，即使钙的溶解度较低并且回肠（小肠的最后部分）中也并不存在不饱和途径吸收，但由于钙停留在回肠的时间长，是停留在更近端肠段时间的 10 倍甚至以上，回肠中吸收钙的总量实际上也最大。

习惯性食用低钙饮食可以刺激提高小肠钙吸收效率。这种作用部分是通过改变血浆中最活跃的维生素 D 代谢物 1,25(OH)$_2$D 的浓度来实现的。调节钙转运有 4 种不同的模型（图 13.3）。

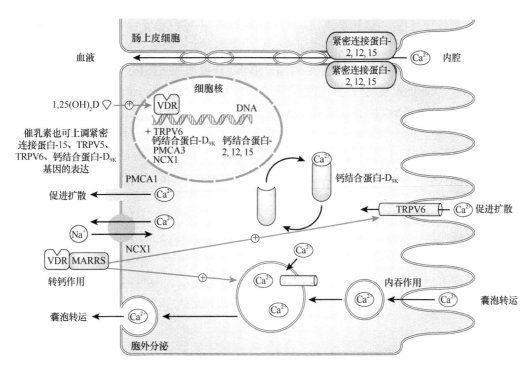

图 13.3　肠道钙吸收。顺浓度梯度的被动细胞旁转运途径涉及紧密连接蛋白-2、紧密连接蛋白-12，以及紧密连接蛋白-15。尽管是被动形式，但是该过程依然可以被 1,25(OH)$_2$D 和催乳素调控，它们可以调控相关基因的转录。主动转运可能有多样化机制：促进扩散、囊泡转运和转钙作用。参与促进扩散（图中中部左侧和右侧）的蛋白质有瞬时受体电位阳离子通道亚家族 V 成员 6（TRPV6）、钙结合蛋白-D$_{9K}$、质膜钙离子转运 ATP 酶 1（PMCA1），以及钠-钙交换蛋白 1（NCX1）。1,25(OH)$_2$D 可以上调这些蛋白质编码基因的转录。转钙作用（图中左下方）是 1,25(OH)$_2$D 快速作用于膜维生素 D$_3$ 受体（VDR）或膜相关快速响应类固醇结合蛋白（MARRS），引发由 TRPV6 或溶酶体循环介导的转运过程快速增加，该作用独立于基因转录。囊泡转运（图中右下方）通过内吞作用或是胞质钙进入囊泡，通过囊泡将钙离子分泌出基底外侧

　　在促进扩散模型中，钙通过顶膜钙 TRPV6 通道进入上皮细胞。TRPV6 将钙传递至钙结合蛋白-D$_{9K}$，钙结合蛋白-D$_{9K}$ 是一种低分子量、胞质钙结合蛋白，被认为用于促进跨细胞钙转运，然后将钙主动挤出基底外侧膜。尽管钠–钙交换蛋白 1（NCX1）也发挥一定作用，但该过程主要受 PMCA1b 介导，使钙离子逆浓度梯度移动。这些蛋白质均受 1,25(OH)$_2$D 的转录调控。

　　促进扩散模型是否真实有效仍需进一步验证。缺乏 TRPV6 或钙结合蛋白-D$_{9K}$ 的动物仍会因饮食中的钙限制而增加肠道钙吸收的效率，而 1,25(OH)$_2$D 仍会增加 *TRPV6* 基因敲除小鼠的钙吸收。此外，没有钙结合蛋白-D$_{9K}$ 的小鼠无论是在空白对照组还是在 1,25(OH)$_2$D 干预组均具有正常的钙吸收。但是，同时敲除 TRPV6 和钙结合蛋白-D$_{9K}$ 的小鼠对 1,25(OH)$_2$D 的反应有限。这些研究表明，除了促进扩散外，其他机制也有助于钙在整个肠道细胞中的转运。

　　在囊泡转运模型中，钙的吸收需要肠上皮细胞中含钙溶酶体的参与（图 13.3）。在肠上皮细胞中，1,25(OH)$_2$D 会增加溶酶体的数目和钙含量。溶酶体钙摄取模型出现于 TRPV6 转运模型和内吞作用被提出之后。瞬时受体电位阳离子通道亚家族 V 成员 5（TRPV5）和 TRPV6 可能存在于某些囊泡中，并促进钙的转运，也有报道称鸡有肠上皮细胞囊泡钙结合蛋白-D$_{28K}$。但是，目前尚不清楚钙在囊泡中的蓄积是否对哺乳动物的跨细胞钙转运调节具有特异性。

　　转钙作用（transcaltachia）是指 1,25(OH)$_2$D 刺激的钙转运迅速增加（图 13.3）。与促进扩散模型相反，转钙作用不需要基因转录，尽管其与囊泡转运模型类似，但转钙过程可能仍然涉及囊泡。在雏鸡的离体肠道灌流实验中，肠道暴露于 1,25(OH)$_2$D 14min 可显著促进跨肠上皮细胞的钙转运。

　　转钙作用似乎是由基底外侧膜受体介导的：通过基底外侧表面的维生素 D$_3$ 受体（VDR）的独特作用；

或者由新型膜维生素 D 受体[称为膜相关快速响应类固醇结合蛋白（MARRS）]介导；或者由 PTH-PTHrP 受体介导。然而，*MARRS* 基因敲除小鼠的跨细胞钙吸收或全身钙代谢并未被破坏。

受调节的细胞旁转运途径也有助于钙的吸收。1,25(OH)$_2$D 可增加空肠和回肠中紧密连接蛋白-2 和紧密连接蛋白-12 的产生，从而促进被动转运。然而，在十二指肠和空肠近端，维生素 D 主要调节其发生主动钙吸收过程，这与回肠情况相反，回肠处紧密连接蛋白-2 和紧密连接蛋白-12 的表达最高，主要发生被动吸收。催乳素在妊娠期和哺乳期上调紧密连接蛋白-15 的表达，从而促进细胞旁途径钙的吸收，TRPV5、TRPV6 和钙结合蛋白- D$_{9K}$ 也促进跨细胞钙转运。另外，电压依赖性 L 型钙通道亚基 α-1D（也称为电压门控钙通道亚基 αCav1.3）也可能有助于肠道钙的吸收。但是，这种蛋白质编码基因的表达不受维生素 D 的调控，Cav1.3 基因敲除小鼠在钙或骨代谢方面都没有明显的紊乱。

总而言之，没有一个单一的模型能够完全解释钙的内部转运机制和对 1,25(OH)$_2$D 的响应时机。研究数据表明转录响应的钙转运过程和非转录调控的快速钙转运响应过程均受 1,25(OH)$_2$D 调控；而钙转运的更快增加表明诸如囊泡转运的机制可能也很重要。鉴于相对饮食钙缺乏是普遍存在的，并且也可能发生过多的钙消耗，因此更加快速的钙转运响应机制可能会更好地控制和吸收钙。而关于以上提及的钙吸收模型在钙吸收和调控过程中的相对贡献及具体机制仍需进一步研究。

13.2.2 肾钙重吸收

肾的基本功能结构是肾单位。血液在肾单位的第一部分被肾小球过滤。随后，过滤后的液体和内含物依次穿过近曲小管、髓袢、远曲小管和连接小管。在沿肾单位的多个位置，可能会发生钙重吸收（图 13.4A）。离子钙（约占血浆总钙的 45%）进入肾小球滤液。大部分钙（约 65%）在近曲小管处以被动的细胞旁途径被重吸收（图 13.4B）。在近端小管中，钙的重吸收是由溶剂拖曳效应引起的，此时转运的发生主要是由于水的重吸收连同钙的重吸收一起发生，而不是离子通道的作用。

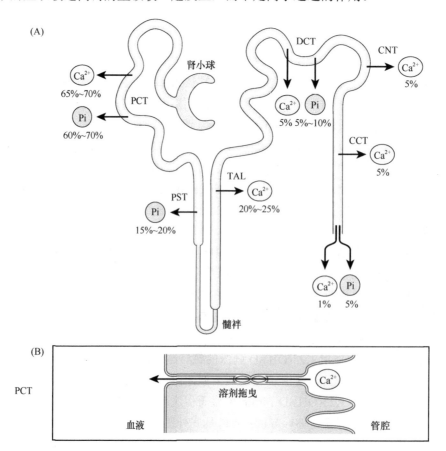

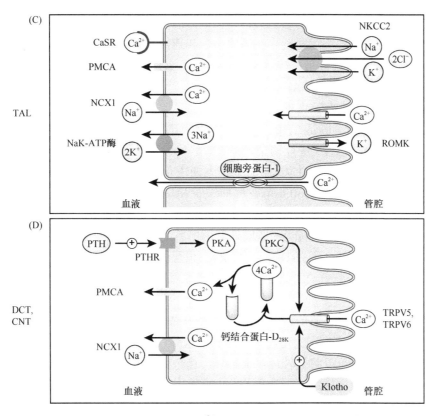

图 13.4　钙和磷酸盐在肾单位中的转运。（A）钙离子（Ca^{2+}）和无机磷（Pi）在肾小球中经过滤后进入肾单位的管腔流体中。滤液在肾小管中依次流经近曲小管（PCT）、近直小管（PST）、髓袢、髓袢中的远直小管（TAL）、远曲小管（DCT）、连接小管（CNT），最后进入集合管（CCT）与其他肾小管的内容物一道进入肾脏收集系统。滤液中绝大多数的钙和磷酸盐将在肾小管的各段被重吸收，如图中箭头所指。其中大部分的重吸收发生在近端小管中。磷酸盐的转运将在图 13.10 中进一步描绘。（B）经肾小球过滤后，65%～70%的钙在 PCT 处随着水的重吸收以细胞旁途径被重吸收。（C）在远直小管中，20%～25%的滤液钙被重吸收。被动转运的细胞旁途径是 Ca^{2+} 穿过紧密连接进入血液，紧密连接由细胞旁蛋白 1（paracellin-1）组成，主动转运则需要多种蛋白质参与。在肾内腔侧钾离子可以通过肾外延髓钾通道（ROMK）流出，使得管腔侧始终保持正电化学电位，进而在钠–钾–氯化物共转运蛋白 2（NKCC2）和基底外侧钠/钾转运 ATP 酶（NaK-ATP酶）的作用下，离子可被转运穿过细胞。这一电化学梯度还可以促进钙、镁、钠等多种离子的细胞旁重吸收。此外，细胞外钙敏感受体（CaSR）可抑制 ROMK 和 NKCC2 的活性，并抑制细胞旁转运。位于 TAL 中的甲状旁腺激素（PTH）受体可以调控钠–钙交换蛋白 1（NCX1）和质膜钙离子转运 ATP 酶（PMCA），以实现钙的跨细胞转运。（D）在 DCT 和 CNT 段，瞬时受体电位阳离子通道亚家族 V 成员 5（TRPV5）和 TRPV6 通道将钙离子转运至细胞内。TRPV5 可被 Klotho 激活。钙结合蛋白-D_{28K} 将钙离子转运至基底侧，最后通过 NCX1 和 PMCA 将钙离子泵出细胞外。PTH 可以促进蛋白激酶 A（PKA）和蛋白激酶 C（PKC）对 TRPV5 进行磷酸化，从而提高对钙离子的重吸收。PTH 还可以上调钙结合蛋白-D_{28K} 的表达

　　在髓袢的远直小管处，20%～25%的滤过钙被重新吸收。远直小管同时利用了被动转运和主动转运，因为它含有紧密连接蛋白-16（或细胞旁蛋白 1），这是一种在紧密连接中表达的蛋白质，对于钙和镁的转运及离子通道至关重要（图 13.4C）。在远直小管中还存在 PTH 响应的钠-钙交换蛋白 1（NCX1）和 PMCA（将与后面的远曲小管一起讨论），从而使该区域大部分钙转运都是细胞旁途径。该区域钙的重吸收主要受电化学梯度驱动，该吸收过程是非选择阳离子重吸收的一部分。在顶端（管腔）表面，ATP 敏感的肾外延髓钾通道（ROMK）、钠–钾–氯化物共转运蛋白 2（NKCC2），以及基底外侧钠/钾转运 ATP 酶（NaK-ATP 酶），共同作用于管腔中，使管腔内保持正的电化学势。这种电化学势有助于钙、镁和钠离子的细胞旁重吸收。

　　在远直小管上皮细胞的基底外侧（间质侧），当 G 蛋白偶联的细胞外钙敏感受体（CaSR，由 *CASR* 基因编码）检测到高的细胞外钙时，ROMK 表达会降低。这抑制了钾向肾单位腔的转移，并间接抑制了 NKCC2 的活性，最终损坏腔内正电化学势的产生，并限制了细胞旁转运相关蛋白的表达。因此，CaSR

的激活将限制肾单位在远直小管区域的细胞旁钙（和镁）的重吸收。

钙逆电化学梯度的主动跨细胞运输发生在远曲小管和连接小管处。钙通过 TRPV5 通道顶端进入细胞，与钙结合蛋白-D_{28K} 结合，并通过该蛋白转运至基底外侧膜（图 13.4D）。在这里，钙通过转运蛋白从细胞中挤出，转运蛋白包括 NCX1 和 PMCA。

TRPV5 有时也被称为远端小管钙重吸收的"守门人"。它是一种六跨膜结构域蛋白，可组装成同型四聚体，提供钙重吸收通道。肠道 TRPV6 与 TRPV5 高度同源，在肾和肠这两种组织中具有相似的生物学功能。多种途径可对 TRPV5 进行调节，包括糖基化和蛋白激酶 C（PKC）介导的磷酸化。TRPV5 的磷酸化是 PTH 诱导的，抑制了 TRPV5 在细胞膜上的内化，可以促进钙的重吸收。游离于细胞内的钙也可以抑制 TRPV5 活性。受体 Klotho 可在远曲小管和集合管中表达，并且可被分泌到尿液和循环系统中，Klotho 可以从 TRPV5 上切除寡糖链，促进膜上 TRPV5 的滞留，并增加 TRPV5 的活性。

钙进入肾小管细胞后，其细胞内转运和基底外侧输出所涉及的机制与肠道钙吸收所必需的机制相似。在远曲小管和连接小管中，钙结合蛋白-D_{28K} 与 TRPV5 相互作用以增加钙结合蛋白-D_{28K} 在低钙条件下的活性。钙结合蛋白-D_{28K} 还可与钙结合并携带阳离子穿越至基底外侧转运系统。溶酶体也促进钙转运至基底外侧表面。

远曲小管和连接小管中钙重吸收的最后一步涉及 ATP 依赖性过程，该过程的钙转运是逆电化学梯度的。PMCA1b 可以水解 ATP，并高亲和力地将钙转运到细胞外，其在远曲小管中具有最高的活性。NaK-ATP 酶也在基底外侧膜有所表达，可以将钠转运至细胞外，这一过程可受激于 Klotho。最终，NCX1 在转运出一分子钙离子的同时向细胞内转运三个钠离子。集合管中的大多数钙离子转运是由 NCX1 介导的。

13.2.3 激素调控钙代谢

13.2.3.1 维生素 D 及其代谢产物

维生素 D 在钙代谢中起关键作用。与必须通过饮食少量摄入、不能由人体合成的真正维生素不同，维生素 D 可以由胆固醇合成，因此实际上它是类固醇激素。维生素 D 通过一系列羟化步骤被代谢为最具有生物活性的激素形式 $1,25(OH)_2D$（图 13.5）。

维生素 D 被称为"阳光维生素"，因为它可以由 7-脱氢胆固醇暴露于 295～300nm 的紫外线 B（UVB）中产生。在充足的日光照射下，饮食中并不需要维生素 D。但是，在许多情况下皮肤维生素 D 的产生受到限制。UVB 暴露会随着纬度的升高而减少。在冬天，当太阳的角度发生变化并且大气层过滤掉更多的 UVB 时，这种效果会被放大。皮肤黑色素的增加也会减少皮肤维生素 D 的产生，随着年龄的增长，皮肤质量发生变化，人们更喜欢待在家中，且很多时候皮肤总被防晒霜、衣物或遮挡物所遮盖。因为这样的情况很常见，所以对于许多人来说，将维生素 D 作为日常膳食中的营养素进行补充，对于维持血液中足够的维生素 D 水平是非常有必要的。

尽管所有内源性产生的维生素 D 都是维生素 D_3，但肠内吸收的维生素 D 可以是维生素 D_2（麦角固醇，来自植物或酵母）或维生素 D_3（胆固醇，来自动物）。在肠腔中，饮食中的维生素 D 被掺入含脂肪的颗粒（胶束）中。然后，维生素 D 被动扩散到小肠的肠上皮细胞中。脂肪吸收减少的疾病与肠道中维生素 D 吸收不良有关。一旦被吸收，大约 40% 的循环维生素 D 被包装到不同类型的脂肪颗粒（称为乳糜微粒）中，剩余的 60% 通过循环与维生素 D 结合蛋白（DBP）结合。

无论是内源性产生还是外源性摄入，维生素 D 都会通过循环运输到肝，在肝中它的侧链碳 25 上被羟基化形成 25-羟维生素 D[25(OH)D]。多种细胞色素 P450 酶类可以催化这种羟基化作用，但最常见的两种是细胞色素 P450 2R1（称为维生素 D 25-羟化酶）和线粒体固醇 26-羟化酶/细胞色素 P450 27A1。该步骤具有一定的反馈调节作用，但是在过量摄入维生素 D 的情况下，仍然会发生足够的转化，从而导致高浓度 25(OH)D，引起维生素 D 中毒。

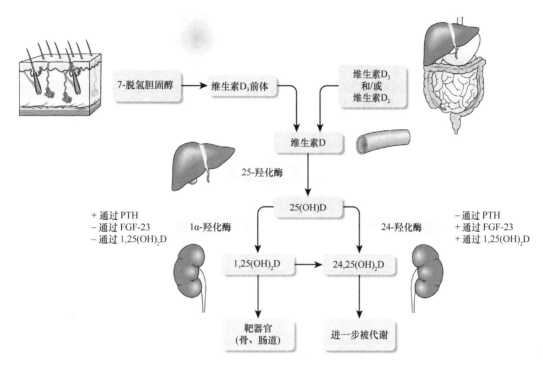

图 13.5　维生素 D 代谢：维生素 D 既可以从饮食中摄入（维生素 D_2 或维生素 D_3），也可以自体合成（维生素 D_3）。在皮肤中，7-脱氢胆固醇在紫外线 B（UVB）和一定温度下，经过数步转变成维生素 D_3。维生素 D 通过维生素 D 结合蛋白转运。在肝中，维生素 D 在 25-羟化酶的作用下生成其体内存储形式 25-羟维生素 D[25(OH)D]。在肾中，1α-羟化酶将 25(OH)D 转换为其活化形式 1,25(OH)$_2$D，并进入循环系统在各类组织中发挥作用。PTH 可以上调肾 1α-羟化酶活性，而成纤维细胞生长因子 23（FGF-23）和 1,25(OH)$_2$D 均可下调 1α-羟化酶活性。24-羟化酶是 25(OH)D 和 1,25(OH)$_2$D 降解开始的催化酶，它可将二者转化为 24,25(OH)$_2$D。PTH 可下调 24-羟化酶活性，而 FGF-23 和 1,25(OH)$_2$D 则上调其活性

（1）25-羟维生素 D 代谢

25(OH)D 是非常稳定的维生素 D 代谢产物，临床上通过其血清浓度来评估维生素 D 状况。25(OH)D$_2$（维生素 D_2 的衍生物）对 DBP 的亲和力低于 25(OH)D$_3$，因此在血液循环中的生物半衰期较短。大多数测定法测量 25(OH)D$_2$ 和 25(OH)D$_3$[以下简称 25(OH)D]。25(OH)D 的生物半衰期为 2～3 周。医学研究所建议，血清 25(OH)D 浓度大于 50nmol/L（20ng/mL）足以支持最佳的骨骼和矿物质代谢。许多专家认为，较高的浓度（> 80nmol/L 或 32ng/mL）可能具有有益的作用（尤其是骨骼外作用），而健康的最佳水平仍存在争议。在人群中测量 25(OH)D 时，如果使用 32ng/mL 的临界值，则大多数人会被评估为"缺乏"。

与维生素 D 类似，25(OH)D 主要由 DBP 通过血浆进行转运。肾滤过后，近端小管中由 cubilin 和 megalin 组成的细胞膜受体复合物可主动重吸收 25(OH)D 结合蛋白复合物。一旦 DBP 与受体复合物结合，就会发生受体介导的内吞作用。因为此过程非常有效，所以尿中几乎没有 25(OH)D 排出。多项研究表明，编码 DBP 的基因多态性可以影响 25(OH)D 的血清浓度，可能主要通过影响 25(OH)D 的蛋白结合亲和力和肾维生素损失。

（2）1,25-二羟维生素 D 的调节与代谢

在正常的生理浓度下，25(OH)D 具有有限的生物活性，必须在碳 1 处羟基化才能形成有效的激素 1,25(OH)$_2$D。这种转化是由线粒体 25-羟维生素 D-1α 羟化酶/细胞色素 P450 27B1（通常称为 1α-羟化酶，由 *CYP27B1* 编码）介导的。与 25(OH)D 的生成相反，肾合成和降解 1,25(OH)$_2$D 是可以被高度调控的[在很大程度上受 PTH、FGF-23 及 1,25(OH)$_2$D 本身的调控]，从而控制钙和磷酸盐的代谢。

当甲状旁腺中的 CaSR 感受到血浆钙浓度降低时，可以产生并释放 PTH 到循环中（图 13.6）。PTH

是 *CYP27B1* 基因表达的强效激动剂。而 1,25(OH)₂D 自身又可以通过抑制 *CYP27B1* 和 *PTH* 基因的表达来负反馈调节自身，避免产生过量的 1,25(OH)₂D。

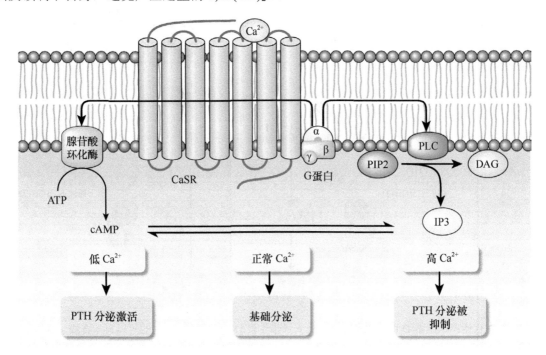

图 13.6　甲状旁腺主细胞内钙敏感受体（CaSR）：胞外 CaSR 是一种与 G 蛋白（α、β 和 γ）相互作用的七跨膜糖基化蛋白。钙与 CaSR 相互作用激活磷脂酶 C（PLC），刺激磷脂酰肌醇 4,5-双磷酸（PIP2）释放二酰甘油（DAG），从而产生肌醇 1,4,5-三磷酸（IP3）。IP3 导致钙离子从内质网释放到细胞质，继而抑制分泌颗粒中储存的甲状旁腺激素（PTH）分泌和 PTH 基因表达。CaSR 还激活抑制性 G 蛋白信号，抑制腺苷酸环化酶，减少 cAMP，抑制 PTH 的产生。相反，细胞外钙离子的减少减弱了通过 CaSR 传递的信号，导致 cAMP 增加，PTH 的产生和分泌增加

　　循环中的 1,25(OH)₂D 起着内分泌激素的作用。它刺激骨吸收、远曲小管的钙重吸收，以及近端小肠钙和磷的主动吸收。临床上可测定 1,25(OH)₂D 的浓度。然而，由于临床测定值主要反映的是 PTH 信号在应对循环钙浓度变化时所发生的急性变化，而不是整个身体中维生素 D 的含量，因此，1,25(OH)₂D 测量对于评估维生素 D 状态并没有用处，反而是 25(OH)D 浓度更能反映机体维生素 D 水平。虽然有关维生素 D 作用的经典模型是一个完全依赖肾产生 1,25(OH)₂D 的内分泌系统，但一些研究表明，包括炎症细胞、甲状旁腺细胞和成骨细胞在内的各种细胞都表达 1α-羟化酶，这种表达赋予了除肾以外其他组织器官局部产生 1,25(OH)₂D 的能力。

　　1,25(OH)₂D 所引发的信号在不同的靶组织内会发生衰减，主要是通过细胞内线粒体 1,25-二羟维生素D 24-羟化酶（俗称 24-羟化酶，由 *CYP24A1* 编码）将 1,25(OH)₂D 羟基化为短期的代谢物 1,24,25(OH)₃D 来实现的（图 13.5）。此外，1,25(OH)₂D 也可以诱导 24-羟化酶的表达。24-羟化酶还可作用于 25(OH)D 形成代谢物 24,25(OH)₂D。1,24,25(OH)₃D 和 24,25(OH)₂D 都是其他酶的底物，会进一步被代谢分解，从而失去活性。

　　在肾和肾外部位，1,25(OH)₂D 都可抑制 *CYP27B1* 的转录。然而，*CYP27B1* 基因在肾中可以被 PTH 强烈诱导表达，而在非肾部位却不会。这表明 1,25(OH)₂D 的代谢和调控过程可以在两个水平上控制钙稳态：①作为对 PTH 敏感的内分泌系统，在膳食钙摄入量不足时维持血浆钙浓度；②作为对 25(OH)D 浓度敏感的自分泌或旁分泌系统[即 1,25(OH)₂D 的产生是由 25(OH)D 的可用性驱动的]。在这个模型中，自分泌/旁分泌功能减少了对内分泌系统的需求，这一设想得到了大鼠数据的支持，即高血浆 25(OH)D 浓度与低的血浆 1,25(OH)₂D 浓度相关。

　　限制饮食中磷酸盐摄取可以通过增加肾 1α-羟化酶的表达和活性来增加血浆 1,25(OH)$_2$D 浓度。其至少部分是因为磷酸盐摄入量的减少导致 FGF-23 浓度的降低，从而缓解了 FGF-23 对肾 1α-羟化酶活性的抑制。

（3）维生素 D 的作用

　　维生素 D 靶组织表达 1,25(OH)$_2$D 受体 VDR。VDR 是配体激活的转录因子类固醇激素受体超家族成员之一。两条证据表明 VDR 对钙稳态至关重要。具有隐性遗传的 *VDR* 基因失活突变的人，其表现为严重的佝偻病和低钙血症，小鼠体内 *Vdr* 基因缺失也会产生相同的表型。有趣的是，通过高钙饮食或肠道特异的转基因表达 VDR 使血浆钙水平正常化后，可逆转小鼠佝偻病的表型。非常高的钙摄入量对于治疗隐性 *VDR* 突变患者的低钙血症也是必要的。这说明通过 VDR 产生 1,25(OH)$_2$D 信号其最重要的作用之一是控制肠道钙吸收。

　　VDR 在维生素 D 靶细胞的细胞质和细胞核中均有表达。1,25(OH)$_2$D 与 VDR 的结合促进了 VDR 与类视黄醇 X 受体（RXR）之间的结合。这种异源二聚体是 RXR-VDR 配体复合物从细胞质迁移到细胞核所必需的。RXR-VDR 配体复合物一旦进入细胞核，1,25(OH)$_2$D-VDR-RXR 复合体就会特异性地与维生素 D 应答元件（VDRE）相互作用来调节基因转录。这些 VDRE 位于基因的启动子区域、内含子，以及远离基因转录起始位点的位置。图 13.7 总结了维生素 D 介导的基因转录的步骤。参与肾钙转运的多种蛋白质也受 1,25(OH)$_2$D 的调控，包括钙结合蛋白- D$_{28K}$、TRPV5 和 NCX1。在 1,25(OH)$_2$D 的作用下，这些蛋白质的表达增加，导致肾钙重吸收增加。

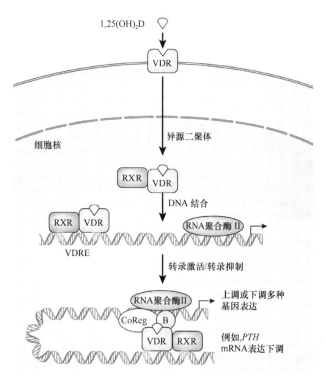

图 13.7　维生素 D 受体。维生素 D$_3$ 受体（VDR）存在于维生素 D 靶细胞的细胞质和细胞核中。1,25(OH)$_2$D 与 VDR 结合后，促进 VDR 与类视黄醇 X 受体（RXR）的相互作用。这种与维生素 D 结合的异源二聚体转位到细胞核。1,25(OH)$_2$D-VDR-RXR 复合物与维生素 D 应答基因中的特异性维生素 D 应答元件（VDRE）相互作用。各种共调节蛋白也可能被招募到这个位点。VDRE 可能在启动子区域、内含子或者远离转录起始位点。VDR 的激活上调了一些基因的表达，下调了其他基因的表达。例如，*PTH* mRNA 因 VDR 激活而表达下调

　　1,25(OH)$_2$D 通过增加饱和钙转运的最大能力来增加肠道钙吸收，这表明它可以增加转运蛋白的产生。在维生素 D 缺乏的动物和肾功能受损且血液循环中 1,25(OH)$_2$D 浓度低的透析患者中，肠道钙吸收效率降

低了 75% 以上。在肝肾功能正常的患者中，维生素 D 缺乏引起的钙吸收不足可以通过给予维生素 D（肠内）或 1,25(OH)$_2$D（肠内或肠外）来恢复。对于 25-羟化酶或 1α-羟化酶活性受损的人，必须使用 1,25(OH)$_2$D。饮食摄入不足、阳光照射不足或 25-羟化酶或 1α-羟化酶活性降低而导致的维生素 D 缺乏可导致佝偻病和骨软化症（专栏 13.3）。

专栏 13.3　佝偻病/骨软化症

佝偻病是指生长板类骨质矿化不足，并伴有生长板结构的改变。临床表现为骨骼变形。类似的过程称为骨软化，涉及其他骨表面的类骨质矿化缺陷。而生长期儿童骨软化症与佝偻病并存，儿童无明显佝偻病就有可能出现骨软化症。成人可发生骨软化症，但由于生长板已融合，则不会发生佝偻病。

在组织学上，骨软化症表现为宽的类骨质接缝，且矿化速率延迟。患佝偻病时，生长板变得不规则，并增宽，肥大软骨细胞凋亡延迟。生长板的 X 射线成像将可以看到生长板扩张，并呈现出凹陷的、磨损状外观（如下图所示）。长骨（通常是腿部）可能存在弯曲或扭转变形。其他特征包括额骨隆起、颅顶（软化的颅骨）、宽腕、宽膝和宽踝，以及肋骨软骨连接增宽（所谓的"佝偻病串珠"）。长期不治疗的佝偻病除引起腿部畸形外，还可引起身材矮小。佝偻病可能与近端肌无力和重大运动系统发育事件的推迟有关。

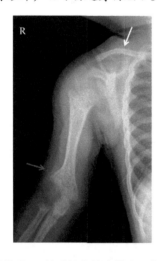

15 月龄维生素 D 缺乏性佝偻病男孩儿的 X 射线检查。可以注意到右侧锁骨出现骨折（白色箭头），肱骨干骺端出现磨损状、凹陷外观（远端干骺端，灰色箭头所指），骨上出现佝偻病特有的斑点状阴影

25-羟维生素 D，以及钙、碱性磷酸酶、肌酐和磷的生化检测是诊断佝偻病或骨软化症的重要手段。在大多数佝偻病病例中，血清碱性磷酸酶活性升高（组织非特异性碱性磷酸酶基因突变导致的低磷酸酯酶除外）。如果存在营养缺乏，测定活性激素 1,25(OH)$_2$D 就不是很有用，由于 PTH 对 1α-羟化酶活性的刺激作用，在维生素 D 缺乏状态下，1,25(OH)$_2$D 的浓度可能升高、正常或降低。

维生素 D 缺乏仍然是佝偻病最常见的原因，因而佝偻病通常通过补充适量的钙和维生素 D 即可消退。然而，这些患者仍然需要持续补充维生素 D，以防止维生素 D 缺乏复发。如果出现磷代谢异常或影响维生素 D 代谢的突变，可能发生其他更罕见形式的佝偻病，通常需要使用 1,25(OH)$_2$D 进行治疗。

13.2.3.2　甲状旁腺激素（PTH）和甲状旁腺激素相关蛋白（PTHrP）

活性 PTH 是由甲状旁腺分泌的一种由 84 个氨基酸组成的半衰期较短的多肽激素。它的生物活性是由前 34 个氨基酸赋予的，这些氨基酸在物种之间高度保守。PTH 是核糖体合成的含 115 个氨基酸的前甲状旁腺激素原（preproPTH）的衍生物。preproPTH 在内质网中切除 25 个氨基酸的信号序列后转化为甲状旁腺激素原（proPTH）。在高尔基体中，另外 6 个氨基酸被切割，留下成熟的 PTH$_{1-84}$ 多肽，并被包裹成分泌颗粒。

PTH 在调节血钙浓度中起关键作用（图 13.8A）。PTH 活性和 Ca^{2+} 浓度呈负相关关系，表现为陡峭的"S"形曲线。当血浆 Ca^{2+} 浓度下降时，PTH 的合成和分泌将被激活。相反，Ca^{2+} 浓度的增加会给 CaSR

发出信号，并迅速抑制 PTH 的分泌。PTH 通过调动吸附到骨表面的钙和刺激破骨细胞对骨矿物质与基质的吸收来增加骨钙的释放。在肾中，PTH 通过激活肾 *CYP27B1* 的表达来增加钙的重吸收（以减少肾钙损失），并刺激 $1,25(OH)_2D$ 的产生。

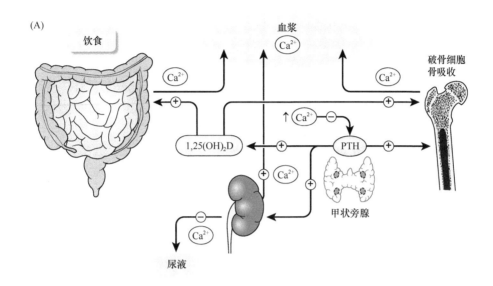

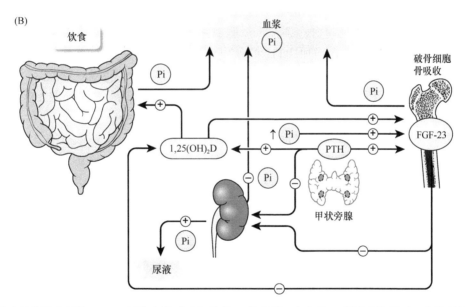

图 13.8　钙和磷酸盐的激素调控：（A）甲状旁腺感受细胞外 Ca^{2+} 水平，当血浆 Ca^{2+} 浓度降低时，分泌释放甲状旁腺激素（PTH），而血浆高 Ca^{2+} 浓度则抑制 PTH 的产生。PTH 可以促进骨中钙的吸收释放，提高肾对钙的重吸收。PTH 也可以促进 $1,25(OH)_2D$ 的产生，从而增强破骨细胞的骨吸收，以及肠道对钙的吸收。$1,25(OH)_2D$ 也可抑制 PTH 的产生。（B）成纤维细胞生长因子 23（FGF-23）主要由骨细胞产生。PTH 和 FGF-23 都可以抑制肾磷酸盐的重吸收。FGF-23 也可抑制肾 $1,25(OH)_2D$ 和 PTH 的产生。FGF-23 的最终效应是降低血浆中磷酸盐的浓度。$1,25(OH)_2D$ 可促进肠道对磷酸盐的吸收，而磷酸盐和 $1,25(OH)_2D$ 均可促进 FGF-23 的产生

　　第二种钙调节激素 PTHrP 是由许多胎儿和成人组织产生的旁分泌/自分泌因子。其 N 端与 PTH 有密切的同源性。PTHrP 具有多种功能，其中最重要的是调节软骨内骨形成和矿化。缺乏 PTHrP 的动物出现严重的发育异常，包括显著的产前低钙血症和以软骨内骨矿化过早为特征的致死性骨发育不良。PTHrP 也可由哺乳期乳腺产生，在乳腺发育中具有关键性作用，在乳汁中含量丰富。在哺乳期，PTHrP 促进骨

中的钙动员，调节钙向母乳中的转运。

血浆钙、磷和 1,25(OH)$_2$D 均影响甲状旁腺生成和释放 PTH。血浆钙浓度的变化主要由 CaSR 感知，它是一种属于 G 蛋白偶联受体超家族的二聚体糖蛋白（图 13.6），CaSR 位于许多细胞类型的表面，包括甲状旁腺的主细胞和肾小管沿途参与矿物质离子稳态的细胞。当 CaSR 与钙结合时，一些细胞内信号通路将被激活（见第 4 章和第 15 章）。CaSR 与 G 蛋白（α、β 和 γ）相互作用，钙与 CaSR 相互作用后激活 PLC，刺激磷脂酰肌醇 4,5-双磷酸（PIP2）释放二酰甘油，并产生肌醇 1,4,5-三磷酸（IP3）。IP3 引发内质网向细胞内释放钙离子，细胞内钙离子浓度的升高抑制储存在分泌颗粒中的 PTH 的分泌，PTH 基因表达也受到抑制。CaSR 还可激活抑制性 G 蛋白，抑制腺苷酸环化酶的活性，从而减少 cAMP，抑制 PTH 生成。相反，细胞外钙离子浓度的降低减弱了 CaSR 信号，导致 cAMP 增加，PTH 的产生和分泌增加。

血浆钙的变化对甲状旁腺中 PTH 生物学的改变表现在以下三个方面：分泌（数秒内做出反应）、细胞内降解（30min 内做出反应）和基因表达（数小时内做出反应）。在低钙血症情况下，PTH 分泌迅速增加；随后，抑制细胞内 PTH 降解为片段可导致可用于分泌的完整 PTH$_{1-84}$ 量增加；最后，*PTH* 基因的转录调控和 *PTH* mRNA 的稳定均导致 PTH 合成增加。这在一定程度上是由与 *PTH* mRNA 的 3′非翻译区结合的蛋白质减少介导的。当血浆钙水平较高时，CaSR 信号和甲状旁腺以相反的方式工作，以减少 PTH 的产生和分泌。在明显的高钙血症期间，大多数分泌的免疫源性 PTH 以无生物活性的片段形式存在。

血浆磷水平影响胞质蛋白与 *PTH* mRNA 转录本的结合。在低磷血症条件下，它们之间的结合较少，*PTH* mRNA 降解更快；在高磷血症条件下，胞质蛋白与 *PTH* mRNA 的 3′非翻译区结合增加，转录本稳定性增加。然而，高磷饮食增加 PTH 的作用也可能部分由饮食中磷摄入后血浆钙水平轻微降低引起。血浆高磷酸盐浓度可增加 PTH 浓度，这一作用提示高膳食磷酸盐可能通过促进 PTH 介导的骨吸收而促进骨质流失。然而，短期每日食用含 2000mg 磷酸盐的饮食并不会增加年轻男性尿液中骨吸收标志物。

正如在介绍维生素 D 部分所述，PTH 分泌导致肾 1α-羟化酶活化，并促进 1,25(OH)$_2$D 的生成。在反馈机制中，1,25(OH)$_2$D 主要以两种方式降低 PTH 浓度：首先，1,25(OH)$_2$D 对肠道钙吸收的影响导致血浆钙增加，此过程由 CaSR 感知；其次，1,25(OH)$_2$D 可直接影响甲状旁腺。因此，1,25(OH)$_2$D 可减少 PTH 分泌，抑制 *PTH* 和 *CASR* 基因的转录，调节甲状旁腺细胞增殖率。1,25(OH)$_2$D 对 PTH 的影响需要 1,25(OH)$_2$D-VDR-RXR 复合物与 *PTH* 基因启动子中的两个 VDRE 结合。很可能正是这些相互作用招募了具有组蛋白脱乙酰酶活性的辅抑制因子，使 *PTH* 基因维持在转录抑制状态。

PTH 可激活肾小管髓袢中远直小管上细胞和细胞旁钙重吸收通路。此外，PTH 还具有控制远曲小管钙重吸收的作用。PTH 可促进钙转运蛋白、钙结合蛋白-D$_{28K}$、NCX1、PMCA1b 和 TRPV5 的表达。PTH 激活远端小管中钙重吸收依赖于 PKC 和蛋白激酶 A 的激活，同时还需要电压门控钙通道家族成员参与。PTH 刺激 TRPV5 的 PKC 磷酸化，从而促进细胞钙吸收增加。然而，通过药物抑制钙通道的转运活性（主要抑制 TRPV5）可降低钙结合蛋白-D$_{28K}$ 和 NCX1 的表达，并阻断 PTH 诱导的编码基因激活，提示 PTH 对这些基因的作用至少部分由肾小管腔的细胞钙摄取介导。

13.2.3.3 雌激素

人体的雌激素主要是雌二醇。雌二醇和其他雌激素可与骨和肾中的雌激素受体（主要是 ERα）结合。这些受体是配体激活的转录因子，通过经典的基因组途径调节基因转录，同时也可以通过非基因组调控机制产生细胞响应。随后，它们通过介导多种调节因子表达的变化来影响骨。例如，雌激素可促进成骨细胞生成，并促进骨保护素的释放；抑制巨噬细胞集落刺激因子 1 的膜形态；抑制成骨细胞、单核细胞和 T 细胞产生促破骨细胞形成的细胞因子[例如，白介素-1（IL-1）和肿瘤坏死因子 α（TNF-α）]。

雌激素还介导力学应变对骨的影响，低雌激素浓度可导致力传导丧失，并加速骨质流失。

雌激素通过肠道和肾以几种方式影响钙稳态。首先，当绝经早期雌激素水平下降时，骨重建增加，导致骨钙释放增加。这一过程抑制了 PTH 分泌，随后肾产生 1,25(OH)$_2$D 减少。通过影响 PTH 和 1,25(OH)$_2$D，雌激素缺乏间接降低了肠道钙吸收效率，增加了肾钙排泄。这导致以牺牲骨骼为代价的净尿钙损失。其次，一旦身体适应了雌激素的丢失，骨质流失就会减慢，之前肠道钙吸收效率的降低加上肾钙丢失的增加可致使之后的 PTH 增加。

雌激素缺乏也可能破坏肠道维生素 D 信号。例如，卵巢切除术可减少年轻女性基础钙吸收和 1,25(OH)$_2$D 诱导的肠道钙吸收，补充雌激素后可以逆转这一过程。雌激素缺乏所引起的维生素 D 响应受损与 VDR 的表达减少有关，VDR 受雌激素的部分调节。

雌激素还可能直接调节其他一些与钙吸收和排泄相关基因的表达。*Esr1*（编码 ERα）缺失小鼠的肠道 *TRPV6* mRNA 水平较低，雌二醇药物治疗可增加正常和 *Vdr* 缺失小鼠十二指肠中 *TRPV6* mRNA 水平，表明维生素 D 非依赖性机制确实存在。雌激素给药可增加钙结合蛋白-D$_{28K}$、NCX1、PMCA1b 和 TRPV5 的表达，促进肾钙重吸收，雌激素缺乏则导致尿钙流失增加。

13.2.3.4　降钙素

降钙素主要由甲状腺的滤泡旁细胞（也称为 C 细胞）产生，但也有一些由乳腺和胎盘组织产生。降钙素的主要作用是降低钙浓度，并可能在调节血浆镁浓度方面也发挥作用。胎儿血浆降钙素浓度高于成人。然而，降钙素似乎在成人的钙稳态中并没有起到很大的作用，因为降钙素过量或缺乏都不会导致钙紊乱。例如，甲状腺切除术后血浆钙浓度并没有明显变化，除非甲状旁腺也受损或切除。降钙素的分泌通过血浆钙与 C 细胞上的 CaSR 结合来调节。高血浆钙浓度导致 CaSR 介导的细胞去极化、电压依赖性钙通道的激活，以及降钙素的分泌。降钙素可能在限制孕妇妊娠期间的骨重吸收方面发挥作用。从机制上讲，降钙素通过与破骨细胞表面受体结合来抑制破骨细胞的活性。当骨转换率很高时，服用降钙素会抑制破骨细胞的活动，从而导致低钙血症。降钙素的这一特点可以用于治疗高钙血症。当降钙素引起低钙血症后，PTH-维生素 D 轴将被代偿性激活，使血浆钙浓度正常化。

13.2.3.5　生长激素

生长激素（GH）和 IGF-1 对于达到成人身高、骨尺寸，以及峰值骨量增长至关重要。IGF-1 是一种多肽类激素，其产生部分由 GH 调节，并作为许多 GH 作用的生理性旁分泌介质。IGF-1 与细胞表面 IGF-1 受体（IGF-1R）相互作用，通过促进成骨细胞前体增殖，增加成熟成骨细胞活性，抑制成骨细胞凋亡，促进骨形成。在儿童中，血浆 IGF-1 浓度与股骨大小呈正相关关系。相反，GH 缺乏与儿童骨骼较小、生长较慢，以及儿童和成人 BMD 降低相关。

此外，IGF-1 促进肠道钙吸收，这可能部分是由于 1,25(OH)$_2$D 生成的激活，以及随后 1,25(OH)$_2$D 对钙吸收的影响。然而，在老年大鼠中，GH 确实增加了钙结合蛋白-D$_{9K}$ 的表达和肠道钙吸收，而不增加血浆 1,25(OH)$_2$D 浓度。同样，即使 *Vdr* 缺失小鼠中，GH 治疗也会增加肠道钙吸收，表明此过程也涉及维生素 D 非依赖性机制。

13.2.3.6　妊娠期和哺乳期激素

在妊娠期和哺乳期，额外的生理需求（胎儿和泌乳）对母体钙生理学提出了新的要求。除正常的主要稳态因子（PTH 和维生素 D）外，其他激素也可能参与到母体的钙稳态过程，最有可能的激素是 PTHrP 和骨保护素，但是协调这些激素作用的机制尚不完全清楚。

胎儿会对矿物质转运和矿物质代谢进行特有的调整，以产生足够的矿物质，保证发育中骨骼的矿化。钙、磷、镁通过胎盘主动转运，三种矿物质在胎儿体内的浓度均高于母体循环中的浓度。胎儿钙需求在妊娠晚期最大，这是骨骼矿物质积累最迅速的时期。在此期间，最终 30g 胎儿钙中有 80% 发生沉积。为了满足这些需求，母体血浆 1,25(OH)$_2$D 浓度和肠道钙吸收均增加，母体骨转换率增加。然而，PTH 浓度在妊娠期间不会升高，其中增加的一些 1,25(OH)$_2$D 是由胎盘产生的。此外，胎盘和乳腺中 PTHrP 的产生有助于妊娠期和哺乳期的骨转换。在大鼠妊娠期，在血浆 1,25(OH)$_2$D 浓度发生变化之前肠道钙吸收就会增加，这种钙吸收的增加是由增加了数倍的 TRPV6 所介导的，其发生过程并没有 VDR 的参与，仍是一些维生素 D 非依赖性因素造成的。在妊娠第三个月末，母体 24h 肾钙排泄量升高，这可能反映了肠道钙吸收增加导致在此期间滤过钙负荷升高。

值得注意的是，尽管妊娠大鼠有相当多的钙转移到了胎儿，同时母体血浆 1,25(OH)$_2$D 浓度也升高了，但妊娠大鼠并没有失去自身的骨矿物质储备。研究发现妊娠是否会影响 BMD，以及有多少 BMD 被影响，在人体中变化较大。妊娠晚期骨形成和骨吸收标志物增加。妊娠期的骨质流失可能受到降钙素浓度升高的限制，从而抑制破骨细胞的生成。妊娠期连续超声密度测定表明，骨密度在妊娠 36 周内得以维持，但分娩时 BMD 迅速下降近 15%。同样，双能 X 射线吸收法的测量结果表明，产后 BMD 与孕前值相比降低：脊柱和髋部降低了 8%～10%，全身降低了 13%。这些数据表明，在晚期妊娠有一段时间的骨质流失，且在分娩后可能还持续存在。

哺乳期伴随骨转换增加，破骨细胞数量增加，骨形成也增加，但其机制尚不完全清楚。在哺乳期，母乳产生所需的矿物质可导致母体 BMD 下降高达 7%～8%。在大鼠中，哺乳期丢失的 BMC 较大（高达 35%），1,25(OH)$_2$D 浓度和肠道钙吸收有代偿性上升。即使是维生素 D 缺乏的哺乳期大鼠也能增加钙的吸收。然而，在人类中，哺乳期女性肠道钙吸收和 1,25(OH)$_2$D 浓度与非妊娠女性相似。相反，哺乳期女性血浆钙和 PTHrP 水平升高，同时伴随着 PTH 浓度较低或处于正常值下限。此外，在妊娠期和哺乳期浓度升高的催乳素，结合 1,25(OH)$_2$D 的作用，可上调大鼠和小鼠肠细胞中的钙结合蛋白-D$_{9K}$、TRPV6、1α-羟化酶和 L 型钙通道的活性。升高的催乳素水平可抑制雌激素产生，较低的雌激素水平和升高的 PTHrP 水平均有助于哺乳期产生较高骨骼重吸收。

尽管妊娠期会出现短暂的骨质疏松症，但研究表明，妊娠史并不会增加生命后期低 BMD 或髋部骨折的风险。在动物模型中，妊娠期和哺乳期骨量的下降可完全逆转，人类数据也表明断奶后骨矿物质含量可以恢复，具体机制尚不完全清楚。在动物模型中，这一过程涉及破骨细胞数量和骨吸收的迅速减少，以及成骨细胞数量和骨形成率的少量增加，从而导致骨小梁数量和厚度增加。破骨细胞数量的变化是通过触发破骨细胞凋亡和抑制破骨细胞分化而实现的。断奶后，PTHrP 和 TNF 配体超家族成员 11/NF-κB 受体激活蛋白配体（RANKL）下降至孕前水平，雌激素水平恢复正常，所有这些都有助于破骨细胞数量和功能的改变。

13.3　全身磷酸盐代谢的调节

磷酸盐是参与多种生物学过程的多种生化分子（包括蛋白质、核酸和磷脂）的关键组分。细胞内磷酸盐在遗传信息（DNA 和 RNA）储存、信号转导通路、通过磷酸化和 cAMP 激活酶/蛋白，以及在能量代谢和 ATP 生成过程中均发挥重要作用。磷酸盐在肠道内被吸收并经肾排泄。在成人身体中，每天约有 300mg 磷酸盐在骨和细胞外基质之间交换。此外，磷酸盐还可作为酸-碱缓冲系统的一部分，在细胞内、细胞外和骨骼隔室之间移动，以帮助血浆和尿液 pH 保持相对恒定。

血浆磷酸盐浓度紊乱可引起重大的临床异常情况。由于细胞外磷酸盐浓度低于细胞内磷酸盐浓度，当细胞裂解时（如在溶血、横纹肌溶解和肿瘤溶解综合征的情况下），可导致急性高磷血症。肾衰竭也可引起慢性高磷血症，因为肾磷酸盐处理是血浆磷酸盐浓度的主要调节机制。高磷血症可导致骨外磷酸钙复合物在血管系统、软组织和肾沉积，也可引起肾衰竭（专栏 13.4）。

专栏 13.4　高磷血症

当血清磷浓度大于相应年龄的正常上限时，就会出现高磷血症。高磷血症最常见的原因是在慢性肾脏病（chronic kidney disease，CKD）的情况下磷酸盐摄入过多，导致磷酸盐清除受损。慢性高磷血症的另一个常见原因是甲状旁腺功能减退症。与 FGF-23 代谢相关的遗传性疾病引起高磷血症更罕见。急性高磷血症发生在急性磷酸盐摄入过量的情况下（如过度补充磷酸盐、静脉给药、含磷酸盐灌肠）或有时由于维生素 D 中毒。在静脉切开术或血样处理过程中（假性高磷血症），也可能发生细胞溶解引起的高磷血症，尤其是在血管内溶血、横纹肌溶解或肿瘤溶解综合征中，特别是血液系统恶性肿瘤。通常，高磷血症的原因从临床病史中可以明显看出。高磷血症的最大风险是发生急性肾衰竭或 CKD 恶化。此外，由于磷酸盐与钙络合，可能发生异位软组织或血管钙化。高磷血症，即使是轻度的，也与心血管疾病结局和死亡率相关。

高磷血症性家族性肿瘤样钙质沉着症（TC）是一种罕见的常染色体隐性遗传病，由于 FGF-23 生成或 FGF-23 与其受体的作用受损，导致磷酸盐排泄受损。已发现三种不同基因的功能缺失突变可引起人类 TC：*GALNT3*、*FGF23* 和 *klotho*。该疾病患者会出现软组织钙化，尤其是关节周围，但这些也可能发生在血管、皮肤、软骨区域、硬脑膜或眼部结构中。这些钙化可能会引起疼痛并损害关节运动。手术切除后易复发。此外，一些患者出现骨肥厚区域，伴随或不伴随 TC 病变。在生化水平上，这些患者有高磷血症、磷酸盐排泄受损和不适当的高或正常高 1,25(OH)$_2$D 浓度。患有 CKD 时，也可能出现上述相似的临床症状，但晚期 CKD 患者的 1,25(OH)$_2$D 浓度通常较低。

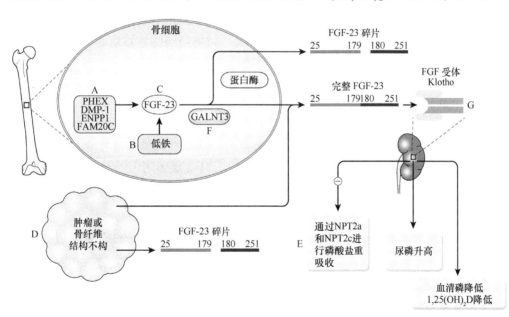

参与低磷血症和高磷血症疾病的通路：（A）PHEX（X 连锁低磷血症）、DMP-1、FAM20C 或 ENPP1（均为常染色体隐性低磷酸盐血症性佝偻病）的缺乏将导致 FGF-23 生成增加。（B）低血清铁浓度也可刺激 FGF-23 的表达，这似乎仅在（C）FGF-23 突变而使 FGF-23 裂解受损[在常染色体显性低磷酸盐血症性佝偻病（ADHR）中]的情况下引起过量的完整 FGF-23 表达。（D）一些间叶组织肿瘤和骨纤维发育异常病变也可产生过量的 FGF-23。（E）影响 NPT2c 的突变损害磷酸盐重吸收，导致遗传性低磷酸盐血症性佝偻病，并伴随高钙尿。各种原因引起的肾小管功能障碍导致范科尼综合征，包括磷酸盐以及其他离子、葡萄糖和氨基酸的消耗。相反，由于 FGF-23（相比于 ADHR）（C）和 GALNT3（F）的不同突变，FGF-23 对裂解的易感性增加，产生更多的碎片和更少的完整 FGF-23，引发高磷血症，最终导致高磷血症性肿瘤样钙质沉着症的发生。同样，慢性肾脏病和 Klotho 突变（G）会损害肾对 FGF-23 信号转导的反应，也会引起高磷血症

　　GALNT3 或 *FGF23* 突变的 TC 患者产生的 FGF-23 分子更容易裂解，并损害完整全长 FGF-23 的分泌（与常染色体显性低磷酸盐血症性佝偻病相反）。因此，尽管 FGF-23 表达大幅增加且循环中的片段水平较高，但循环中的完整 FGF-23 浓度较低，并出现高磷血症（如下图所示）。FGF-R1、FGF-R2 或 FGF-R3 的关键 FGF-23 辅助受体 Klotho 突变导致 FGF-23 信号转导受损。Klotho 缺失小鼠的表型与 FGF-23 缺失小鼠的表型惊人相似，其生化异常表现为高磷血症和高浓度 $1,25(OH)_2D$。FGF 受体介导的 FGF-23 信号转导减少可损害 FGF-23 的终末器官效应，导致 FGF-23 生成代偿性增加，从而导致高水平的完整 FGF-23（与 FGF-23 过度裂解的 TC 患者相比）。

　　高磷血症难以有效管理，尤其是长期治疗。管理包括充分补水（急性形式），以及限制饮食中磷酸盐的摄入或吸收。乙酰唑胺是一种碳酸酐酶抑制剂，在某些情况下可促进肾脏磷酸盐排泄，但作用可能有限，尤其是在遗传性疾病中。透析确实能有效清除磷酸盐。通常也需要限制膳食磷酸盐摄入量，但西方食物中的大量磷酸盐限制了该策略的有效性，因而需要使用各种磷酸盐结合剂，包括钙、镁或铝基抗酸剂。在高磷血症的情况下，人们担心增加吸收的钙量也可能增加磷酸钙沉积。使用特异性结合树脂，如司维拉姆，可避免钙、镁和铝摄入过量的问题。磷酸盐结合剂可用于治疗高磷血症性肿瘤样钙质沉着症，但证据仅限于有限的病例报告，报告的有效性差异很大。

　　低磷血症可能是肾磷流失过多，或是磷摄取或吸收受损引起的（专栏 13.5）。此外，在能量代谢的急性变化期间（如摄入碳水化合物负荷或胰岛素），或在代谢缓冲或呼吸性碱中毒的情况下，细胞外磷酸盐进入细胞内，导致急性低磷血症。低磷血症可引起症状性肌无力，包括心脏功能紊乱和各种神经系统症状。这些变化常见于急性低磷血症，但肌无力可见于慢性低磷血症。慢性低磷血症会引起骨痛和骨软化（骨矿化受损）性的应力骨折。在儿童中，慢性低磷血症会导致佝偻病性骨骼畸形和生长不良（专栏 13.3）。与低钙血症一样，急性重度低磷血症会出现更严重的神经肌肉症状。

专栏 13.5　低磷血症

　　低磷血症是指血清磷酸盐浓度低于与年龄相匹配的正常值。低磷血症可能是急性的，也可能是慢性的。急性低磷血症可导致心脏功能障碍、心律失常、呼吸肌无力、骨骼肌无力和各种急性神经系统问题。重度低磷血症可引起溶血或横纹肌溶解。慢性低磷血症可导致疲乏、肌无力、骨痛，以及佝偻病和骨软化症的代谢性骨异常。

　　低磷血症是由磷酸盐在细胞内过度转运（使全身净磷酸盐保持不变）、饮食缺乏/吸收不良或不适当的肾磷酸盐损失（称为"磷酸盐消耗"）引起的。而在许多临床情况下，磷酸盐在细胞外和细胞内隔室之间都会发生急性变化，但在这一短暂过程中，净总磷酸盐未发生变化，因而并不会出现骨软化症。导致肠道磷酸盐吸收受损的原因主要包括许多常用药物的副作用或全身性吸收不良。

　　慢性低磷血症最常见的形式是 X 连锁低磷血症（XLH），估计发生率约为 1：20 000。这种低磷血症的发生机制是孤立性肾磷酸盐消耗。其他肾磷酸盐消耗疾病更罕见，包括导致 FGF-23 过量的遗传性和获得性疾病或其他引起多种离子和分子肾损失的一般肾小管疾病。详细的家族史可能能够提供更多有益信息，散发性突变也很常见。

　　XLH 是由骨细胞和成牙本质细胞中表达的 PHEX 失活突变所致。这导致 FGF-23 基因表达增加和血浆 FGF-23 水平升高，损害磷重吸收和 $1,25(OH)_2D$ 生成，导致低磷血症。XLH 的临床特征与营养性佝偻病相似。此外，由于 XLH 患者牙本质和牙骨质的异常，牙脓肿很常见。XLH 患者还会出现假体钙化，限制关节活动范围，导致僵硬。XLH 患者还会发生假性骨折和骨关节炎，主要发生在成年期，也会损害活动能力。

低磷血症的治疗主要是在饮食中补充充足的磷酸盐，当存在吸收不良时，应同时补充维生素 D 和磷酸盐。在急性重度低磷血症中，有时需要静脉给药，但由于存在诱发重度低钙血症的风险，因此需要密切监测。然而，肾磷酸盐消耗障碍的治疗更为复杂。通常，FGF-23 介导的肾磷酸盐消耗障碍主要通过磷酸盐和钙三醇（或其他活性维生素 D 类似物）进行治疗，主要靶向解决 FGF-23 过量问题，通常需要相对高剂量的这两种药物来改善佝偻病/骨软化症。由于这种治疗增加了肠道对钙和磷酸盐的吸收，肾必须排泄更多的这两种矿物质，可能导致肾钙质沉着，有时甚至导致肾衰竭。磷酸盐治疗的另一个重要并发症是发生甲状旁腺功能亢进症。因此，钙三醇和磷酸盐治疗的目标不是使血清磷酸盐正常化。该治疗还可刺激 XLH 患者产生 FGF-23，但目前尚不清楚其是否具有临床后果。

慢性低磷血症治疗的主要目标是愈合骨软化，促进生长期儿童的生长和改善腿部畸形。然而，许多 XLH 儿童需要手术干预来帮助改善腿部畸形。同样，在儿童期一些身体比例失衡会增加，与躯干长度相比，下肢长度表现为不成比例。最近，一种抗 FGF-23 抗体（布洛舒单抗）已获批用于治疗儿童和成人 XLH。对该药物的研究表明，该药物确实可安全地使血清磷酸盐正常化，改善儿童佝偻病和生长，使成人假性骨折愈合并改善僵硬。

有三种相互关联的激素可调节血浆磷酸盐浓度：$1,25(OH)_2D$、PTH 和 FGF-23（图 13.8B）。这些激素可改变肠道磷酸盐吸收[$1,25(OH)_2D$]和肾小管磷酸盐重吸收（PTH 和 FGF-23）。然而，PTH 和 $1,25(OH)_2D$ 主要调节钙平衡，而 FGF-23 对磷酸盐平衡更重要。值得注意的是，FGF-23 或 PTH 在磷酸盐平衡中均不能完全代偿另一种激素的缺乏，即缺乏两种激素中的任何一种均可导致高磷血症。全身性磷酸盐的调节主要体现在肾近端小管细胞对滤过液中磷酸盐的重吸收水平。此外，肾近端小管产生的 $1,25(OH)_2D$ 也可改变肠道磷酸盐吸收。膳食磷酸盐摄入量的改变可引起这些激素水平的变化，从而引起磷酸盐调控发生改变。

13.3.1　肠道磷酸盐吸收

肠道对磷酸盐的吸收比对钙的吸收更有效。饮食中 60%～70% 摄入的磷酸盐可被吸收。与钙一样，磷酸盐吸收由主动（调节）跨细胞和被动细胞旁机制介导。西方饮食通常含有较高的磷酸盐，可饱和的主动转运能力有限，大部分吸收的磷酸盐通过不饱和的细胞旁途径转运。分别单独摄入钙和磷酸盐时，磷酸盐的吸收效率更高，因为磷酸盐在肠道中能够与钙结合，干扰两种矿物质的吸收。

小鼠在回肠（小肠后段）吸收磷酸盐的效率最高，而大鼠和人在小肠前段（十二指肠和空肠）吸收磷酸盐的效率更高。磷酸盐可在整个小肠中被吸收，但不同种属间最大磷酸盐吸收效率的肠道部位不同，与用于研究磷酸盐代谢的常用模式生物相关。肠上皮细胞中表达有多种磷酸盐转运蛋白。其中，由 NPT2b 介导的转运在磷酸盐主动转运中占 90%，约占总磷酸盐转运的一半（图 13.9）。肠道中的 NPT2b 和肾中的相关转运蛋白 NPT2a 与 NPT2c 都是膜糖蛋白，具有 8 个跨膜结构域和较长的细胞内 N 端与 C 端结构域。NPT2b 在其他组织如肝、肺、乳腺和睾丸中也有作用，这些作用超出了本章的范围。NPT2b 以 3：1 的物质的量比（$3Na^+：1HPO_4^{2-}$）转运钠和磷，从而产生肠腔负电势。在高磷酸盐饮食中，NPT2b 的内化限制了磷酸盐的吸收。NPT2b 的顶端表达可通过内吞作用下调，这一过程是由 PKC 介导的磷酸化来调节的。在磷酸盐转运过程中，磷酸盐如何穿过肠上皮细胞并从肠上皮细胞的基底侧挤出的具体机制目前还未完全研究清楚。

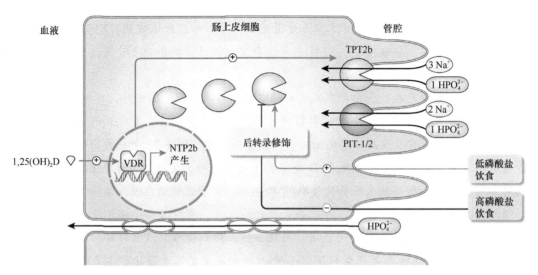

图 13.9 磷酸盐在肠道的吸收：钠–磷酸盐协同转运蛋白 2b（NPT2b）是肠道中的主要转运蛋白。1,25(OH)$_2$D 与维生素 D 受体（VDR）结合导致 NPT2b 表达增加，磷酸盐吸收增加。膳食磷酸盐含量导致后转录修饰，从而改变刷状缘 NPT2b 蛋白表达，与转录和 1,25(OH)$_2$D 无关。PIT-1 和 PIT-2 是广泛表达的磷酸盐转运蛋白，但不受身体调节。在磷酸盐吸收过程中也会发生被动的细胞旁吸收

低磷或高磷饮食摄入会改变 1,25(OH)$_2$D 和 NPT2b 的表达，分别上调或下调磷酸盐吸收。与钙一样，限制饮食中的磷酸盐可提高磷酸盐吸收效率。以 0.25%磷酸盐饲料饲喂猪，相比于使用 0.4%磷酸盐饲料，可使饲料中磷酸盐吸收百分比增加 90%。

SLC34A2/NPT2b mRNA 和蛋白质水平的变化介导了人体对膳食磷酸盐含量的适应。然而，这类 NPT2b 调控的机制尚不清楚。限制摄入磷酸盐可降低 FGF-23 水平（见下文）并增加肾脏 1α-羟化酶活性，导致循环系统中的 1,25(OH)$_2$D 浓度升高。维生素 D 缺乏和甲状旁腺功能减退症相关的 1,25(OH)$_2$D 缺陷均会损害磷酸盐吸收。使用 1,25(OH)$_2$D 治疗上述疾病时可使主动（饱和）磷酸盐的最大转运能力加倍，但不改变被动的不饱和组分。用 1,25(OH)$_2$D 处理维生素 D 缺陷小鼠证明了这种效应，1,25(OH)$_2$D 增加了小肠刷状缘表面 NPT2b 的表达，表明 1,25(OH)$_2$D 直接调控 *SLC34A2* 基因表达。然而，*SLC34A2* 并不包含经典 VDRE 受体序列。此外，随着小鼠年龄的增长，它们失去了通过增加 *SLC34A2* mRNA 表达而对 1,25(OH)$_2$D 做出反应的能力。然而，成年小鼠对 1,25(OH)$_2$D 的反应确实促进了肠道磷酸盐转运，这表明这种效应不是由新的基因转录介导的，而是由现有转运蛋白翻译增强或重新分布到顶膜造成的。

此外，低磷酸盐饮食也可不通过 1,25(OH)$_2$D 直接上调刷状缘 NPT2b 的表达，从而促进磷酸盐转运。这在 *Vdr* 缺失小鼠中得到了证实，与野生型小鼠相比，*Vdr* 缺失小鼠的肠道磷酸盐吸收减少了 30%～70%。*Vdr* 缺失小鼠的 NPT2b 减少，但 mRNA 未减少，这可能表明 1,25(OH)$_2$D 需要经典的 VDR 调节磷酸盐转运，但该效应并非主要由 *SLC34A2* 基因转录介导。有趣的是，即使没有 1α-羟化酶出现，或是维生素 D 缺乏，肠道磷酸盐吸收效率也仍会在饮食限制之后提高。总的来说，以上表明虽然 VDR 介导的维生素 D 信号对正常肠道磷酸盐吸收很重要，但磷酸盐限制可同时激活维生素 D 依赖性和维生素 D 非依赖性机制来促进磷酸盐吸收。

多种其他因素也可能干扰磷酸盐吸收，其中最重要的是摄入阳离子，如钙离子、镁离子和铝离子。在高磷血症治疗期间，这些阳离子可用作抗酸剂或专门用作磷酸盐结合剂。其他磷酸盐结合剂包括司维拉姆，在慢性肾脏病导致排泄受损的情况下可用来限制饮食中磷酸盐的吸收。

膳食磷酸盐含量也可改变 FGF-23 的表达。虽然 FGF-23 注射可能抑制小鼠肠道磷酸盐吸收，但该作用可能会受到 1,25(OH)$_2$D 变化的干扰。需要注意的是，FGF-23 不会抑制 *Vdr* 缺失小鼠的空肠磷酸盐吸收。因此，FGF-23 对肠道磷酸盐吸收的作用可能是通过 FGF-23 对肾脏 1α-羟化酶活性的影响所介导的。

13.3.2　肾脏磷酸盐重吸收

肾脏磷酸盐管理是整体磷酸盐代谢的最主要的调节者。约 90%的血浆磷酸盐在肾小球自由滤过，部分会受到结合蛋白和钙复合物的限制。大多数滤过的磷酸盐（约 85%）在近端小管中被主动重吸收，其中近曲小管中吸收约为 70%，近直小管中约为 15%（图 13.4A）。此外，约 5%的滤过磷酸盐在远曲小管被重吸收。由于重吸收百分率比较高，近端小管是磷酸盐调节的最重要的节段。磷酸盐重吸收是可饱和的，用于计算肾小球滤过率（TmP/GFR）的磷酸盐最大转运量可通过在空腹血清和尿液中测定磷酸盐与肌酐含量来进行评估。该值可用于判断肾脏的磷酸盐重吸收百分比是否与血清磷酸盐水平相匹配。饮食变化和一些疾病会改变 TmP/GFR，从而适应性地或者非适应性地改变进入尿液的磷酸盐量。

肾小管细胞顶端（管腔）表面的 NPT2a 和 NPT2c 介导磷酸盐重吸收。NPT2a 向细胞内转运的磷酸盐是电中性的（$2Na^+ : 1PO_4^{2-}$），而 NPT2c 转运的磷酸盐则是带电荷的（$3Na^+ : 1PO_4^{2-}$）。这是一种可饱和的转运系统，可根据膳食中磷酸盐摄入状态进行调节。普遍存在的钠依赖性磷酸盐转运蛋白（PIT-1 和 PIT-2）也存在于肾脏中，这些转运蛋白并不需要被调节，以控制全身磷酸盐平衡。一旦进入肾小管细胞，磷酸盐就必须转运穿过基底外侧，人们对这一过程仍知之甚少。有证据表明，基底外侧转运涉及不依赖于钠转运的磷酸盐特异性转运蛋白，当细胞内磷酸盐浓度较高时，该转运蛋白增多。细胞内至细胞外电势也可以进一步促进这一特异性转运蛋白的转运过程。最近的数据表明，嗜异性和多嗜性逆转录病毒受体 1（XPR1）参与细胞的磷外流。小鼠近端小管中 XPR1 的条件性失活会导致磷外流减少、随后的低磷性佝偻病，以及全身性近端小管功能障碍和范科尼综合征。

PTH 和 FGF-23 均可调节近端肾磷酸盐重吸收，同时它们对 1,25(OH)$_2$D 代谢具有互斥效应。其他还有一些称为"调磷素"的因子也被提出，包括 FGF-7、细胞外基质磷酸糖蛋白（MEPE）和分泌型卷曲相关蛋白 4（sFRP4），其中许多在注射时可诱导肾性磷酸盐尿。然而，PTH、FGF-23 和 FGF-7 是与低磷血症临床症状明确相关的指标。MEPE 和 sFRP4 均与 FGF-23 在引起低磷性骨软化症的肿瘤中一起表达，FGF-7 被认为在一些肿瘤诱导骨软化症病例中引发低磷血症的机制中发挥作用。表达 MEPE 和 sFRP4 的小鼠并没有过多的磷酸盐尿，MEPE 转基因小鼠实际上容易发生高磷血症，因此这两种分子并不是理想的生理相关的"调磷素"。在这些调节因子中，对 FGF-23 研究得最为充分，同时它与人正常和异常磷酸盐生理学也最具相关性。

13.3.2.1　PTH 对磷酸盐重吸收的影响

高血浆磷酸盐浓度（或摄入量）可能通过钙与磷酸盐结合而导致血浆钙小幅降低。此外，高剂量的口服磷酸盐也会损害钙吸收，由于 PTH 的分泌对细胞外钙的微小变化非常敏感，该过程会触发 PTH 分泌增加。PTH 作用于肾近端小管的 PTH/PTHrP 受体，与 Na^+/H^+ 交换调节辅因子 NHERF1 和 PLC 相互作用，降低 NPT2a 和 NPT2c 在细胞表面的表达，导致磷酸盐重吸收减少。PTH 还可抑制肾远端小管对磷酸盐的重吸收，但是远端小管对磷酸盐重吸收的比例小得多。PTH 可激活肾脏 1α-羟化酶的表达，导致 1,25(OH)$_2$D 增加，同时抑制 24-羟化酶的表达。因此，PTH 对肾脏的作用表现为间接刺激肠道钙和磷酸盐重吸收。然而，PTH 对磷酸盐的净作用是降低血浆磷酸盐水平。

13.3.2.2　FGF-23 是磷酸盐重吸收和维生素 D 调节中的重要激素

FGF-23 是一种主要在骨细胞中产生的糖基化肽激素。在正常生理条件下，一些 FGF-23 在分泌至循环系统前会裂解为无活性的片段。多肽 N-乙酰半乳糖胺转移酶 3（GalNac-T3）对 FGF-23 的糖基化降低了其裂解易感性，是充分分泌完整 FGF-23 的必要条件。损害该裂解的 FGF-23 突变会导致常染色体显性低磷酸盐血症性佝偻病（ADHR），主要原因就是 FGF-23 过量。与 X 染色体上内肽酶基因（PHEX）同源的磷酸化调节基因失活突变可导致 FGF-23 表达增加、循环 FGF-23 过量，从而导致低磷酸盐血症性佝偻病、骨软化症、骨骼畸形和 X 连锁低磷血症（XLH）中的发育不良。通过给予 FGF-23 结合抗体，可在临床上改善该疾病的生化和骨骼特征。*DMP1*、*FAM20C* 和 *ENPP1* 的失活突变也会产生 FGF-23 生物活性过高导致的常染色体隐性低磷血症。PHEX 缺乏降低了枯草杆菌蛋白酶样蛋白转化酶 2（PC2）的活性，这是由于 PC2 活性所必需的伴侣蛋白量减少。体外研究显示，PC2 活性缺乏会促进 FGF-23 表达和提高其蛋白水平。

完整 FGF-23 与 FGF-R1、FGF-R3 和 FGF-R4 的相互作用需要 Klotho 作为关键辅助受体。Klotho 主要在远曲小管中表达，一些研究表明 FGF-23 信号转导开始于远曲小管。远端小管 Klotho 基因敲除小鼠患有高磷血症，从而证明了这一点。然而，FGF-23 的典型作用却发生在近端小管（图 13.10），一些研究者指出在近曲小管中也有 Klotho 表达，Klotho 可直接参与 FGF-23 信号转导。

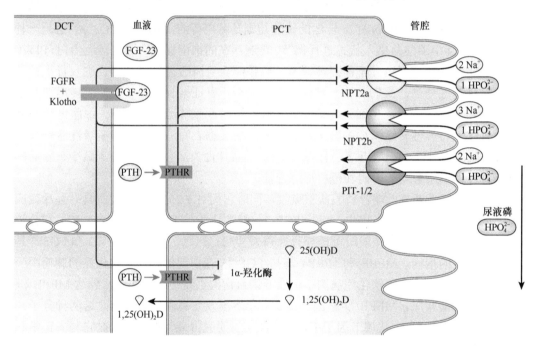

图 13.10 近曲小管中磷酸盐的重吸收：磷酸盐主要在钠依赖的磷酸转运蛋白 2a（NPT2a）和 NPT2c 的作用下在近曲小管（PCT）重新吸收。甲状旁腺激素（PTH）作用于甲状旁腺激素受体（PTHR），抑制 NPT2a 和 NPT2c 的顶端表达，促进 1α-羟化酶的表达，从而增加 1,25(OH)$_2$D 浓度。成纤维细胞生长因子 23（FGF-23）也抑制 NPT2a 和 NPT2c 的表达，但同时抑制 1α-羟化酶的表达，使 1,25(OH)$_2$D 浓度降低。FGF-23 通过成纤维细胞生长因子受体（FGFR）1、3 和 4 型传递信号，但需要 Klotho 作为辅因子。关于 FGF-23 受体的作用部位存在争议。Klotho 主要表达于远曲小管（DCT），一些研究表明 FGF-23 信号始于远端小管。其他研究报告则指出 FGF-23 信号直接开始于 PCT。对磷酸盐的基底侧运输目前还未完全了解

FGF-23 通过 MAPK 和细胞外信号调控的激酶磷酸化触发细胞内信号。FGF-23 抑制近端肾小管表面 NPT2a 和 NPT2c 的表达，与 PTH 相似，导致磷酸盐重吸收减少。然而，与 PTH 对 1,25(OH)$_2$D 代谢的影响相反，FGF-23 抑制近端小管中 1α-羟化酶的表达并激活 24-羟化酶的表达。因此，FGF-23 可降低血浆磷酸盐和 1,25(OH)$_2$D 浓度。在反馈机制中，磷酸盐和 1,25(OH)$_2$D 均可刺激 FGF-23 生成。在低钙血症背景下，FGF-23 生成也将受抑制，这可能有助于消除 FGF-23 对 1,25(OH)$_2$D 活化的抑制，促进肠道钙吸收的代偿性增加。

以 FGF-23 增加为特征的疾病会造成大量的肾磷酸盐流失，从而导致低磷血症，进一步还会引起骨软化症和佝偻病（如在 XLH 中出现的骨软化症和佝偻病）（专栏 13.5）。无论导致 FGF-23 功能下降的原因是 FGF-23 裂解的增加[由于 *GALNT3*（编码 GalNac-T3）或 *FGF-23* 突变]，还是 FGF-23 活性不足（由于辅助受体 Klotho 突变或肾脏病），FGF-23 功能下降，都导致高磷血症性肿瘤样钙质沉着症，从而导致异位软组织和血管钙化（专栏 13.4）。

FGF-23 和 PTH 也存在相互作用。甲状旁腺也可表达 Klotho，细胞培养数据表明用 FGF-23 处理甲状旁腺细胞可抑制 PTH 生成，这一过程可被 MAPK 抑制剂阻断。在慢性肾脏病背景下，甲状旁腺 Klotho 表达降低，尿毒症性甲状旁腺对 FGF-23 的反应下降。相反，PTH 受体激活可刺激骨细胞产生 FGF-23。

其他激素也可能与 FGF-23 相互作用。在患有慢性肾脏病的去卵巢小鼠中进行的研究表明，恢复雌激素水平可增加 FGF-23 的表达，这在成骨细胞系中得到了证实。此外，XLH 的人体研究表明，降钙素单次静脉给药可增加 $1,25(OH)_2D$ 浓度并改善血浆磷酸盐水平，在一项研究中，通过降钙素改善血浆磷酸盐水平与血浆 FGF-23 浓度降低有相关性。然而，通过鼻腔喷雾剂给予降钙素来长期治疗 XLH 未能改善血浆 FGF-23 和磷酸盐浓度。

（1）膳食磷酸盐摄入量的变化可改变 FGF-23 的浓度

由于西方饮食中的磷酸盐含量非常高，因此在标准饮食下出现低磷摄入的人非常少。相反，低磷酸盐摄入最常见于摄入磷酸盐结合剂或一般状况的营养不良。在这些情况下，$1,25(OH)_2D$ 和 NPT2b 的表达均会增加，导致摄入的磷酸盐被吸收的百分比更高。在低膳食磷酸盐摄入期间，小鼠模型和人类的 FGF-23 生成均减少，这使得肾脏通过 NPT2a 和 NPT2c 对磷酸盐进行回收，同时使得 $1,25(OH)_2D$ 生成增加，从而增加 NPT2b 介导的肠道吸收。相反，作为对长期高磷酸盐摄入的反应，人和小鼠中的 FGF-23 浓度均会升高，导致 1α-羟化酶水平降低，$1,25(OH)_2D$ 浓度降低。FGF-23 对肾脏的作用导致磷酸盐重吸收减少，从而清除过量的磷酸盐并重建磷酸盐稳态。

（2）铁对 FGF-23 代谢的影响

FGF-23 与铁的关系很复杂。在铁缺乏的情况下，FGF-23 的基因表达增加，其机制涉及 Hif-1α 和促红细胞生成素。然而，常规条件下，具有生物活性的完整 FGF-23 浓度保持正常，而通过检测 FGF-23 C 端，可知 FGF-23 碎片的浓度在增加。由于 FGF-23 被裂解，而完整的 FGF-23 和磷酸盐代谢保持正常。因此，在铁缺乏时，C 端 FGF-23 浓度增加，而完整 FGF-23 浓度保持正常。然而，在与铁相关的某些情况下，可能发生完整 FGF-23 浓度升高和低磷血症。

其中一种情况是 FGF-23 突变，它会损害 ADHR 中 FGF-23 裂解，这也解释了 ADHR 中低磷血症消长的临床观察结果。在正常铁状态下，ADHR 患者通常血磷正常。然而，当 ADHR 患者出现铁缺乏且 FGF-23 的基因表达增加时（如小鼠模型所示），FGF-23 裂解受损，完整 FGF-23 增加，导致出现肾磷酸盐流失、低磷血症、骨软化症和肌无力。

有趣的是，静脉补铁治疗铁缺乏患者可引起完整 FGF-23 浓度急性升高，随后 C 端 FGF-23 和完整 FGF-23 均逐渐正常化，这似乎涉及在基因表达已经上调的情况下蛋白裂解酶裂解 FGF-23 能力的短暂性抑制。在完整 FGF-23 浓度升高期间，TmP/GFR 降低，引起低磷血症。由于一些接受静脉补铁的患者存在持续的铁丢失问题，需要反复输注，这可能足以导致低磷性骨软化症。然而，似乎只有一些静脉补铁制剂可引起 FGF-23 应答，而其他制剂则不会，这使得如何"补铁"变得更为复杂。

13.4　总　　结

钙和磷酸盐调节涉及复杂且相互关联的通路，这些通路是全身正常生长发育及全身肌肉和细胞发挥功能所必需的。这些通路的破坏可导致高或低钙或磷酸盐浓度相关的疾病，并对肌肉功能、骨骼矿化和异位钙化产生影响。

练 习 题

1. 描述 FGF-23 在磷酸盐和维生素 D 代谢中的作用。

2. PTH 的主要作用是什么？它如何调控钙和磷酸盐代谢？

3. 钙水平受到非常严格的调控。描述在低钙血症情况下增加血浆钙水平的两种机制。

4. 维生素 D 及其代谢产物在磷酸盐和钙代谢中都起什么作用？

5. 描述肠道对活性钙吸收的三种机制。

6. 什么是佝偻病？讨论其发病原因及临床特点。它与骨软化症有何关系？

推荐阅读文献目录

1. Bergwitz C, Juppner H. Regulation of phosphate homeostasis by PTH, vitamin D, and FGF23. Annu. Rev. Med. 2010; 61: 91-104.

2. Boros S, Bindels RJ, Hoenderop JG. Active Ca(21) reabsorption in the connecting tubule. Pflugers Arch. 2009; 458: 99-109.

3. Burnett SM, Gunawardene SC, Bringhurst F R, et al. Regulation of C-terminal and intact FGF-23 by dietary phosphate in men and women. J. Bone Miner. Res. 2006; 21(8): 1187-1196.

4. Ferre S, Hoenderop JG, Bindels RJ. Sensing mechanisms involved in Ca(2$^+$) and Mg(2$^+$) homeostasis. Kidney Int. 2012; 82(11): 1157-1166.

5. Fleet JC, Schoch RD. Molecular mechanisms for regulation of intestinal calcium absorption by vitamin D and other factors. Crit. Rev. Clin. Lab. Sci. 2010; 47(4): 181-195.

6. Kovacs CS, Kronenberg HM. Maternal-Fetal calcium and bone metabolism during pregnancy, puerperium, and lactation. Endocr. Rev. 1997; 18(6): 832-872.

7. Kumar R, Tebben PJ, Thompson JR. Vitamin D and the kidney. Arch. Biochem. Biophys. 2012; 523(1): 77-86.

8. Kumar R, Thompson JR. The regulation of parathyroid hormone secretion and synthesis. J. Am. Soc. Nephrol. 2011; 22: 216-224.

9. Mitchell DM, Juppner H. Regulation of calcium homeostasis and bone metabolism in the fetus and neonate. Curr. Opin. Endocrinol. Diabetes Obes. 2010; 17(1): 25-30.

10. Quarles LD. Endocrine functions of bone in mineral metabolism regulation. J. Clin. Investig. 2008; 118: 3820-3828.

11. Riccardi D, Brown EM. Physiology and pathophysiology of the calcium-sensing receptor in the kidney. Am. J. Physiol. Ren. Physiol. 2010; 298(3): F485-F499.

12. Ross AC, Manson JE, Abrams SA, et al. The 2011 report on dietary reference intakes for calcium and vitamin D from the Institute of Medicine: what clinicians need to know. J. Clin. Endocrinol. Metab. 2011; 96: 53-58.

13. Sabbagh Y, Giral H, Caldas Y, et al. Intestinal phosphate transport. Adv. Chronic Kidney Dis. 2011; 18(2): 85-90.

14. Saito H, Macda Λ, Ohtomo Shu-Ichi, et al. Circulating FGF-23 is regulated by 1alpha, 25-dihydroxyvitamin D3 and phosphorus *in vivo*. Biol. Chem. 2005; 280(4): 2543-2549.

第 14 章 营 养

凯瑟琳·M. 希尔·加伦特（Kathleen M. Hill Gallant）[1,2]，康妮·M. 韦弗（Connie M. Weaver）[1]

1 普渡大学营养科学系，美国印第安纳州西拉斐特；
2 印第安纳大学医学院，美国印第安纳州印第安纳波利斯

14.1 骨健康中宏量和微量营养素的作用

与所有的生命组织一样，骨骼也需要包括氨基酸、脂肪酸、碳水化合物、矿物质、维生素和水在内的所有必需营养素。骨骼还可以受益于一些具有生物活性的化合物（即一些在食物中发现的可以发挥生物效应的非营养元素化合物）。骨骼还是三种矿物质的大型"仓库"：钙、磷和镁。各种营养成分及其在骨骼健康中的作用见表 14.1。

表 14.1 与骨骼相关的必需和非必需营养素

营养素	在骨骼健康中的作用	膳食来源
必需宏量营养素		
蛋白质	占骨骼重量的 10%～15% 膳食蛋白可提高血清 IGF-1 水平	动物性食品、坚果和种子
脂肪	占骨骼重量的 5%～10%	脂肪和油类
必需微量营养素		
钙	在骨灰中占 36% 用于维持血清钙的储存器 抑制 PTH 的释放，从而抑制骨吸收 细胞信号传递的二级信使 PTH 释放的主要信使	乳制品、深绿色叶片蔬菜
磷	在骨灰中占 17% 酸碱缓冲 细胞的能量（货币） 促进 PTH 的释放，从而促进骨吸收	奶制品、肉类、坚果、种子、谷物、加工食品（含磷食品添加剂）和可乐
镁	在骨灰中占 0.8% 通过防止形成大而脆的羟基磷灰石晶体来改善骨质	深绿色叶片蔬菜、坚果、全谷物和乳制品
钾	产生碱性灰分，帮助维持正常的 pH，避免骨质吸收	水果和蔬菜
锌	激活破骨细胞的活性及胶原蛋白的合成	动物性食物、豆类、坚果和种子
铁	胶原蛋白合成酶和 25-羟胆钙化醇羟化酶的辅助因子	豆类和动物性食物
铜	赖氨酰氧化酶的辅助因子，对胶原蛋白的交联至关重要	坚果和豆类食品
锰	酶的辅助因子	坚果、种子、全谷物、强化食品
维生素 D	促进维生素 D 依赖性跨细胞钙吸收	强化牛奶、其他强化食品（例如，一些橙汁、麦片）、高脂肪鱼类/海鲜
维生素 K	维生素 K 依赖性 γ-羧化酶的辅助因子，在骨钙素的谷氨酸残基的羧化过程中起作用	蔬菜、肝、牛奶、鸡蛋

续表

营养素	在骨骼健康中的作用	膳食来源
必需微量营养素		
维生素 C	羟化赖氨酸和脯氨酸，是胶原纤维交联的辅助因子 可能会影响骨吸收	水果、蔬菜
维生素 A	对骨重塑至关重要	强化牛奶、水果、蔬菜和肝
非必需营养素		
锶	可能在增加骨形成和减少骨吸收中起作用	
硼	可能通过与维生素 D 和矿物质代谢的相互作用在骨重塑中发挥作用	水果、蔬菜

注: IGF-1. 胰岛素样生长因子 1; PTH. 甲状旁腺激素

这些人体所必需的矿物质，除了在骨骼结构和储存方面发挥作用，在骨骼健康中也发挥着重要作用。人体内几乎所有的钙（99%以上）、85%的磷和 60%的镁都在骨骼中。钙不仅是人体最重要的第二信使信号分子，还介导着许多生理过程，如激素的合成、释放及作用，运动神经纤维的功能，肌肉的收缩（这是人体加载骨骼力量的主要途径）和细胞的增殖。随着甲状旁腺、肠道和肾中钙敏感受体的发现，人们逐渐认识到离子化的钙（即 Ca^{2+}）是控制矿物质稳态信号机制的主要信使（见第 13 章）。钙离子和钙敏感受体（CaSR）的结合可以抑制甲状旁腺激素（PTH）的释放。当膳食钙不足时，血清中的 PTH 会上升，进而通过施加一些作用将血清钙离子浓度严格维持在正常范围之内，这些作用主要是促使 25-羟维生素 D 转换成维生素 D 的活性形式——1,25-二羟维生素 D，以增强肠道对钙的吸收；促进肾对钙的重吸收以保存钙；促进骨吸收以便从骨中释放出钙。钙吸收可以通过主动运输和被动扩散两种方式实现，钙是否发生主动吸收取决于人体摄取的膳食维生素 D 或者皮肤合成的维生素 D 是否充足。通常情况下，我们的钙摄入量普遍低于推荐钙摄入量。由于不良饮食或者食欲缺乏等，在老年人中尤为如此，而维生素 D 的缺乏和衰老导致的肠道钙吸收效率下降更是"雪上加霜"。

磷的生物学作用主要有三种：构成组织结构、维持酸碱平衡、参与能量的新陈代谢。磷除了在骨矿物质（羟基磷灰石）中具有结构作用，对于核酸分子和形成生物膜双脂层的磷脂也具有结构性作用。磷的第二种作用是作为体内酸碱平衡的缓冲剂和调节剂。磷酸盐是主要的细胞内缓冲液成分和可滴定酸缓冲液成分。磷酸盐可以通过磷酸氢根离子（HPO_4^{2-}）结合过量的氢离子（H^+）转变为磷酸二氢根离子（$H_2PO_4^-$），来防止 pH 发生较大范围变化。如果细胞内或肾小管内的液体偏碱性，它就会再次释放出氢离子。磷的第三个主要作用是通过多种化合物（包括 ATP、GTP、cAMP 和磷酸肌酸等）提供细胞内的能量"货币"。由于食品供应中有大量的磷，既有天然的蛋白质来源和植物性食品，也有广泛使用的各种加工食品中的含磷食品添加剂，因此大多数人摄入的膳食磷都超过了正常量。但是，长期低磷摄入会导致佝偻病或骨软化症，肾磷酸盐消耗也会导致这种情况（见第 13 章）。在美国和其他发达国家，常见的是人们饮食中摄入的磷过量，而不是不足。长期高磷摄入可能会导致血浆磷浓度升高，从而导致甲状旁腺功能亢进症及随后可能发生的高骨转换。此外，其也与血管钙化和心血管死亡有关，特别是在慢性肾疾病患者中。正常的骨质矿化需要充足的膳食磷，但是摄入过多的磷可能又对骨骼健康有害。膳食磷摄入过多对骨和心血管健康的影响是骨和矿物质研究领域亟待解决的问题。

镁是骨骼中第三大矿物质。镁的离子半径比钙小，当它以不同的形状被引入时，会催生晶体形成，并充当干扰剂，正如玉米糖浆在制作结晶糖时催生更小的晶体形成一样。该过程可以防止羟基磷灰石晶体变得太大、太脆。镁还可以通过它在 ATP 代谢中不可或缺的作用及作为 300 多种酶的辅助因子来影响矿物质代谢。平均而言，目前女性的镁摄入量比推荐摄入量少了约 1/3，男性则少了 1/4。一个值得关注的问题是，由于人们习惯在酸性土壤中添加石灰，植物性食物中的镁含量随着时间的推移在不断减少。石灰中的钙与镁互相竞争被植物根部吸收的机会，因此我们食用的植物中镁的含量往往较低。镁的缺乏与骨量的减少和骨骼的脆性有关，但大多数关于镁在骨骼中作用的研究来自动物实验。按当前需求来摄入镁与更高的骨矿物质密度（BMD）有关，一些补充镁的研究发现，补充镁对绝经后妇女的 BMD 有益。

其他微量营养素和氨基酸的作用主要涉及结缔组织的合成和成熟，如图 14.1 所示。锌能刺激成骨细胞的骨形成、促进胶原蛋白的合成、激活碱性磷酸酶的活性、抑制骨细胞的骨吸收。然而，过量的锌摄入会限制羟基磷灰石晶体的大小。明显的锌缺乏症会导致儿童发育不良及性器官发育不全，而成人缺锌一般与骨质疏松症有关。在那些对动物性食物和未发酵面包摄入量低的国家，缺锌这一现象尤为常见，他们的日常饮食中锌含量很低，而且谷物中的锌由于和植酸的络合作用，基本上无法被人体吸收。在食用发酵面包的培养物中，酵母菌中的植酸酶在发酵过程中会分解植酸并释放出复杂的矿物质阳离子。钙摄入量过高也会影响锌的吸收。补锌可以纠正儿童缺锌的一些相关缺陷，并且已证实，补锌对膳食锌摄入量低的绝经后妇女是有益的，但对膳食锌摄入量高的妇女无益。与磷类似，适量但不过量的锌摄入量对骨骼健康最有益。

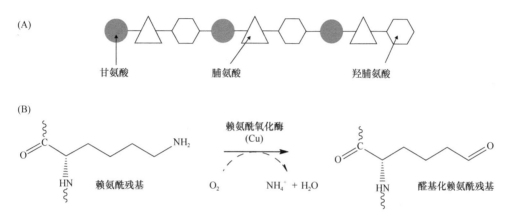

图 14.1 氨基酸和铜在胶原蛋白合成和纤维交联中的作用。（A）I 型胶原蛋白氨基酸序列简图。（B）赖氨酰氧化酶是一种含铜的酶，催化赖氨酰或羟基赖氨酰残基之间胶原交联的形成

其他必需的矿物质也被证明在骨骼健康中发挥着重要作用。缺铁对骨骼形态有着不利影响。铁是负责骨胶原合成和交联的酶的辅助因子，缺铁会导致骨骼孔隙率增加。缺铁在史前人群中极为常见，并且它与眶顶的特征性凹陷（眶顶板筛孔样病变）有关。铜是维持正常细胞功能所需的微量元素，也是负责骨胶原合成和交联的酶的辅助因子。大鼠缺铜，其体内的胰岛素样生长因子 1（IGF-1）和骨强度都会降低，对于人类而言，我们已经证明补充铜（以及其他微量矿物质，即微量矿质元素）可减少绝经后的骨质流失。

氟化物有助于强化牙釉质，降低蛀牙的风险。氟化物能促进成骨细胞骨的形成，并能促进合成代谢。它在羟基磷灰石晶体中对羟基的置换作用，也使 BMD 增加。动物实验表明，这些综合作用可以增强骨强度。过去，氟化钠是一种用于治疗骨质疏松症的药物。然而，在羟基磷灰石中掺入氟化物虽然会使骨密度更大，强度更强（请回忆第 7 章，强度是由最大负荷定义的，但不一定与抗断裂能力有关），但也会使其晶体和骨骼变得更脆，导致骨骼更容易发生断裂。正因为如此，人们放弃了使用氟化物来治疗骨质疏松症，并且用更有效的治疗方法取代了它。但尽管如此，对饮用水进行适当的氟化处理仍是一项重大的公共卫生成就，因为它能增强牙釉质的矿化程度，大大降低了龋齿的发病率。然而，目前对水氟化的争论主要还是基于一些毫无根据的说法，即氟化与低智商和健康问题有关，如阿尔茨海默病、癌症，甚至是获得性免疫缺陷综合征（或艾滋病）。这些说法是没有根据的，真正该引起人们关注的应该是氟中毒的风险（氟化物毒性），氟中毒会导致牙釉质变色和凹陷。如果饮用水过度氟化或人体摄入过量含氟产品（如牙膏），就会发生这种情况。另外，骨折也与饮用过度氟化的水有关。因此，对我们而言，更重要的是将饮用水中的氟化物维持在美国国家环境保护局设定的水平之内，以减少人们患龋齿和骨折的风险。

锶、硼和铅等矿物质虽然不是必需营养素，但在骨骼中都起着重要作用。锶可替代羟基磷灰石中的钙离子，还可以抑制骨吸收。正因为如此，在欧洲和澳大利亚，人们用各种形式的锶（如雷奈酸锶、氯

化锶）来治疗骨质疏松症。但是，由于锶的密度比钙高，就可能导致出现更高的表观 BMD，因此其对骨强度的影响也可能会被高估。要准确测量接受锶治疗人群的 BMD，就需要对 BMD 进行校正，但这一步通常是没有的。因此，锶对骨强度和骨折风险的影响仍不确定。此外，服用大量的锶会导致骨软化症，特别是对正在生长中的骨骼影响更大。铅也可以替代羟基磷灰石中的钙离子，但铅在人体中积累是有毒的，因此铅的环境暴露值得我们关注，特别是对于儿童而言。铅被螯合到骨骼中可能会使骨骼生长受阻，增加骨折的可能性。随着检测方法越来越灵敏，以及医学研究所制定的《食品化学法典》关于食品成分质量和纯度的准则越来越严格，食品添加剂中的铅含量已大大降低。在一些地区，以及一些老的建筑或者房屋中，使用的水管还是由铅制成的，因此供水中的铅含量仍然令人担忧。硼对骨骼的影响依然存在争议。使用高度纯化的饮食来降低体内硼水平的动物研究表明，硼缺乏对骨质是有伤害的，特别是骨小梁性能降低及牙槽骨修复受损。但是，正常情况下人类饮食中的硼含量不太可能损害骨骼，这是因为硼在食物供应中非常普遍并且人类对它的需求量非常小。

除了这些矿物质，还发现了几种对骨骼健康起作用的基本维生素，特别是维生素 C、维生素 K、维生素 A、维生素 D。维生素 C 对负责骨胶原蛋白中赖氨酸和脯氨酸残基羟基化的酶起着辅助作用，因此它对骨中胶原蛋白的形成和交联至关重要。维生素 C 还能刺激碱性磷酸酶的产生，这对骨骼形成很重要。此外，维生素 C 的摄入量还与儿童和成人的 BMD 呈正相关关系。维生素 K 是维生素 K 依赖性 γ-羧化酶的辅助因子，它是由成骨细胞所产生的骨钙素羧化（激活）所必需的酶，参与骨形成和矿化，骨钙素羧化不足是缺乏维生素 K 的标志。研究已经证明，补充维生素 K 可以减少羧化不足的骨钙素，进而可以防止骨质流失，以维持 BMD，降低人们骨折的风险。在成骨细胞和破骨细胞中都发现了维生素 A 的核受体，这向我们暗示了维生素 A 在骨重塑中发挥着作用。营养性维生素 A 缺乏和补充维生素 A 导致摄入过量都与低 BMD 及骨折风险有关，摄取维生素 A 过量还与骨矿化不良有关。流行病学研究表明，维生素 A 摄入量与骨骼之间呈 "U" 形风险关系，最佳摄入量应该差不多等于当前的建议摄入量（表 14.2）。维生

表 14.2　骨相关营养素的推荐摄入量

年龄阶段分组（周岁）	钙（mg/天）	镁（mg/天）	磷（mg/天）	维生素 D（μg/天）	维生素 C（mg/天）	维生素 A（mg/天）	维生素 K（μg/天）
儿童							
1～3	700	80	460	15	15	300	30
4～8	1000	130	500	15	25	400	55
男性							
9～13	1300	240	1250	15	45	600	60
14～18	1300	410	1250	15	75	900	75
19～30	1000	400	700	15	90	900	120
31～50	1000	420	700	15	90	900	120
51～70	1000	420	700	15	90	900	120
>70	1200	420	700	20	90	900	120
女性							
9～13	1300	240	1250	15	45	600	60
14～18	1300	360	1250	15	65	700	75
19～30	1000	310	700	15	75	700	90
31～50	1000	320	700	15	75	700	90
51～70	1200	320	700	15	75	700	90
>70	1200	320	700	20	75	700	90
妊娠期							
19～30	1000	350	700	15	85	770	90
31～50	1000	360	700	15	85	770	90
哺乳期							
19～30	1000	310	700	15	120	1300	90
31～50	1000	320	700	15	120	1300	90

素 D 在体内被激活为 1,25-二羟维生素 D[1,25(OH)$_2$D]，该激素在维持钙和磷稳态中起着重要作用，尤其是在通过增加肠道对钙和磷的吸收来促进骨骼矿化方面。膳食和补充维生素 D 会增加人体中的血清 25-羟维生素 D[25(OH)D]，它是主要的循环维生素 D 代谢物和维生素 D 状况的指标。实际上，血清 25(OH)D 是可用于评估饮食中营养摄入量的少数几个良好的生化标志物之一。第 13 章已更详细地讨论了维生素 D 和矿物质体内稳态，第 15 章将讨论 1,25-二羟维生素 D 对骨细胞的作用。

蛋白质是人体必需的大量营养素，它作为有机骨胶原基质的一部分，对人体的骨骼健康至关重要。摄入充足的蛋白质对于保证营养全面充足，以及预防蛋白质–能量营养不良相关的消耗（影响肌肉和骨骼）也很重要。在老年群体中，膳食蛋白质摄入少与骨折的发生有关，高蛋白质高钙饮食可以降低其发生髋部骨折的风险。

但是，高蛋白摄入可能会导致尿钙排泄量增加，据研究这可能是由于含硫氨基酸的新陈代谢负荷增加。因此，高蛋白饮食被标记为骨质疏松症的危险因素。然而，尿钙的增加不仅仅是骨吸收增加或肾钙重吸收减少的结果，还是肠钙吸收增加导致肾过滤负荷增加的结果。对绝经后妇女钙同位素示踪研究表明，高蛋白加充足钙的日常饮食确实可以增加肠道钙的吸收，这就解释了为什么我们观察到了尿液钙增加，而不是钙从骨骼中流失（请参阅 "14.3 干扰钙代谢" 一节）。但是，在钙摄入不足的情况下摄入过多的蛋白质反而会增加尿钙的损失，不会因钙吸收的增加而大量抵消尿中的钙损失，进而导致骨质流失。蛋白质摄入对钙吸收增加的影响可能是通过增加 IGF-1 介导的。由于膳食蛋白会增加 IGF-1，因此膳食蛋白可以通过 IGF-1 机制影响骨骼健康，尤其会对骨形成和纵向骨骼生长产生影响。因此，蛋白质摄入水平的高低会影响儿童期的骨骼生长。血清 IGF-1 还与青少年较多的钙保留和骨矿物质积累及老年妇女较高的 BMD 有关。最近有研究发现，钙与蛋白质摄入之间存在相互作用。当钙摄入量较低时，高蛋白摄入可能会增加髋部骨折的风险；而当钙摄入量足够时，高蛋白摄入则可以对骨骼起到保护作用。此外，摄入充足的蛋白质还有助于肌肉的生长和维持，进而通过肌肉与骨骼之间的相互作用间接对骨骼产生影响。

14.2　营养素何时及如何影响骨量

骨量的变化是由骨形成和骨吸收不平衡引起的。在生命阶段中发生快速骨转换的时期往往伴随着体内激素水平发生显著变化，如青春期生长激增、妊娠期（和哺乳期）和更年期。在生长过程中，如果骨形成超过骨吸收，则会导致骨质堆积；而在晚年，骨吸收往往超过骨形成，会导致骨质流失。因此，减少骨质疏松症发生的两种方法是在一个人的遗传潜力内建立最大的峰值骨量和减少晚年时的骨量损失。

在快速骨转换期间，营养是否充足可能对人体的影响最大。在生命早期，缺乏各种营养素会导致峰值身高和峰值骨量不达标，而在衰老、绝经或哺乳期还会加剧骨质流失。例如，蛋白质–热量营养不良和钙或锌等矿物质缺乏会导致生长发育迟缓；缺乏维生素 D 或钙会导致儿童佝偻病；缺钙会加重与年龄相关的骨质流失。在美国国家骨质疏松症基金会（NOF，见参考文献）关于峰值骨量变化的文件中，钙是唯一一种被评为 A 级（"强"等级）的单一营养素（专栏 14.1）。

维生素 D 在文件中获得的评级为 B 级（"中等"水平），其他营养素的评级都比较低。但是，单单补充明显缺乏的某一种营养素的方法可能过于简单，因为某种营养素的缺乏实际上可能反映出更广泛的营养不足/营养不良。另外，发生在特定生命阶段的激素变化的影响可能会掩盖营养对骨骼的任何影响。例如，补钙并不能阻止与绝经有关的快速骨质流失，但可以帮助减缓女性进入更年期 5～10 年后逐渐出现的骨质流失。再比如哺乳期时，充足的营养通常有助于女性保持骨量，但即使补充了钙和维生素 D，也不能防止在强有力的激素控制下这段时间内女性所发生的骨质流失。但是，断奶之后女性体内激素的变化又会增加骨骼的净形成，直到骨量达到母体怀孕前相同水平（或更高）。因此，尽管女性在哺乳期会发生骨量丢失，但断奶后又会补偿先前的骨质流失，总体上来看哺乳对骨骼是有益的。虽然补充个别营养素可以对骨量产生积极影响或降低骨折率，但应该从整体饮食上来考虑（见下文）。

专栏 14.1　临床分级数据的可信度分类

等级：可信度水平	可信度等基础的简要说明[*]
A：强	至少源于一个大型、运作良好且可推广的随机对照试验，随机对照试验要具有足够大的影响力，以及最高的方法学质量；或者是多个从方法论上来讲没什么问题的随机对照试验
B：中等	从多个经过精心设计、实验和控制的前瞻性队列研究中获得的证据，并且这些研究在不同人群中得出了相似的结果，或者是对此类研究进行了荟萃分析（meta 分析）
C：有限	从多项前瞻性队列研究中获得的证据有限，这些研究在研究质量或其他方面存在局限性；或只有一项精心设计的高质量前瞻性研究；或多项精心设计并进行的横断面或病例对照研究；或来自具有设计限制的荟萃分析的证据
D：不充分	方法学质量低下的研究证据；或可用数据不足；或仅来自临床专业知识、病例报告或不符合预期的描述性研究证据

[*]更多详细说明请参见 Weaver, et al. Osteoporos. Int. 2016; 27: 1281-1386 中的表 1

14.3　干扰钙代谢

图 14.2 是人体内钙转移途径的模型，大多数成人通常只能吸收饮食中约 30% 的钙。我们在生长发育阶段对钙的吸收效率比较高，而随着年龄的增长，对钙的吸收效率会越来越低。人体所吸收的钙可以重新进入肠道（内源性分泌）、通过肾排泄到尿液中，或转移到骨中。由于骨总是在不停地进行重建（无动力性骨除外），总有一些钙是在离开骨又进入骨的。

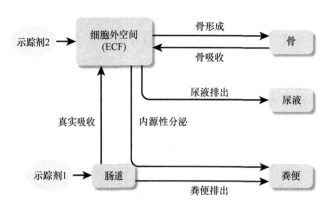

图 14.2　多途径钙动力学模型。在骨、尿液和粪便中测量示踪剂随时间的变化，所得结果再使用计算机软件经过一系列运算，便可以确定所有途径钙的转移速率。图片源自 Hill KM, et al. Kidney Int. 2013; 83(5): 959-966

各种营养素会在不同的节点影响钙代谢（图 14.3）。提高钙和维生素 D 水平，可以提高钙的吸收效率，但前提是在补充钙和维生素 D 之前，人体对它们的摄入量不理想。如果已经摄入足够量的钙和维生素 D，那么这些营养素就不再是制约因素，也就不会进一步提高钙的吸收效率。还值得我们注意的一点是，补充维生素 D 对低钙摄入时钙吸收效率的补偿程度是有限的。当钙摄入量较低时，提高维生素 D 水平可以通过增加参与跨细胞转运的钙转运蛋白来提高钙吸收效率（见第 13 章）。然而，虽然钙吸收效率（吸收的百分比）可以通过改善维生素 D 状态来提高，但是如果钙的总消耗量较低，那么吸收钙的绝对量将继续保持低位。相反，高钙摄入可以消除维生素 D 缺乏对骨代谢和骨量所产生的不利影响，这在喂食高钙饮食的维生素 D 受体基因敲除小鼠中得到了证实。吸收钙的绝对量会随着钙摄入量的增加而增加，钙主要通过细胞旁途径进入血液，随后过量的钙排泄到尿液中，从而增加净钙保留量。膳食钙也可以通过调节 PTH 来影响骨转换率。较多的习惯性钙摄入会抑制 PTH 的产生，从而减少骨吸收。

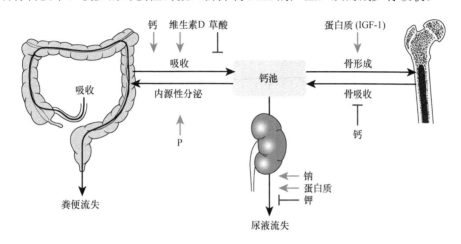

图 14.3 营养素对钙代谢的影响。黑色箭头表示钙的流动，绿色箭头表示促进作用，红色停止线表示抑制作用。未被吸收的钙随粪便排出，从肠道吸收的钙进入可交换池。在那里，它可以以内源性分泌物的形式重新进入肠道，或通过肾排泄到尿液中，或在骨形成过程中进入骨矿物质，在骨重建过程中，它也会离开骨。膳食中某些营养素的摄入可以改变其中一些途径的转运效率

　　有些化合物能够与钙结合形成不溶性盐，从而减少肠道对钙的吸收，增加随粪便排泄的钙。草酸存在于许多植物中，包括大黄、菠菜和豆类，它是饮食中钙吸收的最强抑制剂。磷酸盐（如在许多加工食品中使用的磷酸盐）也会抑制钙吸收。植酸是磷在种子中的储存形式，它们可以与钙离子和镁离子等阳离子结合形成不溶性盐，但它们与锌离子和铁离子的结合更强。这些阳离子可以通过发酵从植酸盐上带负电荷的磷酸基团中释放出来，如在发酵过程中，酵母中的植酸酶可以水解植酸络合物，从而使上述阳离子释放出来。

　　摄入咖啡因对骨的不利影响与尿钙流失的小幅增加有关，但这种不利影响只需要喝 5～10mL 牛奶就能够被轻易抵消。NOF 意见书（见参考文献）中模糊地指出，饮用含咖啡因的饮料可能会损害成长中儿童峰值骨量的发育。咖啡因对儿童生长过程中的峰值骨量发育的不利影响，通常与儿童饮用含咖啡因饮料来取代牛奶有关。最近，美国食品药品监督管理局（FDA）受到委托进行了一项系统审查，评估摄入咖啡因对人一生的不良影响，其中就包括咖啡因对骨的影响。研究调查的结论是，每天 400mg 咖啡因的对照组骨骼健康不会受到影响（平均一杯咖啡含有 50mg 咖啡因）。

　　饮食中所摄取的钾可以减少尿液中的钙流失，当我们对钾的摄取量增加到接近推荐摄取量 4700mg/天的水平时，就可以改善钙平衡。相反，钠可以增加钙通过肾的排泄，减少钙保留。当肾排出多余的钠时，钙也会因溶剂拖曳效应而流失到尿液中。膳食蛋白也有促进钙外排的作用，但是该效应可以通过增加蛋白质的摄入量来增加肠道钙吸收而抵消，如前面章节所述，这可能是通过血清 IGF-1 的增加而实现的。

　　人体中几乎所有的钙都储存于骨中，所以以追踪钙在体内的运动和滞留可以作为骨变化的早期指标。钙保留的变化（即所有摄入减去所有排泄）通常先于通过成像技术如双能 X 射线吸收法或外周定量计算机断层扫描（见第 6 章）检测出来的骨变化。我们可以通过建模计算钙向骨中的移动（使用稳定的或放射性的钙示踪剂）来评估骨形成率，而模拟计算钙从骨中流出则用来反映骨吸收率。因此，净钙平衡反映净骨平衡，以及骨形成率和骨吸收率之间的差异。净钙保留可以通过代谢平衡研究来确定，在代谢平

衡研究中，我们需要控制饮食并测量钙的摄入和排泄。我们可以使用钙同位素示踪剂（如 ^{41}Ca 或 ^{45}Ca）来评估体内钙的转移，通常结合代谢平衡研究，通过从膳食钙摄入量中减去尿液和粪便钙损失量来确定钙平衡。分别在血液、排泄物，有时也在唾液中测定口服和静脉注射的钙示踪剂，随后运用动力学模型就可以确定钙在不同身体"池"之间的转移速率[例如，吸收（由肠道进入血液）和尿液排泄（由血液进入尿液）]，以及骨形成和骨吸收的速率（图 14.2）。

人种是钙保留率的一个重要决定因素。在相同的钙摄入量下，黑种人青少年能够比白种人保留更多的钙。这归因于黑种人一般拥有较高的肠道钙吸收率和较低的尿钙排泄率。因此，一般而言，黑种人的骨折率低于白种人。除此之外，在峰值骨量积累过程中对钙利用的差异也可能是原因之一，至少在一定程度上是这样。在相同的钙摄入量下，亚洲人的钙保留率也比白种人高，这是因为亚洲人比白种人肠道钙吸收效率更高，尿钙排泄率更低。然而，许多亚洲人的钙摄入量太低，以致钙保留量和随之而来的峰值骨量都远低于自身的遗传潜能。尽管峰值骨量较低，但亚洲人髋部骨折的风险也相对较低，这与亚洲人的股骨颈较短有关，较短的股骨颈可以通过减少弯曲应力，特别是在跌倒时，为抵抗骨折提供更有利的髋部几何形状。但是，与白种人相比，亚洲人脊椎的骨折率更高。

除此之外，我们还发现青春期男孩儿和女孩儿之间钙保留量也存在差异。男孩儿一般具有更高的钙保留量，这是由于男孩儿具有较高的肠道钙吸收率和较低的尿钙排泄率。男孩儿体内能保留更多的钙，反映在其青春期 BMD 增加得更多，成年男性拥有更大的骨量和更多的骨，与女性相比，男性的骨折率更低。

最近有研究表明，体重指数（BMI）可能会影响青少年的钙保留。青少年钙平衡研究的钙保留统计模型表明，当钙摄入量增加时，肥胖青少年可能能够在体内保留更多的钙。然而，在钙摄入量较低的情况下（大约接近美国青少年的平均钙摄入量），肥胖青少年体内的钙含量与体重正常的同龄人相差不多（图 14.4）。

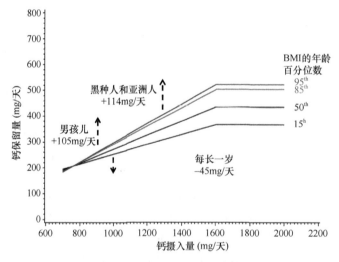

图 14.4　随着钙摄入量的增加，体重指数（BMI）与青少年较高的钙保留量有关。这张图代表了一位 13 岁白种人女孩儿在不同 BMI 年龄百分位数下的钙保留情况，以及基于人种、年龄和性别的修正率。数据源自 Hill KM, et al. J. Clin. Endocrinol. Metab. 2011; 96(7): 2171-2177

14.4　全面饮食至关重要

除了给人体提供已确定的基本营养素，饮食对健康还有许多其他方面的影响。例如，母乳是足月婴儿出生后几个月最理想的营养食物。婴儿的营养需求基于母乳的成分，而婴儿配方奶粉则是按照母乳的成分来制作的。对于母乳中每一种成分的作用，我们还有很多需要去研究的地方。最新的一项研究正在探索牛奶中低聚糖独特的生物学作用，如我们可以将其作为建立优势肠道微生物群的底物。调查显示，很少会有纯母乳喂养的婴儿体重超标,这使得美国卫生局局长大力提倡母乳喂养。在 6 个月后母乳的量必须增加,以满足成长中的孩子对能量、铁和纤维的需求。

14.4.1　饮食 vs.强化食品 vs.补充剂

日常饮食中最常限制骨健康的营养素是钙(图 14.5)和维生素 D(图 14.6)。对于医生而言,为骨量减少的患者推荐钙补充剂,以及对随机对照试验中的受试者补钙(无论是安慰剂组还是试验组),都已成为治疗标准。然而如果按照美国人的膳食指南,每天饮用三杯低脂牛奶,那么钙补充剂就不是补充钙的必需品了。这一建议不仅基于满足人体对钙的日常需求,还为了帮助人们摄入足够的维生素 D(强化时)、镁、钾、蛋白质和核黄素。在 NOF 意见书中,摄入乳制品以改善峰值骨量发育的方法被评为 B 级。近年来,钙补充剂提高了人们的钙摄入量,并将美国成人钙不足的患病率从 38%降低到了 20%。钙补充剂可能含有与一份牛奶一样多的生物可利用钙,但它并不含有已知对骨健康至关重要的所有营养素。维生素 D

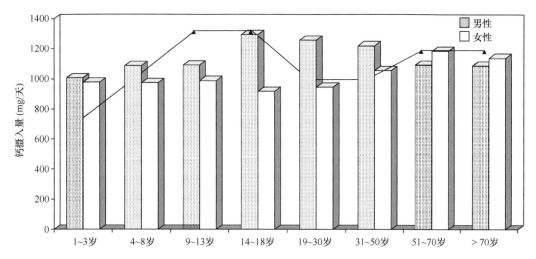

图 14.5　在美国,男性和女性的钙摄入量(柱状图)与一生中钙的推荐摄入量(折线)。数据基于 Bailey RL, et al. J. Nutr. 2010; 140(4): 817-822; Ross AC, et al. Dietary Reference Intakes for Calcium and Vitamin D. Institute of Medicine (US) Committee to Review Dietary Reference Intakes for Vitamin D and Calcium. Washington, DC: The National Academies Press; 2011

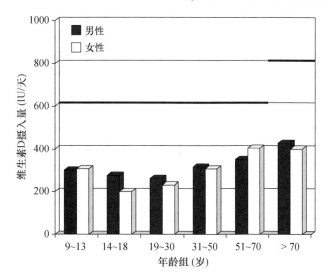

图 14.6　在美国,维生素 D 摄入量(柱状图)与维生素 D 的推荐膳食摄入量(黑线)。数据基于 Bailey RL, et al. J. Nutr. 2010; 140(4): 817-822; Ross AC, et al. Dietary Reference Intakes for Calcium and Vitamin D. Institute of Medicine (US) Committee to Review Dietary Reference Intakes for Vitamin D and Calcium. Washington, DC: The National Academies Press; 2011

有时会被添加到钙补充剂中以促进人体对钙的吸收，它可以改善体内将来钙吸收的状态，但不能改善钙的摄取状况。市面上有许多钙强化食品，它有助于缩小钙摄入量和需求量之间的差距。一些钙强化食品，如橙汁、豆制品和豆腐，其钙含量相当于一杯牛奶，对它们进行了钙生物利用度测试，与牛奶相比，这些钙强化食品的主要营养成分与牛奶相似。

无论是来自饮食还是营养补充剂，不是所有营养素都以生物可利用的形式存在。如何选择强化食品或补充剂中的营养素存在形式通常取决于成本、营养素与基质的相容性、化合物中营养素的比例，以及生物利用度。例如，从地下开采的碳酸钙是用于制作钙补充剂最常见的钙盐，这是因为它成本低、有效性高、钙盐的比例大（这意味着所需的化合物最少），并且人体对其和牛奶中的钙具有相同的吸收能力。不过，中性条件下碳酸钙在水中的溶解度相对较低。溶解度是食品和饮料中的一项很重要的指标，这是为了确保矿物质能够均匀溶解。磷酸三钙与乳制品相容性更好，而含有有机阴离子（如柠檬酸或苹果酸）的钙盐在水果味产品中味道更好。同样，其他矿物质也可以以氧化物、氯化物或有机酸的形式存在。与钙相比，人们对它们的生物利用度知之甚少。一般来说，矿物质的生物利用度与它在中性 pH 条件下的溶解度关系不大，但与它在肠道内的溶解度密切相关。大多数矿物质被电离，且在胃中 pH 较低的情况下及时进入溶液，然后被小肠上段吸收。只有在溶解度达到极限的时候，矿物质的吸收才会受到影响。钙、镁、锌等矿物质的吸收效率会随着摄入营养素的增多而降低，即使吸收的总量不断增加（图 14.7）。这就解释了为什么一天中分次服用比单次大剂量摄入补充剂更有利于人体吸收，对于人体内大量需要的矿物质（如钙）和具有可饱和转运蛋白的矿物质（如铁）来说尤其如此，可饱和转运蛋白能够结合矿物质并使其在循环中转运至体内的组织。

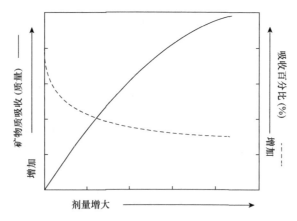

图 14.7 矿物质摄入量与净吸收之间的理论关系（实线）。随着摄入更多的矿物质，人体可能会吸收更多的矿物质，但吸收效率会下降（虚线）

在对骨健康起着重要作用的维生素中，维生素 D 是我们饮食中最常缺乏的一种，可能需要额外补充才能使体内维生素 D 达到充足水平。即使在日光照射仅为 10min/天的情况下，通过紫外线 B（UVB）辐射皮肤产生的维生素 D 也比饮食中摄入的维生素 D 多。然而，由于 UVB 辐射暴露不足，许多人还是要依赖饮食来补充维生素 D，尤其是皮肤黑的人或老年人，皮肤合成维生素 D 的能力较低。由于太阳角度的变化，季节也会影响 UVB 辐射量。那些用衣服或防晒霜遮盖皮肤的人，在室内工作的人，如长期闭门不出或生活不能自理的人，或住在离赤道较远地方的人，都更依赖于从饮食中获取维生素 D，即富含脂肪的鱼类。一些国家允许食用强化食品（如美国的牛奶和橙汁，加拿大的人造黄油）。经过 UVB 辐射后可以合成维生素 D 的蘑菇和酵母，现在也已经进入了市场。维生素 D_3（胆钙化醇）是人类和动物在阳光下产生的维生素 D 的形式，而维生素 D_2（麦角钙化醇）是由植物产生的。这两种维生素 D 形式都是生物可利用的，可以提高血清 25(OH)D 水平。然而，制造商经常选择维生素 D_2 作为食品强化剂，这是由它的成本及它与素食饮食的兼容性所决定的。

14.4.2　酸碱平衡、水果和蔬菜摄入与骨健康

在钙保留和骨健康中，酸碱平衡可能起着重要作用。人体代谢过程中产生的有机酸，可以通过增加氢离子的产生来降低血液的酸碱度。肉类和谷物中的含硫氨基酸能够在肝中被氧化，这也能降低血液的 pH。过量的酸需要被缓冲，从而将动脉血液 pH 严格保持在 7.35～7.45。碱性盐，如磷酸钙，可以从骨骼中释放出来，以维持全身的 pH。一些含有碱性盐的食物如水果和蔬菜中的钾或乳制品中的钙和镁，被认为可以为人体提供这种缓冲作用并抑制骨吸收。但是，因为实验数据的不一致，这个观点仍存在争议。高肉类摄入量饮食模式的国家往往骨质疏松率较高，但跨文化比较还有许多其他复杂因素，如体育活动和遗传差异。在相同文化背景之下，较高的水果和蔬菜摄入量与较高的 BMD 之间呈弱相关关系。控制喂养研究显示，膳食蛋白质、水果和蔬菜的摄入，以及钙保留中的酸碱度变化，三者之间存在混合效应，这种效应部分与干预的剂量和类型有关。然而，出于对健康的考虑，明智的做法应该是吃富含水果、蔬菜和奶制品的饮食，不要过度摄入肉类，这与美国人的膳食指南是一致的。

14.5　膳食中的生物活性物质及其作用机制

骨质疏松症目前被认为是具有病理性炎症成分的慢性疾病之一。因此，评估一些可能具有抗炎特性的食物或某一饮食成分对于骨的影响就显得很有意义。蓝莓和李子等富含花青素的食物，以及橙子等富含橙皮苷的食物，都是最有希望的具有抗炎特性的食物，且可能有益于骨健康。这些食物中的大多数含有植物性食物中非常丰富的多酚类化合物—— 黄酮类化合物。人们已经在体外和动物模型中对这些食物及其包含的大多数生物活性成分进行了测试。但大豆异黄酮是一个例外，它是黄酮类的一个亚群，在人体中已被广泛研究。大豆中的异黄酮，如大豆素和染料木黄酮，具有与雌激素相似的化学结构，但是它们与雌激素受体的结合性较弱。临床研究却表明，大豆异黄酮对绝经后骨质流失的治疗效果，不如我们在细胞和动物实验研究中所观察到的那么显著，这可能与剂量及研究持续时间过短有关。尽管大豆异黄酮在许多随机对照试验（RCT）中未能显示出应有的效果，但流行病学研究表明，在大豆摄入量高的国家中，更高的大豆摄入量与髋部骨折发生率降低相关。然而，大豆异黄酮的阳性流行病学研究和一般阴性的 RCT 之间的研究方案设计有太多的差异，因此很难解释研究结果互相矛盾的原因。流行病学研究主要在亚洲人群中开展，亚洲人群通常有终生食用全豆类食品的习惯。而 RCT 的研究对象是不习惯食用大豆的白种人女性，主要的干预措施是在相对较短的时间（<3 年）内服用分离的大豆异黄酮（不是完整的大豆食品）。由此可见，上面所提到的矛盾可能是整个食物与单独的补充剂、摄入剂量或持续时间或遗传差异所导致的。

人们已经提出了一些潜在的机制来解释类黄酮对骨的好处。为什么富含类黄酮的特定食物对骨健康最有益并不能通过植食性饮食中所含有的碱性盐来解释。事实上，正是一些酚酸（如蓝莓中的酚酸）对骨最为有益。生物活性成分对骨的益处也不能完全通过其含有的骨保护性营养素来解释，如维生素 K 或硼，这些物质在李子中含量很高，也只能在假设的前提下部分解释李子对骨合成代谢能力的影响。目前有研究表明，多酚类化合物的作用机制是通过调节影响骨转换的细胞信号通路来实现的（图 14.8）。生物活性代谢物能够激活细胞中的抗氧化反应元素，刺激多种细胞保护性酶的基因表达，从而减少氧化应激和炎症。一些膳食生物活性物质能够通过抑制破骨细胞分化来抑制骨吸收，与雌激素的作用类似，可以预防由卵巢切除而引起的骨质流失。此外，值得注意的是，李子和其他浆果类水果等所含的生物活性物质也可以通过 RUNX2 调控的 Wnt-β-catenin 和骨形态发生蛋白（BMP）信号通路来促进骨形成。这些生物活性物质还可以影响氧化还原状态和氧化应激，从而通过促进 RANK 配体[NF-κB 受体激活蛋白配体（RANKL）]的表达及成骨细胞的衰老和凋亡来刺激破骨细胞的分化。食物中天然存在的化合物并不都是对健康有益的生物活性化合物，相反，黄酮类化合物的代谢产物通常会影响肠道和肝脏代谢中的炎症通路，或宿主肠道微生物群中的炎症通路。随着对食物中生物活性物质更深的理解，人们已逐渐放弃了对抗氧化剂能力的化学测量，转而测量我们更为关注的抗氧化剂的生物活性。

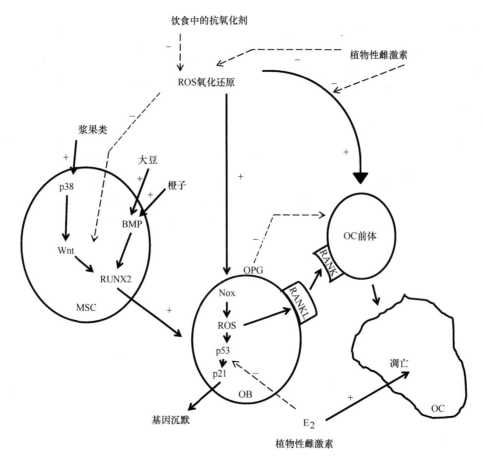

图 14.8　食物中富含的生物活性成分如膳食抗氧化剂和植物性雌激素可以影响细胞信号通路，如它们通过影响间充质干细胞前体来控制骨转换、促进成骨细胞骨形成、激活破骨细胞刺激骨吸收，或清除活化的破骨细胞。BMP. 骨形态发生蛋白；E_2. 17β-雌二醇；MSC. 间充质干细胞；Nox. 还原型辅酶Ⅱ（NADPH）氧化酶；OB. 成骨细胞；OC. 破骨细胞；OPG. 骨保护素；ROS. 活性氧

　　最近受到越来越多关注的一种代谢物是雌马酚。雌马酚是某种肠道微生物从底物大豆异黄酮中产生的代谢物。只有不到一半的个人体内有产生雌马酚的肠道微生物群落。雌马酚是一种比任何天然大豆异黄酮都更有效的酚类物质。雌马酚在减少骨质流失方面有一些作用，它还有微弱的促子宫收缩活性。当前，在鉴定生物活动成分及其有效剂量，以及彻底理解它们的作用机制方面，仍有很多工作需要完成。而在临床上几乎没有相关试验来验证这些生物活性成分对人的益处。

14.6　肥胖和减重对骨骼的影响

　　肥胖是一种疾病，最常见的原因是营养不均衡，即能量摄入过多、体力活动不足。现如今，美国和世界其他各地的超重与肥胖率都在不断上升。基于 BMI，大约有 1/3 的美国人超重（≥24.9kg/m²），另外还有 1/3 的美国人肥胖（≥30kg/m²）。肥胖与许多并发症有关，如心血管疾病、糖尿病、血脂异常、高血压、代谢综合征、肺部疾病、风湿病和中风。超重和肥胖对骨健康的影响是相互矛盾的。

14.6.1　肥胖、骨质疏松症和骨折风险

　　对于成人来说，传统意义上我们认为肥胖可以通过增加骨量来保护骨。与体重正常的成人相比，超重和肥胖的成人 BMD 更高，骨质疏松症的发生率更低。这可能是由于肥胖和超重对骨骼产生了更大的力学载荷刺激（见第 11 章），但也可能是由于促进骨形成的瘦素等脂肪因子的作用（见第 15 章），

或者是由于脂肪中雌激素的储存和芳香化。

正常 BMI（18.5～24.9kg/m²）或轻度超重（24.9kg/m²≤BMI<30kg/m²）的成人与体重不足（<18.5kg/m²）的成人相比，骨折的风险似乎更低。但是，对于 BMI 在肥胖范围内（≥30kg/m²）的成人，其骨折风险尚不清楚。这可能是由于一些潜在有害因素（包括稳定性下降、跌倒风险更大、跌倒时骨骼所承受的力更大、并存的退行性关节疾病、糖尿病和炎症）的存在抵消了脂肪量和增加的力学刺激对骨量所产生的积极影响。有研究表明，局部多余脂肪可能会对骨折风险有一定的影响，过多的皮下脂肪具有保护作用，而过多的内脏脂肪则有害。此外，肥胖患者的骨折风险可能因部位不同而不同，如肥胖患者可能不会发生髋部和脊椎骨折，但其腕部和踝关节骨折的风险大大增加。

肥胖的其他并发症如 2 型糖尿病（T2DM）可能会对骨健康产生不利影响，增加骨折风险（见第 23 章），并且肥胖的成人罹患 T2DM 的风险很高。虽然 T2DM 患者通常具有正常或较高的 BMD（通常与较高的体重相关），但他们的骨折风险大约是非糖尿病患者的两倍，表明这些人的骨骼质量受到了损害。目前有一种假说认为，糖尿病患者的骨骼质量之所以受损，是因为高血糖情况下晚期糖基化终末产物能增加Ⅰ型胶原的非酶促交联，从而降低胶原基质的完整性，使得骨组织更加脆弱。因此，虽然肥胖患者很少会患骨质疏松症（低 BMD），但其骨骼健康仍可能存在问题。肥胖对骨折风险的影响可能在于是否存在并发症（图 14.9）。

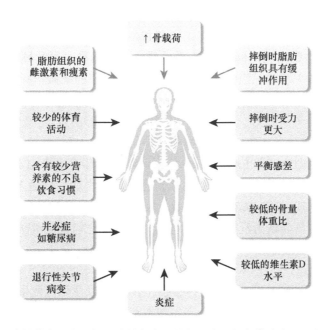

图 14.9　肥胖对骨的影响。肥胖的潜在因素可能影响骨健康和骨折风险。绿色箭头表示具有潜在积极影响的因素，红色箭头表示具有潜在消极影响的因素

肥胖显然是导致儿童骨折的一个危险因素。肥胖对儿童生长期间的峰值骨量发育有不利影响，因此肥胖儿童比健康体重儿童的骨折率更高，特别是在青春期生长激增期（见第 10 章）。但是，儿童期肥胖对骨骼的不良影响是否会持续存在，以及是否对其成年期的骨骼健康和骨折风险产生长期影响目前尚不清楚。

14.6.2　减重对骨的影响

体重减轻（即减重）与骨吸收增加、骨形成减少、BMD 降低，以及瘦素和雌激素等骨活性激素减少有关。减重导致的 BMD 下降通常被归因于骨骼力学应力的减少，但这也可能是减重带来的代谢变化所导致的。与减重相比，脂肪量的减少与 BMD 的减小更为息息相关。

更为重要的一点是，随着减重而发生的骨质流失和骨转换的改变在体重维持期或体重恢复期都无法

恢复。因此，在减重过程中防止减重对骨造成不利影响是至关重要的。不幸的是，关于减重期间保护骨的各种策略有效性的数据是相互矛盾的。然而，目前看来最行之有效的方法之一是将减重与锻炼计划结合起来，特别是涉及负重锻炼的运动计划。几项研究表明，在限制卡路里减重过程中，运动疗法可以有效地减缓骨质流失。但是，高蛋白饮食在减重过程中对骨骼的影响仍存在争议。不同的研究表明，在减重过程中高蛋白饮食对骨骼或有利，或无影响，或有不利影响。在表明高蛋白有益于减重的研究中，蛋白质来源于奶制品，而奶制品中所含的高钙对骨有额外益处。补钙本身就可以在减重过程中防止骨质流失，这项研究的结果实际上糅合了高钙和高蛋白二者对骨骼的双重影响。服用药物治疗骨质疏松症，无论是抗吸收类药物还是合成代谢类药物，对于预防成人减重期间的骨变化可能都是有用的。此外，一个合适而不过激的减重的速度，对于最大限度地减少骨变化而言是明智的。

与成人不同，肥胖青少年在减重过程中骨量持续增加，但是减重对肥胖青少年骨获取矿物质所产生的影响尚不完全清楚。在没有 RCT 的情况下，对于正在减重的肥胖青少年来说，过度强调充足的钙、维生素 D 和锻炼似乎应谨慎考虑。

14.7　纠正营养缺乏与优化摄入

推荐营养摄入量最初建立的目的是改善、纠正营养缺乏的状况。1941 年制定了第一个正式的营养素推荐膳食摄入量（RDA），从那时起它就成为美国联邦和州食品与营养计划的基础。到 20 世纪 80 年代后期，人们积累了充足的研究成果，并开始设立营养素摄入量的标准，以此预防一些慢性疾病和营养缺乏症。到 20 世纪 90 年代，营养科学已经能够测量出衡量健康水平的细微指标，如含有营养素辅助因子酶的活性或营养状态指示剂[如血清中 25(OH)D 的水平]。1997 年，膳食参考摄取量（DRI）取代了先前的RDA，并纳入了几个新的参考值。第一个是估计平均需求量（EAR），定义为总体需求的中位数。目前RDA 定义为 EAR 加两个标准偏差，足以代表人群中 97.5%的摄入水平。第二个参考值是充足摄入量（AI），当研究结果不足以被设置为 RDA（即 EAR 无法被定义）时，我们可以用 AI 代替 RDA。第三个参考是可耐受最高摄入量（UL），定义为可能不会对人体造成伤害的最高平均每日摄入量。1997 年所颁布的 DRI，首次将骨相关营养素（钙、氟、镁、磷和维生素 D）放在了一起。给钙和维生素 D 只设定了 AI 是因为医学研究所的食品和营养委员会认为没有足够的研究成果来为它们设定 RDA。然而，在 2010 年发布的钙和维生素 D 需求量的下一次迭代中，设定了这些营养素的 RDA。骨相关营养素的现行 RDA 如表 14.2所示。

人体对于钙和维生素 D 的需求基础是优化钙吸收和 BMD，以及降低发生骨软化症和骨折的风险。设定维生素 D 推荐摄入量时，我们假定皮肤不会产生维生素 D，因为这种来源对许多人来说是不可靠的。确定人体对钙和维生素 D 需求量的主要证据来源于对钙和维生素 D 补充剂 RCT 和稳态研究的系统综述。

出于对食品强化剂毒性的担忧，以及越来越多的人食用补充剂，1997 年制定出了第一套 UL。摄入过量的钙对人体潜在的不利影响表现为高钙血症、血管或其他软组织钙化、肾结石、前列腺癌、钙与铁和锌等其他矿物质的相互作用及便秘等。就维生素 D 而言，过量摄入可能会导致维生素 D 中毒，其特征为高钙血症和高钙尿症。UL 的设定值是每天的安全摄入量，而不是接近急性毒性的极端摄入量。对于大多数年龄阶段的人来说，钙摄入量上限是 2500mg/天，维生素 D 是 4000IU/天（或者是 100μg/天）。

14.8　营养素干预对骨实效研究的挑战

良好的营养对我们一生的骨健康都很重要，其中包括儿童时期的骨生长和发育、成年时期的骨维护及老年时期防止骨质流失。营养素摄入不足可能需要数年才能在临床上显示出来，短期内补充长期缺乏的营养素可能无法弥补多年的缺乏。由营养不良导致的骨质疏松症被称为一种长潜伏期疾病，这是因为发生在青少年或青年成人时期的营养缺陷可能直到生命的第五年或第六十年才会对骨健康产生明显影响。良好的营养摄入在预防骨质恶化方面比逆转低骨量或现有骨量减少方面的影响更为有效。由于对患者的医疗模式是以治疗为基础的，日常生活中通过膳食摄入充足的必需矿物质和维生素来预防骨质流失，需依靠家庭、社区、食品工业（如制造商）和食品服务行业（如餐馆）共同作为。然而，原本旨在促进人们养成健康饮食和良好运动习惯的公共健康宣传信息却在帮助人们预防骨质流失方面发挥了一定作用，取得了一定成效。

营养素对骨健康作用的研究是具有挑战性的，其中部分原因是我们通常需要很长时间来测量骨的变化，这一般都超过了饮食干预的实际时限，所以这些研究一般对参与者的要求很高。此外，只有在那些在基线时缺乏所需营养素或食物的个体中才可能观察到饮食干预的好处。此外，对于大多数营养成分来说，往往缺乏反映膳食摄入充足程度的生物标志物，这就使得评估营养素干预功效变得困难。因此，通过干预建立基线状态并进行改变通常是不可能的。唯独维生素 D 是一个例外，血清 25(OH)D 是人体维生素 D 摄入/暴露充足指数的良好生物标志物。在一项针对基线维生素 D 水平较低的芬兰女孩儿进行的实验中，与安慰剂相比，每天补充 200IU 和 400IU 维生素 D 可以提高骨积累。然而，在美国健康的、维生素 D 水平基本充足的黑种人和白种人青少年男女中，在冬季的几个月里每天补充 4000IU 的维生素 D，持续 12 周，可以提高他们体内 25(OH)D 的水平，但并不能改善钙的吸收。遗憾的是，对于钙等稳态控制的矿物质，目前还没有饮食摄入量充足的生物标志物。

用于确定营养摄入或完全膳食摄入与骨健康之间关系的观察性研究充满了局限性，使得评估膳食需求变得困难。因为人们很难记住或准确记录所消费的食物和饮料的准确数量，而定义食物营养成分的食物组合表最多只能给出实际营养摄入的估计值。所以，我们非常需要在膳食评估工具和食品营养成分数据库方面取得进展。

由于其他原因，营养素或膳食补充剂的影响也难以研究。虽然骨折发生率是最有意义的实效观察指标，但是骨折实效往往需要进行大规模的样本收集，才能获得具有统计学意义的研究结果。即使是最常用的替代指标——BMD，在人体中也需要长达 4 年的干预期，才能确定在前 6 个月短暂的重建期之外完整的长期影响。基于 BMD 的研究需要非常大的样本量，以减小样本误差。长年控制人类的饮食也是很困难的。此外，当我们发现某些饮食摄入或营养状态生物标志物与骨骼健康的某些指标有关时，它们之间也并不一定存在因果关系。例如，患有骨质疏松症的人为了控制疾病，可能比健康的人更有可能吃一些高钙食品或服用钙补充品，这就可能导致高钙摄入和低骨量之间的误导性关联。RCT 将受试者随机分为干预组和安慰剂组，这是确定因果关系的最佳设计，因而被指定为证据可信的最高优先级。目前用于确定营养需求和饮食指南的证据标准是对 RCT 的系统评价或荟萃分析。饮食干预研究也不常见，由于缺乏知识产权和利润的激励作用（与药品相比），私营企业对饮食干预研究的投资相对较低。

代谢平衡研究提供了另一种方法来评估骨骼变化对饮食干预后的反应，因为它们可以持续数周而不是数年，并且能得出与骨重建相关的结果。在控制饮食和收集尿液与粪便的平衡研究中，口服和静脉注射钙示踪剂可以用来确定骨形成和骨吸收速率，以及钙吸收量、排泄量、滞留量和骨池大小（如图 14.2 模型所示）。图 14.10 展示了一种快速而新颖的方法用于比较交叉设计中对 10~13 名受试者进行多种干预措施的干预效果。这种方法包括监测尿中骨示踪剂（如稀有同位素 ^{41}Ca，在单次大剂量给药后 10~18 个月内可以非常灵敏地进行数年的测量），该示踪剂能反映最初的软组织示踪剂从体内清除后的骨质流失情况。图 14.10 显示了商业大豆异黄酮补充剂和双膦酸盐减少尿中钙示踪剂排出的情况。这种方法可以较为有效地实现饮食干预，并确定有效剂量，以显示长期 RCT 的 BMD 或骨折结果。

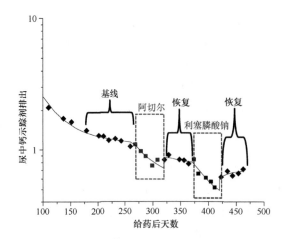

图 14.10　通过测定从预标记骨中排出的尿钙示踪剂可用于快速筛查和评估干预效果。该图显示了当通过一种商业大豆产品（阿切尔）和标准双膦酸盐药物（利塞膦酸钠）进行干预时，钙示踪剂从骨到尿液的下降过程。示踪剂的单位取决于同位素，可以是剂量百分比、质量单位或同位素比率

练　习　题

1. 请描述饮食中的钙缺乏是如何被发现的，以及如何调节钙稳态。

2. 钙与其他矿物质（如镁或锶）的失衡会如何影响骨健康？

3. 为什么人一生的饮食参考摄入量会发生变化？还有什么其他标准可作为个人饮食摄入量的建议值？请举例说明。

4. 超重/肥胖对骨健康有哪些积极和消极影响？

5. 饮食干预对预防骨折有效吗？全面饮食方式有哪些优缺点？

推荐阅读文献目录

1. Banu J, Varela E, Fernandes G. Alternative therapies for the prevention and treatment of osteoporosis. Nutr. Rev. 2012; 70(1): 22-40.

2. Lewis RD, Laing E M, Gallant K M H, et al. A randomized trial of vitamin D3 supplementation in children: dose-response effects on vitamin D metabolites and calcium absorption. J. Clin. Endocrinol. Metab. 2013; 98: 4816-4825.

3. Dimitri P, Bishop N, Walsh JS, et al. Obesity is a risk factor for fracture in children but is protective against fracture in adults: a paradox. Bone. 2012; 50(2): 457-466.

4. Hill KM, Braun MM, Egan KA, et al. Obesity augments calcium-induced increases in skeletal calcium retention in adolescents. J. Clin. Endocrinol. Metab. 2011; 96(7): 2171-2177.

5. Palacios C. The role of nutrients in bone health from A to Z. Crit. Rev. Food Sci. 2006; 46: 621-628.

6. Ross AC, Taylor CL, Yaktine AL, et al. Dietary Reference Intakes for Calcium and Vitamin D. Institute of Medicine (US) Committee to Review Dietary Reference Intakes for Vitamin D and Calcium. Washington, DC: The National Academies Press; 2011.

7. Thorpe MP, Evans EM. Dietary protein and bone health: harmonizing conflicting theories. Nutr. Rev. 2011; 69(4): 215-230.

8. Viljakaien H, Natri AM, Kärkkäinen M, et al. A positive dose-response effect of vitamin D supplementation on site-specific bone mineral augmentation in adolescent girls: 1-year intervention. J. Bone Miner. Res. 2006; 21: 836-844.

9. Weaver CM, Heaney RP, Rosen CJ. Ch. 42 Nutrition and osteoporosis. In: Rosen CJ, ed. Primer on the Metabolic Bone Diseases and Disorders of Mineral Metabolism. eighth ed. Washington, DC: American Society for Bone and Mineral Research. 2013; 361-366.

10. Weaver CM, Hill Gallant KM. Ch. 44 Osteoporosis: the early years. In: Coulston A, Boushey C, Feruzzi M, et al. Nutrition in the Prevention and Treatment of Disease. Fourth ed. New York: Academic Press; 2017.

11. Weaver CM, Gordon CM, Janz KF, et al. The National Osteoporosis Foundation's position statement on peak bone mass development and lifestyle factors: a systematic review and implementation recommendations. Osteoporos. Int. 2016; 27(4): 1281-1386.

第 15 章 激素对骨组织细胞的影响

特蕾西塔·贝利多（Teresita Bellido）[1,2]，凯瑟琳·M. 希尔·加伦特（Kathleen M. Hill Gallant）[3,4]

1 鲁德布什退伍军人管理局医疗中心，美国印第安纳州印第安纳波利斯；
2 印第安纳大学医学院解剖学与细胞生物学系，美国印第安纳州印第安纳波利斯；
3 普渡大学营养科学系，美国印第安纳州西拉斐特；
4 印第安纳大学医学院，美国印第安纳州印第安纳波利斯

15.1 激素对骨组织细胞的直接和间接影响

全身激素可以直接或间接地对骨造成影响。直接作用是通过骨组织细胞中表达的受体发生的。当激素通过调节肠道钙和磷酸盐吸收，以及肾排泄或重吸收来调节矿物质动态平衡时，就会对骨产生间接影响。本章的目的是讨论有关激素对骨骼的直接影响的知识。

15.2 甲状旁腺激素

甲状旁腺激素（PTH）是一种肽激素，它能够时刻控制循环和细胞外液中钙离子的水平。PTH 主要是由甲状旁腺的主细胞所分泌的，以应对血液中钙低水平的情况。PTH 的两个主要靶组织是骨和肾。PTH 通过与这些组织细胞中的受体结合，诱导反应导致血钙浓度升高，血钙浓度的升高反过来又会反馈到甲状旁腺以减少 PTH 的分泌。

15.2.1 PTH 对骨的作用

PTH 对骨的主要作用是诱导骨吸收，其目的是将钙从矿化基质中释放出来，并增加其在血液和细胞外液中的浓度。

PTH 在组织水平上对骨有着深远的影响。激素的循环水平升高既可以对骨产生分解代谢作用也可以产生合成代谢作用，这主要取决于激素升高的时域特征。若 PTH 持续（或慢性）升高，如发生原发性或继发性甲状旁腺功能亢进症，则会增加骨重建的速率，并可能导致骨质流失。相比之下，若血液中 PTH 间歇性增加，如每日注射药物制剂特立帕肽（重组人甲状旁腺激素），则会导致骨质增加。

慢性 PTH 升高引起的高骨重建率和骨质流失率与破骨细胞和成骨细胞的过度生成和活性有关。破骨细胞活性的增强速度超过了成骨细胞，从而导致骨基本多细胞单位（BMU）呈现负平衡（图 5.12）。相反，间歇性 PTH 升高的主要作用是迅速增加成骨细胞的数量和活性，并促进骨形成，从而导致净骨量增加。这种合成代谢作用的机制归因于 PTH 能够促进成骨细胞前体细胞增殖、抑制成骨细胞凋亡、重新激活骨衬细胞成为基质合成成骨细胞，或者归因于这些作用的组合（见下文）。对人类而言，间歇性注射 PTH 可通过增加骨重建率和每个 BMU 形成的骨量来刺激骨形成，这一过程称为"基于骨重建的骨形成"。PTH 还能直接刺激骨形成，且不与先前的骨吸收相耦合，称为"基于骨塑建的骨形成"。后一种机制似乎在啮齿动物身上表现得更为明显。

15.2.2 PTH 受体和下游信号转导

PTH 与 G 蛋白偶联受体家族中的 PTH 受体 1（PTHR1）具有很高的亲和力，并且它还能与甲状旁腺

激素相关蛋白（PTHrP）结合。在骨中，只有间充质/成骨细胞系的细胞表达 PTHR1。因此，尽管 PTH 的主要功能是通过破骨细胞增加骨吸收，但 PTH 在骨中的作用却是由成骨细胞介导的。和其他激素的受体能与 G 蛋白偶联一样，PTH 能激活 Gα（cAMP）和 Gβγ 蛋白（PI3K 和磷脂酶 C）的下游信号通路。现在人们公认的是 PTH 主要通过 cAMP 信号通路的下游对骨产生作用。

15.2.3　PTH 对成骨细胞和骨形成的影响

PTH 的主要作用是增加成骨细胞数量并提高骨形成速率。不同的机制可能会根据 PTH 水平升高的形式和骨骼包膜的情况而起作用（图 15.1）。动物研究表明，间歇性和慢性 PTH 升高是通过不同机制增加成骨细胞数量的。松质骨中间歇性 PTH 的合成代谢作用可以通过减少成骨细胞凋亡来解释，而皮质骨表面骨形成的增加似乎是由于骨衬细胞被重新激活成有活性的成骨细胞。相反，PTH 的慢性升高对成骨细胞的存活没有影响。PTH 的成骨作用源于激素直接作用于骨细胞，抑制了 *Sost* 基因及其产物硬骨素（一种骨形成抑制剂）的表达。Sost/硬骨素表达的下调是松质骨及皮质骨的骨外膜和骨内膜表面骨形成增加的原因。

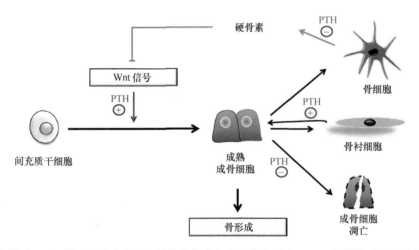

图 15.1　甲状旁腺激素（PTH）通过调节成骨细胞的生成和寿命来促进骨形成。PTH 能促进成熟成骨细胞存活，保持其合成基质的功能。PTH 还能抑制骨细胞中硬骨素（一种骨形成抑制剂）的表达，增强 Wnt 信号对成骨细胞分化的促进作用。PTH 也可能重新激活静止的骨衬细胞，使其成为合成基质的成骨细胞。"+"表示促进作用；"−"表示抑制作用

15.2.4　PTH 抑制成骨细胞凋亡

细胞存活率的增加是间歇性注射 PTH 引起成骨细胞数量增加的主要原因（图 15.1）。每日注射 PTH 可使 BMD 呈剂量依赖性增加，这与成骨细胞凋亡减少，成骨细胞数量、骨形成率和松质骨量增加有关。在体外实验中，PTH 或 PTHrP 可抑制培养的大鼠、小鼠和人类成骨细胞的凋亡。这是通过受 cAMP 活化的蛋白激酶 A、促凋亡蛋白 Bad 的失活，以及 *Bcl-2* 等生存基因表达的增加而实现的。生存基因表达的增加需要 cAMP 反应元件结合蛋白（CREB）和 Runx2。这些发现表明，成骨细胞在间歇性 PTH 作用下凋亡减少可能是由于成骨细胞中生存信号的短暂爆发。除了 cAMP 激活蛋白激酶 A 下游的抗凋亡作用，PTH 诱导的成骨细胞的存活可能还需要由局部产生的因子（如 IGF-1、FGF-2 和 Wnt）所激活的相关信号通路。

15.2.5　PTH 下调 Sost/硬骨素的表达

PTH 能够抑制骨源性骨形成抑制剂——硬骨素表达的这一事实，为该激素通过影响骨细胞基因表达来影响骨稳态的新机制奠定了基础，并证明了骨细胞是 PTH 在骨中的重要靶细胞（图 15.1）。持续注射 PTH 可明显抑制啮齿动物模型中 *Sost* mRNA 和硬骨素的表达。这种效应在体外骨细胞和成骨细胞系，以及原代培养的含骨细胞的颅顶多组分细胞中得以重现，表明 PTH 对硬骨素的抑制效应是 PTH 直接作用于

骨细胞所表达的受体而产生的，而不是由激素作用于其他骨中的细胞或通过其他组织间接产生的。间歇性 PTH 给药也会降低 *Sost* 的表达，但降低程度较轻，且仅在每日的注射后短暂降低。因此，间歇性 PTH 诱导的骨合成代谢似乎并不需要 Sost/硬骨素的持续下调。然而，硬骨素的反复减少可能是该激素引起的骨形成增加的部分原因。这些发现已经用几种动物模型独立证实，也在人类身上得到了验证。

PTH 对 PTHR1/cAMP 下游 Sost/硬骨素的表达有抑制作用。PTHR1 的另一个配体 PTHrP 和 cAMP 的稳定类似物也可以模拟 PTH 对 Sost 的影响，这一点也进一步证实了 PTH 对 Sost 的作用。然而，Sost 的下调似乎并不依赖于 CREB 家族的转录因子。相反，肌细胞增强因子 2（MEF2）家族的转录因子介导 PTH 对 Sost 表达的影响。但对这一调控的确切分子机制我们尚不清楚。

在转基因小鼠的骨细胞中表达活性 PTH 受体 1（PTHR1）可以在体内充分下调 Sost 的表达，并降低硬骨素水平。这与 Wnt 激活增加、显著刺激骨形成和骨量增加有关。在骨细胞中也表达 Sost 的双转基因小鼠，其骨形成和骨量被逆转至野生型水平，这表明通过 PTHR1 信号在骨细胞中诱导骨合成代谢时，Sost 表达下调是必需的。

15.2.6　PTH 对骨衬细胞的再激活作用

除了下调 Sost 的表达、提高成骨细胞的存活率外，其他机制也可能有助于 PTH 对骨形成产生深远影响。这些额外机制其中之一是，将覆盖在静止骨表面的无活性骨衬细胞转化为能产生基质的成骨细胞（图 15.1）。间接研究表明，PTH 增加了骨表面的成骨细胞数量，同时伴有骨衬细胞数量的减少，但细胞增殖没有明显变化。最近一项谱系追踪研究表明，PTH 能够将骨外膜表面的骨衬细胞转化为成骨细胞，从而为该假设提供了支持。

15.2.7　PTH 对破骨细胞形成和骨吸收的影响

PTH 通过上调 RANKL 的表达，下调骨保护素（OPG）的表达来促进破骨细胞形成，从而提高 RANKL 与 OPG 的比值（图 15.2）。这已通过几项支持破骨细胞形成的基质细胞/成骨细胞体外研究得到了证实。缺失 PTH 或缺失 RANKL 基因上[远端控制区（DCR）]由 PTH 调控的增强子，小鼠均表现出低水平 RANKL 表达和低骨重建。此外，在 DCR$^{-/-}$ 小鼠中，由内源性 PTH 升高或由 PTHrP 介导的泌乳所引起的 RANKL 表达增加被消除。

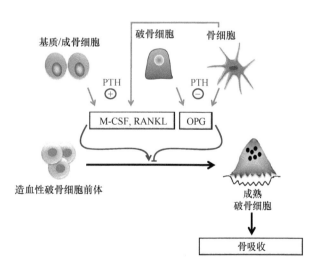

图 15.2　甲状旁腺激素（PTH）通过调节成骨细胞系中促破骨形成和抗破骨形成细胞因子的表达来刺激骨吸收。RANKL 和巨噬细胞集落刺激因子（M-CSF）刺激造血祖细胞向破骨细胞分化，而 OPG 则抑制这一过程。PTH 作用于成骨细胞系中表达的受体，通过增加 RANKL 和抑制 OPG 来增加破骨细胞的产生和骨吸收。"+"表示促进作用；"−"表示抑制作用

现在我们已经证实 PTH 的促破骨作用是由成骨细胞系介导的。OPG 由成骨细胞和骨细胞表达，然而 PTH 作用的靶细胞究竟在破骨细胞分化的哪个阶段支持破骨细胞形成仍不清楚。最近的研究表明，骨细胞能表达 RANKL，并且骨细胞中 RANKL 的缺失会导致骨硬化。此外，转基因小鼠中组成型激活骨细胞中 PTHR1，RANKL 的表达、破骨细胞数量和骨吸收均会升高。这些发现至少部分证实了 PTH 对破骨细胞分化和吸收的影响是由骨细胞 RANKL 调节所造成的。

15.3 性 类 固 醇

20 世纪 40 年代，富勒·奥尔布赖特（Fuller Albright）发现了更年期女性雌激素缺失与骨质流失之间的联系。几十年以来，人们一直认为这是一种间接联系。直到 20 世纪 80 年代末，人们才发现雌激素能够直接与骨组织细胞结合，这表明雌激素对骨有着直接的影响。对于男性而言，随着年龄增长，雄激素分泌的逐渐减少与骨质流失有关。雄激素的这种作用一部分是由于它能转化为雌激素。然而，骨组织细胞表达的受体可以特异性地结合雄激素，并独立于雌激素介导其生物效应。本节介绍影响骨组织、雌激素及雄激素的主要性类固醇激素的一般和性别特异性的影响。

15.3.1 性类固醇的产生

性类固醇激素的合成开始于胆固醇酯的水解和靶组织细胞线粒体对胆固醇的摄取。胆固醇代谢为孕烯醇酮，孕烯醇酮进一步代谢产生所有的性类固醇激素。雌激素是一种由女性的卵巢分泌的性激素，男性体内也有少量由睾丸分泌的雌激素。男性体内 80% 以上的雌激素是通过 P450 芳香化酶将外周雄激素转化为雌激素产生的。脂肪组织是男性分泌雌激素的主要组织，也是女性分泌卵巢外雌激素的主要组织。

雄激素是由男性的睾丸、女性的卵巢，以及男性和女性的肾上腺所分泌的性类固醇。睾酮是男性的主要雄激素，主要由睾丸分泌（约占睾酮总量的 95%）。在女性中，大约只有 25% 的睾酮来自卵巢，25% 来自肾上腺，而女性总睾酮的一半来自脂肪组织等外周组织对其他性类固醇（如脱氢表雄酮和雄烯二酮）的转化。

大多数睾酮能与血液循环中的蛋白质结合。其中大约有一半与高亲和力类固醇激素结合的球蛋白结合，另一半与低亲和力白蛋白结合。只有剩下的 1%～2% 的睾酮在血液循环中以游离（非结合）的形式循环。生物可利用的睾酮是指游离的睾酮和与白蛋白结合的睾酮。游离睾酮通过细胞膜被动扩散，并与雄激素受体结合。睾酮在外周组织中可以通过 5α 还原酶代谢为强效雄激素和双氢睾酮，或通过 P450 芳香化酶代谢为 17β-雌二醇。

15.3.2 性类固醇受体信号

性类固醇信号通过基因趋向性和非基因趋向性信号通路传递（图 15.3）。当性类固醇配体与性类固醇受体结合后，性类固醇受体二聚化并移位到细胞核以启动基因转录，从而产生基因趋向性信号。二聚化性类固醇受体可以直接与靶基因启动子中的反应元件（例如，雌激素反应元件）结合。受体单体也可以直接与转录因子相互作用，所形成的复合物随后通过特定转录因子的反应元件与靶基因中的启动子结合。参与性类固醇信号转导的主要转录因子包括 NF-κB 和 AP-1。

性类固醇还能通过与膜结合受体结合而快速激活由激酶介导的快速信号转导。快速信号转导是由配体与细胞膜上的受体结合而启动的。信号通过受体与支架蛋白的相互作用得到放大，最终激活包括 Src、ERK、Akt、PI3K、PKA 和 PKC 在内的激酶。这种机制被称为非基因趋向性的，因为它不涉及受体与 DNA 的直接结合。然而，值得注意的是，激酶信号不仅会导致蛋白质翻译后的变化（如磷酸化），还会导致转录变化，这些变化涉及由激酶激活的转录因子介导的基因表达的改变。

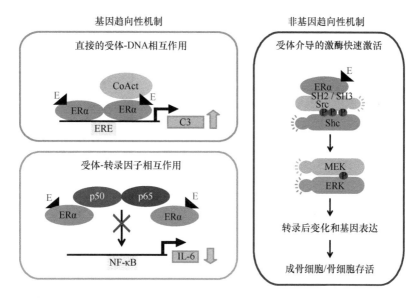

图 15.3　性类固醇激活的信号通路。雌激素（如图所示）和雄激素（图中未标出）可激活基因趋向性和非基因趋向性途径。E. 雌二醇。详情请参阅正文

15.3.3　生长过程中的性类固醇

在青春发育期，男孩儿和女孩儿都会先经历一段身高快速增长期，随后是骨矿物质快速积累期。女孩儿平均比男孩儿提前一年半经历这段生长突增期，但男孩儿身高增长速度和骨矿物质积累速度的峰值都要比女孩儿更高。因此，在青春期结束时男孩儿比女孩儿更高，骨量更大，最终在成年时也有着更高的峰值骨量。

生长过程中骨骼的性别差异归因于雄激素对骨骼生长的促进作用和雌激素对骨骼生长的抑制作用。雄激素似乎对骨外膜扩张有促进作用，在青春发育期和整个峰值骨量获得时期，男孩儿的骨外膜扩张程度比女孩大。如果男性缺乏雄性激素会导致骨外膜扩张减少。相反，雌激素会抑制骨外膜扩张，因为缺乏雌激素的女性骨外膜扩张会急剧增加。而在骨内膜表面，雌激素促进生长过程中的骨形成，雄激素抑制骨形成。因此，青春期女孩儿因骨内膜收缩而出现皮质增厚，但骨外膜扩张很小，而男孩儿皮质增厚主要由骨外膜扩张引起，且骨外膜扩张是大于骨内膜扩张的（图 15.4）。雌激素通过 ERβ 传递的信号似乎与雌激素对骨外膜和骨内膜表面的影响有关。因此，雌性 ERβ 基因敲除小鼠的骨骼与野生型雄性相似，其骨外膜和骨内膜周长更大，横截面直径也更大。

在青春期初期，雌激素和睾酮都会激活生长激素（GH）/IGF-1 轴来促进骨纵向生长。雌激素在生长发育期间的作用取决于发育阶段。在青春期早期，雌激素（与处在青春期晚期的女孩儿相比雌激素水平相对较低）通过下丘脑和垂体中的 ERα 传递信号，该信号是 GH 分泌所必需的，GH 能通过 IGF-1 直接或间接促进生长板软骨细胞增殖来促进骨的纵向生长。在青春期晚期，人体内雌激素水平较高，并通过 ERα 信号直接作用于生长板软骨细胞，以减缓或停止骨纵向生长。雌激素通过 ERα 所传递的信号可导致男女两性骨骺的闭合，女孩儿相比于男孩儿，其体内较高的雌激素水平解释了女孩儿骨纵向生长周期，以及最大骨长度比男孩儿更短的原因（图 15.4）。雌激素信号对骨骺闭合的必要性已经被芳香化酶缺乏和 ERα 功能丧失突变的男性缺乏骨骺闭合所证明。

15.3.4　成人骨骼中性类固醇的丢失

在绝经期，卵巢停止产生雌激素，雌激素则主要通过脂肪组织转化肾上腺雄激素来产生，这是绝经后妇女雌激素的主要来源。男性的总睾酮水平从 30 岁开始每年约下降 1%。此外，男性的性激素结合蛋白的水平随着年龄的增长而显著增加，导致生物可利用睾酮的数量降低。

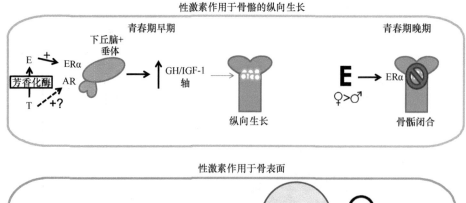

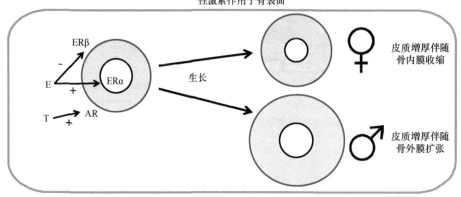

图 15.4　性激素对生长发育影响的概念模型。在青春期早期，低水平的雌激素和睾酮会促进骨骼纵向生长。在青春期晚期，雌激素会促进骨骺闭合。雌激素能促进骨内膜表面的骨形成，抑制骨外膜表面的骨形成，而睾酮则促进骨外膜表面的骨形成。AR. 雄激素受体；E. 雌激素；ERα/β. 雌激素受体 α/β；T. 睾酮。详情请参阅正文

　　女性和男性在衰老过程中骨质流失的差异主要在于女性在绝经后的几年内骨质的快速流失。在绝经后的前 5～10 年，女性松质骨和皮质骨的骨质流失速度大约分别为每年 4%～6% 和 1%～2%。在这段时间之后，女性皮质骨和松质骨骨质流失的速度较慢，为每年 1%～2%，这与男性骨质流失的速度相似（表15.1）。绝经后几年骨质的快速流失使女性的骨量降低，同时也降低了骨小梁的连接性和数量，这使得她们更容易发生骨折。在衰老过程中男性的骨外膜扩张量大约是女性的 3 倍，从而使其骨骼结构更加坚固。雌激素信号的减少也会削弱骨骼对力学负荷的反应，也可导致骨质流失。

表 15.1　男性和女性随着年龄增长和性类固醇丧失而出现的骨质流失

年龄阶段	骨组织类型	流失率	流失量
绝经后前 5～10 年♀	松质骨 皮质骨	每年 4%～6% 每年 1%～2%	松质骨>皮质骨
更大年龄♀	松质骨 皮质骨	每年 1%～2% 每年 1%～2%	皮质骨>松质骨
更大年龄♂	松质骨 皮质骨	每年 1%～2% 每年 1%～2%	皮质骨>松质骨

　　老年男性骨质缓慢流失的机制与女性骨质缓慢流失的机制相似。睾酮缺乏症对钙的吸收和骨细胞功能有一些非雌激素依赖性的影响，但睾酮缺乏对男性骨质流失的影响在很大程度上与由此而导致的雌激素缺乏及其后果有关。

15.3.5　雌激素缺乏对骨组织细胞的影响

　　女性绝经后早期骨质流失的速度很快，这是雌激素丢失对不同骨组织细胞所产生的影响共同作用的结果（表 15.2）。雌激素缺乏导致骨转换率增加，BMU 水平上局部重建不平衡，这有利于骨吸收。破骨

细胞和成骨细胞被过度激活，并且伴随着破骨细胞寿命的延长和成骨细胞寿命的缩短。BMU 的纵向范围（与 BMU 的寿命有关）由破骨细胞和成骨细胞前体细胞的供应决定，而 BMU 侵蚀陷窝的深度则取决于成熟破骨细胞凋亡的时间。雌激素缺乏时，破骨细胞前体细胞的供应增强，导致单位骨面积产生更多的 BMU（激活频率更高），破骨细胞和成骨细胞的增多则有助于加强每个 BMU 的发展程度。此外，破骨细胞的寿命很长，导致更深的吸收坑出现，并且推迟了 BMU 从骨吸收期向骨形成期转变的时间。此外，成骨细胞凋亡增加，因此相对骨吸收而言骨形成的比例更低，这导致在每个重建周期中出现了负平衡，进而导致骨质流失。性激素缺乏的特征是骨细胞凋亡率增加，骨骼变得更脆。

表 15.2　性类固醇缺乏对骨组织细胞的影响

细胞类型	数量	产生	死亡
破骨细胞	升高	升高	降低
成骨细胞	升高	升高	升高
骨细胞	未知	未知	升高

15.3.6　雌激素和雄激素对破骨细胞的影响

与性类固醇缺乏引起的破骨细胞和骨吸收的增加相一致，雌激素和雄激素在体内和体外都会减少破骨细胞的数量（表 15.3）。破骨细胞减少的细胞机制包括抑制破骨细胞生成的同时诱导破骨细胞凋亡。雌激素可以抑制细胞中能促进破骨细胞形成的 IL-6、IL-1 和 TNF-α 的产生，从而抑制破骨细胞前休细胞向成熟破骨细胞分化和增殖。雌激素能抑制这些细胞因子产生的作用是通过雌激素受体与 NF-κB 的相互作用和转录因子介导的基因表达调控来实现的（图 15.3）。雄激素在促破骨细胞因子的产生上起着与雌激素相似的作用。此外，雌激素通过直接作用于成熟破骨细胞来诱导细胞凋亡。目前的研究表明，雌激素通过激活促凋亡通路来诱导破骨细胞凋亡，其中包括 JNK 通路和 Fas 配体通路。

表 15.3　雌激素对骨组织细胞的影响

细胞类型	雌激素作用	机制
破骨细胞	诱导凋亡（Fas 配体和 ERK/JNK 激活）	基因趋向性和非基因趋向性
基质/成骨细胞和 T 淋巴细胞	抑制促破骨细胞因子（IL-1、IL-6、TNF-α）产生	基因趋向性，由受体–转录因子相互作用介导
成骨细胞和骨细胞	抑制凋亡（ERK 和 PI3K）	非基因趋向性

注：ERK. 胞外信号调节激酶；IL-1/6. 白介素-1/6；JNK. c-Jun 氨基端激酶；PI3K. 磷脂酰肌醇 3-激酶

15.3.7　雌激素和雄激素对成骨细胞和骨细胞的影响

与雌激素和雄激素对破骨细胞促凋亡的作用相反，它们能够抑制成骨细胞和骨细胞的凋亡（图 15.3，表 15.3）。这种生存效应的机制涉及生存激酶 ERK 和 PI3K 的快速激活。随后，促凋亡蛋白 Bad 磷酸化，导致该蛋白的凋亡特性失活，以及转录因子 Elk 和 CEBPβ 的磷酸化与活化，从而导致基因表达发生改变。这些激酶所介导的翻译后和转录后效应是雌激素诱导成骨细胞和骨细胞存活所必需的。

15.4　糖皮质激素

面对压力时，肾上腺会产生并释放糖皮质激素，它们参与调节各种组织中的多种生理过程。其中最具深远影响的是，这些激素发挥着免疫抑制和抗炎作用，并诱导多种细胞凋亡，其中包括 T 淋巴细胞和单核细胞。由于这些特性，外源性糖皮质激素被广泛用于免疫和炎症的治疗、器官移植的管理，以及作为血液系统癌症化疗方案的组成部分。然而，长期使用糖皮质激素会对几个器官系统产生严重的副作用。

特别是长期使用外源性糖皮质激素会导致骨矿物质和骨强度的急剧下降，这与库欣病患者体内内源性糖皮质激素的升高相似。

15.4.1 糖皮质激素诱发骨病的流行病学及进展

近年来，由于治疗过程中糖皮质激素使用的增加，由糖皮质激素引起的骨质疏松症患病率发生了显著变化。1950 年左右，由糖皮质激素过量导致的骨质流失非常少见，超过 90% 的病例是由内源性皮质醇增多症所引起的。现如今，由糖皮质激素所诱导的骨质疏松症几乎完全是一种医源性疾病，这也是发生继发性骨质疏松症最常见的原因。这种疾病的发生与正在治疗的原始疾病无关，并且所有患者都易感，即使在他们身上没有出现与骨质流失有关的常见危险因素。

糖皮质激素给药后骨矿物质的流失是双相的。骨矿物质密度（BMD）在第一年以 6%~12% 的速度快速下降，之后便以每年约 3% 的速度缓慢下降。在接受长期糖皮质激素治疗的患者中，30%~50% 的患者发生过一次骨折。在治疗的前三个月，在检测到患者的 BMD 显著下降之前，骨折风险增加了 75%。此外，还有 25% 的患者出现股骨头塌陷并伴有髋关节骨坏死。

15.4.2 糖皮质激素和骨组织细胞

与糖皮质激素性骨质疏松症相关的骨脆性综合征的特征是成骨细胞数量和骨形成率显著降低（图 15.5）。造成骨形成显著减少的原因包含多种机制，如成骨细胞生成的减少、成骨细胞活性的降低，以及成骨细胞凋亡的增加。此外，糖皮质激素治疗还能增加骨细胞凋亡的发生率。凋亡骨细胞图谱显示，它们主要集中在骨坏死患者塌陷的股骨软骨下骨并列区域，这表明骨细胞凋亡可能与骨坏死和骨脆性增加有关（图 15.5）。

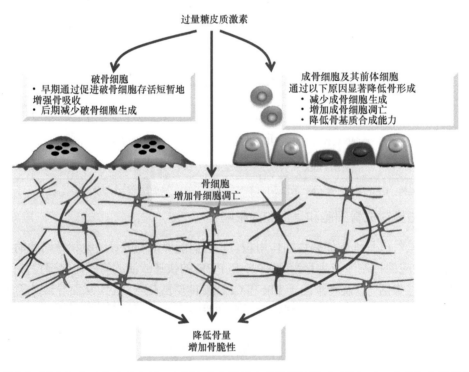

图 15.5　糖皮质激素对骨组织细胞的直接作用。方框中文字是糖皮质激素过量对破骨细胞、成骨细胞及其前体细胞和骨细胞的影响的总结。数据源自 Weinstein RS. N. Engl. J. Med. 2011; 365: 62-70

糖皮质激素对成骨细胞和骨细胞的促凋亡作用来源于该类类固醇对成骨细胞系的直接作用，糖皮质激素的促凋亡作用在培养的骨细胞和成骨细胞中很容易被证明。此外，在骨细胞和成骨细胞中过表达 2

型 11β-羟基类固醇脱氢酶（一种使糖皮质激素失活的酶）的转基因小鼠，可以避免发生由糖皮质激素引起的细胞凋亡及骨量和骨脆性的改变。

糖皮质激素过量引起的初期快速骨质流失也与破骨细胞的增多和骨吸收的增加有关（图 15.5），这是因为糖皮质激素治疗抑制了细胞凋亡。相反，在长期治疗中骨质流失较慢的阶段，破骨细胞数量并没有增加，甚至可能会减少。这是由于支持破骨细胞形成的成骨细胞数量减少，从而造成破骨细胞生成减少。

由于激素对不同类型骨细胞的单独作用，糖皮质激素性骨质疏松症的特征是破骨细胞数量正常或减少，成骨细胞数量显著减少。这些特征与低骨重建状态相一致，与性激素丢失或 PTH 分泌增加导致的高骨重建状态截然相反。这进一步强调了糖皮质激素对骨骼的影响是激素对骨细胞直接作用的结果，而不是先前认为的性腺功能减退或继发性甲状旁腺功能亢进症的结果。

15.4.3　糖皮质激素受体与下游信号转导

糖皮质激素的作用机制包括与糖皮质激素受体结合、构象改变和配体结合受体的核易位,然后与 DNA 发生顺式或反式相互作用，从而诱导或抑制基因转录。

此外,糖皮质激素作用的发挥也可独立于基因转录的变化。这些作用包括调节细胞内激酶如 ERK、JNK 和富含脯氨酸的酪氨酸激酶 2（Pyk2）的活性。Pyk2 又称黏着斑相关酪氨酸激酶、细胞黏附激酶或钙依赖性酪氨酸激酶，是非受体酪氨酸激酶的黏着斑激酶（FAK）家族成员。虽然 Pyk2 和 FAK 高度同源，但它们对成纤维细胞、成骨细胞和骨细胞的细胞命运具有相反的影响。FAK 激活能导致细胞扩散和存活，而 Pyk2 激活则是诱导细胞骨架重组、细胞脱落和凋亡。特别是力学刺激成骨细胞和骨细胞可通过激活 FAK 来促进骨细胞存活，而糖皮质激素通过激活 Pyk2 和 JNK 促进骨细胞凋亡，从而抑制 FAK 诱导的骨细胞存活。这些变化导致细胞脱离诱导的凋亡（失巢凋亡）。

糖皮质激素在成骨细胞系中的促凋亡作用是通过受体介导的机制来实现的，该机制可诱导激酶活性的快速变化而实现促凋亡作用。然而，糖皮质激素诱导的细胞凋亡并不依赖于新基因的转录。这些在机制上的研究结果与体内证据一致，表明糖皮质激素仍然可以抑制基因修饰小鼠的骨形成，在这些小鼠中糖皮质激素受体不能二聚化，并且不能激活转录。

15.5　甲状腺激素

正常的甲状腺（或甲状腺功能正常的）状态对骨骼发育、生长过程中峰值骨量的获取、成年后骨骼的维持和正常的骨矿化都很重要。甲状腺功能减退症或甲状腺功能亢进症的情况都与骨折风险的增加相关。甲状腺状态由下丘脑-垂体-甲状腺轴控制。下丘脑分泌促甲状腺素释放激素（TRH），刺激腺垂体前叶合成和释放促甲状腺激素（TSH），TSH 作用于甲状腺滤泡细胞的 TSH 受体（TSHR）刺激甲状腺滤泡细胞生长，并合成和分泌甲状腺激素——甲状腺素（T4）和三碘甲腺原氨酸（T3）。T3 和 T4 分别作用于垂体和下丘脑，抑制 TSH 和 TRH 的合成与分泌，为维持甲状腺状态提供了必要的负反馈回路。T3 和 T4 能够通过特定的细胞膜转运体进入靶细胞。在靶细胞内，T3 和 T4 被 2 型和 3 型脱碘酶代谢。2 型脱碘酶通过从 T4 中去除 5′碘将 T4 转换并激活成 T3。相反，3 型脱碘酶通过去除 5′碘将 T3 转化为 T2 以使其失活，并通过将 T4 转化为非活性的反向 T3 来阻止 T4 到 T3 的转化（和激活）。

活性 T3 可自由移位至靶细胞内的细胞核，并与甲状腺激素受体（TR）结合。TR 有三种功能亚型，分别是 TRα1、TRβ1 和 TRβ2。TR 是核受体超家族的基因组转录因子，可与类视黄醇 X 受体形成异源二聚体。异源二聚体通过与基因启动子区域的甲状腺激素反应元件相互作用来控制基因表达。

儿童时期的甲状腺功能减退症能导致骨骼发育迟缓和身高下降，而外源性 T4 替代治疗可引起快速追赶性生长，如果及早治疗，患者便可达到正常成人身高。另外，过量的甲状腺激素（即甲状腺毒症）会加速骨老化，并且生长板的提前融合使得身高降低。对于成人而言，甲状腺功能减退症通过显著延长骨形成和矿化阶段而延长了骨重建周期。这导致患者通常拥有更少的骨转换、更大的骨量，以及更高的矿化程度。甲状腺功能亢进症则缩短了骨重建周期，增加了骨重建启动的频率，导致高骨转换、骨质流失、矿化减少和骨质疏松症的发生。甲状腺功能减退症和甲状腺功能亢进症都会增加患者的骨折风险。即使在健康人群中，也有证据表明甲状腺功能亢进症与骨矿物质密度降低和骨折风险增加有关，这表明甲状腺状态在生理和病理情况下都会影响骨的状态。

特异性甲状腺激素转运体随着细胞分化的不同状态，在成骨细胞、破骨细胞和生长板软骨细胞中皆有表达，表明甲状腺激素可以进入这些细胞。TRα1 和 TRβ1 在成骨细胞、破骨细胞、生长板软骨细胞和骨髓基质细胞中均有表达，但目前尚不清楚 TR 是否会在骨细胞中表达。此外，在成骨细胞和破骨细胞中都会表达 TSHR，这提示我们 TSH 在骨细胞中具有潜在的直接作用（表 15.4）。

表 15.4　T3 和 TSH 对骨细胞的影响

	是否有 TR	是否有 TSHR	T3 的作用	TSH 的作用
成骨细胞	是	是	↑骨钙素 ↑骨桥蛋白 ↑I 型胶原 ↑ALP ↑IGF-1 ↑MMP-9/13 ↑FGF-R1 ↑RANKL ↑IL-6/8 ↑PGE2	具有促进和抑制的双重作用
破骨细胞	是	是	通过成骨细胞间接作用或直接作用？	可能具有抑制作用
生长板软骨细胞	是	—	↓增殖 ↑肥大分化	—
骨细胞	未知		—	

注：ALP. 碱性磷酸酶；FGFR-1. 成纤维细胞生长因子 1 受体；IGF-1. 胰岛素样生长因子 1；IL-6/8. 白介素-6/8；MMP-9/13. 基质金属蛋白酶 9/13；PGE2. 前列腺素 E2；RANKL. RANK 配体/NF-κB 受体激活蛋白配体；T3. 三碘甲状腺原氨酸；TR. 甲状腺激素受体；TSH. 促甲状腺激素/甲状腺刺激激素；TSHR. 促甲状腺激素受体/TSH 受体

在成骨细胞中，T3 可以促进骨钙素、骨桥蛋白、I 型胶原、碱性磷酸酶、IGF-1、基质金属蛋白酶 9、基质金属蛋白酶 13，以及成纤维细胞生长因子受体 1 的表达。在骨髓基质细胞和成熟成骨细胞中，T3 还能促进 RANKL、白介素-6、白介素-8 和前列腺素 E2 的表达，从而促进破骨细胞的形成。但目前尚不清楚 T3 的作用是否只是通过成骨细胞调节破骨细胞生成而间接促进骨吸收，或是 T3 对破骨细胞有直接作用。TSH 对成骨细胞的影响我们也尚不清楚，因为研究显示 TSH 对成骨细胞的形成既有抑制作用，又有促进作用。同样，一些研究还表明 TSH 对破骨细胞和骨吸收起着抑制作用，但并非所有的研究结果都与之一致。T3 能抑制生长板软骨细胞增殖，促进其肥大分化。因此，在甲状腺功能减退症患者中，软骨内骨化和线性生长受损；而在甲状腺功能亢进症患者中，软骨内骨化增强，并且生长板过早闭合会导致身材矮小（表 15.4）。

15.6　生 长 激 素

生长激素（GH）和 IGF-1 是骨骼生长和生命过程中重要的调节因子。GH 对骨的许多作用都是通过 IGF-1 对骨的局部作用所介导的，这已在第 4 章中进行了讨论。然而，有证据表明 GH 还可对骨产生独立的影响，与 IGF-1 无关。例如，缺乏 GH 受体（GHR）和 IGF-1 的双基因敲除小鼠要比单一基因敲除小鼠有更严重的骨表型，表明这些激素对骨有着独立的作用。

GH 是一种由垂体前叶生长激素细胞产生和分泌的肽激素。促生长激素释放素促进 GH 的产生和分泌，而生长抑素抑制 GH 的产生和分泌。GH 能促进肝 IGF-1 的释放，而 IGF-1 又能通过促进生长抑素的释放来直接或间接地抑制 GH 的释放，这是一个负反馈调节通路。GH 还受到许多其他激素的影响，包括促进 GH 分泌的胃饥饿素（又称食欲刺激素）、性类固醇激素和甲状腺激素，以及抑制 GH 分泌的糖皮质激素。此外，GH 还可以促进 PTH 和负责产生 $1,25(OH)_2D_3$ 的 1α-羟化酶的分泌（表 15.5）。GH 缺乏或过剩通常与其他激素异常一起发生，而其他激素可能分别会对骨组织细胞产生影响，这种激素间的相互作用导致在各种内分泌紊乱疾病中，很难区分出 GH 对骨产生了怎样的影响。

表 15.5　一些激素与生长激素的相互作用

生长激素的作用		对生长激素的影响
↑	IGF-1	↓
↑	性类固醇	↑
−	胃饥饿素	↑
−	甲状腺激素	↑
−	糖皮质激素	↓
↑	PTH	−
↑	$1,25(OH)_2D_3$	−

注：IGF-1. 胰岛素样生长因子 1；PTH. 甲状旁腺激素

GH 信号通过细胞因子受体超家族的跨膜受体 GHR 传递。在与 GH 结合时，GHR 主要通过 JAK2/STAT 通路二聚化并进行信号传递，但同时也激活了 ERK1/2 和其他 MAPK 通路。

通过骨活检的组织学评估可以看出，人类的 GH 缺乏与低 BMD，以及低骨转换有关。在儿童时期所表现的身材矮小与 GH 缺乏有关。早期发病的年龄和 GH 缺乏的严重程度决定了骨受影响的程度。此外，缺乏 GH 对男性 BMD 的影响似乎要大于女性。这种性别差异可能是由于在 GH 缺乏的男性和女性中伴随的性腺功能减退对骨有着不同的影响。有限的数据表明，缺乏 GH 的患者发生非椎骨和椎骨骨折的风险都有所增加，而 BMD 和此类患者骨折风险的高低并不密切相关。

不同于 GH 缺乏的另一种情况表现为肢端肥大症（一种通常由良性单克隆垂体腺瘤分泌过多 GH 引起的疾病），GH 分泌过量导致骨骼过度生长，其身体上表现为颌骨、手、脚过度增大。GH 过多所造成的这些影响及皮质骨部位过高的 BMD，可能是骨外膜扩张的结果。肢端肥大症患者骨转换增加，骨吸收也大幅增加，导致这些患者出现骨质流失，尤其是松质骨部位。在肢端肥大症患者中椎骨骨折更为常见，一部分原因是椎骨 BMD 较低，另一部分原因是椎骨畸形。肢端肥大症可以通过手术或药物干预来治疗，以降低患者体内 GH 水平。

如上所述，GH/IGF-1 轴对于身高很重要，缺乏 GH 的儿童身材矮小。GH 对骨骺生长板软骨细胞增殖的大部分影响是由肝和局部来源的 IGF-1 所介导的。GH 对生长板生发层软骨细胞前体的增殖却是一种直接影响，此后 GH 才通过刺激局部和循环中的 IGF-1 来促进更成熟的生长板软骨细胞生长和增殖。因此，GH 在直接刺激软骨细胞前体的增殖中起主要作用，这是身高增长的起始事件，之后便是 IGF-1 信号在软骨细胞持续克隆扩张的延续中起主要作用（图 15.6）。

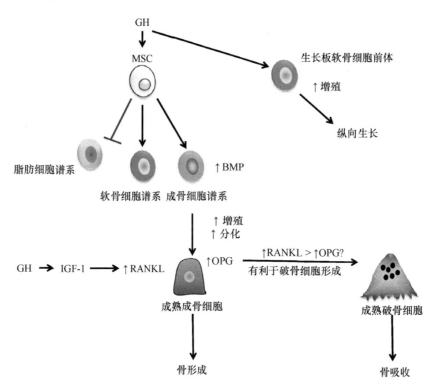

图 15.6 生长激素对骨组织细胞的影响。生长激素（GH）引导间充质干细胞向软骨细胞谱系和成骨细胞谱系分化，远离向脂肪细胞谱系的分化。GH 增加了 OPG 的产生，但通过 IGF-1 也增加了 RANKL 的产生，通常有利于破骨细胞的生成。GH 也可以通过促进生长板软骨细胞前体增殖直接影响纵向生长。GH. 生长激素；IGF-1. 胰岛素样生长因子 1；MSC. 间充质干细胞

GH 能促进成骨细胞生成和骨形成。GH 能促进成骨谱系细胞的增殖，并引导间充质干细胞向成骨细胞谱系和软骨细胞谱系分化，而非向脂肪细胞谱系分化。GH 能促进骨形态发生蛋白的表达，促进成骨细胞分化和骨形成（图 15.6）。GH 对破骨细胞和骨吸收的影响目前尚不清楚，因为我们同时观察到了促进和抑制两种作用。其中一部分原因可能是 GH 促进了 OPG 和 IGF-1 的表达，进而促进了成骨细胞 RANKL 的产生。此外，破骨细胞中存在 IGF-1 受体，而破骨细胞中 IGF-1 信号直接转导可能会促进骨吸收（图 15.6）。

GH 除了通过直接和依赖 IGF-1 的机制对骨组织细胞和软骨细胞产生影响外，还可能通过对 PTH、$1,25(OH)_2D_3$ 和磷酸盐的作用来间接影响骨代谢。GH 有助于维持 PTH 的分泌和昼夜节律，并能通过增加 1α-羟化酶、抑制 24-羟化酶的活性来促进 $1,25(OH)_2D_3$ 的产生。GH 还能通过提高肾对磷酸盐的最大重吸收阈值来增加磷酸盐滞留。总之，GH 的这些作用都有利于骨形成。

15.7 胰 岛 素

胰岛素和 IGF 高度同源，它们的受体和功能也是如此。第 4 章讨论了 IGF 对骨的影响，在这一章中，我们将讨论胰岛素对骨组织细胞更直接的影响。

胰岛素是一种肽类激素，当血液中葡萄糖浓度升高时由胰岛 β 细胞分泌。胰岛素能增加靶组织对葡萄糖的吸收，抑制储存的能量的释放。胰岛素（和 IGF）通过胰岛素受体（IR）传递信号，IR 是一种细胞表面酪氨酸激酶受体，以 IRα 和 IRβ 两种异构体形式存在。IR 以同种 IR 亚型同源二聚体、IRα 和 IRβ

异源二聚体的形式存在，或者以胰岛素样生长因子 1 受体（IGF-1R）的形式存在。信号转导是通过配体结合后引起受体构象变化，进而导致自身磷酸化，随后加强受体激酶活性，以及作为效应分子的许多底物蛋白的磷酸化来实现的。

由于 IGF 和胰岛素的功能重叠，我们很难确定胰岛素独立对骨产生的重要影响。然而，1 型糖尿病（T1DM）患者由于胰岛 β 细胞团丢失和功能缺失而导致胰岛素缺乏，其骨量较低，发生早发性骨质疏松症和骨折的风险增加。此外，T1DM 的动物模型表现出骨形成减少，为胰岛素和骨之间的某种关系提供了证据，尽管这些动物的循环 IGF-1 也很低。

我们已经在成骨细胞中发现了 IR，用胰岛素处理成骨细胞可促进胶原合成和提高碱性磷酸酶活性。全身性 IR 基因敲除小鼠不能活过出生后早期，但对成骨细胞中细胞特异性 IR 和 IGF-1R 缺失的研究，已经为胰岛素信号单独对骨的作用提供了参考。这些研究表明，成骨细胞中胰岛素信号通路的减少会导致松质骨体积减小，虽然松质骨矿化并没有缺陷，但成骨细胞数量有所减少。另外，成骨细胞中 IGF-1 信号减弱导致松质骨体积减小和骨矿化不足，但成骨细胞数量正常。培养的 IR 缺陷的成骨细胞表现出增殖和分化受损，而用胰岛素处理的野生型成骨细胞则增殖和分化增强（图 15.7A）。

最近，研究发现成骨细胞中的胰岛素信号通路可通过骨钙素依赖机制参与控制全身的葡萄糖代谢。成骨细胞中的胰岛素信号能增加骨钙素的产生，而骨钙素反过来又能作用于胰岛，促进胰岛素的产生。此外，成骨细胞中的胰岛素信号降低了 OPG 水平，从而增强了破骨细胞的骨吸收作用。在骨吸收过程中，羧化不全骨钙素（被认为是与葡萄糖代谢有关的骨钙素的活性激素形式）从骨基质中被释放了出来。这一颇具争议性的动物实验证明了骨的一种新的代谢功能。然而，骨中胰岛素信号对整体葡萄糖代谢的相对重要性及该假说在人体中的有效性仍有待确定（图 15.7B）。

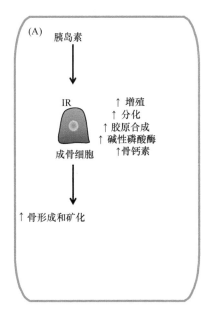
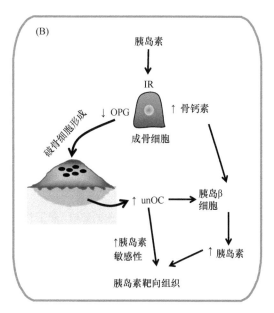

图 15.7　胰岛素对成骨细胞的影响（A）及其在葡萄糖代谢中的作用（B）。胰岛素促进成骨细胞的增殖和分化，促进胶原合成、骨形成和矿化。胰岛素也可能通过骨钙素介导的机制调节全身葡萄糖稳态。IR. 胰岛素受体；unOC. 羧化不全骨钙素

15.8　1,25-二羟维生素 D_3

1,25-二羟维生素 D_3[1,25$(OH)_2D_3$]或胆钙化醇是一种类固醇激素，来源于饮食或皮下合成的维生素 D。维生素 D 首先在肝中经过羟基化产生 25$(OH)D_3$，这是血清中维生素 D 水平的指标；接着在肾中经过第二次羟基化产生 1,25$(OH)_2D_3$，这是激素活性维生素 D 代谢物。1,25$(OH)_2D_3$ 通过与维生素 D 受体（VDR）

结合发出信号，VDR 是核受体超家族的一员。*Vdr* 基因敲除小鼠会出现低钙血症、继发性甲状旁腺功能亢进症和佝偻病，这表明 1,25(OH)$_2$D$_3$ 在骨矿化中发挥作用。但是通过高钙和高磷饮食可以减轻 *Vdr* 基因敲除小鼠异常的矿物质生化和骨骼表型，说明 1,25(OH)$_2$D$_3$ 对骨的主要作用是为正常矿化提供足够的钙和磷酸盐，特别是通过介导肠道钙和磷酸盐的吸收。我们在第 13 章主要讨论了 1,25(OH)$_2$D$_3$ 对矿物质稳态的作用。本章我们主要讨论 1,25(OH)$_2$D$_3$ 对骨组织细胞的直接影响。

VDR 存在于成骨谱系细胞中，包括成骨祖细胞、成骨前体细胞和成熟成骨细胞。成骨细胞中 1,25(OH)$_2$D$_3$ 信号能增加 RANKL 的产生，降低 OPG 的产生，从而增加 RANKL-RANK 介导的破骨细胞生成。1,25(OH)$_2$D$_3$ 的这一作用与 PTH 和 1,25(OH)$_2$D$_3$ 通过从骨矿物质中释放钙来增加血清钙的作用是一致的。

1,25(OH)$_2$D$_3$ 信号通路也可以直接影响骨形成。1,25(OH)$_2$D$_3$ 能够增加 Runx2 的产生，而 Runx2 是成骨细胞分化的必要转录因子。在成骨细胞中过表达 VDR 的转基因小鼠的骨形成增加。尽管 1,25(OH)$_2$D$_3$ 在促进骨矿化方面的主要作用是通过增加肠道钙和磷酸盐的吸收（如 *Vdr* 基因敲除小鼠的高钙/磷酸盐救援饮食所证明的）而间接实现的，但 1,25(OH)$_2$D$_3$ 也被证明能够直接作用于成骨细胞，可以促进骨钙素和骨桥蛋白（参与骨矿化的蛋白质）的产生（图 15.8）。但是也有相关研究表明，高剂量 1,25(OH)$_2$D$_3$ 实际上是抑制了成骨细胞的骨矿化。因此，1,25(OH)$_2$D$_3$ 对骨的直接作用是多种多样的，它可以同时影响骨吸收和骨形成过程。但 1,25(OH)$_2$D$_3$ 对骨发挥益处有一定的剂量要求，其水平过高或过低都可能对骨造成危害。

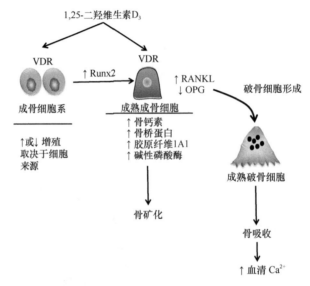

图 15.8　1,25(OH)$_2$D$_3$ 对成骨细胞系和破骨细胞的影响。除了对肠道钙和磷吸收的影响（图中未显示），1,25(OH)$_2$D$_3$ 还通过推动成骨细胞向成熟成骨细胞分化及增加成骨细胞产生骨钙素和骨桥蛋白来增加骨矿化。相反，1,25(OH)$_2$D$_3$ 通过增加 RANKL 与 OPG 的比值来增加骨吸收，促进破骨细胞形成。Ca. 钙；VDR. 维生素 D 受体

15.9　瘦　素

瘦素是一种主要由脂肪细胞产生和分泌的肽激素。瘦素在能量稳态、食欲、神经内分泌功能、免疫功能、生殖能力和骨代谢等方面发挥着重要作用。瘦素通过与瘦素受体结合发挥作用，瘦素受体属于 I 类细胞因子受体超家族成员。瘦素受体在整个中枢神经系统和外周组织中均有表达。下丘脑中的瘦素信号对能量稳态至关重要。无论是在动物模型中还是在人类中，先天性瘦素缺乏都会导致肥胖。瘦素缺乏（*ob/ob*）小鼠会表现出肥胖表型，这种表型可以通过给予瘦素得到挽救。但矛盾点在于，肥胖个体明显由于下丘脑瘦素抵抗而导致体内瘦素过量。由于瘦素主要来源于脂肪组织，因此循环中的瘦素与人体脂肪量（特别是皮下脂肪量）高度相关。

　　瘦素对骨的影响是复杂的、突出的，并且依赖于中枢和外周瘦素信号通路的双重作用（图 15.9）。高骨量表型在瘦素缺乏的 *ob/ob* 小鼠中已被证实，在 *ob/ob* 小鼠和野生型小鼠侧脑室内输注瘦素均可降低骨量，这表明瘦素通过中枢机制降低骨量。然而，瘦素的作用似乎因骨骼部位而异。例如，*ob/ob* 小鼠腰椎的骨密度更大，松质骨更多，但其股骨皮质骨则表现出更低的骨密度和更小的骨体积。由于皮质骨占骨量的大多数，因此 *ob/ob* 小鼠与野生型小鼠相比，总骨量减少。由此看来，中枢瘦素信号似乎对骨有双重影响。事实上也的确如此，由 β2-肾上腺素能受体介导的中枢瘦素效应可以通过增加 RANKL 水平来降低成骨细胞活性和骨形成，并增加松质骨的重建，但由 β1-肾上腺素能受体或 GH/IGF-1 轴介导的中枢瘦素效应能够促进骨形成，尤其是在皮质骨部位（图 15.9）。

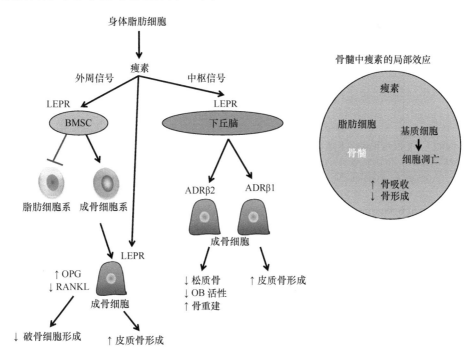

图 15.9　瘦素的中枢和外周效应对骨的影响及骨髓中瘦素的局部效应的概念图。身体脂肪细胞分泌的瘦素通过外周信号促进骨形成，并通过中枢信号对骨产生双重作用。骨髓中脂肪细胞局部产生的瘦素促进了基质细胞的凋亡，增加了骨吸收，减少了骨形成。BMSC. 骨髓间充质干细胞；LEPR. 瘦素受体；OB. 成骨细胞；ADRβ1. β1-肾上腺素能受体；ADRβ2. β2-肾上腺素能受体

　　与脑室内灌注相比，外周注射瘦素能够增加 *ob/ob* 小鼠的骨量。骨髓基质细胞、成骨细胞和破骨细胞都能表达瘦素受体。瘦素能增加骨髓基质细胞中成骨基因的表达，导致骨髓基质细胞优先向成骨细胞谱系分化，而并非向脂肪细胞分化。此外，成骨细胞中瘦素信号通路能提高 OPG 的表达、降低 RANKL 的表达，这就导致了破骨细胞生成的减少（图 15.9）。

　　与外周身体脂肪中的脂肪细胞相似，骨髓中的脂肪细胞也能分泌瘦素。骨髓脂肪细胞分泌的瘦素所产生的局部效应，更是增加了瘦素–骨关系的复杂性。与上文所讨论的瘦素对骨细胞的外周作用不同，较高浓度的瘦素能促进骨髓基质细胞凋亡和骨吸收的发生，并减少骨形成（图 15.9）。这表明，骨髓脂肪增加导致的瘦素局部浓度升高可能会导致骨质流失，这一概念与骨髓脂肪和骨质流失之间的正相关关系相一致（图 15.9）。

　　体重与骨量呈正相关关系，这通常归因于承重增加所带来的力学刺激影响。骨上的瘦素信号也可能导致体重增加时的骨量增加，因为即使在"非负重"部位，体重也与骨量相关。然而，由于循环中的瘦素和人体脂肪之间的高度相关性（瘦素水平变化与人体脂肪的相关性高达 80% 以上），瘦素和骨之间的关联与体脂和骨之间的关联难以区分。据报道，循环瘦素与骨密度之间既有正相关关系，也有负相关关系，

特别是在根据身体成分进行调整的情况下。瘦素受体基因多态性与人类骨量有关，但这些关联在很大程度上可能是通过瘦素对能量稳态和体型的影响来调节的。

<h1 align="center">练 习 题</h1>

1. 描述雄激素和雌激素的缺乏如何在细胞和结构水平上影响骨。比较并对比其对青年人和老年人骨的影响。

2. 描述 PTH 如何引起骨的合成代谢和分解代谢。

3. 描述 PTH 信号及其在成骨细胞、破骨细胞和骨细胞中的作用。

4. 描述为什么甲状腺功能减退症和甲状腺功能亢进症都与骨折有关。

5. GH 和 IGF-1 在骨骼生长中的作用是什么？

6. 肥胖是如何影响骨骼结构和功能的？

<h1 align="center">推荐阅读文献目录</h1>

PTH

1. Neer RM, Arnaud C D, Zanchetta J R,et al. Effect of parathyroid hormone (1-34) on fractures and bone mineral density in postmenopausal women with osteoporosis. N. Engl. J. Med. 2001; 344: 1434-1441.

2. Dempster DW, Cosman F, Parisien M, et al. Anabolic actions of parathyroid hormone on bone. Endocr. Rev. 1993; 14: 690-709.

3. Jilka, et al. Apoptosis of bone cells. In: Bilezikian R, Martin, eds. Principles of Bone Biology. Third ed. New York: Academic Press; 2008.

4. Jilka RL. Molecular and cellular mechanisms of the anabolic effect of intermittent PTH. Bone. 2007; 40: 1434-1446.

5. Bellido T, Saini V, Divieti Pajevic P. Effect of PTH on osteocytes function. Bone. 2013; 54: 250-257.

6. Obrien CA. Control of RANKL expression. Bone. 2010; 46: 911-919.

性类固醇

7. Riggs BL, Khosla S, Melton LJ. Sex steroids and the construction and conservation of the adult skeleton. Endocr. Rev. 2002; 23: 279-302.

8. Manolagas SC. Birth and death of bone cells: basic regulatory mechanisms and implications for the pathogenesis and treatment of osteoporosis. Endocr. Rev. 2000; 21: 115-137.

9. Kousteni S, Bellido T, Plotkin L I, et al. Nongenotropic, sex-nonspecific signaling through the estrogen or androgen receptors: dissociation from transcriptional activity. Cell. 2001; 104: 719-730.

10. Nakamura T, Imai Y, Matsumoto T,et al. Estrogen prevents bone loss via estrogen receptor alpha and induction of Fas ligand in osteoclasts. Cell. 2007; 130: 811-823.

糖皮质激素

11. Weinstein RS, Manolagas SC. Apoptosis and osteoporosis. Am. J. Med. 2000; 108: 153-164.

12. Weinstein RS. Clinical practice. Glucocorticoid-induced bone disease. N. Engl. J. Med. 2011; 365: 62-70.

13. Bellido T. Antagonistic interplay between mechanical forces and glucocorticoids in bone: a tale of kinases. J. Cell. Biochem. 2010; 111: 1-6.

其他激素

14. Fuzele K, Clemens TL. Novel functions for insulin in bone. Bone. 2012; 50: 452-456.

15. Gogakos AI, Bassett JH, Williams GR. Thyroid and bone. Arch. Biochem. Biophys. 2010; 503: 129-136.

16. Waung JA, Bassett JH, Williams GR. Thyroid hormone metabolism in skeletal development and adult bone maintenance. Trends Endocr. Metab. 2012; 23: 155-162.

17. Giustina A, Mazziotti G, Canalis E. Growth hormone, insulin-like growth factors, and the skeleton. Endocr. Rev. 2008; 29(5): 535-559.

18. Kawai M, Devlin MJ, Rosen CJ. Fat targets for skeletal health. Nat. Rev. Rheumatol. 2009; 5(7): 365-372.

19. Mantzoros CS, Magkos F, Brinkoetter M, et al. Leptin in human physiology and pathophysiology. Am. J. Physiol. Endocrinol. Metab. 2011; 301(4): E567-E584.

20. Hamrick MW, Ferrari SL. Leptin and the sympathetic connection of fat to bone. Osteoporos. Int. 2008; 19: 905-912.

第 16 章 骨 和 肌 肉

安德烈亚·博内托（Andrea Bonetto）[1]，琳达·F. 博内瓦尔德（Lynda F. Bonewald）[2]

1 印第安纳大学医学院外科系，美国印第安纳州印第安纳波利斯；
2 印第安纳大学医学院解剖学、细胞生物学和骨外科系，美国印第安纳州印第安纳波利斯

肌肉骨骼系统（musculoskeletal system）由骨、骨骼肌、肌腱、韧带、软骨、血管和神经组织构成，骨和骨骼肌是其中最大的两个组织。由于肌肉骨骼系统的主要功能是运动，因此骨和肌肉之间的力学相互作用一直是重要的研究领域。人们普遍认为肌肉和骨骼作为滑轮和杠杆系统发挥作用，其中肌肉为骨提供动力，骨反过来为肌肉提供附着位点。然而，在过去的几年里，人们发现骨和肌肉之间除了力学相互作用，还包括分子与生化相互作用，这使人们开始将肌肉和骨作为一个整体系统，来考虑它们在健康和疾病中的作用（图 16.1）。

骨和肌肉从胚胎发育到个体生长发育，再到衰老始终存在着密切的联系。在整个生命周期中，骨和肌肉作为一个整体在力学和生化方面发挥作用。与肌肉相关的疾病通常与骨也有关系，反之亦然。衰老导致骨和肌肉的进行性丢失分别称为骨质疏松症和肌肉减少症。健康的肌肉骨骼系统对个人的健康至关重要，保持适当的运动在一定程度上可以延缓衰老对肌肉骨骼系统的影响。例如，有氧耐力运动（如步行和慢跑）能够降低冠心病的风险，而高强度的阻抗训练可以降低股骨颈骨骨折的风险，维持肌肉量，保持膝盖的稳定性、维持步态和平衡。

16.1 肌肉的发育和结构

16.1.1 胚胎发生与发育

胚胎发育时期，骨和肌肉细胞不仅起源于共同的间充质前体，还通过紧密合作协调基因激活/失活来调节器官发生。值得注意的是，肌肉骨骼系统由中胚层发育而来，中胚层按其位置从内到外可分为三个区域：轴旁中胚层、间介中胚层和侧中胚层。体节发生是发生在轴旁中胚层的一个关键步骤，即细胞分裂成体节（图16.2）。每个体节都含有中轴骨（生骨节）、肌腱（联合体）、骨骼肌（生肌节）和真皮（生皮节）发育的特定前体。生骨节发育成前软骨，然后是软骨，最后骨化。附肢骨由胚胎间充质通过长出肢芽形成。肢体顶端生长和伸长，随后通过选择性细胞死亡，将发育中的手指和脚趾分开。与此同时，肢芽中的间叶细胞开始分化为透明软骨，然后骨化，从而形成未来的长骨。

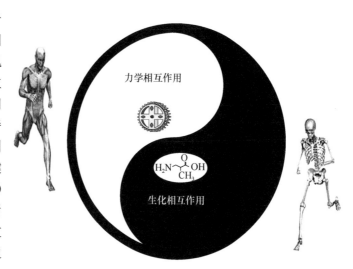

图 16.1　骨骼和肌肉之间不仅存在力学联系，而且以内分泌方式相互作用。图中展示了肌肉和骨骼之间发生的力学和内分泌信号之间的整合与相互作用

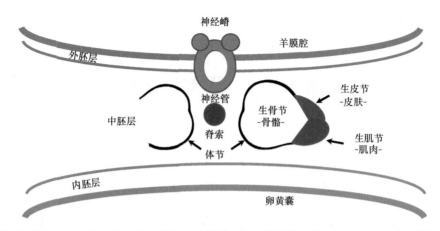

图 16.2　在胚胎发育过程中，骨和肌肉之间存在着密切的联系。与皮肤组织一样，骨和肌肉都来自轴旁中胚层。生骨节形成骨骼，生肌节形成肌肉，生皮节形成皮肤。神经嵴细胞产生外胚层，外胚层形成表皮和神经组织，也是构成颅面骨的一部分；神经管形成大脑和脊髓；脊索形成脊柱；内胚层形成肠道组织

　　另外，骨骼肌起源于肌生成的激活，这是一个在胚胎发育过程中与骨发育相邻并同时发生的循序渐进过程。在 Pax3/7 转录因子的调控下，轴旁中胚层分化为肌源性前体细胞，然后在 Myf5 和 MyoD 等肌源性因子的驱动下，多核合胞体（即肌管）的分化和融合被激活。最后，肌管融合形成肌纤维，然后成束，这些纤维束聚集在一起形成肌肉组织（图 16.3）。有趣的是，其中一些 Pax7+的"肌卫星细胞"是肌肉前体细胞，它们在静息状态下位于肌底膜下，是肌肉在生长和损伤时肌核的主要来源。

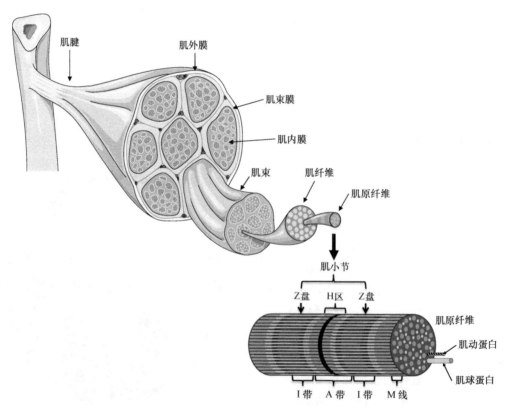

图 16.3　肌肉组织。肌肉通过肌腱连接到骨骼两端。肌腱由结缔组织组成，结缔组织不仅将骨附着在肌肉上，还包裹在肌肉周围和肌内，将肌肉分成更小的组成部分。在横切面上肌束紧密地组织在一起。肌内膜是包围单个肌纤维的结缔组织，而肌外膜则包围着整个肌肉组织。每个肌束周围有一层结缔组织层，称为肌束膜。肌原纤维被组合成肌纤维，这些纤维组合形成肌束。肌原纤维由肌动蛋白、肌球蛋白和其他辅助蛋白质组成。这些蛋白质形成肌丝，肌丝形成肌小节，肌小节沿肌原纤维重复排列

　　骨和肌肉在胚胎发育过程中同步发育，这一过程受到许多信号通路的协同调节，如 Wnt 通路和骨形态发生蛋白（BMP）通路（图 16.4）。这些通路失调将导致骨/肌肉生长和形态结构的缺陷。例如，Wnt家族的部分成员参与了骨紊乱的发病机制，包括手/脚畸形、缺牙少牙、骨质疏松症及骨折。同样，Wnt信号参与肌营养不良中纤维化过程的激活，该过程的抑制可以减少营养不良或衰老骨骼肌的纤维化和脂肪浸润。

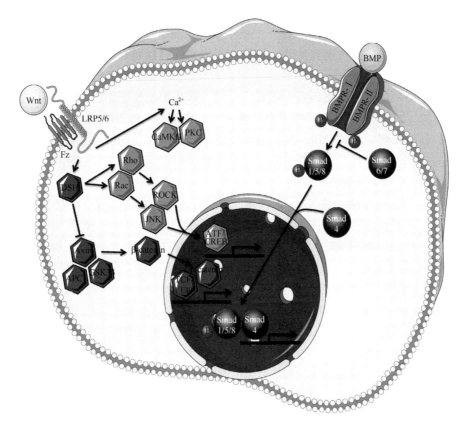

图 16.4　Wnt 和 BMP 信号。Wnt/β-catenin 信号（紫色）：Wnt 配体与 Frizzled（Fz）-LRP5/6 受体复合体结合，激活细胞内效应因子散乱蛋白（DSH），导致 β-catenin 从由 APC、Axin 和 GSK3β 组成的多蛋白降解复合体解偶联，使 β-catenin 转运到细胞核，β-catenin 与 T 细胞因子/淋巴增强因子（TCF/LEF）结合激活靶基因转录。非典型 Wnt 信号（青色）：①激活的DSH 激活小 G 蛋白（Rac 和 Rho），导致 c-Jun 氨基端激酶（JNK）和 Rho 相关激酶（ROCK）的激活。ATF/CREB 复合体最终被激活，引起靶基因转录。②细胞内 Ca^{2+} 释放导致 Ca^{2+}-钙调蛋白依赖性蛋白激酶 II（CaMKII）和蛋白激酶 C（PKC）的激活，该过程不依赖 DSH。BMP 信号：BMP 配体（TGF-β 家族信号分子）与 1 型和 2 型 BMP 受体组成的受体复合体结合激活受体，Smad1/5/8 蛋白被磷酸化，并与 Smad4 结合。由此产生的 Smad 复合体进入细胞核，激活靶基因表达。BMP信号转导可被细胞内 Smad 蛋白（Smad6/7）抑制

　　类似地，肌肉的发育和动态平衡也受到生长因子和细胞因子的精确调控，很多因子在骨组织中也具有类似的功能。FGF、GH、IGF-1、Wnt 和转化生长因子 β（TGF-β）家族成员在其中发挥了重要作用（详见第 4 章）。例如，GH 和 IGF-1 能促进成肌细胞和成骨细胞在不同发育阶段的增殖与分化。另外，在胚胎发育早期，Wnt 信号可通过激活肌肉调节因子的表达而参与成肌过程的调控和卫星细胞的分化（图 16.4）。Wnt 在骨髓间充质祖细胞向骨前体细胞的分化（见第 2 章）或力学响应（见第 11 章）中发挥类似的作用。有趣的是，成肌细胞似乎保持了转分化成为成骨细胞的能力。例如，在骨折愈合中，断裂的骨会释放诱导因子，在这些因子的刺激下，肌卫星细胞可以转分化为软骨细胞，继而转分化为成骨细胞。

16.1.2 肌肉的结构

骨骼肌形状各异，大小不一。其形状取决于它的总体结构，也决定了它的功能。长度更长的肌肉，如缝匠肌和股二头肌，被横向纤维带分开，形成不同部分，也被称为肌亚部。各个肌亚部可以有不同的纤维类型和不同的横截面积（单纤维的尺寸），并且每个肌亚部均受神经支配，能确保相对同步和快速地发生收缩。

肌肉大约 85%的质量由肌纤维组成，其余 15%主要是结缔组织。结缔组织在很大程度上负责力学传递，例如，通过肌腱将力从肌肉传递到骨骼。结缔组织的弹性确保肌肉产生的张力能够平稳传递，使肌肉在拉伸时恢复到原来的形状。

肌肉可以分成三层，包括肌内膜、肌束膜和肌外膜。这是由结缔组织纤维（尤其是胶原纤维）的大小和取向不同造成的（图 16.3）。肌内膜位于肌纤维之间，肌束膜包裹着肌束，肌外膜是肌束的外层，包裹着整个肌肉。肌外膜起到缓冲的作用，保护肌肉免受损伤、肌肉之间的摩擦或骨骼肌肉之间摩擦的影响，以维持肌肉的正常收缩。肌外膜与骨膜融合，将骨骼肌附着到骨骼上。在肌肉两端，肌外膜与肌束膜汇合于肌腱，将肌肉固定在骨骼上。

肌纤维主要可以分为两种：慢缩型肌纤维（又称慢肌纤维，Ⅰ型）和快缩型肌纤维（又称快肌纤维，Ⅱ型），前者富含肌红蛋白和氧化酶，主要在持续运动中发挥作用（也称为红肌纤维，可简称红肌）；而后者则以糖酵解代谢为特征，主要在间歇性运动中发挥作用（也称为白肌纤维，可简称白肌）。快肌纤维可进一步分为Ⅱa 型纤维和Ⅱb 型纤维。每种纤维类型都有独特的收缩能力，这些差异会影响肌肉对训练和体育活动的反应。快肌纤维在每次收缩时产生的力与慢肌纤维相同，它们之所以得名，是因为它们能够更快地收缩。人类肌肉是基因决定的慢肌和快肌的混合物。一般来说，人们用于运动的大部分肌肉中约有 50%的慢肌纤维和 50%的快肌纤维。慢肌纤维能更有效地利用氧气产生 ATP，用于持续、长时间的肌肉收缩。它们比快肌纤维收缩更慢，但更耐疲劳。另外，快肌纤维利用无氧代谢来产生能量，因此能在短时间产生力量或快速爆发，但更容易疲劳。

16.1.3 骨骼肌的调节

肌肉动态平衡是肥大和萎缩之间的平衡，前者通常与蛋白质合成增强导致肌纤维尺寸增大有关，后者则是由于蛋白质降解加剧和纤维尺寸减小。这是两个受到严格调控且相互关联的过程，都需要ATP 的参与。另外，肌肉能量水平在决定是促进生长引起肥大还是激活蛋白质降解引起萎缩方面起着关键作用。值得注意的是，蛋白质分解系统可以产生替代的能量底物，细胞能利用这些底物在能量缺乏的情况下维持内部动态平衡。实验证据也支持这样一种观点，即肌肉萎缩是一个转录调控的过程，通过比较不同肌肉萎缩模型中的基因表达，发现了在萎缩肌肉中普遍上调或下调的一组基因，即所谓的"萎缩基因"。有趣的是，被诱导最多的两个基因编码肌肉特异性的泛素连接酶 atrogin-1/MAFbx和 MuRF1，它们的表达在不同的肌肉萎缩模型中都上调，通过泛素–蛋白酶体系统增加蛋白质降解。之前在实验和临床中都发现泛素–蛋白酶体系统在萎缩肌肉中过度激活。最近的研究结果还表明，肌球蛋白重链（肌纤维的主要结构成分）被泛素化，并被 MuRF1 降解，因此这些泛素连接酶可能在蛋白质丢失引起肌肉萎缩中发挥作用。还有其他几个与萎缩相关的基因，编码以下一些类型的蛋白质：溶酶体蛋白水解酶、转录因子、蛋白质合成调节因子和代谢途径的一些酶，但它们在肌肉中的作用还需要进一步研究（图 16.5）。

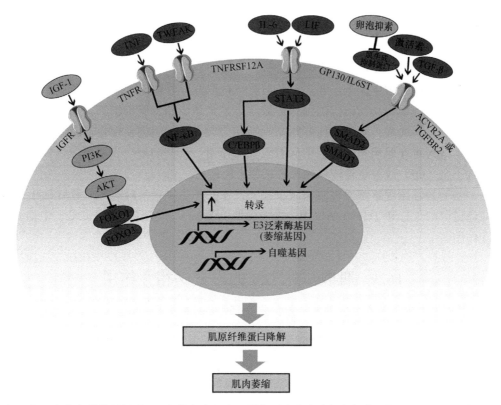

图 16.5 参与调控肌肉大小的信号通路。肌肉的大小取决于蛋白质合成和降解之间的平衡，从而分别导致肌肉肥大或萎缩。其中涉及多条信号通路。绿色：促进肌肉生长的因子；红色：引起肌肉萎缩的因子

16.2 肌肉与骨的力学相互作用

骨和肌肉之间的生物力学关系早已为人所知，骨通过其上附着的骨骼肌收缩进行运动（图 16.6）。因此，根据肌肉收缩的类型（例如，等长、静态、超等长、同心、偏心、低/高频等），骨承受着不同的力学刺激。肌肉附着在靠近运动轴的骨上，形成小的杠杆臂。因此，肌肉需要较大的力量才能在杠杆臂（即骨）末端产生运动所需的扭矩，这种由肌肉产生的力被认为是在骨中产生应变的力学载荷的主要来源。

在胚胎发育时期，肌肉就已经具有收缩能力，且对于骨正常发育和形态维持是必需的。如果发育时期肌肉无法收缩，此时虽然能形成骨，但其形状异常，子宫内肌肉发育不全会导致小鼠瘫痪。在整个生命过程中，力学刺激（负荷）会同时增加骨量和肌肉量，并使这两个组织同时达到组织量的峰值。实验和临床数据支持这样的观点，即力学刺激导致肌肉和骨的合成代谢与整体代谢响应增强。力学刺激对骨组织的影响可以直接产生（例如，通过负荷本身对骨产生直接应变），也可以通过肌肉收缩间接产生，还可以通过细胞因子和生长因子的内分泌调节产生。这些响应通常通过细胞和分子传导机制将力信号转化为生化和电化学信号。

沃尔夫定律和弗罗斯特（Frost）力学理论描述了力学负荷或去负荷对骨适应性响应的影响（见第 11 章）。众所周知，阻力和耐力训练会以不同的方式影响肌肉组织，职业游泳运

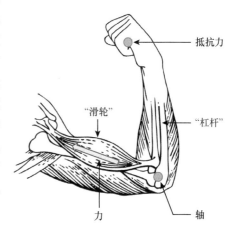

图 16.6 肌肉和骨之间的力学相互作用。肌肉作为滑轮，骨骼作为杠杆，对围绕轴的抵抗力做出反应，从而完成运动

动员肌肉中Ⅱ型（快肌）纤维的分布会增加，而职业自行车运动员肌肉中Ⅰ型（慢肌）纤维增加。实验证据表明，运动和力学刺激对肌肉骨骼系统的影响还体现在肌肉的大小和力量与骨矿物质密度（BMD）、骨矿物质含量（BMC）和身体素质直接有关。

骨量和肌肉量都会受到力学影响，在大多数情况下，原发性骨骼肌萎缩似乎也会引发骨质流失。例如，由肌营养不良而导致肌肉功能缺陷的个体也表现出骨量减少和骨脆性增加，而肌肉萎缩会加剧骨质流失、骨质疏松症和高钙血症。脊髓损伤和运动神经元丢失导致的肌肉萎缩也与骨质流失有关。同时，后肢去负荷、制动或失重在肌肉量的调节中起着重要的作用。一些病例也表明原发性骨缺损可能导致肌肉紊乱，如成骨不全（OI）或肿瘤骨转移的患者（如下所述）。

有趣的是，实验和临床观察都发现肌肉减少症的发生并不能完全解释骨质疏松症的出现。同时，骨吸收的增加（通过 RANKL 和 TGF-β 的作用）会导致肌肉量减少，表明骨和肌肉除了生物力学偶联，还存在生化相互作用。

16.3　肌肉与骨之间的内分泌相互作用

最近的研究表明，除了力学相互作用，骨和肌肉还可以通过蛋白质和代谢物以内分泌的方式相互作用（表 16.1）。内分泌方式产生和释放的因子也可以影响其他邻近或远处的组织和器官，如胰腺、肝、血管和脂肪组织等。肌肉以自分泌、旁分泌或内分泌的方式释放被称为"肌肉因子"的多肽或蛋白质，与其他器官进行交流。肌肉因子在人类健康与疾病如糖尿病和肥胖等中的重要性逐渐被揭示。

表 16.1　肌肉和骨相互作用中重要的肌肉因子和骨因子及其对肌肉量和骨量的影响

因子	主要组织来源	在肌肉中的功能	在骨中的功能
肌生成抑制蛋白	肌肉	负向调节肌肉大小：肌生成抑制蛋白含量低引起肌肉肥大；肌生成抑制蛋白含量高引起肌肉萎缩	促进破骨细胞募集和分化
胰岛素样生长因子 1（IGF-1）	肝、肌肉、骨	促进肌肉生长	促进骨形成，提高骨量
白介素-6（IL-6）	肌肉	高 IL-6 促进肌肉蛋白质分解代谢	通过调节骨吸收及骨钙素和 RANKL 的产生来促进骨形成
白介素-7（IL-7）	肌肉	在肌肉细胞发育中起作用	调节骨吸收，抑制骨形成
白介素-15（IL-15）	肌肉	刺激收缩蛋白的产生；促进骨骼肌葡萄糖摄取和脂肪酸氧化	通过减少骨吸收增加骨量
白血病抑制因子（LIF）	肌肉	调节肌肉发育、再生和代谢	调节破骨细胞和成骨细胞功能
脑源性神经营养因子（BDNF）	肌肉	激活 AMP 活化蛋白激酶（AMPK）依赖性脂肪氧化，促进肌肉生长	与成骨细胞和软骨细胞结合，促进骨形成
鸢尾素	肌肉	激活肌肉生成，促进肌纤维中的氧化代谢来改善肌肉大小	提高皮质质骨骨量，抑制破骨细胞生成
肌肉素	肌肉	增强身体耐力，促进线粒体生物合成	抑制破骨细胞生成
β-氨基异丁酸（BAIBA）	肌肉	以自分泌/旁分泌方式改善骨骼肌胰岛素抵抗和炎症反应	保护骨细胞免受 ROS 的伤害，防止后肢去负荷导致的骨质流失
硬骨素	骨	没有已知的直接影响	负向调节骨形成
Dkk-1	骨、其他组织	没有已知的直接影响	负向调节骨形成
Wnt	骨	激活肌肉生成，支持肌肉功能	正向调节骨形成
NF-κB 受体激活蛋白配体（RANKL）	骨、某些免疫细胞	调节 Ca^{2+} 储存和肌质网钙 ATP 酶（SERCA）活性并影响肌肉功能	激活破骨细胞生成，促进骨质流失
骨钙素	骨	调节肌肉量和功能，恢复运动能力	调节葡萄糖和能量代谢，间接调节骨骼生长
FGF-23	骨	在骨骼肌上没有发现，但对心肌有负面影响	调节磷酸盐重吸收，维持正常骨矿物质含量
PGE2	骨、其他组织	增强肌肉生成和体外肌肉功能	调节骨骼生长

这些肌肉因子包括肌生成抑制蛋白、白血病抑制因子（LIF）、胰岛素样生长因子 1（IGF-1）、成纤维细胞生长因子 2（FGF-2）、刺激血管生成的卵泡抑素样蛋白 1、白介素-8（IL-8）、脑源性神经营养因子（BDNF）、能将白色脂肪转化为棕色脂肪的鸢尾素，以及降低肥胖的肌肉因子 IL-15 等。这些因子中的许多也对骨骼有影响。除了分泌的蛋白质，β-氨基异丁酸（BAIBA）这种代谢物也已经被证明是一种骨细胞保护因子，可以防止由于制动而引起的骨质流失。

许多研究表明，肌肉因子分泌可以独立或与力学刺激协同作用来促进新骨形成。有趣的是，肌肉因子也可以作用于其他组织间接影响骨稳态。例如，IL-6 可作用于胰腺促进胰岛素分泌，进而促进骨吸收。类似地，另一种肌肉因子鸢尾素可以促进脂肪组织褐变。最近也有报道称鸢尾素能影响骨的合成代谢，包括增加实验动物的骨密度和骨强度。许多这些肌肉因子的表达已被证明依赖于肌肉收缩，因此提示肌肉因子的反应可能与运动相关。下面介绍肌肉因子在肌肉和骨组织调节中的作用（图 16.7）。

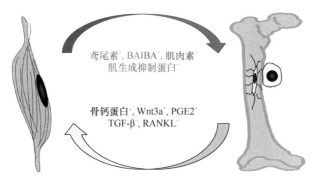

图 16.7　参与骨与肌肉相互作用的正向和负向调节因子。对肌肉有正调控作用的骨因子，包括前列腺素及在运动和力学刺激过程中产生的 Wnt 等相关因子。对肌肉有负调控作用的骨因子，包括 TGF-β 和 RANKL，由过度骨吸收产生。目前，人们对运动和制动对骨与肌肉相互作用的影响知之甚少。骨与肌肉相互作用会随着疾病、压力、昼夜节律变化，以及年龄增长而变化

16.3.1　肌生成抑制蛋白

第一个被分离出的具有生物活性的肌肉因子是肌生成抑制蛋白（myostatin），也被称为生长分化因子-8，是 TGF-β 超家族中的一个分泌型成员。肌生成抑制蛋白主要作为骨骼肌量的负性调节因子，在与肌肉萎缩相关的病理条件下高表达。在动物和人类中，低水平的肌生成抑制蛋白会导致肌肉肥大，也就是所谓的"双肌"（大力鼠）表型。事实上，肌生成抑制蛋白缺失的动物表现出显著的肌肉量增加、脂肪减少和胰岛素敏感性增加，但是其肌肉功能或力量没有明显改善（图 16.8）。在肌生成抑制蛋白缺失的肥大小鼠中观察到骨密度显著增加，从而支持肌肉和骨之间存在直接的生化通信，且这种通信不依赖于力学相互作用。最近，研究显示，肌生成抑制蛋白能够通过刺激破骨细胞募集和分化直接调节骨重建。因此，肌生成抑制蛋白抑制剂有望改善疾病条件下肌肉和骨的表型。例如，ACVR2B/FC 是一种可溶性的肌生成抑制蛋白诱饵受体，已经被证实可以预防肌营养不良、成骨不全，以及癌症和化疗诱导的恶病质情况下的肌肉和骨质流失。

16.3.2　胰岛素样生长因子 1

胰岛素样生长因子 1（IGF-1）主要在肝中产生，骨和骨骼肌也能产生。IGF-1 与跨膜酪氨酸激酶受体 IGF-1R 结合后，激活 PI3K/Akt 和 MAPK/ERK 通路（见第 4 章）。实验和临床观察表明 IGF-1 在调节肌肉和骨组织中发挥作用。这种生长因子水平的降低已经被描述为与肌营养不良、废用、癌症、烧伤和失重相关的肌肉萎缩有关，而 IGF-1 的高表达或其信号通路的激活已被证明可以抵消这些情况。有趣的是，将 IGF-1 电穿孔转到骨骼肌中，不仅恢复了后肢尾悬吊导致肌肉萎缩的动物肌肉大小，还改善了骨的表型。

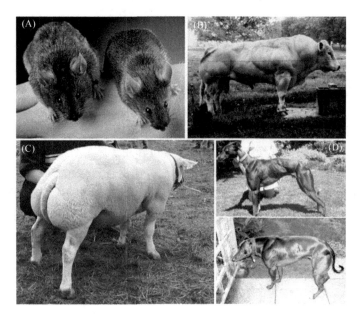

图 16.8　正常的和肌生成抑制蛋白基因缺失的动物。肌生成抑制蛋白缺失会导致肌肉过量形成。（A）肌生成抑制蛋白基因缺失的小鼠和正常小鼠；（B）肌生成抑制蛋白基因缺失的公牛；（C）肌生成抑制蛋白基因缺失的绵羊；（D）正常和肌生成抑制蛋白基因缺失的狗。授权自 Lee SJ. Sprinting without myostatin: a genetic determinant of athletic prowess. Trends Genet. 2007; 23(10): 475-477

16.3.3　细胞因子

高水平的 IL-6 最初在血液中被发现，其是一种通过 IL-6R/JAK/STAT3 信号起作用的多效促炎性细胞因子，能对肌肉收缩产生反应。在体外和体内的肌肉细胞中也发现了 IL-6 的表达。有趣的是，肌肉组织中的 IL-6 水平与蛋白质分解代谢增强和肌肉萎缩有关，而阻断这种细胞因子或其信号通路已被证明能够阻止包括癌症在内的几种疾病引起的肌肉废用。类似地，在绝经后妇女中，其血液中的 IL-6 水平与握力和腰椎骨密度呈负相关关系，并能调节骨吸收和骨源性骨钙素，以及破骨细胞分化因子 RANKL 的产生。

IL-7 是一种由肌肉组织分泌的细胞因子，已被认为是一种新的肌肉因子，其具有的破骨生成的特性已在动物模型中得到报道。同样，IL-15 肌肉特异性亚型与脂肪组织减少、肌肉量和骨量增加相关。

LIF 是另一种促炎性细胞因子，最近被认为是一种新的肌肉因子，其表达受肌肉收缩、癌症或烧伤的调节，这些情况下经常发生大量的肌肉和骨质流失。

16.3.4　脑源性神经营养因子

脑源性神经营养因子（BDNF）在神经元存活、生长和维持的调节中起关键作用（见第 18 章）。BDNF 被认为是运动时产生的一种肌肉因子。虽然 BDNF 在人骨骼肌收缩时表达迅速增加，但这种肌肉因子不会释放到血液中，它的生物学效应，包括促进 AMPK 依赖的脂肪氧化，是以自分泌的方式作用于骨骼肌的。有趣的是，局部肌肉收缩能够引起海马更高的 BDNF 水平，这一效应可能是由周围肌肉收缩而不是全身因素介导的。BDNF 受体也在成骨细胞和软骨细胞中被分离出来，因此体外实验显示 BDNF 对骨组织细胞有积极的调控作用。

16.3.5　鸢尾素

鸢尾素是一种跨膜蛋白 FNDC5 的胞外段，FNDC5 是主要在运动和肌肉收缩时产生的多肽与肌肉因子，是肌肉和脂肪代谢的中心调节因子。鸢尾素在人类疾病中的作用在相当长的一段时间里是相互矛盾的。事实上，在其基因序列中存在非典型起始密码子 ATA 而不是更典型的 ATG，尽管许多真核细胞的 mRNA 都是从非 ATG 起始密码子开始翻译的，但是这仍然让人怀疑这种蛋白质在人类中的存在。然而，最近以富含稳定同位素的对照多肽为内参的质谱学研究结果证明了人类鸢尾素的存在，且其水平受运动的调节。

鸢尾素对肌肉骨骼系统的影响是多方面的。实验证据表明，在制动和去神经诱导的肌肉萎缩模型中，鸢尾素能作为一种促肌生成因子增加骨骼肌大小。值得注意的是，鸢尾素还通过 Wnt/β-catenin 信号刺激成骨细胞的募集使皮质骨骨量增加，并通过抑制 NF-κB 和 RANKL/NFATC1 通路来抑制破骨细胞的形成。此外，在骨质疏松症的绝经后妇女中，鸢尾素也与骨折发生率呈负相关关系。

16.3.6 肌肉素

肌肉素是一种由 130 个氨基酸组成的肌源性分泌因子，其水平与营养状况密切相关。肌肉素主要在骨骼肌中表达，其表达与纤维类型有关，在快肌纤维中表达较高，在慢肌纤维中表达较低。在其他组织包括棕色脂肪和骨骼中肌肉素水平较低。已证实肌肉素与成骨细胞前体产生的一种分泌因子骨织素具有高度相似性，骨织素已被证明与利尿钠肽家族成员同源。此外，也有证据表明肌肉素对破骨细胞生成有抑制作用，进一步支持了该因子在骨组织调节中的作用。

16.3.7 β-氨基异丁酸

β-氨基异丁酸（BAIBA）（103.6Da）是肌肉收缩分泌产生的。这是一种小代谢物，由缬氨酸或胸腺嘧啶通过 PPAR-γ 共激活因子 1α（PGC1α）的作用产生。这种代谢物已被证明会影响许多代谢过程。例如，①能通过激活肝脂肪酸的 β 氧化途径增加能量消耗，②引起白色脂肪组织褐变，③以自分泌/旁分泌的方式改善胰岛素抵抗和骨骼肌炎症，④减轻 2 型糖尿病的肝内质网应激和糖脂代谢紊乱，⑤通过抑制肾成纤维细胞激活和纤维化来减轻梗阻性肾病小鼠的肾纤维化。这种肌肉代谢物也与心脏代谢风险呈负相关关系。最近的研究表明，这种代谢物可以起到保护骨细胞抵抗活性氧的作用，并防止后肢去负荷导致的骨质流失。

16.4　骨对肌肉的内分泌作用

几十年来，人们都知道骨是骨基质中各种因子的"储藏室"。转化生长因子 β 及其他生长因子如 IGF-1 和 BMP 等在体内的主要来源都是骨。这些蛋白质通常被认为是生长因子，可以由破骨细胞和酶（如几种细胞产生的金属蛋白酶）从基质中释放。2006 年，人们首次提出骨基质内的细胞即骨细胞是内分泌细胞，能分泌因子对自身产生影响，同时能通过旁分泌的方式对其他器官起作用。第一个主要的例子是成纤维细胞生长因子 23（FGF-23），它在低磷酸盐血症性佝偻病患者的骨细胞中高表达，调节肾的磷酸盐稳态。

骨细胞可以产生其他因子，如 NF-κB 受体激活蛋白配体（RANKL）和硬骨素，以及前列腺素 E2（PGE2）等小分子。骨细胞周围的骨液体流能将骨细胞分泌的分子输送到血液循环中。骨中骨细胞的量很大，是细胞因子的主要来源。骨细胞产生的有明确功能的细胞因子还在继续增加，其中包括 Dickkopf-1（Dkk-1）、牙本质基质蛋白 1（DMP-1）、细胞外基质磷酸糖蛋白（MEPE）、骨保护素（OPG），以及小分子 ATP、一氧化氮和 PGE2。因此，与肌肉相似，骨能分泌蛋白质和小分子来调节局部和远处的生理过程。

由于骨细胞是力学感受性细胞，被力学加载和未加载的骨细胞会产生不同的因子（见第 11 章）。骨细胞因子的产生也受到激素的调节，如甲状旁腺激素可减少硬骨素的产生，增加 RANKL 的产生。最初，这些因子和信号通路被认为主要作用于骨，但正如下面所讨论的那样，这些因子也可以作用于肌肉。

16.4.1 硬骨素、Dkk-1 和 Wnt

Wnt/β-catenin 通路和骨细胞的力学敏感性及力学信号转导紧密联系。该通路上的组分是骨量的重要调节因子，在骨细胞向骨表面细胞传递力学信号方面起着重要作用。该通路与前列腺素通路相互作用来响应力学加载，从而导致骨形成负调控因子如硬骨素和 Dkk-1 的减少，以及骨形成正调控因子如 Wnt 的增加（图 16.9）。Wnt1 在骨细胞中高表达，Wnt3a 是骨细胞在剪切力作用下产生的，Wnt1 和 Wnt3a 都支持肌肉发生及维持肌肉功能。虽然 Wnt（到目前为止大约有 19 种）被认为主要在局部起作用，但 Wnt3a 和其他的 Wnt 也可以存在于血清中。最近的研究表明，Dkk-1 主要由成骨细胞而不是骨细胞分泌。在成骨细胞和骨细胞中，Dkk-1 的缺失能导致高骨量，即使血液中的硬骨素水平仍然很高。目前尚不清楚这些 β-catenin 抑制剂是否对肌肉有影响，但由于 Wnt 能支持肌肉发生和维持肌肉功能，因此很可能会有影响。

16.4.2 RANKL

NF-κB 受体激活蛋白配体（RANKL）又称肿瘤坏死因子配体超家族成员 11（TnFSF11），是肿瘤坏死因子超家族的一员（见第 3 章）。虽然 RANKL 最初被鉴定为免疫细胞的产物，但后来发现它是由骨细胞产生的，对破骨细胞的激活必不可少。RANKL 受体，也称为 RANK，在骨骼肌中表达，它可能调节 Ca^{2+} 的储存和肌质网钙 ATP 酶（SERCA）的活性。RANK 的表达可能在进行性假肥大性肌营养不良等导致的肌肉力量下降中起作用。选择性敲除抗肌萎缩蛋白基因的 mdx 小鼠肌肉力量增加。另外，用 RANKL 抗体和截短型 OPG、可溶性 RANKL 受体、OPG-Fc 治疗 mdx 小鼠，可以改善其肌肉功能。全长 OPG-Fc 能部分独立于 RANKL/RANK 相互作用而有更大的影响。这些观察提出了几个问题：肌肉和破骨细胞的 RANK 信号相似吗？OPG 的独立效应是如何介导的？RANKL 和 OPG 的来源是骨组织细胞还是免疫细胞？

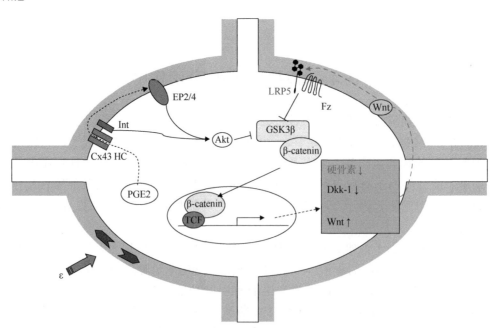

图 16.9　Wnt/β-catenin 信号通路在力学感知和力学信号转导中的作用及其对肌肉的影响。骨细胞感受流体剪切应力刺激，通过连接蛋白 43 半通道（Cx43 HC）释放 PGE2，通过其受体 EP2/4 作用于细胞，使 GSK3β 与 β-catenin 脱离，激活 β-catenin 信号，从而从旁路快速激活 Wnt/β-catenin 信号。一旦该通路被激活，就会产生 Wnt，并通过 LRP 受体反馈调节，通过经典的受体激活机制激活该通路。这些力学刺激产生的骨细胞产物，已被证明可以增强肌肉生成和维持肌肉功能。根据 Bonewald, Johnson. Bone. 2008 修改

16.4.3　骨钙素

骨钙素只在骨中产生，主要由成熟的成骨细胞产生，但骨细胞也可表达。骨钙素对羟基磷灰石有很高的亲和力，但随着脱羧作用，骨钙素可以从骨矿物质中释放出来。骨钙素与 Gprc6a 受体结合，能影响远处的脂肪细胞和胰岛 β 细胞。骨钙素对小鼠有很多作用，除了调节葡萄糖代谢、能量代谢、生育能力和异位骨化外，对肌肉也有作用。Gprc6a 基因敲除小鼠表现出肌肉量减少，而 Esp（一种抑制骨钙素功能的磷酸酶）基因敲除小鼠则表现出肌肉量增加。另外，还有其他证据表明骨钙素对肌肉量和肌肉功能很重要，如补充骨钙素可以恢复小鼠的运动能力并增加其肌肉力量。有氧运动可以增加血液中活性骨钙素的水平，并激活肌肉中的骨钙素信号，从而产生肌细胞因子 IL-6。这些研究大多数是在啮齿动物身上进行的，在人类也有一些类似的实验数据。

16.4.4　成纤维细胞生长因子 23

骨细胞通过一些分子来调节磷酸盐，如成纤维细胞生长因子 23（FGF-23）、X 染色体上磷酸盐调节中性内肽酶（PHEX）和 DMP-1。PHEX 和 DMP-1 都能下调骨细胞中 FGF-23 的表达，使肾可以再吸收磷酸盐以维持足够的血液浓度来维持正常的 BMC。在缺乏 DMP-1 或 PHEX 的情况下，FGF-23 在骨细胞中的水平升高，引起肾磷酸盐外排，导致骨软化症和佝偻病。人体内 FGF-23 升高对心肌有消极影响，如心脏病风险增加、左心室肥厚、血管钙化导致血管功能受损及脂肪量增加。尽管 FGF-23 对心肌有负面效应，但其对骨骼肌没有影响。

16.4.5　前列腺素 E2

原代骨细胞和 MLO-Y4 骨样细胞在流体剪切力的作用下能分泌因子，促进 C2C12 细胞成肌作用并激活 Wnt/β-catenin 通路。研究发现，流体剪切力促进骨细胞因子 PGE2 和 Wnt3a 分泌，增加成肌作用和离体肌肉功能。PGE2 也是原代成肌细胞/肌管肌源性分化的细胞因子。骨细胞产生的 PGE2 是肌肉细胞产生的 100 多倍。连接蛋白 43 半通道已被证明在骨细胞对应力响应释放 PGE2 中起着重要作用。靶向敲除成骨细胞/骨细胞中的连接蛋白 43 基因不仅能减小皮质骨厚度，还能导致快肌趾长伸肌表型缺陷。这表明，前列腺素 E2 的释放可以通过同样的机制来调节骨和肌肉。

16.4.6　未知因子

有趣的是，在一项利用 DMP-1-Cre 在骨细胞中条件敲除膜结合转录因子肽酶位点 1（MBTPS1）基因的转基因小鼠研究中，除了股骨刚度增加了 25%，没有观察到其他明显的骨表型差异。然而，与正常对照组相比，随着年龄的增长，比目鱼肌（一种慢肌）的肌肉量和收缩力都有所增加。这表明，随着年龄的增长，骨细胞会产生一种负性的肌肉调节因子。这与随着年龄增长而硬骨素和 RANKL 等其他负性调节因子的产生相一致。目前，尚不清楚这种负调控的肌肉调节因子是什么。

16.5　骨和肌肉关联疾病

16.5.1　骨和肌肉的多效性基因及其在肌肉骨骼疾病中的潜在作用

骨密度和瘦体重是可遗传的性状。全基因组关联分析（GWAS）可以用来确定可能影响骨骼和肌肉发育与功能的基因。双变量 GWAS 用于确定与骨骼和肌肉性状相关的多效性候选基因/单核苷酸多态性（SNP）/区域。对 10 000 多名儿童的瘦体重和头部以外的骨密度进行双变量 GWAS，发现在 8 个位点存在多效性变异，有 7 个确定的 BMD 位点：WNT4、GALNT3、MEPE、CPED1/WNT16、TNFSF11、RIN3 和 PPP6R3/LRP5。令人惊讶的是，TOM1L2/SREBF1 位点的变异对整个身体的瘦体重和骨密度产生了相反的影响，这表明在增加肌肉的同时减少了骨骼。这是首次通过双变量 GWAS 明确遗传因素对骨密度和瘦体重具有多效性的影响，骨密度和瘦体重是可遗传的性状。

另一个潜在的多效性基因是 *METTL21C*，其编码一种甲基转移酶超家族的成员，该成员具有蛋白赖氨酸 *N*-甲基转移酶活性，能甲基化含缬氨酸的蛋白伴侣。该基因的特异性突变能导致包涵体肌炎。包涵体肌炎是一种炎症性肌肉疾病，属于早期佩吉特病（Paget disease）。大约 50% 的包涵体肌炎患者会继续发展为佩吉特病。C2C12 肌肉细胞中该基因表达的下调不仅减少了肌浆网钙离子的释放，还减少了成肌分化和肌管细胞面积。在 MLO-Y4 骨细胞中该基因表达的下调使其对地塞米松诱导的细胞死亡更敏感。在这两种细胞中，Mettl21c 信号都与 NF-κB 信号通路相关联。这些研究支持一个观点，即骨和肌肉中有一些共同的遗传因素与信号通路。

这些研究中发现的另一个基因是 *MEF2C*，这是一种编码转录因子（肌细胞增强因子 2C）的基因，被证明参与心肌和骨骼肌的发育。骨细胞中 MEF2C 的缺失导致小鼠骨密度增加。因此，MEF2C 在骨和肌肉中都发挥着重要作用。

16.5.2 成骨不全

成骨不全（OI）是一种先天性骨骼无序，胶原蛋白及其加工酶的突变导致胶原蛋白突变或胶原蛋白缺乏（见第 1 章），这会导致更容易骨折，这就是为什么这种情况被称为"脆性骨病"。基于一些最常见的人类基因突变，已经构建了许多成骨不全的动物模型，这些模型会出现明显的肌无力现象。有趣的是，抗硬骨素抗体、抗转化生长因子 β 抗体、ACVR2B-Fc、一种可溶性的 ACVR2B 融合蛋白和受体下游信号激活素受体 2B（ACVR2B）的抑制剂，以及双膦酸盐等已知的针对骨的治疗药物，在改善骨的同时，对肌肉也有改善作用。例如，阻断内源性 ActRIIB 能改善成骨不全小鼠模型（oim/oim 小鼠）的肌肉大小和收缩功能。虽然 ActRIIB 对肌肉的影响可能是通过骨间接作用的，但也不能排除对肌肉有直接影响。

16.5.3 恶病质

恶病质是一种以骨骼肌和脂肪组织萎缩为主要特征的多因素综合征，在慢性心力衰竭、慢性阻塞性肺疾病、慢性肾脏病、脓毒症、烧伤、艾滋病、癌症，以及长期使用化疗药物后发生。厌食、全身炎症、胰岛素抵抗和肌肉蛋白质分解增加通常是恶病质的特征。恶病质不同于饥饿、衰老导致的肌肉萎缩、吸收不良和甲状腺功能亢进症，它与疲劳增加、运动状态差、生活质量降低和高死亡率相关，不能通过营养支持完全逆转。目前还没有治疗这种综合征的方法。

癌症引起的恶病质通常是这种综合征中最严重的，大多数肿瘤科患者在疾病的最后阶段可能会失去多达 80% 的肌肉。在这些患者中，恶病质可能是肿瘤–患者相互影响的结果，也可能是抗癌药物的结果，癌症引起的死亡中有高达 50% 是恶病质造成的。患者除了肌肉量的丢失，还经常被观察到肌无力，造成极度虚弱。事实上，在 70%～100% 的癌症患者中，化疗加剧了肌肉量的减少和肌肉功能的下降，因此也促进了整体生活质量的恶化，并降低了患者对抗癌药物的反应。

目前普遍认为，包括激素、细胞因子和营养物质在内的多种因素复杂相互作用参与了恶病质组织萎缩的发病机制。恶病质中肌肉萎缩的主要原因是蛋白质降解速度加快，但其原因尚不完全清楚。不同的细胞内蛋白水解系统对提高蛋白质降解率有多少贡献仍然存在争议。然而，一些实验发现，ATP-泛素-蛋白酶体系统似乎在肌肉萎缩的发展过程中起着至关重要的作用。有趣的是，不同的蛋白质降解途径，包括钙依赖和溶酶体依赖的途径，也在肌肉蛋白的过度分解代谢中起协同作用（图 16.10）。

恶病质和肌肉减少症（见下文）很难区分，因为两者在激素缺乏和症状起源方面有一些相同的方面。但这两种症状通常被定义为不同的临床症状。肌肉减少症是由一系列因素引起的，包括与年龄相关的激素水平下降、肌肉神经减少、遗传因素和运动。恶病质是一种独特的临床综合征，与高水平的促炎性细

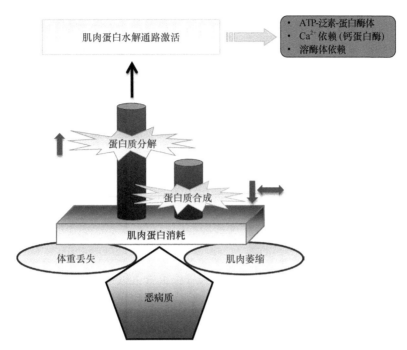

图 16.10 恶病质肌肉丢失所涉及的蛋白水解系统。恶病质的特征之一是肌肉蛋白耗竭，主要由肌肉蛋白分解代谢加剧引起。肌肉蛋白经常被活化的肌肉特异性蛋白水解酶系统降解，包括 ATP-泛素-蛋白酶体依赖系统、钙离子依赖系统和溶酶体依赖系统

胞因子介导的炎症有关，对肌肉代谢有直接影响，并导致蛋白质过度分解代谢和厌食症。特别值得一提的是，厌食症会增强导致饥饿的反馈调节，也与肌肉量丢失有关。

肌肉减少症和恶病质的明确定义对于早期诊断这两种疾病，并开发治疗老年骨骼肌萎缩和肌无力的方法至关重要。一般来说，评估营养摄入量能提供重要的信息，食物摄入量的不足可以通过使用适当的营养补充剂来纠正。然而，恶病质，特别是在其后期阶段，现有的治疗干预措施往往不起作用，因此调节食欲和食物摄入量的策略难以奏效。

恶病质有一些方面还未被研究，这些方面能表明骨骼肌量的下降与骨质流失和骨质疏松症发生之间的联系，这通常发生在癌症患者或接受放化疗的患者中。骨骼肌废用相关机制也可能在癌症相关的骨质流失方面发挥作用，从而使肌肉和骨骼在恶病质中受到协同调节。实验和临床观察发现，骨质疏松症、骨代谢紊乱和骨组织功能衰退可能与恶病质有关。乳腺癌相关的骨病变已经被证明与 TGF-β 介导的肌肉量减少和收缩力下降有关。同样，患直肠癌或卵巢癌的动物，以及接受化疗的小鼠，都表现出明显的骨量、骨骼肌量和肌肉力量的降低。

随着人们对肌肉和骨之间生理和分子相互作用的认识日益加深，以前被证明与骨骼肌和脂肪丢失相关的因子也被发现以类似的方式影响骨组织。通过 ACVR2B/Fc 抑制 ACVR2B 信号可以有效地缓解化疗有关的肌肉和骨衰减。这也与先前的数据一致，ACVR2B/Fc 最初被证明可以改善肌肉表型，延长癌症患者的存活时间，同时在成骨不全小鼠模型和 mdx 小鼠中防止骨质流失。

16.6 衰老对肌肉骨骼系统的影响

衰老对骨和骨骼肌都有很大的影响。整体活动减少或卧床休息时间增加可能部分解释了在老年人中观察到的骨和肌肉衰减。伴随着与年龄相关的骨质流失（见第 10 章），与年龄相关的肌肉量减少和肌肉功能下降被称为肌肉减少症，这是一种在 30 岁后就开始发生的疾病，通常在 60 岁之后迅速发展，常常使人虚弱。据预测，到 2050 年，60 岁以上的世界人口将有 20% 患有肌肉减少症，到 2150 年，将有 1/3

的人口患有肌肉减少症。随着年龄的增长，肌卫星细胞的数量减少，导致肌肉再生能力降低，神经元数量减少，导致肌肉收缩功能受损，肌肉力量减弱。肌肉减少症还与代谢异常有关，包括胰岛素敏感性的改变、肌骨瘤（即骨骼肌中的脂肪和结缔组织浸润）、氧化防御功能受损、激素水平降低，以及线粒体活性降低。尽管存在明显的机制差异，但肌肉减少症经常与恶病质有关，后者严重影响慢性病患者的生活质量。

值得注意的是，与衰老相关的骨质疏松症经常与肌肉减少症或恶病质并存，从而在异常的肌肉和骨之间建立恶性循环，导致生活质量显著下降，并导致老年患者预后不良和生存时间缩短。骨质疏松症和肌肉减少症通常出现在同一个患者身上。目前还不清楚这两种病的发生顺序，或者这些条件是否有关联。从力学的角度来看，肌肉功能的下降，将导致骨负荷的减小，从而导致骨量的减少。总而言之，再生能力降低可能是骨质疏松症和肌肉减少症的共同机制。然而，仅靠肌肉萎缩并不能完全解释肌肉减少症的整体情况，反过来，年龄增长导致的骨量减少也不能完全解释骨质疏松症。

16.6.1 肌肉减少症

肌肉减少症通常是指衰老导致的肌肉蛋白含量、肌肉功能和肌肉量的丢失。与性别和种族背景相同的年轻个体相比，当个体四肢骨骼肌量与身高的比值低于两个或两个以上标准差时，就被认为是肌肉减少症。目前已经有几种准确测定骨骼肌量的方法，包括双能 X 射线吸收法（DXA）、生物电阻抗分析（BIA）和成像技术[磁共振成像（MRI）、计算机断层扫描（CT）]（图 16.11）。

统计数据显示，在 80 岁以上的人群中，53% 的男性和 43% 的女性患有肌肉减少症，不同种族之间存在一定的差异，西班牙裔男性和女性的肌肉减少症发生率相对较高，男性骨骼肌量的下降比女性更明显。造成这种差异的机制尚不完全清楚，人们推测激素和遗传成分可能起着重要作用。有趣的是，出生体重是男性和女性对肌肉减少症易感性的一个很好的指标，而且与肌肉功能参数有很好的相关性，但与成年后的身高和体重无关。然而，这种情况的正确诊断和治疗有时会因为由疾病引起的身体变化和肥胖而变得复杂。事实上，脂肪量可能会掩盖体重的减轻，而体重可以反映肌肉量的改变，这种情况称为肌少症性肥胖，已经发现存在于恶性肿瘤、类风湿关节炎和衰老等情况下，主要特征是瘦体重的减小，伴随着脂肪量的维持甚至增加。

研究表明，一些紊乱可能会导致肌肉减少症，包括久坐不动的生活方式导致的活动减少、神经肌肉缺陷、内分泌功能异常和激素异常、疾病或创伤。总体而言，肌肉量的丧失是由于蛋白质合成和蛋白质降解之间的平衡被打破，蛋白质降解占主导。营养不良、体力活动减少、卧床休息和慢性病等引起胰岛素或 IGF-1 缺乏，也引起蛋白质降解增加和肌肉萎缩。衰老引起的性激素下降在肌肉减少症的发病机制中也起到了一定的作用。另外，也有研究认为，雌激素和睾酮水平的降低可能会间接影响肌肉质量，因为它们抑制了促炎性和促分解细胞因子如 IL-1 和 IL-6 等的表达。有趣的是，年龄因素对肌卫星细胞的招募和骨骼肌的整体再生能力起主导作用。事实上，利用年轻小鼠和老年小鼠之间的肌卫星细胞移植或寄生的实验表明，来自年轻小鼠的因子能使老年小鼠的肌卫星细胞池恢复活力。

最近有研究表明，自噬的异常激活也可能导致肌肉蛋白周转加剧，从而导致肌肉减少症。自噬是细胞成分周转的一个重要过程，无论是在正常情况下，还是在应对压力、营养剥夺或细胞因子作用时都是如此。PPAR-γ 共激活因子 1α（PGC1α）作为线粒体生物发生的主要调控因子之一，降低其在肌肉中的表达，能阻止衰老小鼠肌肉中自噬的激活，减轻

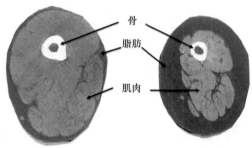

骨
脂肪
肌肉

活跃的年轻人　　　　　不活跃的老年人

图 16.11　随年龄增长出现的肌肉减少症。随着年龄的增长，肌肉周围和内部的脂肪含量增加，而去脂肌重（肌肉）的体积逐渐减小

衰老诱导的肌肉萎缩和虚弱。

事实证明，抗阻运动通过改善蛋白质合成与降解的平衡，在改善肌肉质量和力量方面非常有效，即使是在非常年老的受试者中也是如此。改善激素水平也对肌肉量有明显的提高作用。例如，通过恢复睾酮水平作用于雄激素信号，对肌肉量、力量和功能都有明显提高，但同时也造成了癌症的加速发展。目前，正在进行测试非甾体选择性雄激素受体调节剂的作用，其安全性和耐受性更好。通过营养补充剂来改善肌肉减少症患者的蛋白质合成一直存在争议。一些研究认为高蛋白质摄入对肌原纤维蛋白质合成是有益的，但也有其他研究认为其对肌少症性肥胖患者的肌肉合成速率没有影响。补充肌酸，特别是再加上运动，能通过增加肌肉中储存的磷酸肌酸和 ATP 增加能量供应，改善肌肉的大小和功能，但还需要进一步的研究来证实。据报道，即使蛋白质合成速率不变，补充支链氨基酸也可以提高整体氮平衡。因此，需要更多的研究来评估营养补充对肌肉减少症患者肌肉量的影响。

16.7　总　　结

从胚胎发育到生长发育，再到成熟和衰老，骨和肌肉之间终生存在相互作用。肌肉和骨之间的力学和生化相互作用可能是协同作用的。力学作用可能会促进骨和肌肉通过释放特定的细胞因子，从而对彼此的功能产生影响。了解骨和肌肉之间生物化学交流的力学、细胞和分子机制，对于发现可能同时对骨和肌肉产生积极影响的潜在新疗法具有重要意义。同时针对骨和肌肉两个组织进行治疗可能会对骨质疏松症与肌肉减少症等相关骨和肌肉疾病的治疗产生革命性的影响。

练 习 题

1. 骨和肌肉相互作用的两种方式是什么？
2. 描述一种主要影响骨/肌肉的疾病，并简述该疾病如何影响另一组织。
3. 描述一种骨产生的对肌肉有负面影响的因子。
4. 比较恶病质与肌肉减少症。
5. 描述参与肌肉损耗的蛋白水解系统。

推荐阅读文献目录

1. Bonewald LF, Kiel DP, Clemens TL, et al. Forum on bone and skeletal muscle interactions: summary of the proceedings of an ASBMR workshop. J. Bone Miner. Res. September 2013; 28(9): 1857-1865.
2. Bonewald LF, Johnson ML. Osteocytes, mechanosensing and Wnt signaling. Bone. 2008; 42(4): 606-615.
3. Brotto M, Bonewald L. Bone and muscle: interactions beyond mechanical. Bone. 2015; 80: 109-114.
4. Colaianni G, Mongelli T, Colucci S, et al. Crosstalk between muscle and bone via the muscle-myokine irisin. Curr. Osteoporos. Rep. 2016; 14(4): 132-137.
5. Karsenty G, Mera P. Molecular bases of the crosstalk between bone and muscle. Bone. 18, 2017. pii: S8756-3282(17) 30145-X.
6. Maurel DB, Jähn K, Lara-Castillo N. Muscle-bone crosstalk: emerging opportunities for novel therapeutic approaches to treat musculoskeletal pathologies. Biomedicines. 24, 2017; 5(4). pii: E62.
7. Regan JN, Trivedi T, Guise TA, et al. The role of TGF β in bonemuscle crosstalk. Curr. Osteoporos. Rep. 2017; 15(1): 18-23.
8. Riley LA, Esser KA. The role of the molecular clock in skeletal muscle and what it is teaching us about muscle-bone crosstalk. Curr. Osteoporos. Rep. 2017; 15(3): 222-230.

第17章 骨骼与免疫系统（骨免疫学）

朱莉娅·F. 查尔斯 (Julia F. Charles)[1]，玛丽·C. 纳卡穆拉
(Marry C. Nakamura)[2]，玛丽·贝丝·汉弗莱 (Mary Beth Humphrey)[3]

1 布里格姆妇女医院和哈佛医学院骨科，美国马萨诸塞州波士顿
2 加利福尼亚大学旧金山分校医学系和旧金山退伍军人管理局医疗保健系统，美国加利福尼亚州旧金山
3 俄克拉何马大学健康科学中心医学系和俄克拉何马城退伍军人管理局，美国俄克拉何马州俄克拉何马城

骨免疫学是研究免疫系统和骨骼系统之间相互作用的学科。破骨细胞来源于免疫细胞（见第3章），且大部分免疫系统发育自骨髓，这几个系统之间的关系已经很清楚。然而，近期免疫学家和骨生物学家同时发现了 NF-κB 受体激活蛋白（RANK）/NF-κB 受体激活蛋白配体（RANKL）在破骨细胞形成中的作用，进一步促进了这一领域的研究发展。自彼时起，许多研究已经确定了免疫细胞和骨组织细胞之间的分子相互作用，证明了来自两个系统的细胞之间的双向影响调节骨骼和免疫反应的发展和功能。

免疫系统能够对不同刺激和压力做出反应，从而能够对感染、创伤、癌症和环境压力做出反应，以维持或恢复体内平衡。传统上，免疫系统分为两个主要部分：①天然免疫系统，它对感染或损伤产生更多的非特异性和有限的反应；②获得性免疫系统，它使细胞对外来病原体产生高度特异性的反应，这种反应可以通过先天免疫系统进行训练。这两种免疫系统都可以影响正常和病理状态下的骨转换。天然免疫和获得性免疫的主要区别在于对外来病原体的反应的特异性、反应的速度和持续时间，以及涉及的效应细胞的类型（表17.1）。

表 17.1　天然免疫和获得性免疫的区别

	天然免疫	获得性免疫
反应速度	快速——几分钟至几小时	延迟——几小时、几天甚至几周
反应特异性	非特异性反应	抗原特异性反应
	基于分子模式（LPS、LTA、甘露聚糖、聚糖）	针对分子结构的细节（蛋白质、多肽、碳水化合物）
	非克隆反应	克隆反应
有机体	所有动植物	有颌脊椎动物
记忆	通常没有记忆反应	免疫记忆可被唤醒
受体	生殖细胞编码	基因片段编码
	没有重新排列	进行基因重排以创造多样性
	每个细胞表达多种不同的模式识别受体	每个细胞表达单个 TCR 或 BCR
细胞	中性粒细胞、嗜碱性粒细胞	T 细胞
	嗜酸性粒细胞	B 细胞
	自然杀伤（NK）细胞，NK T 细胞	
	单核细胞、巨噬细胞	
	树突状细胞	
	破骨细胞	

注：BCR：B 细胞受体；LPS：脂多糖；LTA：脂磷壁酸；TCR：T 细胞受体

17.1　天　然　免　疫

天然免疫（又称固有免疫或先天免疫）系统是一种快速反应系统，可被动员起来对抗外来病原体或机体的"危险"情况。天然免疫细胞和机制可以被所有植物和动物所利用。天然免疫系统不仅涉及特定的免疫细胞，如中性粒细胞、自然杀伤细胞、嗜碱性粒细胞、嗜酸性粒细胞、树突状细胞、单核细胞和巨噬细胞，而且还利用组织屏障，如皮肤和黏膜，以及分泌蛋白，如复合物。与获得性免疫细胞相比，天然免疫细胞对病原体的反应更多的是非特异性的，可以作为微环境变化的传感器。天然免疫识别已经被证明是通过模式识别受体发生的，这个受体通过检测是一种保守分子模式，它是在病原体中被发现的，然而在正常细胞里却没有。通过天然免疫细胞检测病原体相关分子模式（PAMP）可以识别入侵病原体的存在，使获得性免疫系统激发更特异性的免疫反应。模式识别受体，如 Toll 样受体（TLR）家族中的受体，是基于特定的分子模式编码和识别 PAMP 的，这些模式识别受体是基于在病原体中看到的特定分子模式，如脂多糖、鞭毛蛋白和肽聚糖（图 17.1，表 17.2）。针对这些局部"危险"征兆，天然免疫细胞产生细胞因子和趋化因子，开始吞噬细胞作用，并能启动和刺激更具特异性的获得性免疫反应。

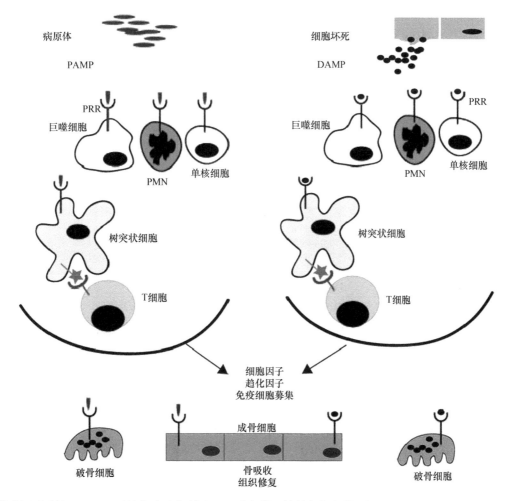

图 17.1　模式识别受体（PRR）。天然免疫反应利用 PRR 感知微环境的变化和激活细胞反应。这些 PRR 既可以识别病原体特异性分子（PAMP 或病原体相关分子模式），也可以识别细胞损伤过程中释放的内源性宿主信号（DAMP 或损伤相关分子模式）。每种病原体由其特定的分子标记或 PAMP 由特定的 PRR 识别（表 17.2，表 17.3）。DAMP 是烧伤、创伤、感染等炎症应激过程中释放的危险信号，能激活相同的 PRR，导致免疫细胞分泌细胞因子和趋化因子，动员天然免疫细胞，激活获得性免疫细胞。PRR 也存在于破骨细胞和成骨细胞上，可以被 PAMP 和/或 DAMP 直接激活

表 17.2　识别受体家族模式的类型

TLR	Toll 样受体
CLR	C 型凝集素受体
RIG-I	维甲酸诱导的基因 1 样受体
NLR	核苷酸结合域，富含亮氨酸的重复序列蛋白受体
STING	干扰素基因和相关胞质 DNA 传感器的刺激物
AIM	黑色素瘤样受体缺乏

　　天然免疫在创伤、毒素、缺血或炎症引起的组织损伤反应中也起着重要作用。受损的细胞释放出损伤相关分子模式（DAMP），也会刺激类似于 PAMP 的模式识别受体产生（表 17.3）。DAMP 包括死亡细胞释放的细胞内成分，如组蛋白、高速泳动族蛋白 B1（HMGB1，又称高迁移率族蛋白 B1）、ATP 和尿酸。这使得天然免疫系统能够在没有特定病原体的情况下，在创伤、缺血或炎症引起的组织损伤后，被激活以"清理"细胞碎片。这一功能对维持机体内环境稳定有重要作用，对创面愈合和组织修复有重要作用。天然免疫反应对防止正在进行的组织破坏也很重要。天然免疫系统对骨骼很重要是因为它需要在整个生命中进行重塑。

表 17.3　模式识别受体识别的病原体和危险相关分子模式

病原体相关分子模式	危险相关分子模式
LPS（脂多糖）	HSP（热休克蛋白）
LTA（脂磷壁酸）	纤维蛋白原
肽聚糖	透明质酸
鞭毛	双链蛋白聚糖
DNA	HMGB1
RNA	S100 蛋白质
甲酰肽	β 防御素
	花青素
	RNA
	DNA
	组蛋白类

　　破骨细胞是天然免疫系统的造血细胞，与骨髓细胞谱系中的许多其他天然免疫细胞源于相同的前体细胞。与其他天然免疫细胞相似，它们被细胞因子（如 RANKL、TNF-α 和 IL-1β）激活，启动骨吸收和钙动员。与其他天然免疫细胞一样，它们对局部微环境刺激有反应，并受天然免疫受体调节。经典的 TLR 刺激调节破骨细胞的分化，这种效果取决于破骨细胞形成的阶段。TLR4 的激活抑制早期破骨细胞前体细胞的分化，但可以增加成熟破骨细胞的存活率。成骨细胞和骨细胞来源于骨髓间充质干细胞，它们也受天然免疫刺激和其他免疫细胞的调节。例如，成骨细胞或基质细胞上的模式识别受体 TLR 的活化，刺激这些细胞产生破骨细胞因子，如 RANKL 和 TNF-α。

17.2　获得性免疫

　　获得性免疫系统以其反应的高特异性及接受训练的能力而闻名。获得性免疫应答是预防接种疫苗保护机体不受感染的基础。获得性免疫记忆是指能够记住对特定病原体的特定反应，并在第二次遇到相同的病原体时能够做出更快、更强的反应。获得性免疫系统包括两个主要类型的反应：①体液免疫或抗体介导的反应；②细胞免疫，涉及细胞介导的细胞毒性和细胞活化释放细胞因子、趋化因子，并启动吞噬作用。

　　抗体是免疫球蛋白，是免疫细胞响应外来蛋白质或抗原而产生的蛋白质。抗原是人体识别并产生针对自身免疫反应的外源蛋白质。抗体以高度特异性的方式与外源抗原结合，以促进从体内去除抗原。抗体是由分化自 B 细胞的浆细胞产生的。抗体分泌在血液和其他体液中具有多种免疫功能，这些功能合称为体液免疫。免疫球蛋白的功能包括：①中和病原体，阻断病原体上的重要表面分子进入和防止病原体的作用或感染性；②调理作用，抗体可以覆盖病原体，然后抗体与天然免疫细胞上的受体结合，导致病原体被吞噬；③补体激活，抗体与抗原的结合触发补体系统，该系统可直接杀死某些病原体并增强调理作用（图 17.2）。

　　参与获得性免疫的主要细胞是淋巴细胞：T 细胞和 B 细胞。B 细胞在骨髓中发育。每个 B 细胞均含有免疫球蛋白基因片段，这些片段在发育过程中会发生随机基因重排，从而能够创建大量具有不同抗原特异性的 B 细胞。重组过程是一个高度调控的过程，以 B 细胞谱系特异性、动态性和等位基因特异性的方式控制。每个 B 细胞都表达一个独特的免疫球蛋白 B 细胞受体，该受体与独特的抗原结合，并且受体和抗原的结合导致 B 细胞活化。在 B 细胞发育过程中，B 细胞经过选择以去除与自身抗原具有反应性的细胞。

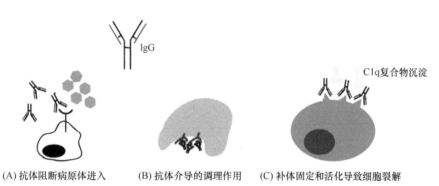

图 17.2　抗体效应器的功能。抗体在体液免疫中起着多种作用。抗体可以通过以下作用抑制和清除感染。（A）中和作用：抗体能阻止病原体与细胞结合和进入细胞；（B）调理作用：与病原体结合的抗体可以促进病原体与免疫细胞的结合并增强吞噬作用；（C）补体激活：抗体可以修复补体并激活细胞裂解或增强吞噬作用

　　T 细胞也出现在骨髓中，但后期迁移到胸腺，在那里它们经历成熟和类似的随机基因重排，从而导致带有具有多种抗原特异性的 T 细胞受体（TCR）的 T 细胞。通过与免疫球蛋白基因重排相似的重组来调节 TCR 重排。每个单独的 T 细胞仅表达一个 TCR 序列。T 细胞也经过选择以去除自身反应性 T 细胞。消除自我反应的过程也称为耐受性的发展。通过与抗原呈递细胞上的主要组织相容性复合体（MHC）分子呈递的抗原结合，激活每个 TCR。人类的 MHC 分子也称为人类白细胞抗原（HLA）。这些分子是定义"自我"的细胞表面分子，在器官移植过程中需要匹配。在特定刺激下，T 细胞通过细胞因子和调节性转录因子分化为 CD8$^+$细胞毒性 T 细胞或 CD4$^+$辅助性 T 细胞。细胞毒性 T 细胞可以特异性识别病毒感染的细胞或癌细胞中的外源抗原，并启动异常细胞的裂解。CD4$^+$细胞在特定转录因子的影响下进一步分化为极化的 T 细胞，这些 T 细胞分泌具有特定效应功能的特定细胞因子谱（图 17.3）。在获得性免疫应答过程中，通过响应特定抗原的刺激，T 细胞进行特异性克隆扩增。这些 T 细胞亚群中的一些通过它们的功能来定义，如调节性 T 细胞（Treg，即可以下调免疫应答的 T 细胞）或 Th17 细胞（产生细胞因子 IL-17 的 T 细胞）。

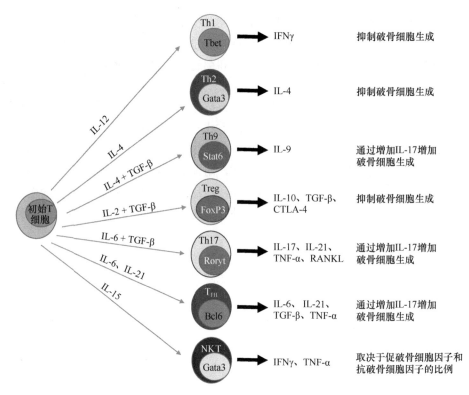

图 17.3 辅助性 T 细胞调节破骨细胞的生成。当微环境中的细胞因子刺激未成熟的 CD4+ T 细胞时，它们会上调驱动辅助性 T（Th）细胞分化的特定转录因子的表达。每种类型的 Th 细胞产生调节免疫反应和破骨细胞生成的标志性细胞因子。Th17 细胞对骨重建的影响最大。图片修改自 Srivastava, Dar, Mishra; 2018

17.3　B 细胞与骨重建

如上所述，B 细胞是免疫系统中产生抗体的细胞，对于体液免疫是必不可少的。B 细胞来源于骨髓祖细胞，并在人的一生中不断产生。B 细胞在一种称为骨髓生态位的特殊结构中，由造血干细胞（HSC）祖细胞分化而来，与骨基质细胞和其他细胞的相互作用对于 B 细胞初始阶段的发育至关重要（见第 2 章）。反过来，B 细胞可以通过产生特定的细胞因子（见第 4 章），在某些情况下还可以通过产生特定抗体来激活破骨细胞。从 HSC 到常见的淋巴祖细胞到未成熟的 B 细胞，B 细胞发育的初始阶段发生在骨髓中。然后，未成熟的 B 细胞必须离开骨髓，并被抗原呈递细胞激活，以分化为成熟的 B 细胞和最终分化的分泌抗体的 B 细胞——浆细胞。然后这些成熟的 B 细胞才可以返回骨髓。因此，骨髓中不成熟的 B 细胞和成熟的 B 细胞都可能影响破骨细胞和成骨细胞的功能。

B 细胞是骨保护素（OPG）的主要来源，OPG 是 RANKL 的诱饵受体，可阻断破骨细胞的生成。成熟的 B 细胞和浆细胞是 OPG 特别有效的生产者（图 17.4）。通过细胞分化抗原 40（CD40）-CD40L 信号通路共刺激簇激活 B 细胞，能够进一步促进 B 细胞产生 OPG。B 细胞还产生 TGF-β，这是另一种破骨细胞抑制细胞因子。B 细胞对于维持正常的骨转换至关重要，如 μMT/μMT 小鼠的骨质疏松症表型证明，它们缺乏成熟的 B 细胞。这些小鼠具有破骨细胞活性增强的证据，表明 B 细胞在正常条件下对骨重建的主要作用是抑制破骨细胞的生成。

B 细胞也产生 RANKL。尽管 B 细胞来源的 RANKL 对正常骨重建的贡献似乎不大，因为仅在 B 细胞中缺乏 RANKL 的小鼠没有骨表型的改变，但是，激活的 B 细胞生成 RANKL 的量显著增加，这可能导致炎症条件下的骨质流失（图 17.4）。来自 B 细胞的 RANKL 对于牙周炎（由 B 细胞驱动的疾病）中牙槽骨的骨质流失似乎特别重要，并且可能导致雌激素缺乏引起的骨质流失，这将在后面的部分详细讨论。

尚不清楚 B 细胞产生的 RANKL 是否会导致类风湿关节炎（RA）等 T 细胞引起的炎性疾病的骨质流失，但新兴证据表明，浆细胞产生的致病性自身抗体可以激活破骨细胞和骨吸收（参见下文有关自身免疫疾病的部分）。

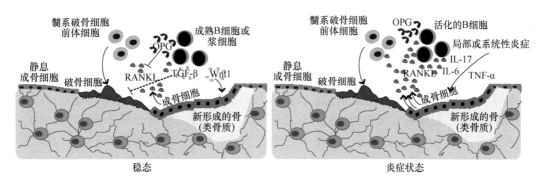

图 17.4　B 细胞利用多种机制影响骨重建。在稳态条件下（左图），骨重建单元内在 RANKL 的作用下髓系破骨细胞前体细胞分化形成破骨细胞。虽然相邻的成熟 B 细胞或浆细胞产生一些 RANKL，但 RANKL 的主要来源是成骨细胞谱系细胞。相反，B 细胞是 OPG 的主要来源，OPG 结合 RANKL 并抑制其功能，从而减少破骨细胞的分化。由 B 细胞产生的 TGF-β 能抑制破骨细胞生成。B 细胞产生的抗破骨细胞因子对正常骨重建很重要，因为 B 细胞缺陷小鼠的骨量很低。B 细胞还产生 Wnt1，它促进新骨形成，使破骨细胞填补吸收区域。在炎症环境中（右图），B 细胞的活化刺激其产生 RANKL，而炎症因子包括 TNF-α、IL-17 和 IL-6 刺激成骨细胞产生 RANKL。RANKL 的增加促进了破骨细胞的生成和骨质流失

　　B 细胞产生的其他细胞因子，特别是 TNF-α 和 IL-6，可能会促进破骨细胞分化和骨吸收。B 细胞也是 Wnt 信号通路配体 Wnt1 的来源，Wnt1 配体在骨稳态中起着关键作用，这由 Wnt1 突变与骨质疏松症的关联以及在某些成骨不全家族中 *WNT1* 的基因突变的鉴定所证明。Wnt1 也是由中枢神经系统和粒细胞等组织产生的，尚不清楚 B 细胞产生的 Wnt1 的相对贡献。

　　因此，B 细胞可以通过几种途径调节骨骼的动态平衡，而 B 细胞对骨骼的主要作用可能取决于环境（图 17.4）。虽然 B 细胞与骨骼之间的主要联系是 B 细胞生成抗破骨细胞因子 OPG 和 TGF-β，但在炎症背景下，B 细胞产生促破骨细胞生成因子 RANKL、TNF-α 和 IL-6 可能变得很重要。最后，B 细胞也可能通过产生 Wnt1 来促进成骨细胞功能。

17.4　T 细胞与骨重建

　　T 细胞约占总骨髓的 5%，并且在体内平衡和病理性骨重建中起重要作用。T 细胞祖细胞出现在骨髓中，但在胸腺中迁移、增殖和发育。在胸腺内，T 细胞变成 CD4[+] T 细胞或 CD8[+] T 细胞，承担着不同的功能。CD4[+] T 细胞主要充当 T 辅助物（Th），提供对细菌、病毒和寄生虫感染的防御作用，并提供抗肿瘤和抗自身免疫功能。CD4[+] T 细胞还帮助 B 细胞产生抗体。CD8[+] T 细胞，也称为细胞毒性 T 细胞，帮助机体抵御外来微生物，并负责监视和消除肿瘤细胞。CD4[+] 和 CD8[+] T 细胞均通过直接和间接刺激或抑制骨组织细胞参与骨重建。

　　根据周围的微环境，CD4[+] T 细胞可以分化为多种亚型，包括 Th1、Th2、Th9、Th17、Treg 和滤泡辅助性 T（T[FH]）细胞。CD4[+] 细胞的这些亚型通过产生刺激或抑制破骨细胞和成骨细胞的细胞因子而对骨重建具有不同的作用（图 17.3）。T 细胞的 Th17 亚型刺激骨病的能力最强。Th17 细胞通过分泌高水平的 RANKL、IL-6、IL-17、IL-1 和 TNF-α 来强烈刺激破骨细胞分化和骨吸收。IL-17 通过刺激骨组织细胞（骨细胞和成骨细胞）中 RANKL 的表达上调，进一步促进破骨细胞生成。Th17 细胞在许多影响骨骼健康的疾病状态[包括 RA、银屑病关节炎（PsA）和绝经后骨质疏松症]下增加。其他促进破骨细胞生成和骨吸收的 CD4[+] T 细胞包括 Th9 CD4[+] T 细胞，这是最新发现的分泌 IL-9 并促进包括 RA 和银屑病在内的自身

免疫性疾病的亚群。IL-9 通过驱动 Th17 细胞分化间接促进破骨细胞生成。T_{FH} 细胞起着帮助 B 细胞产生抗体的作用，其分泌的 IL-6 刺激破骨细胞的活化和骨吸收。

其他 T 细胞亚群抑制骨吸收。Th1 CD4$^+$T 细胞尽管与严重的炎症相关，但其通过分泌干扰素 γ（IFNγ）抑制破骨细胞生成，从而干扰破骨细胞内的 RANK 受体信号转导。Th2 CD4$^+$T 细胞对预防过敏性疾病很重要，它会分泌免疫抑制性细胞因子 IL-4、IL-10 和 IL-33，它们是破骨细胞生成的有效抑制剂。

通过 FoxP3 转录因子的存在鉴定出了抗炎 Treg CD4$^+$T 细胞表达细胞毒性 T 细胞相关蛋白 4（CTLA-4），该蛋白直接与破骨细胞前体的受体 CD80/CD86 结合并抑制破骨细胞生成。Treg 细胞还分泌 IL-10、IL-4 和 TGF-β1 抑制破骨细胞的活化。最近，人们发现 CD8$^+$FoxP3$^+$Treg 细胞通过阻止破骨细胞肌动蛋白环的形成直接抑制破骨细胞的活化。有趣的是，破骨细胞本身可以诱导 CD8$^+$FoxP3$^+$Treg 细胞的产生，从而建立负反馈回路。的确，卵巢切除术后用低剂量 RANKL 脉冲刺激破骨细胞可强烈诱导 CD8$^+$FoxP3$^+$Treg 细胞的产生，进而促进骨形成。典型的细胞毒性 CD8$^+$Treg 细胞是通过分泌 OPG 和产生 Wnt10b 而刺激成骨细胞活性（从而促进合成代谢作用）来有效抑制破骨细胞生成的细胞。因此，根据 T 细胞亚型的比例，免疫激活可能促进骨吸收或骨形成。

17.5 髓系细胞与骨重建

骨髓细胞对骨吸收和骨形成也有重要作用。破骨细胞是来源于未成熟髓系祖细胞的髓系细胞，它们是在巨噬细胞集落刺激因子（M-CSF）和 RANKL 的刺激下分化的（见第 3 章）。有趣的是，还发现破骨细胞和破骨细胞前体细胞均通过在距离上非常接近时抑制 T 细胞扩增来调节 T 细胞。已经发现破骨细胞前体细胞在表型上与称为单核细胞髓样抑制细胞（MDSC）的细胞亚型相同，MDSC 由其抑制 T 细胞活化的能力来定义。研究表明，在多发性骨髓瘤和转移性乳腺癌的动物模型中，在肿瘤环境中扩增的 MDSC 可以分化为破骨细胞，并导致溶骨性损伤和骨破坏。因此，这些细胞抑制 T 细胞和促进破骨细胞生成的双重功能促进了肿瘤细胞在骨骼中的扩增。这很可能是由于天然免疫稳态被破坏，导致骨重建和骨修复过程中的炎症反应受到抑制。

可以分化为破骨细胞的相同髓系祖细胞也可以分化为其他天然免疫细胞，如树突状细胞和巨噬细胞。树突状细胞也称为专业抗原呈递细胞，在刺激和激活抗原特异性 T 细胞中起重要作用。未成熟的树突状细胞很容易转分化为破骨细胞，并可能导致病理性骨质流失，因为类风湿性滑液或多发性骨髓瘤细胞可促进树突状细胞向破骨细胞的转分化。树突状细胞表达的 RANK 受体可以与 T 细胞上表达的 RANKL 相互作用，但是这种相互作用的确切免疫功能尚不清楚。树突状细胞对于正常的骨稳态不是至关重要的，因为树突状细胞缺乏的小鼠未发生骨表型的变化。

最近已经描述了骨外膜周围和骨重建部位的组织内巨噬细胞，并将其称为"骨巨噬细胞"。巨噬细胞存在于骨髓基质细胞/成骨细胞培养物中，并已显示出可在体外和体内促进成骨细胞分化和矿化。如果骨巨噬细胞被耗尽，则骨塑建的表面会减少，并且对骨损伤和骨折模型的研究表明，骨巨噬细胞的存在可促进骨修复。有趣的是，也已经证明了骨巨噬细胞在甲状旁腺激素（PTH）诱导的合成代谢中起作用，因此这些细胞可能在正常和病理性骨转换中起作用。在小鼠模型中，除掉这些骨巨噬细胞可导致骨量减少和骨形成减少，而在 PTH 诱导的骨形成过程中，在小鼠皮质骨的骨外膜和骨内膜表面可见骨巨噬细胞扩增。在小鼠中去除巨噬细胞谱系早期的细胞，会弱化 PTH 的合成代谢作用，这表明在 PTH 诱导的骨形成过程中，骨巨噬细胞对于支持成骨细胞分化是必要的。

17.6 感染与骨组织细胞

免疫系统的主要功能是消除感染。尽管并不是每天都会发生骨感染，但是急性和慢性骨与关节感染可能非常严重，因为它们可能难以治疗并且可能具有高度破坏性。骨髓炎是骨和周围组织的感染，即使经过适当的抗生素治疗也很难根除。骨组织细胞直接与病原体相互作用，以限制感染的发展，但其也可以提供一种持续感染的微环境。

在成人中，健康的骨组织对感染具有相当的抵抗力。骨髓炎通常是外伤或外科手术的并发症，最常见的原因是皮肤共生微生物（如金黄色葡萄球菌）从污染部位或开放性伤口处连续扩散引发。葡萄球菌表达胶原蛋白、纤维蛋白原、纤连蛋白和层粘连蛋白的高亲和力受体，从而促进这些细菌黏附于骨组织，并与免疫系统隔离，从而导致慢性感染。骨折相关的骨感染的发生率为 1.8%~27%，具体取决于累及的骨和骨折的程度/类型，其中严重、高能量、下肢、开放性和复杂性骨折的感染发生率最高。坏死的骨也更容易被感染，并且由于血液供应不足、糖尿病、神经病变，保护性感觉丧失或免疫系统受损，在血管或神经功能不全的个体中骨髓炎更常见。金黄色葡萄球菌感染占急性骨髓炎病例的 80%~90%，而表皮葡萄球菌更常见于污染医疗器械和骨科硬件设施。在糖尿病或免疫功能低下的患者中发现了其他病原体。与外部创伤相关的骨中细菌感染可引起急性炎症反应，影响骨外膜。感染的传播导致骨组织细胞死亡和坏死。在儿童中，骨髓炎通常是从远处的感染部位血行扩散而感染干骺端。肠沙门氏菌仍然是镰状细胞贫血的年轻患者发生骨髓炎的重要原因。始于儿童或成人的血行扩散造成的骨髓炎，通常干骺端动脉的终末分支会形成环状，并与传入静脉窦相连。感染的形成导致局部血管受损和细胞坏死，进一步促进了感染扩散，脓肿可在骨外膜内形成（图 17.5）。

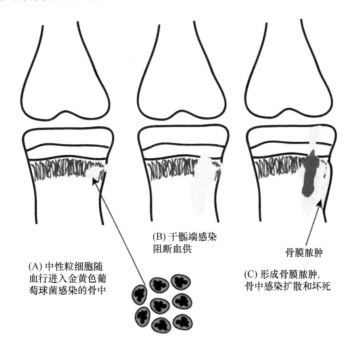

(A) 中性粒细胞随
血行进入金黄色葡
萄球菌感染的骨中

(B) 干骺端感染
阻断血供

骨膜脓肿

(C) 形成骨膜脓肿，
骨中感染扩散和坏死

图 17.5　急性骨髓炎。（A）在没有创伤的情况下，急性骨髓炎通常是通过血液中诸如金黄色葡萄球菌之类的细菌的血行扩散引发的。（B）干骺端动脉的终末分支来自生长板上的环状结构，它们与传入静脉窦相连，这个区域的血流被认为是缓慢的。正是在这个区域，最初的感染通常在干骺端进行并发展，然后导致感染区域的血管受损。（C）上述过程导致骨周围出现骨缺血性坏死，感染延伸至骨外膜下间隙，可形成脓肿。局部的血管损伤和细胞坏死促进了慢性感染的发展。只有一些动脉分支穿过生长板，感染主要通过窦道和哈弗斯管传播

细菌性骨感染后，中性粒细胞和巨噬细胞局部增加，导致细胞因子释放和细菌吞噬作用（图 17.5）。因此，天然免疫系统动员起来试图控制细菌的入侵。成骨细胞也被发现能产生抗微生物肽，如 β 防御素 3，其可以起到限制骨骼感染和吞噬细菌的作用。在儿童中，骨外膜松散地附着在皮质上，从而允许沿表面形成骨外膜下脓肿，继而损害对骨骼的血液供应。炎症反应和局部细胞因子的产生模拟了破骨细胞生成和骨吸收、纤维组织向内生长，以及周围新骨的沉积。

尽管 T 细胞和 B 细胞起始反应，但骨髓炎仍可能成为慢性感染，部分原因是血管生成不良，抑制了抗生素和细胞反应，部分原因是在骨骼中形成了细菌生物膜，从而保护了微生物免于被吞噬（表 17.4）。在动物模型中，在活的皮质骨的骨小管中观察到金黄色葡萄球菌，从而导致增生细菌被隔离在骨细胞陷窝内。最近的一项研究表明，在骨髓炎患者中，检测宿主抗体对 14 种已知金黄色葡萄球菌抗原的反应，可作为预测持续感染（败血症）的指标，并证明可能具有评估预后的价值，这表明所产生的特异性体液免疫也可能在清除细菌方面具有重要作用。可通过抗体调节细菌，促使中性粒细胞活化，进而清除细菌。但是，在存在生物膜的情况下，这种反应会减弱。细菌还诱导炎症性细胞因子，促进破骨细胞生成并限制成骨细胞功能（图 6.23）。这可能导致感染部位的局部溶骨性病变，从而导致明显的骨痛和残疾。

表 17.4　导致骨髓炎感染/持续存在的因素

细菌	宿主/免疫系统
微生物黏附于细胞外基质	血管化
生物膜的形成	宿主免疫反应（存在免疫缺陷）
侵袭宿主细胞	吞噬能力
隔离于骨小管和骨细胞陷窝内	假肢的存在

骨骼的其他感染包括脓毒性关节炎和义肢感染。关节置换术（关节置换）后关节感染的发生率在 0.3%～3.0%。滑膜关节难以清除感染，除延长抗生素治疗时间外，一般还需要清创和冲洗。人工关节感染后通常需要先去除受感染的人工关节硬件，然后延长抗生素治疗时间才能再次更换关节。由于围手术期直接发生感染，假体关节感染会在手术早期（<3 个月）发生。延迟感染（3 个月至 2 年）可能是由于围手术期感染了毒性较低的细菌。晚期感染（>2 年）是由血源感染引起的。临床前研究表明，假体关节在植入时很快被宿主黏附素（纤连蛋白、纤维蛋白和纤维蛋白原）包被，从而促进细菌黏附、隔离和生物膜形成。生物膜的形成有助于细菌逃避正常的宿主免疫防御，并导致持续的慢性感染，可以继续刺激骨骼退化。感染可以保持局部状态，组织坏死水平低，也可以成为全身性疾病，导致败血症。

败血症是由系统感染引起的临床综合征，导致严重的宿主炎症反应。该综合征与高死亡率相关，加剧了相关的淋巴细胞减少和免疫缺陷。导致败血症的全身感染与骨组织细胞之间存在急性相互作用。对败血症小鼠的研究表明，败血症期间淋巴细胞减少的发生取决于成骨细胞的损失。成骨细胞是淋巴祖细胞所需的 IL-7 的常见来源。败血症导致成骨细胞快速消融，在没有成骨细胞产生 IL-7 的情况下，常见的淋巴祖细胞的数量减少，并导致淋巴细胞减少症。因此，在免疫细胞和骨组织细胞之间存在相互作用，其中由病原体引起的急性炎症可引起骨组织细胞的缺陷，从而导致淋巴细胞减少症相关的免疫缺陷。

因此，传染性生物对破骨细胞和成骨细胞的分化、功能和存活具有直接影响，并通过刺激免疫细胞、生长因子和细胞因子而产生间接影响。骨感染涉及天然免疫和获得性免疫，持续感染的发展可能是细菌、免疫细胞和骨组织细胞相互作用而形成的脉管系统局部变化，以及细胞死亡和免疫缺陷共同作用所致。考虑到由严重和慢性感染引起的高发病率和死亡率，需要进一步阐明这些细菌和细胞之间的相互作用，以更好地靶向和增强对这些复杂感染的根除。

17.7　免疫介导骨质流失的内分泌激活

内分泌激素（包括雌激素和 PTH）的基本作用在其他地方已有说明（见第 15 章），这些激素具有特定的免疫学作用，会导致骨质流失或合成代谢。

17.7.1　免疫激活在雌激素缺乏中的作用

随着年龄的增长，女性自然会失去卵巢功能，进入更年期。较年轻的女性可能是因为外科手术切除卵巢、由于有毒药物继发的卵巢衰竭或与抗癌疗法有关的激素剥夺疗法而导致更年期的提前。更年期与明显的快速骨质流失有关，并导致由破骨细胞和成骨细胞组成的基本多细胞单位（BMU）过度活化（见第 10 章和第 21 章）。但是，绝经伴随着 BMU 出现不平衡，这导致破骨细胞存活率增加，从而促进骨吸收，而成骨细胞凋亡增加则导致骨形成减少。更年期还诱导免疫激活，导致 TNF-α 和 IL-7 的产生增加，它们直接抑制成骨细胞生成，同时刺激破骨细胞生成（图 17.6）。TNF-α 还与 RANKL 协同作用以刺激破骨细胞活性，从而导致骨吸收和骨形成的失衡。TNF-α 在绝经后骨质流失中的重要性已通过卵巢切除术后用 TNF-α 抑制剂治疗避免骨质流失，以及在 TNF-α 或 TNF 受体 p55 缺陷型小鼠中未能发现卵巢癌引起的骨质流失来证明。活化的 T 细胞是绝经期间 TNF-α 的重要来源。缺乏 T 细胞的无胸腺裸鼠可以避免因卵巢切除术而导致的骨质流失。此外，将野生型 T 细胞而非 TNF-α 缺陷型 T 细胞转移到裸鼠中，可恢复卵巢切除术引起的骨质流失。但是，与绝经后骨质疏松症的标准治疗相比，TNF-α 抑制剂具有广泛的严重副作用，价格昂贵，并且需要经常监测。因此，这些药物不用于预防女性绝经后骨质疏松症。

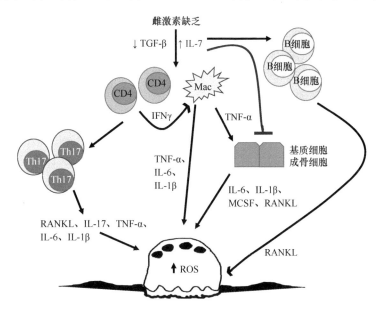

图 17.6　雌激素缺乏激活天然免疫和获得性免疫系统。在缺乏雌激素的情况下，TGF-β 减少，IL-7 增加，导致 CD4⁺ T 细胞和 B 细胞扩增，巨噬细胞活化。T 细胞产生的 IFNγ 进一步放大了巨噬细胞和树突状细胞抗原的呈递，从而导致 Th17 细胞的产生，产生了大量的破骨细胞生成细胞因子，从而驱动了过多的破骨细胞生成。破骨细胞的生成通过活化的 B 细胞产生 RANKL，以及巨噬细胞和基质细胞产生 IL-6、IL-1β 和 TNF-α 进一步被放大。IL-7 还抑制成骨细胞生成并防止导致严重骨质流失的耦合骨形成

　　TNF-α 还刺激 T 细胞释放 IL-7，导致绝经后骨质流失（图 17.6）。IL-7 通过抑制成骨细胞分化和刺激破骨细胞活性来解耦 BMU。外源性 IL-7 导致野生型小鼠发展成骨质疏松症，而缺乏 IL-7 受体的小鼠骨量积累增加。卵巢切除术可显著诱导骨髓中 IL-7 的表达，体内用 IL-7 中和抗体进行的治疗可预防雌激素缺乏性骨质流失，并减少骨吸收标志物、增加骨钙素，表明 IL-7 抑制了骨形成。IL-7 通过促进 T 细胞对弱抗原（例如自身抗原）的活化来诱导 T 细胞增殖。IL-7 还导致 IFNγ 表达上调，从而促进抗原呈递。IL-7 刺激 T 细胞产生 RANKL，从而增加破骨细胞生成和骨吸收。在体内，外源性 IL-7 不能促进缺乏 T 细胞的小鼠的骨吸收，表明骨质流失需要 T 细胞活化和 RANKL 产生。除诱导 T 细胞增殖外，IL-7 还诱导 B 细胞增殖，该细胞大量受到雌激素缺乏的诱导。雌激素缺乏小鼠和人的 B 细胞的 RANKL 生成量增加，并且仅在 B 细胞中缺乏 RANKL 的小鼠部分地免受卵巢切除引起的骨质流失的影响。但是，缺乏所有成熟 B 细胞的小鼠在卵巢切除术后仍会有骨质流失，因此尚不清楚这种 B 细胞增殖在绝经期骨质流失中的相对重要性。

最近的研究表明，雌激素缺乏会导致肠道微生物组发生重大变化（见第 19 章），从而导致小肠中产生 TNF-α、RANKL 和 IL-17 的 Th17 细胞增殖，从而促进骨质流失。在无菌环境下饲养的小鼠在卵巢切除术后无法表现出这种免疫激活和骨质流失。营养不良是在更年期时发生的肠道微生物失衡，导致肠道壁通透性增加，以及肠道内树突状细胞和巨噬细胞的抗原呈递增加。这最终导致 T 细胞活化增强，并导致 TNF-α、RANKL、IL-1、IL-17 和 IL-6 生成，从而导致骨质流失。益生菌——嗜酸乳杆菌的使用可通过增加小鼠的 Treg 和抑制 Th17 细胞来防止卵巢切除术引起的骨质流失。微生物产品（例如短链脂肪酸）会诱导胰岛素样生长因子 1（IGF-1）增加，从而促进骨形成。但是还需要进行其他相关的研究，以确定能够提供最佳骨骼和免疫系统健康状况的特定细菌物种或微生物群落。

17.7.2 T 细胞在骨中甲状旁腺激素反应中的作用

甲状旁腺激素（PTH）是钙代谢的关键调节剂，并在正常范围内严格调节血清和尿钙水平（见第 13 章）。PTH 与在骨细胞、成骨细胞和骨衬细胞上发现的 PTH/PTH 相关蛋白（PTHrP）受体 1（PTHR1）结合，以介导骨重建。PTH 充当 Wnt 信号激动剂，以增加这些细胞内的 β-catenin，从而导致增殖和分化，同时还防止细胞凋亡。成骨细胞的这种增殖导致骨骼的合成代谢作用。PTH 还刺激骨细胞和成骨细胞中的 RANKL 表达，诱导破骨细胞生成和骨吸收。因此，PTH 刺激骨形成和骨吸收。例如，和在原发性甲状旁腺功能亢进症或肿瘤中产生的 PTH/PTHrP 一样，高剂量 PTH 刺激破骨细胞活化的程度超过成骨细胞分化，导致骨质流失（见第 20 章和第 22 章）。相反，每天间歇性注射 PTH 会促进成骨细胞分化，而不是破骨细胞募集，从而诱导骨量积累（见第 15 章和第 21 章）。在对相同刺激的反应中存在这些差异的确切机制知之甚少，但研究表明，PTH 的分解代谢作用和合成代谢作用需要 T 细胞。

与骨髓基质细胞一样，CD4+ 和 CD8+ T 细胞表达 PTHR1 并对 PTH 产生反应（图 17.7）。连续注射 PTH 可模拟甲状旁腺功能亢进症，诱导 CD4+ 和 CD8+ T 细胞表达 TNF-α，这对于连续注射 PTH 引起的骨质流

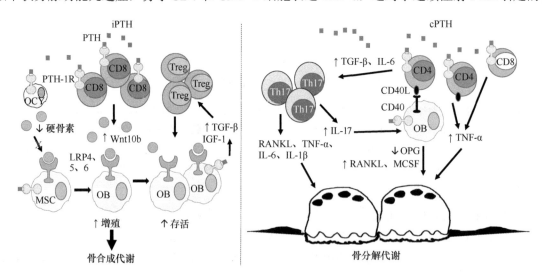

图 17.7　甲状旁腺激素（PTH）诱导 T 细胞活化促进骨合成代谢和分解代谢。（左）间歇性 PTH（iPTH）以 CD8+ T 细胞和 Treg 依赖性方式强烈诱导骨合成代谢。CD8+ T 细胞的 PTH 刺激诱导 Wnt10b 的分泌，Wnt10b 与 LRP4、5、6 受体结合诱导间充质干细胞（MSC）和成骨细胞（OB）分化、增殖，保护细胞免受凋亡，诱导骨合成代谢。PTH 还抑制骨细胞（OCY）产生 Wnt 抑制剂硬骨素，从而促进更多的成骨细胞生成。PTH 刺激 OB 产生 TGF-β 和 IGF-1，从而促进 Treg 增殖。Treg 通过一种未知的机制促进骨合成代谢。（右）持续性 PTH（cPTH）诱导 CD4+ T 细胞表达 CD40 配体（CD40L），其与基质细胞表达的 CD40 受体结合，导致骨保护素（OPG）减少，RANKL 和巨噬细胞集落刺激因子（MCSF）增加，促进破骨细胞生成。持续性 PTH 还诱导 TGF-β 和 IL-6 来促进 Th17 细胞的产生，这些细胞通过产生 RANKL、TNF-α、IL-1β 和 IL-6 直接促进破骨细胞生成。Th17 细胞分泌 IL-17，后者进一步刺激基质细胞产生 RANKL。破骨细胞生成过多会导致骨分解代谢

失是必需的，这是因为持续性 PTH 未能诱导仅在 T 细胞中缺乏 TNF-α 的小鼠发生骨质流失。T 细胞中 PTHR1 的条件性沉默也会使持续的 PTH 诱导的骨质流失变慢。T 细胞来源的 TNF-α 直接诱导破骨细胞生成，并间接地通过上调 TGF-β 和 IL-6 的表达来诱导破骨细胞生成，从而驱动 Th17 细胞产生 IL-17 和 TNF-α，从而导致成骨细胞和骨细胞产生的 RANKL 增加。甲状旁腺功能亢进症患者在甲状旁腺切除术后正常的外周单核细胞中 IL-17 表达增加。抗体中和 IL-17 或 IL-17A 受体沉默可防止小鼠持续 PTH 诱导的骨质流失。因此，T 细胞积极参与持续的 PTH 诱导的分解代谢性骨质流失。

间歇性 PTH 给药是已批准的针对严重骨质疏松症和糖皮质激素诱导的男性和女性骨质疏松症的治疗方法（见第 21 章）。与持续性 PTH 给药不同，间歇性 PTH 给药在人和小鼠中诱导骨合成代谢，但在缺乏 T 细胞的小鼠中却不诱导骨合成代谢。在人和啮齿动物中，间歇性 PTH 给药诱导的骨合成代谢在骨小梁中非常活跃，并导致皮质孔隙率增加，这与机械强度增加有关。研究表明，间歇性 PTH 给药诱导的基质细胞扩增需要 CD8$^+$ T 细胞产生的 Wnt 配体 Wnt10b（图 17.7）。缺乏 Wnt10b 的小鼠在间歇性 PTH 给药时不能进行骨合成代谢，$Wnt10b^{-/-}$ 小鼠的过继性 T 细胞转移至 T 细胞缺陷小鼠，无法通过间歇性 PTH 给药诱导骨合成代谢，而野生型 T 细胞则能恢复间歇性 PTH 给药的作用。有趣的是，接受间歇性 PTH 给药（PTH1-34 或特立帕肽）治疗的人的血液 T 细胞中 Wnt10b 也升高，而甲状旁腺功能亢进症的人则没有。间歇性 PTH 给药也可诱导 3 月龄和 6 月龄婴儿与 1～4 周龄小鼠的 Treg 细胞数量增加。间歇性 PTH 给药诱导的骨合成代谢需要这种 Treg 细胞扩增，因为 Treg 细胞耗竭抑制了合成代谢。但是，这种作用不是通过 PTH 刺激 Treg 细胞增殖直接产生的，而是间接的、未知的机制。

17.8　自身疾病可导致局部或全身性骨质流失

几种自身免疫性疾病，包括类风湿关节炎（rheumatoid arthritis，RA）、系统性红斑狼疮（SLE）、强直性脊柱炎和 PsA，都与异常的骨重建、关节破坏和/或骨折风险增加有关。SLE 患者的骨矿物质密度（BMD）明显低于年龄和性别匹配的健康对照组，并且随着年龄的增长，骨折发生率更高。然而，对于 SLE 患者骨量低和骨折增加的机制了解甚少，部分原因是难以从药物作用[糖皮质激素（GC）或环磷酰胺]、维生素 D 缺乏症的高发病率，以及疲劳、疼痛或虚弱导致的功能状态差，或肾脏病等共病状态等方面分析疾病。另外，人们对导致 RA 骨质侵蚀的病理状态的机制越来越了解，并引出靶向特定免疫细胞、免疫细胞之间的相互作用或细胞因子的新疗法。

17.8.1　类风湿关节炎

类风湿关节炎是最常见的自身免疫性疾病之一，由于关节的侵蚀性破坏，尤其是手、腕部、肘部、臀部、膝盖、踝和脚的侵蚀，会导致严重的残疾（图 17.8）。关节的侵蚀发生于慢性炎症和滑膜增生的发展，导致关节翳的产生，关节翳是由滑膜细胞增殖和免疫细胞流入形成的组织，由滑膜成纤维细胞、T 细胞、B 细胞、浆细胞、树突状细胞、中性粒细胞、单核细胞和巨噬细胞组成。关节翳内的这些细胞被激活并分泌促炎性细胞因子（TNF-α、IL-1 和 IL-6）和 RANKL，而 OPG 表达下调，共同诱导活跃的破骨细胞生成（图 17.9）。这些相同的促炎性细胞因子负面影响成骨细胞的分化及其产生矿化基质的能力。活化的滑膜成纤维细胞还产生金属蛋白酶，导致滑膜软骨界面的软骨分解代谢和近关节骨侵蚀。一旦发生侵蚀，由于 Wnt 信号异常阻止成骨细胞分化，它们就很难完全修复。促炎性细胞因子（如 TNF-α）在抑制骨形成的滑膜组织中诱导 Wnt 的有效抑制剂 Dickkopf-1（Dkk-1）、分泌型卷曲相关蛋白 1（sFRP1）和硬骨素表达上调。总之，RA 引起的炎症导致骨吸收与局部骨形成的解偶联。用免疫抑制性疾病改良抗风湿药治疗 RA 可以促进骨侵蚀的稳定，尤其是在病情缓解的情况下。

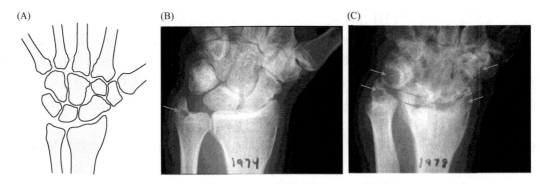

图 17.8　类风湿关节炎（RA）导致骨质流失和关节破坏。通常受 RA 影响的腕部和手小关节示意图（A）。B 和 C 是 RA 患者腕部的 X 光片。（B）在疾病早期出现极少的骨质流失和侵蚀（箭头），但在患病 4 年后出现更多（C）

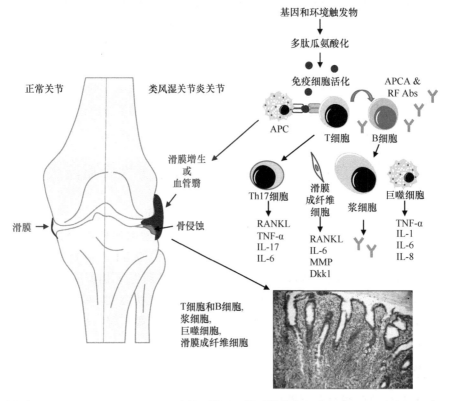

图 17.9　类风湿关节炎（RA）与滑膜关节翳的形成有关。图示正常膝关节伴有小滑膜（左）与 RA 伴有滑膜增生和关节翳形成的关节对照（右）。在关节翳与骨的交界处，形成局部骨侵蚀。关节翳是由遗传易感性和环境因素引起的免疫激活的结果，这些因素包括细胞外基质蛋白的瓜氨酸化。这些抗原肽通过扩增 Th17 细胞和 B 细胞、产生抗瓜氨酸肽抗体（ACPA）和类风湿因子（RF）抗体、激活巨噬细胞和滑膜成纤维细胞的天然免疫来激活细胞。这些被激活的细胞产生能刺激骨吸收的细胞因子和基质金属蛋白酶（MMP），以及抑制骨形成的 Dkk-1 等 Wnt 抑制剂

　　除局部骨侵蚀外，与年龄和性别匹配的对照相比，RA 与骨折的明显增加有关。骨折风险随诊断时间的延长和 RA 疾病活动的增加而增加。不使用 GC 的情况，发生 RA 相关的骨折，而使用 GC 会使上述情况大大恶化。在活动性 RA 期间，全身促炎性细胞因子 TNF-α、IL-1、IL-17 和 IL-6 升高，导致 RANKL 上调，破骨细胞活化，骨吸收增加，并且无代偿性骨形成，这是由于上述细胞因子对成骨细胞具有抑制作用。使用靶向上述细胞因子（抗 TNF-α、抗 IL-6 和抗 RANKL）的药物治疗类风湿关节炎不仅可以预防骨侵蚀，而且可以改善全身 BMD。

　　在免疫学上，RA 是自身抗原，特别是瓜氨酸化的细胞外基质蛋白（包括波形蛋白、纤连蛋白、角蛋白、纤维蛋白原、胶原蛋白和 α-烯醇化酶）失去免疫耐受性所致。瓜氨酸化是蛋白质的翻译后修饰，并

且可能更容易诱导自身免疫应答，因为在免疫耐受的发展过程中可能不存在瓜氨酸化的蛋白质。瓜氨酸化的肽与含有 HLA 共有表位的 MHC 分子结合得特别好。共有的表位是特定的氨基酸基序，通常由 HLA-D 相关（DR）基因座的某些等位基因，尤其是 HLA-DRB1*01 和 HLA-DRB1*04 等位基因编码，这些基因与患 RA 的风险显著相关。抗瓜氨酸肽抗体（ACPA）的出现可能比临床 RA 的发展早 10 年。ACPA 也似乎可以直接激活破骨细胞，并通过与破骨细胞和破骨细胞上存在的瓜氨酸化波形蛋白结合而诱导骨吸收与骨侵蚀。尽管波形蛋白在巨噬细胞和破骨细胞上表达，但仅在破骨细胞响应高钙条件（如在骨重建活跃期）使肽酰基精氨酸脱亚胺酶 2 表达上调时，才会发生波形蛋白的瓜氨酸化。ACPA 刺激滑膜成纤维细胞、抗原呈递细胞和巨噬细胞诱导 RANKL、TNF-α 和 IL-8 表达，进一步驱动破骨细胞生成和免疫激活。

ACPA 还与早期未治疗的 RA 患者和健康受试者的 BMD 降低有关，而没有临床 RA 的健康受试者表明 ACPA 与临床疾病之前的骨代谢失调和骨质流失有关。这些发现表明 ACPA 直接促进新诊断患者的骨重建失调和早期骨侵蚀的存在。确实，具有 ACPA 的早期 RA 患者比没有 ACPA 的 RA 患者放射损伤更大，最近的一项研究表明 ACPA 滴度与全身骨矿物质密度成反比。ACPA 阳性患者的 BMD 降低和骨侵蚀增加可能归因于这些患者中循环 RANKL 的增加，驱动破骨细胞骨吸收。

T 细胞在 RA 的病理生理过程中起着重要作用。关节翳内的树突状细胞向 T 细胞呈递瓜氨酸化的自身抗原，并诱导包括 Th1、Th2、Th17 和 T_{FH} 细胞在内的多种亚群的产生。RA 的几种模型被广泛使用，包括胶原诱导性关节炎（CIA）、K/BxN 和 SKG 小鼠模型。这三种模型都需要 $CD4^+$ T 细胞才能完全诱发疾病。现已认识到 Th17 细胞在 RA 中具有高致病性。有趣的是，一些 Th17 细胞可以源自 Treg 细胞，并具有最高的致病潜力。Th17 细胞产生大量的 RANKL 和 IL-17，RANKL 和 IL-17 诱导成骨细胞和基质细胞产生额外的 RANKL，并诱导巨噬细胞和滑膜成纤维细胞产生 TNF-α 和 IL-6。在 RA 的 CIA 小鼠模型中，缺乏 IL-17A 的小鼠无法发展出关节炎，中和 IL-17 抗体可以预防疾病。当 SKG 小鼠的 $CD4^+$ T 细胞转移到缺乏 T 细胞和 B 细胞的 *Rag2*$^{-/-}$ 小鼠中时，会诱发 RA 样疾病。但是缺乏 IL-17 的 SKG 小鼠，其 $CD4^+$ T 细胞不会诱发疾病。这些数据表明 Th17 和 IL-17 在 RA 病理过程中具有关键作用。然而，初步研究已证明，使用抗 IL-17 疗法对于 RA 无效，但对银屑病和 PsA 有效。

其他 T 细胞亚群有助于调节 RA 活动和相关的骨质流失。Treg 细胞通过产生 IL-10、IL-4 和细胞毒性 T 细胞相关蛋白 4（CTLA-4）来抑制免疫反应，并可能通过产生 OPG 和 CTLA-4 抑制破骨细胞生成。现在已知以前被认为在 RA 中具有致病性的 Th1 细胞通过产生 IFNγ 抑制破骨细胞生成。同样，Th2 细胞分泌 IL-4，并对破骨细胞生成发挥抑制作用。因此，T 细胞对 RA 中骨质流失及与骨质流失有关的其他炎性疾病的影响，可能取决于特定的 T 细胞亚群。

有证据支持免疫系统各方面在导致 RA 中的骨侵蚀和骨质流失方面发挥作用。获得性免疫系统，特别是产生 IL-17 的 $CD4^+$ Th17 细胞，对于疾病发病机理至关重要。IL-17 本身驱动 RANKL 的产生，从而促进破骨细胞介导的骨吸收。相反，其他 T 细胞亚群产生的细胞因子抑制破骨细胞的形成，并且可以防止骨质流失。B 细胞可产生 OPG，但尚不清楚这是否对预防炎症性骨质流失很重要。但是，B 细胞显然通过产生 ACPA 导致骨质流失。这些抗体直接激活破骨细胞并刺激天然免疫细胞以使促破骨细胞生成的炎性细胞因子包括 TNF-α、IL-1 和 IL-6 增加。这些细胞因子通过促进破骨细胞生成和抑制成骨细胞形成而促进骨质流失。

练　习　题

1. 描述能够区分天然免疫和获得性免疫的特征，并描述两种免疫反应涉及的主要免疫细胞类型。
2. 描述 T 细胞亚群如何促进或抑制骨吸收。
3. 描述促进慢性骨感染的几种细菌性和宿主性因素。
4. 免疫系统的哪些细胞通过产生炎性细胞因子（如 TNF-α、IL-1 和 IL-6）来促进破骨细胞形成？
5. B 细胞如何在骨重建期间抑制破骨细胞形成？B 细胞如何促进 RA 中破骨细胞的形成？

推荐阅读文献目录

1.　Arron JR, Choi Y. Bone versus immune system. Nature. 2000; 408: 535-536.

2.　Bar-Shavit Z. Taking a toll on the bones: regulation of bone metabolism by innate immune regulators. Autoimmunity. 2008; 41: 195-203.

3.　Bonilla FA, Oettgen HC. Adaptive immunity. J. Allergy Clin. Immunol. 2010; 125: S33-S40.

4.　Charles JF, Hsu LY, Niemi EC, et al. Inflammatory arthritis increases mouse osteoclast precursors with myeloid suppressor function. J. Clin. Investig. 2012; 122: 4592-4605.

5.　Cho SW, Soki FN, Koh AJ, et al. Osteal macrophages support physiologic skeletal remodeling and anabolic actions of parathyroid hormone in bone. Proc. Natl. Acad. Sci. U.S.A. 2014; 111: 1545-1550.

6.　de Mesy Bentley KL, Trombetta R, Nishitani K, et al. Evidence of Staphylococcus aureus deformation, proliferation, and migration in canaliculi of live cortical bone in murine models of osteomyelitis. J. Bone Miner. Res. 2017; 32: 985-990.

7.　Forthal DN. Functions of antibodies. Microbiol. Spectr. 2014; 2. AID-0019-2014.

8.　Green AC, Rudolph-Stringer V, Chantry AD, et al. Mesenchymal lineage cells and their importance in B lymphocyte niches. Bone. 2017; 17. 30437-4.

9.　Janeway Jr CA, Medzhitov R. Innate immune recognition. Annu. Rev. Immunol. 2002; 20: 197-216.

10.　Kono H, Rock KL. How dying cells alert the immune system to danger. Nat. Rev. Immunol. 2008; 8: 279-289.

11.　Okamoto K, Nakashima T, Shinohara M, et al. Osteoimmunology: the conceptual framework unifying the immune and skeletal systems. Physiol. Rev. 2017; 97: 1295-1349.

12.　Onal M, Xiong J, Chen X, et al. Receptor activator of nuclear factor kappaB ligand (RANKL) protein expression by B lymphocytes contributes to ovariectomy-induced bone loss. J. Biol. Chem. 2012; 287: 29851-29860.

13.　acifici R. T cells, osteoblasts, and osteocytes: interacting lineages key for the bone anabolic and catabolic activities of parathyroid hormone. Ann. N. Y. Acad. Sci. 2016; 1364: 11-24.

14.　Panaroni C, Fulzele K, Saini V, et al. PTH signaling in osteoprogenitors is essential for B-lymphocyte differentiation and mobilization. J. Bone Miner. Res. 2015; 30: 2273-2286.

15.　Panaroni C, Wu JY. Interactions between B lymphocytes and the osteoblast lineage in bone marrow. Calcif. Tissue Int. 2013; 93: 261-268.

16.　Sinder BP, Pettit AR, McCauley LK. Macrophages: their emerging roles in bone. J. Bone Miner. Res. 2015; 30: 2140-2149.

17.　Wakkach A, Mansour A, Dacquin R, et al. Bone marrow microenvironment controls the *in vivo* differentiation of murine dendritic cells into osteoclasts. Blood. 2008; 112: 5074-5083.

18.　Walsh MC, Takegahara N, Kim H, et al. Updating osteoimmunology: regulation of bone cells by innate and adaptive immunity. Nat. Rev. Rheumatol. 2018; 14: 146-156.

19.　Wu Y, Humphrey MB, Nakamura MC. Osteoclasts - the innate immune cells of the bone. Autoimmunity. 2008; 41: 183-194.

第18章 骨 和 脑

凯瑟琳·J. 莫托尔（Katherine J. Motyl）[1]，玛丽·F. 巴布（Mary F. Barbe）[2]

1 缅因州医学中心研究所分子医学中心，美国缅因州斯卡伯勒
2 天普大学医学院解剖学与细胞生物学系，美国宾夕法尼亚州费城

中枢神经系统（central nervous system，CNS）和周围神经系统（peripheral nervous system，PNS）在调节骨稳态方面都有重要的作用。虽然早已明确骨和骨髓中有神经末梢，但神经系统在骨塑建和骨重建中的作用最近才成为一个活跃的研究领域。骨受自主运动神经和感觉神经支配，骨病变会影响神经结构。此外，中枢神经系统接收神经和激素信号，可通过神经连接直接影响骨，也可通过激素或代谢调节间接影响骨。本章将讨论 PNS 和 CNS 对骨的影响方式，以及骨对脑的反馈机制。

18.1 神经系统简介

CNS 由脑和脊髓组成，PNS 包括除硬脑膜（包围着 CNS 的膜）之外的所有神经。CNS 和 PNS 的特定组成在空间上是分开的，具有不同分类，但彼此相互交流。PNS 具有向 CNS 发送信号的传入神经。在 CNS 中，传入信号经整合后产生相应的反应。CNS 通过神经向外周传出信号。CNS 和 PNS 均对骨具有调节作用，形成高度复杂的神经–骨网络，而这一领域才刚刚开始被人们理解。

神经元是特化的细胞，具有独特和多样的形态，能够向其他神经元或组织传递特定的信号，或接收信号（图18.1）。然而，所有神经元都具有一些相似的结构特征。胞体包围在细胞核周围，内含大部分细

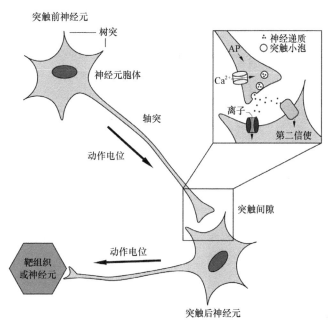

图18.1 神经元独特的形态特征使其能与邻近的细胞或靶组织交流。突触间隙内，突触前神经元的动作电位（action potential，AP）刺激电压门控钙离子通道开放，进而刺激含神经递质的突触小泡与细胞质膜融合。兴奋性神经递质扩散至突触间隙，与离子型（深绿色）或代谢型（蓝色）神经递质受体结合，分别导致细胞质膜快速或缓慢去极化，而抑制性神经递质使细胞质膜超极化，阻止动作电位的产生

胞器。树突是高度分枝的突起，专用于接收信号。轴突是一个长的突起，专用于将神经元信号或动作电位传递到突触前膜，突触前膜将动作电位转化为化学信号（神经递质），从而被邻近细胞接收。

许多神经元有负的静息膜电位，即细胞不发送或接收任何信号时，细胞内部带负电。膜负电位转变为正电位称为去极化，去极化达到一定程度会导致电压门控离子通道打开，并以动作电位的形式进一步去极化。离子泵和离子通道对于维持静息膜电位及细胞膜去极化后重建膜电位至关重要。而当信号使膜超极化时，膜电位更难充分去极化到阈值电位并产生动作电位。神经递质以兴奋或抑制的方式促进或抑制动作电位产生。损伤和炎症均能自发活化神经轴突。

神经胶质细胞（简称胶质细胞）是神经微环境的重要组成部分，主要包括 CNS 中的小胶质细胞、少突胶质细胞和星形胶质细胞，以及 PNS 中的卫星细胞和施万细胞。胶质细胞占大脑体积的 50%，对维持细胞外液（extracellular fluid，ECF）稳态和为神经元提供代谢支持至关重要。星形胶质细胞是 CNS 中主要的胶质细胞，提供乳酸盐（来自从血液中摄取的葡萄糖或代谢糖原）为邻近神经元供能。星形胶质细胞还通过去除钾离子来稳定大脑 ECF。大脑中的胶质细胞从 ECF 中去除和回收神经递质，使其在突触传递中可被再利用。CNS 中的少突胶质细胞和 PNS 中的施万细胞形成围绕某些轴突的绝缘髓鞘。有趣的是，施万细胞与成骨细胞间接共培养，可促进成骨细胞增殖和分化；然而，关于胶质细胞对骨骼功能的贡献知之甚少。

脊神经由感觉神经元和运动神经元组成，分布在脊椎两侧，每节脊椎一对。神经根连接脊髓和脊神经，每根神经都穿过背根或腹根。外周神经节是 CNS 外的传出神经/传入神经的胞体。背根神经节（dorsal root ganglia，DRG）是位于脊椎各段的感觉神经元胞体的节段束，而交感神经节由突触后交感神经元胞体组成。不同神经节由支配不同部位骨骼的神经元胞体组成。例如，人类大腿前部和中部由源自 L2～L4 段的脊神经支配，而后部由源自 L4～S3 段的脊神经支配。

18.2　骨的神经支配

历史上，骨的神经支配早在 1545 年就被描述了，当时解剖学家查尔斯·艾蒂安（Charles Estienne）

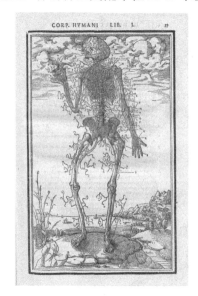

制作了木版画，展示了骨骼内的神经分布（图 18.2）。骨的神经支配的另一个证据出现于 1863 年，当时约翰·希尔顿（John Hilton）写了后来被称为希尔顿定律（Hilton's law）的东西，简单地说，就是支持肌肉和皮肤的神经也支持下面的关节。后来，在 20 世纪 60 年代，受神经支配的皮质骨的第一张电子显微照片出版了，随后陆续出版了大量手稿，描述了骨骼中神经的更具体的特性。2000 年，发出饱腹感信号的脂肪因子——瘦素，首次被证明通过下丘脑作用于骨骼，并对骨骼有显著影响。随后，有关 CNS 和 PNS 如何影响骨形成和骨重建的手稿数量稳步增加。我们将在本章后面讨论瘦素的作用，但首先，我们将讨论骨中神经的组织和神经化学表型。

免疫组织化学研究已经确定感觉神经纤维和自主神经纤维都支配着骨外膜、矿化骨，以及中轴骨和附肢骨的骨髓，而且纤维密度随着年龄而变化（图 18.3～图 18.5）。有髓神经末梢和无髓神经末梢

图 18.2　解剖学家查尔斯·艾蒂安（Charles Estienne）在 1545 年记录的骨骼和关节的神经支配。引文：摘自《人体解剖》第三章（De dissectione partium corporis humani libri tres）。图片由国家医学图书馆（National Library of Medicine）提供

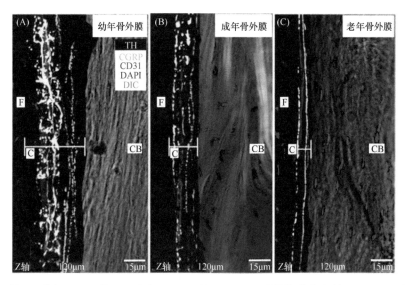

图 18.3　幼年（10 日龄）、成年（3 月龄）和老年（24 月龄）小鼠股骨骨外膜中血管、CGRP 阳性初级传入神经纤维和交感神经纤维的分布。图（A～C）中骨外膜及其纤维层（F）位于左侧，皮质骨（CB）位于右侧。请注意，绝大多数血管和神经纤维存在于形成层（C），而不是纤维层（F），形成层随着年龄的增长而急剧变薄。与降钙素基因相关肽（calcitonin gene-related peptide，CGRP）阳性感觉神经纤维相比，酪氨酸羟化酶（tyrosine hydroxylase，TH）阳性交感神经纤维形态独特，与 CD31 阳性血管联系更紧密。骨外膜形态相似。共聚焦图中内皮细胞用抗血小板内皮细胞黏附分子（分子量为 140kDa 的糖蛋白，又称为 CD31）的抗体标记（红色），交感神经纤维用 TH 抗体标记（黄色），感觉神经纤维用抗 CGRP 抗体标记（绿色）。图和图例来源：Chartier SR, Mitchell SAT, Majuta LA, Mantyh PW. The changing sensory and sympathetic innervation of the young, adult and aging mouse femur. Neuroscience. 2018

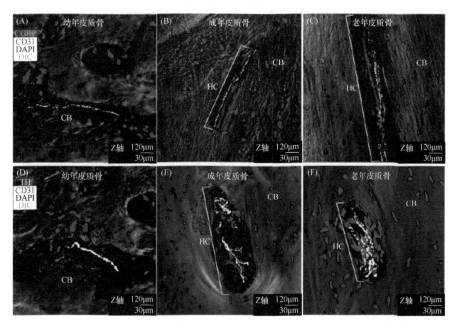

图 18.4　幼年（10 日龄）、成年（3 月龄）和老年（24 月龄）小鼠股骨皮质骨的血管、感觉神经纤维和交感神经纤维。幼年动物皮质骨（cortical bone，CB）主要是软骨和编织骨，没有行为完整的哈弗斯管（Haversian canal，HC）和 CD31 阳性血管，局部可以观察到降钙素基因相关肽（calcitonin gene-related peptide，CGRP）阳性感觉纤维（A）和酪氨酸羟化酶（tyrosine hydroxylase，TH）阳性交感神经纤维（D）。随着年龄增长，成年（B，E）和老年（C，F）皮质骨均矿化，几乎所有感觉神经纤维或交感神经纤维都分布于 CD31 阳性血管化的 HC 中。随着小鼠老龄化，CD31 阳性 HC 数量下降，包含 TH 阳性交感神经纤维的 CD31 阳性 HC 比例也下降。CGRP 阳性感觉神经纤维支配的 CD31 阳性 HC 比例并未观察到下降。图和图例来源：Chartier SR, Mitchell SAT, Majuta LA, Mantyh PW. The changing sensory and sympathetic innervation of the young, adult and aging mouse femur. Neuroscience. 2018

都位于骨内，与脉管系统紧密相连，与成骨细胞和破骨细胞紧挨着。骨外膜神经的功能与作用已被更清楚地界定，主要是在疼痛研究领域（见第 1 章），因为这些单个神经单元易于被评估。事实上，许多关于骨骼神经支配的解剖信息来自关于骨痛的文献，因为骨骼病理学如骨折、骨关节炎、骨质疏松症和骨转移都与骨痛有关。

　　小鼠长骨神经支配的发育时间早在胚胎第 14.5 天就开始了，与血管生成相似。一般来说，骨骼的神经支配已经被证明是骨骼发育所必需的。这一结论已在人类和啮齿动物模型中得到证实。脑信号蛋白（semaphorin）3A 是一种参与神经元模式化（neuron patterning）的分泌蛋白，缺失该蛋白基因的小鼠出现骨骼生长和感觉神经元支配受损。类似地，在大鼠和小鼠中，利用手术或化学去神经法[用辣椒素破坏瞬时受体电位阳离子通道亚家族 V 成员 1（transient receptor potential cation channel subfamily V, member 1, TRPV1）表达感觉神经元]导致骨形成减少。此外，神经生长因子（nerve growth factor, NGF）是一种通过与神经营养性酪氨酸激酶受体 1 型（tyrosine kinase receptor type 1, TrkA）相结合发挥作用的激素，是股骨的神经支配和血管形成所必需的，而股骨的神经支配和血管形成又是正常诱导原发性和继发性骨化所必需的。有趣的是，胚胎形成期间软骨膜的骨软骨祖细胞中 NGF 的缺失导致神经支配和血管化延迟，股骨生长受损。因此，骨骼细胞在募集神经元形成神经支配中起着重要作用，神经支配对正常骨骼发育也很重要（图 18.6）。

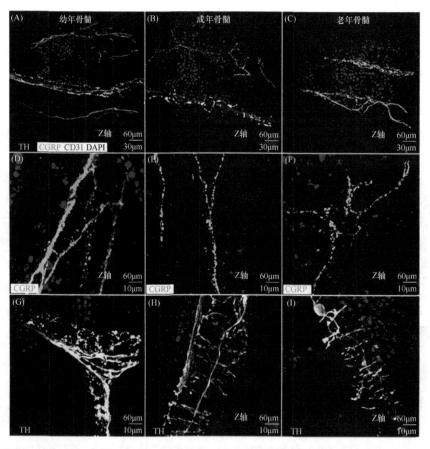

图 18.5　幼年（10 日龄）、成年（3 月龄）和老年（24 月龄）小鼠股骨骨髓中的感觉神经纤维、交感神经纤维和血管。骨髓中的酪氨酸羟化酶（tyrosine hydroxylase, TH）阳性交感神经纤维紧密缠绕在血管周围，具有典型的"螺旋形"外观（A～C, G～I）。相比之下，降钙素基因相关肽（calcitonin gene-related peptide, CGRP）阳性感觉神经纤维与血管（A～C）连接不紧密，呈现线性外观（D～F）。骨髓中感觉神经纤维和交感神经纤维的密度并不随着年龄增长而下降，但感觉神经纤维的分支点增多，交感神经纤维的 TH 免疫反应强度下降[如将（G）与（H）或（I）相比]。图 D～F 单个 60μm 切片用 CGRP 和 4′,6-二脒基-2-苯基吲哚（4′,6-diamidino-2-phenylindole, DAPI）染色，图 G、H 和 I 单个 60μm 切片用 TH 和 DAPI 染色。
图和图例来源：Chartier SR, Mitchell SAT, Majuta LA, Mantyh PW. The changing sensory and sympathetic innervation of the young, adult and aging mouse femur. Neuroscience. 2018

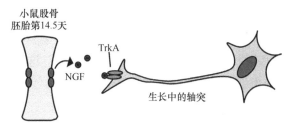

图 18.6　骨骼发育中的 NGF/TrkA 信号。胚胎骨软骨祖细胞（蓝色）表达神经生长因子（NGF），NGF 与神经元的酪氨酸激酶受体 1 型（TrkA）结合，促进骨的神经支配和血管形成

即使在发育完成后，骨骼的神经支配也是高度动态的。在骨折愈合过程中，感觉和交感神经支配都显著增加。神经支配除与疼痛相关外，还有其他作用，已经利用抗 NGF 或抗 TrkA 抗体研究了神经支配的 NGF/TrkA 信号机制。使用上述方法抑制 NGF/TrkA 信号可以减轻骨折疼痛，但不会延迟愈合过程。然而，完全去神经会延迟骨折愈合。神经支配增加也与癌症转移有关，抗体治疗可减弱该作用。虽然骨骼中的神经出芽是导致骨痛的原因，但更难最终确定神经出芽是否为骨矿物质密度和骨重建变化所必需的。

尽管感觉神经元的典型作用是向 CNS 传入信号，但许多感觉神经元也分泌对靶组织有影响的神经肽。这一点已被力学加载后的解剖学证据证实，骨折发生后尤为明显。P 物质（substance P，SP）、降钙素基因相关肽（calcitonin gene-related peptide，CGRP）和血管活性肠肽（vasoactive intestinal peptide，VIP）阳性感觉神经纤维，以及神经肽 Y（neuropeptide Y，NPY）和谷氨酸阳性神经末梢存在于骨外膜、骨髓和干骺端的松质骨中（此处的神经纤维密度小于骨外膜和骨髓）。骨折后，这种密集的神经纤维网络表现出感知力学变化和位点特异性出芽。在骨折愈合过程中，在承受最大负荷和骨形成的部位，CGRP 阳性和 SP 阳性神经末梢都在骨痂内出芽。例如，与力学负荷较轻的凸侧相比，骨折凹侧的高负荷处硬骨痂具有更多的 CGRP 和 SP 神经出芽（图 18.7）。骨形成凹

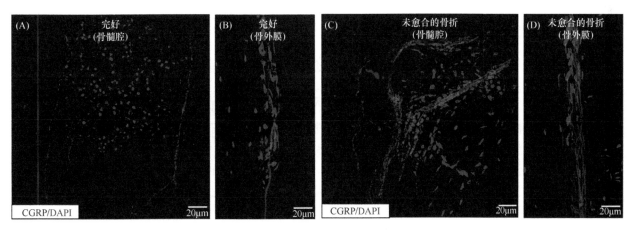

图 18.7　股骨的骨折未愈合部位 CGRP 阳性感觉神经纤维发芽和形成神经瘤样结构。完好的股骨（A、B）和骨折股骨（C、D）的骨髓腔与骨外膜脱钙冰冻切片高倍共聚焦成像：兔源性抗降钙素基因相关肽（calcitonin gene-related peptide，CGRP）（富含多肽的 C 纤维标志物）抗体免疫染色（红色）和 4',6-二脒基-2-苯基吲哚（4',6-diamidino-2-phenylindole，DAPI）（DNA 标志物）染色（蓝色）。完好的骨髓腔和骨膜中 CGRP 阳性神经纤维沿着骨的长轴延伸，从未发现由多于 1～3 根神经纤维组成的纤维束。骨折股骨的骨髓腔（C）和骨外膜（D）中 CGRP 阳性神经支配显著增加，神经纤维异质性和密度也均增加，并观察到神经瘤样结构，正常股骨并没有该结构。该共聚焦图由以 1μm 间隔成像的 40 张光学切片组成，物镜为 60×。
图和图例来源：Exuberant sprouting of sensory and sympathetic nerve fibers in nonhealed bone fractures and the generation and maintenance of chronic skeletal pain. PAIN. November 2014; 155(11): 2323-2336

侧的早期炎症阶段，以及凸侧的后期骨重建阶段，NPY 阳性纤维增加，其中骨重建与骨痂吸收同时发生。

与病理学相关的骨神经纤维增加相反，骨质流失伴随着神经纤维密度降低。在卵巢切除术

（ovariectomy，OVX）绝经后骨质疏松症模型中，胫骨的神经纤维密度降低。此外，神经病变是 1 型糖尿病（type 1 diabetes mellitus，T1DM）和 2 型糖尿病（T2DM）的严重副作用。链脲佐菌素诱导的 T1DM 模型（图 18.8）和 *ob/ob* T2DM 模型均与髓室交感神经支配减少有关。这种变化损害了骨髓生态位中造血干细胞的动员，但尚不清楚这些模型中骨质流失是否与神经支配改变有关。

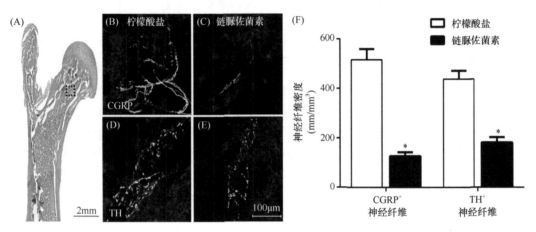

图 18.8　链脲佐菌素诱导的 1 型糖尿病小鼠股骨颈 CGRP 阳性感觉神经纤维和 TH 阳性交感神经纤维密度下降。H&E 染色的纵轴骨切片展示了共聚焦成像区域（图 A 黑色正方形区域）。柠檬酸盐处理小鼠的股骨颈代表性共聚焦成像图：表达降钙素基因相关肽（calcitonin gene-related peptide，CGRP）的单个或成束无髓感觉神经纤维的线性和纵向形态（B、C）、表达酪氨酸羟化酶（tyrosine hydroxylase，TH）的交感神经节后纤维的螺旋状形态（D、E）。与对照组（F）相比，链脲佐菌素诱导 1 型糖尿病小鼠的 CGRP 阳性和 TH 阳性神经纤维密度显著降低。数据为平均值 ± 标准误差（SEM），链脲佐菌素组 10 只小鼠，柠檬酸盐组 9 只。与柠檬酸盐组相比，t 检验为 $P < 0.05$（＊）。图和图例来源：Enríquez-Pérez IA, Galindo-Ordoñez KE, Pantoja-Ortíz CE, Martínez-Martínez A, Acosta-González RI, Muñoz-Islas E, Jiménez-Andrade JM. Streptozocin-induced type 1 diabetes mellitus results in decreased density of CGRP sensory and TH sympathetic nerve fibers that are positively correlated with bone loss at the mouse femoral neck. Neurosci. Lett. 2017; 655: 28-34

18.3　骨和脑之间的神经连接

伪狂犬病毒（pseudorabies virus，PRV）是一种嗜神经疱疹病毒，通常用于确定神经通路的组织结构。病毒颗粒被轴突末端吸收，逆行输送到细胞体，在那里它们复制并通过突触感染相连的神经元。已经对野生型 PRV 进行了基因改造，使其毒性降低，并通过免疫染色和/或内源性荧光进行显示。PRV 被注射到雄性 Wistar 大鼠的股骨骨髓中，示踪连接脑的神经支配，揭示了许多直接连接交感节前神经元的神经通路支配股骨。这些神经通路尤其能够调节造血等骨髓功能，可能至少也会影响骨小梁和骨内膜表面骨重建。大部分阳性神经元主要分布于脊髓中间带外侧核，少数阳性神经元位于中央自主核。

在这项研究中，发现两个主要的自主神经区域被标记为阳性，它们是脑干和下丘脑，这两个区域在功能研究中对调节骨转换似乎都很重要（下面将讨论）。脑干中有几组儿茶酚胺能神经元直接投射到脊髓的中间外侧细胞柱，PRV 染色呈阳性（图 18.9），包括在腹外侧脑桥–髓质、蓝斑核（locus coeruleus，LC）和亚蓝斑核的去甲肾上腺素 A5 群。众所周知，LC 神经元特异性地调节交感神经系统（sympathetic nervous system，SNS）的活动，SNS 在骨转换的调节中起着重要作用，下文将介绍这一点。肾上腺素 C1 组也被标记，这些已被证实与基础交感神经张力，以及交感神经活动对内部和外部刺激的反射调节有关。总之，脑干的去甲肾上腺素区（A5 和 LC）和肾上腺素区（C1 和 C3），加上延髓吻段内侧部的其他组，被确定为调节骨髓的第三级神经元。

在下丘脑中，阳性染色主要出现在室旁核（paraventricular nucleus，PVH）和下丘脑外侧区（图 18.10）。

在这些 PVH 细胞群中发现了几种神经递质，包括催产素、促肾上腺皮质激素释放激素、血管升压素、生长抑素、甲硫氨酸-脑啡肽、亮氨酸-脑啡肽、血管紧张素Ⅱ、多巴胺（dopamine，DA）和神经降压素。

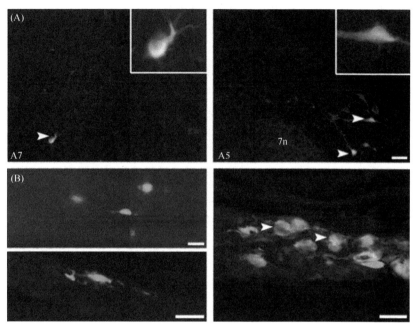

图 18.9　病毒感染神经元的神经化学表型。（A）骨髓中注射 Bartha-DupGreen（BDG）5 天后，脑干中表达酪氨酸羟化酶（TH）（红色）的儿茶酚胺能神经元（A5，A7）中可以通过绿色荧光蛋白（green fluorescent protein，GFP）（绿色）观察到病毒感染。插图为双标（黄色）神经元（箭头）的高倍放大图。（B）伪狂犬病毒（PRV）接种后 4 天，病毒感染的 GFP 阳性细胞（绿色）出现在上腰椎交感神经节。整段交感神经链（左上图）及神经节冷冻切片（左下图）中均有表达 GFP 的神经元。右图显示了病毒标记 GFP 与神经肽 Y（红色）的共定位。一些感染的 GFP 阳性神经节后神经元表达两种标记物（箭头）。7n. 面神经核。标尺为 100μm。图和图例来源：Dénes Á, Boldogkoi Z, Uhereczky G, Hornyák Á, Rusvai M, Palkovits M, Kovács KJ. Central autonomic control of the bone marrow: multisynaptic tract tracing by recombinant pseudorabies virus. Neuroscience. 2005; 134(3): 947-963

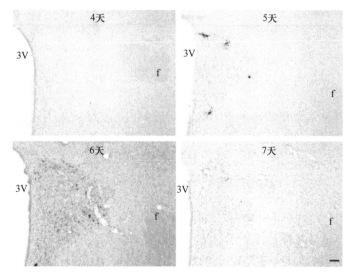

图 18.10　PVH 中 PRV 感染的进展。股骨骨髓中接种 BDG 5 天后，室旁核（PVH）中首次出现病毒标记的细胞。伪狂犬病毒（PRV）感染的神经元位于背侧和腹侧的小细胞亚区。6 天后感染细胞增多，并且先前感染的神经元出现退化。接种 7 天后大多数感染的细胞消失，室旁核未发现新感染的神经元。标尺为 100μm。3V. 第三脑室；f. 穹窿。图和图例来源：Dénes Á, Boldogkoi Z, Uhereczky G, Hornyák Á, Rusvai M, Palkovits M, Kovács KJ. Central autonomic control of the bone marrow:multisynaptic tract tracing by recombinant pseudorabies virus. Neuroscience. 2005; 134(3): 947-963

下丘脑外侧区的食欲素能神经元也显示能够影响交感神经向不同靶点输出信号。这些神经元中的许多直接投射到脊髓，但也投射到调节交感神经输出的脑干区，这使得大脑和骨骼之间的神经元回路复杂化。此外，下丘脑运动前神经元受来自大脑边缘区和皮质区的传入神经纤维支配，处理时间延长之后这些传入神经纤维也呈现 PRV 阳性（意味着有更多的突触被交叉连接），并可能参与了对诸如压力和焦虑等情绪的自主反应。

显然，神经元回路对骨重建的调节，既可以实现反射调节，也可以实现更复杂的骨重建稳态调节。这些细节可以在 2005 年 Denes 等的文献中找到（详见参考文献）。我们接下来将讨论骨稳态的自主神经调节，然后讨论骨的感觉神经系统调节。表 18.1 概括了特定的神经递质和激素如何影响骨骼。然而，这些结论受多种因素的影响，包括特定的研究模型、神经递质浓度和受体水平。此外，正如你将会发现的，我们对中枢神经系统整合感觉信号的作用的理解，与对其如何调节自主神经向骨输出信号的理解之间存在明显的差距。

表 18.1 传出和传入神经递质对骨骼总的影响

神经递质/激素	对骨体积总的影响 [a]
去甲肾上腺素	抑制
瘦素	抑制
血清素	促进
神经肽 Y	抑制
内源性大麻素	促进
阿片类物质	抑制
可卡因-苯丙胺调节转录物	抑制
乙酰胆碱	促进
食欲素	促进
催产素	促进
神经调节肽 U	抑制
降钙素基因相关肽	促进
P 物质	促进
核苷酸	抑制

a 上述多种效应均视具体情况不同而不同（如浓度、受体和模型），详见正文

18.4 中枢和外周传入神经通路的功能

自主神经系统的解剖成分位于 CNS 和 PNS，负责控制内脏功能，如消化、心率、血压和体温调节。内脏传入神经是感觉神经元，将信号从外周传递到 CNS，CNS 处理信息，然后将传出信号传递至内脏。骨受交感神经和副交感神经支配，两者在功能上都起重要作用。

18.4.1 交感神经系统

在解剖学上，SNS 由节前神经纤维组成，神经元胞体位于脊椎，将信号传递给节后神经纤维，节后神经纤维起源于交感神经链或其他神经节，如腹腔神经节或肠系膜下神经节（图 18.11）。节前神经纤维向节后神经纤维上的 N2 烟碱受体分泌乙酰胆碱（acetylcholine，ACh），而节后神经纤维呈酪氨酸羟化酶（tyrosine hydroxylase，TH）阳性，并向其靶组织分泌去甲肾上腺素（NE）。例外情况包括支配肾上腺髓质的节前神经纤维向嗜铬细胞分泌 ACh，刺激肾上腺素分泌至血液，引起全身交感神经反应。

当我们考虑 SNS 对骨的影响时，我们必须考虑肾上腺素以内分泌方式作用于骨，以及 NE 以局部神经递质方式作用于骨。肾上腺素和 NE 都通过 α-和 β-肾上腺素能受体（adrenergic receptor，AR）发挥作

用。靶组织对交感神经信号的反应取决于作用的受体类型（表 18.2）。β2AR 是成骨细胞表达的主要 βAR（β1AR 和 β3AR 表达较少），与 $G\alpha_s$ 相互作用，与配体结合后刺激腺苷酸环化酶（adenylate cyclase，AC）和 cAMP 的产生。选择性和非选择性 β-激动剂下调骨形成，促进 NF-κB 受体激活蛋白配体（receptor activator of nuclear factor kappa B ligand，RANKL）表达以募集破骨细胞。βAR 拮抗剂，如普萘洛尔，在瘦素治疗等交感神经活性高的情况下，有抑制骨质流失的作用。其他在成骨细胞中表达的 AR 包括 α1AR 和 α2AAR、α2BAR 和 α2CAR，对骨重建有显著影响。此外，活化破骨细胞祖细胞的 AR 可直接刺激细胞分化。尽管一些研究不支持受力时 SNS 在骨骼功能适应中的主要作用，但最近的研究证实，β1AR（而

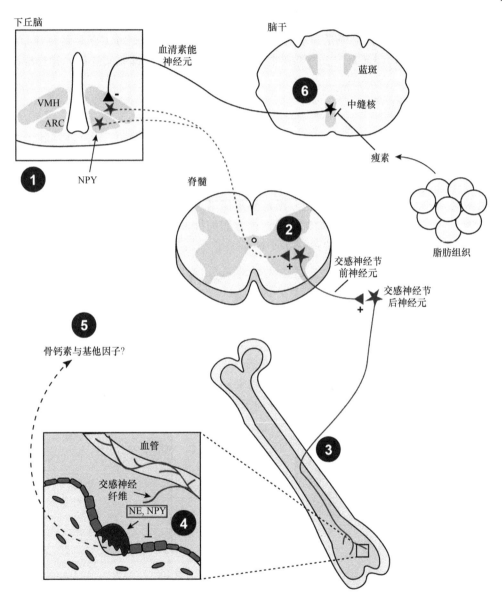

图 18.11　交感神经系统（SNS）介导的骨重建控制。（1）下丘脑腹内侧（ventromedial hypothalamus，VMH）神经元和弓状核（arcuate nucleus，ARC）内神经肽 Y（NPY）敏感神经元可能通过脑干内的中间神经元突触（红色虚线）等多种机制兴奋（+）脊柱内的交感神经节前神经元（2）。然后这些神经元与交感神经节的交感神经节后神经元形成突触。交感神经节后神经元跟随血管支配骨髓腔（3）。交感神经纤维同时释放去甲肾上腺素（norepinephrine，NE）和 NPY，抑制成骨细胞的骨形成（蓝色）并激活破骨细胞的骨吸收（褐红色）（4）。骨钙素是骨吸收产物，调节能量代谢、神经发育和行为。骨钙素和其他骨吸收产物反馈性地调节骨重建的神经控制（5）。SNS 向骨输出的一个调节机制是通过瘦素介导抑制脑干中缝核血清素能神经元（蓝色）（6）。血清素能神经元的激活抑制（−）负责交感神经向骨流出的 VMH 神经元（1）

表 18.2　交感神经递质受体及其对骨组织细胞的功能

细胞类型	肾上腺素能受体	受体激活的效应
基质细胞	β2AR、β3AR	促进脂肪细胞分化，抑制成骨细胞分化
成骨细胞	α1AAR、α2AR、β2AR	βAR 激活降低成骨细胞活性，促进破骨细胞募集
骨细胞	β1AR、β2AR	β2AR 促进骨细胞表达 RANKL，β1AR 抑制 RANKL 表达
软骨细胞	β2AR	刺激增殖，减少分化
骨髓脂肪细胞	β3AR	部分发生脂肪分解
破骨细胞	αAR、βAR	通过活性氧促进破骨细胞生成

不是 β2AR）对胫骨轴向压缩后骨形成是必需的。此外，成骨细胞表达去甲肾上腺素转运体（norepinephrine transporter，NET），它负责神经元对 NE 的再吸收，NET 缺失或拮抗剂抑制其功能，骨形成减少，骨吸收增加，导致骨质流失。

（1）瘦素

CNS 如何调节 SNS 信号向骨传导是几个里程碑式出版物的主题。首先，20 世纪 90 年代的化学交感神经切除术研究表明，完整的交感神经是正常骨吸收所必需的。然后，从 2000 年初开始，研究人员发表了一系列论文，详述了瘦素如何作用于大脑，通过 SNS 导致骨质流失（图 18.12，图 18.13）。瘦素是一种 16kDa 的肽类激素，进食后由白色脂肪细胞分泌。瘦素作用于下丘脑，可减少食物摄入，增加能量消耗，促进葡萄糖代谢。瘦素对脂质储存也有抑制作用。这方面的很多结果是利用缺乏瘦素（*ob/ob* 小鼠）或瘦素受体（*db/db* 小鼠）的小鼠研究获得的。多个研究者也发表了这些小鼠的骨表型，但是结果并不尽

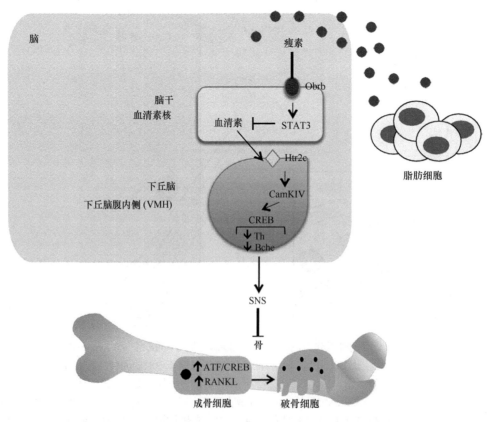

图 18.12　瘦素对骨量的调节。来源于脂肪细胞的瘦素作用于血清素能神经元，抑制血清素的合成和分泌，进而作用于下丘脑腹内侧调节交感神经系统（SNS）。交感神经张力作用于成骨细胞和破骨细胞调节骨量。图和图例来源：Quiros-Gonzalez I, Yadav YK. Central genes, pathways and modules that regulate bone mass. Arch. Biochem. Biophys. 2014; 561: 130-136

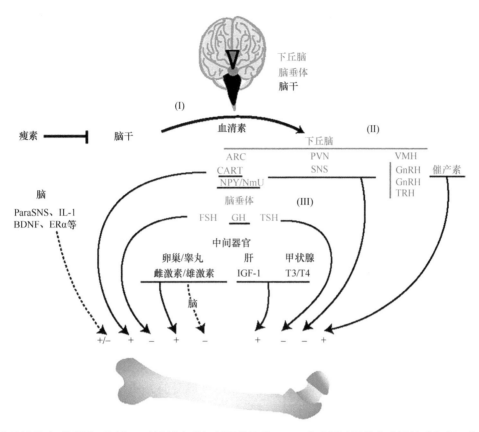

图 18.13　调节骨量的脑–外周基因网络。脑通过多种机制调节骨量。（I）大脑通过调节交感神经系统来调节骨量，即瘦素抑制血清素的产生，进而抑制交感神经张力对骨量的调节。（II）脑分泌可卡因–苯丙胺调节转录物（cocaine- and amphetamine-regulated transcript，CART）、神经肽 Y（neuropeptide Y，NPY）、催产素等激素直接作用于骨组织细胞。（III）脑调节中间器官中激素的合成和分泌，进而调节骨量，如促卵泡激素和黄体生成素调节雌激素，进而调节骨量。图和图例来源：Quiros-Gonzalez I, Yadav YK. Central genes, pathways and modules that regulate bone mass. Arch. Biochem. Biophys. 2014; 561: 130-136

相同。早期研究表明，瘦素（或其受体）缺陷小鼠具有高骨矿物质密度，与体重无关，这是由于成骨细胞活性高，但是这些小鼠性腺功能减退。通过脑室内（intracerebroventricular，icv）注射瘦素替代物可降低骨矿物质密度，因此作者推测瘦素是通过神经机制来发挥控制骨重建的核心作用的。接下来，一系列的机理研究进一步阐明了这一途径。用金硫葡糖（gold thioglucose，GTG）破坏野生型小鼠下丘脑腹内侧（ventromedial hypothalamus，VMH）的葡萄糖敏感神经元，导致骨骼体积分数增加。用 GTG 处理经 icv 注射瘦素的 *ob/ob* 小鼠后，小鼠没有骨质流失，表明葡萄糖敏感神经元对经 icv 注射的瘦素发挥功能是必需的。然而，弓状核（arcuate nucleus，ARC）的谷氨酸敏感神经元在瘦素对骨的作用中并不必需。此外，DA β-羟化酶（DA β-hydroxylase，DBH）是儿茶酚胺合成的关键酶，DBH 缺陷小鼠的骨量偏高，能够抵抗瘦素引起的骨质流失，表明 SNS 通路是瘦素发挥功能所必需的。另外的实验表明，βAR 激动剂异丙肾上腺素可降低松质骨体积分数和骨形成率，而 βAR 拮抗剂普萘洛尔可抑制衰老和 OVX 导致的骨质流失。另外的研究表明，β2AR 缺陷小鼠具有较高的骨矿物质密度，并且能够抵抗瘦素引起的骨质流失，这在一定程度上支持以下结论：β2AR 是成骨细胞的主要 AR，其作用在一定程度上通过调节昼夜节律基因介导（表 18.3）。

　　然而，必须指出的是，关于瘦素对骨重建的调节作用，利用其他啮齿动物模型得到的结果并不一致。一些研究表明，瘦素对松质骨和皮质骨具有不同的影响。*ob/ob* 小鼠的骨长度和总骨矿物质密度（BMD）减小，瘦素抵抗 Zucker（*fa/fa*）大鼠的总 BMD 偏低，这两项研究表明瘦素促进骨生长和增加皮质骨密度

表 18.3 神经递质及其对骨骼的整体影响

交感神经递质	
去甲肾上腺素	通过 β2AR 下调骨形成，并促进 RANKL 表达以募集破骨细胞 通过 β1AR 的信号似乎是力学刺激诱导骨形成所必需的
瘦素	诱导骨质流失，作用具有浓度依赖性。外周高浓度瘦素对骨起积极作用，中枢神经系统中低浓度起负面作用
血清素（5-HT）	肠道中的 5-HT 对骨增长有负面影响，大脑中的 5-HT 抑制交感神经系统向骨输出信号，有利于骨矿物质密度和骨形成，减少骨吸收
神经肽 Y	下丘脑弓状核中过度表达神经肽 Y 可导致骨质流失 通过骨中与血管相关 的神经直接抑制骨形成
多巴胺	浓度依赖性效应：低浓度抑制 MC3T3-E1 细胞矿化，高浓度略微促进细胞矿化。减少破骨细胞分化
神经调节肽 U	中枢给药导致小鼠松质骨骨质流失
副交感神经递质	
乙酰胆碱	促进骨形成
血管活性肠肽 （VIP）	对成骨细胞分化的作用有争议。VIP 直接抑制骨吸收，可能调节 RANKL/OPG 比例

注：AR. 肾上腺素能受体；RANKL. NF-κB 受体激活蛋白配体；OPG. 骨保护素

（皮质骨密度对总 BMD 贡献最大）。其中一些发现可以解释为是瘦素对成骨细胞和软骨细胞的直接作用，因为一些体外研究表明瘦素可促进成骨细胞和软骨细胞的生长与分化。其他研究获得的骨骼表型差异，取决于检测的是中轴骨还是附肢骨，椎骨的 BMC 较高，而股骨的 BMC 较低。此外，其他变量也会导致表型差异，如年龄、性别和同窝对照等。目前，普遍认为外周高浓度瘦素对骨骼有促进作用，而 CNS 中低浓度瘦素对骨骼产生抑制作用。

临床研究也支持 SNS 在骨重建中的作用。嗜铬细胞瘤是一种罕见的产生儿茶酚胺的肿瘤，会导致较高水平的骨吸收，对骨形成没有影响，肿瘤切除后骨吸收恢复正常。复杂性局部疼痛综合征 I 型（曾被称为反射性交感神经营养不良）患者的骨吸收也增加。有趣的是，静息心率与骨折风险正相关，一些研究发现服用 βAR 拮抗剂的患者骨折风险降低。尽管啮齿动物模型研究表明 β2AR 是骨骼中最重要的 βAR，但 β1 选择性 AR 拮抗剂对降低人类骨折风险效果最强。然而，这是否为物种特异性的差异，或者 β1 选择性 AR 拮抗剂是否对小鼠的骨骼有很强的作用仍不清楚。

（2）血清素

尽管瘦素交感神经途径介导骨质流失的作用已明确，但 GTG 治疗损坏的 VMH 区域没有发现瘦素受体。这表明瘦素是间接发挥作用的。后来发现血清素是这一过程的重要介质（图 18.13）。血清素是一种单胺类神经递质，由神经元色氨酸羟化酶 2（Tph2）和肠道肠嗜铬细胞色氨酸羟化酶 1 合成（图 18.14）。选择性血清素再摄取抑制剂（selective serotonin reuptake inhibitor，SSRI）可增加突触间隙的血清素浓度，与人类 BMD 降低和骨折风险增加有关。不同部位产生的血清素在调节骨重建方面似乎有不同的作用。一些研究表明，肠道产生的血清素通过内分泌途径抑制骨质增长。然而，多项研究表明，血清素在大脑中作为神经递质抑制向骨输出 SNS 信号，有利于增加骨矿物质密度。下丘脑中的血清素信号通常抑制 SNS 信号向骨输出，有利于骨形成和减少骨吸收（图 18.14）。Tph2 缺失的小鼠与 β2AR 杂合子小鼠杂交后，逆转了骨质流失，这支持了上述观点。此外，血清素信号被证明是瘦素通过 SNS 诱导骨质流失的重要介质。近来认为 SSRI 降低骨矿物质密度的机制是下调下丘脑血清素受体水平，进而激活 SNS 信号输出。非典型抗精神病药物引起的骨质流失的机制与之类似，这些药物也是 $5-HT_{2C}$ 等血清素受体的拮抗剂，可减少向骨输出 SNS 信号。利用 β-阻断剂或缺失 β2AR 可预防非典型抗精神病药利培酮引起的骨质流失，这支持了上述观点。

中枢血清素在调节骨稳态中起着明显的作用，骨组织细胞自身也可能会产生血清素，据报道成骨细胞和破骨细胞表达 *Tph1*。多种成骨细胞和骨细胞系中也表达血清素转运体（5-HTT）和多种血清素受体（$5-HT_{1A, 1B}$ 和 $5-HT_{2A, 2B, 2C}$）。在某些情况下，血清素促进成骨细胞增殖和表达骨保护素（osteoprotegerin，OPG，又称护骨因子），降低 RANKL 的表达。全身性或成骨细胞特异性敲除 $5-HT_{1B}$ 导致骨形成增加，呈现高骨量表型，而敲除 $5-HT_{2A}$ 和 $5-HT_{2B}$ 似乎没有作用。人外周血单个核细胞（PBMC）来源的破骨细胞表达 $5-HT_{2A, 2B, 2C}$ 和 5-HTT，添加血清素可促进破骨细胞分化。血清素如何影响骨的另一个尚未明确的机制是血清素能神经元直接支配骨骼。L4～L5 DRG 中有支配腿部骨骼的感觉神经元胞体，*Tph2* 在 L4～L5 DRG 中表达，但并不清楚表达 *Tph2* 的神经元是否投射到骨。

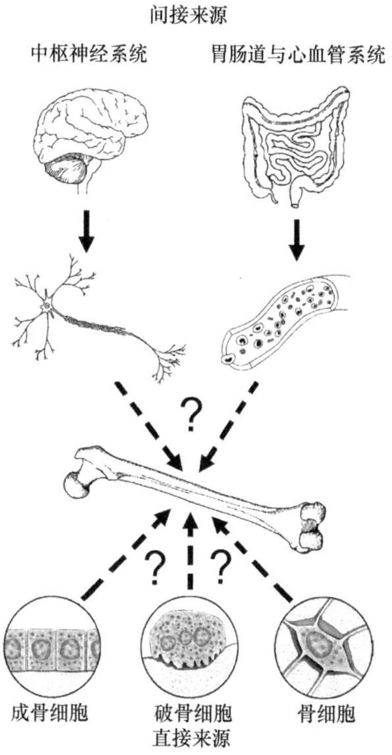

（3）神经肽 Y

神经肽 Y（neuropeptide Y，NPY）是一种含 36 个氨基酸的多肽，是 NPY 系统的一部分，由 NPY、YY 多肽（peptide YY，PYY）和胰多肽（pancreatic polypeptide，PP）三种配体组成。PYY 和 PP 均与饱腹感有关。NPY 是其中研究得最多的一种多肽，在 CNS 和 PNS 中均有作用，由神经组织和一些非神经组织产生，产生 NPY 的神经组织有下丘脑和 PNS 神经末梢（图 18.11），非神经组织包括肾上腺髓质、胰腺细胞和成骨谱系细胞。有趣的是，NPY 与 NE 在 SNS 神经中共同储存和释放（图 18.15），其主要作用之一是收缩血管。中枢 NPY 与脑垂体、心脏和呼吸功能有关，是一种有效的促食欲肽。NPY 和瘦素在食欲和能量消耗方面具有相互作用，这与下丘脑 ARC 的 NPY 生成神经元共表达瘦素受体（ObR）相符。当禁食、瘦素缺失等导致瘦素水平降低时，机体产生 NPY 并发出保存能量和增加食欲的信号。

NPY 通过 G 蛋白偶联 Y2 受体发出信号，这些受体负责 NPY 的神经抑制作用。全身性或下丘脑特异性敲除 Y2 受体会增加皮质骨与松质骨的体积，并促进它们矿化，而 ARC 中过表达 NPY 可导致骨质流失。双敲除瘦素和 NPY 引起皮质骨密度完全改变，这与两者之间的相互关系是一致的。然而，*ob/ob* 小鼠和 *ob/ob NPY*$^{-/-}$ 小鼠的松质骨并无差异，表明松质骨只受 NPY 控制，如 NPY 通过 VMH 中的 SNS 通路控制松质骨。NPY 除了通过下丘脑间接作用于骨骼外，还可直接作用于骨骼，可能是通过与骨骼血管相关的神经来发挥作用的。只在骨细胞和成骨细胞中发现了 Y1 受体，小鼠全身性敲除 Y1 受体后，成骨细胞活性增加，骨矿物质密度增加。成骨细胞特异性敲除 Y1 受体，而非下丘脑特异性敲除，也会增加成骨细胞活性和骨体积，骨髓基质细胞（bone marrow stromal cell，BMSC）中敲除 Y1 受体可促进成骨细胞分化。与之一致的是，骨神经释放的 NPY 通过 Y1 受体抑制 cAMP 和 ERK 通路，直接抑制骨形成。因此，NPY 主要促进骨形成和抑制骨吸收，与感觉神经递质 CGRP、SP 和 VIP 的作用相反，如下文所述。

图 18.14　骨中血清素（5-HT）的潜在来源。骨中血清素间接来源于中枢神经系统、胃肠道和心血管系统；直接来源于骨细胞自身可能合成的 5-HT，在这种情况下，骨中 5-HT 通过自分泌或旁分泌来发挥作用。图和图例来源：Warden SJ, et al. Mol. Cell. Endocrinol. 2005; 242: 1-9

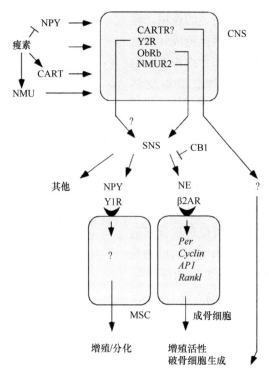

图 18.15　中枢神经系统（CNS）的神经肽通过交感神经系统（SNS）和其他可能的神经内分泌机制调节外周骨组织细胞生物学。图中简要展示了已证明具有骨重建调节功能的主要神经肽及其连接。图和图例来源：Elefteriou F. Arch. Biochem. Biophys. 2008; 473: 231-236

（4）内源性大麻素

内源性大麻素是大麻素受体（CB1 和 CB2）、2-花生四烯酸甘油和 N-花生四烯酸乙醇胺的内源性配体，近期被证明可调节支配骨骼的交感神经信号，并可直接作用于骨组织细胞。CB1 受体主要存在于 CNS，在破骨细胞中少量表达，而 CB2 受体存在于成骨细胞、破骨细胞和骨细胞中。内源性大麻素介导神经抑制作用，例如突触前神经末梢信号阻止交感神经元释放 NE。因此，CB1 受体信号促进骨形成，并抑制骨吸收。这在人类创伤性脑损伤中尤其明显，体内内源性大麻素处于高水平，NE 减少，骨形成和骨折愈合增强。CB2 敲除导致破骨细胞活性增强，骨形成减少，发生骨质流失。体外研究结果与此一致，显示 CB2 激动剂促进成骨细胞分化，抑制破骨细胞生成。

（5）可卡因-苯丙胺调节转录物

可卡因-苯丙胺调节转录物（cocaine- and amphetamine- regulated transcript，CART）是另一种在 CNS 中广泛表达的神经肽，也参与体重和奖赏调节。ob/ob 小鼠下丘脑中 CART 水平显著降低，敲除 CART 可通过抑制 RANKL 表达来抑制骨吸收。因此，瘦素通过促进 CART 表达来促进骨吸收，但其确切机制尚不清楚，可能是通过与破骨细胞直接相互作用来发挥功能的。

（6）多巴胺

多巴胺（dopamine，DA）不仅是肾上腺素和 NE 的前体，而且在激素分泌、奖赏、情绪和运动等的 CNS 通路中也起着重要作用。DA 和 NE 上游的 TH 是负责将酪氨酸转化为左旋多巴的酶，TH 不仅是 CNS 中多巴胺能神经元的标志物，还可用于标记外周交感神经。大多数关于 DA 的文献，报道的是其对 CNS 的影响，其实 DA 也存在于骨髓中，已证实成骨细胞和破骨细胞表达其受体，但是关于 DA 受体表达水平的报道并不一致。DA 通过 G 蛋白偶联受体家族（D1～D5）信号通路发挥作用，D1 样受体（D1 和 D5）激活腺苷酸环化酶（AC），进而产生 cAMP，D2 样受体（D2、D3 和 D4）对 AC 有抑制作用。DA 对成骨细胞和成骨细胞前体的作用似乎具有浓度依赖性，低浓度可抑制 MC3T3-E1 细胞的矿化，高浓度可适度促进其矿化。在一项研究中，DA 和 D2R 激动剂抑制人 CD14$^+$细胞向破骨细胞分化。同样，尽管受体表达低，但 DA 仍可降低小鼠 BMSC 向破骨细胞分化，非典型抗精神病药物利培酮（主要是一种 D2R 拮抗剂）可抑制该作用。DA 转运体（DA transporter，DAT）负责突触前末端再吸收 DA，DAT 敲除小鼠的松质骨减少。然而，该发现的细胞机制尚不清楚，DAT 的这种作用是否由 CNS 介导也不清楚。

（7）神经调节肽 U

神经调节肽 U（neuromedin U，NMU，又称神经介素 U）是由下丘脑和小肠产生的厌食神经肽。NMU 信号通过受体 NMUR1 和 NMUR2 发挥作用。敲除 NMU 可导致肥胖、过食症和活动减少。有趣的是，敲除 NMU 的小鼠具有高骨矿物质密度，并且骨形成增加，这与体重偏高无关。然而，敲除 NMU 不影响骨吸收，对成骨细胞也没有任何直接影响。NMU 中枢给药导致小鼠松质骨流失，这与 PVH 中 NMUR2 的表达一致。此外，瘦素并不影响 NMU 敲除小鼠的骨矿物质密度，这表明 NMU 可能是中枢性瘦素作用于骨的中介。然而，在该研究中，异丙肾上腺素也不影响骨矿物质密度，表明 NMU 缺失特异性地干扰了 SNS-骨轴中的成骨细胞功能。因此，NMU 作用于 CNS 来改变骨重建的机制尚不清楚。

18.4.2 副交感神经系统

副交感神经系统（parasympathetic nervous system，PSNS）对骨的调节作用并不如 SNS 的作用那么清楚。一般来说，PSNS 与 SNS 具有反作用，因此推测 PSNS 对骨形成有促进作用，对骨吸收有抑制作用。

（1）乙酰胆碱

乙酰胆碱（acetylcholine，ACh）是外周 PSNS 神经递质，与烟碱型 ACh 受体（nicotinic ACh receptor，nAChR）和毒蕈碱型受体结合。毒蕈碱型受体有 5 种亚型，烟碱型受体有 12 种亚型，成骨细胞、破骨细胞和骨细胞中表达多种亚型。据报道，骨神经纤维中存在囊泡 ACh 转运体。敲除 α2nAChR 可导致骨吸收增加，股骨和椎骨的松质骨骨量减少，该结果与 PSNS 对骨的正向作用一致。然而，ACh 抑制成骨细胞增殖和碱性磷酸酶活性，并不改变和抑制破骨细胞分化。白介素-1（interleukin-1，IL-1）可能在调节 PSNS 对骨的作用中扮演重要角色，过表达 IL-1 受体拮抗剂导致骨中 ACh 水平降低。然而，关于 PSNS 的研究相对不足，在病理条件下或药物作用下，PSNS 信号如何影响骨重建尚不清楚。

（2）垂体腺苷酸环化酶激活多肽和血管活性肠肽

垂体腺苷酸环化酶激活多肽（pituitary adenylate cyclase activating polypeptide，PACAP）和血管活性肠肽（vasoactive intestinal peptide，VIP）是 VIP-促胰液素-生长激素释放激素（GHRH）-胰高血糖素超家族中的神经肽。两者均存在于骨膜神经中，有一些功能同源性。已在感觉、交感和副交感神经元中发现 VIP。VIP 和 PACAP 与 G 蛋白偶联受体（G protein coupled receptor，GPCR）的 VIP 受体 1 和 2（VPAC1 和 VPAC2）的亲和力相当，而 PACAP 与 GPCR PACAP 1 型受体（PAC1）的亲和力是 VIP 的 100 倍。小鼠颅骨成骨细胞表达 VPAC2，VIP 与之结合导致 cAMP 水平升高和表达成骨标志物。激活 UMR-106 成骨样肿瘤细胞的 PAC1，可通过非经典 PACAP 信号通路促进碱性磷酸酶表达，包括 BMP/Smad1 和 Hedgehog 信号通路。而小鼠颅骨细胞系 MC3T3-E1 仅表达 VPAC2，当其被 VIP 或 PACAP 刺激时，导致碱性磷酸酶表达减少和 IL-6 分泌增加，刺激骨吸收。因此，由于文献报道的结果存在诸多不一致之处，很难概括 PACAP 和 VIP 对成骨细胞的作用。

此外，VIP 和 PACAP 如何调节成骨细胞表达破骨细胞生成因子也因研究而异，且取决于细胞类型。有一项研究比较了 VIP 在不同细胞类型中的作用，VIP 促进小鼠颅骨成骨细胞和 MC3T3-E1 细胞表达 RANKL，降低 OPG mRNA 的表达，而 VIP 对 BMSC 或 UMR-106 细胞的 RANKL 或 OPG 表达无影响。另一项独立的研究显示，VIP 或 CGRP 处理 MC3T3-E1 细胞降低了 RANKL 的表达，增加了 OPG 的表达。VIP/PACAP 还可以通过与破骨细胞的 VPAC1 和 PAC1 结合，直接作用于破骨细胞，抑制破骨细胞形成和骨吸收活性。综上所述，VIP 和 PACAP 对骨的作用因条件不同而变化，需要更多研究来充分理解上述多肽如何影响体内骨重建。

18.4.3 影响骨骼的其他中枢神经递质

（1）食欲肽

食欲肽-A 和食欲肽-B 是神经肽，通过食欲肽 1 型受体（OX1R）和食欲肽 2 型受体（OX2R）参与觉醒、进食、奖赏和产热。食欲肽缺乏导致吞咽困难、肥胖和睡眠减少。敲除食欲肽基因的小鼠模型，骨形成显著减少，骨吸收和正常小鼠没有差异，导致松质骨和皮质骨体积分数降低。这与敲除 *OX2R* 基因导致低骨矿物质密度和骨形成减少的结果一致。此外，野生型小鼠去卵巢模型 icv 注射 OX2R 激动剂可改善骨形成，表明 OX2R 通过中枢途径调节骨，这可能包括 OX2R 对瘦素的抑制。然而，敲除 *OX1R* 基因可导致高骨矿物质密度，但是因为全身性敲除食欲肽基因的小鼠表型与敲除 *OX2R* 基因的表型一致，所以食欲肽的主要作用模式为通过中枢调节骨重建。

（2）催产素

催产素是由下丘脑合成，由脑垂体后叶分泌的神经肽。妊娠期间生殖系统也可产生催产素，并在分娩期间的子宫收缩和泌乳中起重要作用。催产素受体存在于大脑、成骨细胞、破骨细胞和多种其他组织中。整体或成骨细胞特异性敲除催产素受体基因可导致低骨矿物质密度，而敲除破骨细胞的催产素受体基因不影响骨矿物质密度。雌激素促进成骨细胞中催产素及其受体的表达，进而促进骨形成。与此一致的是，患有严重骨质疏松症的绝经后妇女的催产素水平较低。然而，脑组织特定部位表达的催产素受体对骨重建的神经调节是否重要仍不清楚。

（3）阿黑皮素原和黑皮质素系统

阿黑皮素原（pro-opiomelanocortin，POMC）和黑皮质素系统对调节食欲、能量代谢、疼痛和奖赏回路至关重要。POMC 是一种前体多肽，裂解后产生多种肽类激素，包括黑皮质素、促肾上腺皮质激素（adrenocorticotropic hormone，ACTH）、内源性阿片类物质、β-内啡肽和甲-脑啡肽。黑素皮质受体 4（melanocortin receptor 4，MC4R）是一种广泛存在于下丘脑的 GPCR，在人体中 MC4R 功能丧失导致骨吸收减少，BMD 增高。最近发现了成骨细胞来源的 MC4R 配体脂质运载蛋白-2，表明骨可能通过激素反馈至大脑来调节能量平衡。ACTH 除了刺激皮质醇产生外，还与矿化成骨细胞表达的 MC2R 结合。体外 ACTH 对成骨细胞增殖的作用似乎具有浓度依赖性，高浓度刺激成骨细胞合成胶原蛋白。

一些研究检测了内源性阿片在骨转换调节中的作用。据报道，成骨细胞表达阿片受体，利用 μ 阿片受体激动剂处理培养的成骨细胞，可抑制骨钙素的产生。相反，用阿片类药物处理 OVX 大鼠可增强骨强度。然而，上述结果与临床上阿片类药物引起骨质疏松症和骨折风险增加的事实相反。此外，用阿片类药物处理骨转移小鼠，可导致骨质流失剧增。上述结果的一个潜在机制是阿片类药物导致性腺功能减退继发骨质流失，但其他神经性机制尚不清楚。

18.5 骨中感觉神经递质的功能

18.5.1 降钙素基因相关肽

降钙素基因相关肽（calcitonin gene-related peptide，CGRP）是一种含 37 个氨基酸的多肽，以 α 和 β 两种形式存在。CGRP 作为一种有效的血管舒张剂，在 CNS 和 PNS 的疼痛通路中必不可少，利用 TRPV1 激动剂辣椒素模拟热的感觉，可刺激 CGRP 释放（图 18.16）。肌骨疼痛和神经损伤患者的脑脊液、滑液和血浆中 CGRP 水平升高。CGRP 存在于骨外膜和骨髓的神经末端（图 18.5，图 18.8）。总的来说，CGRP 通过骨形态发生蛋白 2（bone morphogenetic protein 2，BMP-2）或其他通路促进骨生成，并通过 RANKL/OPG 途径抑制破骨细胞生成。在尺骨力学加载模型中，骨外膜和总骨面积与 CGRP 水平同步增加。此外，未加载力学刺激的对侧骨也可能通过神经途径对力学加载做出响应。尺骨力学加载促进了对侧骨的骨形成，臂丛神经麻醉可抑制该作用，表明神经电生理信号转导和随后的轴突末端释放的一种或多种神经递质是骨形成所必需的。臂丛神经麻醉和敲除 CGRP-α 编码基因对受力骨的骨形成也有抑制作用，而敲除 CGRP-β 编码基因则无此作用，说明力学刺激后只有 CGRP-α 能够促进成骨细胞活性。

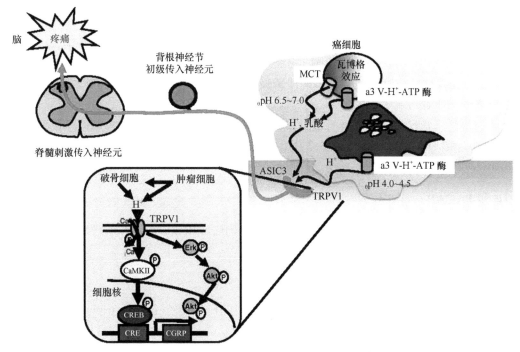

图 18.16 酸诱发的癌症相关骨痛。执行骨吸收功能的破骨细胞通过质膜的 a3 V-H$^+$-ATP 酶分泌质子降解骨矿物质。酸性微环境通过激活酸敏感痛觉感受器瞬时受体电位阳离子通道亚家族 V 成员 1（transient receptor potential cation channel subfamily V，member 1，TRPV1）和酸敏感离子通道 3（acid-sensing ion channel 3，ASIC3），直接激活和敏化支配骨的感觉神经元，通过背根神经节（dorsal root ganglia，DRG）（初级传入神经元）和脊髓（次级传入神经元）传导痛觉信号并在脑中产生骨痛的感觉。活化 TRPV1 促进 eCa^{2+} 流入细胞质，引起细胞内信号分子传导，包括 Ca^{2+}-钙调蛋白依赖性蛋白激酶 II（calmodulin kinase II，CaMKII）和转录因子 cAMP 反应元件结合蛋白（cAMP response element binding protein，CREB），导致靶分子的转录激活。活化 TRPV1 也能引发 Erk 和 Akt 信号，可能由此抑制神经元凋亡。MCT. 单羧酸转运蛋白。图和图例来源：Yoneda T, et al. Biochim. Biophys. Acta. 2015; 1848: 2677-2684

18.5.2 P 物质

P 物质（substance P，SP）是含 11 个氨基酸的多肽，是神经肽速激肽类家族成员，该家族包括神经激肽 A、神经激肽 B、神经肽 K 和神经肽 γ。SP 在多种组织中发挥作用，包括感觉神经疼痛传导、肠道蠕动、促进 CNS 和非神经外周组织（如皮肤、肠道和肺）炎症，以及激活血管平滑肌松弛。在骨中，SP 与成骨细胞、骨细胞和破骨细胞表达的神经激肽 1 受体（neurokinin 1 receptor，NK1R）结合。在大鼠颅骨成骨细胞模型中，用 SP 处理分化 2 周和 3 周的细胞，SP-NK1 结合促进该分化晚期成骨细胞矿化，但 SP 处理分化第 1 周的细胞，对细胞分化标志物的表达没有影响。SP 还通过 RANKL/OPG 途径促进破骨细胞生成。用辣椒素处理剥夺感觉降低了坐骨神经和后腿长骨中的 SP 和 CGRP 水平，还导致胫骨 BMD 和骨强度降低。类似地，外周神经损伤导致骨失去神经支配，致使该骨骼的骨质流失显著，骨折风险增加，这可能至少部分是由于感觉神经轴突缺失。

骨折研究表明，SP 在调节骨折愈合的骨形成和骨吸收过程中具有独特的作用。一项研究表明，骨形成和骨吸收区域的 SP 免疫阳性神经纤维的密度随时间而变化。具体而言，骨折后第 3 天，共表达 SP 和神经生长标志物 GAP-43 的神经纤维出芽进入骨折血肿中，并保留在骨外膜中，直到成角骨折的凹侧形成皮质骨桥接（第 21 天）。另外，骨折后第 35 天，骨折凸面的 SP 神经密度增加（没有共表达 GAP-43），直到骨折骨痂的吸收性骨重建结束。这表明早期的 GAP-43 阳性神经纤维对骨形成很重要，而后期的 GAP-43 阴性神经纤维是骨痂吸收所需的，压缩和/或牵张可能在产生 SP 阳性神经纤维中起作用。

另一项研究检测了骨折对速激肽 1-缺陷（Tac1$^{-/-}$）小鼠（无 SP）与野生型小鼠的影响，骨痂分化受损及 SP 缺乏使骨形成减少，导致骨折愈合减少。对 Tac1$^{-/-}$ 小鼠来源的细胞进行后续研究，发现 SP 缺失导致：①巨噬细胞/破骨细胞前体培养物中巨噬细胞数量减少；②骨髓巨噬细胞/破骨细胞培养物中细胞凋亡减少，对组织蛋白酶 K 信号产生负面影响（这将减少骨吸收）；③分化早期的成骨细胞凋亡和碱性磷酸酶活性增加，但分化晚期的成骨细胞凋亡和碱性磷酸酶活性降低。骨折合并外周神经或脊髓损伤的情况，导致骨折愈合延迟，净骨质流失增加。

虽然总的趋势是感觉神经支配支持骨骼健康，但感觉神经元异常过度激活不仅导致骨痛，还可能导致病变。在 BMP-2 诱导的异位骨化模型中，发生了感觉神经炎症，该疾病导致 SP 和 CGRP 等成骨因子释放，这些成骨因子与软组织骨化有关。

18.5.3 VIP 和 PACAP

上文讨论过的 VIP 和 PACAP 也存在于感觉神经纤维中。VIP 和 PACAP 的神经类型依赖性作用尚不清楚。

18.5.4 核苷酸

腺苷 5′-三磷酸（adenosine 5′-triphosphate，ATP）和尿苷三磷酸（uridine triphosphate，UTP）等细胞外核苷酸在骨的力学传导中起关键作用。流体剪切力等力学刺激导致神经元和骨细胞释放 ATP 和 UTP。这些核苷酸与嘌呤受体（purinoreceptor，P2R）结合，嘌呤受体可分为 7 个 P2XR（配体–门控、离子型）和 8 个 P2YR（GPCR、代谢型）。成骨细胞表达 P2X2R、P2X5R 和 P2Y2R，通过这些信号导致矿化减少。有趣的是，P2X7R 与机械敏感性泛连接蛋白 1 形成复合物，该复合物可能参与流体刺激后骨细胞释放 ATP。另外，破骨细胞表达 P2X2R、P2X4R 和 P2X7R，研究表明 ATP 和 ADP 可通过上述受体刺激破骨细胞生成和骨吸收。

18.5.5 谷氨酸

谷氨酸是大脑中主要的兴奋性神经递质。成骨细胞/骨细胞也释放谷氨酸，释放机制尚不清楚，可能是由于力学刺激打开了骨细胞的牵张敏感性钙通道。谷氨酸可通过成骨细胞的 N-甲基-D-天冬氨酸（N-methyl-D aspartate，NMDA，离子型）受体和成骨细胞与破骨细胞的代谢型谷氨酸受体 mGluR1b、mGluR4、mGluR8 释放信号。力学刺激降低了骨衬细胞中上述部分受体的表达，而去负荷也下调 NMDA 受体的表达。

抑制谷氨酸受体表达可促进体外骨吸收，而谷氨酸本身促进成骨细胞矿化，表明力学刺激时谷氨酸的释放可能是力学载荷诱导骨形成的部分原因。此外，谷氨酸能神经也分布于骨外膜中。因此，力学刺激可能通过神经元机制和骨组织细胞介导的机制影响谷氨酸能信号。

18.6　骨骼对大脑的反馈

上文已经讨论了 CNS 和 PNS 通路如何调节骨骼，然而上述通路并非不受控制地运行。和所有生理过程一样，神经–骨骼网络中也存在负反馈回路。当前的理解是，该负反馈机制主要是激素和代谢途径，即骨重建过程中骨分泌激素影响神经控制。此外，骨重建本身需要大量能量，因此可利用的能量在该过程中起重要作用。骨骼利用能量可能会促进进食行为和糖异生作用。然而，神经反馈回路的作用仍存在很多未知。

近年来的主要发现之一是骨钙素，这是一种钙结合蛋白，结合于新形成的骨中，并在骨吸收过程中被释放，具有激素样特征。骨钙素具有多种功能，包括增加胰岛素敏感性、调节脂联素、刺激胰岛 β 细胞分泌胰岛素，以及调节睾酮产生。最近，发现骨钙素对成人大脑的神经发育和功能具有积极作用，可抑制焦虑和抑郁样行为。此外，骨钙素还能促进学习和记忆，可能是通过 G 蛋白偶联受体 GPR158 来发挥作用的。敲除骨钙素基因可抑制血清素水平，表明 SNS 介导的骨吸收释放骨钙素可能增加血清素信号，进而抑制向骨输出 SNS 信号。然而，生理状态下是否存在该反馈回路尚不清楚，尤其是考虑到骨钙素基因敲除小鼠具有高骨量表型。因此，骨钙素与能量代谢之间存在明确的联系，但骨钙素的神经效应是否反过来影响骨重建尚不清楚。

很明显，骨骼分泌激素传入 CNS 以调节骨转换，并且已示踪了从骨向大脑的传出通路，但尚未跨突触追踪从骨至大脑的神经信号传入通路。因此，目前仍不清楚传出信号是否全部由整合于脊髓、脑干或大脑本身的感觉传入通路控制。要了解神经过程对骨生理调节的深度和复杂性，还需要做更多的工作。

18.7　神经系统疾病对骨的影响

上文已经讨论了 SSRI 和抗精神病药物与骨改变之间的关系，但有必要指出的是，潜在迹象表明上述治疗及其他神经治疗也与骨的病理变化有关。越来越多的研究表明，其他神经性疾病患者发生骨质疏松症、跌倒和骨折的风险增加。难以确定上述风险的病因，因为神经系统疾病本身会增加跌倒风险，并且患者通常活动能力下降、营养改变，并伴有其他易混淆的特征。此外，与 SSRI 和抗精神病药物一样，用于治疗神经系统疾病的药物也可能对骨骼产生直接影响和 CNS 介导的影响。例如，多种因素会导致癫痫人群骨折风险增加，包括癫痫发作、跌倒、骨量/骨强度减少，以及抗癫痫药物的副作用。骨改变也与阿尔茨海默病或相关痴呆症相关，这些患者接受长期护理的前 180 天骨折风险增加，苯二氮平类和抗精神病药物似乎进一步增加了骨折风险。帕金森病患者患骨质疏松症的风险高于对照组。精神分裂症和双相情感障碍也与跌倒和骨折风险增加有关，抗精神病药物治疗与患者低 BMD 和骨折风险有关，动物模型研究表明，其也与骨质流失有关。阿片类药物的使用与性腺功能减退有关，这可能部分解释了服用阿片类药物的患者骨折风险增加的原因。此外，阿片类药物也可能直接作用于骨，或通过其他神经系统介导的机制作用于骨，如通过改变自主神经向骨传出信号影响骨。

18.8　总　　结

神经系统对骨的调节作用是多方面的。越来越清楚的是，骨中的神经组织是动态变化的，其活性可能受激素、代谢、疾病状态和药物治疗的调节。过去 20 年的主要发现塑造了这个领域的现状，更多科学家意识到骨和脑这两种组织交叉研究的重要性。然而，关于骨-脑相互作用的理解仍存在显著不足，加深对其相互作用的认识对于全面理解肌肉骨骼系统与神经系统之间的复杂关系至关重要。

练 习 题

1. 描述感觉神经出芽的生理性和病理性条件。
2. 去甲肾上腺素治疗成骨细胞如何调节骨转换？
3. 从骨到脑的激素和神经反馈有哪些证据？
4. 感觉神经元信号通过什么途径对邻近组织发挥双向作用？
5. 描述瘦素在骨重建调节中的双重作用。

推荐阅读文献目录

1. Bajayo A, Bar A, Denes A, et al. Skeletal parasympathetic innervation communicates central IL-1 signals regulating bone mass accrual. Proc. Natl. Acad. Sci. U.S.A. 2012; 109: 15455-15460.
2. Dénes A, Boldogkoi Z, Uhereczky G, et al. Central autonomic control of the bone marrow: multisynaptic tract tracing by recombinant pseudorabies virus. Neuroscience. 2005; 134(3): 947-963.
3. Horsnell H, Baldock PA. Osteoblastic actions of the neuropeptide Y system to regulate bone and energy homeostasis. Curr. Osteoporos. Rep. 2016; 14: 26-31.
4. Niedermair T, Kuhn V, Doranehgard F, et al. Absence of substance P and the sympathetic nervous system impact on bone structure and chondrocyte differentiation in an adult model of endochondral ossification. Matrix Biol. 2014; 38: 22-35.
5. Obri A, Khrimian L, Karsenty G, et al. Osteocalcin in the brain: from embryonic development to age-related decline in cognition. Nat. Rev. Endocrinol. 2018; 14: 174-182.
6. Takeda S, Elefteriou F, Levasseur R, et al. Leptin regulates bone formation via the sympathetic nervous system. Cell. 2002; 111: 305-317.
7. Tomlinson RE, Li Z, Zhang Q, et al. NGF-TrkA signaling by sensory nerves coordinates the vascularization and ossification of developing endochondral bone. Cell Rep. 2016; 16: 2723-2735.
8. Yadav VK, Oury F, Suda N, et al. A serotonin-dependent mechanism explains the leptin regulation of bone mass, appetite, and energy expenditure. Cell. 2009; 138: 976-989.

第19章　微生物组与骨

克里斯托弗·J. 埃尔南德斯（Christopher J. Hernandez）[1,2,3]

1 康奈尔大学西布利机械和航空航天工程学院，美国纽约州伊萨卡；
2 康奈尔大学梅尼格生物医学工程学院，美国纽约州伊萨卡；
3 特殊外科医院，美国纽约州纽约

微生物组由生活在一个特定环境中的微生物的基因组组成。人类微生物组包括细菌、古菌、单细胞真核生物，以及相关的病毒和分子产物。近十年我们对于微生物组有了很深的理解。组成微生物组的活生物体统称为微生物群（专栏 19.1）。人类微生物群组成和功能的改变与很多疾病有关，包括肥胖、糖尿病、帕金森病、自闭症和心血管疾病等（图 19.1，Knight et al.，2017）。越来越多的证据表明微生物群可对骨产生直接和间接影响，因此可以作为骨疾病或代谢紊乱的指标，并且可以通过干预微生物群来改善骨健康。

专栏 19.1　定义

微生物组——生活在特定环境中的微生物的基因组。人类微生物组包括细菌、古菌、单细胞真核生物和病毒的遗传物质。

微生物群——构成微生物组的有机体。

系统基因组学——用于确定微生物组样本的生物分类的测序。16S rRNA 基因用于鉴定原核生物。

宏基因组学——以确定一个群体的遗传组分的测序。宏基因组学用于确定微生物组的功能容量。

限菌动物——携带已知微生物的动物。包括无菌状态（没有微生物群）及携带单种或多种微生物的状态。

无菌小鼠——无菌孵化器中饲养的小鼠，以确保其不携带微生物群。该动物可能仍会接触灭菌食品和水中的微生物产物。

益生菌——为宿主提供益处的活的微生物。

益生元——一种用来促进微生物群落中有益微生物生长或存活的营养物质。

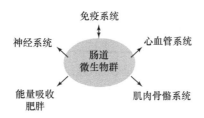

图 19.1　微生物群可以影响人体多个器官系统和疾病过程

本章将介绍微生物组的概念，并详细阐述当前关于微生物组如何影响骨的有限的认识。请读者记住，我们对于微生物组的认识正在迅速深入，本章仅阐述近年来关于骨健康的研究，预计下文的一些信息可能很快会被新发现取代。

19.1 微生物组概述

微生物群分布在机体与外部环境之间的所有界面上，包括口腔、鼻腔、肺、皮肤和胃肠道。人体的绝大多数微生物群都位于肠道内。人类微生物群是在出生后不久建立起来的，最初由母亲的共生菌群组成。摄取固体食物和断奶后，人类微生物群的复杂性和多样性增加，并在3岁前达到含有1000多个不同微生物种类的稳定状态。肠道菌群的组成随着时间推移而变化，由饮食的变化、宿主健康状态和使用抗生素所致。此外，世界不同地区的人群的肠道微生物群的组成也存在差异。特别是西方工业化国家的城市人口和农村农业人口的肠道菌群组成存在巨大差异。人类微生物组的地理差异主要受饮食差异的影响，同时也会受到宿主遗传背景、健康状况和环境（土壤、附近的动物等）的影响。

自20世纪30年代抗生素开始广泛使用以来，人们已认识到微生物组对宿主生理的影响。早期研究表明，口服抗生素提高了实验室和农场动物的生长速度。农业中通过口服低剂量抗生素来改变肠道菌群的成分，以增加能量吸收和生长速度（以这种方式使用的抗生素通常不会被肠壁吸收，因此永远不会直接进入动物组织或食物链）。然而，早期关于微生物组对动物生理影响的研究非常有限，因为哺乳动物微生物组中的大多数微生物不易在实验室培养，限制了大多数共生微生物的分离、鉴定和功能表征。21世纪高通量测序的引入使得利用基因组信息鉴定物种成为可能，从而能够揭示肠道微生物组的组成。

有多种测序技术可用于研究肠道微生物组的组成和功能。最常用的方法是测定细菌16S rRNA基因序列，以提供微生物群落的分类组成信息。分类测序可用于鉴定原核生物，通常根据系统发育关系（门、纲、目等）用群落的相对丰度来表示，然后提取主成分分析，最后确定种群之间的差异（图19.2）。尽管16S rRNA测序可用于鉴定单个物种，但操作时必须谨慎，因为测序数据或参考文库可能会使更精细分类产生错误。整个微生物基因组（不仅仅是16S rRNA基因）测序可以用来确定宏基因组。宏基因组包括样本中存在的全部细菌基因，因此其代表的是微生物群落的功能容量。由于许多来自不同分类的生物具有相同的基因，宏基因组分析可以为识别宿主–微生物相互作用机制提供关键信息。转录组学、蛋白质组学和代谢组学等其他组学工具经常被用于研究微生物组活性和宿主–微生物相互作用。

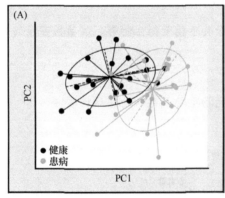
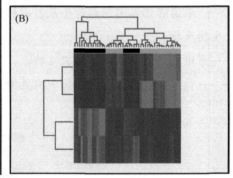

图19.2 通过分析肠道微生物群样本的主成分（principal component，PC）（A）来分析该群落的系统发生，可以区分种群之间的差异（在该假设下，健康与患病宿主肠道菌群之间的差异）。（B）使用分类方法来确定不同组别的肠道菌群有哪些成分不同。热图显示了数据集中的4组微生物（菌系类型）（行）。柱子表示47个独立样本。颜色表示丰度增大（粉色）或减小（蓝色）

微生物群并不是单一的一个"器官"，而是不同有机体以复杂方式相互作用构成的网络。微生物群之间最基本的相互作用是竞争环境中的资源（养分）。除了竞争，不同物种之间还存在共生和寄生的相互作用。这些相互作用使得鉴定单个物种对宿主健康的影响变得复杂。例如，虽然实验数据可能表明某种微生物可导致疾病，但很难将该微生物的影响与其他相互依赖的微生物的影响分开。因此，在很多情况下，肠道微生物群对宿主健康的影响并不是由单个物种产生的，而是一组相互作用的共生物种与宿主相互作用产生的。

微生物群内物种之间相互作用的另一个结果是建成了强大的微生物物种网络，新物种很难从中竞争资源并定居。虽然饮食变化和宿主活动会使肠道菌群的组成每天都发生变化，但肠道菌群的微小破坏（如使用一剂益生菌）通常只会对肠道菌群组成产生短暂的影响。体内微生物群抵抗外来微生物定殖有益于宿主健康，可降低病原微生物定殖和感染的能力。然而，此抵抗力也会导致新的益生菌很难定殖。虽然有可能通过杀死现有菌群来实现新的肠道菌群定殖（如使用粪便移植方法），但仍需要更微妙和易于操作的方法来调控肠道菌群。"微生物组工程"这一新兴领域致力于寻求控制微生物组组分的其他方法，并开发新的基于微生物组的治疗和干预措施。

19.2　微生物组对骨的影响

虽然有数据表明，老年人的微生物组组成与年轻人的不同，并且微生物组的组成改变与临床虚弱指数密切相关，但是并没有研究直接将微生物组与骨密度或骨折风险联系起来（有证据表明补充益生菌可改善骨密度）。由于与人有关的资料有限，本章大部分认识都来自动物实验。

19.2.1　临床前控制微生物组

动物模型是研究微生物组影响宿主生理机制的有效工具。小鼠是研究微生物群对骨影响的主要实验工具。设计一项关于骨微生物组的研究，有必要控制一些在进行肌肉骨研究时通常不会考虑的因素。多种因素，包括饮食（甚至可能包括动物食物的批次）、笼子的垫料类型（动物可能会进食垫料）和动物房的设施类型（无特定病原体或常规动物房）的微小差异就会影响实验动物的微生物组。此外，不同供应商提供的实验动物的肠道菌群会有明显差异。一些设施中的微生物（如分节丝状菌）对宿主免疫系统有显著影响。为了避免不同设施对微生物组的影响，通常一项研究的所有实验动物需要饲养在同一设施内。即使在同一设施的同一房间内，笼与笼之间的微生物组也存在差异，并可能导致实验结果的差异。

有多种不同的方法可以改变实验动物的肠道微生物群。一般来说，严格控制肠道菌群组成的方法与临床情况也不一样（图 19.3）。实验技术包括使用无菌小鼠（无菌、单克隆、改变的谢德拉菌群）、移植肠道菌群、口服抗生素和使用遗传模型。无菌小鼠是在无菌环境中饲养的动物，从未接触过活的微生物（灭菌的食物和水中可能仍存在微生物分子）。因此，无菌小鼠是完全缺乏活微生物群落对动物表型影响的极端例子。使用无菌小鼠的一个主要局限是缺乏微生物暴露会导致小鼠免疫系统发育障碍，从而影响小鼠的健康和生理。携带特定微生物（如改变的谢德拉菌群）的小鼠在一定程度上解决了上述局限问题。无菌小鼠的一个主要优势是，由于其缺乏肠道菌群，接种其他小鼠或人类的肠道菌群易于定殖。研究证明接种肠道菌群会产生特定表型，为肠道菌群决定表型提供了有力的证据。

口服抗生素是改变肠道菌群组成的常用方法。口服抗生素有多种剂量方案，可对肠道菌群的组成进行不同程度的控制。四五种抗生素联合用药可以显著减少肠道微生物群（尽管不可能完全去除肠道菌群），从而在不使用无菌箱的情况下模拟无菌状态。口服抗生素也可以模拟临床治疗方案。然而由于肠道菌群的许多组成经历短期破坏后可迅速恢复，因此短期给药不适用于鉴定机制通路的研究。为了鉴定肠道微生物与骨的联系，需要口服难以被肠壁吸收的抗生素，确保实验只影响肠道菌群，而对机体其他组织没有直接影响（高剂量四环素会抑制骨形成，环丙沙星与肌腱断裂有关）。

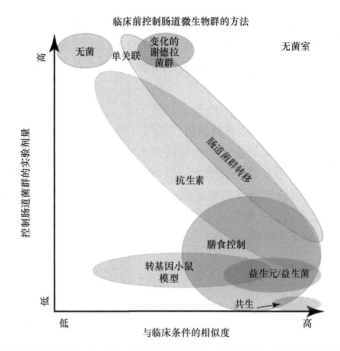

图 19.3　设计肠道微生物群对骨影响的临床前研究,需要在肠道菌群实验控制的需求与模拟临床条件的程度之间寻求平衡。每种技术的彩色区域覆盖了可能的实验操作范围。例如,口服抗生素可用于模拟临床治疗,也可用于长期杀死肠道菌群

　　除了上述影响肠道菌群的方法,还有许多其他技术也可以改变肠道菌群的组成,包括使用不同的近交系小鼠(不同近交系小鼠的肠道微生物群有所不同)或使用"脏小鼠",这些小鼠的肠道菌群来自实验室以外的动物。此外,添加益生元或益生菌也可以改变肠道菌群组成,但是该方法的控制性较低。每一种方法都有助于理解肠道微生物组与骨之间的联系。

19.2.2　微生物组对骨量、骨重建和骨强度的影响

　　到目前为止,只有少数研究检测了微生物组对骨量、骨重建或骨强度的影响。无菌小鼠的骨表型明确表明微生物组会对骨产生影响。早期关于无菌小鼠骨表型的研究结果存在矛盾之处,有的结果表明无菌小鼠的骨量增加,而有的结果是骨量减少,其可能的解释是动物的年龄、性别和基因型存在差异。最近控制性更好的研究表明,微生物组对骨的影响是短暂的:接受肠道菌群的无菌小鼠会很快经历由胰岛素样生长因子 1(insulin-like growth factor 1,IGF-1)介导的骨形成增加和骨小梁体积分数增加,很长一段时间之后骨小梁体积分数与保持无菌的动物并无明显差异(不过无菌小鼠的长骨略短)。骨表型与其他限菌动物(单种或多种微生物,如改变的谢德拉菌群)的相关性尚未见报道。

　　使用抗生素改变肠道微生物群的组成会导致骨形态、密度和材料特性发生改变。可通过两种方式利用抗生素来进行实验操作:①模拟临床治疗,研究微生物群对表型的影响,确定抗生素对该影响的短期和长期作用;②利用不易被肠壁吸收的抗生素可使微生物群的组成发生显著变化,因此可以靶向肠道微生物而几乎不直接影响骨。小鼠双能 X 射线吸收法(DXA,见第 6 章)测量结果表明,给幼龄小鼠口服抗生素模拟临床治疗会导致骨密度发生改变。然而,由于小鼠 DXA 的精确度有限,研究结果参差不齐,因此骨密度的变化趋势并不确定。使用慢性抗生素破坏肠道菌群会对骨产生短暂的影响,使骨小梁体积分数增加,血清 IGF-1 水平降低。此外,口服补充短链脂肪酸可以在一定程度上恢复由口服抗生素导致的肠道菌群破坏。短期口服抗生素(氨苄青霉素和新霉素)可导致雄性小鼠骨量减少,但对雌性小鼠没有影响,该作用在一定程度上是由益生菌介导的。长期口服抗生素会破坏肠道微生物群,导致股骨的弯曲强度降低,但不影响骨形态和松质骨体积分数,表明破坏肠道微生物群会影响骨组织的力学性能。尽管肠道微生物群导致血清 IGF-1 变化是微生物调节骨的一条通路,但该通路的很多方面尚不清楚,可能会涉及其他通路。

一系列研究表明，微生物群会影响雌激素缺乏导致的骨质流失。无菌小鼠经化学诱导去卵巢后并不发生骨质流失（图 19.4）。益生菌治疗可以防止去卵巢雌激素缺乏导致的骨质流失。此外，微生物组组成的变化也可以解释口服抗生素减少去卵巢后骨质流失的研究结果。微生物组如何介导雌激素缺乏的影响尚不清楚，可能与微生物导致肠道通透性改变和调节免疫系统有关。

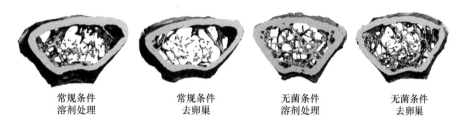

常规条件　　　　　常规条件　　　　　无菌条件　　　　　无菌条件
溶剂处理　　　　　去卵巢　　　　　溶剂处理　　　　　去卵巢

图 19.4　常规和无菌条件下饲养的实验动物经化学诱导去卵巢或溶剂处理后的股骨横截面图。雌激素缺乏的无菌小鼠未发生骨质流失

19.3　微生物组与骨联系的机制

现有数据已表明微生物组影响骨量、骨重建和骨的材料特性，但人们对于微生物组与骨的联系机制知之甚少。微生物组对骨的影响可分为三类：调节营养素和维生素吸收、调节宿主免疫系统，以及微生物和微生物相关分子模式（microbe-associated molecular pattern，MAMP，图 19.5）易位。

微生物组可以通过调节肠壁炎症和渗透性来调节肠壁对能量的吸收量，也可能影响其他营养素的吸收，如钙的吸收。此外，肠道微生物会分泌大量对宿主有益的维生素，如磷酸吡哆醛、硫胺素（维生素 B_1）、烟酸（维生素 B_3）、泛酸（维生素 B_5）、生物素（维生素 B_7）、钴胺素（维生素 B_{12}）、叶酸、维生素 K 和四氢叶酸（见第 14 章）。并不是所有这些维生素都对骨有明确的影响，但它们可能通过二级或三级机制影响骨。

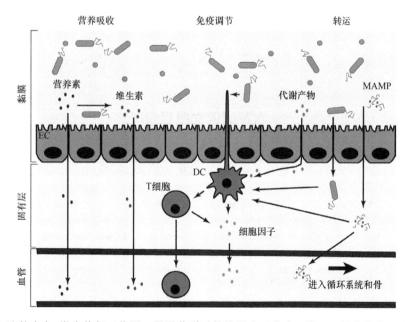

图 19.5　肠道内皮细胞的宿主–微生物相互作用。肠道菌群对骨的影响可分为三类：调节营养素和维生素吸收，调节宿主免疫系统，微生物和微生物相关分子模式易位。DC. 树突状细胞；EC. 内皮细胞

肠道微生物群与宿主免疫系统之间的相互作用已很明确。微生物群可能会直接刺激肠壁的树突状细胞，导致 T 细胞数量或功能发生改变。短链脂肪酸等微生物代谢产物也可能调节血清中细胞因子水平，具有净抗炎作用。细胞因子和免疫细胞群循环至骨可能对骨重建发挥局部调节作用。此外，微生物群和

免疫系统之间的相互作用是双向的。免疫系统状态的改变（无论是否由微生物群引起）会导致肠道菌群组成的改变。例如，临床研究表明，维生素 D 缺乏的患者，其肠道菌群组成与维生素 D 充足的个体存在差异。因为微生物群并不是维生素 D 的来源，上述影响很可能是维生素 D 状态引起宿主免疫反应发生改变，肠道菌群适应该变化的结果。

最后，微生物或微生物群的组成会穿透肠壁，这一过程称为易位。穿透内皮的细菌可能会引发多种免疫反应，导致局部和循环中的细胞因子发生变化，最终导致骨的变化。细菌也可能易位至局部淋巴结，甚至被巨噬细胞吞噬，并整个地被运送到身体的远距离部位，可能包括骨。虽然细菌易位和细菌转运到肌肉骨组织的情况很少发生，但显然是可能的：血液传播长期以来一直是骨科移植物感染的一种途径。更常见的是 MAMP（如细菌鞭毛蛋白、肽聚糖和脂多糖）穿过细胞壁易位。许多细菌性 MAMP 在人的血清中很普遍。MAMP 随循环到达骨会成为骨组织先天性免疫受体的潜在刺激物。

19.4　总　　结

微生物组可影响机体许多疾病的发生和发展。早期研究表明，骨健康也受到微生物组的影响，虽然这些研究前景很好，但尚未确定微生物组影响骨的最重要通路，以及微生物组对骨产生多大的影响会产生临床症状。更好地理解微生物组对骨的影响，有利于确定基于微生物组的干预治疗骨疾病的可行性。

练 习 题

1. 如果要鉴定一种对骨有益的微生物，将该微生物用于治疗存在哪些挑战？

2. 解释益生菌如何在不寄生于骨和其他器官的情况下，对这些组织和器官产生有益影响？

3. 比较系统发育测序和宏基因组测序的差异。解释一种表型是否可能只与一种基因组相关而不与另一种基因组相关。

4. 解释微生物组作用于骨的三种潜在机制（营养吸收、免疫调节、细菌易位）如何影响骨形态和骨质质量。

5. 从其他章节中选择一种会影响骨的激素、代谢过程或疾病。解释微生物组如何直接或间接地影响该过程或疾病。

推荐阅读文献目录

1. Knight R, Calleweert C, Marotz C, et al. The microbiome and human biology. Annu. Rev.Genom. Hum. Genet. 2017; 18: 65-86.

2. Lozupone CA, Stombaugh J I, Gordon J I, et al. Diversity, stability and resilience of the human gut microbiota. Nature. 2012; 489(7415): 220-230.

3. Laukens D, Brinkman B M, Raes J, et al. Heterogeneity of the gut microbiome in mice: guidelines for optimizing experimental design. FEMS Microbiol. Rev. 2016; 40(1): 117-132.

4. Yan J, Herzog J W, Tsang K, et al. Gut microbiota induce IGF-1 and promote bone formation and growth. Proc. Natl. Acad. Sci. U.S.A. 2016; 113(47): e7554-e7563.

5. Guss JD, Horsfield M W, Fontenele F F, et al. Alterations to the gut microbiome impair bone strength and tissue material properties. J. Bone Miner. Res. 2017; 32(6): 1343-1353.

6. Li JY, Chassaing B, Tyagi A M, et al. Sex steroid deficiency-associated bone loss is microbiota dependent and prevented by probiotics. J. Clin. Investig. 2016; 126(6): 2049-2063.

7. Hernandez CJ, Guss J D, Luna M, et al. Links between the microbiome and bone. J. Bone Miner. Res. 2016; 31(9): 1638-1646.

8. Yatsunenko T, Rey F E, Manary M J, et al. Human gut microbiome viewed across age and geography. Nature. 2012; 486(7402): 222-227.

9. Belkaid Y, Hand TW. Role of the microbiota in immunity and inflammation. Cell. 2014; 157(1): 121-141.

第 20 章 骨 和 肾

托马斯·L. 尼克拉斯 (Thomas L. Nickolas)[1], 莎伦·M. 莫伊 (Sharon M. Moe)[2]

1 哥伦比亚大学医学中心肾脏内科, 美国纽约州纽约市;
2 印第安纳大学医学院肾脏科, 罗德布什大学退伍军人管理中心; 美国印第安纳州印第安纳波利斯

美国的慢性肾脏病 (chronic kidney disease, CKD) 患者超 2000 万人, 全球患者达 7.52 亿人。我们每个人有两个肾, 每个肾都有超过 100 万个肾单位 (图 13.4)。每个肾单位的起始区域称为肾小球。肾小球具有过滤血液的功能, 其滤过率称为肾小球滤过率 (glomerular filtration rate, GFR)。肾小球过滤后产生的滤液随后经肾小管代谢、重吸收和分泌。所有肾单位的肾小管将过滤终产物 (称为尿液) 排空到膀胱进行排泄。肾小球过滤血液的能力或速率是衡量肾功能/肾损伤的指标。可以利用碘海醇清除率等来精确评估 GFR, 即患者注射碘海醇后, 碘海醇经肾小球过滤, 但不经肾小管重吸收或分泌, 得到的真实 GFR 通常为 90～120mL/(min·m^2)。然而在临床实践中, 通常使用数学公式计算得到基于肌肉分解产物血清肌酐的估算肾小球滤过率 (estimated glomerular filtration rate, eGFR)。血液中肌酐水平升高意味着肾滤过能力受损, eGFR 降低。除了肾的滤过量, 还可以通过测定尿液中的白蛋白 (蛋白尿) 来评估过滤结构的完整性, 如果出现蛋白尿, 说明肾过滤结构仍在工作, 但结构已受损, 本应留在血液中的分子泄漏到尿液中了。CKD 的定义是 eGFR 异常至少 3 个月, 伴有或不伴有蛋白尿。CKD 分期 (有时称为分级) 定义见表 20.1。在每个阶段, 若出现蛋白尿, 则预示预后较差。当 CKD 发展到 5 期时, 肾无法过滤毒素和调节尿量, eGFR 在 10mL/(min·1.73m^2 体表面积)左右, 需要透析或肾移植。

表 20.1 慢性肾脏病 (CKD) 的分期 (或分级)

分期/分级	肾功能的描述	eGFR[mL/(min·1.73m^2 体表面积)]	典型 CKD 分期中临床或实验室最早的异常特征
1	正常或高功能	≥90	无
2	轻度下降	60～89	高血压
3a	轻度至中度下降	45～59	PTH、FGF-23 升高
3b	中度至重度下降	30～44	贫血、疲劳
4	重度下降	15～29	酸中毒、高磷血症, 低钙血症、高钾血症、极度疲劳、睡眠周期改变、水肿
5	肾衰竭	<15	容量超负荷
5D	肾透析	<15	

CKD 的病因很多, CKD 分期告诉你肾功能如何, 但不能分辨肾受损的原因。肾脏病的发生原因对骨骼的影响比肾功能下降更重要。例如, 糖尿病是 CKD 的主要病因, 也可以直接影响骨骼信号 (见第 23 章)。肾脏病的病因治疗也可能会对骨骼产生不利影响, 尤其是采用常用的类固醇治疗免疫介导的肾脏病。然而无论何种原因引起的肾脏病, 由肾功能损伤引起的骨代谢和矿物质代谢改变早在 CKD 2 期即 eGFR 低于 70mL/(min·m^2)时就已经开始了。

肾在体内钙和磷稳态调节环中起着至关重要的作用, CKD 会导致矿物质代谢紊乱 (见第 13 章)。甲状旁腺激素 (parathyroid hormone, PTH)、成纤维细胞生长因子 23 (fibroblast growth factor 23, FGF-23)、1,25-二羟维生素 D 和 α-Klotho 这 4 种激素作用于骨、肠、肾和甲状旁腺, 维持血液和尿液中钙和磷的正常水平。此外, 这些激素还能维持钙和磷平衡 (幼年期除外, 离子增加是骨骼矿化所必需的)。钙和磷稳态调节环的相互作用如图 20.1 所示。

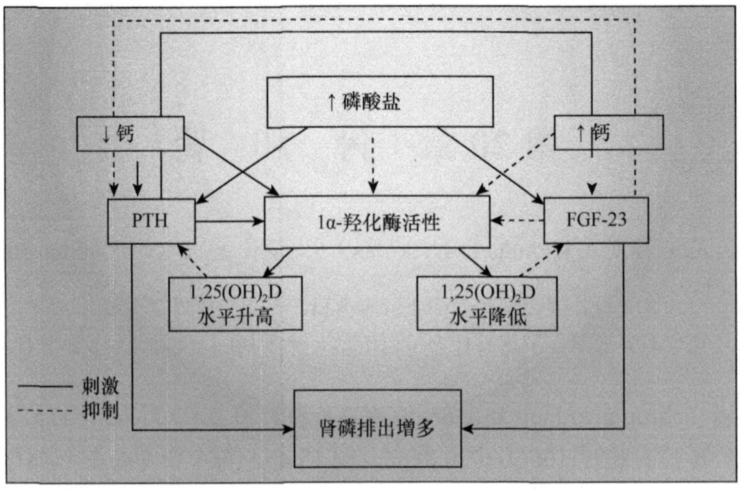

图 20.1　血清磷水平的调节。当磷水平升高（或存在慢性磷负荷）时，甲状旁腺激素（PTH）和成纤维细胞生长因子 23（FGF-23）水平均升高。PTH 和 FGF-23 升高均会增加尿磷排出。这两种激素对维生素 D 轴具有不同的影响。PTH 刺激 1α-羟化酶活性，从而增加 1,25(OH)$_2$D 的生成，而 1,25(OH)$_2$D 反过来作用于甲状旁腺，减少甲状旁腺激素的分泌。相反，FGF-23 抑制 1α-羟化酶活性，减少 1,25(OH)$_2$D 的生成，进而反馈性刺激 FGF-23 进一步分泌。FGF-23 和 PTH 也互相调节。最终低钙水平刺激 PTH 分泌，而高钙水平刺激 FGF-23 分泌。最后，有证据表明 FGF-23 也能抑制 PTH 分泌（实线=刺激；虚线=抑制）。本图改编自 Moe SM,Sprague SM, Chronic Kidney Disease- Mineral Bone Disorder, Chapter 55 in Brenner and Rector's The Kidney. In: Skorecki K, Chertow GM, Marsden PA, Taal MW, Yu ASL. eds. 10th ed. Elsevier; 2016

1）磷酸盐-PTH-FGF-23-Klotho 环：随着磷酸盐水平升高（或存在慢性磷酸盐负荷），PTH 和 FGF-23 水平均升高，并且肾的 NaPi2a 转运体表达下调，但上述过程的细胞信号机制不同。FGF-23 作用是 Klotho 依赖性的。PTH 促进肾的钙重吸收，降低尿中钙水平，同时增加尿中磷的排出。

2）钙-PTH-FGF-23 环：低钙血症有效地刺激 PTH 释放，并抑制 FGF-23 释放，从而"解除" FGF-23 对 PTH 的抑制作用，以及 FGF-23 对 1,25(OH)$_2$D 合成的抑制作用。其结果是使 PTH 对肾钙重吸收和骨吸收的促进作用最大化，并增强 1,25(OH)$_2$D 对肠钙吸收的促进作用，以达到维持正常钙水平的目的。与之相反，高钙血症刺激 FGF-23[FGF-23 抑制 PTH 和 1,25(OH)$_2$D 的合成]的分泌，FGF-23 直接抑制 1,25(OH)$_2$D 的合成和 PTH 的分泌，导致肠道钙吸收、肾重吸收和骨吸收均减少。

3）PTH-FGF-23-1,25(OH)$_2$D 环：PTH 和 FGF-23 都是调节磷酸盐的激素，促进磷酸盐排泄，两者对维生素 D 轴具有不同的影响。FGF-23 抑制肾 CYP27B1（1α-羟化酶）的活性，从而减少 1,25(OH)$_2$D 的生成，进而反馈性抑制 FGF-23 分泌[通常 1,25(OH)$_2$D 是 FGF-23 生成的有效刺激因子]。相反，PTH 刺激 CYP27B1 的活性，从而促进 1,25(OH)$_2$D 的生成，而 1,25(OH)$_2$D 负反馈抑制甲状旁腺分泌 PTH。PTH 促进骨细胞生成 FGF-23，而 FGF-23 与 α-Klotho 共同抑制甲状旁腺合成和分泌 PTH。CKD 患者甲状旁腺 α-Klotho 的表达降低，导致 FGF-23 抑制 PTH 的效果降低。

鉴于肾在上述内稳态循环中的重要性，肾脏病可以导致机体显著异常也就不足为奇了。在肾脏病患者中观察到的生化指标异常、骨异常和骨外组织（如血管）钙化三联征称为慢性肾脏病–矿物质和骨异常（CKD-MBD；表 20.2）。CKD-MBD 的骨异常包括骨线性生长受损（在儿童中尤其常见，生长激素信号异常导致身材矮小）、骨脆性增加，以及骨转换、骨矿化、骨体积（TMV）异常。肾性骨营养不良这一术语用来描述骨形态（骨转换、矿化和形态）的异常，可通过组织形态学测量法对活检获得的样本进行量化分析。上述骨形态异常指标均可分别描述。

表 20.2　"改善全球肾脏病预后组织"（KDIGO）对于慢性肾脏病–矿物质和骨异常（CKD-MBD）及肾性骨营养不良的分类

CKD-MBD
由 CKD 引起的全身矿物质和骨代谢紊乱，表现为以下任意一种或多种症状： • 　钙、磷、甲状旁腺激素或维生素 D 代谢异常 • 　骨代谢、骨矿化、骨体积、骨线性生长或骨强度异常 • 　血管或其他软组织钙化

肾性骨营养不良
• 　CKD 患者骨形态发生改变 • 　骨活检组织形态测量法是定量化测量 CKD-MBD 系统性疾病骨成分的一种方法

20.1　CKD-MBD——骨异常

在 CKD 的每个阶段，年龄较大的人骨折发生率有所增加（图 20.2）。因此，CKD 的骨异常既是骨体积和骨量异常的结果，也是骨质量异常的结果。

20.1.1　肾性骨营养不良

四环素双标记髂嵴骨活检是评估骨转换和矿化异常的金标准，骨转换和矿化异常可用于确定肾性骨营养不良的类型。在活检前 3～4 周和 3～5 天注射四环素，四环素会与羟基磷灰石结合，在光镜下发出荧光（见第 8 章）。肾性骨营养不良类型的历史分类方案是谢拉德（Sherrard）等在 1993 年提出的。它通过未矿化类骨质占总骨面积的百分比和骨纤维化的百分比来测量。这两种静态指标与动态骨转换率指标共同定义了肾性骨营养不良的类型。

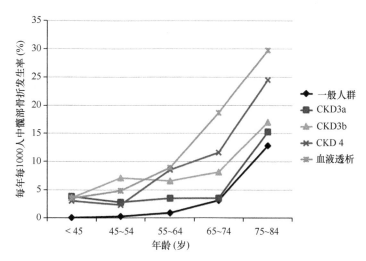

图 20.2　进行性慢性肾脏病（CKD）患者髋部骨折发生率增加。在一般患者群体中，随着年龄的增长，髋部骨折的发生率增加。该发生率随着 CKD 的进展而增加。数据来自 Alem 等（2000）对明尼苏达州奥姆斯特德县透析患者和普通人群的分析，以及 Naylor 等（2013）对加拿大临床评估科学研究所（ICES）CKD 3～4 期患者的分析。本图授权自：Moe SM, Nickolas TL. Fractures in Patients with CKD: Time for Action. Clin. J. Am. Soc. Nephrol. 2016; 11: 1929-1931

图 20.3 展示了使用上述分类方案的组织学特征。正常骨如图 20.3A 所示。囊性纤维性骨炎（图 20.3B）以高转换率骨病或甲状旁腺功能亢进骨病为特征（图 20.3B）。甲状旁腺功能亢进症导致骨转换率高、成骨细胞和破骨细胞数量和活性增加（伴有类骨质堆积和骨吸收增加）、形成编织骨、未分化的成纤维细胞样骨祖细胞聚集，导致骨小梁周围骨髓纤维化。无动力性骨病（图 20.3C）的标志是缺乏骨转换，骨组织缺乏成骨细胞/类骨质、破骨细胞和荧光标签可证实这一点。缺乏类骨质这一特征可将无动力性骨病与骨软化症区分开。铝骨病（图 20.3D）的组织学特征是矿化前沿存在铝沉积（图 20.3D），经常伴有骨软化

症（图 20.3E）。幸运的是，由于使用透析净化水，并且很少使用铝基磷酸盐黏合剂，现在很少观察到铝骨病的情况。混合性尿毒症性骨营养不良（图 20.3F）描述了骨质矿化缺陷（类骨质增加）及成骨细胞和破骨细胞活性增加（与甲状旁腺功能亢进症一致）。

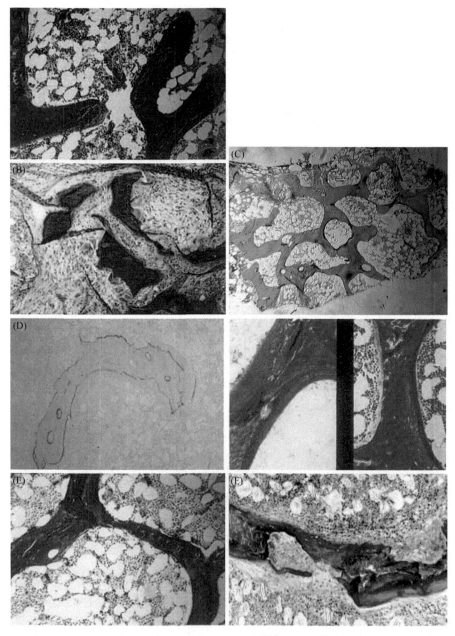

图 20.3　骨组织学按历史分类系统分类。（A）正常骨组织，（B）甲状旁腺功能亢进症的骨组织（破骨细胞、成骨细胞和纤维化骨增加），（C）无动力性骨病的骨组织（没有细胞活性和类骨质），（D）铝骨病的骨组织（矿化前沿的铝染色，左图），右侧两个图显示累积的类骨质（橙红色），（E）骨软化症的骨组织（未矿化的类骨质增加，粉红色/红色），（F）混合性尿毒症性骨营养不良的骨组织（橙红色）显示矿化缺陷和破骨细胞活性增加。本图授权自：Moe SM, Sprague SM, Chronic Kidney Disease- Mineral Bone Disorder, Chapter 55 in Brenner and Rector's The Kidney. In: Skorecki K, Chertow GM, Marsden PA, Taal MW, Yu ASL. eds. 10th ed. Elsevier; 2016

　　2009 年，改善全球肾脏病预后组织（KDIGO）委员会基于肾性骨营养不良的三个主要组织学特征提出了一个新的分类系统：骨 TMV 系统（表 20.3）。在这个分类系统中，使用标准命名法为组织形态异常命名（见第 8 章）。分类方法的改变，将不再仅仅强调骨转换，而是强调全部三个组织学特征。TMV 系统的每个组成部分都可能导致骨异常，每个参数可能单独发生，也可能同时发生。这一点尤为重要，因为我们越来越认识到即使在低骨转换的情况下，也存在脆性骨质（见第 21 章），证明存在非骨转换相关的骨异常。图 20.4 比较了基于骨转换的旧分类系统和新的 TMV 分类系统对肾性骨营养不良的分类。

表 20.3　肾性骨营养不良的骨转换、骨矿化和骨体积分类系统

骨转换	骨矿化	骨体积
低		低
	正常	
正常		正常
	异常	
高		高

数据来源：Moe S, Drueke T, Cunningham J, et al. Definition, evaluation, an classification of renal osteodystrophy: A position statement from Kidney Disease:Improving Global Outcomes (KDIGO). Kidney Int. 2006; 69(11): 1945-1953

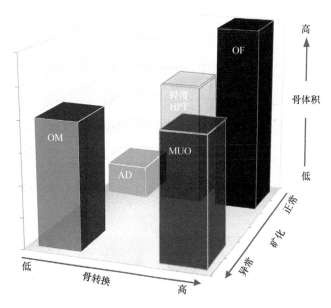

图 20.4　肾性骨营养不良的旧分类法与骨转换、骨矿化、骨体积（TMV）分类法的比较。该图展示了 TMV 分类系统如何比目前常用的分类法提供更多的信息。各个坐标轴分别代表 TMV 分类法中的一个特征参数：骨转换（从低到高）、骨矿化（从正常到异常）和骨体积（从低到高）。每个患者的参数可以绘制成图，也可以显示分组数据的平均值和数据范围。例如，许多肾性骨营养不良患者的数据聚集在条形图所示的区域。红条[骨软化症（OM）]目前被描述为骨转换低，骨矿化异常。骨体积可能是从低到中等，这取决于骨软化症的严重程度和持续时间，以及其他影响骨骼的因素。绿条[无动力性骨病（AD）]目前被描述为骨转换低，骨矿化正常。本例患者的骨体积在谱图的较底端，但其他骨矿化正常和骨转换低的患者的骨体积正常。黄条[轻度甲状旁腺功能亢进症（HPT）相关骨病]和紫条[纤维性骨炎（OF）或晚期 HPT 相关骨病]是目前使用的不同的类别，实际上代表了一系列的异常特征，包括骨转换从中到高，骨体积取决于疾病的持续时间。蓝条[混合性尿毒症性骨营养不良（MUO）]在国际上有不同的定义，在本图中描述为骨转换高、骨体积正常，伴有骨矿化异常。总之，TMV 分类系统更准确地描述了慢性肾脏病患者可能发生的病理异常范围。本图授权自：Moe S, Drueke T, Cunningham J, et al. Definition, evaluation, and classification of renal osteodystrophy:a position statement from Kidney disease: improving global outcomes (KDIGO). Kidney Int. 2006; 69(11): 1945-1953, Elsevier

骨转换反映了骨重建的速率，骨转换受激素、细胞因子、骨组织细胞分化和机械刺激的影响（见第 5 章）。在健康个体中，骨重建是骨吸收和骨形成的耦合过程，通常处于平衡状态，但骨重建并非总是平衡，尤其是在 CKD 患者中。骨吸收率不能直接测量，因此可将骨形成率（BFR，使用四环素双标记动态测量成骨细胞功能）作为骨吸收率的替代指标。骨吸收超过骨形成的失衡状态会导致骨体积减小。

骨矿化反映了矿物质沉积在骨胶原上的程度。静态参数包括类骨质厚度和类骨质表面（骨小梁表面未矿化类骨质的百分比）。基于四环素双标记的动态参数包括矿化表面、矿物质沉积率和矿化时间。CKD 患者矿化缺陷的原因包括铝过载和铝在骨中沉积、维生素 D 缺乏、代谢性酸中毒和钙磷平衡异常。

骨体积反映的是单位体积的骨量，是骨髓总面积（包括骨小梁）中松质骨所占的百分比。骨体积通常通过髂嵴活检来评估。骨体积由前文提到的骨重建失衡、年龄、性别、种族、遗传因素、营养、内分泌失调、机械刺激、毒性、神经功能、血管供应、生长因子和细胞因子决定。虽然通常不用骨体积评估皮质骨，但要注意的是，肾疾病导致皮质骨孔隙率增加，会使皮质骨体积发生急剧变化。

20.1.2 骨成像

旨在利用影像学评估 CKD 患者骨骼健康的初步研究由小的横断面研究组成。该研究不能证明利用双能 X 射线吸收法（DXA）可以预测骨折，并且 DXA 与基础骨组织学没有相关性。然而，最近（更重要的是更大的）覆盖 CKD 谱的纵向研究已经清楚地表明，表观骨矿物质密度偏低可以预测骨折的发生，特别是髋关节和前臂的表观骨矿物质密度偏低。DXA 的局限在于它不能评估皮质骨和松质骨的三维微结构，也不能区分皮质骨和松质骨。高分辨率外周定量 CT（HR-pQCT）的分辨率高于 DXA，可测量桡骨远端和胫骨的骨小梁数目、厚度、分离度，以及皮质骨厚度和孔隙率，可以更好地预测骨折的发生。有研究比较了 CKD 患者和非 CKD 患者的 HR-pQCT 结果，发现 CKD 患者的皮质骨更薄、骨密度更低，孔隙率更大，骨小梁数目更少，骨小梁网络异质性更大（图 20.5）。采用 DXA 和 HR-pQCT 对肾损伤谱 CKD 患者的纵向研究显示，HR-pQCT 显示桡骨皮质骨的面积、骨密度和厚度减小，皮质孔隙率显著增大。孔隙率异常很常见，甚至很严重，尤其是伴有明显的继发性甲状旁腺功能亢进症。随着 CKD 病程延长和恶化，皮质骨和松质骨的 CT 结果异常更为严重。与 HR-pQCT 的显著变化相比，DXA 的变化很小。透析前 CKD 患者中，骨折患者与无骨折的患者相比，HR-pQCT 结果显示桡骨骨小梁密度更低、数量更少、网络异质性更大。

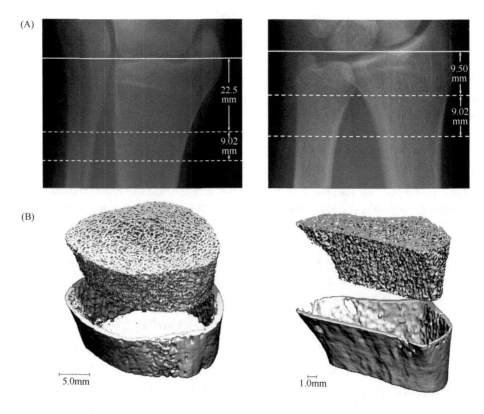

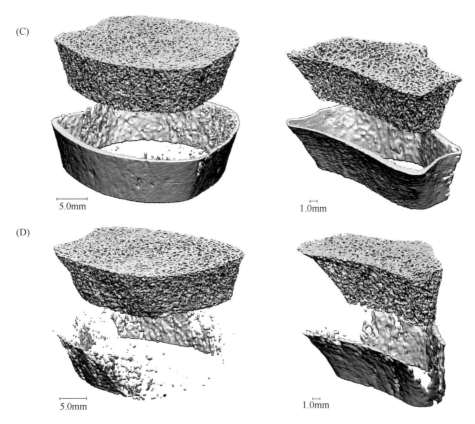

图 20.5　HR-pQCT 提供了骨骼几何结构和微结构的详细图像。左图代表桡骨，右图代表胫骨。（A）定位扫描显示参考线位置（实线）和测量区位置（虚线）。（B）健康的绝经后白种人女性的图像。（C）未发生骨折的慢性肾脏病（CKD）女性患者透析前的图像。（D）再发骨折的女性 CKD 患者透析前的图像。本图授权自 Nickolas TL, et al. Bone mass and microarchitecture in CKD patients with fracture. J. Am. Soc. Nephrol. 21: 1371-1380

20.1.3　骨生物标志物

　　PTH 和骨特异性碱性磷酸酶（BSAP）在临床上被广泛用于评估骨转换（见第 5 章）。根据骨活检的金标准，PTH 和 BSAP 的极值用于区分 1～5D 期 CKD 患者的骨转换类型，但用于区分骨转换低与不低，或骨转换高与不高的平均灵敏度为 70%～80%，特异性为 65%～80%（专栏 20.1）。这些区别具有重要的临床价值，有助于确定肾性骨营养不良患者应该服用什么药物。理想的情况是生物标志物能够预测骨折，但曲线下面积（AUC）通常不够大（约为 0.77），不足以安全地决定患者是否该接受抗骨折治疗。不幸的是，许多骨生物标志物经肾脏排泄，导致标准检测中的值假性升高，只有抗酒石酸碱性磷酸酶、总酶和 BSAP 不被肾清除或代谢。

专栏 20.1　灵敏度和特异性

　　当使用一种检测方法诊断临床状况时，灵敏度可以告诉您具有特定测量值的患者被正确诊断的可能性（有时称为真阳性率）。相反，特异性告诉您患者被正确判断为未患此病的可能性（真阴性率）。理想的情况是，一种好的检测方法既灵敏又具有特异性。在受试者工作曲线中将灵敏度与特异性结合在一起，将结果曲线下的面积称为 AUC。一种完美检测方法的 AUC 为 1.0。然而这在临床医学中很少见。一个非常好的检测的 AUC≥0.8，而一个有效检测的 AUC 临界值为 0.70～0.80。

20.1.4 CKD 患者骨异常的发病机制

CKD 患者发生骨异常的病因众多（表 20.4）。这些骨异常大致可分为激素异常、成骨细胞功能或分化紊乱和骨胶原异常，具体如下。

表 20.4 慢性肾脏病（CKD）患者骨形成减少的原因及可能机制

	原因	可能机制
1	血清 1,25(OH)$_2$D 偏低	↓成骨细胞分化 ↓成骨细胞寿命
2	代谢性酸中毒	↓1,25(OH)$_2$D 生成 ↓胶原合成
3	血清磷酸盐偏高	↓1,25(OH)$_2$D 生成
4	钙负荷/高钙血症	↓1,25(OH)$_2$D 生成 ↑1,25(OH)$_2$D 降解（CaSR 介导）
5	血清 IL-1、IL-6、TNF 偏高	↓成骨细胞寿命
6	血清 IGF-1 活性偏低	↓IGF-1 和 IGFBP-5 水平 ↑抑制性 IGFBP（2、4、6）水平 ↓成骨细胞寿命
7	营养不良、蛋白尿	↓IGF-1 ↓25(OH)D 水平
8	糖尿病	↓25(OH)D 和 1,25(OH)$_2$D 水平 ↑年龄；↓成骨细胞寿命
9	增龄性	↑年龄；↓成骨细胞寿命
10	性腺功能减退 女性（↓E 和↑SHBG） 男性（↓T 和↑SHBG）	 ↓成骨细胞寿命 ↓成骨细胞寿命
11	尿毒素（尿酸）	↓1,25(OH)$_2$D 生成 ↓VDR 活性 ↓成骨细胞增殖
12	铝中毒	↓成骨细胞活性

注：E. 雌激素；SHBG. 类固醇激素结合球蛋白；T. 睾酮；VDR. 维生素 D 受体。

数据来源：Moe SM, Sprague SM, Chronic Kidney Disease- Mineral Bone Disorder, Chapter 55 in Brenner and Rector's The Kidney. In: Skorecki K, Chertow GM, Marsden PA, Taal MW, Yu ASL. eds. 10th ed. Elsevier; 2016

（1）激素异常

骨激素的变化，如 PTH 和/或 1,25-二羟维生素 D 偏低，早就被发现，并且人们已经对其进行了充分的研究。维生素 D 在肾中转化为 1,25-二羟维生素 D，因此 CKD 患者的 1,25-二羟维生素 D 水平偏低，导致继发性甲状旁腺功能亢进症。此外，CKD 患者的甲状旁腺病理检查显示维生素 D 受体表达下调。基于以上观察结果，采用钙三醇进行常规治疗可以有效降低 PTH 水平，并提高钙水平。然而，即使 PTH 被抑制，接受钙三醇或其类似物治疗的患者的骨改善效果有限。CKD 患者肥大的甲状旁腺中钙敏感受体（CaSR）的表达也下调。拟钙剂是 CaSR 的变构激活剂，临床上用于降低 PTH 的水平，同时降低钙、磷和 FGF-23 的水平。在大鼠模型中，皮质骨得到改善，骨重建并不一定会减少。在人体试验中，接受拟钙剂治疗的透析患者的皮质骨骨折减少。

CKD 早期患者的骨细胞中 FGF-23 表达显著增加，其原因可能是由于 PTH 升高，但 CKD 动物模型和 CKD 患者的骨活检发现，FGF-23 调节蛋白 DMP-1（调节骨矿化）和硬骨素（一种骨重建的负调节蛋白）的表达也降低。儿童骨活检发现，骨细胞中 FGF-23 表达越多，骨矿化缺陷越大。在正常动物中，靶向敲除骨细胞中的 α-Klotho 导致成骨细胞活性增加，进而使骨形成和骨体积增加。然而，CKD 患者的 α-Klotho 表达显著下调，而骨矿化减少，成骨细胞活性下降。因此，CKD 改变了正常的骨细胞信号。

高达 60% 的 CKD 患儿达不到正常成人身高。CKD-MBD、营养不良、透析效果不佳、生长激素水平降低都与此有关。CKD 患者对生长激素不敏感，导致胰岛素样生长因子 1（IGF-1）生成减少。IGF-1 减少可导致长骨生长板的软骨细胞增殖和分化受损，从而导致骨骼线性生长受损。可以给予重组生长激素，使其达到超生理水平，以促进骨骼线性生长。然而，疗效是短暂的。早期肾移植（年龄小于 6 岁），患者可达到接近正常的线性生长，尤其是给予生长激素治疗效果更明显。

（2）成骨细胞功能或分化紊乱

真正的无动力性骨病中细胞的缺乏不同于单纯的骨转换抑制，表明成骨细胞分化异常。当使用严重肾脏病患者的血清培养间充质干细胞（MSC）时，MSC 分化受损。在慢性进行性 CKD 大鼠模型中，PTH 偏低和骨重建偏低与氧化应激增加、VEGF-A 和 RUNX2 水平降低有关。氧化应激增加、VEGF-A 和 RUNX2 水平降低更有利于骨髓间充质干细胞分化为脂肪细胞，而不是成骨细胞（见第 2 章和第 3 章）。与同年龄的对照组相比，CKD 患者的骨髓中脂肪细胞积累增多。因此，这可能是 CKD 患者成骨细胞分化缺陷的一个主要原因。

Wnt 信号通路可被 LRP5/6 受体激活，促进成骨细胞分化和净骨形成。在 CKD 患者中，Wnt 信号通路的两个循环抑制剂硬骨素和 Dickkopf-1 水平升高，阻止了 LRP5/6 激活 Wnt 信号。在 CKD 动物模型和 CKD 患者的骨标本中，Wnt/β-catenin 的磷酸化降低，靶基因表达下调，表明成骨细胞分化受损。在 CKD 大鼠模型中，抗硬骨素抗体只能恢复 PTH 水平偏低的动物的骨体积。当 PTH 水平很高时，抗硬骨素抗体是无效的，可能是由于 PTH 通过非 LRP 介导的机制刺激 Wnt 信号。在小鼠模型 CKD 早期给予 Dkk-1 单克隆抗体，可以纠正骨病并减少动脉钙化。在 CKD 和行甲状旁腺切除术的动物模型中，高磷增加了骨中的硬骨素和 Dkk-1 水平。上述结果表明，Wnt 信号在肾性骨营养不良中起重要作用，而 PTH 和磷等异常因素可能通过 LRP 信号之外的其他方式影响 Wnt 信号通路。

（3）骨胶原异常

与其他代谢状况类似，CKD 患者的骨折风险与骨量之间并无关联，表明 CKD 患者的骨质量发生了改变（见第 1 章）。CKD 动物模型中发现骨骼晚期糖基化终末产物（AGE）水平升高。胶原中 AGE 的形成使骨生物力学改变，屈服后应变降低，导致形成脆性骨（见第 1 章和第 7 章）。CKD 患者（无论是否患有糖尿病）的炎症和氧化应激水平升高，导致循环系统中的 AGE 蛋白增加，从而可能导致骨骼中的 AGE 蛋白增加。体外研究和绝经后骨质疏松症患者的骨活检研究发现，AGE 聚集与骨力学性能降低和成骨细胞活性受损有关。CKD 患者的胶原蛋白也可能出现上述异常或其他异常情况，如酶促交联发生改变或不同交联类型的比例发生改变。

20.2　CKD-MBD——生化异常

早在 CKD 2 期，就有证据表明大多数患者的 FGF-23 和 PTH 水平升高（图 20.6）。据推测，这些激素水平升高以维持血清中适当的钙和磷水平，因为这些离子对日常细胞功能至关重要。然而，当 eGFR 降低到 <30mL/(min·m^2) 时，磷水平开始升高，钙平衡异常，表明稳态机制不足以维持正常血清钙和磷水平。此外，即使机体维持正常的稳态，如果病情持续，也会导致靶器官异常。例如，PTH 水平持续升高会导致皮质骨骨质流失，磷水平升高会导致动脉钙化，FGF-23 水平升高会导致心脏肥大。

对晚期 CKD 患者和肾移植患者的流行病学调查表明，PTH、FGF-23、磷和钙单独升高或同时升高，与患者死亡率、心血管疾病、动脉钙化和骨折相关。荟萃分析表明，磷和 FGF-23 水平升高与其相关性最强。然而，现实情况是，CKD-MBD 患者的上述生化指标都不是孤立变化的。一项研究表明，与一种生化指标异常相比，两种或两种以上生化指标异常（例如，磷偏高和 PTH 偏高）与更高的死亡率相关。必须强调的是，这些数据来自观察性研究，研究证明了它们之间有相关性，但不一定是因果关系。不幸的是，我们缺乏确切的研究来证明能使血液中上述生化指标恢复到正常水平的疗法对改善疾病预后的效果。

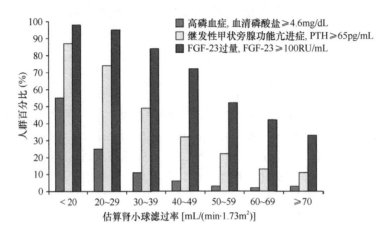

图 20.6 与估算肾小球滤过率相关的高磷血症、继发性甲状旁腺功能亢进症和 FGF-23 升高的患病率。高磷血症定义为血清磷酸盐水平≥4.6mg/dL，继发性甲状旁腺功能亢进症定义为 PTH≥65pg/mL，FGF-23 过量定义为 FGF-23≥100RU/mL。本图授权自：Isakova T, et al. Fibroblast growth factor 23 is elevated before parathyroid hormone and phosphate in chronic kidney disease. Kidney Int. 79: 1370-1378

CKD 患者的内稳态异常可导致肠道钙吸收减少和肾钙排泄显著减少。最近的两项临床研究对 CKD 患者的钙平衡进行了研究，结果表明，通过饮食和口服钙补充剂/结合剂 800～1000mg 可使钙水平呈现正平衡。晚期 CKD 患者或透析患者的钙正平衡或钙摄入过量，会导致骨重建率降低和骨外钙沉积。因此，晚期 CKD 患者的钙补充剂和饮食中钙的总摄入量应不超过 1000mg。

20.3 CKD-MBD——血管钙化

临床上，动脉钙化是用平片（X 射线）或定量的 CT 成像评估的（见第 6 章）。使用定量 CT 成像研究表明，3b 期或更晚期[eGFR<45mL/(min·m²)]的 CKD 患者中，30%～50%有明显的动脉钙化，而开始透析的患者中 80%有明显的钙化。不幸的是，动脉钙化不会消退，可导致严重的心血管疾病，包括由主动脉钙化引起心脏负荷增加所致的左心室肥大，由心肌钙化、缺血和内膜斑块钙化增加引起心肌梗死导致的心源性猝死和心律失常，以及由外周血管疾病导致的截肢。通过治疗降低钙和磷水平（如拟钙剂），或降低磷水平而不调节钙水平（如非钙基磷酸盐结合剂），可稳定钙化并限制发展，尽管并非所有的人体试验都能一致地观察到上述结果。

在透析患者和普通老年人群中，骨密度与血管钙化呈负相关关系。骨活检显示，冠状动脉或外周动脉钙化进展较严重的患者的 BFR 和成骨细胞表面最小。此外，如果骨骼没有进行适量的骨重建，那么矿物质可能不会进入骨骼，从而为动脉的矿化提供原料。上述观察结果提示了骨矿化因素与动脉钙化之间的关系。

动脉钙化最初被认为是由于钙和磷的"自发"沉淀引起的，这个过程被称为营养不良性钙化。然而，最近的研究清楚地揭示了动脉钙化的多步骤过程（图 20.7）。血管平滑肌细胞（VSMC）、成骨细胞、软骨细胞和脂肪细胞均分化自间充质前体细胞（见第 2 章和第 3 章）。高磷血症、尿毒血清和许多随肾脏病累积的毒素，通过上调转录因子 RUNX2 的表达导致 VSMC 去分化并形成成骨/软骨样细胞。在晚期 CKD 患者中，血管内膜和中层都有钙化区及 RUNX2 表达上调。一旦成骨/软骨细胞样 VSMC 去分化，它们就会产生胶原，并分泌基质小泡矿化基质蛋白，就像它们在骨中所做的那样。CKD 患者或 CKD 治疗通常导致钙、磷和/或 1,25(OH)₂素 D₃ 水平异常升高，这些因素使去分化的 VSMC 的矿化能力增强。可以通过组织特异性抑制剂预防血管钙化。动脉中的一种有效抑制剂是基质 gla 蛋白（MGP），MGP 需要通过维生素 K 依赖性 γ-羧化来激活。CKD 患者血管中 MGP 的表达水平很低，并且由于维生素 K 代谢改变导致羧化作用降低。胎球蛋白-A 是循环系统中的另一种抑制剂，是在肝脏中产生的一种负性急性相反应蛋白。胎球蛋白-A 与循环系统中过量的钙和磷结合，生成钙蛋白，清除血液中的钙和磷。CKD 患者由于慢性炎症导致胎球蛋白-A 水平降低，而此时应该增加胎球蛋白-A 来抵消钙和磷水平的升高。因此，血管钙化是一个复杂的过程，CKD 会导致已知的每一步都出现异常。

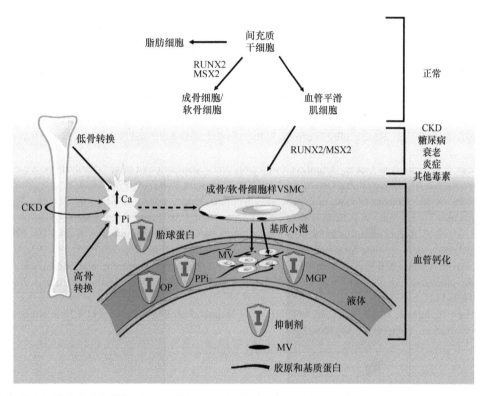

图 20.7　肾脏病动脉钙化的发病机制概述。正常情况下，间充质干细胞分化为脂肪细胞、成骨细胞、软骨细胞和血管平滑肌细胞（VSMC）。在慢性肾脏病、糖尿病、衰老、炎症和多种其他毒素的情况下，这些 VSMC 可以通过上调 RUNX2 和 MSX2 等转录因子的表达来去分化或转化为成骨/软骨细胞样细胞。这些转录因子对正常骨发育至关重要，因此它们在 VSMC 中的上调表明该细胞的表型发生了转化。这些成骨/软骨细胞样 VSMC 随后发生钙化，过程类似于骨形成。这些细胞在内膜或中膜中沉积胶原蛋白和非胶原蛋白，并将钙和磷整合到基质小泡中，从而起始矿化，并进一步矿化为羟基磷灰石。大多数透析患者的钙磷为正平衡，为细胞转化和基质小泡形成创造了条件。此外，慢性肾脏病患者的极端骨转换（分别为低骨转换和高骨转换、无动力性骨病或甲状旁腺功能亢进症）会通过改变骨中钙和磷的含量来增加可用的钙和磷水平。最终，动脉是否钙化取决于循环系统（胎球蛋白-A）和动脉中大量抑制剂（I）的强度。MGP：基质 gla 蛋白；OP：骨桥蛋白；PPI：焦磷酸盐。本图授权自 Moe SM，Chen NX. Mechanisms of vascular calcification in chronic kidney disease. J. Am. Soc. Nephrol. 2008；19：213-216

20.4　总　　结

CKD-MBD 是一种系统性疾病，其中一个临床表现是骨骼异常导致骨折增加和儿童骨骼线性生长受损。肾性骨营养不良的发病机制复杂，是由于肾功能缺失，以及骨组织细胞分化异常的情况下，矿物质稳态调节异常。遗憾的是，影像和生物标志物并不能准确确定肾性骨营养不良的类型，使得疾病管理复杂化。需要更多的研究来进一步理解 CKD 如何导致骨异常，以及如何将影像和生物标志物相结合来代替骨活检。

练 习 题

1. 描述用于确定 CKD 分期的临床指标。

2. 描述肾脏病中关键激素的功能失调。

3. 什么是 TMV 系统？如何用其对 CKD 的骨骼表现进行分类？

4. 区别和比较 CKD-MBD 与肾性骨营养不良。

5. 描述 VSMC 在血管钙化中的潜在作用。

推荐阅读文献目录

1. Ketteler M, Block GA, Evenepoel P, et al. Executive summary of the 2017 KDIGO chronic kidney disease-mineral and bone disorder (CKD-MBD) guideline update: what's changed and why it matters. Kidney Int. 2017; 92: 26-36.

2. Andrassy K M, KDIGO 2012 clinical practice guideline for the evaluation and management of chronic kidney disease. Kidney Int. Suppl. 2013; 3: 1-150.

3. Mcnerny EMB, Nickolas TL. Bone quality in chronic kidney disease: definitions and diagnostics. Curr. Osteoporos. Rep. 2017; 15: 207-213.

4. Moe S, Drueke T, Cunningham J, et al. Definition, evaluation, and classification of renal osteodystrophy: a position statement from Kidney Disease: Improving Global Outcomes (KDIGO). Kidney Int. 2006; 69: 1945-1953.

5. Moe SM, Chen NX. Mechanisms of vascular calcification in chronic kidney disease. J. Am. Soc. Nephrol. 2008; 19: 213-216.

6. Moe SM, Nickolas TL. Fractures in patients with CKD: time for action. Clin. J. Am. Soc. Nephrol. 2016; 11: 1929-1931.

7. Moorthi RN, Moe SM. Recent advances in the noninvasive diagnosis of renal osteodystrophy. Kidney Int. 2013; 84: 886-894.

8. Ott SM. Renal osteodystrophy-time for common nomenclature. Curr. Osteoporos. Rep. 2017; 15: 187-193.

9. Palmer SC, Hayen A, Macaskill P, et al. Serum levels of phosphorus, parathyroid hormone, and calcium and risks of death and cardiovascular disease in individuals with chronic kidney disease: a systematic review and meta-analysis. J. Am. Med. Assoc. 2011; 305: 1119-1127.

10. Wesseling-Perry K, Juppner H. The osteocyte in CKD: new concepts regarding the role of FGF23 in mineral metabolism and systemic complications. Bone. 2013; 54: 222-229.

第 21 章　骨质疏松症的药物治疗

罗杰·菲普斯（Roger Phipps）[1]，布鲁斯·H. 米特拉克（Bruce·H.·Mitlak）[2]，

戴维·B. 伯尔（David·B.·Burr）[3,4]，马修·R. 艾伦（Matthew·R. Allen）[3,4,5,6]

1 美国哈森大学药学院药理学系，美国缅因州班戈；
2 雷迪厄斯制药公司，美国马萨诸塞州沃尔瑟姆；
3 印第安纳大学医学院解剖学与细胞生物学系，美国印第安纳州印第安纳波利斯；
4 印第安纳大学与普渡大学印第安纳波利斯联合分校生物医学工程系，美国印第安纳州印第安纳波利斯；
5 印第安纳大学医学院药学与肾脏学系，美国印第安纳州印第安纳波利斯；
6 鲁德布什退伍军人管理局医疗中心，美国印第安纳州印第安纳波利斯

骨质疏松症相关骨折的社会负担是巨大的（图 21.1）。根据预测，1/3 的女性和 1/5 的男性在一生中都会遭受与骨质疏松症相关的骨折。髋部骨折发生率在所有骨质疏松性骨折中占比不到的 20%，但由于与之相关的发病率和死亡率较高，髋部骨折防治成本约占所有骨折防治成本的 75%。全世界每年约有 160 万人发生髋部骨折，到 2050 年，这一数字可能会达到 450 万。就在 25 年前，几乎没有针对骨质疏松症患者的药物治疗。从那时起，随着我们对骨生物学理解的日益加深，新疗法也随之发展起来。20 世纪 90 年代，抗骨重建疗法的引入使骨质疏松症的治疗发生了重大变化，抑制骨转换与减缓骨质流失和降低骨折风险有关。就在最近，合成代谢疗法的出现使得与治疗相关的骨矿物质密度（BMD，简称骨密度）得到了更快的提高，并为开发序贯疗法打开了大门，在这种疗法中，早期增加的 BMD 和降低的骨折发生率可以在随后更长抗骨重建治疗期内持续维持。

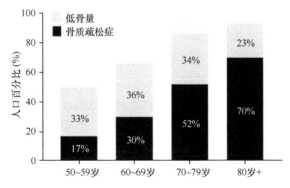

图 21.1　美国 50 岁以上女性骨量不足和骨质疏松症的患病率。据估计，有 1400 多万名妇女患有骨质疏松症（BMD<-2.5 标准差），另有 1200 万名妇女骨量偏低（BMD 在-1.0 和-2.5 标准差之间）。骨质疏松症和骨量减少在 50 岁以上的男性中也很普遍

本章内容讨论骨质疏松症药物治疗的生物学及其用途。临床数据主要集中在绝经后骨质疏松症（PMO）上，但 PMO 药物的疗效和安全性普遍适用于其他形式的骨质疏松症，包括糖皮质激素所致的骨质疏松症和男性骨质疏松症。

21.1　骨质疏松症

21.1.1　定义

骨质疏松症是人类最常见的代谢性骨病，影响着数以百万计的人类，其特征是骨量减少、骨组织退化，最

终导致骨折。2001 年，美国国立卫生研究院（NIH）骨质疏松症共识发展小组正式将其定义为"……骨质疏松症是一种骨骼紊乱疾病，其特征是骨强度降低所导致的骨折风险升高。骨强度主要综合反映骨密度和骨质量"。

这个定义很重要，因为它强调骨质疏松症的特征是骨强度降低（目前不能无创测量），而不仅仅是骨密度，同时，该定义也认可了第 1 章中所概述的骨结构和骨的其他方面在骨质疏松症中也发挥了一定作用。

世界卫生组织（WHO）对骨质疏松症提出了更定量的定义，将骨质疏松症定义为 BMD[用双能 X 射线吸收法（DXA）测量]低于年轻成人参考平均值 2.5 个标准差（SD）或更多。WHO 将第二类骨量减少（意思是"低骨量"）定义为骨密度低于年轻人参考均值 1.0～2.5SD。BMD 通常呈正态分布（图 21.2）。当 BMD 与青壮年（或峰值骨量）正常值进行比较时，就会产生 T 评分（T-score）。当 BMD 与相同性别和年龄的个体进行比较时，就会产生 Z 评分（Z-score）（有关 T 评分和 Z 评分的更多细节请参见第 6 章）。根据这些定义，大约 20%的绝经后女性和 5%的 50 岁以上的男性患有骨质疏松症，而 50%的女性和几乎同样多的男性患有低骨量。

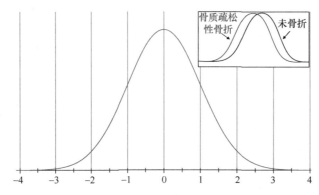

图 21.2　骨矿物质密度（BMD）呈正态分布。为了解释骨密度，测量值被转换为标准正态分布，总体平均值 = 0，标准差（SD）= 1。当使用年龄/种族/性别相匹配的正常平均值和 SD 时，生成 Z 评分，正常 Z 评分范围 SD 为-2 到+2。对于绝经后妇女，使用青壮年平均值和 SD，生成一个类似的参数，俗称 T 评分。根据 WHO 的分类，对于 50 岁以上的绝经后女性或男性，T 评分≥-1 被认为是正常的（尽管当 T 评分高于+2.5 时实际上已高于正常值）；T 评分在-1 和-2.5 之间是骨量减少，而 T 评分≤-2.5 是骨质疏松症。T 评分不能适用于儿童。插图：骨折患者和未骨折患者的 BMD 有广泛重叠

脆性（或低创伤）骨折被定义为从站立高度或更低的高度坠落造成的骨折。典型的骨质疏松性骨折部位包括腕部、椎骨和股骨颈。骨质疏松性骨折比心脏病发作、中风和乳腺癌新发病例更常见。因为患有骨质疏松症的人骨密度较低，他们个人骨折的风险更高。然而，大多数 50 岁以上的非创伤性骨折患者只是骨量较低，而不是 WHO 所定义的骨质疏松症（图 21.2，图 21.3）。一个主要原因就是骨量处于低骨量范围的人比骨量处于骨质疏松症范围的人要多得多。

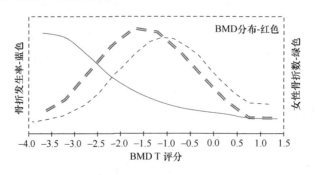

图 21.3　这张风格化的图表显示了绝经后白种人妇女研究中的骨矿物质密度（BMD）、骨折发生率和骨折数之间的关系。红色虚线表示 T 评分在该人群中的分布。绿色双虚线表示绝经后女性骨折的绝对数。蓝色实线表示骨折发生率。尽管骨折发生率在最低骨密度时最高，但大多数骨折不会在这种骨密度下发生，因为骨密度如此低的女性较少。大多数骨折实际上发生在骨量减少的女性中，而不是患骨质疏松症的女性中

　　尽管 NIH 共识会议的定义承认骨质量在骨质疏松症和骨折风险中所起的作用，但 WHO 的定义（基于 DXA）并没有提供任何实际的方法来评估骨脆性的各个方面。骨质量可以通过重建率、骨结构、骨基质特性和微损伤积累来定义（见第 1 章）。高重建率会对骨强度产生负面影响，而骨强度在一定程度上与骨质流失无关。这是由于较高的重建率导致骨小梁连接性降低、骨小梁变薄（将骨小梁结构转换为较弱的棒状物），以及在剩余骨小梁的侵蚀坑附近产生应力集中，从而导致结构恶化。加速重建的结果是使髋部骨折的风险增加了 8 倍，在骨密度最高的组别（图 21.4）中同样观察到了骨折风险随骨转换率升高这一现象。事实上，BMD 最低的 1/3 人口中骨转换率低的人比骨密度最高的 1/3 人口中骨转换率高的人发生骨折的风险更低。这说明了骨转换率在骨质疏松性骨折中所起的关键作用。

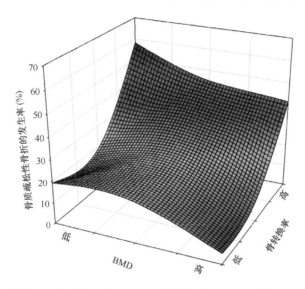

图 21.4　骨质疏松性骨折的发生率不仅与骨密度有关，还与骨转换率有关。一般来说，骨转换率较高或 BMD 较低的患者骨折较多。同时具有这两种特征的患者发生骨折的风险最高

21.1.2　风险因素

　　发生骨质疏松症的可能性与几个不同的因素有关（表 21.1）。由于骨质疏松症是一个定义为骨量和强度丢失的通用术语，任何导致骨量和强度丢失的情况都可能导致骨质疏松症。

　　最常见的风险因素是更年期女性雌激素水平下降，导致绝经后骨质疏松症（PMO）。然而，随着年龄的增长，每个人都会发生骨质流失，部分原因是血液中维生素 D 水平降低，肠道钙吸收减少；还有一部分原因是干细胞数量减少，产生的成骨细胞减少（也可能活性降低）。与 PMO 不同的是，这种与年龄相关的骨质流失在达到峰值骨量（发生在 25 岁左右）后不久就缓慢开始了，通常在 60 岁或 70 岁时临床表现会更加明显。此外，不同于 PMO，与年龄相关的骨质流失对非脊椎部位皮质骨的影响可能比对脊柱骨小梁的影响更大。因此，髋部骨折的发生率在年龄较大的患者中趋于增加，而脊椎骨折在较年轻的患者中更常见，例如女性绝经后不久（图 21.5）。即使 60～80 岁人群与年轻人群有相同的 BMD，其髋部和腕部骨折的风险也会增加 2～3 倍（图 21.6）。在过去的一个世纪里，随着女性预期寿命从不到 60 岁增加到 80 多岁，这一与年龄相关的骨折风险成分急剧增加。骨折的风险也受到与衰老相关因素所导致的跌倒风险增加的影响。

　　除了临床风险因素外，骨折的发生还会显著增加再次骨折的风险。例如，前哨椎骨骨折后，其再次骨折的风险可能在前 6 个月内增加 5 倍以上，并在首次骨折后 5～10 年内仍有 2 倍的骨折风险。骨质疏松症的其他危险因素包括缺乏体力活动（或更极端的固定，导致废用性骨质疏松症）、营养不足、糖皮质激素过量，以及某些类型的生活方式（吸烟、饮酒）。

表 21.1　骨质疏松症的风险因素

不可更改因素	可更改因素
人种（白种人，亚洲人）	营养
女性	神经性厌食症
年龄	钙/维生素 D 缺乏症
绝经后	营养不良
体型/骨骼尺寸小	缺乏体力活动
遗传性骨质流失倾向/低骨密度	吸烟
遗传性骨病	饮酒
成骨不全	药物治疗
低磷酸酯酶症	糖皮质激素
骨质疏松假性神经胶质瘤综合征	抗惊厥药
维生素 D 缺乏或抵抗	芳香化酶抑制剂
遗传性非骨骼疾病	GnRH 激动剂/拮抗剂
囊性纤维化	甲羟孕酮
肌营养不良	SSRI
神经纤维瘤病	PPI
埃勒斯–当洛斯综合征	其他系统性疾病的影响
马方综合征	癌症（如 PTHrP）
糖原贮积症	CKD
半乳糖血症	吸收不良疾病
先天性	甲状旁腺功能亢进症
	甲状腺功能亢进症
	库欣病/综合征
	性腺功能减退
	肝疾病
	多发性骨髓瘤

注：在选择的疾病和药物大类中，表格并未全部列出。CKD. 慢性肾脏病；GnRH. 促性腺激素释放激素；PPI. 质子泵抑制剂；PTHrP. 甲状旁腺激素相关蛋白；SSRI. 选择性血清素再摄取抑制剂

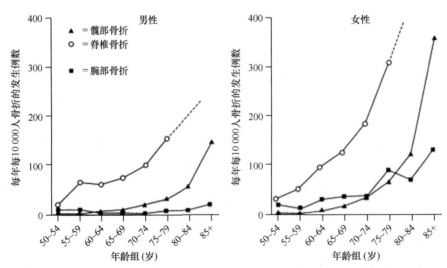

图 21.5　与年龄相关的骨折发生率在女性和男性中都增加。在女性中，绝经后髋部和脊椎骨折的发生率增加，但腕部骨折发生率在大约 60 岁后保持稳定。在男性中，髋部和脊椎骨折发生率的增加要比女性晚大约 10 年。在男性中，腕部骨折的发生率并没有随着年龄的增长而增加

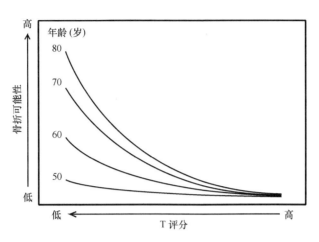

图 21.6　骨折的 10 年可能性既与骨矿物质密度（BMD T 评分）有关，也与年龄有关。任何给定 BMD 的老年患者都比年轻患者有更高的骨折风险。数据源自 Kanis, et al. Osteoporosis International. 2001; 12(12): 989-995

　　正常情况下，雌激素通过抑制骨转换来减缓骨质流失。随着更年期雌激素水平的下降，这一"刹车功能"被移除，骨转换率增加。此外，女性体型更小也会导致她们患骨质疏松性骨折的风险更高。"绝经期银行中的骨量很重要"这句谚语是正确的。大多数女性在绝经后的几年中骨质流失速度大致相同，因此，女性在这一过程开始时拥有的骨量越多，骨量降至理论骨折阈值以下所需的时间就越长。的确，遗传因素导致的低峰值骨量或骨量迅速减少可能占到绝经期女性患骨质疏松症风险的 60%～80%。遗传因素也可能是观察到的部分原因，那些既往有脊椎骨折的人其脊椎骨折风险也会增加，甚至与骨量无关。这表明遗传因素部分决定了骨质疏松性骨折中的骨质量成分。

　　跌倒是导致髋部骨折的主要原因。90% 的髋部骨折与骨质疏松症有关，10 例骨质疏松性髋部骨折中有 9 例与髋部侧面摔倒有关。髋部骨折往往发生在绝经期之后，比脊椎骨折有更高的发病率和死亡风险。髋部骨折有很多特定的危险因素，其中大部分与身体健康和平衡有关，但也包括与年龄、骨折史和药物使用相关的其他因素。

　　男性也会受到骨质疏松症的影响。在 50 岁以上的男性中，有 25% 的人会因骨质疏松症而骨折；这一比例高于那些患前列腺癌的人。男性骨折比女性少，部分原因是他们的骨骼较大。到 65 岁时，虽然男性的骨折风险低于女性，但男性与女性骨折发生率的增加速度大致相同。但是，男性和女性丢失骨小梁的方式不同，女性丢失骨小梁的方式使她们更容易骨折。我们早先了解到，与骨小梁变薄相比，骨小梁数量/骨小梁连接性的丧失对剩余强度和刚度的影响更大（见第 1 章）。女性的大部分骨质流失是通过骨小梁的丢失而发生的，只有极少的丢失是骨小梁变薄，而男性的骨质流失则相反。这会对女性产生附加影响，会加剧骨小梁结构的退化，并导致骨强度和刚度更快地下降。因此，男性和女性之间的骨骼差异涉及骨尺寸、骨质流失方式，以及由此产生的对骨小梁结构的影响。

21.1.3　诊断

　　基于 DXA 的 BMD 测量是诊断骨质疏松症的标准工具。DXA 可以测量全身和个别区域（如脊椎、髋部和股骨颈）的 BMD（见第 6 章）。如果脊椎或髋部的 BMD 足够低，就可以诊断为骨质疏松症。在人群基础上，患有骨质疏松性骨折的女性其 BMD 低于未患骨质疏松性骨折的女性，但两者的 BMD 有很大的重叠（图 21.2，内插图）。这使得预测哪些人可能骨折，哪些人不会骨折变得困难。由于这一临床问题，WHO 开发了一种名为骨折风险评估工具（FRAX）的计算机算法，该算法可根据临床风险因素计算任何重大骨质疏松性骨折（髋部、脊柱、肱骨和腕部）的 10 年概率，并可单独计算髋部骨折的 10 年概率。这一工具虽然不是一个完美的预测工具，但可以帮助医生决定是治疗还是简单地跟踪不是骨质疏松症但骨量较低的单个患者。几项研究已经对 FRAX 与单一 BMD 在预测骨折方面进行了比较。总体而言，

FRAX 比单一 BMD 做得更好，但这主要是因为 FRAX 分析中包括了年龄，算法中的其他参数似乎对额外的预测能力有一定的贡献。

21.1.4　发病机制

雌激素缺乏性骨质疏松症通常发生在绝经期，是最常见的骨质疏松症。雌激素通过抑制骨小梁和骨内膜表面的骨重建来维持骨量。失去雌激素会增加新的重建事件的发生，该过程可在组织形态测量学上通过激活频率进行测量，进而导致重建部位骨吸收和骨形成的不平衡（见第 5 章）。这种不平衡是由于成骨细胞无法跟上吸收的加速，而不是由于成骨细胞数量的减少或者在个体重建单元水平上的成骨细胞活动的减少。从宏观上看，虽然每个骨代谢单位都存在不平衡，但骨形成是增加的，甚至绝经后早期骨骼中的骨形成可能与绝经前的持平或更多。这种失衡导致骨质每年以 1%~2% 的速率发生流失或更高的速率发生流失。重建率的增加是造成骨骼短期快速变化的原因，而吸收和形成之间的不平衡是造成长期影响的原因。

雌激素对骨和骨重建的影响机制在第 15 章中已有描述。简单地说，雌激素下调许多破骨细胞形成所必需的因子，包括 NF-κB 受体激活蛋白配体（成骨细胞来源 RANKL）、白介素-1（IL-1）、白介素-6（IL-6）、肿瘤坏死因子 α（TNF-α）和巨噬细胞集落刺激因子 1（M-CSF1）的表达；上调引起破骨细胞凋亡的骨保护素（OPG）（来自成骨细胞）的表达。雌激素刺激成骨细胞生成，防止骨细胞凋亡。随着绝经期雌激素的减少，这些过程被逆转，导致破骨细胞增生和骨重建率增加。

绝经后骨质流失会导致骨小梁体积减小，骨小梁连接性丧失。骨小梁结构的退化是单纯骨量丢失的一个额外重要风险因素，因为没有横梁支撑的骨小梁更容易因屈曲而被破坏。骨小梁的丢失是一个非常严峻的问题，部分原因是其较大的表面积容易产生大量的骨重建，从而大大增加了骨质流失的速度。因此，骨小梁丰富的部位，如脊椎、股骨颈和桡骨远端，是 PMO 风险增加的主要部位。然而，大量的皮质骨也会丢失。就绝对值而言，PMO 患者皮质骨的流失量可能大于骨小梁的流失量，尽管骨小梁流失百分比在总骨小梁骨量中占比更大。皮质骨质流失会导致皮质变薄（皮质内骨质流失），皮质孔隙率增大。皮质内的骨质流失可以通过骨外膜的附加生长得到部分补偿，骨外膜附加生长增加了骨的整体直径，并可以改善皮质骨和松质骨骨质流失造成的强度损失（见第 5 章和第 7 章）。孔隙率的增加可能是导致皮质骨强度降低的更重要的因素。图 21.7 显示股骨干皮质变薄，孔隙率增加，股骨颈也有类似的改变。这两种变化都可能导致骨脆性增加。

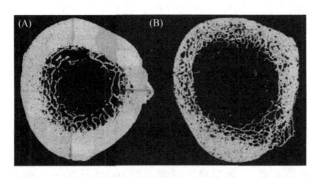

图 21.7　在骨质疏松症中，随年龄增长，皮质骨厚度降低，皮质孔隙率增加。这两种变化都是由骨重建增加引起的，并且都会增加骨的脆性。如图所示的是一名 78 岁老人（A）和 90 岁老人（B）股骨干的截面图像。数据源自 Zebaze RMD, et al. Lancet. 2010; 375: 1729-1736

除雌激素水平降低以外，其他一些因素也会影响绝经后骨质流失的速度，并发挥不同的作用。由于绝经后不同个体的骨质流失速度相当一致，那些在绝经初期骨量低的人，无论是由于遗传因素、不良饮食、缺乏运动还是其他疾病，很有可能更快地到达使骨折风险大大增加（骨折阈值）的低骨量水平。这就是非洲裔女性（和男性）比其他人种更不容易患骨质疏松性骨折的部分原因：他们的骨量在更年期开始时往往更高。大多数女性绝经后骨质流失的速度相似，但也有一部分人属于"快速流失者"，这部分人将面临更大的骨折风险。更年期加速骨质流失的原因除了雌激素丢失外，还包括遗传因素、某些疾病、药物治疗、营养不良和缺乏活动。

21.2　骨质疏松症疗法

预防和治疗骨质疏松症的策略包括非药物治疗（预防跌倒、髋关节保护器、负重活动和其他生活方式）、营养治疗（摄入足够的钙和维生素 D）和药理学（或药物学）治疗。营养和药理学治疗根据发挥作用的主要模式不同而各具特点（图 21.8），不同类别的药物作用于骨重建周期的不同阶段。目前可用的大多数骨质疏松症治疗方法是使用抗骨重建（也称为抗吸收或抗代谢）药物，因为它们抑制破骨细胞性骨吸收，减少骨重建，减缓骨质流失，从而有助于保存骨结构。双膦酸盐是应用最广泛的抗骨重建药物。其他的抗骨重建药物包括狄诺塞麦（RANKL 抗体）、选择性雌激素受体调节剂（SERM，如雷洛昔芬）、雌激素和降钙素。合成代谢药物刺激成骨细胞增加净骨形成和骨量，目前在美国有两种 FDA 批准的合成代谢药物——特立帕肽[重组人甲状旁腺激素（rhPTH1-34）]和阿巴洛肽[一种合成的人 PTH 相关蛋白或 PTHrP1-34 的类似物，其结构中有数个氨基酸被新的氨基酸取代]。

当考虑这些药剂的效应时，要时刻谨记在骨重建过程中骨形成和骨吸收是耦合的。使用抗骨重建药物减少骨吸收的同时也会导致骨形成的减少和骨重建率的总体降低。降低骨重建率是抗骨重建药物发挥功效（减少骨质流失率）的主要机制，但也可能是导致一些罕见且严重不良反应的机制，如使用一些强力抗骨重建药物（双膦酸盐和狄诺塞麦）会引起非典型股骨骨折。相反，用合成代谢药物促进骨形成时，经过一段时间治疗后，会导致骨吸收增加，整体骨重建率增加。然而，即使在这个阶段，吸收陷窝仍会充满新骨，因此骨体积仍然有净增加。

21.2.1　钙和维生素 D

钙和维生素 D 对维持骨骼健康很重要（见第 13 章和第 14 章）。足够水平的钙是使一些药物治疗达到最佳效果所必需的。由低钙摄入或维生素 D 缺乏引起的低血清钙水平会促进 PTH 的分泌，导致骨重建和骨质流失增加。此外，维生素 D 缺乏会减少骨骼矿化，导致佝偻病和骨软化症。因此，改正任何形式的钙和/或维生素 D 缺乏是治疗骨质疏松症的重要组成部分。然而，PMO 不仅仅是低钙引起的，即使在正常钙摄入量的情况下也可能发生。总体而言，对于已经补钙的女性，充足的钙水平似乎不会影响骨折风险。一项荟萃分析针对 59 项对 50 岁以上受试者所进行的临床试验分析显示，钙补充剂使大多数部位的骨密度增加了 1%～2%。这种效应在超过 12 个月后将不再有渐进性变化，且单独这一效应对骨折风险似乎不太可能有显著影响。有人担心钙补充剂和心血管疾病之间存在潜在的联系。然而，目前认为没有足够的证据表明钙补充剂对心血管疾病风险有任何影响（有益或有害）。

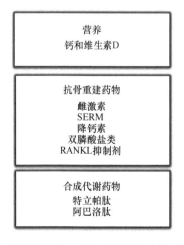

图 21.8　充足的维生素 D 和钙对骨骼健康很重要，因此也是治疗骨质疏松症的重要组成部分。用于降低骨折风险的药物通常以其主要作用方式不同为特征。抗骨重建剂以破骨细胞为靶点，抑制其形成或活性。有 4 类不同的抗骨重建药物获得了美国食品药品监督管理局（FDA）的批准用于治疗骨质疏松症：双膦酸盐类和选择性雌激素受体调节剂（SERM）已有几种不同的药物获得批准；雌激素不再被批准用于治疗骨质疏松症，但可用于高风险女性的预防治疗；RANKL 是 NF-κB 受体激活蛋白配体，是破骨细胞发育成熟的重要因子。合成代谢药物以成骨细胞为靶点，刺激骨的产生

活性维生素 D——1,25-二羟维生素 D[1,25(OH)$_2$D]——对于胃肠道钙的最佳吸收是必不可少的（见第13 章）。维生素 D 缺乏会影响钙和相关的矿物质代谢途径，从而增加骨折的风险。维生素 D 对骨骼肌也有直接作用。因此，维生素 D 缺乏可能与肌肉力量的丧失和跌倒的风险增加有关。

许多临床研究已经检验了维生素 D 补充剂（加钙补充剂和不加钙补充剂）与骨折的关系。这些数据相互矛盾，在很大程度上是因为维生素 D 使用的剂量范围很广，缺乏对基线血清维生素 D 水平（甚至没有测量）、钙补充剂水平，以及受试者是住院还是居住在社区等参数的校正。一些荟萃分析对这些研究进行了汇总分析，整体上得出了以下结论：对使用维生素 D 的同时加或不加钙补充剂的荟萃分析结果表明，服用剂量≥800IU/天的维生素 D 可降低髋部骨折的风险，而剂量<800IU/天时则没有效果（图 21.9）。有趣的是，维生素 D 的摄入量越高，钙的摄入量也就越高。另一项单独的荟萃分析显示，使用 400～800IU/天维生素 D 外加 500～1200mg/天的钙，相比于安慰剂组，髋部骨折的风险降低了约 30%（图 21.9）。一般来说，维生素 D 的影响在那些血清维生素 D 水平较低的人中表现得最好，而在住院和社区居住的受试者中效果较好。

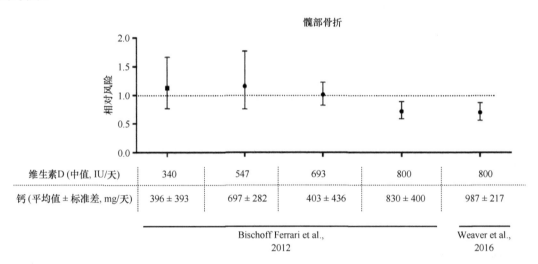

图 21.9 荟萃分析（meta analysis）从统计学上将几项临床研究综合起来，从总体上提供途径来观察和分析特定的干预效果。与对照组相比，治疗组中一个事件的总体发生概率有助于对总体疗效进行评估。如果 95% 的置信区间超出图中 1.0 的相对风险，则不同组之间没有差异。荟萃分析显示，补充维生素 D 可以降低髋部骨折的风险，主要是补充剂量在 800IU/天或更高时出现。出现这种效应时的维生素 D 摄入水平也受钙补充量的影响。数据来源于 Bischoff Ferrari HA, et al. NEJM. 2012; 367: 40-49; Weaver CM, et al. Osteoporosis International. 2016; 27: 367-376

关于所需的维生素 D 补充量存在争议。医学研究所建议 65 岁或以上的人摄入 800IU/天，而大多数专业医学会建议摄入 1000～2000IU/天。不一致的原因是他们对充足维生素 D 血清水平的认识不同。医学研究所认为 20ng/mL 的血清水平就足够了，而专业医学会和许多临床医生认为血清水平在 30ng/mL 或更高时才算充足。支持更高水平的一个论点是，在某些受试者中，当血清维生素 D 水平在 20～30ng/mL 时，甲状旁腺激素水平仍然较高。

维生素 D 缺乏症患者通常需要每周服用 50 000IU 剂量的维生素 D 一到两次，持续 6～8 周，优先选用维生素 D$_3$ 作为补充剂。间歇性服用维生素 D$_3$（每周或每月）时，与维生素 D$_2$ 相比，维生素 D$_3$ 所增加的血清 25-羟维生素 D 持续时间更长。当每天补充的时候，这两种形式没有区别。活性维生素 D$_3$（钙三醇及其类似物）通常会导致高钙血症，不推荐服用，除非是慢性肾脏病引起的维生素 D 缺乏导致继发性甲状旁腺功能亢进症（见第 20 章）。

21.2.2　抗骨重建疗法

21.2.2.1　雌激素

1947 年，富勒·奥尔布赖特（Fuller Albright）描述了雌激素缺乏与骨质疏松症的关系。他指出，雌激素疗法可以逆转绝经后妇女出现的钙负平衡，并在随后的一项小型安慰剂对照试验中证实雌激素可以防止骨质流失。使用含有或不含有孕酮的雌激素替代疗法可将绝经后妇女的骨转换率降低约 50%，并改善基本多细胞单位（BMU）水平上的骨平衡（形成与吸收）。虽然雌激素多年来一直用于治疗 PMO，但其临床有效性和安全性的证据仅限于观察性研究，在这些研究中，观察到服用雌激素的女性骨折的频率较低。

1991 年，美国国立卫生研究院（NIH）发起了一系列具有里程碑意义的临床研究，统称为妇女健康倡议（WHI）研究（图 21.10）。其中有两项研究的目的是评估激素替代疗法（HRT）的主要健康收益和风险：单独使用结合马雌激素（CEE），或者联合使用结合马雌激素/乙酸甲羟孕酮（CEE/MPA）。两项研究均采用安慰剂对照组，研究对象为接受子宫切除术的绝经后女性（CEE 研究，10 700 名受试者）或未行子宫切除术的绝经后女性（CEE/MPA 研究，16 600 名受试者）。之所以研究雌激素和孕酮的组合，是因为已知雌激素单独使用会导致子宫内膜增厚，并增加患子宫内膜癌的风险，但添加孕酮会降低这种不利影响的风险。这些研究的主要终点包括心血管效应（如心肌梗死和中风）、乳腺癌、髋部骨折和总死亡率。

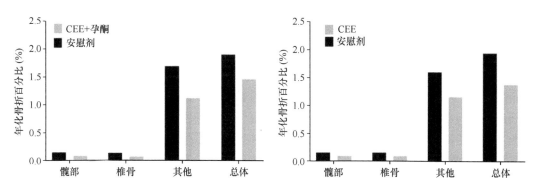

图 21.10　妇女健康倡议（WHI）研究评估了雌激素+孕酮对包括骨折风险在内的几个健康参数的影响。这些数据显示，与未经治疗的个体相比，所有类别骨折都明显减少。WHI 的一个独立分支研究了子宫切除术后使用结合马雌激素（CEE）治疗的女性类似参数，发现了类似的疗效。数据源自 Rossouw JE, et al. JAMA. 2002; 288: 321-333; Cauley JA, et al. JAMA. 2003; 290: 1729-1738

两项研究都发现，与安慰剂对照组相比，接受 HRT 治疗的患者髋部骨折的风险显著降低。这些研究首次证实了 HRT 可降低骨折风险。后续对 CEE/MPA 研究结果分析显示，与钙摄入量较低的女性相比，基线钙摄入量超过 1200mg/天的女性骨折风险降得更多。然而，由于一些争议，CEE/MPA 研究在 5.5 年后被数据和安全监测委员会叫停，因为 CEE/MPA 组发生心血管事件（中风和肺栓塞）的风险显著增加。同样，CEE 研究在 6.5 年后也被停止，因为单独服用雌激素的女性中风风险增加。

WHI 研究很重要，因为它们是雌激素治疗的第一次大型临床试验。这些结果改变了雌激素疗法的使用，使其仅用于短期缓解更年期症状，而不用于慢性病治疗，包括预防或治疗骨质疏松症。然而，问题仍然存在：WHI 的结果是否适用于所有女性，或者是否有一些子组的女性仍然可能受益于雌激素或雌激素+孕酮。

21.2.2.2　选择性雌激素受体调节剂

选择性雌激素受体调节剂（SERM）的设计目的是提供与雌激素相比有更高收益/风险比的疗法。这类药物包括非甾体类分子，它们可以仿效雌激素的一些有利作用，并减少一些潜在的副作用。这些药物

与雌激素受体 α 和 β（ERα 和 ERβ）上的雌二醇位点结合，但与雌激素又略有不同，从而使受体的构象发生不同的变化。这改变了辅激活物和辅阻遏物的结合，改变后的复合物与基因反应元件会产生不同的结合。SERM 在不同的组织中扮演雌激素激动剂或拮抗剂的角色，SERM 结构的变化可能导致不同的组织特异性效应（表 21.2）。

表 21.2　选择性雌激素受体调节剂的雌激素激动剂（＋）或拮抗剂（－）作用

	雷洛昔芬	巴多昔芬	它莫昔芬
骨	＋	＋	＋
乳腺	－	－	－
子宫内膜	－	－	＋
心血管	－	－	－
止血	＋	＋	＋

有几种 SERM 已被用于临床实践。它莫昔芬主要用于治疗患有乳腺癌的妇女或降低高危妇女患乳腺癌的风险，因为它阻断了雌激素对乳腺组织的影响。然而，它在子宫内膜中起雌激素激动剂的作用，与子宫内膜增生有关。雷洛昔芬是美国唯一一种用于预防和治疗 PMO 的 SERM。其有益作用是在骨骼中作为雌激素激动剂，在乳腺和子宫内膜中作为拮抗剂。其主要不良反应是在止血过程中可作为雌激素激动剂，导致深静脉血栓等不良事件。另一种 SERM——巴多昔芬，在欧洲和日本被批准用于预防和治疗骨质疏松症（在美国和雌激素联合使用，称为 DUAVEE）。

初步检验雷洛昔芬治疗骨折临床有效性的研究是雷洛昔芬多重效应评估（MORE）临床试验。这是一项为期 3 年的安慰剂对照骨折试验，研究对象为绝经后有或没有椎骨骨折的妇女。主要效应之一是通过 X 射线成像评估椎骨骨折的形态学变化（图 21.11）。在没有椎骨骨折史的受试者中，与安慰剂相比，3 年的雷洛昔芬治疗（60mg/天）使椎骨骨折的绝对风险降低了 2.4 个百分点，相对风险降低了约 55%（使用安慰剂的绝对风险为 4.3%，服用雷洛昔芬的绝对风险为 1.9%）。在既往发生过椎骨骨折的受试者中，与安慰剂相比，雷洛昔芬治疗椎骨骨折的绝对风险降低了 6.1%，相对风险降低了 30%。雷洛昔芬使腰椎骨密度（约 3%）和股骨颈骨密度（约 1.5%）略有增加。尽管股骨颈骨密度增加了，但是雷洛昔芬对非椎骨骨折并没有显著影响。

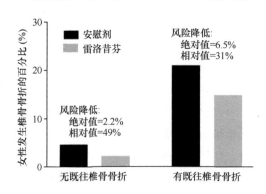

图 21.11　在绝经后妇女的 MORE 临床 III 期试验中，与安慰剂相比，雷洛昔芬 3 年的治疗显著降低了椎骨骨折的风险

临床试验结果表明，雷洛昔芬可降低患乳腺癌的风险，而且不会增加子宫内膜增生或子宫内膜癌的风险。雷洛昔芬确实会增加静脉血栓事件（深静脉血栓形成和肺栓塞）的风险，同时也会增加有冠心病既往病史或重大冠状动脉事件风险升高患者的中风风险。雷洛昔芬在心血管系统中作为雌激素的拮抗剂，在治疗过程中，与安慰剂组相比，最常见的是引起女性潮热症状。基于以上数据，雷洛昔芬被用于治疗和预防 PMO，以及降低患有 PMO 或浸润性乳腺癌高风险的绝经后妇女患浸润性乳腺癌的风险。但也需注意其在心血管方面的副作用。

雷洛昔芬对腰椎 BMD 的影响（腰椎 BMD 在 3 年内增加约 3%）比双膦酸盐和狄诺塞麦（腰椎 BMD 在 3 年内增加约 7% 或更多）要小，但可产生类似于二者的降低椎骨骨折风险的效应。与双膦酸盐和狄诺塞麦相比，雷洛昔芬所引起的较少的 BMD 增加几乎可以肯定是由于雷洛昔芬小幅度降低了骨转换率（详见后文图 21.17）。然而，为什么较小的 BMD 变化却能引起类似的骨折风险降低，目前仍不清楚。有数据结果显示，雷洛昔芬通过增加胶原和矿物质界面结合水的比例，对骨基质的特性产生了额外的影响。这种效应在增加骨强度和降低骨折风险方面的作用尚不清楚。BMD 的适度增加可能足以最大/接近最大限度地降低脊椎骨折的风险，但为了在非脊椎部位发挥作用，BMD 还需大幅增加。

虽然雷洛昔芬可以与骨基质中的胶原蛋白结合，但当停止治疗 PMO 时，疗效不能维持，因此需要使用另一类药物治疗。

21.2.2.3　降钙素

这种由 32 个氨基酸组成的肽类激素是由甲状腺滤泡旁细胞分泌的，可对高血钙做出反应，是甲状旁腺激素的逆调节激素。降钙素与破骨细胞上的特异性 G 蛋白偶联受体（G_s 和 G_q）相互作用，可降低骨吸收活性。降钙素的生理重要性尚不清楚，因为其过量或不足均不会导致任何明显的问题或病理。

降钙素（从鲑鱼中提取）首次用于临床治疗佩吉特病，并于 1986 年被批准用于治疗 PMO，注射剂型也适用于治疗高钙血症。它会导致血清钙迅速下降，但患者会出现快速抗药反应。与其他药物相比，降钙素的抗骨重建活性相对较弱，尽管 PMO 的临床研究显示 BMD 有显著且适度的增加，但降钙素对骨折风险的影响与安慰剂相比，其结果相互矛盾。

降钙素的给药途径主要是鼻腔喷雾或注射，对许多患者来说，这样的给药方式没有口服那么有吸引力，因此降钙素的使用受到限制。2013 年发表的一项对 21 项安慰剂对照试验的荟萃分析显示，更高的恶性肿瘤发病率与降钙素鼻腔喷雾相关。基于此，降钙素在欧洲或加拿大不再被批准用于治疗 PMO。降钙素在美国仍然被批准为最后防线疗法，但 FDA 在处方信息中添加了以下声明："由于恶性肿瘤和降钙素-鲑鱼的使用之间可能存在关联，应该定期重新评估继续治疗的必要性。"

21.2.2.4　双膦酸盐

双膦酸盐是天然焦磷酸盐的类似物，被认为是几种代谢性骨病（PMO、男性骨质疏松症、糖皮质激素性骨质疏松症、骨转移和佩吉特病）的一线抗骨重建治疗药物。这类药物可抑制破骨细胞的活性，随后减少高达 70% 或更多的骨重建。这大大降低了骨质流失的速度，维持或增加了骨密度，并有助于保护骨结构。双膦酸盐可能会使骨量轻微增加，但这是由于重建空间的重新填充，而不是对骨形成的直接影响。

双膦酸盐的核心结构是一个中心碳原子，其上附着两个膦酸盐基团和两个侧链（R_1 和 R_2）（图 21.12）。R_1 和 R_2 上的取代基团对于决定双膦酸盐与骨矿物质的结合亲和力和抑制破骨细胞活性的效力非常重要。高结合亲和力与药物在骨上的长期滞留相关，并有可能实现"药物假期"效应。结合亲和力和抑制效力这两个效应都很重要，并且在不同的双膦酸盐之间有很大的不同。

双膦酸盐可分为含氮和不含氮两类（图 21.12）。用于治疗骨质疏松症的第一代双膦酸盐是不含氮的（例如，依替膦酸盐、氯膦酸盐和替鲁膦酸盐）。与含氮的双膦酸盐（阿仑膦酸盐、伊班膦酸盐、帕米膦酸盐、利塞膦酸盐和唑来膦酸盐）相比，这些化合物具有较低的骨结合亲和力和较低的破骨细胞抑制活性。

所有的双膦酸盐都有很高的骨结合亲和力，特别是对暴露的骨矿物质和发生骨吸收的地方。双膦酸盐中的两个膦酸盐基团和—OH 可与骨矿物质表面的钙结合（三齿结合）。此外，对于含氮的双膦酸盐，氮-氢基团与骨矿物质表面的—OH 基团形成氢键，增加了结合亲和力。这种 N-H-OH 键的角度导致不同药物之间结合亲和力的差异（图 21.13）。与羟基磷灰石的结合亲和力从高到低的顺序是：唑来膦酸 > 阿仑膦酸盐 > 伊班膦酸盐 = 利塞膦酸盐（均 > 依替膦酸盐）（图 21.14A）。

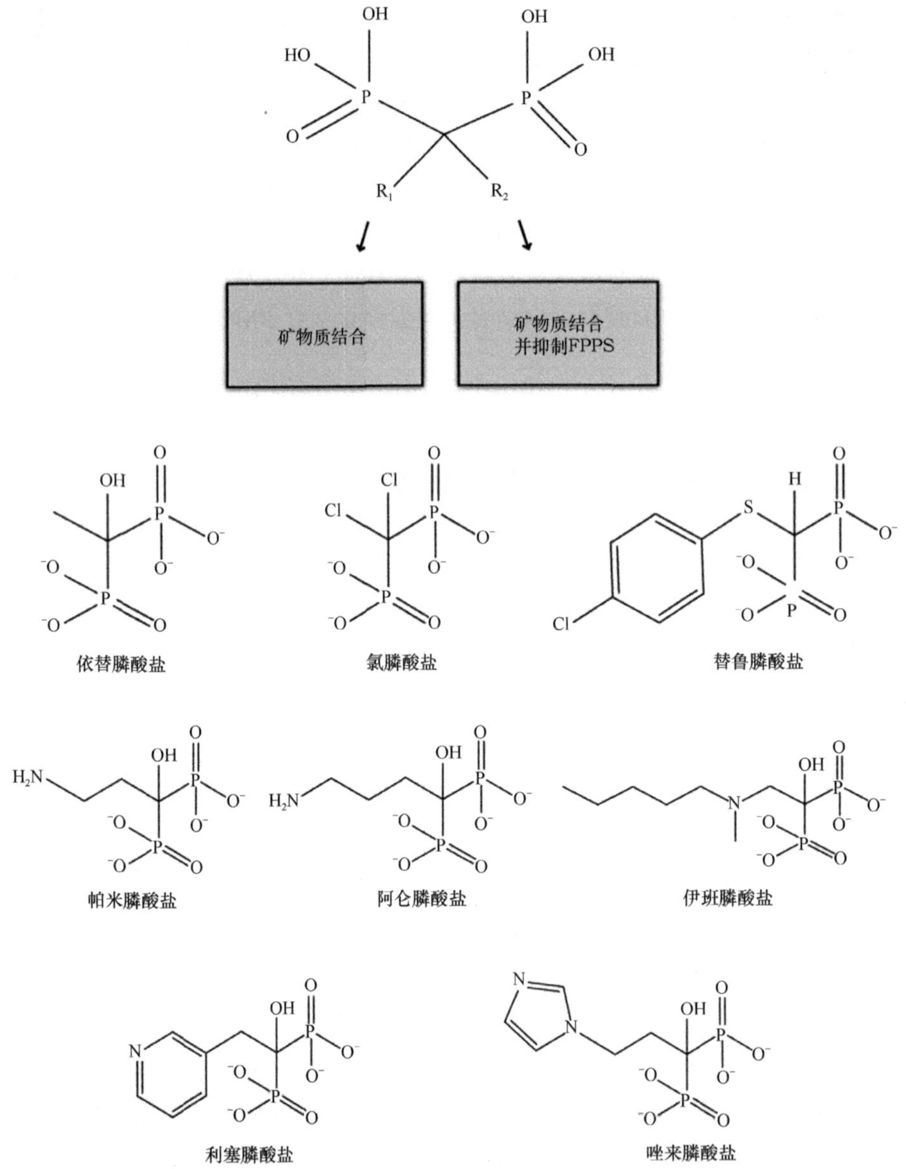

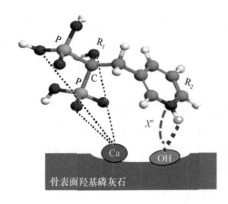

图 21.12 双膦酸盐药物包括几种不同的药物，都具有相似的核心结构。有一个磷酸盐-碳-磷酸盐（P-C-P）主链，带有两个重要的侧链基团——R₁ 和 R₂。第一代药物包括依替膦酸盐、氯膦酸盐和替鲁膦酸盐。第二代和第三代药物包括一个含氮的烷基链或杂环作为 R₂ 侧链，这大大增加了药物分子与骨矿物质结合的能力和抑制破骨细胞的效力。R₁ 对药物分子与骨矿物质结合很重要。对于含氮的双膦酸盐，R₂ 还参与药物分子与骨矿物质结合，并负责药物分子与法尼基焦磷酸合酶（FPPS）的活性位点结合。抑制 FPPS 会降低破骨细胞的活性和功能。临床上使用最多的是含氮双膦酸盐

图 21.13 两个膦酸盐基团（P）和 R₁（依替膦酸盐和含氮双膦酸盐中的-OH）负责与骨矿物质结合[与羟基磷灰石（HAP）中的钙结合]。此外，在含氮双膦酸盐中，R₂ 侧链中的氮与 HAP 中的-OH 基团形成氢键。N-H-OH 键的角度（X°）有助于确定药物之间的骨结合亲和力差异（≥125°为强键；<125°为弱键）。数据源自 Russell RGG, et al. Ann. N.Y. Acad. Sci. 2007; 1117: 209-257; Russell RGG, et al. Osteoporos. Int. 2008; 19: 733-759

除了与骨表面结合外，已有研究表明，双膦酸盐还可通过骨小管进入骨内，可在许多内表面上找到（图 21.14B）。

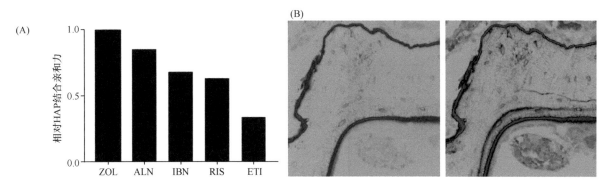

图 21.14　（A）所有双膦酸盐都具有很高的骨结合亲和力。然而，不同药物之间的结合亲和力差异性非常明显，这主要由 R_2 侧链不同导致。矿物质结合亲和力可能决定药物附着在骨骼上的位置，以及它们与骨骼解离的难易程度。结合亲和力越高，骨的半衰期越长，这将影响停止给药后继续维持药物疗效的能力（"药物假期"）。结合亲和力最高的药物被认为主要集中在骨表面，而结合亲和力较低的药物骨半衰期较短，但可能会通过骨小管分布到更深的骨基质中。（B）通过使用带有荧光标记的双膦酸盐生成了支持这一分布概念的数据。显微照片显示，与结合亲和力较高的药物（红色）相比，结合亲和力较低的药物（蓝色）对骨基质的渗透更深。ZOL. 唑来膦酸盐；ALN　阿仑膦酸盐；IBN. 伊班膦酸盐；RIS. 利塞膦酸盐；ETI　依替膦酸盐。图（A）中的数据源自 Nancollas GH, et al. Bone. 2006; 38: 617-627

双膦酸盐在骨吸收过程中从骨骼中释放出来，并被破骨细胞内吞。不含氮的双膦酸盐形成非水解 ATP 类似物，不能作为能源被利用，从而导致细胞功能障碍，最终导致细胞凋亡。含氮的双膦酸盐通过抑制甲羟戊酸（胆固醇生物合成）途径中的法尼基焦磷酸合酶（FPPS）来降低破骨细胞的活性。FPPS 负责形成与小 GTP 酶蛋白（Rab、Rac、Ras、Rho）结合的异戊二烯基链（15 个碳的法尼基和 20 个碳的香叶基），该链是这些蛋白质在细胞内正确定位和发挥功能所必需的。GTP 酶功能丧失会导致破骨细胞活性降低和潜在的破骨细胞凋亡（图 21.15）。因此，破骨细胞可能并没有减少，只是一些功能不佳的破骨细胞降低了骨吸收能力。实际上，这已经在组织学上被观察到了（与另一种抗骨重建药物狄诺塞麦相比，下文将讨论到）。此外，由于破骨细胞寿命延长，一些破骨细胞变得肿大和多核，这同样降低了骨吸收能力。

与骨的结合类似，在 FPPS 活性部位，膦酸基团与二价阳离子（镁离子）结合，氮-氧基团与相邻的赖氨酸和苏氨酸分子形成氢键。这种氮氧键的键长决定了双膦酸盐对酶的抑制效力。对酶的抑制效力（最高到最低）的等级顺序是：唑来膦酸盐>利塞膦酸盐>伊班膦酸盐>阿仑膦酸盐（图 21.16）。

大量临床试验表明，与安慰剂相比，所有含氮双膦酸盐都能减少骨重建（图 21.17）。阿仑膦酸盐、利塞膦酸盐和唑来膦酸盐在所有骨质疏松条件下都会增加脊椎和髋部的骨密度，并显著降低 PMO 患者椎骨和非椎骨（包括髋部）骨折的风险。不同的药物有一些不同之处，例如，伊班膦酸盐还没有被证明可以降低非椎骨骨折的风险，因此仅适用于 PMO。停药后的起效速率和骨代谢恢复到治疗前水平的速率也存在差异。

双膦酸盐的口服生物利用度很低（<1%）。含氮双膦酸盐通常以口服形式每天、每周或每月给药，另有两种双膦酸盐通过静脉注射（IV）来治疗 PMO：唑来膦酸（每年静脉注射一次）和伊班膦酸盐（每 3 个月静脉注射一次）。在口服或静脉给药中，约 50% 的药物与骨结合，约 50% 的药物在 48～72h 内以原药的形式经肾脏排泄。双膦酸盐非常稳定，与骨结合后也不会降解或代谢。由于结合平衡和骨吸收，它们可以从骨中释放出来。一旦释放，双膦酸盐可能会重新附着到骨上，它们从一个骨表面到另一个骨表面的循环可能有助于它们对骨转换长时间的影响。对于骨结合亲和力较高的双膦酸盐，如阿仑膦酸盐和唑

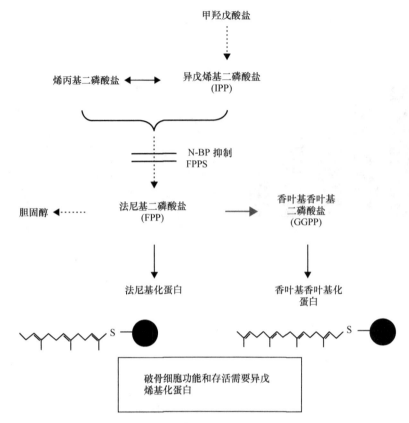

图 21.15 当破骨细胞吸收骨基质时，骨表面结合的双膦酸盐被释放并内吞到破骨细胞中。不含氮的双膦酸盐（如依替膦酸盐）以 ATP 类似物的形式蓄积，破坏破骨细胞的功能。含氮双膦酸盐（N-BP）以非代谢药物的形式积累。N-BP 结合于法尼基焦磷酸合酶（FPPS）的活性位点，阻止合成小 GTP 酶蛋白（Rab、Rac、Ras、Rho）发挥功能和活性所需的异戊二烯基链（15 个碳的法尼基和 20 个碳的香叶基），从而抑制破骨细胞的功能，防止进一步的骨吸收。在基质的再吸收过程中，双膦酸盐也可能被释放到大循环中，在那里它可以与暴露的矿物质重新结合

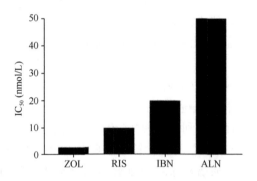

图 21.16 含氮的双膦酸盐对法尼基焦磷酸合酶（FPPS）有抑制作用。在活性中心，膦酸基团与镁离子结合，氮-氧基团与相邻的赖氨酸和苏氨酸分子形成氢键。这些氢键的键长似乎决定了药物的酶抑制效力（N-O 键长约 3Å：高抑制效力，如唑来膦酸和利塞膦酸盐；N-O 键长>3Å：弱抑制效力，如阿仑膦酸盐和伊班膦酸盐）。图中显示了 rhFPPS 体外半数抑制率（IC_{50}）的平均浓度（nmol/L）。ALN. 阿仑膦酸盐；IBN. 伊班膦酸盐；RIS. 利塞膦酸盐；ZOL. 唑来膦酸。数据源自 Dunford JE, et al. J. Pharm. Exp. Ther. 2001; 296: 235-242; Russell RGG, et al. Osteoporos. Int. 2008; 733-759

来膦酸，这一持续时间可能会更长。据报道，阿仑膦酸盐可抑制骨转换长达 10 年之久。最近的一项研究表明，单次输注唑来膦酸可以抑制绝经后妇女的骨重建，并在绝经后妇女中至少 5 年内保持骨密度的增加，在佩吉特病患者中保持至少 6.5 年（图 21.18）。

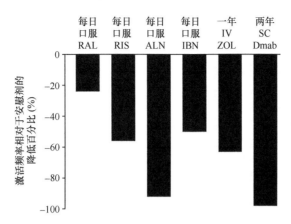

图 21.17　抗骨重建药物的主要作用机制是抑制骨重建。在髂嵴骨活检中的组织形态计量学研究中，对 4 种不同的含氮双膦酸盐（RIS. 利塞膦酸盐；ALN. 阿伦膦酸盐；IBN. 伊班膦酸盐；ZOL. 唑来膦酸）、雷洛昔芬（RAL）和狄诺塞麦（Dmab）（都是目前在美国被批准用于治疗骨质疏松症的药物）对骨重建的影响进行了评估。所有药物都显著降低了骨重建激活频率，这是骨重建的一个指标，尽管程度不同。该图显示了在临床 III 期试验期间活检中激活频率的平均或中位数的降低百分比。除雷洛昔芬外，所有实验组均在治疗 36 个月后进行活组织检查，雷洛昔芬数据是在治疗 24 个月后收集的。IV. 静脉注射；SC. 皮下注射。数据源自 Ott SM, et al. J. Bone Miner. Res. 2002; 17: 341-348; Eriksen, et al. Bone. 2002; 31: 620-625; Chavassieux, et al. J. Clin. Investig. 1997; 100: 1475-1480; Recker, et al. Osteoporos. Int. 2004; 15: 231-237; Recker, et al. J. Bone Miner. Res. 2008; 23: 6-16; Reid IR, et al. J. Bone Miner. Res. 2010; 25: 2256-2265

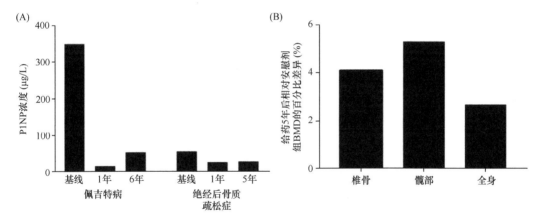

图 21.18　唑来膦酸具有最高的骨结合亲和力和最高的破骨细胞抑制效力。它已被证明对佩吉特病和骨质疏松症（A）均有长期疗效。在绝经后骨质疏松症妇女单剂服用 5 年后，P1NP（一种骨形成的生物标志物）水平仍然显著低于基线（A），椎骨、髋部和全身的 BMD 增加仍然存在（B）。在佩吉特病患者中，单次用药 6.5 年后也显示出持续的骨重建抑制。数据源自 Reid IR, et al. J. Bone. Miner. Res. 2011; 26: 2261-2270; Grey A, et al. Bone. 2012; 50: 1389-1393

　　由于双膦酸盐的口服生物利用度低，加上对二价阳离子的强烈结合，其不能与除水以外的食物或饮料一起服用。难以被代谢也意味着双膦酸盐除了可能影响口服吸收或胃肠道毒性的药物–药物相互作用外，不受其他药物–药物相互作用的影响。双膦酸盐 100% 的肾排泄意味着其清除率受肾功能的影响，对于严重的肾损伤患者（CrCl<30～35mL/min）不推荐使用双膦酸盐。双膦酸盐与多种副作用有关：口服双膦酸盐可引起胃肠道刺激，静脉注射双膦酸盐可以产生急性期反应，患者通常在第一次服药后，出现类似流感的症状，这是由 γδ T 细胞的激活和增殖引起的。免疫激活可能是由于 FPPS 抑制引起的异戊二烯类脂的积聚，但这一点尚未得到证实。此外，唑来膦酸与肾毒性有关。

　　双膦酸盐罕见但更为严重的副作用来自其对骨重建的抑制，包括颌骨坏死和非典型股骨骨折。颌骨坏死与治疗骨癌时大剂量静脉注射双膦酸盐最为相关，在一些长期使用双膦酸盐治疗的骨质疏松症患者中也会发生。虽然抑制骨重建可能是这种情况的部分病因，但也可能涉及其他因素，如引起骨髓炎的细菌浸润和组织愈合不良。这种情况也会在狄诺塞麦治疗中发生，这支持了骨重建减少在其中发挥的作用。同时，在使用血管内皮生长因子抑制剂时也会发生，这支持组织愈合减少在其中发挥的作用。最近，在少数服用双膦酸盐（通常>5 年）的骨质疏松症患者中还观察到了非典型的股骨骨折。这些骨折是非创伤性的，发生在小粗隆下方的股骨干。在骨折之前，患者可出现疼痛，并在 X 光片上可明显看到股骨皮质的改变。从放射学上看，它们看起来类似于应力性骨折。骨折部位附近股骨近端皮质骨的最新骨活检数据表明，皮质骨出现过度矿化，潜在地导致断裂韧性降低和裂纹扩展加快。这支持了骨重建抑制在病理生理学中的作用，但因果关系仍有待建立。这种情况在 10 000 人中有 1～10 人出现，因此显然还有其他因素（遗传、骨结构）增加了发生这种情况的风险。一个可能的因素是股骨弯曲，它增加了骨折开始处股骨外侧皮质的拉伸应力。然而，尽管这些不良反应的严重性很高，但它们非常罕见，因此通过双膦酸盐进行骨病治疗依然值得首推。据估计，每预防 100 个髋部骨折，就会有一个非典型的股骨骨折。

双膦酸盐较长的骨滞留时间导致在停药一段时间后疗效可以继续维持，该持续时间可能受疾病严重程度和所用药物的影响。为了尽可能减少严重的不良反应，如上述非典型股骨骨折，FDA 建议在个案的基础上考虑药物假期。虽然双膦酸盐药物假期已经变得司空见惯，但几乎没有前瞻性的安慰剂对照数据来支持何时开始药物假期及多长时间中断治疗。在骨折干预试验长期延长试验（FLEX）中，接受阿仑膦酸盐治疗 5 年的妇女再服用阿仑膦酸盐 5 年，或改用安慰剂 5 年。结果显示，尽管髋部 BMD 在 5 年期末开始下降，但即使没有治疗，椎骨 BMD 也仍可保持 5 年以上不变。安慰剂组和试验组在非椎骨骨折方面并没有差别，但安慰剂组临床上有更多的椎骨骨折。在健康效果和每年使用一次唑来膦酸的关键骨折减少试验（HORIZON-PFT）中，女性接受唑来膦酸治疗 6 年（6 次静脉注射）或 3 年后再服用 3 年安慰剂，结果显示，安慰剂组的脊椎和股骨颈 BMD 显著降低，而两组在非椎骨骨折方面没有差异，但安慰剂组形态学上的椎骨骨折明显更多。其他一些研究提供了相互矛盾的数据，停用双膦酸盐的效果可能取决于目前的 BMD、年龄、其他药物、合并症和生活方式等因素，因而需要更多数据来澄清这些问题。最近的一次 ASBMR 专家组（2016）给出建议：对于低到中度骨折风险的女性，应该考虑在口服治疗 5 年或静脉注射双膦酸盐治疗 3 年后开始药物假期（2～3 年）。对于高危妇女（年龄较大、髋部 T 评分低、骨折风险评估高、既往有重大骨质疏松性骨折或正在治疗中的骨折），治疗应持续 10 年（口服）或 6 年（静脉注射），并定期进行评估，临床判断需要在个案的基础上进行。这些建议也可能适用于男性和糖皮质激素性骨质疏松症患者。

21.2.2.5 狄诺塞麦

NF-κB 受体激活蛋白配体（肿瘤坏死因子配体超家族成员 11，也称为 RANKL）由成骨谱系细胞产生，通过与破骨细胞前体表面 RANK 受体结合，刺激成熟破骨细胞分化和活化（见第 3 章）。OPG（肿瘤坏死因子受体超家族成员 11B）也是由成骨细胞产生的，作为 RANKL 的诱饵受体，下调破骨细胞的发育和激活，并导致破骨细胞凋亡。狄诺塞麦是一种全人 IgG2 RANKL 单克隆抗体，它与 RANKL 结合，本质上是模仿 RANKL 的天然抑制剂 OPG 的作用。虽然狄诺塞麦和双膦酸盐都能抑制破骨细胞介导的骨吸收，但它们对破骨细胞的作用不同。狄诺塞麦通过阻断分化和诱导凋亡来减少破骨细胞的数量，而双膦酸盐通过阻断 FPPS 来降低破骨细胞的活性，但不活跃的破骨细胞可能仍会留在组织中。因此，组织学上，使用狄诺塞麦治疗后，破骨细胞数量较少，但使用双膦酸盐治疗则不一定。

在Ⅲ期安慰剂对照的 3 年骨折试验（骨质疏松症的狄诺塞麦骨折减少评估或无狄诺塞麦评估）中，与安慰剂相比，狄诺塞麦（每 6 个月皮下注射 60mg）可使新椎骨骨折（相对危险度 RR = 0.32）、非椎骨骨折（RR = 0.80）和髋部骨折（RR = 0.6）的相对风险降低。组织形态学上的髂嵴骨活检显示骨转换标志物减少了 86%，骨形成（骨形成率和活化频率）减少了 95% 以上。基于这些临床试验数据，狄诺塞麦被用于治疗骨折高危女性的 PMO、骨折高危男性的骨质疏松症，以及骨折高危男性和女性的癌症（乳腺癌和前列腺癌）。

使用狄诺塞麦常见的副作用包括背部和肌肉骨骼疼痛、高胆固醇血症和膀胱炎。HORIZON 试验、延长试验和批准后研究显示该药物的主要副作用包括低钙血症、低骨转换（动力缺失性骨病）、颌骨坏死、非典型股骨骨折和严重感染（特别是皮肤和蜂窝织炎）。狄诺塞麦对骨的副作用与双膦酸盐相同，显然与抑制骨重建有关。虽然 RANKL 是肿瘤坏死因子 α（TNF-α）家族的一员，但是狄诺塞麦似乎并不能阻断 TNF-α 受体。然而，感染风险的增加确实是 TNF-α 抑制剂的主要副作用，其原因是 T 细胞抑制导致中性粒细胞对感染性因素的反应减少。这是不是使用狄诺塞麦引起感染的原因尚不清楚。

在一项为期 12 个月的与阿仑膦酸盐临床剂量（每周 70mg）平行对照治疗 PMO 的试验中，狄诺塞麦可使几乎所有骨骼部位（全髋部、股骨颈、腰椎、桡骨远端 1/3 处）的 BMD 均显著增加，骨转换标志物（P1NP 和 sCTX1）均显著降低。有趣的是，sCTX1 在注射狄诺塞麦 1 个月和 3 个月后出现差异，但在注射 6 个月后（即在下一个 6 个月注射前）差异消失了，表明使用狄诺塞麦后骨重建有部分恢复。尽管用狄诺塞麦（图 21.17）可以更大限度地抑制骨重建，从而产生更高的 BMD，但是没有数据表明这种结果可以更大限度地降低骨折风险。非平行对照试验数据显示，双膦酸盐和狄诺塞麦都能使类似的骨折风险降低。狄诺塞麦对骨重建的高抑制性也会产生类似于双膦酸盐的副作用（低钙血症、动力缺失性骨病、未修复微损伤的积累）。在一些受试者身上观察到的部分骨重建生物标志物的恢复表明，在下一次注射前的 1～2 个月，骨重建就开始增加。在此期间，应有充足的骨重建时间来预防一些长期问题，如微损伤积累。然而，值得注意的是，在阿仑膦酸盐的对比试验中，服用狄诺塞麦 6 个月后，骨重建仍然被抑制了 70%，此效果与口服阿仑膦酸盐相同。

狄诺塞麦主要与 RANKL 结合，尽管这可能与骨表面密切相关，但狄诺塞麦并不与骨结合或不进入骨中。一旦抗体水平下降，骨重建就会增加，BMD 开始下降，并在 12 个月内接近预处理水平（图 21.19）。正因为如此，如果狄诺塞麦治疗停止，则需要开始使用其他药物（可能是双膦酸盐或合成代谢药物）治疗，至少在高危受试者中是这样。关于狄诺塞麦停用的一个有趣的现象是骨重建标志物（特别是再吸收标志物）的增加会高于预处理水平，BMD 下降迅速接近或有时低于预处理水平，造成这种过度反应的原因尚不清楚。一个可能的原因是，为了维持体内平衡，在狄诺塞麦治疗期间，RANKL/OPG 比率会增加，因此在狄诺塞麦停用时，破骨细胞形成将增加。停止雌激素治疗也有类似的效果。与未经治疗的受试者相比，这种反弹效应是否会增加骨折风险尚不清楚。显而易见的是，随着时间的推移，BMD 的下降与骨折风险的增加有关，因此停止使用狄诺塞麦，需要使用其他药物进行治疗。虽然在一项研究中，单剂量的唑来膦酸只能部分预防 BMD 的下降，但是双膦酸盐药物可减缓这一 BMD 下降过程。狄诺塞麦停用引

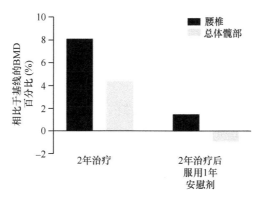

图 21.19　在绝经后骨质疏松症女性患者中，狄诺塞麦可使在腰椎和髋部骨矿物质密度（BMD）显著增加。与双膦酸盐相比，双膦酸盐在停药后仍具有长期的抑制骨重建作用，狄诺塞麦治疗的中断则会导致效果的逆转。仅仅在停止治疗一年后，髋部和脊椎 BMD 在过去两年中的增加都消失了。其他研究甚至表明，在停止使用狄诺塞麦治疗的情况下，BMD 甚至低于基线水平，出现过度反弹效应。数据源自 Miller PD, et al. Bone. 2008; 43: 222-229; Miller PD, et al. J. Clin. Endocrinol. Metab. 2011; 96: 394-402

起的骨重建反弹程度可能反映了狄诺塞麦抑制骨重建的程度，如果狄诺塞麦抑制骨重建>90%，那么任何后续抑制骨重建的药物低于这个值（即使是70%）都可能导致骨重建增加和一些BMD的下降。然而，基于Ⅲ期临床试验数据的间接比较，这种骨重建的差异似乎不太可能导致不同的骨折风险（图21.17，表21.4）。

21.2.3　合成代谢疗法

目前有两种已批准的合成代谢药物：特立帕肽和阿巴洛肽。它们是PTH或PTHrP类似物，通过PTH受体 1（PTHR1）信号通路发挥作用。抗硬骨素抗体药物——罗莫索单抗（romosozumab），已经完成Ⅲ期临床试验，正在等待监管部门的批准。

PTH 1-84是体液中钙和磷酸盐水平的主要内源性调节因子（见第13章和第15章）。低血清钙可引起来源于甲状旁腺的PTH的增加。反过来，PTH又通过以下生理作用来增加细胞外钙水平：增加肾脏对钙的重吸收；减少肾脏对磷酸盐的重吸收；增加维生素 D（通过肾 1α-羟化酶表达的上调），从而增加肠道对钙的吸收；增加骨重建。因此，持续的PTH对骨骼有分解代谢作用。而间歇性PTH对骨则有相反的和有利的影响（减少骨重建和合成代谢作用），这一现象最早由富勒•奥尔布赖特（Fuller Albright）于20世纪20年代报道。直到20世纪70年代对PTH制剂进行小规模临床试验之前，该发现在很大程度上一直未引起重视。

间歇给予PTH和内源性PTH对细胞分化影响的确切机制尚不清楚，但PTH水平的短暂升高可通过不同方式调节成骨细胞周期（详见第15章）。持续高水平PTH，常见于甲状旁腺功能亢进症，可作用于成骨细胞，上调RANKL的表达，下调OPG的表达，从而增加破骨细胞的生成。这一过程刺激骨吸收超过骨形成，从而导致骨质流失。间歇给予PTH可减少成骨细胞凋亡，提高细胞存活率。间歇给予PTH还可减少骨细胞硬骨素的产生，导致Wnt通路抑制解除，增加成骨细胞的活性。此外，间歇给予PTH还在骨衬细胞和成骨细胞中下调RANKL的表达、上调OPG的表达，从而减少破骨细胞的生成。如果发生上述情况，这些效应往往是短暂的，临床数据表明，骨吸收会随着骨形成的增加而增加，因为在骨重建过程中这两者是耦合的。然而，这两个过程仍然存在不平衡，如果新的侵蚀腔充满了新骨，则会导致净骨形成。

美国批准了两种具有骨代谢活性的PTH药物（特立帕肽和阿巴洛肽）用于治疗骨质疏松症。虽然两种药物都通过与PTH受体1（PTHR1）结合，并发出信号，且具有相似的作用机制，但因为一些显而易见的原因，仍有必要对它们分别进行讨论。PTH 1-84在欧洲被批准用于骨质疏松症的治疗，但是现在已经禁用了。其疗效与PTH 1-34相似，临床试验无法证明其优于PTH 1-34。PTH 1-84在美国和欧洲被批准用于治疗甲状旁腺功能减退症。

21.2.3.1　特立帕肽

特立帕肽是内源性PTH N端1~34位氨基酸组成的人源重组蛋白。全长PTH和特立帕肽都以相同的亲和力与PTH受体1和2（PTHR1和PTHR2）结合，对骨和肾脏具有相同的生理作用。特立帕肽通过皮下注射每日给药对骨有两个重要作用：起初，它似乎可直接刺激小梁骨表面的附加生长，该作用可能是通过一个不需要事先发生骨吸收的骨塑建过程来实现的；随后它会刺激骨重建，就像内源性PTH一样，但与破骨细胞相比，其对成骨细胞的影响更大。最初的效应，即在没有增加骨吸收的情况下发生骨形成，创造了一个"合成代谢窗口"，在这个窗口中，骨体积迅速增加。随后骨重建的增加可通过成骨细胞"过度填充"吸收间隙而使骨体积进一步增加，从而产生正BMU平衡（见第5章，图5.12）。这些效应共同导致骨量增加、微结构改善（表现为骨小梁厚度和连接性增加），并使骨折风险降低。骨小梁连接性的增加更多的是由于粗大的骨小梁通过重建分裂成两个骨小梁，从而使已经断裂的骨小梁之间重新连接（更多细节见第15章）。

在关键的Ⅲ期安慰剂对照骨折试验中,特立帕肽(每天 20μg 皮下注射)增加了脊椎和髋部的骨密度,但不增加桡骨远端的骨密度。有趣的是,在治疗的前 6 个月,股骨颈有骨质流失,这是由骨重建增加引起的。然而,最终骨形成"赶上"了吸收速率,治疗 12~18 个月后,净骨形成明显。20 个月后,特立帕肽降低了 65%的椎骨骨折风险和 35%的非椎骨骨折风险(图 21.20)。由于在大鼠致癌性研究中发现了骨肉瘤(见下文),该研究被迫提前终止。基于以上数据,特立帕肽被批准用于治疗骨折风险较高的 PMO 妇女。它还适用于治疗骨折风险高的骨质疏松症男性患者和骨折风险高的糖皮质激素诱导的骨质疏松症患者。在所有适应证中,特立帕肽仅限使用 2 年,这一点正在重新评估。

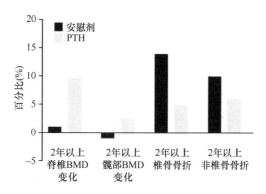

图 21.20 绝经后女性使用特立帕肽(PTH)治疗 2 年后,与使用安慰剂的对照组相比,髋部和脊椎骨矿物质密度(BMD)明显增加。这与椎骨和非椎骨骨折风险显著降低相对应。数据源自 Neer, et al. NEJM. 2001; 334: 1434-1441

其他临床试验和分析进一步阐明了特立帕肽的骨效应。在与阿仑膦酸盐进行的平行对照试验中,特立帕肽使骨小梁部位(如脊椎和股骨颈)的 BMD 增加幅度更大。然而,服用特立帕肽的患者桡骨远端 BMD 显著下降,而服用阿仑膦酸盐的患者 BMD 无明显下降。特立帕肽增加了骨形成和骨吸收标志物,并可持续 12 个月。通过组织形态计量学的髂嵴骨组织活检证实了骨形成和骨重建的增加。组织形态计量学数据和其他分析也显示了经特立帕肽治疗后骨量会增加。总体而言,与双膦酸盐和狄诺塞麦相比,特立帕肽在椎骨骨折和非椎骨骨折中可产生类似的骨折风险降低效应。一些双膦酸盐和狄诺塞麦均可降低髋部骨折的风险,但特立帕肽无此作用。在最近的 2 年利塞膦酸盐平行对照试验中,以患有严重骨质疏松症的绝经后女性为受试者,结果显示,特立帕肽治疗组椎骨和临床骨折明显减少,但非椎骨骨折与利塞膦酸盐治疗组相比并没有显著差异。

特立帕肽对于骨肉瘤有一个"方框警告"。正因为如此,特立帕肽不用于治疗佩吉特病、儿童或具有开放性骨骺的年轻人,或有骨骼恶性肿瘤病史的受试者。建议一生中使用该药物的时间不超过 2 年。然而,骨肉瘤与接受特立帕肽治疗的临床相关性尚不清楚,在临床使用 16 年后,没有发现骨肉瘤的发病率比背景发病率有显著增加。特立帕肽的其他主要副作用还包括高钙血症、钙尿和直立性低血压。

21.2.3.2 阿巴洛肽

阿巴洛肽是一种由 34 个氨基酸组成的多肽,与甲状旁腺激素相关蛋白 PTHrP 1-34 的同源性为 76%,与 PTH 1-34 的同源性为 41%。阿巴洛肽是 PTHR1 信号通路的一种强效选择性激活剂。阿巴洛肽与 PTH 和 PTHrP 配体的不同之处在于它对 PTHR1 的 G 蛋白依赖性(RG)[相对于 G 蛋白非依赖性(R0)]受体构象具有更高的亲和力和更高的选择性。与 PTH 相比,这种选择性可能对成骨细胞 cAMP 产生更多的瞬时刺激,从而对骨吸收的影响更小,并产生更少的高钙血症。

一项针对有或没有再发骨折的低 BMD 绝经后女性进行的Ⅲ期临床研究(ACTIVE 试验)表明,与安慰剂相比,皮下注射阿巴洛肽 80μg/天,可使新椎骨、非椎骨、重大骨质疏松性和临床骨折的发生率分别降低 86%、43%、70% 和 43%。与特立帕肽相比，阿巴洛肽的骨吸收标志物 I 型胶原 C 端交联末端肽（CTX）的增加较少，高钙血症的发生率较低。最常导致停药的副作用是恶心、头晕、头痛和心悸，其严重程度从轻度到中度。导致停药的严重副作用发生率在阿巴洛肽组和特立帕肽组相似。

使用阿巴洛肽 18 个月，随后使用阿仑膦酸盐 24 个月，与使用安慰剂 18 个月后使用阿仑膦酸盐 24 个月相比，脊椎、全髋和股骨颈骨密度得到改善，椎骨、非椎骨和临床骨折减少。

阿巴洛肽被批准用于治疗骨折风险较高且患有骨质疏松症的绝经后女性。在药品标签中，阿巴洛肽有与特立帕肽相同的声明和警告。阿巴洛肽被批准一生中仅限用药 2 年，且与特立帕肽相互协调使用，也就是说，特立帕肽和/或阿巴洛肽的治疗最多应为 2 年。阿巴洛肽对骨肉瘤有"方框警告"，可能诱发骨肉瘤，对高钙血症、高钙尿症和直立性低血压也有警告，可能产生以上副作用。

一旦停止使用特立帕肽或阿巴洛肽治疗，骨形成下降的骨吸收和净骨质流失恢复更快，直到 BMD 恢复至基线水平（也就是说，治疗期间形成的所有新骨都会丢失）。正因为如此，一旦停止合成代谢治疗（见"序贯治疗"部分），就需要开始进行抗骨重建治疗。

21.2.3.3 抗硬骨素抗体

硬化性骨化病和范布希姆病是两种罕见的骨硬化紊乱病，表现由骨内膜增生引起的下颌骨和颅骨明显的高骨量。硬化性骨化病与 *SOST* 基因突变（编码骨硬化蛋白，或称硬骨素）有关，而范布希姆病则与该基因下游区域 *SOST* 转录调节元件的缺失有关。硬骨素由骨细胞分泌，通过抑制成骨细胞的活性来调节骨量。具体地说，硬骨素可以通过结合 LRP4/5/6 来对抗经典的 Wnt 信号，从而通过卷曲受体减少 Wnt-β-catenin 信号，并下调骨形成基因的表达（见第 3 章和第 4 章）。阻断硬骨素可部分实现成骨细胞去抑制，该过程主要通过将骨衬细胞转化为活性成骨细胞，并上调骨形成来实现。一种硬骨素抗体——罗莫索单抗（romosozumab），正处于后期临床开发阶段。还有另一种叫作布洛珠单抗（blosozumab）的药物已停用。与其他合成代谢疗法一样，抗硬骨素抗体并不与骨结合或在骨中积累。

在最初的Ⅲ期临床试验（患有骨质疏松症的绝经后女性骨折研究或 FRAME）中，用罗莫索单抗（每月皮下注射 210mg）与安慰剂（双盲）进行了 12 个月的治疗。12 个月后，所有试验对象转换为进行非盲狄诺塞麦治疗。结果显示，罗莫索单抗增加了脊椎、髋关节和股骨颈的骨密度（图 21.21A）。与安慰剂组相比，新发椎骨骨折的风险降低了 73%，临床骨折的风险降低了 36%，而罗莫索单抗对非椎骨骨折无明显影响。此外，骨转换标志物描绘了一幅有趣的画面，第一次注射后，P1NP 迅速（14 天内）增加约 150%，并伴随着 CTX 出现类似的快速下降（约 50%），提示骨形成和骨吸收之间出现了解偶联，也表明罗莫索

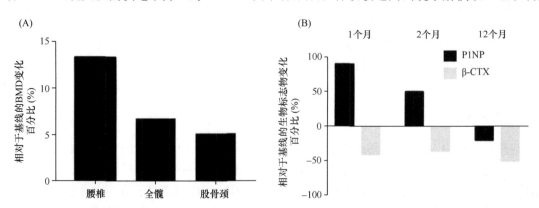

图 21.21　在绝经后女性的Ⅲ期临床试验中，使用抗硬骨素抗体罗莫索单抗治疗 12 个月后，脊椎、全髋和股骨颈的骨矿物质密度（BMD）显著增加。与安慰剂治疗相比，罗莫索单抗治疗可显著降低椎骨骨折风险，而对于非椎骨则无影响。罗莫索单抗每月一次皮下注射，在注射的前 6 个月，骨形成标志物 P1NP 增加，但该效果会逐渐减弱，9~12 个月注射后已未见其增加（B），而骨吸收标志物 β-CTX 在 12 个月内持续下降。数据源自 Cosman F, et al. NEJM. 2016; 375: 1532-1543

单抗具有产生强力骨合成代谢效应的潜力，这也证实了前期的 II 期临床试验数据。然而，P1NP 效应并不能持续。每次注射罗莫索单抗后，P1NP 都会有小幅度渐进的短暂升高，随后在 6～9 个月 P1NP 恢复到基线水平和安慰剂组水平。另外，β-CTX 水平较为稳定，在整个 12 个月期间一直低于基线水平（图 21.21B）。因此，一种最初在治疗中发挥合成代谢作用的药物最后转变为一种主要抗骨重建作用的药物。在其他 III 期临床试验中，罗莫索单抗对 BMD 和骨生物标志物也有类似的影响。罗莫索单抗对骨重建的影响，也在其治疗 2 个月和 12 个月后通过髂嵴骨组织活检进行了组织形态学上的验证。

与其他合成代谢物一样，抗硬骨素抗体对骨体积和骨生物力学性能的影响在松质骨较多的部位（脊椎、股骨颈）比皮质骨较多的部位（股骨、肱骨干、桡骨远端）更为显著。此外，随着骨材质性能的保存或改善，骨质量也得以保持。抗硬骨素抗体引发的骨量增加过程所形成的骨是板层状的，没有纤维化或编织骨的迹象。

在罗莫索单抗的另外两个 III 期临床试验中，以中断口服双膦酸盐治疗的女性为受试者，使用罗莫索单抗治疗 12 个月，并与阿仑膦酸盐（在所有受试者转换为非盲阿仑膦酸盐治疗 12～24 个月之前，ARCH 试验）和特立帕肽（非盲治疗）治疗进行比较（STRUCTURE 试验）。在这两项研究中，罗莫索单抗使脊椎和全髋部位的 BMD 增加更多。罗莫索单抗似乎对髋部皮质骨有有益的影响，而特立帕肽没有。在 12 个月时，与阿仑膦酸盐相比，罗莫索单抗显著降低了椎骨骨折的风险（37%），但非椎骨骨折的风险没有降低。然而，24 个月后，与阿仑膦酸盐治疗 24 个月的患者相比，使用罗莫索单抗（12 个月）随后使用阿仑膦酸盐治疗（12 个月）的受试者椎骨、非椎骨和髋部骨折的风险更低。

总的来说，罗莫索单抗的安全性良好，但在 III 期临床试验中，与阿仑膦酸盐相比，使用罗莫索单抗后的严重心血管事件（心脏缺血和脑血管事件）的发生率更高。在安慰剂对照的 III 期临床试验中，罗莫索单抗与心血管事件的高发生率无关。

布洛珠单抗的 III 期临床试验显示，12 个月以后脊椎、髋部和股骨颈 BMD 出现剂量依赖性增加，与罗莫索单抗相似。当治疗停止时，脊椎 BMD 下降，约 50% 获得的骨量在 12 个月内逐渐流失。全髋的骨质流失速率与脊椎相似，但股骨颈则相对慢一些，特别是在高剂量治疗时。在停用时，布洛珠单抗组和安慰剂组之间的 P1NP 或 CTX 没有一致的差异（即与狄诺塞麦相比没有反弹效应）。

21.3 治疗指南和决策

与许多其他慢性疾病不同，目前还没有公认的骨质疏松症逐步治疗模式。其中一个原因是治疗时几乎总是使用单一的药物。抗骨重建药物不能联合使用（除了雌激素和 SERM 联合使用的 DUAVEE），而且与单一药物相比，抗骨重建药物–合成代谢药物联合使用的额外益处的数据是不确定的。

表 21.3 汇编了美国国家骨质疏松症基金会、美国临床内分泌学家协会和美国内分泌学院、内分泌协会，以及美国医师学会提供的治疗指南。典型的一线疗法首选一种强效双膦酸盐药物，对于骨折高危患者来说首选狄诺塞麦或 PTH 治疗。双膦酸盐药物伊班膦酸盐和 SERM 类药物雷洛昔芬对非椎骨骨折没有显示出有效性，因此它们被用于骨折风险低的 PMO 受试者中。但雷洛昔芬对 ER 阳性浸润性乳腺癌高危女性特别有用。这些建议的基本原理可以从前面章节提供的临床数据中看出。

比较不同治疗的疗效将有助于决策，但很少有直接的比较。椎骨、非椎骨和髋部骨折的相对风险的临床试验见表 21.4。此外，还有一项荟萃分析也比较了各项研究的结果，荟萃分析的数据包含于表 21.4 中。

表 21.3　治疗指南（美国）（基于专业协会指南汇编）

一线疗法

阿仑膦酸盐、利塞膦酸盐（口服型）

唑来膦酸（静脉注射型）

狄诺塞麦（RANKL 单克隆抗体，用于骨折高危人群）

特立帕肽（PTH）（可能是那些不能使用口服疗法和骨折高危人群的首选）

针对那些只需要脊椎疗效的 PMO 患者替代疗法

伊班膦酸盐（口服和静脉注射型）

雷洛昔芬（SERM，尤其是在具有浸润性乳腺癌高风险的妇女中）

其他疗法

阿巴洛肽（PTHrP）（在推荐用药时此药太新，有一定风险，但其效果类似于特立帕肽）

降钙素（骨质疏松症的最后防线疗法）

巴洛昔芬/结合雌激素（DUAVEE 用于 PMO 的短期预防）

雌激素（不再用于预防或治疗骨质疏松症）

其他 SERM 在其他地区也得到批准，但在美国却没有

注：PMO. 绝经后骨质疏松症；PTH. 甲状旁腺激素；PTHrP. 甲状旁腺激素相关蛋白；RANKL. NF-κB 受体激活蛋白配体；SERM. 选择性雌激素受体调节剂

表 21.4　Ⅲ期临床试验椎骨、非椎骨和髋部骨折的相对风险

药物	持续时间（月）	椎骨	非椎骨	髋部
阿仑膦酸盐	36	0.52（0.42~0.66）[b]	0.68（0.49~0.92）[b]	0.47（0.26~0.79）[b]
利塞膦酸盐	36	0.59（0.43~0.82）[b]	0.60（0.39~0.94）[b]	0.70（0.60~0.90）[b]
伊班膦酸盐	36	0.49（0.32~0.73）[b]	1.11（0.65~1.22）[b]	没有报道
唑来膦酸	36	0.30（0.24~0.38）[b]	0.75（0.64~0.87）[b]	0.59（0.42~0.83）[b]
狄诺塞麦	36	0.32（0.26~0.41）[b]	0.80（0.67~0.95）[b]	0.60（0.37~0.97）[b]
雷洛昔芬	36	0.70（0.50~0.80）[b]	0.90（0.80~1.10）	1.10（0.60~1.90）
特立帕肽	24	0.35（0.22~0.55）[b]	0.62（0.40~0.97）[b, a]	0.50（0.09~2.75）[a]
阿巴洛肽	18	0.14（0.05~0.39）[b]	0.57（0.32~1.00）[b]	没有报道
罗莫索单抗	12	0.27（0.16~0.47）[b]	0.75（0.53~1.05）	没有报道

注：Ⅲ期临床试验中椎骨、非椎骨和髋部骨折的相对风险（95%置信区间）

a 在Ⅲ期临床试验出版物中，一些值没有作为相对风险被提出，因此这些值采用霍普金斯（Hopkins）等提出的优势比表示

b 与安慰剂相比，骨折风险显著降低

以上数据来源：阿仑膦酸盐：Black DM, et al. J. Clin. Endo. Metab. 2000；85：4118-4124；利塞膦酸盐：Harris ST, et al. JAMA. 1999；282：1344-1352；McClung MR, et al. NEJM, 2001；344：333-340；伊班膦酸盐：Chestnut CH, et al. J. Bone Miner. Res. 2004；19：1241-1249；唑来膦酸：Black DM, et al. NEJM. 2007；356：1809-1822；狄诺塞麦：Cummings SR, et al. NEJM. 2009；361：756-765；雷洛昔芬：Ettinger B, et al. JAMA. 1999；282：637-645；特立帕肽：Neer RM, et al. NEJM. 2001；344：1434-1441；阿巴洛肽：Miller, PD et al. JAMA. 2016；316：722-733；罗莫索单抗：Cosman F, et al. NEJM. 2016；375：1532-1543；荟萃分析：Hopkins, RB et al. BMC Musculoskel Disord. 2011；12：209

　　个别患者的治疗选择应该考虑患者的临床病史、骨折的风险和偏好，以及特定治疗的风险和收益。年龄也可能是一个因素，因为年轻患者脊椎骨折的风险较高，而老年患者髋部骨折的风险较高。另一个重要的问题是治疗患者需要多长时间。双膦酸盐治疗目前主要考虑的是依据骨折风险确定药物假期。而对于其他药物而言，为保持疗效，需要持续不断地治疗，直至转换为另外一种药物治疗。

21.3.1　序贯治疗

序贯治疗（有时称为排序治疗）用于提高对某种治疗效果不良的受试者的疗效，也可用于除双膦酸盐以外的其他治疗停止时的后续治疗。当停止使用狄诺塞麦、雷洛昔芬、特立帕肽或阿巴洛肽（或罗莫索单抗）治疗时，序贯治疗就很有必要（表 21.5）。与双膦酸盐不同，狄诺塞麦、雷洛昔芬、特立帕肽或阿巴洛肽等制剂不与骨结合或积累在骨中，因此对 BMD 和骨折风险的效应在停止治疗时将不能维持。此外，现有合成代谢药物的使用仅限 2 年。

表 21.5　序贯治疗

一次治疗	二次治疗	三次治疗（如果有需要）
双膦酸盐		
狄诺塞麦	双膦酸盐	
双膦酸盐 狄诺塞麦	PTH/PTHrP	双膦酸盐 狄诺塞麦
雷洛昔芬	双膦酸盐 狄诺塞麦 PTH/PTHrP	双膦酸盐 狄诺塞麦
PTH/PTHrP	双膦酸盐 狄诺塞麦	

注：PTH. 甲状旁腺激素；PTHrP. 甲状旁腺激素相关蛋白

21.3.1.1　抗骨重建药物序贯合成代谢药物

大多数采取这一策略的研究检验了一段时期双膦酸盐治疗后序贯特立帕肽的效果，来确定合成代谢药物的疗效是否会在抗骨重建治疗期间下降。总的来说，特立帕肽会如预期那样短暂推迟或减弱 BMD 的增长效果。因此，特立帕肽仍然具有骨合成代谢活性，但效应可能有所不同，取决于初始治疗时使用的双膦酸盐类别和所测量的骨骼区域。绝经后女性接受狄诺塞麦治疗 2 年，然后转换为特立帕肽治疗 2 年，血清标志物会立即出现合成代谢反应，但髋部和股骨颈的 BMD 在第 1 年内会明显下降，而桡骨远端在 2 年内 BMD 持续下降。这可能与停用狄诺塞麦后出现的过冲效应有关。但它确实表明，如果在停止狄诺塞麦治疗后立即给予 2 年的合成代谢药物治疗对于降低非椎骨骨折风险来说效果较差。

21.3.1.2　合成代谢药物序贯抗骨重建药物

合成代谢治疗的 2 年限制，加上停药后骨密度下降的数据，意味着当停止合成代谢治疗后，有必要切换到抗骨重建治疗。临床研究已经检验了给予特立帕肽 2 年，然后转换为双膦酸盐或安慰剂的效果。双膦酸盐治疗可使脊椎和髋部的 BMD 进一步增加，而那些服用安慰剂的患者则 BMD 明显下降。正如预期的那样，2 年后改用雷洛昔芬可增加脊椎的 BMD，但不增加髋部的 BMD。18 个月后从阿巴洛肽转换为使用阿仑膦酸盐 24 个月可引起脊椎和髋部 BMD 进一步增加，此外，这种治疗还可保持阿巴洛肽单独治疗时的抗骨折效果。

21.3.1.3　抗骨重建药物序贯抗骨重建药物

由于狄诺塞麦停药后出现的过冲效应，维持停药后的 BMD 增益就成为一个问题。以一定的给药方案进行后续双膦酸盐治疗可减缓 BMD 下降。在 FREEDOM 延长试验中，一小部分患者在停止使用狄诺塞麦后立即给予单次剂量的唑来膦酸，在一定程度上阻止了脊椎 BMD 下降，但并没有阻止髋部 BMD 的下降。在少数受试者的 FRAME 延长试验中，单次剂量的唑来膦酸被延迟到停止使用狄诺塞麦（2 年）2 个月后使用，从而试图增加骨摄取。在这项研究中，脊椎和髋部 70%～85% 的 BMD 增益可维持 12

个月以上。

21.3.2 联合（并行）治疗

由于不同类型的治疗具有不同的作用机制，一个已经被验证的假设是，联合治疗（同时使用两种药物）比单独使用一种药物具有更好的疗效。从药物作用机制角度来看，最有趣的组合是抗骨重建药物与骨合成代谢药物联用。其基本原理是合成代谢药物通过刺激骨形成来增加骨量，而抗骨重建药物通过降低骨重建率和骨吸收大于骨形成之间的不平衡，从而对重建过程的骨形成和骨吸收均产生收益。然而，由于合成代谢药物也会增加骨重建，这两种对骨重建的相反作用可能会相互抵消，导致合成代谢/抗骨重建联合疗法疗效降低。

21.3.2.1 抗骨重建药物与合成代谢药物并行治疗

多项研究对双膦酸盐（阿仑膦酸盐、利塞膦酸盐、唑来膦酸）和狄诺塞麦联合特立帕肽治疗进行了分析。所有这些研究具有样本量小、持续时间不同和药物剂量不同的特点，很难通过这些研究获得一般性结论。但这些研究中的治疗效应似乎是骨位点特异性的、时间依赖性的，且未接受治疗的受试者和曾接受过治疗的受试者之间存在差异。一项较为系统的综述/荟萃分析对 7 个随机对照试验进行了分析，这 7 个试验对双膦酸盐–合成代谢药物（PTH 或特立帕肽）联合用药与单独使用合成代谢药物进行了对比分析。结果显示，与单独使用合成代谢药物相比，这种联合疗法使髋部和股骨颈 BMD 在短期内（6～12 个月）有更多的增加，且这种增益可保持 18～24 个月。最近一项针对未经治疗的骨质疏松症女性患者的研究表明，与分别单独使用两种药物超过 24 个月相比，联合使用狄诺塞麦和特立帕肽可以显著增加除桡骨远端以外所有部位的 BMD。在联合治疗组，骨转换标志物的变化更像是一种抗骨重建效应（减少骨重建）而不是合成代谢效应。为了找到抗骨重建效应和合成代谢效应的最佳平衡点，还需要对联合用药的剂量范围进行研究。更重要的是，对于了解临床决策过程来说，联合治疗对骨折风险的影响仍需要在大规模、有良好对照的临床试验中进行评估，而目前这些试验是否会进行尚不清楚。

21.3.2.2 抗骨重建药物并行治疗

有数据支持这样的观点，即两种抗骨重建药物联合治疗比单独使用任何一种抗骨重建药物都能产生更大的 BMD 增益。这也是意料之中的，而且很可能是骨重建较大程度减少所致。这些数据是几年前进行 HRT 和双膦酸盐（阿仑膦酸盐和利塞膦酸盐）联合用药，以及雷洛昔芬和阿仑膦酸盐联合用药研究时产生的。没有一项研究着眼于骨折的风险，并发现使用强效抗骨重建药物（双膦酸盐和狄诺塞麦）所引起的高抑制骨重建会导致严重的副作用，其风险–收益需要慎重考虑。因此，联合抗骨重建治疗通常不推荐使用。

21.4 总 结

自 19 世纪 90 年代以来，我们在开发骨质疏松症的新疗法方面取得了巨大进展。在那之前，骨折高危患者只能服用雌激素、降钙素或钙加维生素 D 补充剂来进行预防和治疗。而现在已经基于大规模的对照试验证明了一系列药物的实质性疗效，这些药物可以在不同的患者中使用。

练 习 题

1. 定义骨质疏松症。它是如何被诊断的？骨质疏松症的可改变和不可改变的危险因素是什么？
2. 描述含氮双膦酸盐的作用机理。
3. 讨论狄诺塞麦与唑来膦酸的差异。

4. 描述 SERM 药物雷洛昔芬的作用机制，以及其如何产生临床疗效和副作用。

5. 对比特立帕肽、阿巴洛肽和罗莫索单抗的作用和临床效果。

6. 联合治疗相对于单一治疗在骨质疏松症治疗中潜在的优势是什么？联合治疗目前的局限性是什么？

推荐阅读文献目录

1. Austin M, Yang YC, Vittinghoff E, et al. Relationship between bone mineral density changes with denosumab treatment and risk reduction for vertebral and nonvertebral fractures. for the FREEDOM Trial J. Bone Miner. Res. 2011; 27: 687-693.

2. Bauer DC, Black DM, Bouxsein ML, et al. Treatment-related changes in bone turnover and fracture risk reduction in clinical trials of anti-resorptive drugs: a meta-regression. J. Bone Miner. Res. 2017; 33: 634-642.

3. Black DM, Reid IR, Cauley JA, et al. The effect of 6 versus 9 years of zoledronic acid treatment in osteoporosis: a randomized second extension for the HORIZON-Pivotal Fracture Trial (PFT). J. Bone Miner. Res. 2015; 30: 934-944.

4. Black DM, Rosen CJ. Postmenopausal osteoporosis. N. Engl. J. Med. 2016; 374: 254-262.

5. Bone HG, Wagman RB, Brandi ML, et al. 10 years of denosumab treatment in postmenopausal women with osteoporosis: results from the phase 3 randomised FREEDOM trial and open-label extension. Lancet. 2017; 5: 513-523.

6. Burr DB, Russell RGG. BONE: Special Issue on Bisphosphonates; 2011.

7. Camacho PM, Petak S M, Binkley N, et al. American Association of Clinical Endocrinologists and American College of Endocrinology clinical practice guidelines for the diagnosis and treatment of postmenopausal osteoporosis - 2016. Endocr. Pract. 2016; 22(Suppl. 4): 1-42.

8. Cosman F. Combination therapy for osteoporosis: a reappraisal. Bonekey Rep. 2014; 3: 518.

9. Cosman F, Beur S J, lEbOFF M S, et al. Clinician's guide to prevention and treatment of osteoporosis (National Osteoporosis Foundation). Osteoporos. Int. 2014; 25: 2359-2381.

10. Ke HZ, Richards WG, Li X, ct al. Sclerostin and Dickkopf-1 as therapeutic targets in bone diseases. Endocr. Rev. 2012; 33: 747-783.

11. Marcus R, Feldman D, Kelsey J. Osteoporosis. Fourth ed. San Diego: Academic Press; 2013.

12. Orwoll ES, Bilezikian JP, Vanderschueren D. Osteoporosis in Men. Second ed. Amsterdam: Academic Press; 2010.

13. Russell RG, Watts NB, Ebetino FH, et al. Mechanisms of action of bisphosphonates: similarities and differences and their potential influence on clinical efficacy. Osteoporos. Int. 2008; 19: 733-759.

14. Saito T, Sterbenz JM, Malay S, et al. Effectiveness of anti-osteoporotic drugs to prevent secondary fragility fractures: systematic review and meta-analysis. Osteoporos. Int. 2017; 28: 3289-3300.

15. The Womens' Health Initiative Steering Committee. Effects of cojnugated equine estrogen in postmenopausal women with hysterectomy: the Womens' Health Initiative randomized controlled trial. J. Am. Med. Assoc. 2004; 291: 1701-1712.

第22章 骨和癌症

G. 戴维・鲁德曼（G. David Roodman）[1,2]，特里萨・A. 吉斯（Theresa A. Guise）[1]

1 印第安纳大学医学院医学系，美国印第安纳州印第安纳波利斯
2 理查德・鲁德布瓦医疗中心，美国印第安纳州印第安纳波利斯

　　骨骼是恶性肿瘤常见的受累部位，在恶性肿瘤转移部位中居第三位。其中，实体瘤骨转移发生比例仅次于肺、肝和淋巴结转移（图 22.1）。例如，高达 90% 的晚期前列腺癌患者和 60%～70% 的晚期乳腺癌（breast cancer，BC）患者会发生骨转移。很多其他类型的恶性肿瘤也会累及骨骼，包括肺癌、肾癌和黑色素瘤。相比之下，除了多发性骨髓瘤（multiple myeloma，MM），血液系统恶性肿瘤骨转移并不常见。MM 是最常见的累及骨骼的恶性肿瘤，刚确诊的 MM 患者骨转移比例达 65%～70%，晚期患者骨转移比例超过 90%。不幸的是，恶性肿瘤患者一旦发生骨转移，绝大多数无法治愈，并且还会遭受骨癌的不利影响。这些影响包括严重的骨痛、病理性骨折、脊髓和神经压迫综合征、钙和磷稳态紊乱，对患者的生存和生活质量产生重大影响（表22.1）。骨癌是晚期恶性肿瘤患者剧烈疼痛的主要原因，也是癌症相关疼痛的最常见原因。此外，肿瘤相关的骨损伤会导致系统性肌无力，增加跌倒的风险，可能导致骨折，从而对人的体能状况、生存和生活质量产生负面影响。上述骨转移的严重影响是由癌细胞导致正常骨重建过程明显失调引起的，致使骨形成和骨吸收严重失衡。本章将概述骨转移机制及其影响正常骨稳态的机制，简要介绍当前检测骨肿瘤的影像学技术，讨论骨吸收标志物在检测和跟踪患者骨转移中的应用，综述目前骨转移的治疗和预防策略。

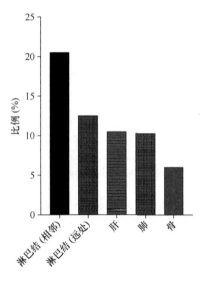

图 22.1　转移部位的相对比例。骨是恶性肿瘤转移的极常见部位，仅次于淋巴结、肝和肺

表 22.1　骨恶性肿瘤的症状

- 通常无法治愈的严重骨痛
- 频繁的病理性骨折
- 体能状况下降
- 死亡率增加
- 系统性肌肉功能障碍

22.1　骨恶性肿瘤引起的骨重建异常

　　正常状态下，骨骼持续地通过骨重建修复积累的微损伤，并在骨折修复过程中，将编织骨转变为板层骨（见第 5 章和第 12 章）。骨形成过程和骨吸收过程紧密偶联，并受多种因素调控，包括激素（甲状旁腺激素、1,25-二羟维生素 D_3 和前列腺素等）、微环境中的细胞因子，以及破骨细胞和成骨细胞之间的相互作用。成骨细胞表面受体 EphB4 与破骨细胞表面的膜结合配体 ephrin B2 结合，实现成骨细胞和破骨细胞之间的双向信号传递。破骨细胞的 ephrin B2 与成骨细胞的 EphB4 结合，促进成骨细胞分化，同时通过 ephrin B2 的反向信号抑制破骨细胞分化。骨肿瘤导致破骨细胞和成骨细胞之间的平衡耦合严重紊乱，导致骨损伤和/或骨形成失衡（图 22.2）。骨重建异常导致严重的骨痛、增加骨折风险、促进肿瘤生长、增

加肿瘤细胞对化疗药物的抗性。骨重建失衡可能导致溶骨性骨转移或成骨性骨转移（图 22.3），该分类方法基于受累骨的放射学检测结果。当骨重建失衡以骨损伤为主时发生溶骨性骨转移，当以新骨形成为主时发生成骨性骨转移。不过这种定义是相对的，骨重建失衡指的是一个连续变化过程的极端。许多患者同时患有溶骨性骨转移和成骨性骨转移。

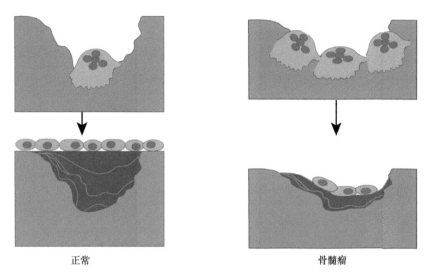

正常　　　　　　　　　　　　　　　骨髓瘤

图 22.2　骨髓瘤的骨重建过程是解偶联的。在骨生物学的基本概念中，骨重建指的是活化的破骨细胞移除骨质之后，由活化的成骨细胞形成新骨质，该过程在骨髓瘤中是失衡的，破骨细胞的活性大大增加，而成骨细胞的活性被显著抑制

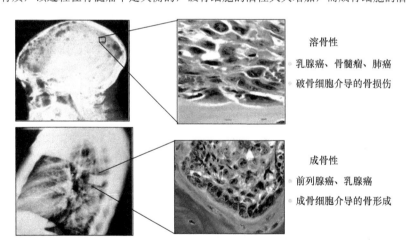

溶骨性

乳腺癌、骨髓瘤、肺癌

破骨细胞介导的骨损伤

成骨性

前列腺癌、乳腺癌

成骨细胞介导的骨形成

图 22.3　肿瘤骨转移的类型。具有骨转移倾向的实体瘤可导致骨损伤，即溶骨性骨转移，如乳腺癌患者的 X 光片所示；也可导致新骨形成，即成骨性骨转移，如前列腺癌患者的 X 光片所示。这些典型的表型是肿瘤刺激具有骨吸收功能的破骨细胞或具有骨形成功能的成骨细胞导致的

　　溶骨性骨转移是最常见的骨转移类型，对患者的生存和生活质量均有重要影响。例如，伴有溶骨性骨转移的 MM 和 BC 患者，其病理性骨折发生率增加，与无骨折患者相比，死亡风险分别增加 20% 和 32%。此外，许多溶骨性骨转移患者由于骨损伤增加，会遭受严重的骨痛和全身肌肉功能障碍。不幸的是，目前的治疗方法不能根除绝大多数患者的骨转移，也不能完全阻止骨质流失，大约 40% 的患者的骨痛症状得不到有效控制。溶骨性骨转移后果严重，探索基于骨转移机制的新型治疗方法是当前医疗中亟待解决的问题。

　　溶骨性骨转移和成骨性骨转移中最典型的骨重建异常的例子分别是 MM（单纯溶骨性）和前列腺癌（射线成像中呈单纯成骨性）。MM 的骨损伤是单纯溶骨性的，这是由于邻近 MM 细胞的破骨细胞

（osteoclast，OCL）活性增强，同时成骨细胞（osteoblast，OB）活性受到严重抑制（图 22.2）。正常骨重建过程失衡，骨吸收增加，新的骨质却几乎没有形成。骨形成的缺乏解释了为何骨扫描（测量反应性骨形成）往往低估了 MM 患者的骨病变程度（图 22.4）。此外，患者在长期治疗过程中，成骨细胞活性仍处于受抑制状态，因此大部分 MM 造成的骨病变无法治愈。相比之下，男性前列腺癌骨转移主要是成骨性骨损伤，表现为不规则骨小梁数量增多（图 22.3），尽管如此，骨吸收也会增加，并且可能超过 MM 患者的骨吸收水平。这一发现解释了为何双膦酸盐或狄诺塞麦等抗骨吸收药物（讨论详见下文及第 21 章）也可减少转移性前列腺癌患者的骨痛和病理性骨折。与之类似的是，在大多数溶骨性骨转移的 BC 患者骨中可检测到成骨区域，并且 15%～20%的 BC 患者以成骨性骨转移为主。

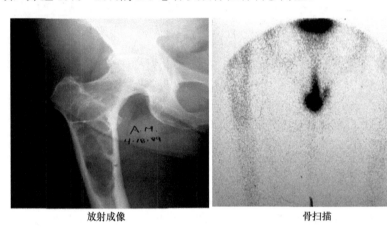

放射成像 骨扫描

图 22.4 骨扫描可能低估骨髓瘤对骨的损伤程度。可检测反应性骨形成的放射成像图显示骨髓瘤患者的反应性骨形成受到严重抑制。尽管患者骨中有一个大的溶骨性损伤区，但骨扫描结果为阴性

22.2 骨转移机制

1889 年，英国外科医生斯蒂芬·佩吉特（Stephen Paget）对死于转移性 BC 的女性患者尸检，发现骨骼是 BC 转移的首选部位。基于此发现，佩吉特提出了"种子和土壤"假说，即癌细胞只在"适宜"的其他组织中生长。这一假说完全不同于普遍认可的恶性肿瘤理论，即肿瘤细胞从原发部位以随机方式播散，能够"播种"至任意组织，并在其中生长。自佩吉特最初的研究至今，已有很多因素得到证实，这些因素能够解释为何骨是肿瘤转移的首选部位。这些因素包括肿瘤细胞的内在特性，使其骨转移潜能增强；播散至骨中的肿瘤细胞发挥诱导作用，使骨组织形成支持肿瘤细胞归巢和生长的转移前生态位；肿瘤细胞的特性在骨微环境中发生改变，使其在骨中的存活能力增强；骨组织细胞发挥作用，影响肿瘤细胞在骨中的归巢和休眠、抑制骨内抗肿瘤免疫反应；骨组织自身的物理特性，促进肿瘤细胞在骨中的定植和生长。下面将讨论这些因素在恶性肿瘤骨转移中的作用。

22.3 肿瘤细胞的内在特性增强了其骨转移潜能

Kang 及其合作者最早发现了癌细胞具有特定的基因表达特征，能够增强其骨转移潜能。研究人员从构建的乳腺癌骨转移实验小鼠体内分离出了人 MDA-231 BC 细胞，将其扩增并重新注入小鼠体内，证实这些 BC 细胞克隆会高度倾向于转移至骨而不是其他部位。他们发现，这些亲骨性克隆具有特定的 4 种基因表达特征，这些特征增加了它们的骨骼转移潜力。这 4 种基因包括趋化因子受体 CXCR4 基因、成纤维细胞生长因子 5（fibroblast growth factor 5，FGF-5，一种血管生成因子）基因、白介素-11（interleukin 11，IL-11，一种破骨细胞刺激因子）基因和骨桥蛋白基因。CXCR4 与骨组织细胞表达的 CXCL12[CXC 基序

趋化因子配体 12（CXCL12）基因表达的产物]结合，可促进癌细胞归巢。至少表达其中三种基因的 BC 细胞，更倾向于转移至骨。此外，表达基质金属蛋白酶 1（matrix metalloproteinase 1，MMP-1）和 ADAMTS1（含 I 型血小板结合蛋白基序的解聚蛋白样金属蛋白酶）的 BC 细胞，其骨转移潜力也得到了增强。Kang 发现 MMP-1 和 ADAMTS1 结合可裂解 BC 细胞膜上的双调蛋白（AREG），这是表皮生长因子家族成员之一。反之，AREG 通过抑制成骨细胞表达骨保护素（OPG）而增强骨吸收。OPG 是 NF-κB 受体激活蛋白配体（RANKL）的诱饵受体，能够阻断 RANKL 诱导破骨细胞形成和活性的能力（图 22.5）。增加骨吸收可促进 BC 骨转移。

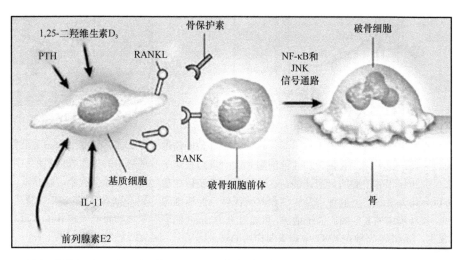

图 22.5　RANK 配体与破骨细胞形成。多种细胞因子和激素诱导骨髓基质细胞（BMSC）和骨细胞表达 RANK 配体（RANKL）。RANK 配体与破骨细胞前体表面的受体 RANK 结合，可诱导破骨细胞分化、增强破骨细胞的活性和存活。骨保护素是 TNF 受体超家族成员，是 RANKL 的一种可溶性诱饵受体，由 BMSC、成熟的成骨细胞和骨细胞产生，可阻断 RANKL 与破骨细胞表面配体的相互作用。本图授权自 Roodman, GD. Mechanisms of bone metastasis. N. Engl. J. Med. April 15, 2004; 350(16): 1655-1664

22.4　骨微环境诱导的癌细胞表型变化

循环前列腺癌细胞和 BC 细胞定植于骨可获得成骨样表型。定植的癌细胞表达骨相关基因，促进其在骨中存活和生长，并逃避骨中的抗肿瘤细胞免疫反应。这种"骨拟态"过程可能是由转移性 BC 细胞中 microRNA（miR）-218 表达增加所致，miR-218 可通过 Wnt 信号通路促进癌细胞的成骨细胞样分化。此外，上皮型癌细胞可在骨中发生上皮-间充质转化（epithelial mesenchymal transition，EMT），增加其迁移和侵袭潜能（图 22.6）。EMT 导致肿瘤细胞上皮标志物表达下调，并且由于钙黏着蛋白（如 E-钙黏着蛋白）和其他细胞间黏附蛋白表达下调，细胞极性和细胞间连接丧失。这些变化使癌细胞变得更像间充质干细胞，可分化为多种类型的细胞，并转移到其他部位。肿瘤细胞中的转化生长因子 β（transforming growth factor β，TGF-β）信号和骨微环境中的其他细胞因子增加可诱导 EMT。肿瘤细胞中的 TGF-β 信号增加上调了 Snail 的表达，Snail 是一种在 EMT 中起重要作用的转录因子（图 22.7）。肿瘤细胞中的 TGF-β 信号增加在前列腺癌和 BC 骨转移中也起着至关重要的作用。TGF-β 控制乳腺癌和前列腺癌细胞中 CXCR4 基因、MMP-1 基因、IL-11 基因、Jagged 1（JAG1）基因、甲状旁腺激素样激素（parathyroid hormone-like hormone，PTHLH）基因等多种基因的表达，促进骨转移。这些基因的表达可以促进肿瘤细胞向骨的归巢，增加破骨细胞的活性，改变骨基质以促进肿瘤细胞在骨中的生长。

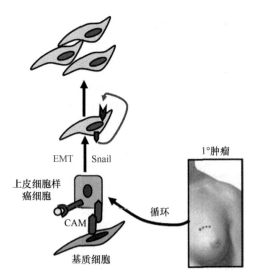

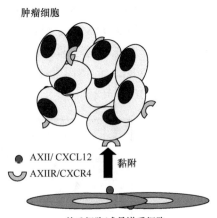

图 22.6　骨中癌细胞的上皮–间充质转化。骨中上皮细胞样癌细胞经历上皮–间充质转化（EMT），其迁移和侵袭潜能可增强。这一过程导致肿瘤细胞的上皮标志物表达下调；由于钙黏着蛋白和其他细胞间黏附蛋白表达下调，肿瘤细胞失去极性和与相邻细胞的紧密连接。这使得癌细胞变得更像间充质干细胞，可以分化为多种类型的细胞及转移到其他部位。肿瘤细胞中的 TGF-β 信号和骨微环境中的其他细胞因子增加，可通过上调 Snail 的表达来促进 EMT 的发生，Snail 是一种在 EMT 中起重要作用的转录因子

图 22.7　肿瘤细胞归巢至骨。肿瘤细胞和骨微环境中的细胞表达多种黏附分子及其配体。例如，肿瘤细胞表达膜联蛋白 II 受体（AXIIR）和 CXCR4，通过与骨髓基质细胞和成骨细胞表达的膜联蛋白 II（AXII）和 CXCL12 结合，促进肿瘤细胞归巢于骨

22.5　骨中转移前生态位的形成

　　肿瘤原发部位有许多因素都影响着骨转移的发生发展。例如，肿瘤原发部位的肿瘤相关基质细胞能够增加 BC 细胞的骨转移潜能。在原发肿瘤的异质性 BC 细胞混合物中，基质细胞中的癌症相关成纤维细胞（cancer-associated fibroblast，CAF）可优先促进表达 SRC[SRC（V-SRC 禽肉瘤病毒）原癌基因产物]的 BC 细胞克隆生长。SRC 的表达使该癌细胞对 CAF 衍生因子、CXC 基序趋化因子配体 12（CXCL12）和胰岛素样生长因子 1（insulin-like growth factor 1，IGF-1）产生反应。原发肿瘤中含量有限的 CAF 衍生因子能够优先促进 SRC 活性高的癌细胞生长，并使其转移到富含 CXCL12 的骨微环境中。同时，SRC 促进骨髓中 BC 细胞的生长和存活。肿瘤细胞也释放赖氨酰氧化酶、胞外囊泡和免疫抑制因子等，来准备骨中的转移前生态位，以利于肿瘤细胞定植。赖氨酰氧化酶能增加破骨细胞的活性，胞外囊泡内含有 microRNA，能够诱导血管生成或增加破骨细胞活性，免疫抑制因子能够削弱骨微环境中的抗肿瘤细胞免疫反应，通过增加调节性 T 细胞和髓样抑制细胞的数量，进而增强肿瘤细胞在骨中的定植（见下文）。此外，原发肿瘤或骨微环境产生的细胞因子，如 TGF-β，也会增加骨髓基质细胞（bone marrow stromal cell，BMSC）和成骨细胞上黏附分子的表达，或与低氧诱导因子 1α（hypoxia-inducible factor 1 alpha，HIF1α）相互作用，增加骨微环境中血管内皮生长因子（vascular endothelial growth factor，VEGF）和 CXCR4 的表达。所有这些变化反过来又通过增加血管生成和促进肿瘤细胞归巢到骨来增加骨转移（表 22.2）。

表 22.2　肿瘤源性成骨因子

内皮素-1	sERB3
甲状旁腺激素相关蛋白片段	血小板衍生生长因子 BB
肾上腺髓质素	血管内皮生长因子
胰岛素样生长因子	成纤维细胞生长因子
骨形态发生蛋白	CCN（CTGF、Cyr61）
uPA	白介素-18
转化生长因子 β	

注：uPA. 尿激酶型纤溶酶原激活物

22.6　肿瘤细胞归巢至骨

如上所述，肿瘤细胞表面黏附分子、细胞因子受体和受体配体表达的增加在骨转移中起重要作用。CXCR4 与周细胞和骨髓基质细胞表面表达的 CXCL12（SDF1）结合，是 BC 细胞、前列腺癌细胞和 MM 细胞转移至骨的归巢受体（图 22.7）。CXCL12 至少在一定程度上调控了癌细胞中玻连蛋白受体——整合素 $\alpha_v\beta_3$ 的表达，该受体在肿瘤细胞向骨和骨髓归巢、肿瘤细胞与内皮细胞相互作用，以及诱导血管生成中起重要作用。表达整合素 $\alpha_v\beta_3$ 或 E-钙黏着蛋白的肿瘤细胞也分别通过与骨桥蛋白、骨涎蛋白、玻连蛋白或 N-钙黏着蛋白结合归巢于骨髓。同样的，MM 细胞和其他归巢于骨的癌细胞表达整合素 $\alpha_4\beta_1$，整合素 $\alpha_4\beta_1$ 与骨髓基质细胞上的血管细胞黏附分子 1 结合。此外，BC 细胞和前列腺癌细胞表达 RANKL 的受体 RANK，进一步促进其归巢于骨髓。

22.7　骨转移中的免疫抑制

肿瘤细胞能够激活骨髓和原发肿瘤部位的巨噬细胞，使其从 M1 型（抗肿瘤型）转变为 M2 型（免疫抑制型），进而促进肿瘤细胞的转移。骨中 M2 型巨噬细胞增加，会以多种方式促进前列腺癌骨转移的增加。骨髓中肿瘤相关巨噬细胞产生细胞因子和血管生成因子，抑制 T 细胞介导的抗肿瘤反应。此外，在癌细胞累及的骨中，活化的调节性 T 细胞和 Th17 细胞增多，引起免疫抑制，并促进 RANKL 和 IL-17 的表达。IL-17 反过来增强 RANKL 诱导，增强 RANKL 的作用，增加破骨细胞活性，刺激癌细胞在骨中生长。综上所述，骨中的癌细胞通过多种机制抑制骨中的抗肿瘤免疫反应。

此外，TGF-β 可诱导 BC 细胞上 Notch 受体的配体 Jagged 1 的表达，从而激活成骨细胞中的 Notch 信号，继而增加 IL-6 的生成。IL-6 通过刺激破骨细胞活性，促进骨肿瘤生长，增加溶骨性损伤。最近一项研究利用临床前模型，发现一种靶向肿瘤细胞 Jagged 1 的治疗性抗体可阻断 BC 骨转移，使骨转移对化疗敏感，该研究支持了 Notch 信号通路在 BC 骨转移中的重要性。

22.8　骨的物理特征有助于骨转移

骨本身的物理特性也可能有助于肿瘤细胞的定植。骨的细胞外基质非常坚硬，组织模量很高。BC 细胞暴露于高硬度的骨基质中，其 GLI2（Gli-Kruppel 家族成员 2）转录因子表达水平升高。GLI2 进而增加甲状旁腺激素相关蛋白（parathyroid hormone-related protein，PTHrP）启动子的活性和 TGF-β 细胞信号，并进一步促进 BC 在骨中的生长。

22.9　骨组织细胞在骨肿瘤细胞休眠、再活化、化疗耐药和肿瘤发展中的作用

如上所述，骨转移起始于循环肿瘤细胞在骨中的定植，并经历了多个阶段。肿瘤细胞进入骨髓腔后并不是扩散到整个骨骼，而是归巢于特定的微环境或生态位中，称为成骨细胞生态位或血管生态位。这些生态位与骨髓造血干细胞（hematopoietic stem cell，HSC）的分布位置一致。成骨细胞生态位调节和支持 HSC 自我更新、静息和分化。Shiozawa 与其合作者发现前列腺癌细胞直接与 HSC 竞争成骨细胞生态位，并取代 HSC，使 HSC 从成骨细胞生态位中释放进入循环系统。同样地，当骨髓瘤细胞归巢于骨中后，也与成骨细胞生态位相互作用，并以休眠状态停留在该生态位中。休眠可以保护骨髓瘤细胞不受化疗的影响，并使它们在骨中长时间保持静息状态。

肿瘤细胞休眠的分子机制尚不清楚，骨髓瘤细胞和前列腺癌细胞表面的膜联蛋白 II 受体与骨中成骨谱系细胞表面的膜联蛋白 II 结合可能参与其中。膜联蛋白 II 与骨髓瘤细胞和前列腺癌细胞的结合可调节肿瘤细胞生长（图 22.7），并增加前列腺癌细胞中 AXL（一种受体酪氨酸激酶）的表达，通过诱导 TGF-β2 信号进而增强肿瘤细胞的休眠。此外，成骨谱系细胞也有助于维持肿瘤细胞在 HSC 生态位中的休眠状态。骨髓基质细胞和肿瘤细胞分泌的骨基质蛋白，如骨桥蛋白、骨涎蛋白和核心蛋白聚糖也会影响骨转移。骨桥蛋白含量高能够促进骨转移，而核心蛋白聚糖过表达会抑制骨转移。这些结果表明，阻断 BC 细胞与骨桥蛋白的相互作用，或过表达核心蛋白聚糖，可能会为治疗骨转移提供新方法。

骨中的癌细胞也有助于肿瘤细胞的休眠。夏尔马（Sharma）与其合作者发现休眠的前列腺癌细胞可促进 BMSC 表达 BMP-7，进而维持前列腺癌细胞处于休眠状态。相反，其他研究人员报道，骨中休眠的 BC 细胞分布在转移部位的血管生态位，这种情况下肿瘤细胞休眠是由内皮细胞产生的血小板应答蛋白-1 介导的。骨中休眠细胞是如何被激活并最终形成明显转移的，仍然是一个需要深入研究的课题。破骨细胞吸收骨质可激活休眠的骨髓瘤细胞和 BC 细胞，这一过程与 HSC 生态位中释放 HSC 类似。其他的研究表明，可能是定植肿瘤细胞的内在特性，或肿瘤细胞进入骨中生态位后获得的特性，控制着休眠肿瘤细胞的再活化。

22.10　破骨细胞在骨转移发生和发展中的作用

基于小鼠骨转移模型的临床前研究发现，破骨细胞活性增强可促进肿瘤的骨转移和生长，而抑制骨吸收可减少溶骨性骨转移。同样地，临床研究（下文将讨论）发现，利用破骨细胞抑制剂阻断骨吸收，可减少骨骼相关事件（skeletal related event，SRE）的发生，并提高骨转移患者的总生存率和无进展生存率。此外，使用破骨细胞抑制剂辅助治疗，还可以降低前列腺癌患者和绝经后骨转移风险大的 BC 患者骨转移的发生率。

骨微环境中肿瘤细胞诱导或产生多种因子，可促进破骨细胞骨吸收。骨破坏增加反过来会释放多种生长因子促进肿瘤细胞生长，包括 TGF-β、IGF-1 等，从而导致"恶性循环"（图 22.8），即骨中肿瘤细胞诱导破骨细胞骨吸收，释放骨基质中的生长因子，进而促进肿瘤生长。RANK/RANKL 信号通路是生理性和病理性骨重建的主要调节因子（图 22.5）。RANKL 是一种 II 型同源三聚体（由三个相同单体衍生的三聚体）

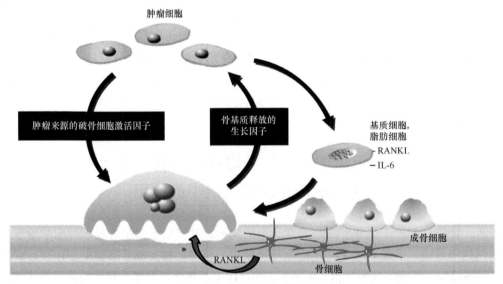

图 22.8　溶骨性骨转移的恶性循环。肿瘤细胞转移至骨后产生多种破骨细胞激活因子（osteoclast activating factor，OAF），包括 PTHrP、IL-6 和 M-CSF，促进破骨细胞形成、增加骨吸收。此外，肿瘤细胞诱导骨环境中的骨髓基质细胞和骨细胞等表达 RANKL，减少骨保护素（osteoprotegerin，OPG）的表达。肿瘤细胞还可以诱导脂肪细胞产生炎性细胞因子，促进破骨细胞形成和肿瘤生长。骨吸收的增加释放了骨基质中的生长因子，进而促进了肿瘤生长。这就形成了骨中肿瘤细胞促进骨吸收，骨吸收又促进肿瘤细胞生长的恶性循环

跨膜蛋白,以膜结合蛋白或分泌的可溶性蛋白形式存在,由细胞表面的全长产物裂解产生。RANKL 主要由骨中的骨髓间充质干细胞、成骨细胞和骨细胞表达,此外,活化的 T 淋巴细胞也分泌 RANKL。研究表明,正常骨中骨细胞是 RANKL 的主要来源,其 RANKL 表达水平是成骨细胞的 10 倍。RANKL 与破骨细胞前体和成熟破骨细胞表面的受体 RANK 结合,RANK 是肿瘤坏死因子(tumor necrosis factor,TNF)受体超家族成员之一。RANKL 与 RANK 的结合刺激了对破骨细胞分化、存活和活性至关重要的多种信号级联反应。

OPG 是 TNF 受体超家族成员之一,由 BMSC、成熟成骨细胞和骨细胞产生,是 RANKL 的可溶性诱饵受体,通常会阻断 RANKL 与破骨细胞上的受体相互作用。RANKL/OPG 比值对于调节破骨细胞的形成和活性至关重要。肿瘤细胞通过增加 RANKL 的表达,产生多种细胞因子、趋化因子和激素,包括甲状旁腺激素相关蛋白(PTHrP)、1,25-二羟维生素 D_3、前列腺素、IL-1β、巨噬细胞炎症蛋白 1α(macrophage inflammatory protein 1 alpha,MIP1α)和 TNF-α 等,诱导溶骨性骨转移。目前并不清楚骨中肿瘤细胞是否产生显著水平的 RANKL,或许仅通过作用于骨微环境中的细胞(主要是成骨细胞和骨细胞)来诱导 RANKL 产生。多项研究报道,骨髓样本和人、小鼠 MM 细胞系均表达 RANKL,MM 细胞和慢性淋巴细胞白血病细胞产生的 RANKL 通过自分泌/旁分泌机制诱导恶性肿瘤细胞分泌 TNF-α、IL-6 和 IL-8。这些细胞因子促进了恶性细胞的存活和生长,加剧了骨破坏。然而,其他研究者发现,(CD138+)MM 细胞和 MM 细胞系不表达 RANKL,只有当人 MM 细胞与 BMSC 共培养时才表达 RANKL。无论 RANKL 的来源如何,MM 患者 RANKL/OPG 比值的升高均与预后不良和存活率降低相关。重要的是,MM 骨病的临床前模型研究表明,利用重组 OPG 或 RANK-Fc 阻断 RANKL 诱导的破骨细胞形成,可显著减少小鼠的溶骨性骨损伤,并抑制肿瘤生长。

除了诱导 RANKL 产生或减少 OPG 产生外,肿瘤细胞还可以通过其他方式激活破骨细胞的骨吸收。BC 细胞表达的 Jagged 1 可激活破骨细胞前体中的 Notch 信号,诱导破骨细胞形成。此外,破骨细胞对前列腺癌细胞做出反应,产生 MMP-7 等因子,可裂解膜结合 RANKL,释放可溶性蛋白增加骨损伤。此外,骨髓瘤细胞产生 MMP-13,可促进破骨细胞前体融合,进而增强骨溶解。该作用与 MMP-13 的蛋白水解活性无关。

22.11 成骨细胞在骨转移发展和肿瘤细胞生长中的作用

成骨细胞也参与骨转移过程。成骨细胞产生 RANKL、OPG 和血管生成因子,并且提高骨肿瘤细胞的化疗耐药性。未成熟的成骨细胞(OB)、骨细胞和 BMSC 产生 RANKL,而更成熟的成骨细胞和骨细胞产生 OPG。如上所述,多种肿瘤源性因子可诱导未成熟的成骨细胞表达 RANKL,或抑制成熟成骨细胞或骨细胞表达 OPG。例如,骨髓瘤细胞和骨细胞之间的直接相互作用促进了骨细胞中 RANKL 的表达,抑制了 OPG 的表达。此外,骨髓瘤细胞抑制成骨细胞前体分化,从而增加了 RANKL/OPG 比例,促进破骨细胞形成、活化和存活。肿瘤微环境中的肝细胞生长因子(hepatocyte growth factor,HGF)和血管内皮生长因子(vascular endothelial growth factor,VEGF)α 也通过使 HGF 的受体 c-Met 失活,诱导成熟成骨细胞表达 RANKL 和巨噬细胞集落刺激因子,进而促进骨质溶解。利用 c-Met 和 VEGF 受体 2(VEGF receptor 2,VEGFR2)双激酶抑制剂阻断成骨细胞上的 c-Met 和 VEGFR2,可以显著抑制骨中前列腺癌细胞的生长。因此,靶向成骨细胞中的上述通路可能是治疗前列腺癌骨转移的一种新方法。

肿瘤细胞对成骨细胞分化的调控在骨转移的发生、类型和发展中也发挥作用。肿瘤细胞可促进或抑制成骨细胞分化。在成骨性骨转移中,肿瘤细胞产生多种成骨细胞分化因子,如内皮素-1、骨形态发生蛋白(bone morphogenic protein,BMP)、胰岛素样生长因子、血小板衍生生长因子、成纤维细胞生长因子,这些因子单独或共同起作用,抑制 Wnt 信号拮抗剂 Dickkopf-1(Dkk-1)等的生成,促进肿瘤细胞生长(图 22.9)。在一项研究中,给注射了前列腺癌细胞的小鼠使用选择性内皮素-1 受体拮抗剂,对原位肿瘤生长没有影响，但可以降低成骨性骨转移和肿瘤负荷。BMP（包括 BMP-6 和 BMP-2）在成骨性骨转移中可促进成骨细胞分化，该作用不依赖于内皮素-1。BMP-6 和 BMP-2 也促进了骨微环境中前列腺癌细胞的局部侵袭性。前列腺癌细胞过量生成尿激酶型纤溶酶原激活物（urokinase-type plasminogen activator，uPA）也会促进骨转移。将 uPA 的反义 DNA 转染到细胞中，与空载体转染的细胞相比，骨转移减少了 2/3。一种抗尿激酶受体抗体也可阻止前列腺癌细胞的骨转移。上述结果表明，阻断肿瘤细胞对成骨细胞的诱导活性，可能会抑制骨中肿瘤的生长。

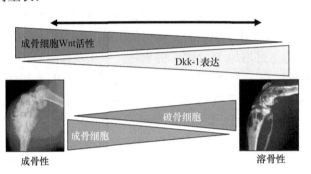

图 22.9　Dkk-1 表达水平与骨转移类型有关。肿瘤细胞源性因子调控 Dkk-1 的表达，Dkk-1 是骨中的一种成骨细胞分化抑制剂。低浓度 Dkk-1 导致成骨性骨转移，而高浓度 Dkk-1 则导致溶骨性骨转移

　　相反，诱导溶骨性病变的肿瘤细胞也能抑制成骨细胞分化。MM 对成骨细胞分化的抑制作用最为明显（图 22.10）。由 MM 细胞产生的因子，或由 MM 细胞与骨细胞、BMSC 相互作用诱导产生的多种因子，均可抑制成骨细胞分化。这些抑制剂包括多种可溶性因子，如 IL-7、TNF-α、Wnt 信号拮抗剂 Dkk-1 和硬骨素。骨髓瘤细胞与 BMSC 之间的黏附也会抑制成骨细胞分化。多项研究报道，BC 溶骨性骨转移和前列腺癌骨转移早期，Dkk-1 水平也有升高的现象。然而，随着肿瘤的进一步发展，前列腺癌细胞产生的甲状旁腺激素相关蛋白（PTHrP）导致 Dkk-1 水平下降。上述变化导致成骨性骨转移，这是前列腺癌特有的特征。

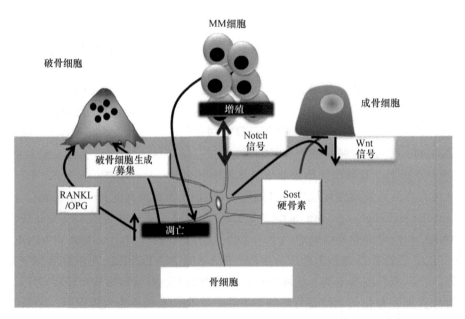

图 22.10　骨髓瘤−骨细胞相互作用调节双向 Notch 信号通路，促进肿瘤生长和提高破骨细胞活性。多发性骨髓瘤（MM）细胞直接与骨细胞相互作用，激活 MM 细胞与骨细胞之间的双向 Notch 信号通路，促进 MM 细胞增殖，诱导骨细胞凋亡。MM 细胞分泌的 TNF-α 进一步促进骨细胞凋亡。凋亡的骨细胞中 RANKL 和硬骨素表达增加，分别刺激破骨细胞募集和抑制成骨细胞分化

重要的是，即使 MM 细胞被清除，MM 患者的骨形成仍然受到抑制，MM 骨形成长期受阻的基础尚不清楚。最近的研究发现，当 BMSC 暴露于骨髓瘤细胞时，控制成骨细胞分化的主要转录因子 runt 相关转录因子 2（runt-related transcription factor 2，RUNX2）和转录因子 SP7（又称为 osterix）发生表观遗传改变。这些研究表明，骨髓瘤患者 BMSC 的转录抑制因子独立生长因子 1（growth factor-independent 1，Gfi-1）的表达上调，并可长期抑制成骨细胞分化。Gfi-1 与 RUNX2 启动子 1（RUNX2 promoter 1，RUNX2-P1）位点结合，通过招募组蛋白修饰物[组蛋白脱乙酰酶 1（histone deacetylase 1，HDAC1）、赖氨酸特异性组蛋白去甲基化酶 1 和 zeste 同源物增强子 2（enhancer of zeste homolog 2，EZH2）]诱导 RUNX2 位点的表观遗传改变，从而将 RUNX2-P1 从平衡的二价状态转变为转录抑制状态。上述事件减少了 H93K9ac 和 H3K4me3 刺激染色质标记，增加了 RUNX2 启动子的 H3K27me3 抑制修饰，这对抑制 *RUNX2* 基因转录至关重要。即使清除 MM 细胞后，RUNX2 的抑制性 H3K27me3 染色质变化仍然持续存在。染色质免疫沉淀分析也显示，MM 患者 BMSC 的 RUNX2 上 H93K9ac 的量降低，而 H3K27me3 与正常基质细胞相比无显著差异。重要的是，*Gfi-1* 基因沉默或用药物选择性抑制 HDAC1 和 EZH2 活性，可阻断由 MM 细胞诱导的 RUNX2 和其他成骨细胞分化标志物的抑制效应，并可恢复成骨细胞分化功能。上述数据表明，利用临床上已在使用的 HDAC1 和 EZH2 辅阻遏物抑制剂治疗 MM 患者，可能会逆转与 MM 相关的成骨细胞严重抑制，从而使溶骨性骨损伤得以修复。

骨细胞在骨内肿瘤发展中的重要作用正逐渐得到重视。骨细胞是生理性骨重建的核心调节者，其数量占所有骨组织细胞的 95% 以上（破骨细胞为 1%～2%，成骨细胞为 3%～4%）（见第 3 章）。骨细胞通过其树突网络形成直接的细胞–细胞连接，并可与骨表面和骨髓内的细胞直接接触。该树突网络还可使骨细胞分泌的分子分布于骨骼/骨髓微环境和血管中，进而进入整个循环系统。骨细胞产生的 RANKL、OPG、Sost/硬骨素和 Dkk-1，可调节破骨细胞和成骨细胞的分化与活性。此外，骨细胞凋亡可使骨组织的特定区域发生骨重建。诱导骨细胞凋亡足以增加骨吸收和骨质流失，说明骨细胞凋亡是导致骨吸收增强的病理基础。骨细胞凋亡驱动破骨细胞募集和分化的机制尚不完全清楚。可以明确的是，MM 患者骨损伤部位的骨细胞凋亡增加，凋亡骨细胞数量与破骨细胞数量呈正相关关系。骨髓瘤细胞直接与骨细胞相互作用，激活 MM 细胞和骨细胞之间的双向 Notch 信号通路。Notch 信号通路促进 MM 细胞增殖，并诱导骨细胞凋亡（图 22.10）。MM 细胞分泌的 TNF-α 会进一步增加骨细胞的凋亡。MM 细胞诱导骨细胞凋亡，进而促进骨细胞表达 RANKL，刺激破骨细胞募集。此外，MM 细胞促进骨细胞表达 Sost/硬骨素，抑制成骨细胞分化。体内敲除 *Sost* 基因或用抗硬骨素抗体中和硬骨素，可刺激骨形成，减少由 MM 细胞诱导的骨吸收。一些研究者报道了骨细胞在前列腺癌骨转移中的作用，发现肿瘤在骨中产生压力，导致力学敏感性骨细胞被激活，进而促进前列腺癌骨转移。硼替佐米是一种抗骨髓瘤活性的蛋白酶体抑制剂，近年来研究发现，它可减少体外培养骨细胞的凋亡数量，也可减少骨组织中死亡骨细胞的数量，这可能有助于其对 MM 的治疗作用。

近年来，一些研究报道了骨髓脂肪细胞在骨转移中的作用。脂肪细胞是成年骨髓中最丰富的细胞类型之一，并且数量随年龄增长而增多。到 65 岁时，脂肪细胞占骨髓体积的 60%。脂肪细胞与成骨细胞来源于相同的间充质基质前体，在骨髓微环境中分化因子的诱导下，分化为特定的细胞系。骨髓脂肪细胞具有与棕色脂肪细胞和白色脂肪细胞相似的特性，但其功能独特，可分泌脂肪酸、细胞因子和脂因子，如瘦素和脂联素，控制能量摄入和胰岛素敏感性。癌细胞和脂肪细胞相互作用会导致脂肪细胞形态和表型发生改变，从而降低脂联素（抑制肿瘤生长的因子）的表达，降低脂质含量，并降低脂肪细胞基因的表达。该相互作用也会增加炎性细胞因子和趋化因子的表达，如 IL-6、TNF-α、CXC 基序趋化因子配体 12（CXC motif chemokine ligand 12，CXCL12）、瘦素等，进而促进骨髓瘤细胞生长和迁移，抑制其凋亡。脂肪细胞来源的 CXCR1 和 CXCL12 可促进实体瘤骨转移中破骨细胞的活性，促进前列腺癌骨转移临床前模型中癌细胞的生长和存活。此外，脂肪细胞分泌的 IL-1β 和瘦素可将 BC 细胞吸引至骨中。

血小板和巨核细胞在骨转移中也起重要作用。血小板中的整合素 $\alpha_2\beta_3$ 可影响黑色素瘤细胞向骨归巢。此外,溶血磷脂酸是一种来源于血小板的脂质,可促进 BC 细胞在骨中生长和产生破骨细胞生成因子 IL-6、IL-8,以及单核细胞趋化蛋白 1。与之一致的是,抗血小板治疗可抑制小鼠乳腺癌和黑色素瘤骨转移。相比之下,巨核细胞(产生血小板的造血细胞)通过产生 OPG 来抑制破骨细胞的形成,从而减少骨转移,增加骨形成。同样地,骨髓中巨核细胞数量增加可抑制前列腺癌骨转移。

22.12 骨转移影像学

多种影像学技术可用于诊断、追踪和确定骨转移对治疗的反应,包括骨骼 X 光片、^{99m}Tc 标记的双膦酸盐骨扫描、全身计算机断层扫描(whole body computerized tomography,WBCT)、磁共振成像(magnetic resonance imaging,MRI)、氟脱氧葡萄糖正电子发射断层成像(fluorodeoxyglucose positron emission tomography,FDG-PET)和 PET-CT(见第 6 章)。这些成像技术在诊断骨转移方面各有优缺点。全身骨骼检测(whole body skeletal survey,WBSS)是确定 MM 溶骨性骨病变的传统黄金标准。然而,WBSS 并不能灵敏地检测骨转移早期的骨损伤,因为松质骨骨质流失最少达到 30%,WBSS 才能检测到溶骨性骨病变。WBSS 对成骨性骨转移和溶骨性骨转移均可识别,但不能评估肿瘤的空间或结构细节,也不能评估 MM 患者对治疗的反应,因为 MM 的骨损伤极少愈合。MM 患者一般使用 WBCT、全身磁共振成像(WBMRI)或 PET-CT 等检测手段。低剂量 WBCT、MRI 和 PET-CT 检测 MM 的效果优于 WBSS,MRI 与低剂量 WBCT 检测灵敏度、特异性和检出率相当。骨扫描不适用于 MM 患者,可能会低估 MM 患者的骨损伤程度,因为骨扫描测量的是反应性新骨形成,而不是骨损伤(图 22.4)。^{99m}Tc 标记的双膦酸盐骨扫描可用于检测 BC 和前列腺癌患者的骨损伤,并对其进行分期。成骨性骨损伤积聚更多的放射性双膦酸盐,双膦酸盐骨扫描可检测反应性骨形成。骨扫描成本低,灵敏度高,但特异性相对较低,此外,小范围病变的解剖定位效果有限,可能会出现假阳性结果。正电子发射断层成像(positron emission tomography,PET)对小范围病变的检测效果较好,在检测髓外病变中具有优势。PET-CT 在检测早期骨髓浸润和诊断溶骨性骨转移方面具有很高的敏感性,可用于监测治疗反应。

22.13 骨转换标志物和骨中癌症的其他生物标志物

骨转换标志物已被用于检测肿瘤骨转移和多发性骨髓瘤患者的骨吸收、骨形成和骨转移,并作为预后生物标志物,用于评估患者的治疗反应。破骨细胞吸收骨质时,释放质子和蛋白酶,降解骨质中的 I 型胶原蛋白(见第 5 章),释放胶原蛋白的 N 端和 C 端片段(NTX 和 CTX),这些片段可在血液或尿液中检测到。这些标志物用于测量骨转移和骨髓瘤患者的骨吸收。此外,破骨细胞释放抗酒石酸酸性磷酸酶 5b,这是破骨细胞的一种标志蛋白酶,也被用于检测骨转移患者和骨肿瘤临床前模型的骨吸收。

临床使用的骨形成标志物包括 I 型前胶原蛋白前肽 P1NP 和 P1CP,这些标志物在骨基质中形成成熟 I 型胶原蛋白前从前胶原蛋白中被去除。I 型前胶原蛋白由成骨细胞合成,经特异性蛋白酶裂解形成 I 型胶原蛋白。P1NP 是最敏感的骨形成标志物,反映了新骨形成的速度。骨特异性碱性磷酸酶已被用作骨形成标志物,但它们并不是很敏感,而且能与肝脏来源的碱性磷酸酶发生交叉反应。

有多项研究比较了骨转移患者经骨靶向治疗后的骨转换标志物水平和骨靶向治疗的临床疗效。结果表明,与 NTX 或骨特异性碱性磷酸酶水平正常的患者相比,NTX 或骨特异性碱性磷酸酶水平偏高的患者发生骨相关事件的风险增加。此外,骨靶向治疗(唑来膦酸或狄诺塞麦)若不能使升高的骨吸收标志物水平恢复正常,则骨转移会进一步发展,并且患者总生存率显著降低。骨转换标志物也被用来预测骨靶向治疗的效果。研究表明,开始治疗前 NTX 水平非常高的患者从治疗中获益最大,并且总生存率提高了。然而,尽管骨转换标志物用于研究群体患者时有价值,但其并不能用于诊断患者个体的骨转移和预测个体的治疗反应。这是由于患者具有个体差异，治疗对骨转换的影响也不同，此外，检测方法本身也存在差异。

22.14　骨转移的骨靶向治疗

目前骨肿瘤患者的骨靶向治疗主要是阻断破骨细胞的活性，因为并没有获批的安全有效的骨合成代谢药物。双膦酸盐和狄诺塞麦是被批准用于治疗和预防骨转移的主要药物（见第 21 章）。美国批准用于治疗骨髓瘤的双膦酸盐是唑来膦酸和帕米膦酸盐，其中唑来膦酸每 3～4 周给药 4mg，静脉注射时长不少于 15～30min，帕米膦酸盐每 3～4 周给药 90mg，静脉注射时长不少于 120min。这些药物都能降低骨转移患者的破骨细胞活性，减少新的溶骨性骨损伤、病理性骨折和高钙血症的发生。唑来膦酸用于绝经后 BC 患者的辅助治疗，可减少肿瘤向骨和其他实质器官的转移。双膦酸盐也通过抑制破骨细胞释放质子来减轻骨痛。肾功能不全和颌骨坏死（ONJ）虽然并不常见，却是双膦酸盐治疗的主要并发症。双膦酸盐对于预防骨转移患者或骨转移高风险患者的 SRE（病理性骨折、骨科手术、骨放疗和脊髓压迫）非常有效，但主要问题在于如何确定双膦酸盐治疗的开始时间、治疗的间隔时间和持续时间。ONJ 的发生与双膦酸盐治疗超过 2 年、拔牙和颌骨手术有关，唑来膦酸治疗方案更易发生 ONJ，因此现有研究旨在评估是否可以将唑来膦酸的用药频率从每月一次延长至每 3 个月一次但仍保持其治疗效果。一项试验的对象为已接受 1～2 年每月唑来膦酸治疗且尿中 I 型胶原 N 端肽（uNTX）水平低于 50nmol/mmol 肌酐的 MM 患者，比较了每 3 个月治疗和每月治疗之后的效果。患者若出现 uNTX 水平高于 50nmol/mmol 肌酐、研究过程中发展为 SRE，或疾病进一步发展，则采用每月唑来膦酸治疗。121 名患者在长达 2 年的研究中，79 名患者接受了每 3 个月的治疗计划，其中只有 12 名患者在治疗过程中出现了 SRE。该研究证明，接受 1～2 年每月治疗的患者降低治疗频率后，SRE 发生率低（8.9%），病情稳定。同时表明，接受更有效的现代疗法的 MM 患者 SRE 发生率非常低。另一个更大的随机试验比较了每 12 周和每 4 周唑来膦酸治疗的 1544 名骨转移患者和 278 名骨髓瘤患者。研究发现治疗组间 SRE、ONJ 或肾功能不全发生率没有差异。然而，只对这 1822 名患者中的 795 名患者完成了为期 2 年的研究，这与 MM 患者的高中断率相似。上述结果虽然不是绝对的，但表明降低唑来膦酸使用频率对骨转移患者来说是可行的。

狄诺塞麦是 RANKL 的单克隆抗体，被批准用于治疗实体瘤患者的骨转移，近期也用于治疗 MM，被批准用于预防高转移风险的去势抵抗性前列腺癌男性患者的骨转移。狄诺塞麦预防 BC 患者发生 SRE 的效果优于唑来膦酸，能够提高 BC 和肺癌骨转移患者的生存率。此外，由于狄诺塞麦是一种抗体，也适用于肾损伤的患者。然而，由于接受狄诺塞麦治疗的患者存在发生 ONJ 和低钙血症的风险，在治疗过程中须同双膦酸盐治疗一样，进行牙齿监测，补充维生素 D 和钙。重要的是，并没有关于延长骨转移患者的狄诺塞麦给药时间的数据。这需要慎重考虑，因为一些研究表明，接受狄诺塞麦治疗的骨质疏松症患者，停止治疗后骨质流失加速。

22.15　总　　结

骨是肿瘤转移的常见部位，骨转移患者的正常骨重建明显紊乱，导致死亡率显著增加。当前研究集中于阐明溶骨性骨转移、成骨性骨转移和肿瘤细胞归巢于骨的分子机制，以及阐明参与骨转移前微环境准备和阻断骨中对癌细胞的免疫反应的因素。确定肿瘤细胞休眠和再激活的分子机制，将有助于开发新的基于机制的治疗方法，以对抗和预防肿瘤细胞在骨中的定植和发展，以及与骨肿瘤相关的致死性后遗症。

练 习 题

1. 肿瘤原发部位在肿瘤骨转移中如何发挥作用？

2. 破骨细胞活性增加对骨转移有什么作用?

3. 什么因素决定骨转移是溶骨性的还是成骨性的?

4. 有哪些新的治疗靶点有望用于治疗/预防骨转移?

5. 骨中肿瘤细胞休眠的决定因素是什么？

推荐阅读文献目录

1. Coleman RE. Skeletal complications of malignancy. Cancer. 1997; 80(8 Suppl.): 1588-1594.

2. Waning DL, Mohammad KS, Reiken S, et al. Excess TGF-beta mediates muscle weakness associated with bone metastases in mice. Nat. Med. 2015; 21(11): 1262-1271.

3. Roodman GD. Mechanisms of bone metastasis. N. Engl. J. Med. 2004; 350(16): 1655-1664.

4. Roodman GD. Osteoblast function in myeloma. Bone. 2011; 48(1): 135-140.

5. Coleman RE, Major P, Lipton A, et al. Predictive value of bone resorption and formation markers in cancer patients with bone metastases receiving the bisphosphonate zoledronic acid. J. Clin. Oncol. 2005; 23(22): 4925-4935.

6. Pickup M, Novitskiy S, Moses HL. The roles of TGFbeta in the tumour microenvironment. Nat. Rev. Cancer. 2013; 13(11): 788-799.

7. Zhang XH, Jin X, Malladi S, et al. Selection of bone metastasis seeds by mesenchymal signals in the primary tumor stroma. Cell. 2013; 154(5): 1060-1073.

8. Weilbaecher KN, Guise TA, McCauley LK. Cancer to bone: a fatal attraction. Nat. Rev. Cancer. 2011; 11(6): 411-425.

9. Croucher PI, McDonald MM, Martin TJ. Bone metastasis: the importance of the neighbourhood. Nat. Rev. Cancer. 2016; 16(6): 373-386.

10. Delgado-Calle J, Anderson J, Cregor MD, et al. Bidirectional notch signaling and osteocyte-derived factors in the bone marrow microenvironment promote tumor cell proliferation and bone destruction in multiple myeloma. Cancer Res. 2016; 76(5): 1089-1100.

第 23 章　甜骨：糖尿病对骨的影响

韦拉尔·N. 沙阿（Viral N. Shah）[1]，

琳达·A. 迪梅格里奥（Linda A. DiMeglio）[2]

1 安舒茨大学医学院芭芭拉·戴维斯糖尿病中心，美国科罗拉多州奥罗拉市；
2 印第安纳大学医学院小儿内分泌科和韦尔斯儿科研究中心，美国印第安纳州印第安纳波利斯

23.1　引　　言

糖尿病是一种循环血糖浓度长期处于高水平的疾病（表 23.1）。在全球范围内，大约 11 个人中就有 1 个人患糖尿病。糖尿病有两种临床类型：1 型糖尿病（T1D）和 2 型糖尿病（T2D）（图 23.1）。临床上使用一种称为血红蛋白 A1c 的实验室指标来评估糖尿病患者的高血糖程度（专栏 23.1）。

表 23.1　糖尿病概述

非糖尿病个体	空腹血糖<100mg/dL
	餐后血糖<200mg/dL
	血红蛋白 A1c<5.7%
糖尿病的诊断	空腹血糖≥126mg/dL
	随机血糖≥200mg/dL，伴有高血糖症状
	口服葡萄糖耐量试验（75g 葡萄糖，儿童减量）口服 2h 后血糖≥200mg/dL
	血红蛋白 A1c≥6.5%
最常见的糖尿病类型	
1 型糖尿病	自身免疫破坏胰岛 β 细胞
	其他常见自身免疫性疾病
	几乎绝对缺乏胰岛素
2 型糖尿病	胰岛素抵抗与潜在的胰岛 β 细胞缺陷
	肝葡萄糖生成增加；外周葡萄糖吸收减少
	胰岛素相对缺乏→几乎绝对缺乏

T1D 的发病率大约是每年每 10 万人中新增 23 例病例。美国大约有 125 万儿童和成人患有 T1D。由于治疗和护理技术方法的进步，现在大多数 T1D 患者能够活到老年，但是人群中 T1D 患病率随时间的推移而增加。同时，T1D 患者会获得该病的遗传易感性。随着时间推移，可能受到环境暴露触发（多种病毒感染和 T1D 有关），患者经历天然免疫和获得性免疫激活，进而导致胰腺中分泌胰岛素的 β 细胞损伤。T1D 治疗是采用注射或连续输液（患者佩戴胰岛素泵，通过皮下埋置输液管输注胰岛素）的方式补充胰岛素。

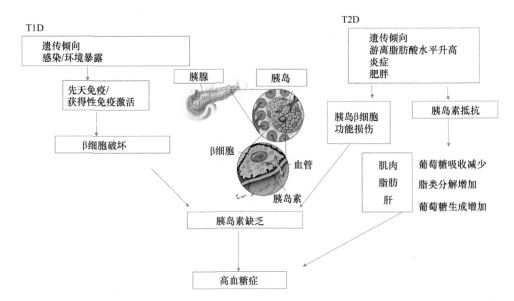

图 23.1　1 型糖尿病（T1D）和 2 型糖尿病（T2D）的病理生理学。胰岛素由胰腺胰岛内的 β 细胞分泌。遗传和环境因素触发了自身免疫过程，导致产生胰岛素的 β 细胞被破坏，最终导致胰岛素缺乏（图左侧），循环血糖水平升高。遗传因素、肥胖、炎症和游离脂肪酸水平的升高会导致胰岛素抵抗（图右侧）。胰岛素抵抗导致肌肉和脂肪的葡萄糖吸收减少，肝葡萄糖生成增加，导致血糖浓度增加。随着时间流逝，胰岛 β 细胞衰竭，导致胰岛素缺乏。T1D：1 型糖尿病，T2D：2 型糖尿病

专栏 23.1　血红蛋白 A1c

血红蛋白 A1c（缩写为 HbA1c）是血液中的循环糖化血红蛋白。临床医生只需在门诊手指针刺采样进行快速检测。红细胞寿命是 120 天，但红细胞不会同时全部更新，所以检测 HbA1c 可以估计过去 3 个月的平均血糖浓度。在糖尿病患者中，随着时间推移 HbA1c 浓度升高与糖尿病微血管和大血管并发症的发生有关。

　　美国每年近 150 万人确诊患 T2D，总患病人数大约 3000 万人。T2D 的初始症状主要为胰岛素抵抗，随着时间推移，胰岛 β 细胞衰竭，演变为胰岛素缺乏，患者病情恶化。T2D 的治疗通常从使用胰岛素增敏剂（改善胰岛素的作用）和促分泌剂（促进 β 细胞分泌胰岛素）开始，最终往往需要胰岛素治疗。

　　众所周知，T1D 和 T2D 都与长期疾病并发症相关，包括微血管疾病（视网膜病变、神经病变、肾脏病），大血管并发症（心血管疾病和中风）以及神经认知功能障碍。并发症风险随着疾病持续时间的延长和血糖浓度长期升高而增加。自 20 世纪 90 年代初以来，人们一直试图通过降低血糖浓度来减少糖尿病并发症的发生。随着糖尿病护理状况的改善，糖尿病并发症大幅减少，患者寿命延长。这些变化导致了糖尿病老龄患者群体面临着其他与增龄相关的糖尿病并发症，如骨质疏松症、跌倒/骨折和认知功能障碍。

　　大约 100 年前，首次报道骨病是糖尿病相关的并发症。第一篇报道发表于 1927 年，指出 T1D 患儿手部 X 光片显示骨量减少。9 年后，威廉·里利·乔登（William Riely Jordon）确立了糖尿病周围神经病变与慢性无痛性踝足关节损伤的沙尔科足（Charcot foot，又称夏科特足）之间的关系（专栏 23.2）。

专栏 23.2　沙尔科足

1868 年，巴黎的一名年轻医学生沙尔科（J. M. Charcot）首次描述了与梅毒性神经病变脊髓痨有关的关节病。1936 年，威廉·里利·乔登（William Riely Jordon）确立了导致关节感觉丧失的糖尿病周围神经病变与慢性无痛性踝足关节破坏之间的关系，类似于沙尔科描述的脊髓痨神经性关节病，现称为沙尔科足。沙尔科足是一种神经病理性炎症性肌肉–骨关节炎综合征，以轻微创伤后软组织炎症和持续的神经病变为主要特征。炎症之后发生骨吸收，导致永久性骨骼畸形（图 23.2A）。沙尔科足因并发血管疾病而恶化，并可能因潜在对糖尿病相关骨病而加重。有时损伤会导致负重异常和皮肤溃疡（图 23.2B）。如果溃疡被感染，会导致下方骨组织发生骨髓炎。治疗方法包括停止负重，并采用石膏减少足部负荷。

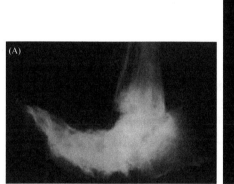
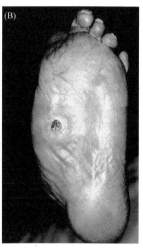

图 23.2　（A）右脚普通 X 光片显示沙尔科足的影像学特征，其特征为骨量减少、大范围的骨破坏和中足半脱位。（B）患者右脚的临床照片，其特征是内部足弓塌陷导致扁平足、骨破坏导致足形异常、半脱位。由于周围神经病变，沙尔科足患者缺乏正常的疼痛感，导致足部高压区域发生溃疡的风险增加。图（A）授权自：Hartemann-Heurtier A, Van GH, Grimaldi A. The Charcot foot. Lancet. November 2002; 360(9347): 1776-1779

糖尿病会对骨转换、骨形态和骨矿物质密度（BMD）造成影响（图 23.3），最终导致骨折增加。如下文所述，糖尿病通过多种机制影响骨骼健康，包括高血糖、糖尿病药物治疗副作用，以及多发的血管并发症。20 世纪 20 年代开始广泛使用胰岛素疗法，使最严重的急性骨表型得到了改善，然而现在两种类型糖尿病的发病率均升高，且患者人群预期寿命延长，使得骨病成为糖尿病患者的主要健康问题。

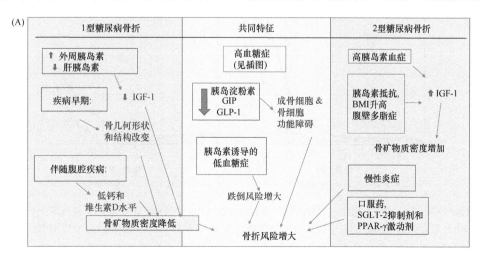

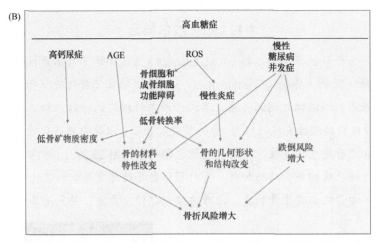

图 23.3　（A）糖尿病引起骨脆性的潜在机制。1 型糖尿病（T1D）（左图）与外周组织胰岛素水平较高和肝胰岛素抵抗相关，导致胰岛素样生长因子 1（IGF-1）水平低。患者在完成线性生长之前发病，会导致骨骼偏小和骨骼结构异常。乳糜泻患者会出现吸收障碍，钙吸收减少，维生素 D 储存量较低。上述因素均可导致 T1D 患者骨矿物质密度（BMD）偏低。2 型糖尿病（T2D）患者（右图）患有高胰岛素血症和肥胖症，导致 IGF-1 升高和 BMD 增加。高血糖是 T1D 和 T2D 都很常见的现象；胰岛淀粉素、GIP 和 GLP-1 水平降低导致骨转换减少。慢性炎症及使用 SGLT-2 抑制剂和 PPAR-γ 激动剂也会增加骨折风险。此外，由胰岛素疗法和/或糖尿病治疗引起的低血糖症会增加跌倒风险，从而使骨折风险增加。（B）高血糖对骨骼的影响。高血糖导致葡萄糖排泄增加，会因渗透性利尿导致钙排泄增加，进而可能导致 BMD 降低。葡萄糖过多会导致晚期糖基化终末产物（AGE）积累。AGE 会改变骨骼的材料特性。活性氧（ROS）会导致骨细胞和成骨细胞功能障碍，进而导致骨转换偏低。ROS 也与慢性炎症有关，可改变骨骼的几何形状和结构。糖尿病并发症，尤其是周围神经病变和视网膜病变，不仅会改变骨骼材料特性和结构，还会增加跌倒风险。所有这些因素将导致骨折风险更高。红色表示对骨骼健康有害的影响。GIP. 葡萄糖依赖性促胰岛素释放肽；GLP-1. 胰高血糖素样肽 1；PPAR-γ. 过氧化物酶体增殖物激活受体 γ；ROS. 活性氧；SGLT-2. 钠–葡萄糖共转运蛋白 2

23.2　糖尿病骨折

　　与非糖尿病同龄人相比，T1D 和 T2D 患者在各个年龄段的骨折发生率均有所增加（图 23.4）。这些骨折既包括因轻度创伤发生的"脆性骨折"，也包括由任何程度创伤引起的"全因"骨折。一般来说，平均血糖水平持续偏高多年的糖尿病患者骨折发生率更高。糖尿病患者也会面临骨折愈合障碍。

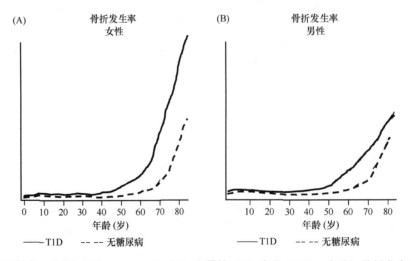

图 23.4　与非糖尿病同龄人（虚线）相比，T1D 女性（A）和男性（B）患者（T1D，实线）骨折发生率随年龄变化的整体图。T1D 女性和男性患者的骨折风险均高于同龄人，女性患者在 40 岁左右而男性患者在 50 岁左右骨折风险增加的可能性最为显著。本图源自：Diabetes Care (2015) 38: 1913-1920

23.2.1　1 型糖尿病患者骨折风险

与非糖尿病患者相比，T1D 患者的骨折发生率较高。如下所述，关于任意部位骨折的估计相对风险，不同研究得到的结果存在极大差异。产生迥然不同的结果的原因，可能是研究对象、样本量、骨折结果的确认法和其他干扰因素存在差异。

14 项观察性研究采用荟萃分析评估了 T1D 患者发生任意部位骨折的风险。27 300 名成年 T1D 患者中发生了 2066 例骨折事件（7.6%），而 4 364 125 名非糖尿病的人中仅有 136 579 例骨折事件（3.1%）。上述结果表明，成年 T1D 患者与非糖尿病的人相比，发生任意部位骨折的相对风险为 3.16。包含 6 组队列研究的敏感性分析显示，T1D 患者发生任意部位骨折的风险超过 4.5 倍（相对风险 4.5，范围 1.3～14.9）（图 23.5A）。

其他研究集中在特定部位骨折的发生风险上。臀部骨折比许多其他部位的骨折更容易记录，因为几乎所有臀部骨折都有症状，需要住院进行手术治疗。臀部骨折发病率高、死亡率高，在临床上非常重要。在非糖尿病人群中，绝经后女性的臀部骨折比同龄男性更高发，但有趣的是，T1D 男性患者和女性患者的臀部骨折风险似乎相似。与非糖尿病的同龄人相比，观察到的 T1D 患者臀部骨折发生率高出 6～18 倍，如此宽泛的变化范围是由于性别不同和确认法存在差异。丹麦国家数据库的一项研究报告称，T1D 男性患者和女性患者臀部骨折风险比普通人群高 70%。T1D 患者的一生似乎均存在这种高风险（从 40 岁左右开始）。一般来说，T1D 患者发生臀部骨折似乎比非糖尿病患者早 10～15 年，并且骨折风险大约是非糖尿病患者的 7 倍（图 23.5A）。

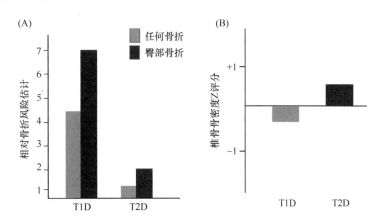

图 23.5　（A）与非糖尿病同龄人相比 1 型糖尿病（T1D）患者的骨折估计相对风险。与同龄人相比，T1D 患者发生任意部位骨折的风险高出 4～5 倍，臀部骨折风险高出近 7 倍。2 型糖尿病（T2D）患者发生任意部位骨折的相对风险比普通人高出约 10%，臀部骨折风险高出约 2 倍。T2D 患者的骨折风险低于 T1D 患者。（B）T1D 患者的骨矿物质密度（BMD）低于非糖尿病同龄人（椎骨 BMD 降低约 0.2SD）。T2D 患者的 BMD 高于非糖尿病同龄人。T2D 患者的高 BMD 似乎并没有降低骨折风险的作用。本图源自：Osteoporos Int (2007) 18: 427-444

与臀部骨折不同，椎骨骨折通常无症状，除非进行影像学检查，否则无法确诊。很少有研究报道 T1D 患者的椎骨骨折风险。荟萃分析显示，椎骨骨折风险低于臀部骨折，这可能是由于椎骨骨折的报道较少。最近的一项荟萃分析显示，T1D 患者椎骨骨折风险比对照组高出近 2.88 倍。值得注意的是，也有一些 T1D 患者发生持续多节段椎体压缩性骨折与夜间癫痫发作相关的病例报告。

除了臀部和椎骨之外，几乎没有其他部位的骨折数据。英国的一项健康改善数据库网络研究显示，T1D 患者下肢骨折的发生率更高，所有年龄段的风险都较高。同样，最近的一项研究分析了来自 T1D 交换诊所登记处登记的 756 名 T1D 成年患者的数据，结果显示 48% 的 T1D 成年患者自诊断以来至少发生过一次骨折。在报告的 659 例骨折中，45% 涉及外周骨骼，如距骨或掌骨。以上数据表明，非中轴骨脆性骨折在 T1D 患者中很常见。

23.2.2　2型糖尿病患者骨折风险

大多数流行病学研究显示,T2D 患者比普通人群的骨折风险高,但相对风险低于T1D 患者(图 23.5A)。尽管女性 T2D 患者和非 T2D 患者的绝对骨折率高于男性,但大多数研究报告显示,T2D 男性患者的相对骨折风险高于女性患者,这种风险差异似乎在疾病早期就已出现,因为 T2D 增加了中年女性和男性低能量骨折的可能性(相对风险分别为 1.87 和 2.38)。

荟萃分析显示,与对照组相比,T2D 患者臀部骨折的相对风险为 1.2～2.8。很少有关于 T2D 患者椎骨或附肢骨骨折的研究报告,一项对 30 项研究的荟萃分析表明 T2D 与臀部、椎骨和足部骨折呈正相关关系,但 T2D 与腕部、肱骨近端或踝部骨折之间没有相关性。椎骨骨折和任意部位骨折的相对风险分别为 1.16 和 1.05。

23.2.3　糖尿病患者骨折发生率和死亡率

骨折,尤其是臀部骨折,经常会有并发症,并且可能因并发症导致患者独立能力丧失、经济困难和死亡风险增加。糖尿病患者的这些风险似乎更大。由于 T2D 的发病率比 T1D 高得多,老龄人群更是如此,因此糖尿病骨折的发病率和骨折后死亡率的流行病学数据大多来自对 T2D 患者的研究。这些研究结果不一定适用于 T1D 患者。

糖尿病患者与骨折相关的住院风险比非糖尿病患者高出 1.7 倍,胰岛素治疗会增加这种风险。糖尿病患者骨折后伤口感染、伤口的其他并发症和败血症的风险也会增加。T2D 老年患者臀部骨折后一年内存活率低于没有糖尿病的老年人(68%比 87%)。大多数死亡发生在骨折后 2 年内,高龄、男性、未控制糖尿病、视网膜病变、心力衰竭、使用糖皮质激素的和术后并发症是骨折后超额死亡率的预测因素。

23.2.4　糖尿病患者骨折愈合

骨折修复包括募集间充质干细胞,进而分化为软骨细胞,形成软骨(见第 12 章)。从软骨转变为骨骼需要有血管生成。

糖尿病患者的骨折愈合时间延长了 40%～80%,延迟愈合或不愈合的风险增加了 3～4 倍。动物实验研究表明,糖尿病相关的骨折延迟愈合与多种因素有关,包括损伤部位生长因子浓度降低、微血管疾病和晚期糖基化终末产物(AGE)积累。糖尿病控制不良和伴随的糖尿病并发症增加了骨折难愈合的风险。

糖尿病患者的另一个担忧是截肢,特别是在踝关节骨折之后。T2D 患者踝关节骨折后截肢率比没有糖尿病的对照组增加了 4～5 倍。

23.3　糖尿病患者的骨骼变化

糖尿病患者与非糖尿病患者骨骼健康的一般性决定因素是相同的。这些因素包括遗传、年龄、性别和种族等不可改变的风险因素,以及饮食、体育活动和吸烟等可控的生活方式(见第 21 章)。糖尿病特有的决定因素包括患者确诊年龄(确诊年龄越小骨折发生率越高,)和微血管并发症(骨折发生率高,并发症多)(图 23.6)。感觉神经病变、视力损伤和低血糖会增加跌倒风险,从而增加骨折风险。此外,慢性肾脏病(见第 20 章)和神经变可能会影响局部骨矿化和骨质量,使骨脆性增加。

胰岛素缺乏(尤其是 T1D 患者)和胰岛素抵抗(尤其是 T2D 患者)均对骨骼健康有不利影响(图23.3)。胰岛素相对缺乏和胰岛素样生长因子 1(IGF-1)浓度偏低可能会影响儿童骨量积累,并导致年龄较大的糖尿病患者发生骨质流失。

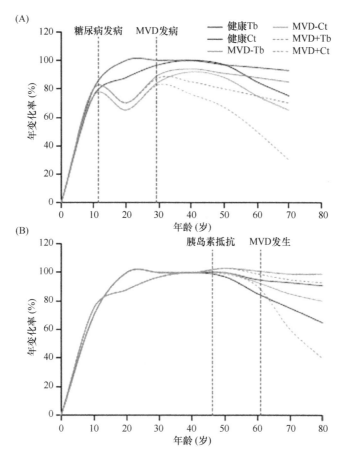

图 23.6　糖尿病对一生中骨骼的影响模型，图示了松质骨和皮质骨骨量随年龄变化的趋势。在健康个体中，松质骨骨量持续积累直至 20～25 岁，然后进入平台期直至中年，此后出现少量骨质流失。皮质骨骨质持续积累直至 40～45 岁，此后出现骨质流失，最初骨质流失缓慢，随年龄增长骨质流失逐渐加速。（A）1 型糖尿病（T1D）模型。T1D 患者可能在确诊时已有显著的骨质流失，在患病的前几年骨质流失相对较快，随着病程延长骨质流失速度逐渐下降甚至达到一个稳定值。其他损伤，如在年轻患者达到峰值骨量之前或最初的骨质流失尚未达到稳定期的时候出现微血管疾病（MVD），松质骨和皮质骨可能会出现骨质流失延迟。（B）2 型糖尿病（T2D）模型。与非糖尿病同龄人相比，糖尿病确诊前后的胰岛素抵抗导致松质骨和皮质骨骨量增加。微血管病等其他损伤会加速典型的与年龄相关的骨质流失，最明显的是皮质骨骨质流失。健康 Tb. 健康个体的松质骨；健康 Ct. 健康个体的皮质骨；MVD-Tb. 无微血管疾病的糖尿病患者的松质骨；MVD-Ct. 无微血管疾病的糖尿病患者的皮质骨；MVD+Tb. 糖尿病合并微血管疾病患者的松质骨；MVD+Ct. 糖尿病合并微血管疾病患者的皮质骨。本图授权自：Shanbhogue VV, Hansen S, Frost M, Brixen K, Hermann AP. Bone disease in diabetes: another manifestation of microvascular disease? Lancet Diabetes Endocrinol. 2017; 5: 827-838

　　跌倒是骨折的主要危险因素。糖尿病患者可能会出现严重低血糖（意识丧失和/或癫痫发作）、神经病变、视网膜病变导致视力下降和体位性低血压，所有这些都使患者容易跌倒。糖尿病患者常用的一些辅助治疗药物也会增加跌倒的风险，如减轻胃炎的质子泵抑制剂、利尿剂（特别是血管紧张素转换酶抑制剂）和治疗精神病的药物。

　　由于糖尿病患者骨折发生率增加，研究人员对糖尿病患者的骨骼特性进行了研究。已有大量研究测量了宏观尺度的骨骼几何形状，包括评估骨骼横截面面积和皮质骨厚度，而利用双能 X 射线吸收法（DXA，见第 6 章）测量的骨矿物质密度仍是最常用的指标。最近的研究报道了结合三维成像技术评估糖尿病对皮质骨和骨小梁三维结构的影响，包括中轴骨定量计算机断层扫描（QCT）和外周定量计算机断层扫描（pQCT）、显微磁共振成像（μMRI）和高分辨率 pQCT（HR-pQCT）。

23.3.1　1 型糖尿病患者的骨矿物质密度

到目前为止的研究表明，T1D 患者骨折风险增加的部分原因（但不是全部）是患者骨矿物质密度比对照组略有下降。骨矿物质密度下降的最早报道是在 20 世纪 70 年代和 80 年代，当时使用 X 射线和单光子吸收法测定骨矿物质密度。最初认为骨矿物质流失起始于临床糖尿病发病。然而，之后的研究使用 DXA 等更灵敏的吸收测量法证实，成年患者在确诊 T1D 之时已检测到 BMD 偏低，表明 BMD 和/或骨矿物质含量（BMC）在糖尿病临床发病之前已受到影响。

大多数（并非全部）儿科研究报告称，T1D 儿童患者和青少年患者的 BMD 和/或 BMC 低于对照组。不分年龄和性别，BMC 偏低均与 IGF-1 浓度偏低和较高的外源性胰岛素剂量（表明胰岛素抵抗）相关。与儿科患者的 BMD 研究结果相反，T1D 成年患者的腰椎和股骨颈 BMD 与非糖尿病同龄人之间差异不大或没有差异，表明随时间推移，儿童和青春期观察到的 BMD 下降已经完全或几乎完全恢复。部分数据显示，椎骨 Z 评分比对照组下降−0.2SD（图 23.5B）。一些小规模纵向研究也显示，随时间推移，T1D 患者的骨矿物质密度或骨尺寸趋于正常。然而，由于 T1D 患者的骨折发生率高于同龄人，因此 T1D 患者的骨量积累和骨量维持值得进一步研究。

23.3.2　2 型糖尿病患者的骨矿物质密度

T2D 对骨矿物质密度的影响与 T1D 不同。大多数来自西方国家的研究报告称，T2D 患者的中轴骨矿物质密度高于非糖尿病的对照人群。研究显示椎骨 BMD 较高，Z 评分比对照组平均高出 0.4SD（图 23.5B），臀部也观察到高 BMD。在墨西哥裔美国人、白种人和黑种人等不同种族和民族不同性别的 T2D 患者中均观察到相似的高 BMD。值得注意的是，东亚国家的研究结果有一些不同，这些国家的 T2D 患者肥胖率和肥胖程度较低，臀部和/或脊柱的 BMD 与对照组相似或比其较高。

糖尿病人群与非糖尿病人群一样，体重指数（BMI）较高的人 BMD 也较高，表明高体重是导致高 BMD 的原因之一。部分研究表明，T2D 患者调整 BMI 之后 BMD 仍较高，表明高胰岛素血症和循环中 IGF-1 浓度较高等其他因素导致高 BMD。

23.3.3　1 型糖尿病患者的骨骼几何形状和结构

糖尿病对不同水平的骨骼结构均会造成影响（图 23.7）。早期研究表明，T1D 儿童患者和青少年患者的桡骨和胫骨远端横截面积较小，并且 1 年多时间内骨骼不能正常生长，但之后的长期随访研究表明，治疗之后 5 年，骨骼大小恢复正常，表明儿童期 T1D 发病对骨骼生长的损害是暂时的。

QCT 数据也显示 T1D 成年患者存在皮质骨缺陷。pQCT 数据显示，T1D 成年男性患者的桡骨远端皮质骨变薄，但总体骨骼尺寸并未变小，因为整体横截面积和骨小梁横截面积均比对照组大。股骨粗隆间近端的皮质骨厚度和皮质骨横截面积变小。股骨颈皮质骨变薄，股骨干外周长变小，皮质骨横截面积变小。

HR-pQCT 研究显示，T1D 患者桡骨远端或胫骨的骨小梁微结构与对照组没有太大差异。但是微血管疾病确诊的 T1D 患者往往骨小梁变薄，数量变少。然而微观有限元分析显示估算桡骨强度和刚度均不受影响。显微 MRI 结果显示，T1D 女性患者单位体积骨小梁数量（Tb.N/BV）减少，胫骨近端的骨小梁间距变大，表明骨小梁结构受损。总体而言，上述研究表明，T1D 影响皮质骨结构，但对骨小梁的影响较小。

QCT（pQCT、HR-pQCT）和显微 MRI 可以精确表征皮质骨和骨小梁的三维微结构（图 23.8），临床上并不将其用于预测骨折风险，因为检测成本高昂且特定部位检测的辐射暴露相对较高（对于 QCT 而言）。评估骨折风险的另一种方法是计算骨小梁分数（TBS）。TBS 是腰椎 DXA 图像中像素灰度变化的二维纹理指数，提供了骨小梁微结构的间接指数。TBS（TBS insight 软件）在临床上有明显优势，因为它集成

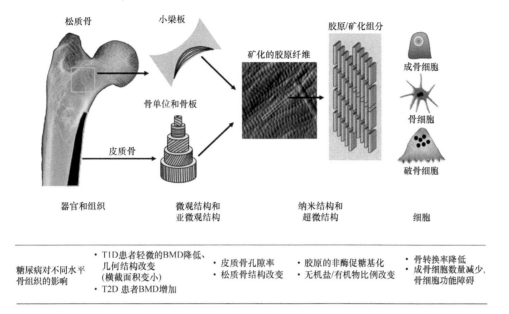

图 23.7　糖尿病对不同水平骨骼组织结构的影响。在器官/组织宏观尺度上，1 型糖尿病（T1D）患者的骨矿物质密度较低，横截面积较小，而 2 型糖尿病（T2D）患者的骨矿物质密度较高。在微观结构水平上，研究使用高分辨率外周定量计算机断层扫描，发现糖尿病患者与同龄人相比，体积骨密度降低，皮质骨孔隙率增加，骨小梁分离度增加，变薄。在纳米尺度上，糖尿病通过胶原和非胶原蛋白的糖基化影响骨组织，导致组织材料特性受损。在细胞水平上，由于成骨细胞、骨细胞和破骨细胞功能失调，高血糖会导致骨转换降低。此外，由于骨转换低，微裂纹积累，导致骨脆性增加

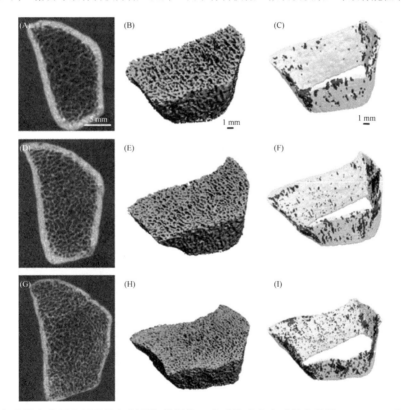

图 23.8　桡骨最末端高分辨率外周定量计算机断层扫描图像。典型的中央皮质骨孔隙图：（A～C）非糖尿病患者，（D～F）无微血管并发症的 2 型糖尿病（T2D）患者，（G～I）有微血管病变的 T2D 患者。（A、D、G）为层间断层图像，（B、E、H）为骨小梁三维视图，（C、F、I）为皮质骨（灰色）和皮质孔隙（绿色）三维视图。本图授权自：Shanbhogue VV, Hansen S, Frost M, Brixen K, Hermann AP. Bone disease in diabetes: another manifestation of microvascular disease? Lancet Diabetes Endocrinol. 2017; 5: 827-838

于现有的 DXA 扫描仪,不需要额外的扫描或辐射暴露,并允许对过去的 DXA 进行回顾性分析。尽管 TBS 不能提供骨小梁的三维结构信息,但在体和离体研究表明,TBS 与骨小梁体积与组织体积比、骨小梁数量和连通性有很好的相关性,并与骨小梁间距呈负相关关系。TBS 可辅助 BMD 改进骨折风险预测,并已被纳入骨折风险评估工具(FRAX)。

两项研究使用 TBS 评估 T1D 成年患者的骨小梁结构。一项研究发现 T1D 患者的 TBS 低于有骨折病史的患者,但 T1D 患者和对照组的 TBS 总体上没有差异。第二项研究显示,经年龄、性别、吸烟和腰椎 BMD 校正后,T1D 患者的 TBS 低于对照组(1.42±0.12 比 1.44±0.08,P=0.02)。但两组 TBS 均在正常值范围内。此外,胰岛素抵抗和舒张压、体重指数和甘油三酯等其他代谢综合征指标与 TBS 呈负相关关系。有趣的是,这两项研究均发现 T1D 男性患者比女性患者的 TBS 低。TBS 在 T1D 患者骨折风险预测中的应用尚不清楚。

23.3.4 2 型糖尿病患者的骨骼几何形状和结构

大部分 T2D 患者骨骼几何形状/结构的研究都是利用 HR-pQCT 对绝经后妇女进行的。患者桡骨远端和胫骨的皮质骨微结构较非糖尿病对照组受损明显(即皮质孔隙率增大)。来自男性和不同种族人群的研究也发现类似差异。桡骨远端和胫骨骨小梁微结构通常正常,但是比非糖尿病人群具有更大的异质性。上述微结构的变化在有骨折、需要胰岛素治疗和/或有微血管并发症的 T2D 患者中更为明显(图 23.6)。

一些 T2D 研究评估了 TBS 在骨折预测中的价值。一项对 29 407 名 50 岁以上 T2D 女性患者的回顾性研究报道患者腰椎 TBS 较低,而 BMD 较高,发现 TBS 是一个重要的独立于 BMD 的女性骨折风险预测因子。T2D 男性患者也有类似的研究数据。有报道称,经年龄和 BMI 校正后,TBS 仍与 HbA1c、空腹血糖、空腹胰岛素和胰岛素抵抗呈负相关关系。上述数据表明,TBS 是一个有效的 T2D 骨折预测工具。

23.4 糖尿病患者的矿物质稳态与骨转换

糖尿病对矿物质稳态的影响不大。高血糖症可导致高钙尿症(图 23.3B),但其似乎对总体钙稳态没有明显影响。所有研究一致报告,T1D 患者的循环钙、磷和甲状旁腺激素(PTH)浓度与对照组之间无显著差异。T1D 患者的血清 25-羟基维生素 D 浓度低于对照组,对骨的影响尚未确定。

糖尿病通常与细胞外和/或细胞内镁缺乏有关。镁缺乏会影响骨代谢,尤其是甲状旁腺激素的分泌和活性,并且动物模型和人类流行病学研究发现镁缺乏与骨质疏松症有关。然而,糖尿病患者镁缺乏与骨骼健康受损之间的关系尚未确定。

T1D 和 T2D 通常是低骨转换疾病,患者的骨形成和骨吸收率低于非糖尿病患者。值得注意的是,这些数据主要来源于循环骨转换标志物检测结果,在糖尿病患者中很少使用骨组织形态计量学进行研究,已有的研究结果也不一致。人们对于总体血糖控制、糖尿病病程和糖尿病并发症对骨转换的影响也知之甚少。

糖尿病患者的骨形成标志物 I 型原胶原 N 端前肽(P1NP)较对照组减少(T1D 患者比 T2D 患者减少程度小),而碱性磷酸酶似乎没有变化。此外,T1D 和 T2D 患者的骨吸收标志物 I 型胶原 C 端交联末端肽(CTX)和 I 型胶原 N 端交联末端肽(NTX)较非糖尿病对照组减少。T2D 患者的抗酒石酸酸性磷酸酶(TRAP)也低于对照组。

硬骨素是一种有效的骨形成抑制剂,也具有较小程度的骨吸收抑制作用。糖尿病患者的循环硬骨素浓度升高(T2D 患者比 T1D 患者更高),可能是患者骨转换低的原因。骨保护素具有抑制骨吸收的功能,糖尿病患者体内的含量也高于对照组。低骨转换会导致老化骨矿物质的积累,并增加骨矿物质组成变化的可能性,从而导致更容易发生骨折。在没有糖尿病的绝经后妇女中,骨转换标志物与骨折风险增加有关。然而,目前还没有研究报道评估骨转换标志物在糖尿病患者骨折风险预测中的价值。

23.5　糖尿病患者的其他激素/细胞水平的变化

23.5.1　骨钙素

骨钙素（OC）由成骨细胞和骨细胞产生，并与羟基磷灰石相互作用。交感神经系统信号可能会促进其分泌（见第 18 章）。OC 含量随进食而波动，因此 OC 作为骨形成标志物，需要在相同的空腹/进食状态下进行检测。OC 的三个末端谷氨酸可以被全部 β-羧基化，如果三个谷氨酸末端未被全部羧基化，则形成羧化不全骨钙素（unOC）。

主要基于 T2D 小鼠的实验数据表明，OC 和 unOC 都与 β 细胞功能和胰岛素敏感性有关。目前还不清楚该途径对人类是否同样重要。在小鼠模型中，OC 缺乏导致骨量和外周脂肪增加，并与 β 细胞缺陷、低胰岛素血症和高血糖相关。在人类中，高 OC 水平可能与糖耐量改善和胰岛素分泌增加有关。注射 OC 可改善血糖控制效果并预防 T2D。unOC 可以刺激脂肪细胞分泌脂联素（见下文）。

T1D 和 T2D 患者的循环 OC 和 unOC 浓度低于对照组，T2D 患者的下降幅度较小。总 OC 与 HbA1c 呈负相关关系。

23.5.2　脂肪细胞因子

脂肪组织分泌许多激素，统称为脂肪细胞因子。这些激素调节重要的生物过程，如食欲、脂肪分布、胰岛素敏感性、能量平衡和炎症等。尽管人类全部的脂肪细胞因子还没有完全确定，但已经很清楚的是，脂肪组织是 600 多种潜在分泌性蛋白质的来源。其中一些脂肪细胞因子，包括瘦素、脂联素、成纤维细胞生长因子 21（FGF-21）、炎症标志物如 TNF-α 和 IL-6，以及骨形态发生蛋白等，都参与了骨代谢和葡萄糖稳态。尽管动物实验和人类研究表明骨代谢与糖尿病之间存在联系，但脂肪细胞因子在糖尿病患者骨代谢中的作用尚不清楚。下面概述了一些潜在的联系。

研究表明，T1D 患者的循环血清瘦素浓度低于非糖尿病患者，而 T2D 患者的瘦素水平接近正常。瘦素对骨量具有双重影响，且过程复杂。瘦素似乎通过中枢途径促进骨质流失，而通过外周途径促进骨形成。大多数研究表明，T1D 或 T2D 患者的瘦素水平与骨矿物质变化的关系很小或没有关系。

脂联素改善胰岛素敏感性和减轻炎症的作用已很明确。脂联素通过刺激成骨细胞和促进破骨细胞诱导来刺激骨转换。总体而言，较高的脂联素水平与较差的骨表型相关。大多数（但不是全部）临床研究表明，血清脂联素与骨矿物质密度呈负相关关系，与骨转换生化标志物呈正相关关系。T1D 和 T2D 患者的 TNF-α 和 IL-6 等炎症标志物水平较高。研究表明，糖尿病患者的 TNF-α 和 IL-6 水平与骨矿物质密度呈负相关关系。

使用胰岛素等多种糖尿病治疗方法也会引起患者体重变化。体重是骨矿物质密度的主要决定因素，因此这些治疗方法也可能使已观察到的脂肪细胞因子和骨代谢之间的联系变得难以分辨。

23.5.3　氧化应激

糖尿病患者由线粒体产生的活性氧（ROS）水平高，患者血糖水平越高，ROS 含量越高。循环中高水平 ROS 超过了细胞的抗氧化能力，导致组织氧化损伤，这是糖尿病并发症的发展机制。血糖水平剧烈波动可能会加剧这种组织损伤。

氧化应激通过抑制成骨细胞分化、促进成骨细胞凋亡、减少 Wnt 通路信号拮抗成骨细胞形成来降低成骨细胞功能，进而使骨形成减少。氧化应激也刺激破骨细胞形成，增强破骨细胞的活性。

23.6　骨组织的材料特性

糖尿病相关的骨折风险高于根据患者骨矿物质密度和骨形态预测的骨折风险，因此认为患者的骨质量存在缺陷。骨质量是一个广义的术语，包括骨几何形状和微结构、骨组织材料组成和材料特性等结构特征（见第 1 章）。矿物质与基质比例改变、矿物质成分改变和/或胶原蛋白质量降低都可能导致骨组织的材料特性受损。糖尿病对骨组织成分和材料特性的影响尚不明确。一些动物研究和少数人类研究已经报道了糖尿病背景下晚期糖基化终末产物（AGE）的积累（见下文）和胶原成熟度的改变。糖尿病患者的非胶原蛋白表达也可能发生改变，从而影响骨脆性。了解骨组织水平的变化需要通过骨活检，而这一方法是侵入性的，成本高且耗时。

最近开发的一种显微压痕工具（商品名为 OsteoProbe™）可用于在体测量骨材料强度[称为骨材料强度指数（BMSi）]。据报道，利用显微压痕测得的 T2D 患者 BMSi 较低，表明骨组织材料特性恶化可能是 T2D 人群骨折风险增加的一个原因。如下文所述，骨材料特性受骨转换、糖基化和氧化应激等多种因素影响。

23.6.1　骨胶原糖化

晚期糖基化终末产物（AGE）是由还原糖与蛋白质的氨基酸和脂质之间通过非酶促美拉德（Maillard）缩合反应生成的阿马道里（Amadori）复合物（图 23.9A 和 B）。羧甲基赖氨酸和戊苷是公认的 AGE。较高的葡萄糖浓度会增加 AGE 形成的可能性。AGE 在骨骼有机基质中积累的部分原因是 I 型胶原蛋白等骨相关蛋白质的半衰期很长，因此有很多机会被糖基化。

酶促交联提高了骨强度，而 AGE 增加了胶原纤维间和胶原纤维内的非酶促交联（见第 1 章），导致骨强度降低。AGE 积累与能量吸收特性和骨韧性下降相关的骨微观和宏观力学指标改变有关。血清和尿液中戊二胺浓度升高会增加骨折可能性。

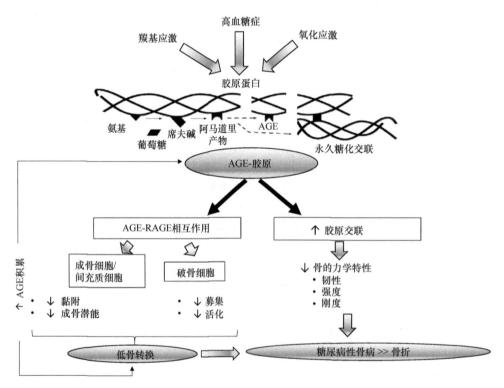

图 23.9　晚期糖基化终末产物（AGE）在胶原中积累。高血糖症、羰基应激和氧化应激导致过多的 AGE 形成。形成 AGE 的第一步是螺旋氨基和糖分子之间通过非酶促糖化、氧化或糖化氧化形成席夫（Schiff）碱。然后，该复合物通过自发的阿马道里（Amadori）重排变稳定。阿马道里加合物经进一步的反应，形成戊糖苷等永久性 AGE 交联。胶原蛋白上 AGE 积累会降低骨质量、骨强度和屈服后力学特性。此外，AGE 与骨组织细胞表达的 AGE 受体（RAGE）相互作用，抑制细胞功能，降低骨转换。糖尿病性骨病进一步发展导致 AGE 在骨骼中积累更多，骨折风险增加。本图授权自：Merlotti D, Gennari L, Dotta F, Lauro D, Nuti R. Mechanisms of impaired bone strength in type 1 and 2 diabetes. Nutr. Metab. Cardiovasc. Dis. 2010; 20: 683; AGEs and bone ageing in diabetes mellitus. J. Diabetes Metab. July 2013; 4(6)

AGE 也是细胞表面 AGE 受体（RAGE）的激动剂。RAGE 表达增加与糖尿病并发症的进展有关。RAGE 表达增加与成骨细胞分化抑制有关，并可能促进成骨细胞凋亡。

23.7　糖尿病管理与治疗方法

23.7.1　糖尿病管理对骨骼健康的影响

下面概述了一些常用的糖尿病治疗方法及其对骨骼健康的潜在影响（表 23.2）。

23.7.1.1　胰岛素

动物研究表明胰岛素的合成代谢作用有益于骨骼健康。但是胰岛素治疗与 T2D 患者骨折风险增加相关。这可能是因为胰岛素通常用于病程更长、更严重的 T2D 患者，该患者群体中的许多人都有糖尿病并发症，并且接受胰岛素治疗使患者发生低血糖和跌倒的风险也增加。T1D 患者均接受胰岛素治疗，因此临床上并不容易分析胰岛素治疗对该患者群体骨骼的影响。

表 23.2　2 型糖尿病常用降糖治疗对骨和骨折风险的影响

降血糖药	对骨的影响	药物使用时的骨折风险
胰岛素	同化	↑
二甲双胍	±	↔
磺酰脲类	±	↔
噻唑烷二酮类	++	↑ ↑
DPP-4 抑制剂	+	↔
GLP-1R 类似物	+	↔
SGLT-2 抑制剂	–	↑ [a]
胰岛淀粉素类似物	±	NA
溴隐亭、α-葡萄糖苷酶抑制剂和麦格列酮	NA	NA

注：NA，没有可用的资料
[a] 使用卡格列净会增加骨折风险。其他 SGLT-2 抑制剂对骨折风险影响的资料有限

23.7.1.2　二甲双胍

二甲双胍是一种双胍类胰岛素增敏剂。二甲双胍是大多数 T2D 患者的首选治疗药物，很少用于 T1D 患者的辅助治疗。二甲双胍通过诱导 AMP 活化蛋白激酶（AMPK）起作用。AMPK 对培养的成骨细胞具有促分化和促矿化作用。二甲双胍能够促进骨髓祖细胞向成骨细胞分化，也可能保护成骨细胞免受高血糖的不利影响，此外还具有促进大鼠骨折修复、防止去卵巢大鼠骨质流失的作用。临床研究表明，二甲双胍对 T2D 患者的骨转换、骨矿物质密度和骨折风险具有一定的积极或中性影响。

23.7.1.3　磺酰脲类药物

磺酰脲类药物也是 T2D 患者的常用处方药，通过刺激胰岛 β 细胞释放胰岛素来发挥作用。磺酰脲类药物激活骨骼中 PI3K/Akt 信号通路，对成骨细胞增殖和分化可能具有促进作用，还可能增加碱性磷酸酶和 OC 活性。该类药物对骨骼健康影响的临床数据有限。有研究表明磺酰脲类药物可显著降低任意部位的骨折风险，但其他研究则没有发现这一益处。总体而言，磺酰脲类药物对骨代谢具有中性到积极的影响。

23.7.1.4　噻唑烷二酮类药物

噻唑烷二酮类（TZD）药物包括罗格列酮和吡格列酮。TZD 通过作用于细胞（尤其是脂肪细胞）核激素受体过氧化物酶体增殖物激活受体 γ 来改善细胞对胰岛素的敏感性，从而达到治疗 T2D 的目的。体外研究表明，TZD 还影响骨髓造血细胞和间充质干细胞的分化谱系（图 23.10），减少干细胞向成骨细胞

的分化，增加向脂肪细胞的分化，导致脂肪在骨髓中积聚。TZD 还降低循环胰岛素水平、芳香化酶活性和瘦素水平，这三种作用降低了成骨细胞功能，促进了破骨细胞分化，导致骨形成减少，骨吸收增加，骨重建失衡。临床研究发现 TZD 可降低 T2D 女性患者的 BMD，增加骨折的发生。TZD 治疗使骨折大幅增加，一项研究估计，完成为期 1 年治疗的高危女性患者中，每 21 名就有 1 名发生骨折。骨折风险似乎随着治疗时间延长而增加。观察性研究表明，TZD 治疗也会增加男性患者的骨折风险。

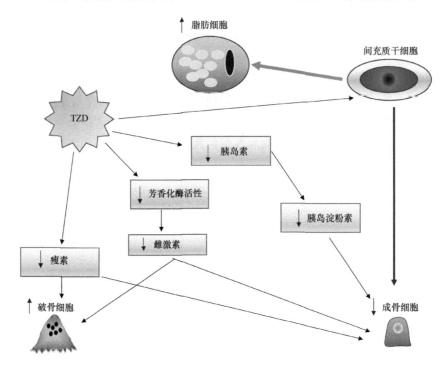

图 23.10　噻唑烷二酮类（TZD）药物致骨脆性的机制。该图显示了 2 型糖尿病对间充质干细胞分化为脂肪细胞（绿线）而不是成骨细胞（红线）的影响，导致成骨细胞数量减少。此外，胰岛淀粉素水平降低、芳香化酶活性降低导致雌激素和瘦素水平降低，都会增加破骨细胞数量。因此，骨吸收增加，骨形成减少，导致 BMD 降低，骨折风险增加

23.7.1.5　基于肠促胰岛素的治疗

食物摄入可增加肠道激素水平，主要是葡萄糖依赖性促胰岛素释放肽（GIP）和胰高血糖素样肽 1（GLP-1），这两者可促进胰岛 β 细胞分泌胰岛素，延缓胃排空，抑制饥饿感，从而有利于葡萄糖稳态。T2D 患者的 GIP 和 GLP-1 分泌减少，以及对 GIP 和 GLP-1 作用的抵抗导致高血糖。丝氨酸蛋白酶二肽基肽酶 4（DPP-4）可使 GIP 和 GLP-1 迅速失活。GLP-1 激动剂和 DPP-4 抑制剂都用于治疗 T2D。肠促胰岛素的激素（尤其是 GIP）参与营养摄入与骨形成之间的联系，并抑制骨吸收。成骨细胞和骨细胞中发现有 GIP 受体（GIPR），体外实验发现 GIPR 调节骨的合成代谢。与 GIPR$^{+/+}$对照相比，GIPR$^{-/-}$基因敲除小鼠的骨形成减少，骨吸收增加，BMD 降低。此外，动物实验发现，GLP-1 类似物可促进骨形成。最近人群数据表明，短期注射 GIP 可减少骨吸收，该作用不依赖于 GIP 对胰岛素的影响。

（1）GLP-1 受体激动剂

市场上有数种用于治疗 T2D 的 GLP-1 受体激动剂，如艾塞那肽，这是一种与 GLP-1 高度同源但对 DPP-4 降解具有抗性的分子。其他化合物（阿必鲁泰、杜拉鲁肽、利拉鲁肽）吸收较慢，作用时间较长。关于使用上述化合物的 T2D 患者的骨研究显示，这些化合物对骨转换、骨矿物质密度或骨折风险的影响不大。最近对 GLP-1 类似物的 16 组随机对照试验进行的荟萃分析显示，利拉鲁肽与骨折显著减少有关，而艾塞那肽与骨折风险的增加有关。据报道，不同 GLP-1 类似物具有不同的脱靶效应，对心血管产生不同程度的影响。

（2）DPP-4 抑制剂

口服 DPP-4 抑制剂可以降低 T2D 患者的血糖。如上所述，DPP-4 抑制剂通过减缓 GLP-1 和 GIP 降解和减少胰高血糖素释放来发挥作用。临床研究表明，DPP-4 抑制剂使骨形成标志物增加，骨吸收标志物降低（或中性效应）。已有研究检测了 DPP-4 抑制剂对 T2D 患者 BMD 和骨折风险的影响，但是这些研究大多持续时间短，并将骨折作为次要终点而非主要终点，这有时会低估骨折总量。总体而言，研究表明 DPP-4 抑制剂可能对骨骼健康具有保护作用。

23.7.1.6　钠-葡萄糖共转运蛋白 2 抑制剂

钠-葡萄糖共转运蛋白 2（SGLT-2）抑制剂（卡格列净、达格列嗪、恩格列净和 ertugliflzin）是治疗 T2D 的新药，并开始用于部分 T1D 患者的治疗。它们通过抑制近端肾小管对葡萄糖的重吸收来降低血糖。

SGLT-2 抑制剂对骨骼也有潜在危害作用。它们通过促进肾小管对磷的重吸收，增加循环血清磷浓度，从而提高甲状旁腺激素和 FGF-23 的浓度（图 23.11）。这些作用可能会促进骨吸收。SGLT-2 抑制剂具有利尿作用，引发体位性低血压，增加跌倒风险，对 SGLT-2 的抑制作用也会导致低钠血症。降低血清钠可能会增加氧化应激，促进骨吸收。

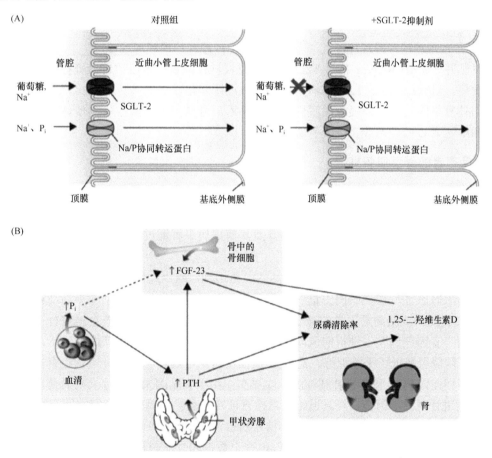

图 23.11　SGLT-2 抑制剂对骨骼产生不利影响的可能机制。（A）SGLT-2 抑制剂可能通过促进肾小管对磷的重吸收来增加血磷水平。由于 SGLT-2 抑制剂减少了 Na^+ 的转运，使 Na^+ 的电化学梯度增大，从而促进了磷和 Na^+ 的共转运。（B）血清磷水平升高使甲状旁腺激素（PTH）分泌增加。血清磷水平升高可能直接或间接地（例如通过 PTH 发挥作用）促进骨细胞分泌 FGF-23。PTH 和 FGF-23 均通过减少肾小管对磷的重吸收而引起磷酸盐尿。值得注意的是，PTH 和 FGF-23 对 25-羟基维生素 D 的 1α-羟基化有相反的影响，PTH 增加 1,25-二羟维生素 D 的生成，而 FGF-23 减少其生成。FGF-23. 成纤维细胞生长因子 23；SGLT-2. 钠-葡萄糖共转运蛋白 2。本图授权自：Taylor SI, Blau JE, Rother KI. SGLT2-inhibitors trigger downstream mechanisms that may exert adverse effects upon bone. Lancet Diabetes Endocrinol. January 2015; 3(1): 8-10

临床研究已证实卡格列净对骨骼有不利影响,有报道表明,在卡格列净治疗开始后的 12 周内糖尿病患者骨折率增加。随后使用达帕利嗪和恩格列净通常不会出现这些影响。在一项多中心随机对照临床试验中,使用达帕利嗪治疗 T2D 患者 50 周后,患者的骨形成和骨吸收标志物或 BMD 没有受到影响。需要进一步的数据来确定 SGLT-2 抑制剂对骨骼健康的影响,以及特定人群(青少年、绝经后妇女)长期使用是否会增加对骨骼不良影响的风险。

23.7.1.7 胰岛淀粉素类似物

胰岛淀粉素是一种与胰岛 β 细胞分泌的胰岛素共同分泌的激素。它通过外周和中枢作用影响葡萄糖代谢和食物摄入。T1D 患者缺乏胰岛淀粉素,需要补充胰岛素的 T2D 患者相对缺乏。体外研究表明,生理水平的胰岛淀粉素刺激成骨细胞增殖。胰岛淀粉素也抑制破骨细胞的形成和功能。小鼠在体实验数据表明,胰岛淀粉素给药可促进骨形成,抑制骨吸收。非常有限的临床试验数据表明,胰岛淀粉素治疗对 T1D 患者的骨代谢或骨矿物质密度没有明显影响。我们并不清楚是否有临床试验评估了胰岛淀粉素治疗对 T2D 患者骨代谢或其他的骨影响。

目前尚不清楚某些药物用于治疗 T2D 时对骨骼健康的影响,如 α-葡萄糖苷酶抑制剂(阿卡波糖、米格列醇和伏格列波糖)、溴隐亭(塞克洛瑟)和美格替尼(瑞格列奈)。

23.7.1.8 减重手术

对于重度肥胖(BMI>40kg/m²)的 T2D 患者,建议进行减重手术以改善血糖控制效果,并减少与肥胖相关的并发症。研究报告称,T2D 患者早在进行代谢手术治疗的第一年 BMD 已下降。减重手术之后的骨质流失与体重下降之间有很强的关联性。减重手术后骨质流失的潜在机制使体重快速减少导致机械去负荷,钙和维生素 D 吸收减少,以及骨吸收增加。

23.7.2 糖尿病患者的骨健康管理

糖尿病患者骨健康优化和管理的基石,是从基本的营养和生活方式干预开始的,这已被证明有益于骨健康。这些干预措施包括膳食中充足的钙摄入,通过增加营养来优化维生素 D 的储存,以及具有潜在作用的晒太阳。由于葡萄糖浓度高会增加尿钙排泄,糖尿病患者通过饮食摄取充足的钙尤为重要。糖尿病患者也应该限制饮酒,避免吸烟。

同样重要的是,糖尿病患者应定期进行充足的负重运动,减少久坐时间。这不仅对骨骼健康很重要,而且对改善胰岛素敏感性、增强肌肉力量、改善整体心血管健康也很重要。体力活动往往伴随着碳水化合物摄入的需求增加和/或胰岛素用量的减少。有必要经常监测血糖以确保安全地进行锻炼。

由于糖尿病患者因跌倒发生骨折的风险增加,降低骨折风险的重要护理内容包括,采用治疗策略将严重低血糖的风险降至最低、平衡训练、避免/谨慎使用抗精神病药物,以及定期检查视力。

与普通人群相比,T1D 患者患乳糜泻的风险更高。由于乳糜泻未经治疗会对骨健康产生不良影响,T1D 患者应定期进行血清学筛查,经肠道组织学检查证实患有乳糜泻的患者应实行无麸质饮食。

糖尿病患者的标准护理建议是,对于中老年糖尿病患者,应记录骨折病史,并进行骨矿物质密度检测。

尽管研究表明 T1D 和 T2D 患者的骨转换低,但登记数据和骨质疏松症药物临床试验的数据都已证实,抗骨吸收的双膦酸盐疗法能够有效增加糖尿病患者的 BMD。阿仑膦酸钠增加了参加骨折干预试验(FIT)的 297 名女性糖尿病患者的骨矿物质密度,该作用与血糖正常的个体相当。大约 4500 名女性糖尿病患者参与了雷洛昔芬心脏应用试验(RUTH),雷洛昔芬可将脊椎骨折风险降低 35%,亚组间效果一致。然而,丹麦注册中心骨质疏松症药物治疗和骨折检查的结果显示,T1D 或 T2D 患者在使用双膦酸盐或雷洛昔芬治疗期间,其骨折发生率与血糖正常的对照组之间没有差异。绝经后糖尿病患者发生不典型性股骨骨折的风险高于非糖尿病女性。因此,糖尿病患者应谨慎使用双膦酸盐进行长时间治疗。目前只有锶或特立帕肽（teriparatide）等其他药物的病例报告。也没有随机对照试验比较抗吸收或合成代谢药物对 T1D 或 T2D 患者 BMD 或骨折预后的影响的有效性和安全性。

也有研究检测了骨质疏松症药物是否会对葡萄糖代谢产生影响。在随机骨折试验中，分析了双膦酸盐和狄诺塞麦治疗对患者的影响，结果表明，骨质疏松症药物对血糖水平或糖尿病发病率没有显著影响。在少数接受特立帕肽治疗的患者中也观察到了类似的结果。

23.8　总　　结

T1D 和 T2D 对骨骼健康均有影响。这些影响的病理生理学机制复杂，不仅体现在 BMD 发生改变，血管并发症也会将影响放大，最终结果是骨折发生率增加。预防骨折的最佳策略是，有效血糖控制，降低低血糖风险，并采用与其他骨折高危人群类似的策略，包括摄入充足的钙和维生素 D，并防止跌倒。

练　习　题

1. 描述 T1D 和 T2D 的病理生理学差异。
2. 描述高血糖对骨量积累、BMD 和脆性骨折的影响。
3. 解释糖尿病药物如何影响骨骼。
4. 描述糖尿病相关因素（如病程和血管紊乱）和非糖尿病相关因素（如年龄、性别）如何影响糖尿病患者的骨折风险。
5. 什么是沙尔科足？描述其病理生理学特征。

推荐阅读文献目录

1. DiMeglio LA, Evans-Molina C, Oram RA. Seminar: type 1 diabetes. Lancet. 2018; 391(10138): 2449-2462.
2. Chatterjee S, Khunti K, Davies MJ. Seminar: type 2 diabetes. Lancet. 2017; 389(10085): 2239-2251.
3. Shah VN, Carpenter RD, Ferguson VL, et al. Bone health in type 1 diabetes. Curr. Opin. Endocrinol. Diabetes Obes. 2018; 25(4): 231-236.
4. Compston J. Type 2 diabetes mellitus and bone. J. Intern. Med. 2018; 283(2): 140-153.
5. Ferrari SL, Abrahamsen B, Napoli N, et al. Diagnosis and management of bone fragility in diabetes: an emerging challenge. Osteoporos. Int. 2018; 29(12): 2585-2596.
6. Gilbert MP, Pratley RE. The impact of diabetes and diabetes medications on bone health. Endocr. Rev. 2015; 36: 194-213.
7. Marin C, Luyten FP, Van Der Schueren B, et al. The impact of type 2 diabetes on bone fracture healing. Front. Endocrinol. 2018; 9: 6.